TRATADO DE NUTROLOGIA

3ª EDIÇÃO
revisada e atualizada

ABRAN
ASSOCIAÇÃO BRASILEIRA DE NUTROLOGIA

Durval Ribas-Filho
Vivian Suen
COORDENADORES

TRATADO DE NUTROLOGIA

3ª EDIÇÃO revisada e atualizada

manole
editora

Produção editorial: Rosana Arruda da Silva
Diagramação: Estúdio Asterisco, Estúdio Castellani
Capa: Ricardo Yoshiaki Nitta Rodrigues
Projeto gráfico: Sandra Menezes
Ilustrações do miolo: André E. Stefanini, Estúdio Castellani e Rafael Zemantauskas
Fotos do miolo: gentilmente cedidas pelos autores, com permissão dos responsáveis

CIP-BRASIL. CATALOGAÇÃO NA PUBLICAÇÃO
SINDICATO NACIONAL DOS EDITORES DE LIVROS, RJ

T698

Tratado de nutrologia / coordenação Durval Ribas-Filho, Vivian Marques Miguel Suen.
– 3. ed., rev. e atual. – Santana de Parnaíba [SP]: Manole, 2023.

Inclui bibliografia e índice
ISBN 9786555769142

1. Medicina. 2. Nutrologia. I. Ribas-Filho, Durval. II. Suen, Vivian Marques Miguel.

22-79523 CDD: 613.2
CDU: 612.39

Meri Gleice Rodrigues de Souza – Bibliotecária – CRB-7/6439

1ª edição – 2013
2ª edição – 2018
3ª edição – 2023

Editora Manole Ltda.
Alameda América, 876 – Tamboré
06543-315 – Santana de Parnaíba – SP – Brasil
Tel.: (11) 4196-6000

www.manole.com.br | https://atendimento.manole.com.br/
Impresso no Brasil | *Printed in Brazil*

Dedicatória

Aos idealizadores da nutrologia no Brasil, que tanto fizeram para que essa especialidade médica se consolidasse: Dr. Dutra de Oliveira, Dr. José Evangelista, Dra. Clara Sambaqui Evangelista, Dr. Osman Gloria, Dr. Yvon Toledo Rodrigues, Dr. Enio Cardillo Vieira, Dr. Joel Lamounier, Dr. João Damasceno Porto, Dr. Orsine Valente, Dr. Jomara de Araújo, Dr. Clovis de Carvalho Guedes, Dra. Julieta Dias Coelho e Dra. Oksana Krywickyj.

Aos idealizadores da nutrologia no exterior, que tornaram possível a consolidação de uma área médica imprescindível ao tratamento de inúmeras patologias, expandindo sua notoriedade e sendo valorizada, inclusive, no âmbito científico: Dr. Pedro Escudero, Dr. Lisandro Garcia, Dra. Mabel Carrera, Dr. Eugênio Cersosimo, Dr. César Casavola, Dra. Any Ferreira Heyn, Dra. Leah Whigham, Dr. Richard Atkinson, entre tantos outros.

Prof. Dr. Durval Ribas-Filho

Agradecimentos

A nutrologia vem se consolidando como especialidade médica substancial para o aperfeiçoamento da saúde, principalmente na atualidade, em que deparamos com grandes adversidades, especialmente com o surgimento de novas doenças.

Por conseguinte, este livro, *Tratado de Nutrologia 3ª edição*, é uma obra que tem a missão de apoiar estudantes, nutrólogos e profissionais da saúde no que concerne ao aprofundamento do conhecimento científico em nutrologia.

Contudo, a realização deste livro não seria possível sem algumas pessoas, para as quais descerro meus agradecimentos.

Estimo gratulações aos autores e coautores, que tanto fizeram para proporcionar ao leitor informações de grande valia para a prática clínica e para um respaldo especializado.

Não menos, mas sim com imensa satisfação, saúdo e agradeço aos colaboradores da ABRAN (Associação Brasileira de Nutrologia), que se dedicaram e se empenharam para tornar este livro uma realidade: Alessandra Ferreira, Ghislaine de Paula, Maria C. Afonso, Rafael Paulucci e Dennis Olivio.

Segundo Nietzsche, a gratidão é um dos três mais importantes atributos do ser humano e, nesse contexto, eu invoco esse grande pensador e filósofo e agradeço de coração a todos os colaboradores e a todos os que fizeram e fazem parte de mais uma edição do *Tratado de Nutrologia*.

Prof. Dr. Durval Ribas-Filho

Coordenadores

Durval Ribas-Filho

Mestre e Doutor em Medicina pela Fundação Faculdade de Medicina de São José do Rio Preto (Famerp-SP). Professor de Nutrologia da Faculdade de Medicina da Fundação Padre Albino (Fameca/Unifipa-SP). Docente do Ambulatório de Clínicas do Hospital Escola Emílio Carlos das Faculdades Integradas Padre Albino (Unifipa-SP). Docente e Coordenador Científico de Pós-Graduação em Nutrologia da Associação Brasileira de Nutrologia (ABRAN). Coordenador do Departamento de Obesidade e Síndrome Metabólica da ABRAN. Editor Associado da *International Journal of Nutrology* (IJN). Consultor Científico do Periódico *Actualización en Nutrición* da Sociedad Argentina de Nutrición (SAN). Membro Titular da Câmara Técnica de Nutrologia do Conselho Regional de Medicina do Estado de São Paulo (CREMESP). Membro Titular do Conselho Estadual de Segurança Alimentar e Nutricional Sustentável (Consea-SP). Título de Especialista em Nutrologia, Endocrinologia e Clínica Médica pelo Conselho Federal de Medicina (CFM). Presidente da ABRAN.

Vivian Marques Miguel Suen

Professora de Pós-Graduação do Departamento de Clínica Médica da Faculdade de Medicina de Ribeirão Preto da Universidade de São Paulo (FMRP-USP). Professora e Coordenadora Científica de Pós-Graduação em Nutrologia da Faculdade de Ciências Médicas da Santa Casa de São Paulo (FCMSCSP). Médica-assistente da Disciplina de Nutrologia do Departamento de Clínica Médica da FMRP-USP. Editora-chefe do *International Journal of Nutrology*. Revisora da *Nutrition Research*. Avaliadora de Escolas Médicas Brasileiras do Instituto Nacional de Estudos e Pesquisas Educacionais do Ministério da Educação (Inep-MEC). Mestre e Doutora em Clínica Médica pela FMRP-USP. Pós-doutora pelo Human Nutrition Research Center, Aging, Tufts University, Boston.

Autores

Ajith Kumar Sankarankutty

Professor Doutor de Cirurgia Digestiva do Departamento de Cirurgia e Anatomia da Faculdade de Medicina de Ribeirão Preto da Universidade de São Paulo (FMRP-USP).

Alexandre Nogueira Matos

Nutrólogo pela Associação Brasileira de Nutrologia (ABRAN). Coordenador do Curso Nacional de Nutrologia Oncológica (CNNONCO – ABRAN). Coordenador da Residência Médica em Nutrologia do Hospital Geral Roberto Santos – BA. Coordenador das Equipes Multiprofissionais de Terapia Nutricional (EMTN) do Hospital Municipal de Salvador e do Hospital da Bahia – BA.

Ana Lúcia dos Anjos Ferreira

Professora Adjunta do Departamento de Clínica Médica e do Programa de Pós-Graduação em Fisiopatologia em Clínica Médica da Faculdade de Medicina de Botucatu da Universidade Estadual Paulista Júlio de Mesquita Filho (FMB-Unesp).

André Filipe Junqueira dos Santos

Médico pela Faculdade de Medicina de Ribeirão Preto da Universidade de São Paulo (FMRP-USP). Residência Médica em Clínica Médica e em Geriatria pelo Hospital das Clínicas da FMRP-USP (HCFMRP-USP). Doutor em Clínica Médica pela FMRP-USP.

André Silveira Pinho

Médico nutrólogo pela Associação Brasileira de Nutrologia, Associação Médica Brasileira, Conselho Federal de Medicina, Comissão Nacional de Médicos Residentes (ABRAN/AMB/CFM/CNRM). Especialista em Cirurgia Plástica pelo CFM/AMB/SBCP. Membro titular da Sociedade Brasileira de Cirurgia Plástica. Especialista em Dermatocosmiatria pela Faculdade de Medicina do ABC (FMABC). Preceptor do serviço de residência médica em Cirurgia Plástica do Instituto Dr. José Frota (IJF-CE). Doutorando em Ciências pela Faculdade de Medicina da Universidade de São Paulo (FMUSP). Graduação em Medicina pela Universidade Federal da Paraíba (UFPB). Cirurgia Geral pelo Complexo Hospitalar do Heliópolis, São Paulo-SP. Cirurgia Plástica pelo Hospital Sobrapar, Campinas-SP.

Anibal Basile Filho

Professor-associado e Chefe da Divisão de Medicina Intensiva do Departamento de Cirurgia e Anatomia da FMRP-USP.

Aritana Alves Pereira

Médica nutróloga pelo Hospital das Clínicas da Faculdade de Medicina de Ribeirão Preto da Universidade de São Paulo (HCFMRP-USP). Doutoranda em Clínica Médica pela FMRP-USP. Residência Médica em Nefrologia pelo Hospital Ana Nery (Salvador-BA). Médica nutróloga no Hospital São Rafael (Salvador-BA).

Artur Junio Togneri Ferron

Professor-assistente do Departamento de Educação Física da Faculdade de Ciências da Universidade Estadual Paulista Júlio de Mesquita Filho (FC-Unesp Bauru).

Camila Renata Corrêa

Mestre e Doutora em Patologia pela Faculdade de Medicina de Botucatu da Universidade Estadual Paulista Júlio de Mesquita Filho (FMB-Unesp). Professora do Programa de Pós-Graduação em Patologia da FMB-Unesp.

Camila Scalassara Campos-Rodrigues

Médica pela Universidade Estadual de Londrina (UEL). Especialista em Nutrologia com Residência Médica pelo Hospital das Clínicas da Faculdade de Medicina de Ribeirão Preto da Universidade de São Paulo (HCFMRP-USP).

Carla Barbosa Nonino

Mestre e Doutora em Clínica Médica pela Faculdade de Medicina de Ribeirão Preto da Universidade de São Paulo (FMRP-USP). Professora-associada de Nutrição e Metabolismo do Departamento de Ciências da Saúde da FMRP-USP.

Carlos Alberto Nogueira-de-Almeida

Médico pela Faculdade de Medicina de Ribeirão Preto da Universidade de São Paulo (FMRP-USP). Mestre e Doutor em Pediatria pela USP. Especialista em Pediatria pela Sociedade Brasileira de Pediatria (SBP) e em Nutrologia pela Associação Brasileira de Nutrologia (ABRAN). Professor de Pediatria do Departamento de Medicina da Universidade Federal de São Carlos (UFSCar). Coordenador do Departamento de Nutrologia Pediátrica da ABRAN. Membro Titular do Departamento de Nutrologia da SBP.

Carlos Alberto Werutsky

Médico nutrólogo pela Associação Brasileira de Nutrologia/Conselho Federal de Medicina/Associação Médica Brasileira (ABRAN/CFM/AMB). Mestre em Ciências do Movimento Humano pela Faculdade de Educação Física da Universidade Federal do Rio Grande do Sul (UFRGS). Doutor em Clínica Médica pela Faculdade de Medicina de Ribeirão Preto da Universidade de São Paulo (FMRP-USP). Coordenador do Departamento de Nutrologia Esportiva da ABRAN.

Carol Cristina Vágula de Almeida Silva

Mestranda do Programa de Pós-Graduação em Fisiopatologia em Clínica Médica da Faculdade de Medicina de Botucatu da Universidade Estadual Paulista Júlio de Mesquita Filho (FMB-Unesp).

Cristiane Maria Mártires de Lima

Especialista em Nutrologia pelo Hospital das Clínicas da Faculdade de Medicina de Ribeirão Preto da Universidade de São Paulo (HCFMRP-USP). Doutora em Ciências Médicas pela FMRP-USP. Nutróloga da Equipe Multiprofissional de Terapia Nutricional (EMTN), do HCFMRP-USP e do Hospital Estadual Américo Brasiliense.

Daniel Martone

Médico pela Universidade Federal do Paraná (UFPR). Especialista em Cirurgia Geral pelo Hospital da Irmandade da Santa Casa de Curitiba. Especialista em Cirurgia do Aparelho Digestivo pelo Hospital das Clínicas da Faculdade de Medicina de Ribeirão Preto da Universidade de São Paulo (HCFMRP-USP). Especialista em Endoscopia Digestiva pela Sociedade Brasileira de Endoscopia Digestiva (SOBED). Mestre em Gestão de Organizações de Saúde. Professor-assistente de Gastroenterologia do Departamento de Clínica Médica do Centro Universitário Estácio de Ribeirão Preto.

Eclebismar Peixoto Matos Filho

Acadêmico de medicina. Membro sênior fundador da Liga Acadêmica de Nutrologia (LANUT) – UniFACS. Membro sênior fundador da Liga Acadêmica Baiana de Cirurgia (LABAC) – UniFACS.

Eline de Almeida Soriano

Médica nutróloga. Doutora em Fisiopatologia pela Faculdade de Medicina de Botucatu da Universidade Estadual Paulista Júlio de Mesquita Filho (FMB-Unesp). Coordenadora do Departamento de Nutrologia

Enteral e Parenteral da Associação Brasileira de Nutrologia (ABRAN). Professora Titular do Curso de Medicina do Centro Universitário Cesmac.

Elza Daniel de Mello

Médica especialista em Pediatria e Nutrologia (área de atuação em Gastropediatria e Nutrologia Pediátrica) pela Faculdade de Medicina da Universidade Federal do Rio Grande do Sul (FAMED-UFRGS). Mestre e Doutora em Pediatria pela UFRGS. Professora da Disciplina de Nutrologia Pediátrica do Departamento de Pediatria e do Programa de Pós-Graduação da FAMED-UFRGS.

Eugenio Cersosimo

Médico pela Universidade Federal Fluminense (UFF). Especialista em Endocrinologia, Diabetes e Metabolismo pela Mayo Clinic. Mestre pela Vanderbilt University. Professor da Divisão de Endocrinologia e Diabetes do Departamento de Medicina da University of Texas Health Science Center at San Antonio (UTHSCSA). Diretor Médico de Pesquisas Clínicas do Texas Diabetes Institute da University Health System (UHS).

Fabíola Isabel Suano de Souza

Doutora em Ciências pela Universidade Federal de São Paulo (Unifesp).

Fernanda de Luca

Docente do Curso de Pós-Graduação em Nutrologia pela Associação Brasileira de Nutrologia (CNNutro – ABRAN). Pós-Graduação em Nutrologia pela Associação Brasileira de Nutrologia (ABRAN). Pós-Graduação em Avaliação Metabólica e Nutricional do Onívoro ao Vegetariano (curso promovido pelo Dr. Eric Slywitch). Título de especialista em Nutrologia pelo Conselho Regional de Medicina do Estado do Rio de Janeiro (CREMERJ) e pela ABRAN. Residência Médica em Pediatria pelo Hospital Municipal Salgado Filho – RJ. Presidente da Associação Brasileira dos Médicos Vegetarianos.

Fernanda Maris Peria

Doutora em Ciências Médicas pela Faculdade de Medicina de Ribeirão Preto da Universidade de São Paulo (FMRP-USP). Especialista em Oncologia Clínica/Cancerologia Clínica com Residência Médica em Oncologia Clínica pelo Hospital das Clínicas da Faculdade de Medicina de Ribeirão Preto da Universidade de São Paulo (HCFMRP-USP). Professora Doutora da Divisão de Oncologia Clínica do Departamento de Clínica Médica da FMRP-USP. Coordenadora do Serviço de Oncologia Clínica do HCFMRP-USP. Chefe da Divisão de Oncologia Clínica do Departamento de Clínica Médica da FMRP-USP.

Fernando Bahdur Chueire

Especialista em Nutrologia pelo Hospital das Clínicas da Faculdade de Medicina de Ribeirão Preto da Universidade de São Paulo (HCFMRP-USP) e pela Associação Brasileira de Nutrologia (ABRAN). Médico

Assistente da Divisão de Nutrologia do HCFMRP-USP. Médico Assistente Preceptor da Residência Médica em Nutrologia do HCFMRP-USP. Diretor da Associação Brasileira de Nutrologia (ABRAN).

Fernando Moreto

Mestre e Doutor em Patologia pela Faculdade de Medicina de Botucatu da Universidade Estadual Paulista Júlio de Mesquita Filho (FMB-Unesp). Pós-doutorando em Fisiopatologia em Clínica Médica pela FMB-Unesp. Professor do Programa de Pós-Graduação em Patologia da FMB-Unesp.

Giseli Albach Lenz

Professora na Universidade Comunitária do Oeste (Unochapecó – SC). Graduação em Medicina pela Universidade Federal de Minas Gerais (UFMG). Médica nutróloga pela Associação Brasileira de Nutrologia/Associação Médica Brasileira/Conselho Federal de Medicina (ABRAN/AMB/CFM). Preceptora do Internato de Saúde Pública I e II da Unochapecó. Pós-graduada em Nutrição Enteral e Parenteral e em Síndrome Metabólica pela ABRAN. Atuação no Serviço Público na Prefeitura Municipal de Chapecó e no ambulatório do Programa de Tratamento de Obesidade Grave e Pós-Bariátrica do SUS no município de Chapecó, SC.

Guilherme de Vieira Giorelli

Mestre em Ciências da Saúde pelo Instituto de Assistência Médica ao Servidor Público Estadual (IAMSPE-SP). Especialista em Nutrologia pela Associação Brasileira de Nutrologia (ABRAN). Especialista em Medicina do Exercício e do Esporte pela Sociedade Brasileira de Medicina do Exercício e do Esporte (SBMEE). Especialista em Endocrinologia, Diabetes e Metabologia pela Universidade do Estado do Rio de Janeiro (UERJ). Especialista em Clínica Médica pelo Hospital do Servidor Público Estadual de São Paulo (HSPE-SP).

Guilherme Teixeira de Araújo

Mestre em Clínica Médica pela Faculdade de Medicina de Ribeirão Preto da Universidade de São Paulo (FMRP-USP). Especialista em Nutrologia pelo Programa de Residência Médica do Hospital das Clínicas da Faculdade de Medicina de Ribeirão Preto da Universidade de São Paulo (HCFMRP-USP) e pela Associação Brasileira de Nutrologia (ABRAN).

Hewdy Lobo Ribeiro

Médico nutrólogo pela Associação Brasileira de Nutrologia (ABRAN). Docente do Curso Nacional de Nutrologia. Psiquiatra no Programa de Saúde Mental da Mulher (ProMulher) do Instituto de Psiquiatria da Universidade de São Paulo (IPq-USP). Psiquiatra Forense, Psicogeriatra e Psicoterapeuta pela Associação Brasileira de Psiquiatria (ABP).

Isolda Prado de Negreiros Nogueira Maduro

Mestre e Doutora em Ciências Médicas pela Faculdade de Medicina de Ribeirão Preto da Universidade de São Paulo (FMRP-USP). Especialista em Nutrologia pelo Hospital das Clínicas da Faculdade de Medicina de Ribeirão Preto da Universidade de São Paulo (HCFMRP-USP), Associação Brasileira de Nutrologia (ABRAN) e Associação Médica Brasileira (AMB). Professora de Nutrologia da Universidade do Estado do Amazonas (UEA).

João Almiro Ferreira Filho

Mestre em Gestão de Organizações de Saúde pela Faculdade de Medicina de Ribeirão Preto da Universidade de São Paulo (FMRP-USP). Especialista em Cirurgia Geral pela Universidade Federal de Uberlândia (UFU) e em Cirurgia do Aparelho Digestivo pela FMRP-USP. Médico Assistente do Hospital das Clínicas da Faculdade de Medicina de Ribeirão Preto da Universidade de São Paulo (HCFMRP-USP).

João Damasceno Porto

Professor Adjunto IV de Clínica Médica de Faculdade de Medicina da Universidade Federal de Goiás (FMUFG). Mestre em Clínica Médica (área de concentração em Gastroenterologia).

Joel Alves Lamounier

Professor Titular de Pediatria da Faculdade de Medicina da Universidade Federal de Minas Gerais (UFMG). Professor Titular de Pediatria da Universidade Federal de São João Del Rei. Especialista em Nutrologia Pediátrica pela Sociedade Brasileira de Pediatria (SBP) e pela Associação Brasileira de Nutrologia (ABRAN).

José Alves Lara Neto

Médico nutrólogo. Docente e Cocoordenador do Curso de Pós-Graduação em Nutrologia da Associação Brasileira de Nutrologia (ABRAN). Coordenador do Departamento de Transtornos Alimentares da ABRAN. Membro-fundador do ICAN. Membro Titular da Academia Latino-Americana de Nutrologia (ALAN). Vice-presidente da ABRAN.

José Henrique Silvah

Pesquisador de Pós-doutorado e Doutor em Ciências pela Faculdade de Medicina de Ribeirão Preto da Universidade de São Paulo (FMRP-USP). Residência em Nutrologia e Especialização em Endoscopia Digestiva pelo Hospital das Clínicas da Faculdade de Medicina de Ribeirão Preto da Universidade de São Paulo (HCFMRP-USP).

Juliana de Carvalho Machado

Professora Doutora do curso de Medicina da Universidade José do Rosário Vellano (Unifenas). Médica nutróloga pela Associação Brasileira de Nutrologia (ABRAN). Membro da Equipe de Nutrição Parenteral e Enteral (Enupe) do Hospital João XXIII de Belo Horizonte.

Julio Sergio Marchini

Professor Titular de Nutrologia da Faculdade de Medicina de Ribeirão Preto da Universidade de São Paulo (FMRP-USP).

Koody Andre Hassemi Kitawara

Graduando em Medicina pela Faculdade de Medicina de Botucatu da Universidade Estadual Paulista Júlio de Mesquita Filho (FMB-Unesp).

Laura Mariano da Rocha

Especialista em Nutrologia pela Associação Brasileira de Nutrologia, Associação Médica Brasileira e Conselho Federal de Medicina (ABRAN/AMB/CFM). Mestre e Doutora em Gerontologia Biomédica pela Pontifícia Universidade Católica do Rio Grande do Sul (PUC-RS). Especialista em Nutrição Clínica e Estética pelo Centro Universitário Metodista IPA. Coordenadora do Núcleo de Envelhecimento Ativo do CEAPI-2D da PUC-RS. Docente da Pós-Graduação em Nutrição Clínica e Estética do Instituto de Pesquisas, Ensino e Gestão em Saúde (iPGS). Docente da Pós-Graduação em Fisioterapia Dermato-Funcional da Faculdade de Fisioterapia da PUC-RS.

Letícia Bizari

Mestre em Ciências Médicas pela Faculdade de Medicina de Ribeirão Preto da Universidade de São Paulo (FMRP-USP). Doutoranda em Nutrição e Metabolismo pela FMRP-USP.

Lorena Alves Teixeira

Especialista em Clínica Médica, Oncologia Clínica e *fellow* em Oncogenética pela Faculdade de Medicina de Ribeirão Preto da Universidade de São Paulo (FMRP-USP). Membro da American Society of Clinical Oncology (ASCO).

Luanna Costa Moura da Paz

Graduanda em Medicina pelo Centro Universitário Cesmac.

Luisa Salvagni da Rosa

Graduada em Medicina pela Universidade do Sul de Santa Catarina (Unisul). Especialista em Clínica Médica pelo Hospital Nossa Senhora da Conceição (HNSC) e em Nutrologia pela Faculdade de Medicina de Ribeirão Preto da Universidade de São Paulo (FMRP-USP).

Luiz Roberto Queroz

Coordenador Médico Científico Associado de Pós-Graduação em Nutrologia do Curso Nacional de Nutrologia (CNNutro). Coordenador do Departamento de Síndrome Metabólica da Associação Brasileira de Nutrologia (ABRAN). Diretor-Presidente do Departamento Científico de Nutrologia da Associação

Paulista de Medicina (APM). Membro Titular da Câmara Técnica de Nutrologia do Conselho Regional de Medicina do Estado de São Paulo (CREMESP). Representante da ABRAN no Conselho Científico da Associação Médica Brasileira (AMB). Especialista em Nutrologia e Endocrinologia pelo Conselho Federal de Medicina (CFM).

Luiz Vicente Berti

Especialista em Cirurgia Bariátrica e Metabólica. Vice-presidente Executivo da Sociedade Brasileira de Cirurgia Bariátrica e Metabólica.

Marcella Garcez Duarte

Especialista em Nutrologia pela Associação Brasileira de Nutrologia, Associação Médica Brasileira e Conselho Federal de Medicina (ABRAN/AMB/CFM). Mestre em Ciências da Saúde pela Pontifícia Universidade Católica do Paraná (PUC-PR). Coordenadora e Representante da ABRAN no Paraná. Membro da Associação Brasileira de Fitoterapia (Abfit). Membro da Câmara Técnica de Nutrologia do Conselho Regional de Medicina do Paraná (CRM-PR). Docente do Curso Nacional de Nutrologia da ABRAN. Docente da Pós-Graduação da Sociedade Brasileira para o Estudo do Envelhecimento (SOBRAE).

Maria Auxiliadora Martins

Professora da Divisão de Medicina Intensiva do Departamento de Cirurgia e Anatomia do Hospital das Clínicas da Faculdade de Medicina de Ribeirão Preto da Universidade de São Paulo (HCFMRP-USP). Especialista em Medicina Intensiva pela Associação de Medicina Intensiva Brasileira (Amib). Especialista em Cardiologia pela Sociedade Brasileira de Cardiologia (SBC). Pós-doutorado pela Mayo Clinic.

Maria Cristina Foss-Freitas

Professora Doutora do Departamento de Clínica Médica da Faculdade de Medicina de Ribeirão Preto da Universidade de São Paulo (FMRP-USP).

Maria Del Rosario Zariategui de Alonso

Especialista em Nutrição pela Faculdade de Medicina da Universidade de Buenos Aires (UBA). Especialista em Nutrologia pela Associação Brasileira de Nutrologia, Associação Médica Brasileira, Conselho Federal de Medicina e Conselho Regional de Medicina de Santa Catarina (ABRAN/AMB/CFM/CRM-SC). Professora do Curso Nacional de Pós-Graduação Médica em Nutrologia da ABRAN. Coordenadora do Departamento de Transtornos Alimentares da ABRAN. Representante Oficial da ABRAN no estado de Santa Catarina. Cofundadora do Capítulo Latino-americano do ICAN. Membro da Sociedade Argentina de Nutrição (SAN). Membro da Associação Catarinense de Medicina (ACM).

Maria do Perpétuo Socorro de Vieira Giorelli

Especialista em Pediatria e Nutrologia. *Fellow* da American Society for Nutrition.

Maria Rosário Del Lama Unamuno

Especialista em Suporte Nutricional pela Sociedade Brasileira de Nutrição Parenteral e Enteral (SBNPE). Enfermeira Responsável pela Unidade de Estudos Metabólicos da Divisão de Nutrição Clínica do Departamento de Clínica Médica do Hospital das Clínicas da Faculdade de Medicina de Ribeirão Preto da Universidade de São Paulo (HCFMRP-USP).

Mariana Garcia da Freiria

Graduada em Medicina pela Universidade de Ribeirão Preto (Unaerp). Residente em Medicina da Família e Comunidade pelo Hospital das Clínicas da Faculdade de Medicina de Ribeirão Preto da Universidade de São Paulo (HCFMRP-USP). Especialista em Geriatria e Gerontologia pelo HCFMUSP. Especialista pela Sociedade Brasileira de Geriatria e Gerontologia (SBGG). Mestranda em Geriatria pelo Departamento de Clínica Médica da FMRP-USP.

Mayra Gonçalves Menegueti

Enfermeira da Comissão de Controle de Infecção Hospitalar do Hospital das Clínicas da Faculdade de Medicina de Ribeirão Preto da Universidade de São Paulo (HCFMRP-USP). Mestre e Doutora em Enfermagem pela Escola de Enfermagem de Ribeirão Preto da USP.

Milton Cesar Foss

Professor Titular de Clínica Médica-Endocrinologia/Metabologia da Faculdade de Medicina de Ribeirão Preto da Universidade de São Paulo (FMRP-USP).

Milton Mizumoto

Médico pela Faculdade de Medicina da Universidade de Sao Paulo (FMUSP). Residência em Ortopedia e Traumatologia pelo Hospital das Clínicas da FMUSP (HCFMUSP). Especialista em Medicina do Esporte pela Universidade Federal de São Paulo (Unifesp), em Nutrologia pela Associação Brasileira de Nutrologia (ABRAN) e em Medicina do Esporte pelo Instituto de Ortopedia e Traumatologia do HCFMUSP. Membro e sócio da Sociedade Brasileira de Ortopedia e Traumatologia (SBOT), da Sociedade Brasileira de Medicina do Exercício e do Esporte (SBMEE) e da Associação Brasileira de Estudos da Obesidade. Diretor Médico da Clínica Mizumotion e do Corpore Brasil. Assessor em Medicina do Esporte e Nutrologia da Clínica Omnia.

Nelson Iucif Junior

Graduado em Medicina pela Faculdade de Medicina de Ribeirão Preto da Universidade de São Paulo (FMRP-USP). Mestre pelo Departamento de Medicina Social da FMRP-USP. Especialista em Geriatria e em Nutrologia pela Associação Médica Brasileira (AMB). Coordenador do Departamento de Nutrologia Geriátrica da Associação Brasileira de Nutrologia (ABRAN). Docente do Curso Nacional de Pós-Graduação Médica em Nutrologia da ABRAN, da Faculdade de Medicina da Universidade de Ribeirão Preto (Unaerp).

Norma Tiraboschi Foss

Professora-associada da Divisão de Dermatologia do Departamento de Clínica Médica da Faculdade de Medicina de Ribeirão Preto da Universidade de São Paulo (FMRP-USP).

Orsine Valente

Doutor em Endocrinologia pela Escola Paulista de Medicina (EPM) da Unifesp. Professor Titular da EPM-Unifesp. Professor Titular da Disciplina de Clínica Médica da Faculdade de Medicina do ABC (FMABC). Coordenador do Departamento de Diabetes da Associação Brasileira de Nutrologia (ABRAN).

Paula Daniel de Mello

Graduanda em Medicina da Universidade Federal do Rio Grande do Sul (UFRGS). Bolsista de Iniciação Científica do Programa Institucional de Bolsas de Iniciação Científica do Conselho Nacional de Desenvolvimento Científico e Tecnológico (Pibic-CNPq). Presidente da Liga de Nutrologia da Faculdade de Medicina da UFRGS.

Paula Pileggi Vinha

Mestre em Clínica Médica, Divisão de Nutrologia, da Faculdade de Medicina de Ribeirão Preto da Universidade de São Paulo (FMRP-USP). Especialista em Nutrologia pela Associação Brasileira de Nutrologia (ABRAN), em Terapia Nutricional Parenteral e Enteral pela Sociedade Brasileira de Nutrição Parenteral e Enteral (SBNPE) e em Medicina Intensiva pela FMRP-USP. Doutoranda do Departamento de Clínica Médica, Divisão de Nutrologia, da FMRP-USP. Professora do curso de Medicina do Programa Integrado de Saúde da Comunidade (PISC) do Departamento de Medicina da Universidade de Ribeirão Preto (Unaerp). Membro da ABRAN e da SBNPE.

Paulo Cesar Lima Giorelli

Mestre em Neurologia pelo Instituto de Neurologia Deolindo Couto da Universidade Federal do Rio de Janeiro (INDC/UFRJ). Diretor técnico da Clínica Giorelli.

Paulo César Pinho Ribeiro

Professor emérito do Curso de Graduação e Pós-Graduação em Pediatria e Adolescência da Faculdade de Ciências Médicas de Minas Gerais. Mestre em Ciências da Saúde da Criança e do Adolescente pela Universidade Federal de Minas Gerais (UFMG). Médico pediatra especialista em Adolescência. Membro do Departamento de Adolescência da Sociedade Brasileira de Pediatria (SBP). Editor da revista eletrônica *SBP Ciência*. Ex-presidente da Academia Mineira de Pediatria e do Departamento de Adolescência da SBP.

Pedro Paulo Caravatto

Graduado em Medicina pela Faculdade de Ciências Médicas da Santa Casa de São Paulo. Especialista em Cirurgia do Aparelho Digestivo pela Faculdade de Medicina da Universidade de São Paulo (FMUSP).

Membro Titular da Sociedade Brasileira de Cirurgia Bariátrica e Metabólica (SBCBM). *Fellow* da American Society for Bariatric and Metabolic Surgery (ASBMS).

Pedro Paulo Dal Bello

Médico nutrólogo e oncologista clínico pelo Hospital das Clínicas da Faculdade de Medicina de Ribeirão Preto da Universidade de São Paulo (HCFMRP-USP). Professor das Residências de Nutrologia do Hospital das Clínicas da Faculdade de Medicina da Universidade de São Paulo (HCFMUSP) e do Hospital Igesp/SP. Professor da Pós-Graduação de Nutrologia e Nutrição Enteral e Parenteral da Associação Brasileira de Nutrologia (ABRAN). Professor do curso de Terapia Nutricional Multiprofissional da USP/RP.

Reginaldo Ceneviva

Professor Titular Colaborador da Disciplina de Cirurgia Digestiva do Departamento de Cirurgia e Anatomia da FMRP-USP. Coordenador do Centro de Cirurgia Bariátrica do Hospital das Clínicas da Faculdade de Medicina de Ribeirão Preto da Universidade de São Paulo (HCFMRP-USP).

Rômulo Bagano Meneses

Professor da Pós-Graduação em Nutrologia da IPEMED. Pós-Graduação em Nutrologia pela Associação Brasileira de Nutrologia (ABRAN). Pós-Graduação em Nutrição Enteral e Parenteral pela ABRAN/Hospital do Servidor Público Estadual (ABRAN/HSPE/MEC/SP). Título de Especialista em Clínica Médica pela Associação Brasileira de Nutrologia, Associação Médica Brasileira e Conselho Federal de Medicina (ABRAN/AMB/CFM). Médico nutrólogo pela ABRAN/AMB/CFM. Residência em Clínica Médica pelo Hospital Geral Ernesto Simões Filho (HGESF/SESAB/BA).

Roseli Oselka Saccardo Sarni

Doutora em Medicina pela Universidade Federal de São Paulo (Unifesp). Especialista em Pediatria, com área de atuação em Nutrologia e Terapia Nutricional Enteral e Parenteral. Livre-docente responsável pelo Serviço de Nutrologia da Disciplina Clínica Pediátrica do Departamento de Pediatria da Faculdade de Medicina do ABC (FMABC). Orientadora do Programa de Pós-Graduação *Stricto Sensu* da FMABC. Médica assistente e pesquisadora da Disciplina de Alergia, Imunologia Clínica e Reumatologia do Departamento de Pediatria da Unifesp. Orientadora do Programa de Pós-Graduação em Pediatria e Ciências Aplicadas à Pediatria da Unifesp. Coordenadora do Curso de Aprimoramento em Nutrologia Pediátrica da Sociedade Brasileira de Pediatria (SBP).

Sandra Lucia Fernandes

Nutróloga. Residente em Nutrologia no Hospital das Clínicas da Faculdade de Medicina de Ribeirão Preto da Universidade de São Paulo (HCFMRP-USP). Especialista em Nutrologia pela Associação Brasileira de Nutrologia (ABRAN). Coordenadora Clínica da Equipe de Terapia Nutrológica do Hospital Meridional de Cariacica. Diretora da ABRAN.

Selma Freire de Carvalho da Cunha

Especialista em Nutrologia pela Faculdade de Medicina de Ribeirão Preto da Universidade de São Paulo (FMRP-USP). Mestre e Doutora em Clínica Médica pelo Departamento de Clínica Médica da FMRP-USP. Professora da Disciplina de Nutrologia do Departamento de Clínica Médica da FMRP-USP.

Silviane Maria Luna Vianna

Residente em Nutrologia no Hospital das Clínicas da Faculdade de Medicina de Ribeirão Preto da Universidade de São Paulo (HCFMRP-USP). Pós-graduada em Clínica Médica (área de concentração em Nutrologia) pela FMRP-USP. Instrutora da European Society of Parenteral and Enteral Nutrition. Médica Coordenadora da Equipe Multiprofissional de Terapia Nutricional (EMTN) da Maternidade Escola Santa Mônica da Universidade Estadual de Ciências da Saúde de Alagoas (Uncisal).

Tiago Ferolla Nunes

Graduado em Medicina pela Universidade Gama Filho. Residente em Geriatria e Clínica Médica pelo Hospital das Clínicas da Faculdade de Medicina de Ribeirão Preto da Universidade de São Paulo (HCFMRP-USP). Médico assistente do Hospital Estadual de Ribeirão Preto e da Universidade de Ribeirão Preto (Unaerp), em Clínica Médica.

Valter Makoto Nakagawa

Médico especialista em Nutrologia e em Clínica Médica. Pós-graduado em Saúde Pública pela Universidade Católica de Santos (Unisantos). Membro do American College of Nutrition. Membro titular da Academia Latino-Americana de Nutrologia (ALAN). Membro do Câmara Técnica de Nutrologia do Conselho Regional de Medicina de São Paulo (CRM-SP). Membro do Conselho Científico de Especialidade da Associação Médica Brasileira (AMB).

Vinicius de Oliveira Damasceno

Mestre em Ciência da Motricidade Humana pela Universidade Católica de Brasília (UCB). Doutor em Ciências da Saúde pela Universidade Federal de Minas Gerais (UFMG). Professor Adjunto do Departamento de Educação Física da Universidade Federal de Pernambuco (UFPE).

Wilson Salgado Júnior

Graduado, Mestre e Doutor em Medicina pela Faculdade de Medicina de Ribeirão Preto da Universidade de São Paulo (FMRP-USP). Professor Doutor da FMRP-USP. Médico da USP.

Sumário

Prefácio da 1ª edição

Este *Tratado de Nutrologia* é uma obra acadêmico-científica que visa a aprofundar a análise sobre o tema de forma fundamentada e sistemática. Nesse sentido, representa um marco na história da nutrologia no Brasil e um ponto de referência na bibliografia de nossa especialidade médica.

A nutrologia tem como principal objetivo prevenir, diagnosticar e tratar enfermidades nutroneurometabólicas do ser humano. O médico nutrólogo, juntamente com os profissionais de áreas afins, trabalha pela saúde física e mental do indivíduo, pela manutenção das funções e capacidades orgânicas e, especialmente, pela prevenção de doenças e pela terapêutica nutrológica. É responsabilidade dos médicos nutrólogos diagnosticar e tratar as doenças nutricionais, que incluem as condições nutroneurometabólicas de alta prevalência nos dias atuais, como obesidade, hipertensão arterial e diabetes melito. Para isso, recorrem à solicitação e à avaliação de exames diagnósticos, quando necessário, bem como à identificação de padrões alimentares inadequados e hábitos de vida ou estados orgânicos que estejam contribuindo para o quadro nutricional do paciente, já que as inter-relações entre nutrientes e medicamentos e de mecanismos regulatórios orgânicos são complexas.

Também cabe ao nutrólogo informar o paciente de que a ingestão do nutriente não assegura o seu aproveitamento pelo organismo e esclarecer que a informação nutricional é fundamental tanto para a diminuição do risco de doenças como para a promoção da saúde e do bem-estar. Além disso, o profissional deve lembrá-lo de que o comportamento alimentar – a distribuição dos alimentos ao longo do dia e os intervalos entre as refeições – e as escolhas alimentares influenciam os mecanismos regulatórios endógenos.

A literatura médica a respeito da nutrologia, juntamente com a nutrição e as ciências da nutrição, é crescente, o que tem permitido formar um contingente de condutas nutrológicas para detectar, prevenir e tratar as enfermidades nutrometabólicas.

Ao lado de outros profissionais da saúde, os nutrólogos ajudam a estimular o combate ao sedentarismo e a adoção de hábitos alimentares saudáveis e a prevenir e tratar doenças crônico-degenerativas, o que, consequentemente, contribui para diminuir as taxas de internação e permanência hospitalar.

O *Tratado de Nutrologia* tem a honrosa missão de ser uma das mais completas obras de aprofundamento do conhecimento científico em nutrologia. Espera-se que sirva para o aprendizado e a difusão de conhecimentos a estudantes, pós-graduandos, pesquisadores, cientistas e profissionais com direcionamento para essa área nobre da medicina, seguindo os conceitos hipocrateanos.

Prof. Dr. Durval Ribas-Filho
Professor e Coordenador Científico de Pós-Graduação em Nutrologia da Associação Brasileira de Nutrologia (ABRAN)
Professor e Preceptor Médico de Nutrologia da Faculdade de Medicina do Centro Universitário Padre Albino (Fameca/Unifipa-SP)
Membro Titular da Câmara Técnica de Nutrologia do Conselho Regional de Medicina do Estado de São Paulo (CREMESP)
Presidente da ABRAN

Prefácio da 2ª edição

Em sua segunda edição, este *Tratado de Nutrologia* firma-se, ainda mais, como ponto de referência bibliográfica de nossa especialidade médica, bem como reforça sua importância em toda a história da nutrologia no Brasil.

É um tratado que nos mostra o papel da nutrologia de prevenir, diagnosticar e tratar as enfermidades nutroneurometabólicas do ser humano. Nós, médicos nutrólogos, juntamente com profissionais de áreas afins, temos como foco de nosso trabalho a saúde física e mental de nossos pacientes, a manutenção das funções e capacidades orgânicas e, de forma especial, a prevenção de doenças pela terapia nutrológica.

O diagnóstico e o tratamento de doenças nutricionais também fazem parte das atividades do médico nutrólogo, incluindo algumas condições de grande relevância nos dias de hoje, como a síndrome metabólica e seus efeitos deletérios ao organismo humano. As inter-relações entre nutrientes, medicamentos e mecanismos regulatórios orgânicos são complexas, por isso o médico nutrólogo faz uso de exames diagnósticos e de profunda investigação nos hábitos de vida do paciente, buscando a melhor forma de auxiliá-lo.

Informar e conscientizar também é papel importante da nutrologia, pois se faz necessário explanar ao paciente que a simples ingestão de um nutriente não assegura sua absorção, seu aproveitamento pelo organismo. A informação nutricional não somente reduz o risco de doenças, como também promove saúde e bem-estar. Cabe ao profissional de nutrologia, junto a profissionais afins, esclarecer que o comportamento alimentar – a distribuição dos alimentos ao longo do dia e os intervalos entre as refeições – e as escolhas alimentares influenciam os mecanismos regulatórios endógenos.

Este tratado atua de forma decisiva na literatura médica sobre a especialidade, que se encontra em constante progresso. A evolução do campo da literatura sobre nutrologia permite a criação de um contingente de novas condutas nutrológicas que permitem o diagnóstico, tratamento e prevenção das enfermidades nutrometabólicas.

O papel da nutrologia se amplia na estimulação do combate ao sedentarismo. Ao lado de outros profissionais de saúde, os médicos nutrólogos promovem a adoção de hábitos saudáveis e a prevenção de doenças crônico-degenerativas, contribuindo assim para a diminuição da incidência e do tempo de internação de pacientes.

Esperamos, com este *Tratado de Nutrologia*, oferecer uma completa obra para o aprofundamento do conhecimento científico em nutrologia. Que esta segunda edição auxilie no aprendizado e na comunicação de importante conhecimento para estudantes, pós-graduandos, pesquisadores, cientistas e profissionais que têm como foco do trabalho essa nobre área da medicina, seguindo os conceitos hipocrateanos.

Prof. Dr. Durval Ribas-Filho
Professor e Coordenador Científico de Pós-Graduação em Nutrologia da Associação Brasileira de Nutrologia (ABRAN)
Professor e Preceptor Médico de Nutrologia da Faculdade de Medicina do Centro Universitário Padre Albino (Fameca/Unifipa-SP)
Membro Titular da Câmara Técnica de Nutrologia do Conselho Regional de Medicina do Estado de São Paulo (CREMESP)
Presidente da ABRAN

Prefácio da 3ª edição

A nutrologia é uma ciência que permanece em constante evolução. Portanto, é com grande honra que trazemos a 3ª edição do *Tratado de Nutrologia*, que já é uma referência bibliográfica da nossa especialidade. Trata-se de uma obra acadêmico-científica que nos oferece uma visão clara e objetiva, abordando temas do dia a dia do nutrólogo, de maneira sistemática e bem fundamentada.

A nutrologia visa ao bem-estar físico e mental do indivíduo, por meio da manutenção das funções orgânicas, da prevenção de possíveis patologias e terapêutica nutrológica. São avaliadas condições nutroneurometabólicas de grande prevalência atualmente, como obesidade, síndrome metabólica, sarcopenia e diabetes melito, além de trabalhar em conjunto com outras especialidades e profissionais de áreas afins com o principal objetivo de melhorar a qualidade de vida do paciente.

Cada paciente é tratado de maneira única e, de forma integrada, são coletadas informações não somente relacionadas a possíveis queixas ou patologias, mas sobre seus hábitos e estilo de vida, inclusive sobre suas preferências. Informações necessárias, que, associadas a exames diagnósticos nos auxiliam a identificar, diagnosticar e tratar doenças nutricionais.

Além dessa valorosa missão, nós, médicos nutrólogos, somos responsáveis, juntamente com demais profissionais da saúde, por informar, orientar e incentivar nossos pacientes a criação de bons hábitos – uma alimentação saudável, a prática de exercícios físicos, o sono de qualidade, o manejo do estresse, a suplementação quando se faz necessária – uma vez que todos esses fatores influenciam diretamente os tão complexos mecanismos regulatórios endógenos, garantindo a manutenção da saúde, prevenindo e mudando desfechos de determinadas doenças. Sabemos que nem sempre a ingestão de determinado nutriente é a garantia de que o organismo vai absorver e aproveitar todos os seus benefícios de maneira eficaz. Precisamos analisar as inter-relações entre nutrientes, patologias e/ou disfunções e medicamentos e assim traçar um plano para atingirmos nosso objetivo.

A 3ª edição, além de trazer atualizações sobre os temas já apresentados em outras edições, ganhou novos capítulos: Nutrologia e cosmiatria; Nutrologia e microbioma; Vegetarianismo: conceitos e aspectos nutrológicos e Nutrologia oncológica. Que esta edição enriqueça o conhecimento e seja uma ferramenta no aprendizado de profissionais, estudantes, pós-graduandos, pesquisadores, cientistas, profissionais de outras áreas e aos colegas das demais especialidades.

Prof. Dr. Durval Ribas-Filho
Professor e Coordenador Científico de Pós-Graduação em Nutrologia
da Associação Brasileira de Nutrologia (ABRAN)
Professor e Preceptor Médico de Nutrologia da Faculdade de Medicina
do Centro Universitário Padre Albino (Fameca/Unifipa-SP)
Membro Titular da Câmara Técnica de Nutrologia do Conselho
Regional de Medicina do Estado de São Paulo (CREMESP)
Presidente da ABRAN

Nutrologia conceitual

Selma Freire de Carvalho da Cunha
Vivian Marques Miguel Suen
Guilherme Teixeira de Araújo
José Henrique Silvah
Cristiane Maria Mártires de Lima
Paula Pileggi Vinha
Julio Sergio Marchini

INTRODUÇÃO

O conhecimento básico das características gerais dos nutrientes é fundamental na análise de sua concentração em alimentos ou produtos alimentares, na sua distribuição em diferentes compartimentos corpóreos e nos seus efeitos em condições de carência e excesso. Além da energia, os seres humanos necessitam de oferta adequada de macro e micronutrientes para se reproduzirem, crescerem e manterem a vida, além de serem importantes na prevenção e tratamento de doenças envolvendo nutrientes específicos. Os macronutrientes incluem os carboidratos, os lipídios e as proteínas, enquanto os micronutrientes incluem as vitaminas e os minerais.

Neste capítulo, serão apresentados os conceitos básicos envolvendo energia, gorduras, carboidratos, proteínas, minerais e vitaminas, com enfoque médico na prevenção e no tratamento de afecções causadas por deficiência ou excesso de nutrientes. Neste contexto, o objetivo deste capítulo é ampliar e divulgar os conhecimentos que facilitem a compreensão das diferentes formas de abordagem nutrológica, como prevenção, diagnóstico e tratamento dos distúrbios nutrológicos primários e/ou secundários, objeto dos capítulos seguintes deste livro.

ENERGIA

A energia é definida como a quantidade de calor necessária para elevar a temperatura de 1 grama de água de 14,5 para 15,5 °C em pressão ambiental de 1 atmosfera. Tanto o joule (J) como a caloria são rotineiramente utilizados para expressar unidades de energia (1 cal = 4,1868 J). Por praticidade, a forma mais utilizada é a quilocaloria (kcal), que corresponde a 1.000 cal (historicamente 1 Cal). O potencial energético dos alimentos ou tecidos corporais depende de sua composição química. Considerando o potencial energético e as perdas fisiológicas pela digestibilidade aparente, os carboidratos fornecem 4 kcal/g, as gorduras, 9 kcal/g, as proteínas, 4 kcal/g e o álcool, 7 kcal/g.

Com poucas exceções, as células do organismo humano utilizam os intermediários metabólicos de carboidratos, lipídios e proteínas para produção de energia. Idealmente, as fontes de proteínas são utilizadas para repor e fornecer as necessidades proteicas corpóreas. A glicose é o substrato energético de hemácias e células do sistema nervoso central (SNC), embora os corpos cetônicos possam ser usados pelos neurônios após adaptação à condição de jejum. Após a ingestão de bebidas alcoólicas, cerca de 20% do álcool circulante é prontamente oxidado na produção de calor e 80% na geração de ATP, que implica a redução da oxidação de outros substratos energéticos. Isso justifica o ganho de peso em pessoas sem comorbidades associadas ao alcoolismo e que mantêm ingestão alimentar adequada.

O balanço energético considera o aporte energético proveniente dos alimentos (e das bebidas alcoólicas), a termogênese, a atividade física e o gasto energético necessários para a deposição de novos tecidos durante o crescimento, a gestação e a lactação. A quantidade de energia diária utilizada pelo organismo humano é denominada gasto energético total (GET), sendo composta por: gasto energético em repouso (GER), efeito térmico dos alimentos e gasto energético decorrente da atividade física. O GER é a energia necessária ao organismo para manter condições similares àquelas determinadas durante o gasto energético basal (GEB), o qual é definido como a taxa mínima de energia gasta no período de 24 horas, a fim de manter o funcionamento normal do organismo, como a respiração, a circulação sanguínea, a conservação da temperatura corporal, entre outros, estando o indivíduo em repouso absoluto e 12 horas de jejum noturno. Mesmo em pessoas que mantenham peso corporal constante, a cada década ocorre redução de 1 a 2% na taxa metabólica basal, atribuída ao aumento de tecido corporal metabolicamente menos ativo durante o envelhecimento. Essa mesma explicação justifica as diferenças no GEB entre os sexos masculino e feminino, embora as mulheres apresentem variações durante as fases do ciclo menstrual.[1]

O efeito térmico dos alimentos corresponde ao gasto de energia associado à digestão, à absorção e à metabolização dos alimentos e seus nutrientes. Após ingestão de dieta mista (contendo carboidratos, lipídios e proteínas), a termogênese representa cerca de 10% do GET. A quantidade de energia gasta durante a prática de atividades físicas tanto voluntárias (p. ex., ao caminhar, escrever e praticar esportes) como involuntárias (como os tremores por frio ou arrepios) apresenta grande variação individual. O fator de atividade (FA) é comumente usado para descrever o nível de atividade física habitual de um indivíduo. O valor médio do FA é de 1,35, variando de 1,3 a 1,5 em indivíduos sedentários.[2] Em pessoas com maior atividade física, o FA varia de 1,4 a 1,7 e de 2 a 2,8 em pessoas fisicamente muito ativas.

O gasto energético de repouso pode ser estimado de forma direta ou indireta. A forma direta consiste na medida das trocas de calor entre o organismo e o meio ambiente, sendo necessária uma câmara de isolamento para sua realização. A calorimetria indireta pode ser obtida a partir do consumo de oxigênio e produção de dióxido de carbono[3], sendo considerada um método fidedigno na aferição do gasto energético de repouso[4]. Devido à pouca disponibilidade do equipamento necessário para a realização da calorimetria indireta, a estimativa da oferta energética total baseia-se no cálculo feito a partir de equações preditivas para a taxa metabólica basal com acréscimo energético em função da intensidade da resposta metabólica à injúria, ao grau de atividade física e à termogênese induzida pela dieta. No entanto, as equações preditivas para o gasto energético basal foram elaboradas para indivíduos saudáveis (Tabela 1). A utilidade das equações preditivas para indivíduos doentes é controversa em razão da variabilidade na composição corporal e da falta de definição quanto ao acréscimo energético em função de determinadas situações metabólicas.

Tabela 1 Equações preditivas para estimativa do gasto energético basal

Autor(es), ano	Especificação	Equação para GEB (kcal/dia)
Harris & Benedict, 1919	Homem	66,5 + [13,75 × P] + [5 × A] – [6,76 × I]
	Mulher	655,1 + [9,56 × P] + [1,844 × A] – [4,67 × I]
Mifflin-St et al., 1990	Homem	10 × P + 6,25 × A – 5 × I + 5
	Mulher	10 × P + 6,25 × A – 5 × I – 161
Schofield, 1985	Homem (18-29 anos)	[(0,062 × P) + 2,036] × 239
	Homem (30-60 anos)	[(0,034 × P) + 3,538] × 239
	Mulher (18-29 anos)	[(0,062 × P) + 2,036] × 239
	Mulher (30-60 anos)	[(0,034 × P) + 3,538] × 239
FAO/OMS, 1985	Homem (18-29 anos)	15,3 × P + 679
	Homem (30-60 anos)	11,6 × P + 879
	Homem (> 60 anos)	13,5 × P + 487
	Mulher (18-29 anos)	14,7 × P + 469
	Mulher (30-60 anos)	8,7 × P + 829
	Mulher (> 60 anos)	10,5 × P + 569
Henry & Rees, 1991	Homem (18-29 anos)	[(0,056 × P) + 2,8] × 239
	Homem (30-60 anos)	[(0,046 × P) + 3,16] × 239
	Mulher (18-29 anos)	[(0,048 × P) + 2,562] × 239
	Mulher (30-60 anos)	[(0,048 × P) + 2,448] × 239

P: peso (kg); A: altura (cm); I: idade (anos).

PROTEÍNAS

As proteínas são macromoléculas compostas de uma ou mais cadeias de polipeptídeos, encontradas tanto no reino animal quanto no vegetal. A digestão e absorção de diferentes proteínas presentes em alimentos fornece substrato para que o organismo humano sintetize as proteínas necessárias para a manutenção e multiplicação da vida.

As fontes proteicas são classificadas segundo disponibilidade biológica, o que inclui a possibilidade de serem digeridas e de fornecerem aminoácidos essenciais e nitrogênio para síntese de aminoácidos não essenciais. São exemplos de fontes proteicas a mistura de arroz e feijão, ovos, leite, carne, peixe e aves. A digestão proteica depende da acidez gástrica, de enzimas digestivas gástricas e pancreáticas e, por fim, do pH estar em torno de 6,8 no duodeno. Os produtos da absorção e da digestão proteica no trato gastrointestinal incluem peptídeos com 10 ou menos aminoácidos.[5] A concentração normal de aminoácidos no sangue está entre 35 e 65 mg/dL.

Papéis funcionais das proteínas plasmáticas

Além da função estrutural tecidual, as proteínas também atuam como enzimas carreadoras e transportadoras de substâncias orgânicas, como hormônios e anticorpos. Inúmeras doenças não infecciosas têm etiologia que envolve o desarranjo das proteínas ou na sequência de nucleotídeos do código genético. Os aminoácidos também fornecem compostos sulfurados ao organismo. Sob a forma de lipoproteínas, as proteínas participam do transporte lipídico (triacilglicerídeos, colesterol, fosfolipídios e vitaminas lipossolúveis) e são fundamentais para a homeostase, participando da regulação osmótica entre os diferentes fluidos no organismo e contribuindo para a manutenção do equilíbrio acidobásico.

Entre as proteínas presentes no plasma, podem-se destacar a albumina e a globulina. Uma função importante da albumina é a manutenção da pressão coloidosmótica e a viscosidade plasmática, impedindo o extravasamento do plasma através dos capilares. As globulinas realizam várias funções no plasma, sendo responsáveis pela imunidade natural e adquirida. A albumina e cerca de 50 a 80% das globulinas são sintetizadas no fígado. O restante das globulinas é formado quase que inteiramente nos tecidos linfoides. A taxa de síntese hepática das proteínas plasmáticas está em torno de 30 g/dia e o organismo humano possui cerca de 6 kg de proteína. A concentração de proteína na massa muscular é de aproximadamente 20%.

Quando ocorre depleção proteica tecidual, uma reposição rápida acontece a partir das proteínas plasmáticas. Nestas situações críticas de catabolismo, as proteínas são clivadas em aminoácidos e estes são transportados de volta para o sangue ou usadas na síntese das proteínas celulares. Por esse mecanismo, as proteínas plasmáticas são consideradas formas lábeis de depósito proteico[6], estando em constante estado de equilíbrio com os aminoácidos. Estudos realizados com traçadores específicos estimam que, em condições normais, 300 gramas de proteínas corporais são sintetizadas e degradadas a cada dia, como parte do contínuo fluxo de aminoácidos. Mesmo durante a inanição ou doenças debilitantes graves, a proporção corporal entre as proteínas teciduais e as proteínas plasmáticas totais permanece relativamente constante, em cerca de 33:1. Mesmo quando a oferta proteica é insatisfatória, ocorre perda obrigatória de 20 a 30 gramas de proteína por dia devido à degradação proteica necessária para manutenção da homeostase.

AMINOÁCIDOS ESSENCIAIS E NÃO ESSENCIAIS

Existem cerca de 200 aminoácidos na natureza, mas o organismo humano só metaboliza cerca de 20 deles. Entre estes, nove são considerados essenciais aos seres humanos, por não serem sintetizados pelo organismo e, consequentemente, devem ser obtidos pela dieta. Os aminoácidos sintetizados pelo organismo são denominados não essenciais, sendo dispensáveis na dieta desde que a oferta de nitrogênio seja adequada. São considerados aminoácidos essenciais: fenilalanina, histidina, isoleucina, leucina, lisina, metionina, treonina, triptofano e valina. Entre os aminoácidos essenciais, a leucina, a isoleucina e a valina apresentam estrutura em forma de cadeia ramificada e, por isso, são denominadas aminoácidos de cadeia ramificada (*branched chain aminoacids* – BCAA). A síntese dos aminoácidos não essenciais depende principalmente da formação dos alfacetoácidos específicos, que são os precursores dos respectivos aminoácidos. O ácido pirúvico, por exemplo, é formado em grandes quantidades durante a quebra glicolítica da glicose e é o precursor do aminoácido alanina.

A desaminação é o processo pelo qual ocorre a degradação dos aminoácidos, quando o grupo amino é transferido para alguma substância aceptora, o que é o reverso da transaminação. A amônia liberada durante a desaminação dos aminoácidos é removida do sangue quase totalmente por meio de sua conversão em ureia, que ocorre no fígado. Duas moléculas de amônia combinam-se com uma molécula de dióxido de carbono, formando a ureia.

CARBOIDRATOS

Os carboidratos, também denominados glicídios ou hidratos de carbono, são as biomoléculas mais abundantes no planeta. Possuem formulação geral $C_n(H_2O)_n$, e representam um grupo de moléculas formadas a partir de átomos de carbono, hidrogênio e oxigênio, eventualmente possuindo nitrogênio, enxofre e fósforo. Sua principal função é prover e armazenar energia, porém ainda têm função estrutural, participando da formação das membranas celulares e como matéria-prima para a biossíntese de outras biomoléculas, como um tipo especial de proteína, chamada proteoglicana.

Após a digestão e a absorção, a energia térmica contida no interior das moléculas de carboidratos é convertida em ligações altamente energéticas de fosfato – a adenosina trifosfato (ATP), que é a principal fonte energética celular. O armazenamento de energia na forma de carboidrato ocorre preferencialmente sob a forma de glicogênio hepático (300 a 400 g) e muscular, e também no sangue, sob a forma de glicose. A energia ofertada pelos carboidratos impede que haja degradação proteica muscular a fim de gerar energia, sendo a glicose o substrato energético preferencial do SNC e hemácias.[7]

A glicemia é regulada por mecanismos hormonais e metabólicos. Os hormônios que mais influenciam no controle glicêmico são a insulina, o glucagon e a epinefrina ou noradrenalina. Entretanto, outros hormônios também estão envolvidos na regulação do metabolismo dos carboidratos, como os hormônios tireoidianos, os glicocorticoides, o hormônio do crescimento (GH) e as adiponectinas.[7]

Os carboidratos contidos nos alimentos podem ser classificados, de acordo com a complexidade de sua fórmula, em monossacarídeos, oligossacarídeos e polissacarídeos.

Monossacarídeos

Os monossacarídeos (mono = um + sacarídeo = açúcar) são as moléculas mais simples de carboidratos, que não podem ser hidrolisadas. Geralmente, possuem sabor doce, são incolores e solúveis em água, porém insolúveis em solventes não polares, como benzeno e clorofórmio. Dificilmente são encontrados livres na natureza, estando normalmente ligados em formas de di, oligo ou polissacarídeos. São classificados pelo número de carbonos em sua formação, sendo mais importantes biologicamente as trioses, as pentoses e as hexoses (Tabela 2).

Tabela 2 Classificação, exemplos e principais funções dos monossacarídeos

	Carboidrato	Importância biológica
Trioses ($C_3H_6O_3$)	Gliceraldeído	Composto intermediário da glicólise
	Di-hidroxiacetona	Participa da glicólise e do ciclo de Calvin
Pentoses ($C_5H_{10}O_5$)	Ribose	Matéria-prima para a síntese de RNA
	Desoxirribose	Matéria-prima para a síntese de DNA
Hexoses ($C_6H_{12}O_6$)	Glicose	Molécula mais utilizada pelas células para a obtenção de energia
	Frutose	Função energética
	Galactose	Constitui a lactose do leite. Função energética

RNA: ácido ribonucleico; DNA: ácido desoxirribonucleico.
Fonte: adaptada de Demonte, 2008.[8]

Do ponto de vista nutrológico, os três monossacarídeos mais importantes são a glicose, a frutose e a galactose.[8] A glicose é o principal monossacarídeo para o organismo humano, por ser fonte energética direta e armazenada no fígado e nos músculos como glicogênio ou convertida em triglicerídeos, como forma de reserva energética. A frutose é o monossacarídeo com sabor mais doce, sendo naturalmente encontrado em frutas e mel, além de ser comumente adicionado aos refrigerantes e doces industrializados. A galactose raramente é encontrada livre na natureza, estando mais comumente associada à glicose para formar a lactose.

Dissacarídeos e oligossacarídeos

Por meio de ligações glicosídicas, os monossacarídeos podem se unir e formar dissacarídeos (união de dois monossacarídeos) ou polissacarídeos (união de 3 a 20 monossacarídeos). Os três dissacarídeos de maior importância nutricional são a sacarose, a lactose e a maltose.

A sacarose é formada pela união de moléculas de glicose e frutose, sendo mais comumente encontrada no açúcar da cana e da beterraba. Durante a digestão, a sacarose é hidrolisada em glicose e frutose em meio ácido ou pela ação enzimática da sacarase. A lactose é formada a partir da junção glicosídica entre a glicose e a galactose e produzida pelas glândulas mamárias dos mamíferos lactantes. Ela é menos solúvel e menos doce que outros sacarídeos. A lactase presente na borda da escova das células intestinais hidrolisa a lactose. Entretanto, nos quadros de deficiência genética dessa enzima e em doenças que afetam as vilosidades intestinais, como as doenças inflamatórias intestinais e a desnutrição proteica grave, pode haver incapacidade de hidrólise da lactose. Como resultado do aporte de lactose nos cólons, ocorre sua fermentação intestinal, podendo haver produção excessiva de gases e aumento do peristaltismo. A união de duas moléculas de glicose forma a maltose, encontrada na natureza em grãos em germinação, que produzem uma enzima denominada diastase. Esta enzima hidrolisa o amido, formando moléculas de maltose.

Entre os oligossacarídeos de importância nutricional estão o fruto-oligossacarídeo (FOS) e o galacto-oligossacarídeo (GOS), que possuem efeito prebiótico, ou seja, de propiciar o crescimento de bactérias benéficas para o organismo.

Polissacarídeos

Os polissacarídeos são formados por vários monossacarídeos e exercem função estrutural e de reserva energética. Entre os polissacarídeos de maior importância, destacam-se o amido, o glicogênio e a celulose. O amido é um carboidrato complexo sintetizado pelas plantas durante a fotossíntese e armazenado em vesículas. Formado por amilose e amilopectina, o amido é uma das mais importantes fontes de carboidratos da alimentação humana, sendo encontrado em cereais em grãos, legumes, batatas e outros vegetais. O glicogênio é um polissacarídeo de origem animal formado por várias moléculas de glicose, serve como reserva energética e está presente nos músculos e no fígado. A glicogenólise é a quebra do glicogênio em moléculas de glicose.

A celulose é o polissacarídeo principal da estrutura dos vegetais. Por não conterem enzimas que hidrolisem a celulose, os seres humanos são incapazes de digeri-la. Apesar de não ser digerida por enzimas do trato digestivo humano, a celulose pode ser degradada pelas bactérias intestinais e formar ácidos graxos de cadeia curta, que servem de substrato energético para as células intestinais.

LIPÍDIOS

Lipídios ou gorduras são um grupo de macromoléculas compostas por hidrogênio, carbono e oxigênio que são insolúveis em água e solúveis em solventes orgânicos, como acetona, éter e clorofórmio. Os termos lídipe, lipídeo, lipídio e lipido podem ser usados como sinônimos. Os lipídios representam cerca 20% do peso corporal de uma pessoa saudável e possuem função estrutural, hormonal, transportadora de vitaminas e de reserva energética.[9] Os constituintes dos lipídios são os ácidos graxos, que podem circular livremente no organismo, mas também ligados à molécula de glicerol, constituindo os triglicerídeos.[10]

De acordo com as ligações entre os carbonos, os lipídios são classificados em saturados, monoinsaturados e poli-insaturados (Tabela 3). Também podem ser classificados em essenciais e não essenciais. Dependendo de sua disposição espacial, os lipídios podem, ainda, ser classificados em *cis* ou *trans*.

De maneira resumida, pode-se dizer que a digestão dos lipídios ocorre basicamente no intestino delgado. Nesse processo, é importante a emulsificação desempenhada pelos sais biliares e pela lipase pancreática. Inicialmente, há formação de micelas, hidrólise dos triglicerídeos na posição lateral, ressíntese de triglicerídeo no enterócito e circulação para todo o organismo. Por serem moléculas hidrofóbicas, a circulação de lipídios depende da formação das lipoproteínas [quilomícron, lipoproteína de densidade muito baixa (*very-low-density lipoprotein* – VLDL), lipoproteína de densidade baixa (*low-density lipoprotein* – LDL) e lipoproteína de densidade alta (*high-density lipoprotein* – HDL)].[11]

A seguir, são apresentadas as definições dos diferentes lipídios e as particularidades de suas propriedades físico-químicas, em especial quando presentes no organismo humano e em suas fontes alimentares.[10]

Tabela 3 Características dos ácidos graxos usualmente presentes na alimentação e na composição do tecido adiposo humano

Nome/Ácido	Peso molecular	Aspecto	Ômega-6	Ômega-3	Fonte
Acético	60,05 - $C_2H_4O_2$	Líquido	Não	Não	Amplamente distribuído nos seres biológicos
Propiônico	74,08 - $C_3H_6O_2$	Líquido	Não	Não	Presente em bactérias
n-butírico	88,11 - $C_4H_8O_2$	Líquido	Não	Não	Indícios em muitas gorduras animais
Caproico	116,16 - $C_6H_{12}O_2$	Líquido	Não	Não	Indícios em muitas gorduras animais
Caprílico	144,22 - $C_8H_{16}O_2$	Líquido	Não	Não	Componente de várias gorduras animais
Cáprico	172,27 - $C_{10}H_{20}O_2$	Sólido	Não	Não	Componente de vários óleos vegetais e animais
Láurico	200,32 - $C_{12}H_{24}O_2$	Sólido	Não	Não	Componente principal de óleos vegetais, principalmente o de palma. Presente em menor quantidade em gordura animal, leite e fígado de peixes
Mirístico	228,38 - $C_{14}H_{28}O_2$	Sólido	Não	Não	1 a 5% das gorduras animais e vegetais, particularmente de leite, pescado, palma e noz-moscada
Palmítico	256,43 - $C_{16}H_{32}O_2$	Sólido	Não	Não	Muito difundido na natureza
Esteárico	284,49 - $C_{18}H_{36}O_2$	Sólido	Não	Não	Abundante nos óleos comestíveis, animal e vegetal
Aráquico	312,54 - $C_{20}H_{40}O_2$	Sólido	Não	Não	Indícios em gordura animal e sementes, especialmente amendoim
Behênico	340,59 - $C_{22}H_{44}O_2$	Sólido	Não	Não	Indícios em animais e sementes, particularmente mostarda e colza (canola); 50% dos cerebrosídeos do baço na enfermidade de Gaucher
trans-crotônico	86,09 - $C_4H_6O_2$	Sólido	Não	Não	Cróton
Delta^2-hexenoico	114,15 - $C_6H_{10}O_2$	Sólido	Não	Não	Piperita japonesa
Delta^9-decenoico	170,25 - $C_{10}H_{18}O_2$	Líquido	Não	Não	Manteiga e leite
Lindérico	198,31 - $C_{12}H_{22}O_2$	Líquido	Não	Não	Azeites em geral
Delta^9-dodecenoico	198,31 - $C_{12}H_{22}O_2$	Líquido	Não	Não	Cachalote
Tsuzuico	226,36 - $C_{14}H_{26}O_2$	Pastoso	Não	Não	Em diversos azeites vegetais tropicais
Fisérico	226,36 - $C_{14}H_{26}O_2$	Pastoso	Não	Não	Baleia, sardinha, delfim

(continua)

Tabela 3 *(continuação)* Características dos ácidos graxos usualmente presentes na alimentação e na composição do tecido adiposo humano

Nome/Ácido	Peso molecular	Aspecto	Ômega-6	Ômega-3	Fonte
Miristoleico	226,36 - $C_{14}H_{26}O_2$	Pastoso	Não	Não	Leite, fígado
Palmitoleico	254,42 - $C_{16}H_{30}O_2$	Líquido	Não	Não	Muito difundido; 15 a 20% óleos de animais marinhos, leite e azeites
Oleico	282,47 - $C_{18}H_{34}O_2$	Líquido	Não	Não	Ácido graxo saturado mais difundido (1/3 do leite); fosfatídios
trans-vacêncio	282,47 - $C_{18}H_{34}O_2$	Sólido	Não	Não	Em muitos óleos vegetais e animais
Gadoleico	310,52 - $C_{20}H_{38}O_2$	Sólido	Não	Não	Pescados e animais marinhos, azeites vegetais; fosfatídios cerebrais
Delta^{11}-eicosenoico	310,52 - $C_{20}H_{38}O_2$	Sólido	Não	Não	Jojoba, canola, mostarda e pescados
Cetoleico	338,58 - $C_{22}H_{42}O_2$	Sólido	Não	Não	Animais marinhos
Erúcico	338,58 - $C_{22}H_{42}O_2$	Sólido	Não	Não	Sementes, especialmente canola (colza)
Selacoleico	366,63 - $C_{24}H_{46}O_2$	Sólido	Não	Não	Fígado de turbarão e arraia; cerebrosídios e esfingomielina
Linoleico	280,45 - $C_{18}H_{32}O_2$	Líquido	Sim	Não	Amplamente difundido nas plantas. Ácido graxo essencial para animais
Hiragônico	250,38 - $C_{16}H_{22}O_2$	Líquido	Não	Não	Sardinha
Linolênico	278,44 - $C_{18}H_{30}O_2$	Líquido	Sim	Sim	Em muitos óleos vegetais, linhaça
Esteáridômico	276,42 - $C_{18}H_{28}O_2$	Líquido	Sim	Sim	Pescados
Timnodômico	302,46 - $C_{20}H_{30}O_2$	Líquido	Não	Não	Sardinha, baleia, fígado de bacalhau
Araquidônico	304,48 - $C_{20}H_{32}O_2$	Líquido	Sim	Não	Fígado e fosfatídios de animais. Sintetizado a partir do ácido linoleico
Delta^{4,8,12,15,19}-docosapentaenoico	330,52 - $C_{22}H_{34}O_2$	Líquido	Não	Sim	Pescado
Delta^{4,8,12,15,19}-tetracosa-hexaenoico	356,55 - $C_{24}H_{36}O_2$	–	Não	Sim	Atum
Tímico	384,61 - $C_{26}H_{40}O_2$	–	–		Atum

Lipídios saturados

Do ponto de vista físico-químico, um lipídio é dito saturado quando seus carbonos têm quatro ligações completas. Assim, definem-se como lipídios ou gorduras saturadas aquelas que não possuem duplas ou triplas ligações entre os carbonos. A principal fonte de lipídios saturados são as gorduras animais, entre outos, sendo os principais representantes o ácido butírico (presente na manteiga), o ácido láurico (presente no óleo de coco e de palma, além do leite humano), o ácido mirístico (presente no leite e seus derivados), o ácido palmítico (presente na carne e óleo de palma) e o ácido esteárico (presente na carne e na manteiga de cacau).

Lipídios monoinsaturados

São denominados lipídios ou gorduras monoinsaturadas aqueles que possuem uma dupla ligação entre a cadeia de carbonos que constitui a molécula. Caracteristicamente, esses tipos de lipídios são líquidos em temperatura ambiente e semissólidos ou sólidos quando refrigerados. As principais fontes de lipídios monoinsaturados são as carnes e os óleos. Os principais representantes são o ácido palmitoleico (presente no óleo de macadâmia), o ácido oleico (presente no óleo de oliva e no de palma) e o ácido elaídico (encontrado em óleos vegetais hidrogenados). O óleo de soja também é considerado boa fonte.

Lipídios poli-insaturados

Os lipídios que possuem mais de uma dupla ligação em sua cadeia de carbono são chamados de poli-insaturados. A diminuição da quantidade de hidrogênios na molécula torna-a mais sensível à temperatura, o que resulta em sua consistência líquida. São denominados ômega-3 quando a dupla ligação se encontra entre os carbonos 3 e 4. Os lipídios que possuem dupla ligação entre os carbonos 6 e 7 são denominados ômega-6. As principais fontes de lipídios poli-insaturados são de origem vegetal e do óleo de peixe, sendo os mais importantes o ácido linoleico (presente nos óleos de girassol, soja e milho), o ácido alfalinolênico (encontrado no óleo de canola), o ácido gamalinolênico (encontrado no óleo da semente de cassis), o ácido araquidônico (presente em carnes, ovos e produtos lácteos), o ácido eicosapentaenoico (EPA, encontrado em algas e óleos de peixes de águas frias, como sardinha e salmão) e o ácido docosa-hexaenoico (DHA, encontrado em algas e óleos de peixes de águas frias, como sardinha e salmão).

Lipídios *cis* e *trans*

O conceito de lipídios *cis* e *trans* requer a compreensão da molécula tridimensionalmente. Quando os lipídios possuem duplas ligações, os dois átomos de hidrogênios ligados aos dois carbonos envolvidos na ligação podem estar no mesmo lado ou em lados opostos. Quando estão no mesmo lado, são chamados *cis*; quando estão em lados opostos, são denominados *trans*. A maioria dos lipídios da natureza é *cis*, porém são encontradas pequenas quantidades de lipídios *trans* nas carnes e no leite. Pelo processo de hidrogenação de óleos, a indústria alimentícia produz ácidos graxos *trans*, que são utilizados na indústria alimentícia para melhorar a consistência, o paladar e a durabilidade dos alimentos. Entretanto, os ácidos graxos *trans* possuem alta associação com doenças cardiovasculares.

ÁCIDOS GRAXOS ESSENCIAIS

Os ácidos graxos essenciais para a alimentação humana são o ácido linolênico (ômega-6) e o ácido linoleico (ômega-3). O primeiro está presente em grande quantidade nos óleos de milho e soja, e o segundo em vegetais de folhas verdes, no óleo de linhaça e nos óleos de peixes marinhos. A importância desses ácidos graxos está em sua capacidade de se transformar em substâncias biologicamente mais ativas, com funções especiais no equilíbrio homeostático, e no componente estrutural das membranas celulares e do tecido cerebral e nervoso.

A alimentação humana balanceada deve atender à uma relação ótima de 4:1 entre a concentração do ácido graxo ômega-6 e ômega-3. Muitas espécies de peixes marinhos possuem óleos que são ricos em ácido graxo eicosapentaenoico (EPA) e ácido docosa-hexaenoico (DHA), que são as formas longas e insaturadas ativas da série ômega-3. Esses ácidos graxos são produzidos pelas algas marinhas e, pela cadeia alimentar, transferidos para os peixes. Entre os peixes, aqueles que contêm maior quantidade de EPA e DHA são os que habitam águas do mar em regiões frias, como salmão, truta e bacalhau.

COLESTEROL

No homem, o colesterol pode ser obtido por meio dos alimentos ou por síntese endógena. Um indivíduo adulto excreta cerca de 1.100 mg de derivados de colesterol por dia, que são repostos em uma alimentação média contendo cerca de 250 mg, além de 850 mg provenientes da biossíntese do colesterol. O principal órgão responsável pela síntese de colesterol é o fígado, que produz cerca de 1/3 do colesterol do organismo. A acetilcoenzima A (acetil-CoA) é percussora de todos os átomos de carbono presentes no colesterol.

A síntese de colesterol inicia-se com a condensação de duas moléculas de acetil-CoA, produzindo acetoacetil-CoA. Essa reação é catalisada pela tiolase citossólica. Reação idêntica, catalisada pela tiolase mitocondrial, aparece na betaoxidação de ácidos graxos e na formação de corpos cetônicos. Na etapa seguinte, a acetoacetil-CoA condensa-se com outra molécula de acetil-CoA e produzindo 3-hidróxi-3-metilglutaril-CoA (HMG-CoA), em uma reação catalisada pela hidroximetilglutaril-CoA sintase (HMG-CoA sintase) do retículo endoplasmático. Além de ser um componente estrutural de membranas, o colesterol é um precursor dos sais biliares e é utilizado pelas glândulas adrenais para formar os hormônios adrenocorticais, pelos ovários para formar progesterona e estrogênios, e pelos testículos para formar testosterona.[10]

VITAMINAS

O termo "vitamina" foi criado em 1912, pela junção da palavra latina *vita* (vida) e do sufixo -amina (aminas vitais ou aminas da vida). Na ocasião, acreditava-se que todas as vitaminas eram do grupo aminas e, embora a estrutura química das vitaminas tenha sido determinada posteriormente, o nome é mantido até os dias atuais. As vitaminas são compostos orgânicos que atuam como coenzimas em reações metabólicas essenciais para o funcionamento normal do organismo. Genericamente, as vitaminas são classificadas, de acordo com sua solubilidade, em lipo e hidrossolúveis. As vitaminas hidrossolúveis são facilmente eliminadas pela urina, não resultando em manifestações clínicas ou subclínicas decorrentes da superdosagem. Por outro lado, as vitaminas lipossolúveis, podem causar graves problemas à saúde quando ingeridas ou administradas em quantidades acima das preconizadas ou que exceda os limites superiores considerados seguros.

Vitamina A

A vitamina A designa um grupo de compostos lipossolúveis, inclusive os carotenoides da provitamina A, relacionados estruturalmente a um álcool isoprenoide (retinol). Tais compostos são fundamentais para o crescimento e a diferenciação celular, as funções imunológicas e a visão. Em alimentos de origem animal, a vitamina A é encontrada na forma de ésteres (estearato e palmitato), especialmente no fígado, na gema do ovo, no leite, na manteiga, no queijo e no óleo de fígado de peixe. Nos vegetais folhosos de cor verde-escura e nas frutas e hortaliças de cor amarelo-alaranjada, encontram-se os carotenoides ou provitamina A (principalmente o betacaroteno, o alfacaroteno e o betacriptoxantina), que podem ser degradados e metabolizados em retinol após a absorção pelas células intestinais.

As três formas ativas da vitamina A encontradas no organismo são o retinol, o retinaldeído e o ácido retinoico. A vitamina é transportada na forma de retinol e está relacionada ao processo reprodutivo. O ácido retinoico atua na diferenciação celular e o retinaldeído participa da formação da rodopsina e da iodopsina, pigmentos dos bastonetes e cones da retina, respectivamente, sendo importante na visão.

O organismo absorve cerca de 70 a 90% da vitamina A presente na alimentação, fator que colabora para o seu fácil acúmulo, considerando que sua absorção se mantém mesmo na vigência de grandes quantidades ingeridas. Sua absorção ocorre no intestino delgado, pela ação dos sais biliares e da lipase pancreática, na fase lipídica da digestão. Após a hidrólise dos ésteres retinílicos e da liberação do retinol, os enterócitos das porções proximais do intestino delgado absorvem a vitamina A por um processo dependente de energia. Ao ligar-se aos ácidos graxos, o retinol é novamente reesterificado nos enterócitos e são incorporados aos quilomícrons. Cerca de 66 a 75% dos retinoides absorvidos da alimentação chegam ao fígado, onde serão armazenados nas células estreladas hepáticas. Os 25 a 33% de todo o retinol dietético absorvido pelo intestino permanece em outros tecidos, como o tecido adiposo, os pulmões e os rins. O fígado é o principal responsável pela liberação da vitamina A para os tecidos periféricos, conforme a demanda orgânica. Como os retinoides são insolúveis em água, eles são transportados do fígado para os tecidos extra-hepáticos acoplados às proteínas ligadoras de retinol (*retinol-binding protein* – RBP), aos ésteres de retinil nas lipoproteínas (VLDL, LDL e HDL) e como ácido retinoico ligado à albumina.

O betacaroteno, que representa o principal carotenoide com atividade provitamina da alimentação humana, é absorvido no processo de difusão passiva no jejuno, após emulsificação e solubilização em micelas. A eficiência da absorção dos carotenoides é limitada quando comparada à da vitamina pré-formada (cerca de 22% do ingerido). O processo absortivo envolve o SR-B1 (*scavenger receptor classe B*, tipo I), que atua como um mediador da entrada de betacaroteno do lúmen intestinal para o enterócito.[12] Os carotenoides são mais bem absorvidos quando solubilizados em óleo. Fibras alimentares, refeições com pobre conteúdo lipídico, outros carotenoides que não são pró-vitamina A influenciam na redução da biodisponibilidade dos carotenoides no organismo. O retinol não é excretado na urina, exceto em casos de lesão renal. O ácido retinoico absorvido é transportado no plasma ligado à albumina e não é armazenado no fígado, sendo rapidamente excretado nas fezes.[13]

Vitamina D

O termo vitamina D refere-se a um grupo de compostos lipossolúveis dotados de quatro anéis de colesterol em sua estrutura principal. Sob essa denominação ampla, abrangem-se tanto o metabólito ativo (1-alfa,25-diidroxi-vitamina D ou calcitriol) como seus precursores (entre eles, a vitamina D3 ou colecalciferol, vitamina D2 ou ergosterol e a 25-hidroxivitamina D ou calcidiol), além dos produtos de degradação que podem manter alguma atividade metabólica.

A primeira vitamina D identificada foi um subproduto da irradiação do esterol fúngico, o ergosterol ou provitamina D2, que, depois de purificado, resultou em um composto único, o ergocalciferol ou vitamina D2. Denomina-se colecalciferol, ou vitamina D3, a vitamina D formada na pele humana. A exposição à radiação ultravioleta tipo B (UVB) sobre o 7-desidrocolesterol ou pró-vitamina D3 presente na derme e na epiderme origina a pré-vitamina D3, que, após rearranjo de suas duplas ligações, forma a vitamina D3.

Nos seres humanos, apenas 10 a 20% da vitamina D necessária a funcionamento adequado do organismo provém da dieta. A vitamina D3 (colecalciferol) está presente em alimentos de origem animal, como peixes gordurosos de água fria e profunda (p. ex., o atum e o salmão); a vitamina D2 (ergosterol) está presente em alimentos de origem vegetal, como nos fungos comestíveis. A vitamina A restante (80 a 90%), presente no organismo humano, é sintetizada endogenamente. A luz solar e alguns fatores relacionados a ela, como uso de protetor solar, estação do ano, latitude da região, hora do dia à qual o indivíduo se expõe e cor da pele, regulam a síntese cutânea de vitamina D. A exposição prolongada à luz solar não promove síntese exagerada de vitamina D3, uma vez que esta vitamina é fotodegradável. O envelhecimento também é inversamente proporcional à quantidade de pró-vitamina D3 disponível para convertê-la em pré-vitamina D3.

A vitamina D3 sintetizada na pele deve ganhar a circulação para evitar sua degradação pela luz UVB. Da mesma forma, a vitamina D3 ingerida, lipossolúvel, atingirá a corrente sanguínea após sua absorção no intestino com os quilomícrons e transporte pelos vasos linfáticos. Esta vitamina poderá ser estocada em tecido adiposo após sofrer hidroxilação hepática no carbono 25 de sua cadeia. A 25(OH) vitamina D ou calcidiol é a principal forma armazenada no organismo, tem meia-vida de cerca de 14 dias e é praticamente inativa em quantidades fisiológicas em relação ao seu hormônio final, o calcitriol.[14]

Para transformação em sua forma metabolicamente ativa, a 25(OH) vitamina D necessita de uma segunda hidroxilação realizada em tecido renal em seu carbono 1. O estímulo desencadeador da segunda hidroxilação é o PTH elevado ou, mais especificamente, a excreção renal de fósforo induzida pelo PTH. Assim, há aumento da produção de $1{,}25(OH)_2$ vitamina D em estados de hipocalcemia e consequente estímulo para liberação do PTH. O estrogênio, a prolactina e o hormônio de crescimento placentário são outros possíveis estímulos para essa segunda hidroxilação.

A vitamina D tem papel na regulação da fisiologia osteomineral, em especial do metabolismo do cálcio. A $1{,}25(OH)_2$ vitamina D ou calcitriol apresenta função biológica de regular as concentrações de cálcio e fósforo em valores que permitam o funcionamento celular, neuromuscular e a mineralização óssea. O calcitriol liga-se a um receptor intracelular, posteriormente interagindo com o DNA, o que resulta em transcrição gênica de diversas proteínas, como a calbindina (ligadora do cálcio) e canais de cálcio, ambos promovendo aumento da absorção intestinal desse nutriente. Nos ossos, o calcitriol promove a diferenciação de células monocitárias em osteoclastos, mobilizando o cálcio ósseo por meio de sua reabsorção.

Apesar da importância no metabolismo ósseo, a $1,25(OH)_2$ vitamina D está envolvida na homeostase de vários outros processos celulares, entre eles a modulação da autoimunidade e síntese de interleucinas inflamatórias e no controle da pressão arterial. Por participar da regulação dos processos de multiplicação e diferenciação celular, é atribuído também um papel antioncogênico à $1,25(OH)_2$ vitamina D. Além disso, é descrito um efeito antiproliferativo e supressor inflamatório, o que poderia justificar a associação da deficiência de vitamina D com a hipertensão arterial, o diabetes e as doenças autoimunes como a esclerose múltipla.[15]

Vitamina E

O termo vitamina E refere-se a um grupo de substâncias que têm atividade biológica do alfatocoferol, com presença de um grupo principal cromanol, incluindo todos os derivados tocóis e tocotrienóis. Os tocotrienóis se diferenciam dos tocoferóis por apresentarem uma cadeia lateral insaturada. O composto sintetizado apresenta cerca da metade da atividade biológica encontrada nas formas naturais dessa vitamina. Atualmente, a Food Nutrition Board (FNB) considera apenas a isoforma 2R-alfatocoferol, em miligramas, na quantificação da vitamina E. De acordo com os critérios da FNB, uma unidade internacional (UI) de todo o *rac* (os oito isômeros sintetizados) equivale a 0,45 mg de 2R-alfatocoferol.

A vitamina E é largamente distribuída em alimentos, sendo encontrada principalmente em óleos e gorduras. As principais fontes de vitamina E são os óleos vegetais, os cereais não processados, as castanhas e as carnes. Como todas as vitaminas lipossolúveis, a absorção intestinal do tocoferol depende da presença de alimentos ricos em lipídios, da digestão de gorduras e da sua captação nos enterócitos.[16] É necessária a ação da esterase pancreática e dos ácidos biliares. Dessa maneira, a deficiência de vitamina E ocorre como resultado de má absorção em pacientes com obstrução biliar, doença hepática colestática, pancreatite ou fibrose cística. Com o catabolismo dos quilomícrons pela lipase lipoproteica, a vitamina E é liberada aos tecidos. Esta vitamina também pode ser transferida às lipoproteínas, principalmente as de alta densidade (HDL), ou seguir para o fígado junto aos remanescentes dos quilomícrons, que contêm a maior parcela da vitamina absorvida. O fígado capta esses remanescentes, processa-os em VLDL, que são secretados no plasma. A partir dessa etapa, a vitamina E segue o metabolismo comum às lipoproteínas, que representam as principais carreadoras de vitamina E pelo plasma, visto que não há transportadores específicos dessa vitamina.

Embora nenhum órgão tenha a propriedade de armazenar e liberar essa vitamina diante da demanda, cerca de 90% encontra-se depositada no tecido adiposo.[16] Existem dúvidas a respeito de sua excreção. Aparentemente, a vitamina E é conjugada pelo fígado e excretada na urina e na bile, de forma que a maior parte é eliminada nas fezes. A pele serve como outra via de excreção. Nesse caso, a vitamina excretada funciona como antioxidante dos lipídios cutâneos.[17]

Esse composto lipossolúvel tem como principal função ser antioxidante, protegendo os ácidos graxos poli-insaturados (PUFA) situados nas membranas biológicas e lipoproteínas, reduzindo o dano causado pelos radicais livres. Sabe-se que a vitamina E pode ser reciclada por meio de outros antioxidantes, em especial o ácido ascórbico e a glutationa. Contudo, não há explicação inequívoca sobre o papel da vitamina E na fisiologia e na fisiopatologia humanas, além do fato que outras funções ainda necessitam de elucidação.

Os radicais livres derivados de oxigênio (espécies reativas de oxigênio – EROS) são produzidos por monócitos, macrófagos e neutrófilos e estão aumentados nas doenças inflamatórias crônicas, no envelhecimento e na osteoporose. Há poucos estudos que avaliaram o papel da vitamina E no metabolismo ósseo. O mecanismo pelo qual a deficiência de vitamina E contribuiria para a perda óssea poderia ser explicado por sua ação antioxidante. O osso contém grande quantidade de citocinas, como a interleucina-6, o TNF, os leucotrienos e as prostaglandinas da série E. O envelhecimento aumenta alguns mediadores imunológicos, como a IL-1, a IL-6 e a PGE2. Tais mediadores podem participar da reabsorção óssea estimulada pelos osteoclastos, por mecanismo de ação ainda desconhecido. Altas doses de vitamina E aumentam a síntese da matriz proteica óssea de ratos jovens e idosos.[18]

Vitamina K

O termo vitamina K refere-se a um grupo de compostos que têm em sua estrutura um anel metilado naftoquinona e que variam a cadeia lateral alifática ligada na posição 3. Há, portanto, diferentes tipos desses compostos, como a vitamina K1 ou filoquinona e a K2 ou menaquinona, sendo esta última separada em subtipos. A vitamina K1, hoje chamada de filoquinona, é o único analógo da vitamina presente em plantas; é encontrada em hortaliças e óleos vegetais, os quais representam a fonte predominante dessa vitamina. A forma sintetizada por bactérias, as menaquinonas, originalmente chamadas de K2, foram subsequentemente caracterizadas. A família das menaquinonas constitui-se em uma série de vitaminas designadas MK-n, em que o n representa o número de resíduos isoprenoides na cadeia lateral. As menaquinonas naturais variam de MK-4 a MK-13. A menadiona (2-metil-1,4 naftoquinona) é um composto sintético normalmente utilizado como fonte da vitamina para a alimentação animal.[19]

Diferenças substanciais podem ser esperadas na absorção intestinal, no transporte, na distribuição de tecidos e na biodisponibilidade entre as diferentes formas de vitamina K, determinadas pelas características lipofílicas das cadeias laterais e pelas diferentes matrizes alimentares nas quais elas se encontram. A ingestão alimentar é a fonte mais importante de vitamina K, estando a filoquinona presente em vegetais verdes, como espinafre e brócolis. A menaquinona tem sua distribuição nos alimentos de forma mais restrita, sendo encontrada na carne (fígado), em produtos fermentados e em alguns queijos.

As bactérias colônicas também produzem menaquinonas. Esses compostos estão fortemente ligados às membranas bacterianas e exigem sais biliares para sua solubilização e absorção. Como a maior parte da vitamina é absorvida nas porções do intestino delgado, torna-se difícil determinar qual é a disponibilidade e a contribuição da vitamina K produzida pela microbiota para o indivíduo. Outras formas de vitamina K ainda são a di-hidrofiloquinona, formada durante a hidrogenação de óleos comerciais, e a menadiona, um composto sintético convertido a K2 no intestino.[20]

A vitamina K absorvida no intestino delgado é transportada pelas vias linfáticas. Necessita de um fluxo normal de bile e suco pancreático, além de um teor adequado de gordura na dieta. Os principais carreadores sanguíneos da vitamina K são aqueles relacionados aos triglicerídeos: quilomícrons, VLDL e LDL. Independentemente da dose consumida, 20% da vitamina K é excretada pela urina em 3 dias e 40 a 50% pelas fezes, justificando a rápida depleção das reservas hepáticas em pessoas com dieta insuficiente em vitamina K.

Atua como cofator na carboxilação de resíduos específicos de ácido glutâmico para formar o ácido gamacarboxiglutâmico (Gla), presente nos fatores de coagulação (II, VII, IX e X). Esse efeito evidencia o papel essencial da vitamina K nas vias da coagulação sanguínea. Diversas outras proteínas também contêm resíduos carboxiglutamato e dependem da vitamina K para sua atividade, como as envolvidas na formação e na mineralização óssea.

Vitamina C

A vitamina C ou ácido ascórbico é um composto hidrossolúvel, termolábil e fotossensível, formado por uma alfacetolactona de seis carbonos. Essa vitamina é sintetizada por plantas e por muitos animais a partir da glicose e da frutose. Sua concentração nos alimentos varia de acordo com diversos fatores, como estação do ano, transporte, armazenamento e cozimento. As fontes alimentares incluem as frutas cítricas, as verduras e os legumes.

A vitamina C ingerida é absorvida rapidamente no trato gastrointestinal por transporte ativo dependente de íons de sódio. Este processo é saturável e dependente da concentração da vitamina C no lúmen intestinal. Cerca de 80% do ácido ascórbico ingerido é absorvido, mas essa taxa pode diminuir quando ocorre aumento na sua ingestão. A vitamina C absorvida pelo trato gastrointestinal segue pelo sistema venoso portal em direção ao fígado. No plasma, o ácido ascórbico é transportado na forma de ascorbato, que circula independentemente de ligações com proteínas. Essa substância acumula-se em diversos tecidos para desempenhar as suas funções. É filtrada livremente pelos glomérulos renais e reabsorvida no tubo coletor proximal, sendo o excedente excretado na urina. Dessa forma, além do controle da taxa de absorção intestinal, a excreção renal de ácido ascórbico ou seus metabólitos constitui-se em um segundo mecanismo de regulação do ascorbato.

No interior das células sanguíneas, o ascorbato é transportado na forma de deidroascorbato, composto mais permeável à membrana. Uma vez no interior da célula, o deidroascorbato transforma-se novamente em ascorbato. O transporte celular do ácido ascórbico e do deidroascórbico é mediado por transportadores que variam de acordo com o tipo de células. Os neutrófilos e linfócitos possuem alta afinidade ao ascorbato.

Em mamíferos, são descritas cerca de oito diferentes enzimas receptoras de elétrons doados pela vitamina C. Ao atuar como agente redutor, a vitamina C doa dois elétrons da dupla ligação dos carbonos dois e três de sua estrutura, formando respectivamente o radical L-ascorbila e o ácido deidroascórbico. A capacidade redutora do ácido ascórbico faz parte de várias reações bioquímicas e caracteriza sua função biológica em ambiente intra e extracelulares.[21] Participa da hidroxilação do colágeno, da biossíntese da carnitina e da biossíntese de hormônios e aminoácidos. O ácido ascórbico também participa da síntese e modulação de alguns componentes hormonais do sistema nervoso, como a hidroxilação de dopamina e noradrenalina.[22]

Vitamina B12

O termo vitamina B12 refere-se à cianocobalamina, substância que, somente após convertida nas outras cobalaminas, exerce atividade metabólica. A vitamina B12 é um composto hidrossolúvel formado por um tetrapirrólico planar (corrina) com um átomo de cobalto em seu núcleo. Os grupos prostéticos funcionais da vitamina B12 (metil, deoxiadenosil) estão ligados ao cobalto. A metilcobalamina intermedeia a transferência do grupo prostético metil do ácido metil-tetrahidrofólico para a metionina na reação da metionina sintetase.[23] A deoxiadenosil-cobalamina liga-se à metilmalonil coenzima A mutase para a síntese de succinil-CoA no metabolismo do propionato. Ambas as reações relacionam-se, em última análise, à síntese de DNA. Sua deficiência produz alterações hematológicas, neurológicas e psiquiátricas.

A cobalamina é sintetizada por bactérias que são ingeridas por animais. As fontes dessa vitamina para os humanos são os alimentos de origem animal (carne, leite e ovos), bem como alimentos enriquecidos artificialmente. A síntese bacteriana em humanos é limitada e ocorre nas porções terminais do íleo, portanto não é absorvida. Cinco fatores contribuem para sua absorção: a quantidade ingerida, a acidez e a atividade enzimática gástrica, a atividade das enzimas pancreáticas no intestino delgado, a secreção de fator intrínseco e o intestino, além da presença dos receptores ileais funcionantes para o complexo fator intrínseco-cobalamina. A absorção da cobalamina pode ocorrer de forma ativa, altamente específica, predominante no íleo e dependente de fator intrínseco. Também pode ocorrer absorção de forma passiva, com pífia participação no indivíduo normal (1 a 2%), mas que pode se tornar importante em condições de falha do mecanismo de transporte ativo. Após a ingestão, a cobalamina precisa ser separada da proteína alimentar, o que ocorre por ação da pepsina gástrica. Uma vez em sua forma livre, a vitamina se liga com o fator ligante R (aptocorrina), uma glicoproteína produzida pelas glândulas salivares. No duodeno, esse complexo é desfeito por ação de proteases pancreáticas. Novamente livre, a cobalamina livre se liga ao fator intrínseco. O complexo cobalamina-fator intrínseco segue até o íleo distal, sendo internalizado por meio do receptor de fator intrínseco cubilina. No enterócito, o complexo é desfeito e na corrente sanguínea a vitamina livre liga-se à transcobalamina II (TC II), transportador fundamental para a entrada da cobalamina nas células de quase todos os tecidos.

Acredita-se que o complexo cobalamina-TC II seja a fração metabolicamente ativa da vitamina. Contudo, somente 30% da vitamina encontra-se ligado à TC II, estando o restante acoplado à transcobalamina I (TC I), que não possui receptores específicos. Por meio da TC I, o fígado, maior sítio de armazenamento, secreta diariamente na bile cerca de 1,4 mcg de cobalamina, 70% dos quais reabsorvidos. Nos casos de ingestão exagerada dessa vitamina, ocorre excreção pela via urinária. Normalmente, os humanos mantêm uma considerável reserva de vitamina B12, suficiente para uma privação exógena de 2 a 5 anos.

Tiamina (vitamina B1)

A tiamina foi a primeira vitamina a ter sua estrutura química determinada, razão pela qual é chamada de vitamina B1. Quando ligada ao fósforo, a tiamina forma a coenzima tiamina pirofosfato (TPP), que atua como uma cocarboxilase, componente essencial do ciclo de Krebs.[18] A tiamina é encontrada em quantidades relativamente pequenas em uma ampla variedade de alimentos de origem animal ou vegetal. São consideradas fontes ricas de tiamina as leveduras, o farelo de trigo, os cereais integrais e as castanhas. Hortaliças, frutas, ovos e carnes de frango, carneiro e boi são fontes intermediárias; o leite, por sua vez, contém quantidades relativamente baixas de tiamina. O cozimento determina perda de cerca de 80% do conteúdo de tiamina dos alimentos.

A absorção da tiamina ocorre principalmente no duodeno, mas também no jejuno e, em menor proporção, no íleo. Quando a oferta é baixa, a tiamina é absorvida por transporte ativo saturável, mas a sobrecarga oral induz a difusão facilitada. O etanol é capaz de inibir apenas o processo da absorção ativa da tiamina, mas não interfere na difusão passiva. O conteúdo de fibras dietéticas e os compostos fenólicos presentes nos alimentos parecem interferir na biodisponibilidade da tiamina.[24]

No plasma, a tiamina encontra-se como monofosfato de tiamina (60%) e, o restante, em sua forma livre, que pode ser rapidamente fosforilada no fígado. Todos os tecidos captam as formas livres ou fosforiladas e são capazes de transformá-las em di e trifosfato de tiamina. Estima-se que o conteúdo total de tiamina no corpo humano seja de 30 mg, ocorrendo pouco armazenamento no organismo, o qual se dá especialmente no coração, nos rins, no fígado e no cérebro. A meia-vida da tiamina é de 9 a 18 dias e cerca de 1 mg é degradado diariamente nos tecidos. Quantidades excedentes de tiamina e de seus metabólitos são excretadas na urina, além de pequenas quantidades na bile e no suor.

Riboflavina (vitamina B2)

A riboflavina é formada por um anel isoaloxazina com uma cadeia ribitol, denominada 7,8 dimetil-10-isoaloxazina. Na natureza, a riboflavina é encontrada na forma livre, como flavina mononucleotídeo (FMN) e flavina adenina dinucleotídeo (FAD). Em tecidos biológicos, é encontrada sobretudo como FAD, em menor extensão como FMN e como grupos prostéticos de flavoproteínas responsáveis por processos de óxido-redução. A FAD e a FMN são as formas fisiologicamente ativas da riboflavina, que são coenzimas para uma grande variedade de flavoproteínas respiratórias. A riboflavina atua como cofator redox no metabolismo gerador de energia, sendo essencial para a formação dos eritrócitos, para a neoglicogênese e na regulação das enzimas tireoidianas.

A distribuição da riboflavina nos alimentos é ampla, mas sua concentração é baixa. Entre os alimentos fontes de riboflavina, destacam-se leite e seus derivados, carnes e vísceras (como fígado e rins), vegetais folhosos verdes (p. ex., couve, brócolis, repolho e agrião), ovos e ervilhas. Com exceção do leite e dos ovos, que contêm grandes quantidades de riboflavina livre, a maior parte da vitamina presente nos alimentos encontra-se sob a forma de FMN e FAD ligadas a proteínas. Durante o cozimento e o processamento, estima-se perda de cerca de 20 a 50% da concentração da riboflavina dos alimentos. Pelo fato de a riboflavina ser sensível à exposição solar, existe a legislação de que o leite (que é a principal fonte dessa vitamina em nossa alimentação) seja armazenado em embalagens opacas.

No estômago, ocorre liberação da riboflavina dos alimentos, e a absorção ocorre principalmente no jejuno. Aparentemente, a absorção depende do número de transportadores no epitélio intestinal ou da variação da atividade desses transportadores, regulados pela disponibilidade corporal da vitamina. Embora pouco absorvida, a riboflavina pode ser produzida pela flora bacteriana do intestino grosso.

Grande parte da riboflavina absorvida é fosforilada na mucosa intestinal, entrando na circulação sanguínea como riboflavina fosfato e ligando-se, no plasma, às proteínas circulantes. A concentração sanguínea total é de cerca de 0,03 uM, estando nas formas de riboflavina livre (50%), FAD (40%) e, em menor concentração, FMN (10%). O armazenamento corporal da riboflavina é restrito e ocorre principalmente no fígado, no baço e no músculo cardíaco. Em estados de carência, a conservação da riboflavina é eficiente e ocorre reutilização tecidual da vitamina. Entretanto, quando as necessidades metabólicas são atingidas, ocorre aumento da excreção urinária da riboflavina e de seus metabólitos, até que a absorção intestinal seja saturada.

Niacina

Niacina (também chamada de vitamina B3 ou vitamina PP) é o termo genérico que engloba o ácido nicotínico e a nicotinamida, dois nucleotídeos piridínicos que atuam como precursores da coenzima nicotinamida-adenina-dinucleotídeo (NAD, coenzima I) e de sua forma fosforilada (NADP, coenzima II). Por participarem do ciclo do ácido cítrico, essas coenzimas são essenciais para as reações produtoras de energia celular. Há, no mínimo, 200 enzimas dependentes de NAD e NADP, que atuam no metabolismo dos carboidratos, dos aminoácidos e dos lipídios, entre outras ações metabólicas. Digno de nota é a participação da NAD no reparo do DNA e na transcrição; a NADH, forma reduzida da NAD, participa da cadeia respiratória mitocondrial.

Por ser componente da função respiratória enzimática, a necessidade de niacina está vinculada ao gasto energético. A estimativa da necessidade de niacina leva em consideração a síntese dessa substância a partir do triptofano. A niacina pode ser sintetizada *in vivo* a partir do aminoácido essencial triptofano em quantidade correspondente a 60:1 (60 mg de triptofano pode ser convertido em 1 mg de niacina). Em média, 1 g de proteína fornece 10 mg de triptofano ou 0,17 mg de equivalente de niacina (*niacin equivalent* – NE).

A síntese de niacina a partir do triptofano ocorre tanto pela flora intestinal quanto nos tecidos. Mesmo em baixa concentração, a absorção do ácido nicotínico e da nicotinamida ocorre rapidamente em toda a extensão do intestino delgado. Após hidrólise, a absorção ocorre por difusão facilitada. A forma livre de niacina circula no plasma, sendo convertida a NAD(H) e NADP(H) no fígado, com a participação da vitamina B6. A meia-vida plasmática da niacina é relativamente curta, de aproximadamente 1 hora. Os principais metabólitos são a N-metilnicotinamida, a N-metil-2-piridona-5-carboxamida e a N-metil-4-piridona-5-carboxamida, excretadas na urina.

A nicotinamida e o ácido nicotínico são abundantes na natureza. Há predominância de ácido nicotínico em produtos de origem vegetal, enquanto a nicotinamida predomina naqueles de origem animal. A niacina é encontrada em carne vermelha, leite e derivados, ovos, fígado, peixe, leveduras, cereais integrais e vários vegetais (p. ex., brócolis, tomate, cenoura, aspargo, abacate e batata-doce). A carne vermelha é a principal fonte de equivalentes de niacina, por sua abundância da vitamina pré-formada e do triptofano. A contribuição dos vegetais e das frutas depende da quantidade ingerida, visto que tais alimentos não são ricos em niacina. Embora o leite e os ovos contenham pequenas concentrações de niacina pré-formada, seu conteúdo em triptofano fornece quantidade suficiente para a síntese *in vivo*. A niacina dos alimentos é relativamente resistente ao processo de cozimento.[25]

Vitamina B6

A vitamina B6 é encontrada em três formas biológicas: piridoxina, piridoxal e piridoxamina. A forma coenzimática é o piridoxal 5-fosfato (PLP) e a piridoxamina-5-fosfato. Como coenzima, o piridoxal fosfato está envolvido em várias transformações metabólicas de aminoácidos. A vitamina B6 está implicada na gliconeogênese, na conversão de triptofano em niacina, na síntese de diversos neurotransmissores, como histamina, dopamina, norepinefrina e ácido gama-aminobutírico (GABA), e na função imune (na síntese de IL-2 e proliferação de linfócitos). As transaminases dependentes de piridoxina são importantes também na ligação do oxigênio à hemoglobina, de forma que deficiências graves dessa vitamina resultam em anemia. Juntamente com o ácido fólico e a vitamina B12, a vitamina B6 é uma das três vitaminas necessárias ao metabolismo da homocisteína (homólogo do aminoácido natural cisteína), que se eleva na corrente sanguínea quando há menor disponibilidade de piridoxina.

As três formas da vitamina estão amplamente presentes em alimentos de origem animal e vegetal e ligadas às proteínas. A piridoxina encontra-se especialmente nas plantas, enquanto que o piridoxal e a piridoxamina são mais encontrados nos produtos de origem animal. Os principais alimentos ricos em vitamina B6 são: levedura de cerveja, fígado e outras vísceras, carne de galinha, cereais integrais, soja e castanhas. O leite, os ovos e as frutas são fontes com concentrações relativamente baixas. A piridoxina é sensível à oxidação, à radiação ultravioleta, ao aquecimento e ao cozimento. O congelamento de vegetais causa redução de até 35%, e a moagem de cereais reduz em 70 a 90% a biodisponibilidade da vitamina. O cozimento e o processamento de alimentos pode causar perda de até 40% no teor da vitamina B6 nos alimentos.

As três formas de vitamina B6 são rapidamente absorvidas pelo intestino delgado (especialmente no jejuno) por difusão passiva. Embora seja sintetizada pelos micro-organismos da flora intestinal, não há evidência de absorção efetiva por essa fonte. O armazenamento da vitamina ocorre no tecido muscular ligado ao glicogênio e a concentração sanguínea é de cerca de 6 mcg/dL, ligada à albumina plasmática ou à hemoglobina dos eritrócitos. A excreção da piridoxina se dá principalmente pela via urinária. Por ser utilizada no metabolismo dos aminoácidos, a necessidade de vitamina B6 do organismo depende do metabolismo proteico. Ocorre aumento da necessidade da vitamina B6 como consequência da ingestão excessiva de proteínas, com o exercício físico e na diálise.

Os hormônios femininos estão implicados na inibição da atividade da piridoxina no metabolismo do triptofano, de forma que, durante a gravidez e na administração continuada de estrogênios, há aumento das necessidades da vitamina B6.

Biotina

A estrutura da biotina é formada por dois anéis, sendo um com grupo ureido e o outro contendo cadeia lateral formada por átomo de enxofre e ácido valérico. A biotina age como um cofator essencial para a acetil-CoA, propionil-CoA, betametilcrotonil-Coa e enzimas piruvato carboxilase, que são importantes na síntese de ácidos graxos, no catabolismo de BCAA e na via gliconeogênica. A biotina também tem papel na regulação da expressão gênica.

A biotina é largamente distribuída em alimentos, embora com baixa concentração. A maior fonte alimentar é o fígado bovino. Carnes, cereais, grãos, frutas e vegetais são fontes pobres dessa vitamina. A biodisponibilidade da biotina dos alimentos é desconhecida. A biotina pode ser sintetizada pela flora intestinal, mas não há informações sobre sua absorção. Tanto nos alimentos de origem animal ou vegetal quanto no organismo, a maior parte da biotina encontra-se ligada às enzimas, sendo que apenas uma pequena parte é encontrada na forma livre. Quando ocorre proteólise da enzima, há liberação da biocitina, composto hidrossolúvel metabolicamente ativo. A clara de ovo não cozida contém avidina, uma glicoproteína com alta afinidade pela biotina, tornando-a não biodisponível.

Após hidrólise pelo suco pancreático e secreções da mucosa intestinal, a biocitina presente nos alimentos gera biotina livre. A absorção ocorre por difusão passiva lenta e por transporte ativo nas porções mais proximais do intestino delgado (duodeno e jejuno), bem como no cólon. Quando há redução no *pool* corporal da biotina, ocorre um mecanismo regulatório da absorção. A biotina circula livre no sangue (80%) ou ligada a proteínas plasmáticas. Tem sido questionada a existência de um carreador plasmático específico para a biotina. A captação tecidual da biotina é relativamente vagarosa, e o sistema de transporte é saturável. Quando isso ocorre, a reabsorção é reduzida e há excreção renal de biotina.

Nos tecidos, a biotina é incorporada às enzimas carboxilases. No *turnover* normal das proteínas celulares, ocorre liberação da biocitina ou de oligopeptídeos contendo complexo biotina-lisina. No organismo, a biotina pode ser ressintetizada pela ação da biotinidase. A biotina livre é excretada na urina. Há pequena excreção biliar, e quantidades expressivas de biotina são encontradas nas fezes, derivada da síntese por bactérias colônicas.[26]

Ácido pantotênico (vitamina B5)

O ácido pantotênico é composto pelo ácido pantoico ligado a uma subunidade beta-alanina, por ligação peptídica. O ácido pantotênico é um componente da coenzima A (CoA), assumindo um papel central nas reações de liberação de energia a partir dos carboidratos. Quando ligado a um grupo betamercaptoetilamina, o ácido pantotênico torna-se panteteína. Por sua vez, a fosfopanteteína liga-se a várias proteínas, particularmente aquelas envolvidas no metabolismo dos ácidos graxos, estando envolvida na síntese de compostos como os hormônios esteroides, o colesterol e os fosfolipídios.

O ácido pantotênico dos alimentos ocorre principalmente como coenzima A. Essa vitamina é amplamente distribuída em todos os alimentos, sobretudo em carnes de vaca e frango, batata, aveia e outros cereais integrais, tomate, fígado e vísceras, fermento, gema de ovo e brócolis. O processo de cocção destrói 15 a 50% do ácido pantotênico das carnes e 37 a 78% da vitamina presente nos vegetais. É possível que a síntese bacteriana intestinal contribua para o adequado estado nutricional dos indivíduos em relação a essa vitamina.[26]

A coenzima A dos alimentos é hidrolisada no lúmen intestinal, liberando o ácido pantotênico. A absorção intestinal ocorre por transporte ativo e por difusão simples, em uma razão constante por todo o intestino delgado. No sangue, o ácido pantotênico absorvido liga-se aos eritrócitos e, nas células, é novamente transformado em coenzima A. Após catabolismo da coenzima A, ocorre a formação do pantotenato, que é excretado na urina.

A deficiência primária de ácido pantotênico é muito rara. Portadores de lesão renal submetidos ao tratamento dialítico constituem grupo de risco, assim como os indivíduos alcoolistas. Pessoas idosas e mulheres que usam contraceptivos orais podem apresentar baixos níveis séricos de ácido pantotênico. O diabetes melito induz aumento da excreção urinária, e síndromes disabsortivas podem cursar com graus variados de deficiência. Em condições normais, a concentração plasmática de ácido pantotênico está em torno de 1 mcmol/L. Embora com grande margem de variação individual, a excreção urinária de ácido pantotênico reflete o padrão de sua ingestão alimentar.[27]

Ácido fólico

O ácido fólico caracteriza-se por ser um composto hidrossolúvel que inclui o folato e o ácido pteroilglutâmico. O tetra-hidrofolato é a principal forma ativa da vitamina. Atua como coenzima em diversas reações envolvendo a transferência de carbonos. Por ser necessário para a síntese de purinas e timidilato, o folato constitui elemento essencial para a síntese de DNA e RNA, sendo elemento fundamental na eritropoese.[28]

O folato está presente em quase todos os alimentos naturais de origem animal e vegetal, sendo encontrado principalmente na forma de poliglutamato. Frutas cítricas, leveduras, vegetais verdes frescos, fígado e outras vísceras, amendoim, ovo e cereais são as principais fontes alimentares. O ácido fólico é sensível ao armazenamento de vegetais, à cocção, ao processamento e à exposição à luz.

O folato é absorvido em toda a extensão do intestino delgado, especialmente no terço proximal. A absorção depende da ação de enzimas presentes de superfície da mucosa intestinal. O transporte até os tecidos ocorre sob a forma de tetra-hidrofolato. O armazenamento do folato é feito sob a forma de poliglutamato, com os estoques corporais variando de 5 a 10 mg, dos quais aproximadamente a metade se encontra no fígado. A excreção é feita na urina e na bile em formas metabolicamente ativas e inativas. Cerca de 200 mcg/dia de folato são reabsorvidos pelo intestino e disponibilizados para utilização tecidual.

MINERAIS

Os minerais são nutrientes necessários em pequenas quantidades diárias (miligramas ou microgramas) para manutenção da normalidade metabólica e funcionamento adequado das células. Geralmente, apresentam-se ligados a outros compostos orgânicos nos tecidos corporais. Além de componente estrutural, eles exercem funções específicas no organismo, incluindo ação hormonal, atuando como cofator enzimático ou estabilizador de reações químicas, incluindo a neutralização de radicais livres. A fonte exógena de micronutrientes deve ser uma alimentação balanceada, constituída por alimentos variados. Em condições normais, o controle das reservas corporais dos micronutrientes é modulado principalmente pela absorção intestinal, mas também pela excreção renal ou biliar.[29]

Ferro

Uma das funções mais conhecidas do ferro decorre de sua presença como elemento estrutural do grupo heme na hemoglobina, proteína responsável pelo transporte do oxigênio e do gás carbônico no sangue. Além disso, o ferro atua como cofator na transferência de elétrons em diversas enzimas não heme, incluindo a citocromo-redutase e outras enzimas que ajudam na neutralização de radicais de oxigênio, necessárias para o funcionamento adequado das células. O ferro tem papel importante em outros processos metabólicos, como na síntese de purinas (componentes estruturais do DNA e RNA), carnitina, colágeno e neurotransmissores, bem como na conversão do betacaroteno na forma ativa da vitamina A.

Alimentação balanceada, com alimentos de diversos grupos, contém entre 10 e 20 mg de ferro (5 a 7 mg de ferro/1.000 kcal). O ferro presente nas carnes vermelhas e vísceras de animais é biologicamente mais disponível, por ser ligado ao heme. Alguns vegetais contêm quantidades significativas de ferro, embora a presença de outros compostos, como fibras alimentares, fitatos e oxalatos, reduzam a biodisponibilidade intestinal desse mineral. Por causa da quebra das ligações do ferro com outros compostos orgânicos desencadeadas pelo calor, a absorção do ferro é melhor em alimentos cozidos quando comparados com os alimentos crus. A Tabela 4 demonstra as principais fontes alimentares de ferro.

Tabela 4 Principais fontes alimentares de ferro

Alimento	Medida caseira/g	Ferro (mg)
Batata assada com casca	1 unidade/160 g	2,8
Carne magra	Bife médio/100 g	2,4
Cereais fortificados	1 xícara/28 g	1 a 6
Damasco	2 unidades pequenas/10 g	1,7
Espinafre	1 xícara/80 g	1,5
Ervilha	1/2 xícara/75 g	1,3
Feijão	1 xícara/150 g	5
Germe de trigo	1/4 xícara/25 g	2,5
Pão integral	1 fatia/25 g	1,3
Brócolis	1/2 xícara/50 g	0,7
Ovo	1 unidade/30 g	0,7

Fonte: Tabela Brasileira de Composição de Alimentos/NEPA-Unicamp, 2011.[30]

Na presença de glicose, frutose, alguns aminoácidos e ácido ascórbico, que reduzem o íon férrico ao estado ferroso, a absorção do ferro será aumentada. Esse efeito justifica o uso de ferro quelado (p. ex., com aminoácidos) e a orientação de ingerir sulfato ferroso com sucos de frutas cítricas, ricos em ácido ascórbico, para otimizar a absorção do ferro na prevenção e no tratamento da anemia.

O ferro ligado à molécula do heme é mais bem absorvido que o ferro inorgânico (forma férrica, Fe^{3+}), geralmente ligado a substâncias orgânicas ou inorgânicas dos alimentos. A acidez gástrica e as enzimas presentes na borda em escova do intestino delgado liberam o ferro desses complexos, reduzindo-o à forma ferrosa (Fe^{2+}), que pode, então, ser captada pelo enterócito duodenal. A presença de ácidos biliares bicarbonato-fosfato diminui a absorção do ferro. A absorção de ferro no intestino é rigorosamente controlada pelo organismo – somente uma fração do ferro presente em uma dieta normal é absorvida (10 a 15%). O organismo regula a quantidade de ferro corporal por meio do teor de apoferritina no enterócito. A partir do momento em que a capacidade de ligação da apoferritina atinge determinado nível, o ferro absorvido não é mais oxidado, passando através da célula para a circulação portal, ainda no estado ferroso.

Na carência de ferro corporal, a síntese de apoferritina diminui e o ferro passa livremente pelos enterócitos, caindo na corrente sanguínea. No estado de repleção, ocorre aumento da síntese de apoferritina e ferritina e esse processo se inverte. O ferro que permanece no enterócito ligado à apoferritina é perdido nas fezes com as células intestinais esfoliadas.

No sangue, o Fe^{2+} é reoxidado para Fe^{3+} e carreado pela transferrina plasmática, principal proteína com capacidade de ligação do ferro circulante. No organismo humano, a maior parte do ferro corporal está ligada à hemoglobina no sangue ou à mioglobina nos músculos e a outra parte está ligada a enzimas no interior de cada célula do organismo.

O ferro não funcional está armazenado no fígado, no baço, na medula óssea ou na circulação sanguínea. No fígado, o ferro é armazenado como ferritina ou hemossiderina. A quantidade de ferro armazenada no corpo é variável, geralmente maior nos homens (aproximadamente 1.000 mg) do que nas mulheres (400 mg).[29]

Cálcio

O organismo humano adulto contém aproximadamente 1.000 a 1.500 g de cálcio, sendo que 99% se encontra nos ossos na forma de hidroxiapatita. O aumento da ingestão de cálcio resulta em aumento da massa óssea apenas quando não há saturação do cálcio do esqueleto. A partir desse nível, a quantidade excedente de cálcio é excretada na urina e não traz benefícios adicionais no aumento da massa óssea.

A concentração plasmática de cálcio é regulada a 2,5 mmol (9 a 10 mg/dL). Quando essa concentração cai, a paratireoide é estimulada para liberar o paratormônio (PTH). Por sua vez, o PTH aumenta prontamente o *clearance* de fósforo, a reabsorção tubular de cálcio e ativa a reabsorção óssea. Ocorre estímulo da atividade dos osteoclastos e ativação da vitamina D para aumentar a absorção intestinal de cálcio. A ação conjunta do PTH e da vitamina D aumenta a reabsorção tubular renal de cálcio e mobiliza cálcio dos estoques ósseos. Esse mecanismo de ação permite a correção de hipocalcemia aguda. Em situações de deficiência crônica de cálcio, a compensação ocorre à custa de intensa reabsorção óssea, podendo causar osteopenia.[31]

Os alimentos fontes de cálcio são mostrados na Tabela 5, assim como sua equivalência quanto ao tamanho das porções em relação à concentração de cálcio no leite.

A absorção do cálcio no trato digestivo é mais eficiente no duodeno e na porção proximal do jejuno, onde o pH é mais ácido (~6,0). No entanto, a absorção é maior no íleo, em razão do maior tempo de permanência desse nutriente em contato com a mucosa intestinal. A absorção de cálcio também sofre influência de vários fatores, inclusive fisiológicos, que são mostrados na Tabela 6.

Substâncias como fibras alimentares, fitato de soja e ácido oxálico podem diminuir a absorção intestinal de cálcio. Os suplementos de cálcio também contendo carbonato são mais bem absorvidos em pH ácido. Dessa maneira, em pessoas com hipocloridria, a absorção do carbonato de cálcio é pobre (p. ex., em pacientes com gastrectomia parcial), recomendando-se a suplementação com citrato de cálcio. A eliminação do cálcio ocorre na urina, nas fezes e no suor.

Tabela 5 Fontes de cálcio em alimentos comumente consumidos pela população

Alimento	Tamanho da porção (g)	Conteúdo de cálcio/porção (mg)	Absorção (%)	Absorção estimada/porção (mg)	Porções que correspondem a 1 copo de leite
Leite	240	300	32,1	96,6	1
Feijão	177	50	15,6	7,8	12,3
Brócolis	71	35	61,3	21,5	4,5
Repolho	85	79	52,7	41,6	12,3
Espinafre	90	122	5,1	6,2	15,5
Tofu	126	258	31	80	1,2

Tabela 6 Fatores fisiológicos que alteram a absorção de cálcio dos alimentos

Fatores que aumentam a absorção	Fatores que diminuem a absorção
Aumento de vitamina D	Deficiência de vitamina D
Aumento da massa mucosa intestinal	Diminuição da massa mucosa intestinal
Deficiência de cálcio	Menopausa
Deficiência de fósforo	Velhice
Gravidez	Diminuição da acidez do estômago
Lactação	Aumento do tempo de trânsito intestinal
Permeabilidade da mucosa	

Fonte: Miller, 1989.[32]

A quantidade de sódio na dieta é um fator determinante do cálcio excretado na urina. O sódio e o cálcio dividem o mesmo sistema de transporte no túbulo proximal renal. O aumento de 500 mg no sódio excretado pelo rim leva à perda de 40 mg de cálcio na urina. Como a perda de cálcio na urina é responsável por 50% da variação na retenção de cálcio, o sódio da dieta tem grande influência na perda óssea.

Zinco

O zinco funciona como determinante da forma e disposição espacial de enzimas e proteínas, assim como na estabilização de certas proteínas ligadas ao DNA. Estima-se que cerca de 3.000 enzimas requerem zinco para sua atividade, entre as quais centenas de nucleoproteínas que estão envolvidas na expressão gênica. Além disso, o zinco é uma coenzima necessária para a síntese proteica, replicação de ácidos nucleicos, divisão celular, metabolismo da somatomedina, modulação da prolactina, ação da insulina e hormônios do timo, da tireoide, da suprarrenal e dos testículos. É necessário para o funcionamento adequado de linfócitos, a mobilização de neutrófilos e a ação de fibroblastos, o que o torna essencial na defesa imunológica e na cicatrização.

As principais fontes alimentares de zinco são carnes de boi, frango e peixe, camarão, ostras, fígado, grãos integrais, castanhas, cereais, legumes e tubérculos. Frutas, hortaliças e outros vegetais geralmente são fontes pobres em zinco. A Tabela 7 contém as principais fontes alimentares de zinco.

Tabela 7 Principais fontes alimentares de zinco

Alimento	Medida caseira/g	Zinco (mg)
Ostras	1/2 xícara/75 g	21 a 113
Lagosta	1 unidade média/100 g	7,3
Germe de trigo	1/4 xícara/25 g	4,7
Carne bovina magra	Bife médio/85 g	4,6
Fígado de gado	Bife médio/85 g	4,6
Noz pecã	1/4 xícara/38 g	1,6
Queijo ricota	1/2 xícara/75 g	1,6
Amendoim	1/2 xícara/75 g	1,4
Mariscos	1/2 xícara/75 g	1,1
Arroz	1/2 xícara/75 g	1,1
Leite	1 xícara/150 mL	1
Ovo	1 unidade/30 g	0,6

Fonte: Tabela Brasileira de Composição de Alimentos/NEPA-Unicamp, 2011.[30]

A interação do zinco com outros nutrientes da alimentação pode aumentar ou diminuir sua absorção. Por exemplo, o fitato presente em altas concentrações em alimentos ricos em cereais, legumes e vegetais folhosos liga-se ao zinco, formando complexos insolúveis, o que diminui sua digestibilidade e absorção. Outros inibidores da absorção do zinco incluem o cádmio, o cálcio, as fibras alimentares e os polifenóis presentes em plantas, como taninos, ligninas e flavonoides. O zinco, o cobre e o cádmio compartilham características físico-químicas e competem entre si nos sítios de absorção intestinal.

Basicamente, a quantidade normal de zinco corporal é mantida constante no indivíduo adulto pela eficiência da absorção intestinal e pelas perdas fecais de zinco excretado nas secreções digestivas e na descamação do epitélio da mucosa intestinal. O zinco é absorvido ao longo de todo o intestino delgado, em particular no jejuno. Quando há altas concentrações luminais de zinco, ocorre predomínio da absorção por difusão passiva; quando as concentrações luminais de zinco são baixas, ocorre a mediação de carreadores localizados na borda em escova do enterócito. O zinco liga-se à proteína citoplasmática metalotioneína, podendo ser usado pelo enterócito ou passar para a circulação portal, onde é transportado pela albumina. O zinco não absorvido pela circulação é perdido nas fezes, junto com enterócitos descamados na renovação celular da mucosa.

O zinco absorvido no enterócito é transportado ao fígado pela albumina e daí para outras vísceras, preferencialmente ligado à albumina, à alfa-2-macroglobulina ou mesmo a aminoácidos isolados. A quantidade ligada aos aminoácidos (3%) constitui a parte filtrada nos glomérulos e que pode ser perdida na urina. Pâncreas, rins e baço têm alta taxa de *turnover* de zinco (meia-vida de 12,5 dias), ao contrário do cérebro e dos ossos, com taxa de renovação muito menor (meia-vida de 300 dias). O corpo humano contém entre 1,5 e 2,5 g de zinco, que é primariamente um íon intracelular, estando 80% presente no citosol e o restante no núcleo. Maiores concentrações corporais estão presentes na musculatura esquelética (57%), nos ossos (29%), na pele (6%) e no fígado (5%), mas secreções e fluidos corporais também contêm zinco. A principal forma de eliminação do zinco corporal é pelas fezes, com perda fecal obrigatória de aproximadamente 1 mg/dia mesmo em casos de deficit corporal de zinco. Em condições normais, apenas 400 a 600 mcg de zinco/dia são excretados na urina. Em situações anormais, a sudorese excessiva ou perdas sanguíneas também podem liberar quantidades significativas de zinco.[29]

Selênio

Do ponto de vista biológico, o selênio é um elemento-traço necessário para a produção de enzimas fundamentais na neutralização de radicais livres e na proteção contra a peroxidação lipídica de membranas celulares e subcelulares. O selênio também está envolvido na síntese da enzima que retira iodo da molécula de T_4, transformando-o em uma forma mais ativa, o T_3 ou tri-iodotironina. Além dessas funções vitais, selenoproteínas presentes em células de mamíferos são importantes na formação do esperma, no funcionamento da próstata e na função imunológica normal, particularmente na imunidade mediada por células.

De forma geral, quanto maior o conteúdo de proteína no alimento, maior a quantidade de selênio. O selênio está presente em alimentos como aipo, alho, atum, brócolis, cebola, cereais integrais, cogumelos, farelo de trigo, fígado, frango, frutos do mar, gema do ovo, germe de trigo, leite, pepino e repolho (Tabela 8). A castanha-do-pará tem altos níveis de selênio (16 a 30 mcg/g), em contraste com a maioria dos alimentos, que contém entre 0,01 e 1 mcg/g. Frutas e verduras em geral são pobres em selênio, mas podem ser boa fonte desse nutriente se o solo for adubado ou previamente rico em selênio. O leite humano contém altos níveis de selênio (entre 15 e 20 mcg/L). O efeito da cocção parece ser pequeno na biodisponibilidade de selênio no alimento.

Tabela 8 Principais fontes alimentares de selênio

Fonte	mcg/100 g
Castanha-do-pará	2.960
Salmão	88,3
Farelo de trigo	77,6
Ostras cruas	63,6
Fígado bovino	41,3
Camarão cru	38
Peito de galinha assado	20,2
Milho	15,5
Alho	14,2
Cogumelo	12,3

Fonte: Tabela Brasileira de Composição de Alimentos/NEPA-Unicamp, 2011.[30]

A eficiência da absorção intestinal do selênio inorgânico varia entre 50 e 80%. O selênio ligado à cisteína ou à metionina é absorvido junto a esses aminoácidos. O selênio circula ligado a globulinas, lipoproteínas e possivelmente a uma selenoproteína. Após a absorção, acumula-se no fígado e nos rins. Os níveis plasmáticos normais variam de uma região geográfica para outra, dependendo da quantidade de selênio nos alimentos. A principal via de eliminação do selênio é a renal (50 a 60% do total), diminuindo sua excreção quando o aporte alimentar é insuficiente.[29]

Cobre

O cobre (Cu, do latim *cuprum*) é um micronutriente essencial cujas funções podem ser deduzidas pelas consequências da disfunção que ocorre nas inúmeras enzimas que contêm esse micronutriente. Além da formação e resistência óssea e do crescimento e desenvolvimento das crianças, o cobre é essencial para o funcionamento adequado dos mecanismos de defesa imunológica, a maturação de leucócitos e hemácias, o transporte de ferro, o metabolismo da glicose e do colesterol, a defesa contra radicais livres, a síntese de melanina, a contratilidade miocárdica e o desenvolvimento cerebral.

Alimentos ricos em cobre incluem fígado, frutos do mar, castanhas, cacau, cereais integrais e gelatina. Carnes, frango, peixe, ovos e cereais processados também são boas fontes. Frutas frescas e vegetais verdes podem ser boa opção alimentar, mas a concentração de cobre depende do tipo de vegetal e de sua concentração no solo onde a planta foi cultivada. Leite e derivados são pobres em cobre. A concentração de cobre em alguns alimentos é mostrada na Tabela 9.

O cobre é mais bem absorvido em pH ácido. Por outro lado, os fatores que podem influenciar negativamente sua biodisponibilidade incluem os níveis alimentares de zinco, molibdênio, ácido ascórbico, fibras, fitatos e taninos.

Tabela 9 Fontes alimentares de cobre

Alimento	Conteúdo médio de cobre (mg/kg)
Carne bovina	1,1
Carne de cordeiro	1,6
Fígado bovino	39
Rim bovino	3,7
Maçã	0,25
Banana	0,95
Batata	0,96
Cenoura	0,61
Alface	0,72
Bacalhau	0,19
Farinha	1,5
Cacau em pó	36,4
Leite de vaca	0,06

Fonte: Tabela Brasileira de Composição de Alimentos/NEPA-Unicamp, 2011.[30]

A homeostase corporal do cobre é controlada pela eficiência da absorção intestinal. A absorção intestinal do cobre contido nos alimentos varia entre 20 e 70%. O cobre dos alimentos e aquele excretado na bile é absorvido primeiro no intestino delgado, por mecanismo de transporte ativo, podendo também ocorrer absorção no estômago e no cólon. O cobre é transportado ao fígado pela circulação portal, predominantemente ligado à transcupreína, à histidina e aos sítios de alta afinidade de albumina.

Após a entrada no hepatócito, o cobre é incorporado a diversas cuproenzimas (p. ex., superóxido dismutase) ou liga-se temporariamente à metalotioneína, que impede sua ação como metal iônico livre, gerador de radicais livres. Dessa forma, a metalotioneína exerce papel protetor contra a citotoxicidade. O cobre não armazenado no fígado é transportado para os tecidos ligado a ceruloplasmina, albumina, transcupreína e aminoácidos livres. Em altas concentrações, o cobre pode ser tóxico e fatal para diversos organismos, incluindo os seres humanos. O excesso de cobre é excretado pela bile e pouca quantidade é reabsorvida após excreção biliar.[29]

Iodo

O único papel conhecido do iodo é como constituinte dos hormônios da tireoide, T3 (tiroxina) e T4 (tri-iodotironina), que agem na regulação da taxa de metabolismo basal da maioria dos organismos multicelulares. O iodo é fornecido pelos alimentos e pela água. Quantidades adequadas são encontradas nos crustáceos (camarão, ostras e lagosta) e em alimentos que crescem em solo rico em iodo. Em geral, os folhosos, especialmente o espinafre e o agrião, contêm maior concentração de iodo do que as raízes. Os peixes de água salgada contêm 10 a 100 vezes mais iodo que os de água doce. Desde 1953, a legislação brasileira determinou a iodação do sal de mesa. O sal marinho não é boa fonte de iodo, porque esse micronutriente evapora durante o processo de secagem da água do mar.

Nos alimentos, o iodo está ligado a compostos orgânicos ou na forma reduzida (iodeto). Os íons iodeto são rapidamente absorvidos no intestino delgado e distribuídos no sistema circulatório na forma de íons livres (I^-) ou ligados a proteínas (PBI). A glândula tireoide tem a capacidade de captar o iodo absorvido, acumulando-o rapidamente no coloide dos folículos tireoidianos, por mecanismo que requer energia. No corpo humano, há aproximadamente 15 a 23 mg de iodo, com cerca de 75% concentrados na glândula tireoide e o restante nas glândulas salivares, mamárias, gástricas e nos rins.

Há contínua renovação de iodo na glândula tireoide, em virtude da constante absorção de iodo do sangue e da síntese e secreção dos hormônios tireoidianos. O excesso de iodo é excretado pelos rins, mas pequena quantidade é perdida na perspiração e nas fezes. Apenas 1% do iodo urinário se apresenta como iodotironinas; o remanescente está na forma de iodeto inorgânico. A excreção urinária do iodo protege contra o acúmulo de níveis tóxicos.[29]

Cromo

Biologicamente, o cromo forma compostos com valências +3 (Cr III) e +6 (Cr VI). Estudos conduzidos com pacientes recebendo nutrição parenteral permitiram definir a essencialidade do cromo para os seres humanos. Trata-se de um elemento essencial para a ação hipoglicemiante da insulina e a normalidade do metabolismo das gorduras.

O cromo está presente nos alimentos na forma inorgânica ou em complexos orgânicos. Fermentos, carnes, gema de ovo, café, nozes, brócolis, grãos integrais, vinho, cerveja e levedo de cerveja constituem a melhor fonte alimentar de cromo. Leite e derivados são pobres em cromo. A quantidade de cromo presente em frutas e verduras depende da composição do solo onde o vegetal foi cultivado, mas em geral é baixa. Alimentos processados e refinados contêm pouco cromo.

A absorção intestinal de cromo é baixa, entre 0,5 e 2% do total ingerido. De forma geral, o cromo orgânico é mais bem absorvido que o inorgânico, o mesmo ocorrendo com o cromo VI em relação à forma trivalente. Após a absorção, o Cr VI é rapidamente reduzido à forma biologicamente ativa, trivalente. O cromo absorvido liga-se à transferrina, mas também circula ligado à albumina e, possivelmente, às globulinas. A transferrina contendo cromo liga-se ao receptor de transferrina na membrana das células-alvo, sendo o complexo transferrina-Cr absorvido por endocitose. As reservas corporais de cromo variam entre 0,4 e 6 mg, sendo relativamente maiores em recém-nascidos do que em adultos ou idosos. As concentrações teciduais de cromo são 10 a 100 vezes maiores do que as plasmáticas, mas refletem melhor as reservas corporais. A maior parte do cromo absorvido é excretada pelos rins. Em casos de diurese excessiva, como no diabetes descompensado ou na diurese associada ao alcoolismo, ocorre aumento da perda renal.[29]

Flúor

O fluoreto tem a habilidade de incorporar ânions na estrutura cristalina cálcio-fosfato, resultando na fluorapatita, material com estrutura mais resistente à ação de ácidos produzidos pelas bactérias cariogênicas. Outro mecanismo protetor do flúor é sua habilidade para inibir o metabolismo de polissacarídeos dos micro-organismos presentes na cavidade oral, minimizando os processos que levam à formação de ácidos e determinam erosão no esmalte dentário. Há evidências de que o fluoreto tenha efeito direto no metabolismo de cálcio e fosfato, podendo reduzir os sintomas de osteoporose.

O peixe é uma fonte alimentar primária para o flúor, embora a água seja a mais importante fonte natural, dependendo do local. Em países cuja maioria da população vive com suprimentos comunitários de água, a fluoração da água armazenada é o meio mais lógico para otimizar a relação custo-benefício e ter impacto nas medidas preventivas da cárie dental. A concentração ótima de flúor na água potável foi calculada como 0,75 ppm (parte por milhão), mas aceitam-se níveis de 1 a 2 ppm. Em países com a maioria da população rural sem suprimento central de água, a fluoração do sal tem sido indicada, por ser mais prática. A fluoração de alimentos só é recomendada nas regiões onde as outras medidas preventivas não são possíveis.

Cerca de 80 a 90% do flúor ingerido é absorvido rapidamente no estômago ou, em menor proporção, no intestino. Sua distribuição no corpo é rápida, particularmente para tecidos duros, como ossos e dentes. Pequenas quantidades de flúor aparecem em outros tecidos do corpo, incluindo tecidos moles, saliva, leite materno e sangue fetal. A concentração de flúor na dentina e no esmalte do dente tende a aumentar ao longo da vida. O nível de flúor no sangue permanece quase constante, mesmo se houver flutuação na ingestão. Aproximadamente metade do flúor absorvido é excretada pelos rins. A quantidade de excreção de fluoreto pode ser um indicador da exposição ao flúor proveniente da água fornecida à comunidade.[29]

REFERÊNCIAS BIBLIOGRÁFICAS

1. Albu J, Shur M, Curi M, Murphy L, Heymsfield SB, Pi-Sunyer FX. Resting metabolic rate in obese, premenopausal black women. Am J Clin Nutr 1997; 66(3):531-8.
2. Goldberg GR, Black AE, Jebb SA, Cole TJ, Murgatroyd PR, Coward WA et al. Critical evaluation of energy intake data using fundamental principles of energy physiology: 1. Derivation of cut-off limits to identify under-recording. Eur J Clin Nutr 1991; 45(112):569-81.
3. Fett CA, Fett WCR, Marchini JS. Gasto energético de repouso medido *vs.* estimado e relação com a composição corporal de mulheres. Arq Bras Endocrinol Metab 2006; 50(6)1050-8.
4. Singer P, Hiesmayr M, Biolo G, Felbinger TW, Berger MM, Goeters C et al. Pragmatic approach to nutrition in the ICU: Expert opinion regarding which calorie protein target. Clinical Nutrition 2014; 33(2): 246-51.
5. Matthew, DE. Proteins and amino acids. In: Shils ME, Shike M, Ross CA, Caballero B, Cousins RJ (eds.). Modern nutrition in health and disease. 10.ed. Filadélfia: Lippincott Williams & Wilkins, 2006. p.23-61.
6. Guyton AC, Hall JE. Metabolismo das proteínas. In: Guyton AC, Hall JE (eds.). Tratado de fisiologia médica. 11.ed. Rio de Janeiro: Elsevier, 2006. p.69-70
7. Keim NL, Levin RJ, Havel PJ. Carbohydrates. In: Shils ME, Shike M, Ross CA, Caballero B, Cousins RJ (eds.). Modern nutrition in health and disease. 10.ed. Filadélfia: Lippincott Williams & Wilkins, 2006. p.62-82.
8. Demonte A. Carboidratos. In: Dutra-de-Oliveira JE, Marchini JS (eds.). Ciências nutricionais – Aprendendo a aprender. 2.ed. São Paulo: Sarvier, 2008. p.95-121.
9. Santos TM. Lipídeos. In: Dutra-de-Oliveira JE, Marchini JS (eds.). Ciências nutricionais – Aprendendo a aprender. 2.ed. São Paulo: Sarvier, 2008. p.107-20
10. Guyton AC, Hall JE. Metabolismo dos lipídeos. In: Guyton AC, Hall JE (eds.). Tratado de fisiologia médica. 11.ed. Rio de Janeiro: Elsevier, 2006. p.847-48.

11. Jones PH, Kubow S. Lipids, sterols and their metabolites. In: Shills ME, Shike M, Ross AC, Caballero B, Cousins RJ. Modern nutrition in health and disease. 10.ed. Filadélfia: Lippincott Williams & Wilkins, 2006. p.92-124.
12. D'Ambrosio DN, Clugston RD, Blaner WS. Vitamin A metabolism: an update. Nutrients 2011; 3(1): 63-103.
13. Reboul E. Absorption of vitamin A and carotenoids by the enterocyte: focus on transport proteins. Nutrients. 2013; 5(9): 3563–81.
14. DeLuca HF. Overview of general physiologic features and functions of vitamin D. Am J Clin Nutr 2004; 80(6 Suppl.):1689S-96S.
15. De Castro LCG. O sistema endocrinológico vitamina D. Arq Bras Endocrinol Metab 2011; 55(8): 566-75.
16. Schmölz L, Birringer M, Lorkowski S, Wallert M. Complexity of vitamin E metabolism. World J Biol Chem 2016; 7(1):14-43.
17. Traber MG. Vitamin E. In: Shills ME, Shike M, Ross AC, Caballero B, Cousins RJ (eds.). Modern nutrition in health and disease. 10.ed. Filadélfia: Lippincott Williams & Wilkins, 2006. p.396-412.
18. Arjmandi B, Juma S, Beharka A, Bapna M, Akhter M, Meydani S. Vitamin E improves bone quality in the aged but not in young adult male mice. J Nutr Biochem 2002; 13(9):543-9.
19. Suttie JW. The importance of menaquinones in human nutrition. Annu Rev Nutr 1995; 15:399-417.
20. Klack K, Carvalho JF. Vitamin K: metabolism, sources and interaction with the anticoagulant warfarin. Rev Bras Reumatol 2006; 46:398-406.
21. Buettner GR. The pecking order of free radicals and antioxidants: lipid peroxidation, alpha-tocopherol, and ascorbate. Arch Biochem Biophys 1993; 300(2):535-43.
22. Rocha MM, Vannucchi H. Funções plenamente reconhecidas de nutrientes: ácido ascórbico (vitamina C). Força-tarefa Alimentos Fortificados e Suplementos Comitê de Nutrição, ILSI Brasil, Volume 21, Julho 2012.
23. Vannucchi H, Melo SS. Hyperhomocysteinemia and cardiometabolic risk. Arq Bras Endocrinol Metabol 2009; 53(5):540-9.
24. Silva VL, Cozzolino SMF. Vitamina B1 (tiamina). In: Cozzolino SMF. Biodisponibilidade de nutrientes. Barueri: Manole, 2005. p.321-31.
25. Vannucchi H, Chiarelo PG. Biotina e ácido pantotênico. In: Cozzolino SMF (ed). Biodisponibilidade de nutrientes. Barueri: Manole, 2005, p.404-18.
26. Vannucchi H, Chiarelo PG. Niacina. In: Cozzolino SMF. Biodisponibilidade de nutrientes. Barueri: Manole, 2005. p.332-42.
27. Almeida-Muradian LB. Ácido pantotênico. In: Penteado DVCP (org). Vitaminas: aspectos nutricionais, bioquímicos, clínicos e analíticos. Barueri: Manole, 2003. p.53-742.
28. Carmel R. Folic acid. In: Shills ME, Shike M, Ross AC, Caballero B, Cousins RJ (eds.). Modern nutrition in health and disease. 10.ed. Filadélfia: Lippincott Williams & Wilkins, 2006. p.470-81.

29. Cunha DF, Cunha SFC, Garcia Jr A. Microminerais. In: Dutra-de-Oliveira JE, Marchini JS (eds.). Ciências nutricionais. 2.ed. São Paulo: Sarvier, 2008. p.181-208.
30. Núcleo de Estudos e Pesquisas em Alimentação. Tabela Brasileira de Composição de Alimentos. 4.ed. Campinas: NEPA/Unicamp, 2011.
31. Weaver CM, Heaney RP. Cálcio. In: Shills ME, Shike M, Ross AC, Caballero B, Cousins RJ (eds.). Nutrição moderna na saúde e na doença. 10.ed. Barueri: Manole, 2009. p.210-27.
32. Miller DD. Calcium in the diet: food sources, recommended intakes, and nutritional bioavailability. Adv Food Nutr Res 1989; 33:103-56.

2

Avaliação nutrológica do paciente adulto

Vivian Marques Miguel Suen
Juliana de Carvalho Machado
Durval Ribas-Filho

INTRODUÇÃO

A má nutrição tem efeitos adversos no prognóstico dos pacientes com problemas clínicos e cirúrgicos. A perda de massa corporal decorre da redução da ingestão ou de doenças que levam a alterações na necessidade, no metabolismo e na absorção dos nutrientes.[1]

Existem duas definições tradicionais para a má nutrição: marasmo e kwashiorkor. O marasmo é considerado o resultado da deficiência de ingestão energética por longos períodos, ao passo que o kwashiorkor decorre da baixa ingestão proteica. No entanto, existem evidências de que as duas síndromes, que cursam com subnutrição proteico-energética, podem ser distinguidas por duas principais diferenças: ingestão alimentar e processo inflamatório presente ou não. A alimentação deficiente em energia causa depleção da massa corporal de modo gradual e crônico, resultando no marasmo clássico. O processo inflamatório decorrente de lesões agudas, como sepse, trauma ou doenças crônicas, como câncer, doença cardíaca, pulmonar ou Aids, pode consumir a massa corporal mesmo se a ingestão for adequada, levando a um quadro semelhante ao kwashiorkor. Ressalta-se que essas doenças frequentemente cursam com anorexia, acarretando uma combinação dos dois tipos de subnutrição.[1,2]

CARACTERÍSTICAS FISIOLÓGICAS DO MARASMO

O marasmo é um estado no qual praticamente todo o tecido adiposo foi consumido por causa da privação de energia. Ocorre redução de 10 a 30% da taxa metabólica de repouso como forma de adaptação, reduzindo a velocidade de perda de peso. Ocorre também degradação proteica, porém o organismo é capaz de se adaptar de forma a reduzir a velocidade de quebra. No caso do jejum, após 10 dias, uma pessoa sem estar sob estresse perde de 12 a 18 g/dia de proteína, o equivalente a 56 g de tecido ou 2 a 3 g de nitrogênio. Durante o estado de privação energética, o objetivo da degradação proteica é fornecer os aminoácidos para a gliconeogênese para a produção de glicose endógena no fígado. A principal fonte de energia são os corpos cetônicos provenientes da lipólise, sendo esta uma forma de reduzir a perda proteica.

CARACTERÍSTICAS FISIOLÓGICAS DO KWASHIORKOR

O kwashiorkor ou subnutrição proteica ocorre em situações de estresse como trauma ou sepse. O estresse fisiológico da doença leva a aumento das necessidades energéticas e proteicas, ao passo que a própria doença causa redução da ingestão. Nesses casos, o termo atualmente utilizado é subnutrição associada à lesão (*injury-related malnutrition*). Os mecanismos fisiológicos não são completamente elucidados, porém o mecanismo de economia de energia do marasmo é bloqueado, provavelmente pelo estresse. No início desse processo, o paciente não apresenta sinais de perda de massa gordurosa ou muscular. Os sinais encontrados são cabelo fácil de arrancar, edema, laceração da pele e dificuldade de cicatrização. Exames laboratoriais revelam redução da albumina sérica (< 2,8 g/dL), da transferrina (< 150 mg/dL) ou da capacidade de fixação do ferro (< 200 mcg/dL). Ocorre também depressão da imunidade celular, com diminuição do número de linfócitos (< 1.500 linfócitos/mcL em adultos).

O prognóstico desses pacientes é ruim, pois as complicações advindas incluem úlceras de pressão, diarreia associada à terapia nutrológica enteral, gastroparesia e quadro infeccioso, podendo levar ao óbito. Ocorre rápida proteólise e gliconeogênese em virtude da liberação de citocinas pró-inflamatórias e dos hormônios contrarreguladores (interleucinas 1 e 6, fator de necrose tumoral, proteína C-reativa, catecolaminas, glucagon e cortisol).[3] A degradação proteica pode chegar a 30 a 60 g/dia após cirurgia eletiva, 60 a 90 g/dia na infecção e 100 a 130 g/dia na sepse grave.[1,2]

Em relação a vitaminas e minerais, em ambas as formas de subnutrição, podem ocorrer deficiências, algumas comuns, como de vitamina C, ácido fólico e zinco. Recomenda-se a dosagem desses micronutrientes em pacientes hospitalizados, principalmente alcoolistas e com má absorção. A reposição de ácido fólico deve ser realizada na dose de 1 mg/dia. A deficiência de zinco pode ser tratada com 220 mg de sulfato de zinco, 2 a 3 vezes/dia, por via oral (VO).[1]

A Tabela 1 mostra as características fisiológicas dos dois principais tipos de subnutrição.

Tabela 1 Características fisiopatológicas dos dois principais tipos de subnutrição

Característica	Marasmo	Kwashiorkor
Glucagon, cortisol, insulina, catecolaminas, citocinas	Diminuídos	Aumentados
Taxa metabólica	Diminuída	Aumentada
Proteólise	Diminuída	Aumentada
Gliconeogênese	Diminuída	Aumentada
Formação da ureia	Diminuída	Aumentada

Fonte: Heimburger, 2012.[1]

AVALIAÇÃO NUTROLÓGICA

A avaliação nutrológica tem o papel de investigar e diagnosticar a deficiência e/ou o excesso de nutrientes associados ou não à presença de processo inflamatório agudo ou crônico. O processo inflamatório está diretamente relacionado ao desenvolvimento da subnutrição associada à lesão. O diagnóstico nutrológico, portanto, deve ser baseado em indicadores de subnutrição e inflamação que incluem história médica e cirúrgica, diagnóstico clínico, sinais clínicos e exame físico, antropometria, avaliação laboratorial e anamnese alimentar.[1-4]

Anamnese completa e diagnóstico clínico

A anamnese visa a identificar os mecanismos responsáveis pelo risco de subnutrição, entre eles, ingestão inadequada, alteração da absorção, diminuição da utilização, aumento das perdas ou aumento da necessidade dos nutrientes. É fundamental a história de evolução de peso corporal, pois a perda de peso pode indicar presença de processo inflamatório ou neoplásico. São exemplos de situações nas quais existe processo inflamatório agudo grave: sepse, trauma, síndrome da resposta inflamatória sistêmica, queimaduras e cirurgias de grande porte.

Um processo inflamatório crônico geralmente está presente na doença cardiovascular, bem como insuficiência cardíaca, fibrose cística, doença inflamatória intestinal, doença celíaca, pancreatite crônica, tumores sólidos, diabetes melito, demência, entre outras. É importante também ressaltar que as doenças citadas aumentam o risco de subnutrição, pois aumentam as necessidades ou diminuem a ingestão ou mesmo a assimilação dos nutrientes. A perda de 10% do peso corporal em 6 meses é considerável, já a perda de 30% do peso no mesmo período indica risco de morte.[2]

É importante também questionar as medicações em uso. Alguns medicamentos podem interagir com os nutrientes, diminuindo sua absorção, comprometendo seu metabolismo ou mesmo diminuindo o apetite.

Exame físico

Sinais clínicos indicativos da deficiência de nutrientes devem ser pesquisados, como a presença de edema e de alterações em partes do organismo onde o *turnover* celular é mais rápido, como pele, cabelo, boca e língua. A presença de febre, hipotermia e taquicardia pode indicar processo inflamatório.

É importante também procurar sinais que indiquem o consumo de tecido muscular e adiposo. Na presença de edema, contudo, a perda de peso pode não ser evidente. A Tabela 2 descreve alguns sinais indicativos da deficiência de determinados nutrientes.[1,5]

Tabela 2 Sinais clínicos sugestivos de deficiência de nutrientes

Sinal clínico	Provável déficit
Cabelo fácil de arrancar	Proteína
Linhas verticais nas unhas	Proteína
Unha em forma de colher (coiloníquia)	Ferro
Aparência de consumo muscular e de tecido gorduroso	Calorias, proteínas ou ambas
Edema periférico	Tiamina (insuficiência cardíaca), proteína (pressão oncótica baixa)
Petéquia	Vitamina C
Púrpura	Vitaminas C e K
Glossite	Folato, vitamina B12, niacina, riboflavina, tiamina e ferro
Queilose, estomatite angular	Riboflavina, niacina, folato, vitamina B12
Dermatite nas áreas expostas ao sol, diarreia, demência	Niacina (pelagra)
Neuropatia motora ou sensitiva simétrica, nistagmo, ataxia, insuficiência cardíaca, confusão mental	Tiamina (beribéri)
Perda do paladar, dermatite perinasal e perioral, queda de cabelo	Zinco
Dor muscular, insuficiência cardíaca	Selênio
Neuropatia periférica, alterações no equilíbrio, fraqueza, fadiga	Cobre
Demência	Niacina, vitamina B12, folato

Fonte: Heimburger, 2012[1]; Ziegler, 2009.[5]

Antropometria

As medidas mais utilizadas na prática clínica são: peso, estatura, dobra tricipital e circunferência muscular do braço (CMB). É fundamental, diante da perda de peso, calcular a porcentagem de perda em relação ao tempo, como já citado. O padrão de referência para o índice de massa corporal (IMC) é:

- IMC < 18,5 kg/m²: baixo peso;
- IMC entre 18,5 e 24,5 kg/m²: peso normal;
- IMC entre 25 e 29,9 kg/m²: sobrepeso;
- IMC > 30 kg/m²: obesidade.[6]

A medida das dobras é útil para estimar a porcentagem de gordura corporal, pois 50% da gordura é armazenada no tecido celular subcutâneo. A dobra do tríceps é mais fácil de ser medida e, geralmente, representa o nível de gordura corporal. A CMB pode ser usada para estimar a massa muscular esquelética e é calculada pela fórmula:

$$\text{CMB} - (0{,}314 \times \text{prega tricipital em mm})$$

Outros métodos utilizados para a medida da composição corporal são: impedância bioelétrica, absormetria de dupla emissão, tomografia computadorizada (TC) e ressonância nuclear magnética (RNM). Os exames de imagem, TC e RNM têm ganhado importância na medida da composição corporal e, atualmente, são considerados os mais precisos para medição da massa muscular.[7]

Avaliação laboratorial

A avaliação laboratorial deve ser levada em consideração junto com os dados obtidos na anamnese, no exame físico e na antropometria, e não isoladamente. É recomendado realizar dosagens de albumina ou pré-albumina na suspeita de subnutrição, porém os resultados devem ser interpretados com cuidado, pois, na presença de processo inflamatório, essas proteínas estarão reduzidas. Nesse caso, a dosagem de proteína C-reativa auxilia no diagnóstico. Se a concentração sérica dessa proteína estiver elevada e a de albumina ou pré-albumina estiver reduzida, é provável que haja inflamação.

Estudos recentes sugerem que as citocinas, particularmente a interleucina 6, podem ser indicadores do estado inflamatório.[3,4] Outros testes também podem indicar a presença de resposta inflamatória, como a medida do nitrogênio em urina de 24 horas e a calorimetria indireta. Na presença de inflamação sistêmica aguda, são esperados balanço nitrogenado negativo e elevada taxa metabólica de repouso.[2]

As dosagens das concentrações séricas de vitaminas e minerais também devem ser realizadas. As mais comumente dosadas estão descritas na Tabela 3.[1,8]

Tabela 3 Exames laboratoriais sugeridos para a avaliação do estado nutrológico

Exame	Valor de referência
Hemoglobina (g/dL)	12 a 15,5
Hematócrito (%)	35 a 45
Hemácia (10^6/mcL)	3,9 a 5
Volume corpuscular médio (FL)	82 a 98
Glóbulos brancos ($10^3/mm^3$)	3.500 a 10.500
Linfócitos ($10^3/mm^3$)	900 a 2.900
Ferro sérico (UG/dL)	40 a 160
Ferritina (ng/mL)	6 a 159
UIBC	140 a 280
Glicemia (mg/dL)	70 a 100
Albumina (g/dL)	3,5 a 4,8
Proteínas totais (g/dL)	6 a 8
PCO_2 (mmHg)	41 a 51
HCO_3 (mmol/L)	24 a 29
PCR (mg/dL)	Até 0,5
VHS mm/1 hora	Até 10
CT (mg/dL)	< 200
TG (mg/dL)	< 150
HDL (mg/dL)	> 35
LDL (mg/dL)	< 130
Ureia (mg/dL)	10 a 50
Creatinina (mg/dL)	0,7 a 1,5
Ácido úrico (mg/dL)	2 a 5
Na (mmol/L)	135 a 145
K (mmol/L)	3,5 a 5
P (mg/dL)	2,5 a 5,6
Ca total (mg/dL)	8,4 a 10,5
Zn (mcg%)	50 a 120
Mg (mEq/L)	1,4 a 2,3
Vitamina A	0,5

(continua)

Tabela 3 *(continuação)* Exames laboratoriais sugeridos para a avaliação do estado nutrológico

Exame	Valor de referência
Vitamina C (mg/dL)	0,3 a 1,7
Vitamina B12 (PG/mL)	174 a 878
Cobre (mcg%)	70 a 140
Ácido fólico (mg/mL)	3 a 17
TGO/AST (U/L)	Até 32
TGP/ALT (U/L)	Até 31
Bilirrubina total (mg/dL)	0,2 a 1,2
Bilirrubina indireta (mg/dL)	Até 0,9
Bilirrubina direta (mg/dL)	Até 0,3
Amilase (U/L)	Até 125
Fosfatase alcalina (U/L)	65 a 300
Gama GT (U/L)	11 a 50
CPK (U/L)	24 a 170
T4 livre (ng/dL)	0,7 a 1,7
TSH (mcIU/mL)	0,3 a 4

Fonte: Heimburger, 2012[1]; Vannucchi et al., 1996.[8]

Anamnese alimentar

A anamnese alimentar fornece informações a respeito da quantidade e da qualidade dos alimentos ingeridos pelo paciente. O método comumente utilizado em pacientes hospitalizados é o recordatório de 24 horas incluindo informações a respeito do tipo de alimento ingerido e em que quantidade. Pode-se utilizar também o Questionário Quantitativo de Frequência do Consumo Alimentar (QQFCA), que constitui um método de avaliação retrospectivo cujo objetivo é detalhar a ingestão de alimentos em determinado período a partir de uma lista de alimentos. O questionário QQFCA possui 75 itens divididos em subitens, relacionando questões sobre os alimentos consumidos e o tamanho das porções diárias.[9] A frequência qualitativa dos alimentos é expressa por "nunca", "mensal", "semanal" e "diária", e a quantitativa por medidas caseiras e pelo número de vezes/dia (porções diárias) que o alimento é consumido.[10]

A informação a respeito da ingestão prévia é de extrema importância, pois permite identificar há quanto tempo o paciente vem apresentando redução ou alteração da ingestão alimentar. Devem-se pesquisar também perda de apetite, aversão por alimentos, náusea, vômito, alterações do trato digestivo, dificuldade de mastigação, azia, queimação, obstipação, diarreia e abuso de bebidas alcoólicas.[8]

Durante a hospitalização, deve-se monitorar a real aceitação da alimentação pelo paciente, em caso de via oral. No caso de alimentação via enteral e/ou parenteral, também se deve conferir se a quantidade prescrita foi realmente infundida, pois não é incomum haver interrupções na infusão. As interrupções ocorrem geralmente para que o paciente seja submetido a exames ou procedimentos que necessitam de jejum.

Estimativa das necessidades energética e proteica

A necessidade energética basal, ou gasto energético basal (GEB), pode ser estimada a partir das equações de Harris Benedict, que levam em consideração peso (kg), estatura (cm), idade (anos) e sexo.[11,12]

Sexo masculino: GEB = 66,47 + (13,75 × peso) + (5 × estatura) – (6,76 × idade)

Sexo feminino: GEB = 665,10 + (9,56 × peso) + (1,85 × estatura) – (4,68 × idade)

O gasto energético total pode ser estimado multiplicando-se o resultado obtido na equação por 1,1 a 1,4, o que significa o acréscimo de 10 a 40% acima do GEB. O valor de 1,1 pode ser usado quando não há evidências de que o paciente esteja sob estresse fisiológico, ao passo que o maior valor (1,4) pode ser utilizado em pacientes com estresse evidente, como sepse ou trauma.

O GEB pode ser medido, ainda, por meio de calorimetria indireta, que consiste na medida do oxigênio consumido (VO_2) e do gás carbônico produzido (VCO_2) por meio da coleta do ar expirado. Os valores obtidos VO_2 e VCO_2 são aplicados na fórmula de Weir para obtenção do GEB.[13]

A necessidade proteica pode ser estimada a partir da medida da excreção urinária de ureia, pois a ureia excretada é originária do catabolismo proteico. O balanço nitrogenado (BN) pode ser, então, calculado subtraindo-se o nitrogênio excretado da quantidade de nitrogênio ingerido, como na equação a seguir. O valor de 4 g é usado para estimar as perdas de nitrogênio não medidas, como suor, pele, pelos, unhas e fezes.

BN = nitrogênio ingerido (NI) – nitrogênio excretado (NE)

NI = proteínas ingeridas + proteínas infundidas/6,25

Usa-se 6,25 porque a proteína tem 16% de nitrogênio (100:16 = 6,25).

(NE) = N urinário ureico (24 horas) + 4

N urinário ureico (NUU) = ureia urinária de 24 horas × 0,47

Ou, simplificadamente,

NE = [ureia urinária de 24 horas (g) × volume urinário de 24 horas (L)] × 0,47 + 4 g

O índice creatinina/altura pode ser utilizado para a avaliação da massa corporal proteica. Pode ser estimado pela equação:[14]

Índice creatinina/altura = excreção urinária de creatinina 24 horas × 100/excreção urinária ideal de creatinina

Excreção urinária ideal de creatinina:

- sexo masculino: 23 mg × peso (kg);
- sexo feminino: 18 mg × peso (kg).

REFERÊNCIAS BIBLIOGRÁFICAS

1. Heimburger DC. Malnutrition and nutritional assessment. In: Harrison's principles of internal medicine. 18.ed. New York: McGraw Hill, 2012.
2. Jensen GL, Hsiao PY, Wheeler D. Adult nutrition assessment tutorial. JPEN J Parenter Enteral Nutr 2012; 36(3):267-74.
3. Ohzato H, Yoshizaki K, Nishimoto N , Ogata A, Tagoh H, Monden M et al. Interleukin-6 as a new indicator of inflammatory status: detection of serum levels of interleukin-6 and C-reactive protein after surgery. Surgery 1992; 111(2):201-9.
4. Clarke SJ, Chua W, Moore M, Kao S, Phan V, Ian C et al. Use of inflammatory markers to guide cancer treatment. Clin Pharmacol Ther 2011; 90:475-8.
5. Ziegler TR. Parenteral nutrition in the critically ill patient. N Eng J Med 2009; 361:1088-97.
6. Kushner RF. Evaluation and management of obesity. In: Harrison's principles of internal medicine. 18.ed. New York: McGraw Hill, 2012.
7. Baracos VE, Reiman T, Mourtzakis M, Gioulbasanis I, Antoun S. Body composition in patients with non-small cell lung cancer: a contemporary view of cancer cachexia with the use of computed tomography image analysis. Am J Clin Nutr 2010; 91:1133S-7S.
8. Vannucchi H, Unamuno MDRL, Marchini JS. Avaliação do estado nutricional. Revista Medicina 1996; 29:5-18.
9. Cardoso MA, Kida AA, Tomita LY, Stocco PR. Reproducibility and validity of a food frequency questionnaire among women of Japanese ancestry living in Brazil. Rev Nutrição 2001; 21:725-33.
10. Cardoso MA, Stocco PR. Desenvolvimento de um questionário quantitativo de frequência alimentar em imigrantes japoneses e seus descendentes residentes em São Paulo. Rev Cad Saúde Pública 2000; 16:107-14.

11. Weir JB. New methods for calculating metabolic rate with special reference to protein metabolism. J Physiol 1949; 109(1-2):1-9.
12. Martins MA, Menegueti MG, Nicolini EA, Picolo MF, Lago AF, Martins Filho OA et al. Energy expenditure in critically ill surgical patients. Comparative analysis of predictive equation and indirect calorimetry. Acta Cir Bras 2011; 26(Suppl. 2):51-6.
13. Santos RD, Suen VM, Marchini JS, Iannetta O. What is the best equation to estimate the basal energy expenditure of climacteric women? Climacteric 2011; 14:112-6.
14. Marchini JS, Moriguti JC, Padovan GJ, Nonino CB, Vianna SML, Dutra de Oliveira JE. Métodos atuais de investigação do metabolismo proteico: aspectos básicos e estudos experimentais e clínicos. Revista Medicina 1998; 31:22-30.

3

Avaliação do estado nutrológico infantojuvenil

Carlos Alberto Nogueira-de-Almeida
Elza Daniel de Mello
Paula Daniel de Mello

INTRODUÇÃO

O diagnóstico do estado nutrológico (EN) é feito pela interpretação de informações obtidas a partir de avaliações dietéticas, bioquímicas, antropométricas e clínicas, sendo uma etapa fundamental no estudo da saúde da criança. Seu objetivo é identificar os distúrbios nutricionais, possibilitando intervenção adequada capaz de auxiliar na recuperação e/ou manutenção do estado de saúde do paciente. A avaliação nutrológica (AN) é um instrumento de diagnóstico que mede, de diversas maneiras, as condições nutricionais do organismo, determinadas pelos processos de ingestão, absorção, utilização e excreção de nutrientes. No entanto, sabe-se que não existe método-padrão isento de críticas; portanto, deve-se utilizar mais de um método de avaliação. Ao final, o que se pretende é chegar a um dos dois diagnósticos nutrológicos clássicos: eutrofia ou desnutrição. A Tabela 1 sintetiza essas informações.

O termo desnutrição é quase sempre utilizado como sinônimo de subnutrição, o que não corresponde à realidade, já que tanto a deficiência quanto o excesso de nutrientes configuram quadros de desnutrição, os quais podem ou não se expressar por meio de inadequações antropométricas. Assim, uma criança com crescimento satisfatório de peso e estatura pode apresentar desnutrição se tiver, por exemplo, hipercarotenemia ou anemia por deficiência de ferro.

Tabela 1 Esquema ilustrativo das possibilidades de apresentação do estado nutrológico

Subnutrição	Nutrição adequada	Hipernutrição
Subnutrição energético-proteica Leve, moderada Marasmo Kwashiorkor	Eutrofia	Obesidade Diabete Aterosclerose
Anemia ferropriva		Hipercarotenemia
Anemia megaloblástica		Hipervitaminose K
Raquitismo		Hipervitaminose D
Escorbuto		Hipervitaminose E
Bócio endêmico		
Cárie dentária		
Beribéri		
Hipovitaminose A		

Os métodos de AN podem ser divididos em A (antropometria), B (bioquímica), C (clínica-exame físico), D (dietético) e, muitas vezes, E (estado socioeconômico) e F (funcional). Entretanto, para fins didáticos, serão apresentados na ordem de uma consulta pediátrica ou nutrológica: anamnese alimentar, exame físico, antropometria e exames laboratoriais.

ANAMNESE ALIMENTAR

Vários métodos de inquérito alimentar podem ser utilizados para obtenção dos dados de ingestão alimentar; não existe um único considerado padrão de referência, que garanta que a informação obtida reflita exatamente a ingestão real. Os métodos de inquérito alimentar podem ser divididos em dois grupos: anamnese qualitativa e quantitativa.

Anamnese qualitativa

A anamnese qualitativa procura conhecer o processo de alimentação como um todo, envolvendo as questões pessoais ligadas à cultura, à religião, aos tabus, aos vícios e aos hábitos, ou seja, à saúde de modo geral. Ela envolve, também, os aspectos da sociedade na qual o indivíduo está inserido, como suas políticas alimentares e suas tradições. A anamnese não direcionada é a melhor forma de obtenção de dados qualitativos da ingestão alimentar e de suas características. Algumas perguntas que devem ser respondidas na anamnese são:

- Houve aparente perda ou ganho de peso de seu filho recentemente?
- Qual é sua opinião a respeito da alimentação de seu filho? E de sua família?
- Quantas refeições a família faz durante o dia? E seu filho?
- Quais são os alimentos mais frequentemente utilizados pela família?
- Quais são os alimentos que a família não consome? E seu filho?
- Seu filho possui vícios alimentares? E as outras pessoas da família?
- Seu filho possui alguma alergia alimentar? E as outras pessoas da família?
- O que seu filho mais gosta de comer?
- Com que frequência seu filho come verduras, legumes e frutas? E a família?
- Com que frequência seu filho come carne? E a família? Que tipo de carne? Carne de boi, de peixe, de porco, de galinha?
- Com que frequência seu filho toma leite? E a família?
- Com que frequência seu filho come ovos? E a família?
- A família costuma ingerir líquidos adoçados durante as refeições? E seu filho?
- A família costuma ingerir sucos naturais, de polpa ou de caixinha durante as refeições? E seu filho?
- A família costuma substituir alguma refeição por lanches? E seu filho?
- Como você prepara o lanche que seu filho leva à escola?
- A alimentação no final de semana é diferente? Como é?
- A família costuma comer doces diariamente? E seu filho?
- Qual é a frequência do consumo de bebidas alcoólicas entre os adultos?
- A família costuma comer depois do jantar? E seu filho?
- Seu filho costuma acordar no meio da noite para comer? Existe esse hábito na família?
- Seu filho usa algum tipo de suplemento?
- Como é o hábito intestinal de seu filho? Há problemas nessa área na família?
- Seu filho apresenta algum problema quanto a mastigação, salivação ou deglutição?
- Qual é o ambiente onde as refeições são realizadas?
- Seu filho tem alguma doença crônica, especialmente no aparelho digestivo?
- Com quem seu filho realiza as principais refeições?
- Seu filho já fez alguma cirurgia?
- Quem prepara a alimentação em sua casa?
- Como é a prática de atividade física de seu filho? E da família em geral?

Anamnese quantitativa

A anamnese quantitativa, por sua vez, permite que se realizem os cálculos a respeito da ingestão de nutrientes, podendo-se estabelecer a existência de adequação em relação às quantidades e ao balanceamento entre os componentes. Para cada alimento, deve-se procurar saber a quantidade efetivamente ingerida e a forma de preparo ou tipo de apresentação industrial do produto. Na prática, podem ser utilizadas duas formas de abordagem: o recordatório de 24 horas e o registro alimentar.

Recordatório de 24 horas

São obtidas informações detalhadas sobre todos os alimentos ingeridos em um período de 24 horas, evitando-se dias atípicos. A principal limitação está no fato de que, muitas vezes, a mãe pode não se lembrar dos alimentos ingeridos ou dos detalhes a respeito das porções. Também pode ocorrer de a criança passar alguma parte do dia em casa de parentes ou em instituições (creche, escola etc.), o que dificulta o conhecimento da forma de preparo dos alimentos. Deve-se sempre dirigir o recordatório com o intuito de auxiliar a mãe nas informações.

Registro alimentar

Trata-se de uma variação do recordatório, mas, em vez de o cuidador se lembrar dos alimentos ingeridos, pede-se a ele que os anote. Esse registro pode ser de um, dois ou mais dias, porém, habitualmente, utiliza-se o registro de três dias, sendo um deles no final de semana. Após a obtenção dos dados, elabora-se um quadro, como mostrado na Tabela 2.

Os dados da Tabela 2 são obtidos por meio de tabelas de composição dos alimentos. A interpretação deve ser feita com base em algum tipo de "recomendação", por exemplo, as Recommended Dietary Allowances (RDA – ou valores dietéticos recomendados), que definem as quantidades de nutrientes a serem ingeridas para aquela idade e o correto balanceamento entre eles. Deve-se ter o cuidado de diferenciar "recomendação" de "necessidade", pois o primeiro termo refere-se a um valor que, para determinado nutriente, é suficiente para permitir um adequado EN à maior parte da

Tabela 2 Resumo da avaliação quantitativa

Refeição	Calorias	Proteínas (g)	Carboidratos (g)	Gorduras (g)
Café da manhã				
Intervalo da manhã				
Almoço				
Intervalo da tarde				
Jantar				
Intervalo da noite				
Total				

população; entretanto, esse valor pode ser diferente da real necessidade de um indivíduo. Atualmente, existe no mercado uma grande variedade de *softwares* que podem ser utilizados para essa finalidade, facilitando consideravelmente o processo. A Associação Brasileira de Nutrologia desenvolveu um programa de computador com a finalidade de auxiliar em todo o processo de prescrição nutrológica, incluindo-se a análise dos inquéritos alimentares. Trata-se do *software* Nutro que está, atualmente, na versão 2.0 (http://www.nutro20.com.br).

Questionário de frequência alimentar

Os questionários de frequência de consumo alimentar permitem a obtenção de estimativas da ingestão usual. Consistem tipicamente de listas ou grupos de alimentos, em que o cuidador e/ou a criança ou o adolescente anota, em unidades de tempo, a frequência com que são consumidos. Podem-se criar questionários de frequência alimentar com o objetivo de identificar um ou alguns nutrientes. Nesse caso, a lista de alimentos pode incluir apenas as principais fontes do nutriente estudado.

Registro da ingestão habitual

Desta forma, pede-se para o cuidador e/ou a criança ou o adolescente informar o que é habitualmente ingerido em cada refeição.

EXAME FÍSICO

O exame físico geral permite que se detectem sinais genéricos de carências nutricionais. A Tabela 3 mostra as principais alterações e os nutrientes envolvidos.

Em relação ao exame físico, deve-se considerar que os dados obtidos se revestem de grande importância quando associados aos demais componentes da avaliação, uma vez que raramente é possível firmar-se o diagnóstico nutrológico apenas examinando a criança. Outro aspecto importante refere-se ao fato de que, quase sempre, as repercussões dos problemas nutrológicos demoram muito a aparecer no exame clínico e, quando surgem, geralmente isso ocorre nos estágios mais graves.

ANTROPOMETRIA

A antropometria é um método de AN que possui inúmeras vantagens. É um método não invasivo, que utiliza equipamentos de baixo custo e necessita de pequeno espaço físico, sendo, portanto, de fácil e rápida coleta de dados. Além disso, é aplicável durante todo o ciclo de vida do paciente. Entretanto, tem como desvantagens o fato de, isoladamente, não identificar as deficiências específicas de micronutrientes, necessitando de exames complementares.

Tabela 3 Alterações no exame físico e nutrientes envolvidos

Órgão	Sinal	Nutriente/quadro sindrômico envolvido
Aspecto geral	Emagrecido, obeso, edemaciado	Obesidade, marasmo, kwashiorkor
Pele da face e do pescoço	Seborreia nasolabial	Riboflavina, niacina
Mucosas	Pálidas	Anemia
Pele em geral	Petéquia, púrpura	Ácido ascórbico
	Dermatite escrotal e vulvar	Riboflavina
	Dermatite simétrica das áreas expostas, áreas de atrito espessas	Niacina
	Hiperqueratose folicular	Vitamina A
	Dermatite de "pavimentação louca"	Vitamina A, proteína
	Edema postural	Proteína, tiamina
	Acantose nigricante	Hiperinsulinismo
	Estrias, acne	SOMP
Tecido subcutâneo	Diminuído	Proteico-calórica
Pelos	Alteração de cor e textura, destaca-se com facilidade	Proteico-calórica
	Hirsutismo	SOMP
Olhos	Xeroftalmia, queratomalácia	Vitamina A
	Manchas de Bitot	Vitamina A
	Congestão em torno da córnea	Riboflavina
	Palidez das conjuntivas	Anemia
Lábios	Quelite angular ou escara	Niacina, riboflavina
	Queilose	Niacina, riboflavina
Gengivas e dentes	Gengivite peridentária aguda, cáries dentárias	Ácido ascórbico
Língua	Lisa, pálida, atrófica	Anemia
	Vermelha, dolorida, descoberta, edema	Niacina, riboflavina
Glândulas	Bócio	Iodo
	Aumento da parótida	Proteína

(continua)

Tabela 3 *(continuação)* Alterações no exame físico e nutrientes envolvidos

Órgão	Sinal	Nutriente/quadro sindrômico envolvido
Esqueleto	Rosário costocondral	Vitaminas C e D
	Bossa craniana, craniotabes	Vitamina D
	Alargamento epifisário, especialmente dos punhos	Vitamina D
Neurológico	Perda da sensação vibratória e dos reflexos profundos	Tiamina
	Dor nas panturrilhas	Magnésio
Extremidades	Dor ao movimento, posição de rã	Vitamina C

SOMP: síndrome dos ovários micropolicísticos.

Peso

O peso é a soma da massa adiposa e da massa corporal magra do indivíduo, incluindo-se a água. Essa medida é sensível a mudanças agudas e modifica-se de maneira mais rápida que a estatura, refletindo melhor as alterações agudas do EN.

A balança utilizada para a aferição deve passar previamente por regulagem e aplicação de tara (idealmente, antes de cada medida). Até os 2 anos de idade, utiliza-se a balança pediátrica, na qual a criança é deitada completamente sem roupa para a aferição. Após os 2 anos, utiliza-se a balança de plataforma. Nela, a criança utiliza um avental apropriado para a idade (que deve ter seu peso descontado) e fica com os pés descalços.

Estatura

O comprimento/altura medidos no indivíduo deitado ou em pé, respectivamente, é a distância do ponto vértex à região plantar. O aumento da estatura é um bom parâmetro para a avaliação do crescimento da criança, por ser cumulativo, progressivo e não sofrer regressões. Para crianças de até 2 anos, utiliza-se régua antropométrica ou antropômetro horizontal. A aferição deve ser feita com a criança de costas, em uma superfície lisa, com as pernas esticadas, os joelhos estendidos e uma pessoa segurando sua cabeça na posição vertical. A haste fixa deve tocar o topo do crânio e o cursor móvel desloca-se até a base do pé.

Para crianças maiores e adolescentes, a altura deve ser verificada com antropômetro de balança ou com antropômetro ou fita métrica fixos a uma parede plana. O paciente deve estar descalço e sem adornos no alto da cabeça. No momento da aferição, deve permanecer em pé sobre a plataforma da balança com os calcanhares juntos para trás e o corpo o mais reto possível. Os calcanhares, a panturrilha, as nádegas, as costas e a cabeça devem tocar a parede de superfície vertical do dispositivo de medida.

Classificação (ponto de corte)

Para que seja possível a utilização das medidas antropométricas na formulação do EN, é fundamental que se utilize um ponto de corte. Por exemplo, uma criança de 1 ano de idade do sexo masculino pesando 8 kg apresenta-se com baixo peso? Para que essa resposta possa ser dada, é necessário que se tenha estabelecido um valor de peso específico para essa idade e sexo, o qual indique uma divisão entre o esperado ou desejável e o obtido. Se o considerado aceitável, por exemplo, for essa criança pesar até 10% a menos que a média para sua idade e sexo, considerando-se essa média igual a 10,2 kg, tem-se o peso de 9,18 kg como o limite inferior da normalidade – e toda criança com peso inferior a este seria considerada portadora de baixo peso. Esse número (9,18 kg) é o ponto de corte.

Como se pode ver por esse exemplo, infinitas combinações de idade, sexo e medidas antropométricas podem ser consideradas para a obtenção dos pontos de corte. Desse modo, alguns critérios têm sido utilizados para sua definição, sempre com base na mesma ideia de que deve haver uma medida média associada a uma variação aceitável em torno dela. Os indivíduos que se desviarem dessa variação terão uma probabilidade maior de apresentar inadequação antropométrica e, portanto, algum tipo de desnutrição. Basicamente, existem três maneiras de se estabelecer os pontos de corte: desvios percentuais em relação à média, percentis e desvios-padrão. A Tabela 4 mostra a correlação aproximada entre os pontos de corte mais utilizados.

O desvio percentual foi o método utilizado no exemplo apresentado, ou seja, calcula-se a média, estabelece-se uma variação aceitável em torno dela e definem-se graus percentuais de distanciamento, para mais ou para menos, que resultam no diagnóstico de eutrofia ou desnutrição em diferentes estágios de gravidade.

O percentil é uma grandeza não aritmética de origem posicional, ou seja, um determinado valor de percentil determina que certa porcentagem de indivíduos da mesma idade e sexo apresentem a medida abaixo desse valor. Por exemplo, o percentil 10 de peso para a idade de 1 ano do sexo masculino é de aproximadamente 8,8 kg, ou seja, 10% das crianças dessa idade e sexo pesam 8,8 kg ou menos. Dessa forma, a ideia de normalidade baseia-se na premissa de que quanto menos indivíduos em uma popula-

Tabela 4 Correlação aproximada entre os pontos de corte mais utilizados

Escore-z	Percentil	Desvio percentual (P/I)	Desvio percentual (P/E)	Desvio percentual (E/I)
0	50	100%	100%	100%
–1	15,8	90%	90%	95%
–2	2,28	75%	80%	90%
–3	0,13	60%	70%	85%

P/I: índice peso/idade; P/E: índice peso/estatura; E/I: índice estatura/idade.

ção apresentarem determinada medida, maior será a chance de ela ser considerada inadequada, lembrando-se de que o mesmo raciocínio vale para os percentis mais altos.

O desvio-padrão é utilizado sob a forma de escores-z, de maneira semelhante ao desvio percentual em relação à média. Assim, consideram-se adequadas as medidas que se desviarem da média até certo número de desvios-padrão; valores acima ou abaixo são considerados provavelmente indicativos de anormalidade. O escore-z é justamente o número de desvios-padrão e é atribuído ao indivíduo. Por exemplo, uma criança de um 1 ano de idade do sexo masculino com peso de 8 kg apresenta escore-z de -2,12, ou seja, está distanciada para menos (sinal do escore-z negativo) 2,12 desvios-padrão em relação à média para essa idade e sexo.

Atualmente, sobretudo para estudos populacionais, a Organização Mundial da Saúde (OMS) recomenda que sejam utilizados os escores-z. Entretanto, na clínica diária, seu uso demandaria a manipulação de tabelas longas, ainda de difícil obtenção, ou o uso de programas de computador.

Para interpretação dos dados obtidos, utilizam-se as informações anteriores e os dados baseados nas curvas de crescimento da OMS. A curva para crianças de 0 a 5 anos de ambos os sexos e os índices peso/idade (P/I), peso/estatura (P/E) e estatura/idade (E/I), recomendados pela OMS, podem ser calculados pelo programa Anthro, disponível no *site* http://www.who.int/childgrowth/software/en/. As curvas para pacientes de 5 anos e 1 mês a 19 anos, que utilizam os critérios da OMS de E/I e índice de massa corporal (IMC), também podem ser calculadas no programa Anthro Plus e estão disponíveis no *site* http://www.who.int/growthref/tools/en/.

Essas classificações são aferidas em percentil e escore-z por meio das curvas da OMS, pelo programa ou por percentual de adequação. As classificações dos indicadores do EN para idades de 0 a menos de 5 anos, de 5 a 10 anos e de 10 a 19 podem ser vistas nas Tabelas 5, 6 e 7.

Dobra cutânea tricipital

A espessura da dobra cutânea tricipital (DCT) reflete a espessura da pele e do tecido adiposo subcutâneo. A aferição da DCT é um método relativamente simples, de baixo custo e não invasivo, útil para estimar a gordura corporal total. A DCT é a mais utilizada na prática clínica para o monitoramento do EN.

A técnica de aferição da DCT consiste em manter o paciente em pé ou sentado, escolher o membro não dominante e mantê-lo estendido livremente ao longo do corpo com a palma da mão para a frente. Deve-se medir e marcar o ponto médio entre acrômio e olécrano pela parte posterior do braço não dominante e pinçar uma dobra proximalmente ao ponto marcado, na linha média posterior do tríceps. Destaca-se a dobra de modo a assegurar que o tecido muscular não tenha sido pinçado, garantindo,

Tabela 5 Indicadores do estado nutrológico para crianças de 0 a menos de 5 anos de idade

	Valores críticos		Diagnóstico nutricional
Estatura para idade	< Percentil 0,1	< Escore-z −3	Muito baixa estatura
	≥ Percentil 0,1 e < percentil 3	≥ Escore-z −3 e < escore-z −2	Baixa estatura
	≥ Percentil 3	≥ Escore-z −2	Estatura adequada
Peso para idade	< Percentil 0,1	< Escore-z −3	Muito baixo peso
	≥ Percentil 0,1 e < percentil 3	≥ Escore-z −3 e < escore-z −2	Baixo peso
	≥ Percentil 3 e ≤ percentil 97	≥ Escore-z −2 e < escore-z +2	Peso adequado
	> Percentil 97	> Escore-z +2	Peso elevado*
IMC para idade	< Percentil 0,1	< Escore-z −3	Magreza acentuada
	≥ Percentil 0,1 e < percentil 3	≥ Escore-z −3 e < escore-z −2	Magreza
	≥ Percentil 3 e ≤ percentil 85	≥ Escore-z −2 e ≤ escore-z +1	Eutrofia
	> Percentil 85 e ≤ percentil 97	≥ Escore-z +1 e ≤ escore-z +2	Risco de sobrepeso
	> Percentil 97 e ≤ percentil 99,9	≥ Escore-z +2 e ≤ escore-z +3	Sobrepeso
	> Percentil 99,9	> Escore-z +3	Obesidade

* Este não é o índice antropométrico mais recomendado para a avaliação do excesso de peso entre crianças. Deve-se avaliar essa situação pela interpretação dos índices de peso para estatura ou IMC para idade.

Tabela 6 Indicadores do estado nutrológico para crianças de 5 a 10 anos de idade

	Valores críticos		Diagnóstico nutricional
Estatura para idade	< Percentil 0,1	< Escore-z −3	Muito baixa estatura
	≥ Percentil 0,1 e < percentil 3	≥ Escore-z −3 e < escore-z −2	Baixa estatura
	≥ Percentil 3	≥ Escore-z −2	Estatura adequada
Peso para idade	< Percentil 0,1	< Escore-z −3	Muito baixo peso
	≥ Percentil 0,1 e < percentil 3	≥ Escore-z −3 e < escore-z −2	Baixo peso
	≥ Percentil 3 e ≤ percentil 97	≥ Escore-z −2 e < escore-z +2	Peso adequado
	> Percentil 97	> Escore-z +2	Peso elevado*

(continua)

Tabela 6 *(continuação)* Indicadores do estado nutrológico para crianças de 5 a 10 anos de idade

	Valores críticos		Diagnóstico nutricional
IMC para idade	< Percentil 0,1	< Escore-z −3	Magreza acentuada
	≥ Percentil 0,1 e < percentil 3	≥ Escore-z −3 e < escore-z −2	Magreza
	≥ Percentil 3 e ≤ percentil 85	≥ Escore-z −2 e ≤ escore-z +1	Eutrofia
	> Percentil 85 e ≤ percentil 97	≥ Escore-z +1 e ≤ escore-z +2	Sobrepeso
	> Percentil 97 e ≤ percentil 99,9	≥ Escore-z +2 e ≤ escore-z +3	Obesidade
	> Percentil 99,9	> Escore-z +3	Obesidade grave

* Este não é o índice antropométrico mais recomendado para a avaliação do excesso de peso entre crianças. Deve-se avaliar essa situação pela interpretação dos índices do IMC para idade.

Tabela 7 Indicadores do estado nutrológico para adolescentes de 10 a 19 anos de idade

	Valores críticos		Diagnóstico nutricional
Estatura para idade	< Percentil 0,1	< Escore-z −3	Muito baixa estatura
	≥ Percentil 0,1 e < percentil 3	≥ Escore-z −3 e < escore-z −2	Baixa estatura
	≥ Percentil 3	≥ Escore-z −2	Estatura adequada
IMC para idade	< Percentil 0,1	< Escore-z −3	Magreza acentuada
	≥ Percentil 0,1 e < percentil 3	≥ Escore-z −3 e < escore-z −2	Magreza
	≥ Percentil 3 e ≤ percentil 85	≥ Escore-z −2 e ≤ escore-z +1	Eutrofia
	> Percentil 85 e ≤ percentil 97	≥ Escore-z +1 e ≤ escore-z +2	Sobrepeso
	> Percentil 97 e ≤ percentil 99,9	≥ Escore-z +2 e ≤ escore-z +3	Obesidade
	> Percentil 99,9	> Escore-z +3	Obesidade grave

assim, somente a medição da pele e do tecido adiposo. A dobra deve ser mantida pressionada durante a aferição, a qual deve ser feita 3 vezes. O resultado final deve ser a média das três aferições.

Os valores padrão de referência em pediatria são classificados de acordo com a tabela adaptada de Frisancho, distribuídos em percentis (Tabela 8). A compressibilidade da pele e do tecido adiposo varia com o estado de hidratação, com a idade e entre indivíduos. Em geral, indivíduos jovens têm dobras cutâneas mais compressíveis,

Tabela 8 Percentis para as medidas da espessura da dobra cutânea tricipital (em mm)

Idade (anos)	Masculino					Feminino				
	P5	P15	P50	P85	P95	P5	P15	P50	P85	P95
1	6,5	7,5	10	13	16	6	7,5	10,5	12,5	16,5
2	6	7	10	13	15,5	6	7,5	10,5	13,5	16
3	6,5	7,5	9,5	12,5	15	6	7	10	13,5	16,5
4	6	7	9	12	15	6	7,5	10	12,5	15,5
5	5,5	6,5	8	11,5	15	6	7,5	10,5	13	16
6	5	6	8	12	14,5	6	7,5	10	14	18,5
7	5	6	8,5	12	17,5	6	7,5	10,5	14,5	20
8	5,5	6	9	16,5	17,5	6	7	11	15	21
9	5	6	9	16	22	7	8,5	13	16	27
10	5	6,5	11	20	23	7	8	13,5	20	24,5
11	4,5	6	10,5	22	26	8	9	14	21	29,5
12	5	6	11	18	30	7,5	9	13,5	21,5	27
13	5	6	9	16,5	26,5	6	9	15	21,5	30
14	4	5,5	9	15	22,5	8	10,5	17	22	32
15	5	6	7,5	14,5	23	8,5	10	16,5	25	32,1
16	4,5	5,5	8	18,5	22	11	12	18	24,5	33,1
17	4	5	7	12,5	25,5	9,5	11,5	20	27	34,5
18	4	6	9,5	17,5	18	11	12,5	18	26,5	35
19	5	6,5	9	16	22,5	10,5	13	19	27	33,5

Fonte: NCHS, 1976-1980.[1]

decorrente de maior hidratação do tecido. A hidratação extrema, como no edema, assim como a obesidade, afetam a compressibilidade.

Circunferência muscular do braço

A circunferência muscular do braço (CMB) é obtida a partir da seguinte relação matemática entre a DCT e a circunferência braquial (CB):

$$\text{CMB (cm)} = \text{CB} - [0{,}314 \times \text{DCT (mm)}]$$

O valor obtido oferece uma medida indireta da massa muscular esquelética, sendo um bom indicador da aferição da massa magra. Entretanto, a experiência do profissional que executa as aferições da DCT e da CB pode interferir no resultado, ocasionando variações que não refletem mudanças do EN. A Tabela 9 apresenta os valores de referência.

Tabela 9 Percentis de circunferência muscular do braço (em cm)

Idade (anos)	Masculino			Feminino		
	P5	P50	P95	P5	P50	P95
1 a 1,9	11	12,7	14,7	10,5	12,4	14,3
2 a 2,9	11,1	13	15	11,1	12,6	14,7
3 a 3,9	11,7	13,7	15,3	11,3	13,2	15,2
4 a 4,9	12,3	14,1	15,9	11,5	13,6	15,7
5 a 5,9	12,8	14,7	16,9	12,5	14,2	16,5
6 a 6,9	13,1	15,1	17,7	13	14,5	17,1
7 a 7,9	13,7	16	18	12,9	15,1	17,6
8 a 8,9	14	16,2	18,7	13,8	16	19,4
9 a 9,9	15,1	17	20,2	14,7	16,7	19,8
10 a 10,9	15,6	18	22,1	14,8	17	19,7
11 a 11,9	15,9	18,3	23	15	13,1	22,3
12 a 12,9	16,7	19,5	24,1	16,2	19,1	22
13 a 13,9	17,2	21,1	24,5	16,9	19,8	24
14 a 14,9	18,9	22,3	26,4	17,4	20,1	24,7
15 a 15,9	19,9	23,7	27,2	17,5	20,2	24,4
16 a 16,9	21,3	24,9	29,6	17	20,2	24,9
17 a 17,9	22,4	25,8	31,2	17,5	20,5	25,7
18 a 18,9	22,6	26,4	32,4	17,4	20,2	24,5
19 a 24,9	23,8	27,3	32,1	18,5	20,7	24,9

Fonte: Frisancho, 1990.[2]

EXAMES BIOQUÍMICOS

Os exames bioquímicos fornecem dados objetivos para a avaliação do EN e podem ser utilizados para complementar os outros métodos de AN. O exame laboratorial mede o nível de um nutriente ou seu metabólito na circulação sanguínea. Alguns exames laboratoriais, assim como seus valores de referência, estão nas Tabelas 10, 11 e 12.

Tabela 10 Proteínas séricas que podem ser utilizadas na avaliação nutrológica

Exame	Meia-vida	Valores normais	Considerações
Albumina	18 a 20 dias	Pré-termo: 2,5 a 4,5 g/dL Termo: 2,5 a 5 g/dL 1 a 3 meses: 3 a 4,2 g/dL 3 a 12 meses: 2,7 a 5 g/dL > 1 ano: 3,2 a 5 g/dL	↓ Resposta na fase aguda (infecção, inflamacão, trauma) ↓ Disfunção hepática ou renal, enteropatia perdedora de proteína – Alterada pela hidratação

(continua)

Tabela 10 *(continuação)* Proteínas séricas que podem ser utilizadas na avaliação nutrológica

Exame	Meia-vida	Valores normais	Considerações
Pré-albumina	2 a 3 dias	20 a 50 mg/dL	↓ Disfunção hepática, fibrose cística, hipertireoidismo, infecção e trauma
Transferrina	8 a 9 dias	180 a 260 mg/dL	↓ Inflamação, disfunção hepática ↑ Deficiência de ferro alterada pela hidratação
Proteína transportadora de retinol	12 horas	30 a 40 mcg/mL	↑ Doença renal ↓ Disfunção hepática, deficiência de zinco e vitamina A, infecção

Tabela 11 Testes laboratoriais que podem ser utilizados para a avaliação nutrológica

Exame	Valores normais	Considerações
Retinol plasmático	> 1,05 mcmol/L	↓ Disfunção hepática e deficiência de zinco
Zinco plasmático	> 70 mg/dL	↓ Hipoalbuminemia
Vitamina E sérica	< 11 anos: 7 a 35 mcmol/L > 11 anos: 14 a 42 mg/dL	Influenciada pelo perfil lipídico (realizar ajuste de vitamina E: colesterol + triglicerídeos)
Vitamina D (25-OH plasmático)	Verão: 15 a 80 mg/dL Inverno: 14 a 42 mg/dL	↓ Utilização de medicamentos anticonvulsivantes
Vitamina C plasmática	22,7 a 85,2 mcmol/L	Sistema imunológico
Vitamina B12	147 a 616 pmol/L	↓ Utilização de fenitoína, inibidores de bomba de prótons, neomicina e na deficiência de folato
Vitamina B6 (piridoxina do plasma)	14,6 a 72,8 nmol/L	↓ Utilização de isoniazida
Folato sérico	Neonatos: 11 a 147 nmol/L Lactentes: 34 a 125 nmol/L 2 a 16 anos: 11 a 48 nmol/L > 16 anos: 7 a 45 nmol/L	Metotrexato, fenitoína e sulfassalazina antagonizam a utilização do folato
Cálcio total	8 a 10,5 mg/dL	Não reflete de forma direta os estoques corporais e está ↓ na hipoalbuminemia
Cálcio ionizável	1,2 a 1,37 mmol/L	Paratormônio
Fósforo	4 a 7 mg/dL	Sofre queda importante na síndrome de realimentação, que pode acontecer em crianças com desnutrição no início de terapia nutrológica

(continua)

Tabela 11 *(continuação)* Testes laboratoriais que podem ser utilizados para a avaliação nutrológica

Exame	Valores normais	Considerações
Magnésio sérico	1,8 a 2,5 mg/dL	↓ Na presença de hipoalbuminemia
Fosfatase alcalina	250 a 950 U/L	Marcador do metabolismo de cálcio

Tabela 12 Valores habitualmente utilizados para abordagem de anemia e deficiência de ferro

Exame laboratorial	Valores	Descrição
Hemoglobina (mg/dL)	< 11	Indicativo de anemia
Hematócrito (%)	< 33	Indicativo de anemia
Volume corpuscular médio (fL)	< 75	Indicativo de anemia microcítica
Índice de saturação de transferrina (%)	< 12	Depleção de ferro funcional
Capacidade de ligação do ferro total (mcg/dL)	< 200	Indicativo da presença de doença infecciosa e/ou inflamatória
Ferritina (ng/mL)	< 12	Depleção dos estoques de ferro
Receptor de transferrina (nmol/L)	> 28	Depleção de ferro funcional

REFERÊNCIAS BIBLIOGRÁFICAS

1. NCHS. Growth curves for children. DHEW Publication (PHS), Hyattsville 1997; 78-1650.
2. Frisancho AR. New norms of upper limb fat and muscle areas for assessment of nutritional status. Am J Clin Nutr 1981; 34-35:2540.

LEITURA COMPLEMENTAR

1. Cameron N. The measurement of human growth. Londres: Croom Helm, 1984.
2. Fisberg RM, Martini LA, Slater B. Métodos de inquéritos alimentares. In: Fisberg RM, Slater B, Marchioni DML, Martini LA. Inquéritos alimentares. Métodos e bases científicas. Barueri: Manole, 2005.
3. Gómez F. Desnutrición. Bol Med Hosp Infant 1946; 3:543-51.
4. Hamill PVV, Drizd TA, Johnson CL, Reed RB, Roche AF, Moore Wm. Physical growth: National Center for Health Statistics Percentiles. Am J Clin Nutr 1979; 32(3):607-29.
5. Jeliffe DB, Jelliffe EFP. The arm circumference as a public health index of protein-calorie malnutrition of early childhood: current conclusions. J Trop Pediatr 1969; 32:1527-30.
6. Marcondes E. Pediatria básica. 7.ed. São Paulo: Sarvier, 1985.
7. Mei Z, Grummer-Strawn LM, Onis M, Yip R. The development of a PMB-for-height reference, including a comparison to other nutritional status screening indicators. Bull World Health Organ 1997; 75(4):333-41.
8. Mello ED. O que significa a avaliação do estado nutricional. J Ped (Rio de Janeiro) 2002; 78(5):357-8.
9. Nogueira-de-Almeida CA. Avaliação do estado nutricional de crianças de zero a cinco anos de idade, em Unidade Básica de Saúde de Ribeirão Preto, através de diferentes métodos antropométricos.

(Dissertação de Mestrado). Ribeirão Preto: Faculdade de Medicina de Ribeirão Preto, Universidade de São Paulo, 1997.

10. Nogueira-de-Almeida CA, Mello ED. Nutrologia pediátrica: prática baseada em evidências. Barueri: Manole, 2016.
11. Nogueira-de-Almeida CA, Ricco RG. Avaliação do estado nutricional com ênfase à antropometria. Pediatria 1998; 20(4):385-98.
12. Nogueira-de-Almeida CA, Ricco RG, Nogueira MPC, Del Ciampo LA, Muccillo G. Comparison of four anthropometric methods of nutritional assessment and evaluation of the agreement between two reference populations. J Trop Pediatr 1999; 45:345-50.
13. Onis M, Habicht J. Anthropometric reference data for international use: recommendations from a World Health Organization Expert Committee. Am J Clin Nutr 1996;64: 650-8.
14. Onis M, Yip R, Mei Z. The development of PMB-for-age reference data recommended by a WHO Expert Committee. Bull World Health Organ 1997; 75(1):11-8.
15. Sawaya AL (org.). Desnutrição urbana no Brasil. São Paulo: Cortez, 1997.
16. Shakir A. The surveillance of protein-calorie malnutrition by simple and economical means. J Trop Pediatr Environ Child Health 1975; 21(2):69-85.
17. Waterlow JC, Buzina R, Keller W, Lane JM, Nichaman MZ, Tanner JM. The presentation and use of height and weight data for comparing the nutritional status of groups of children under the age of 10 years. Bull World Health Organ 1977; 55(4):489-98.
18. WHO Working Group on infant growth. An evaluation of infant growth: the use and interpretation of anthropometry in infants. Bull World Health Organ 1995; 73(2):165-74.
19. World Health Organization (WHO). Physical status: the use and interpretation of anthropometry. Technical Report World Health Organization. Genebra: WHO, 1995.
20. World Health Organization (WHO). Report of a WHO consultation on obesity prevent and managing the global epidemic. Genebra: WHO, 1998.
21. Zulkifti SN, Yu SM. The food frequency method for dietary assessment. J Am Diet Assoc 1992; 2(6): 681-6.

Nutrologia hebiátrica

Joel Alves Lamounier
Vinicius de Oliveira Damasceno
Paulo César Pinho Ribeiro

INTRODUÇÃO

Na atualidade, a alimentação dos adolescentes e jovens não é considerada adequada. Constitui-se principalmente de refeições com quantidades de calorias e gorduras acima do recomendado. Além disso, uma série de alimentos novos são incorporados às dietas dos jovens. Assim, é frequente o consumo de alimentos denominados *fast-food*, comida que se caracteriza pelo excesso de frituras e sanduíches. Tais hábitos alimentares têm contribuído para que os jovens apresentem elevadas taxas de colesterol e triglicerídeos séricos.

Os adolescentes estão sob influência de vários tipos de dietas alternativas, com restrição calórica, com deficiência de minerais essenciais ao desenvolvimento, com o consumo exclusivo determinados alimentos (ortorexia) ou com o consumo de alimentos crus (crudivorismo) e de diversas substâncias ditas ergogênicas, mas que prejudicam o desenvolvimento físico, bem como interferem na atividade física.

Deve ser considerada também a tendências, entre alguns adolescentes, de consumirem dietas vegetarianas ou mesmo veganas. Desse modo, a elaboração de dietas nutritivas para crianças e adolescentes, esportistas ou não, constitui-se um grande desafio para os profissionais da saúde. Além disso, mais recentemente, verificaram-se os efeitos de mudanças de hábitos alimentares e tendências para comportamentos sedentários incorporados durante a pandemia da Covid-19. Todas essas situações colocam em risco a saúde, pelas repercussões nutricionais no adolescente.

Importante destacar os impactos do distanciamento social imposto pela pandemia da Covid-19 na obesidade da criança e do adolescente: interrupção das aulas presenciais, excluindo a merenda escolar (fonte segura e equilibrada de alimentação), gerando prejuízos ao crescimento e desenvolvimento de crianças e adolescentes;[1] restrição da mobilidade, limitando as compras de produtos alimentícios e estimulando o consumo de alimentos processados e enlatados fáceis de adquirir e armazenar, agravando o sobrepeso;[2] crianças e adolescentes que passavam grande parte do dia nas creches e nas escolas ficaram restritas ao lar em período integral. O estresse e a sobrecarga do cuidador algumas vezes ocasionaram exacerbação da agressividade e violência,[3] além da redução das atividades físicas.

Este capítulo tem como tema as características da nutrição durante a fase de adolescência e juventude, tanto na puberdade inicial como na média e fina. Consideraram-se as peculiaridades dessa faixa etária e todos os fatores que as influenciam, dificultando ou facilitando os aspectos nutritivos nessa população. São abordados aspectos da nutrição adequada, alertas sobre os riscos nutricionais dessa população em decorrência do uso/abuso de substâncias ergogênicas e suplementos sólidos e líquidos nas dietas. Incluem-se também a obesidade e a síndrome metabólica em razão de suas importância epidemiológica e seus impactos na saúde do adolescente.

CONDUTA NUTROLÓGICA ADEQUADA

Segundo a Organização Mundial da Saúde (OMS), a adolescência compreende a idade definida pelo período de 10 a 19 anos e 29 dias. Após os 20 anos, o indivíduo já é considerado adulto. Importante distinguir os termos adolescência e puberdade. A puberdade diz respeito às mudanças fenotípicas que ocorrem no ser humano, com o aparecimento de algumas características próprias, principalmente relacionados com os hormônios de crescimento e sexuais. Nessa fase ocorrem as diferenças entre os sexos masculino e feminino e o fenômeno pode ou não coincidir com o início da adolescência.

Já a adolescência caracteriza-se por uma fase de aceleração do crescimento que culmina com o denominado estirão puberal. Nessa etapa é importante que sejam fornecidas quantidades adequadas de nutrientes e de calorias na dieta para o crescimento normal. Durante a puberdade, o adolescente tem um ganho de 25% da altura final e 50% do peso final, ou seja, a nutrição nessa fase repercute em sua vida adulta. Na prática clínica, durante a consulta médica, pela anamnese, avaliação antropométrica e inquéritos dietéticos, podem ser identificados adolescentes com risco ou com déficits nutricionais presentes. Entretanto, deve-se chamar a atenção para as deficiências nutricionais não detectadas ao exame clínico. Esta condição é denominada "fome oculta" e caracteriza-se pela deficiência de micronutrientes como ferro e zinco, sendo diagnosticada por exames laboratoriais.

NECESSIDADES NUTROLÓGICAS

O estado nutricional é o melhor indicador das necessidades nutricionais do indivíduo, sendo a alimentação equilibrada de grande importância para suprir as necessidades calóricas, proteicas, de vitaminas e de minerais. Como a adolescência se caracteriza por um intenso aumento da estatura, alguns autores recomendam o cálculo da necessidade calórica nesse período por centímetro de altura.[4] A Tabela 1 apresenta o cálculo das necessidades calóricas levando em consideração o centímetro de altura, segundo as *Recommended Dietary Allowances* (RDA).[5]

Tabela 1 Cálculo energético de acordo com as recomendações da National Research Council por kcal/kg/dia

Idade	Sexo masculino	Sexo feminino
1 a 3 anos	100,0 kcal/kg/dia	
4 a 6 anos	90,0 kcal/kg/dia	
7 a 10 anos	71,4 kcal/kg/dia	
11 a 14 anos	55,6 kcal/kg/dia	47,8 kcal/kg/dia
15 a 18 anos	45,5 kcal/kg/dia	40,0 kcal/kg/dia

Fonte: National Research Council, 2010.[5]

O consumo máximo para o sexo feminino deve ser estimado em torno de 2.500 kcal na época da menarca, o que ocorre, em média, entre 12 e 12,6 anos de idade, diminuindo depois, progressivamente, para 2.200 kcal. Para o sexo masculino, as necessidades de ingestão calórica aumentam com o estirão puberal até cerca de 3.400 kcal em torno de 15 a 16 anos, diminuindo depois para 2.800 kcal, até o final do crescimento.[6]

As necessidades proteicas geralmente coincidem com as necessidades máximas de energia durante o estirão puberal para a formação de novos tecidos que caracterizam aumento na massa muscular e maturação dos órgãos sexuais. De acordo com as RDA,[5] as recomendações de proteína podem ser expressas em g/kg/dia (Tabela 2).

Tabela 2 Recomendações de ingestão proteica definidos pela RDA em g/kg/dia

Idade	Sexo masculino	Sexo feminino
1 a 3 anos	1,30 g/kg/dia	
4 a 6 anos	1,20 g/kg/dia	
7 a 10 anos	1,00 g/kg/dia	
11 a 14 anos	1,00 g/kg/dia	1,00 g/kg/dia
15 a 18 anos	0,90 g/kg/dia	0,80 g/kg/dia

Fonte: https://www.merckmanuals.com/professional/nutritional-disorders/nutrition-general-considerations/overview-of-nutrition#top

A ingestão proteica também pode ser expressa em relação à ingestão total de energia, equivalendo a 12 a 14% do valor energético total recomendado.[7] Além da quantidade, é importante considerar a qualidade da proteína ingerida durante a adolescência. Deve-se recomendar a ingestão de proteína de alto valor biológico (carnes, ovos, leite e derivados) em combinação com alimentos de origem vegetal (arroz, feijão e hortaliças).

As recomendações dos macronutrientes definidas pelas *Dietary Reference Intakes* (DRI) estão na Tabela 3. É importante lembrar que as DRI representam uma nova abordagem na estimativa das necessidades nutricionais, uma vez que não apenas consideram a ingestão necessária para a prevenção do aparecimento de sintomas relacionados à deficiência de nutrientes, mas também incorporam o conceito de redução do risco de aparecimento de doenças crônicas não transmissíveis provocadas pela alimentação.[7,8]

Tabela 3 Recomendações de macronutrientes e fibras segundo as DRI

Nutriente	Energia proveniente dos macronutrientes (AMDR) (%)
Carboidrato	45-65
Proteína	10-30
Lipídio	25-35
Ácido linoleico	5-10
Ácido linolênico	0,6-1,2

AMDR: *acceptable macronutrient distribution range* – faixa de distribuição aceitável de macronutrientes.
Fonte: Otten et al., 2006.[9]

Deve-se orientar quanto ao tipo de carboidrato ingerido para evitar o consumo de carboidratos simples. Estimular o uso de alimentos ricos em carboidratos complexos, que possuem maior teor de fibras. A recomendação de fibra para adolescentes do sexo masculino entre 9 e 13 anos e entre 14 e 18 anos de idade é de 31 e 38 g/dia, respectivamente. Para as meninas, os valores são iguais para ambas as faixas etárias e a quantidade é de 26 g/dia.

As necessidades em relação aos minerais aumentam durante a adolescência, sendo o cálcio, o ferro e o zinco de grande importância durante o estirão puberal. A necessidade de ferro é elevada para ambos os sexos, decorrente do rápido crescimento, do aumento da massa muscular, da expansão do volume sanguíneo e do ciclo menstrual. Valores recomendados de ingestão de ferro são apresentados na Tabela 4.[10]

Tabela 4 Recomendações de ingestão de ferro, por sexo e faixa etária

Idade	Sexo masculino	Sexo feminino
1 a 3 anos	7,0 mg/dia	
4 a 6 anos	10,0 mg/dia	
7 a 10 anos	8,0 mg/dia	
11 a 14 anos	11,0 mg/dia	15,0 mg/dia
15 a 18 anos	11,0 mg/dia	15,0 mg/dia

No Brasil, ainda são elevadas as prevalências de anemia ferropriva nos adolescentes.[11] A ingestão de ferro dos adolescentes também não é adequada.[12] O hemograma, mesmo com valores normais de hemoglobina, não exclui deficiência de ferro. Recomendam-se dosagens de outros indicadores para avaliar as quantidades do estoque de ferro. Valores de ferritina baixos indicam deficiência, mesmo com hemoglobina normal. Assim, permitem conduta e orientação nutricional adequada para evitar a progressão para o quadro de anemia ferropriva. Os alimentos considerados boas fontes de ferro são as carnes vermelhas, como fígado de boi, que contém o ferro heme. Os vegetais e leguminosas contêm o ferro não heme, que não tem boa absorção intestinal. As interações do ferro com outros nutrientes devem ser consideradas. Alimentos ricos em ácido ascórbico aumentam a absorção de ferro e os ricos em fitatos e oxalatos dificultam sua absorção.

A ingestão alimentar de cálcio na adolescência deve ser aumentada para satisfazer as necessidades e evitar osteopenia. A necessidade diária estimada na adolescência, segundo as DRI, é de 1.300 mg/dia, baseada em critérios de adequação de incorporação, retenção e balanço desse nutriente. Os alimentos ricos em cálcio são couve, leite e derivados. Pesquisa em capitais brasileiras mostrou que micronutrientes apresentaram maiores prevalências de inadequação, dentre os quais estavam cálcio, fósforo e vitaminas E e A. A inadequação do consumo de vitamina E e cálcio atingiu 100% dos adolescentes, independentemente de sexo, idade e região.[13]

O zinco, cofator essencial para inúmeras enzimas, participa do crescimento celular especificamente como cofator de enzimas necessárias para a síntese dos ácidos ribonucleico (RNA) e desoxirribonucleico (DNA) e controla o crescimento e o desenvolvimento gonadal, além de ter outras funções. Adolescentes têm necessidades maiores de zinco/kg do que os adultos, em razão do papel essencial desse metal no crescimento e na maturação sexual.[14] Os valores recomendados de zinco para meninos e meninas entre 9 e 13 anos de idade são de 8 mg/dia; na faixa etária entre 14 e 18 anos, os meninos apresentam recomendação maior (11 mg/dia) em relação às meninas (9 mg/dia). Os alimentos fonte de zinco são: carne bovina, frango, peixe, cereais integrais e leguminosas.

O iodo é também um nutriente importante e os hábitos alimentares inadequados, com maior consumo de sal presente nos alimentos ou sob forma de molhos, podem resultar em níveis excessivos no organismo. Lembrar que o sal deve ser enriquecido com iodo como determina a legislação brasileira. O iodo tem importância no metabolismo porque é um nutriente essencial para o bom funcionamento da glândula tireoide. A deficiência pode levar ao hipotireoidismo e o excesso, ao hipertireoidismo. Esta última condição tem sido detectada em vários estudos epidemiológicos e pode ser relacionada com quadros de tireoidite no adolescente.[15,16]

As necessidades vitamínicas estão aumentadas durante a adolescência pelo aumento do anabolismo e do gasto energético na puberdade. O aumento da necessidade das vitaminas A, C e D e do complexo B é progressivamente maior durante o estirão puberal, com as diferenciações celulares e a mineralização óssea.[17] As recomendações diárias de vitamina A são de 600 mcg para ambos os sexos na faixa etária de 9 a 13 anos de idade, 900 mcg para o sexo masculino entre 14 e 18 anos, e 700 mcg para o sexo feminino entre 14 e 18 anos. Na adolescência, a vitamina A é de grande importância, pois acelera o crescimento e influencia na manutenção da integridade do sistema imunológico.

A vitamina D, por meio de suas ações em intestino, rim, ossos e glândulas paratireoides, é um hormônio fundamental para a homeostase do cálcio e para o desenvolvimento de um esqueleto saudável.[18] A recomendação de vitamina D para ambos os sexos e para as duas faixas etárias (9 a 13 e 14 a 18) é de 5 mcg/dia.[12] A vitamina C atua como agente redutor em várias reações de hidroxilação e participa da síntese de colágeno. Portanto, atua sobre a cicatrização, a formação dos dentes e a integridade capilar. Recomendam-se 45 mg diários de vitamina C para indivíduos de ambos os sexos na faixa etária entre 9 e 13 anos, 75 mg/dia para adolescentes do sexo masculino de 14 a 18 anos e 65 mg/dia para adolescentes do sexo feminino de 14 a 18 anos.[10]

ORIENTAÇÕES NUTROLÓGICAS

Conhecer as peculiaridades do comportamento do adolescente que podem influenciar as práticas e preferências alimentares é de grande importância. A omissão do café da manhã na dieta, a preferência por lanches rápidos e a restrição alimentar em alguns grupos devem ser levadas em consideração.

Estabelecer uma relação de confiança mútua com o adolescente é essencial para conseguir elaborar um esquema alimentar que atenda às necessidades dessa faixa etária. Entretanto, mudar o hábito alimentar não é tarefa fácil, embora seja de suma importância que os profissionais de saúde possam demonstrar aos adolescentes o impacto positivo das práticas alimentares saudáveis para a saúde e a qualidade de vida. Algumas orientações importantes são:

- comer alimentos variados;
- realizar de 5 a 6 refeições diárias (café da manhã, almoço e jantar, além de lanches intermediários);
- escolher uma dieta pobre em gorduras saturadas e colesterol;
- incluir frutas, verduras e legumes na alimentação;
- evitar guloseimas, bem como refrigerantes, nos horários entre as refeições.

Além disso, é importante acompanhar a evolução do crescimento e do desenvolvimento dos adolescentes, com a obtenção dos dados antropométricos de altura, peso, índice de massa corporal (IMC) e maturação sexual. As estratégias para o aconselhamento dos adolescentes são baseadas nos seguintes princípios:

- estabelecer uma relação não crítica;
- fazer recomendações de pequenos aumentos e mudanças progressivas;
- enfatizar os alimentos em vez dos nutrientes;
- discutir as escolhas dos alimentos, as quantidades e os métodos de preparo;
- orientar os aspectos positivos da dieta em vez de enfatizar somente os aspectos restritivos;
- explicar que todos os alimentos podem ser consumidos com moderação.

Os familiares também devem estar conscientes de que a modificação dos hábitos alimentares não deve ser uma exigência, mas um consenso entre todos.

NUTROLOGIA ESPORTIVA

A adoção de determinadas práticas alimentares apresenta uma série de vantagens para a criança, o adolescente e o praticante de atividade física. Podem ser destacados melhor aproveitamento do treino, auxílio na recuperação, manutenção do peso, melhor concentração, redução do risco de doenças e lesões. A nutrição adequada é essencial para o bom desempenho e rendimento de adolescentes e jovens atletas. Educação para uma alimentação saudável e consciência alimentar são importantes no crescimento e no desenvolvimento. Portanto, devem ser providas informações e conhecimento sobre alimentação balanceada e variada, em macro e micronutrientes, a qual melhora o desempenho e o rendimento esportivo. Além disso, é importante esclarecer sobre o preconceito de experimentar novos alimentos.[19]

Para os praticantes de esportes, alguns cuidados devem ser observados:

- perder o excesso de gordura corporal garante um melhor desempenho físico;
- consumir carboidratos durante as atividades físicas mantém a glicose sanguínea em níveis adequados, evitando hipoglicemia e fadiga;
- o ferro fornecido garante a oxigenação dos músculos;
- a ingestão de líquidos antes e durante a atividade física reduz o risco de desidratação.

Proteínas

As proteínas exercem funções importantes no organismo, como formação de enzimas, defesa, transporte, contração muscular e composição de proteínas estruturais. As necessidades diárias proteicas das crianças e dos adolescentes, por meio de dieta balanceada, são maiores que as do adulto, em torno de 1 g/kg/dia, para que se processe o crescimento normal de órgãos e tecidos em geral, variando de 0,7 a 1,3 g/kg/dia. A quantidade de produtos disponíveis como suplementos proteicos (p. ex., barras de cereais contendo albumina e caseína, albumina e proteinato de cálcio, suplementos em pó, proteína do soro do leite etc.) é admirada e consumida pelos adolescentes, levando ao consumo exagerado de proteínas. É importante destacar que esses produtos podem ser substituídos por uma dieta normal, equilibrada e adequada. Para os jovens atletas, o balanço proteico é importante, em razão do crescimento físico e do anabolismo, e por isso necessitam de uma ingestão proteica suficiente.

Carboidratos, gorduras e fontes de energia

Os carboidratos são importantes fontes de energia, de reserva de glicogênio, têm efeito poupador de proteína e são combustível para o sistema nervoso central. Suas fontes são diversas: batata, arroz, massas, cereais, biscoitos, geleias, pães, grãos, farelos, bolos, frutas, tubérculos e leguminosas.

Recomenda-se que 20 a 30% da dieta seja composta de lipídios, que possuem importantes funções, como reserva de energia, formação de membranas celulares, meio de transporte para as vitaminas lipossolúveis e produção de hormônios.

Crianças e adolescentes jovens utilizam mais gorduras e menos carboidratos como fonte energética nas atividades de longa duração, mas esse fato não influencia nas recomendações da necessidade do consumo de gorduras, de não mais do que 25 a 30% do total de calorias diárias, 10% de gorduras saturadas e menos de 30 mg/dia de colesterol.

Enquanto os estoques de gordura constituem a maior reserva de energia corporal, os carboidratos (55 a 60% da energia total) são a principal fonte de energia para utilização imediata, poupando o glicogênio muscular e mantendo a glicemia durante o exercício. A suplementação de carboidratos antes e durante os exercícios aeróbicos e anaeróbicos é a maneira mais utilizada para evitar a queda brusca da glicemia, embora a hipoglicemia seja uma condição clínica frequente em jovens, principalmente durante as atividades físicas escolares regulares (não competitivas).

Líquidos e eletrólitos

Os líquidos têm como função manter a homeostasia, ou seja, o equilíbrio do onde ocorrem todos os processos metabólicos, de transporte e de lubrificação, soluções para processos digestivos, respiratórios e excretórios, além da manutenção da temperatura corporal. Crianças e adolescentes jovens produzem menos suor, geram mais calor durante o exercício e não possuem mecanismos adequados de trocas de calor com o ambiente externo. Proporcionalmente têm maior superfície corporal que os adultos, o que resulta em grandes ganhos de calor nos ambientes quentes e grandes perdas de calor nos ambientes frios.

Os fluidos são de extrema importância na manutenção da saúde e no desempenho dos atletas jovens, devendo-se evitar a desidratação induzida pelo exercício, pois crianças e adolescentes apresentam um aumento muito grande na temperatura corporal interna. Os repositores líquidos contendo de 4 a 8% de glicídios associados a fórmulas hidroeletrolíticas (110 mg de NaCl/L) devem ser oferecidos antes e a cada 15 a 20 minutos durante a prática da atividade física.

As recomendações para hidratação de crianças ativas incluem:[20]

- 1 hora antes dos exercícios físicos, crianças com menos de 41 kg devem ingerir 90 a 180 mL de líquidos, enquanto aquelas com mais de 41 kg devem tomar de 180 a 360 mL;
- durante a prática de atividade física, a cada 20 minutos, crianças com menos de 41 kg devem tomar de 80 a 180 mL de líquidos e aquelas com mais de 41 kg devem tomar de 180 a 270 mL;
- depois da atividade física, crianças com peso corporal abaixo de 41 kg podem precisar tomar até 200 mL a cada 200 g de peso perdido, enquanto aquelas com mais de 41 kg podem precisar de 300 mL a cada 200 g de peso perdido, sendo a reposição feita nas primeiras 2 a 3 horas depois da atividade.

Durante a competição, 30 a 60 g de carboidratos devem ser ingeridos por hora. Os repositores líquidos (*sports drinks*) contendo de 4 a 8% de glicídios, associados a fórmulas hidroeletrolíticas, ajudam a diminuir a fadiga e melhoram o desempenho em eventos de média e longa duração. As soluções contendo carboidratos ou frutose em concentrações superiores a 8% devem ser evitadas, já que, segundo alguns estudos,[38,39] foram relacionadas a efeitos gastrointestinais, como vômitos e diarreia.

Micronutrientes – ferro e cálcio

As vitaminas e os minerais são cofatores de atividades enzimáticas de todas as grandes vias metabólicas. A falência de um desses elementos interrompe toda uma via metabólica. Condições fisiopatológicas que podem induzir a carência relativa desses elementos devem ser tratadas preventivamente, como fase de crescimento, gravidez e aleitamento, reposições hormonais, terceira idade e atividades esportivas.

A anemia ferropriva, bastante prevalente em toda a infância, acentua-se nos adolescentes não só pelos maus hábitos alimentares, mas também por fatores como rápido aumento da massa magra, aumento tanto do volume sanguíneo quanto do número de hemácias e rápido incremento de altura e peso, que ocorrem no chamado estirão do crescimento. Recomenda-se atenção especial no inquérito alimentar de crianças e adolescentes que praticam esportes competitivos. Deve-se averiguar a ingestão de ferro, encontrado em fontes alimentares como carnes, peixes, grãos, ovos e nozes. Situações consideradas de risco para deficiência de ferro são as dietas alternativas, dentre as quais está a dieta estritamente vegetariana, com alto conteúdo de oxalatos e fitatos, que têm alta afinidade pelo ferro e predispõem à anemia. A manifestação clínica pode ser evidenciada pela diminuição do desempenho e piora dos resultados em competições. Devem-se dosar ferro sérico e saturação de transferrina, visando a detectar também a ferropenia, que interfere no adequado transporte de oxigênio para os músculos.

O cálcio é outro micronutriente importante, em razão do aumento da massa esquelética, principalmente na fase do estirão de crescimento, além de ser fator preventivo das fraturas de estresse e da osteoporose tardia. São boas fontes o leite, queijos e iogurtes. Entretanto, tais alimentos são pouco ingeridos por adolescentes. Para os adolescentes atletas, é recomendada a ingestão suplementar mínima de 500 a 1.000 mg de cálcio/dia.

Uso de suplementos na infância e na adolescência

Os suplementos esportivos, tão consumidos e vendidos (aminoácidos, carboidratos, creatina, L-carnitina e outros), e até mesmo o álcool, segundo alguns autores,[21,22] constituem porta de entrada para os esteroides anabolizantes. Embora as propagandas sobre suplementos prometam aumento da massa muscular e melhora do desempenho nas atividades físicas, isso não tem sido comprovado por especialistas. Produtos à base de aminoácidos não são ergogênicos. Ajudam apenas nos casos de dietas alimentares hipoproteicas e inadequadas.[21,22] Deve-se tomar cuidado, pois o excesso de aminoácidos pode levar à sobrecarga renal.

Os energéticos (carboidratos), usados com a finalidade de evitar fadiga em pessoas que praticam atividade física de força prolongada, podem aumentar o nível de glicogênio, evitando-se que os músculos sejam fontes de energia. Além disso, consumidos sem orientação, têm o efeito de ganho de peso indesejado. A propagandas afirmam que a creatina melhora a resistência e o desempenho durante o exercício. Porém as opiniões são divergentes, visto que a dose utilizada pode causar hipertensão e cãibras (20 mg, quando a dose segura é de apenas 2 mg). Sobre a L-carnitina, não há efeito comprovado no desempenho físico; não reduz a gordura corpórea localizada (abdome) nem atua sobre a lipodistrofia (celulite). Alguns líquidos similares a refrigerantes contêm apenas mistura de açúcares simples e eletrólitos combinados e são vendidos como suplementos. Produtos à base de guaraná, que contêm cafeína, são excitantes.

As chamadas bebidas esportivas são formuladas a partir da concentração de vários eletrólitos e carboidratos, com finalidade de reposição hídrica, energética e eletrolítica durante a prática de exercícios físicos. Não há evidências científicas sobre efeitos colaterais dessas bebidas. Os repositores apresentam composição eletrolítica e calórica que não provoca sobrecarga no organismo ou aumento nas concentrações sanguíneas de glicose ou eletrólitos, apenas reabastece o organismo com carboidratos e repõe parte dos minerais eliminados pelo suor. Na alimentação diária, algumas bebidas como os energéticos, sodas carbonatadas e refrigerantes contêm cafeína. Porém, essa substância não é um nutriente essencial. A cafeína está presente em vários tipos de bebidas hidratantes, energéticas e alcoólicas, bem como em alguns medicamentos (antigripais, diuréticos, fármacos para perda de peso). Mesmo as bebidas descafeinadas ainda contêm um percentual de cafeína e bebidas energéticas têm um conteúdo de cafeína maior que as bebidas regulares.[23,24]

Os principais componentes das bebidas energéticas são cafeína, taurina, carboidratos, glucoronolactona, inositol, niacina, pantenol e vitaminas do complexo B. Vários estudos mostram que a mistura de três componentes das bebidas energéticas, como cafeína, a taurina e gluconolactona, tem efeitos positivos no desempenho mental humano e na disposição das pessoas. Entretanto, é importante conhecer os efeitos adversos da cafeína, que pode levar à abstinência quando não ingerida, com sintomas de cefaleia, flutuações de humor e do estado de ânimo, irritabilidade, ansiedade, depressão, sonolência e fadiga. Os efeitos das bebidas energéticas são variáveis, dependendo da dose ingerida e da sensibilidade individual. Um estudo em São Paulo mostrou os efeitos do álcool associado a bebidas energéticas. Os dados sugerem interação da cafeína com o álcool. Mesmo quando as doses de cafeína reduzem alguns dos efeitos do álcool, não diminuem os efeitos depressivos sobre o sistema nervoso central (SNC).[25]

A taurina é um dos aminoácidos mais frequentes no SNC e tem um importante papel nos processos fisiológicos, como regulação osmótica, neuroproteção e neuromodulação. Pesquisas comparando ingestão de álcool isolado e álcool associado a substâncias energéticas mostram que, no segundo caso, há redução da percepção de cefaleia, boca seca, debilidade e sensação de deterioração da coordenação motora. Sem dúvida, a ingestão de bebidas energéticas não reduz significativamente os déficits causados pelo álcool em sintomas objetivos, como coordenação motora e tempo de reação visual, nem altera a concentração de álcool obtida em cada grupo. A mistura de álcool com energéticos tem sido muito usada pelos adolescentes. Os produtos energéticos contêm cafeína, guaraná, açaí, taurina, glucoronolactona, ginseng, carnitina, creatina, inositol, ginkgo biloba e outros. Os efeitos das bebidas energéticas cafeinadas foram testados entre adolescentes e sugerem que a cafeína inibe a capacidade do organismo de lidar com uma carga elevada de açúcar. Admite-se que isso possa levar à resistência à insulina, portanto, maior risco para diabetes.[26]

OBESIDADE

A obesidade destaca-se como um dos maiores problemas de saúde, com efeitos médicos e psicossociais importantes. Profissionais de saúde têm observado aumento crescente de dislipidemias, hipertensão e diabetes em pacientes obesos. O efeito da obesidade na infância e na adolescência na prática pediátrica é o aumento do diabetes tipo 2 e da pressão arterial, condições anteriormente mais encontradas em adultos. A obesidade também favorece complicações cerebrovasculares e cardiovasculares na vida adulta, por ser uma das principais causas de hipertensão arterial em crianças e adolescentes.[27]

Em vários países, incluindo o Brasil, a obesidade é considerada um dos principais problemas nutricionais e acomete desde a criança até o adolescente. Nas duas últimas décadas, as autoridades mundiais de saúde constataram aumento significativo na prevalência da obesidade juvenil. A redução do tempo gasto em atividades físicas e o aumento de atividades sedentárias, como assistir à televisão e usar computadores (jogos e acesso à internet), são fatores importantes na gênese da obesidade em crianças e adolescentes.[27] Os fatores sociais, como aumento dos compromissos estudantis, maior disponibilidade de tecnologia (programas de televisão, videogames, *smartphones* e computadores) e aumento da insegurança nas cidades, reduzem as oportunidades de lazer e da prática esportiva, levando à diminuição do gasto energético diário.

De acordo com a OMS, a obesidade infantil é um problema de saúde pública a ser superado, em todo o mundo, incluindo o Brasil. Dados nacionais mostram que 3 a cada 10 crianças de 5 a 9 anos estão acima do peso no país. Segundo o Atlas Mundial da Obesidade e a OMS, o Brasil estará na 5ª posição no *ranking* de países com o maior número de crianças e adolescentes com obesidade em 2030 caso a situação não seja revertida.[28]

Em estudo de risco cardiovascular em adolescentes brasileiros, realizado com 73.399 estudantes, 55,4% do sexo feminino, com média de idade de 14,7 anos, foi encontrada prevalência de obesidade de 8,4%, sendo mais baixa na região Norte e mais alta na Sul. As prevalências de hipertensão arterial e obesidade foram maiores no sexo masculino. Adolescentes com obesidade tiveram prevalência de hipertensão arterial mais elevada (28,4%) do que aqueles com sobrepeso (15,4%) ou eutróficos (6,3%).[29]

Um estudo investigou a prevalência de sobrepeso e obesidade em jovens brasileiros entre 5 e 19 anos por meio de revisão sistemática e metanálise de dados disponibilizados na literatura, com busca eletrônica nas bases de dados MedLine/PubMed, Scopus, Web of Science, SciELO e Lilacs de artigos publicados de 2000 a 2018. Em relação aos adolescentes do sexo feminino, a prevalência foi de 16,4% para sobrepeso e 6,2% para obesidade.[30]

A obesidade que se inicia na adolescência ou se agrava nessa faixa etária pode decorrer de mudanças biopsicossociais advindas da puberdade e consequentes dificuldades com a sexualidade e a imagem corporal. É fator importante também a história pessoal, como a qualidade das relações afetivas vividas ao longo dos primeiros anos de vida, sendo o desenvolvimento influenciado pela qualidade do vínculo mãe-filho no primeiro ano de vida. Neste mesmo cenário, é importante a conduta alimentar da mãe e seu papel no desenvolvimento do controle de ingestão de alimentos pelos filhos. Na criança, a oferta indiscriminada de alimentos, sem respeito à saciedade, pode dificultar o processo de autorregulação da ingestão alimentar. O ganho de peso pode advir também da vivência de situações de mudança (nascimento de irmão, mudança de cidade, de escola, separação de pais) ou de violência (relacionamento familiar hostil, vivência de abuso etc.). Essa complexidade envolvida na causa da obesidade precisa ser compreendida amplamente e considerada no diagnóstico e na condução terapêutica do caso clínico.

O estilo de vida com mais atividade física está associado à diminuição da obesidade e à redução do risco de doenças crônicas, como hipertensão arterial, hiperlipidemia, diabetes e distúrbios de imagem corporal. Cerca de 40% das crianças e 70% dos adolescentes obesos se transformam em adultos obesos.[27] Pesquisa com estudantes de 6 a 18 anos, de escolas públicas e particulares, mostrou que a maioria (62,6%) apresentava insatisfação corporal 33,7% gostariam de ser mais magros e 28,9%, mais gordos; apenas 37,4% se sentiam bem com o corpo.[31] Elevado percentual de estudantes tinha insatisfação corporal iniciada em idade precoce. Desse modo, é primordial alertar para medidas preventivas pelos profissionais de saúde para minimizar os efeitos da obesidade. A imagem corporal desfavorável tem associação com transtornos alimentares, baixa autoestima, limitações no desempenho psicossocial, depressão e manutenção da obesidade. Em consequência, do ponto de vista da saúde pública, incentivar bons hábitos nutricionais e atividade física na infância e na adolescência é um excelente instrumento de promoção de saúde, sendo um dos fundamentos das campanhas da OMS.

Diagnóstico e exames laboratoriais

O diagnóstico da obesidade é clínico e deve ser realizado por meio de anamnese e exame físico completo (Figura 1). Na história familiar, devem-se investigar casos de obesidade na família, sedentarismo e hipertensão, sendo pertinente suspeitar de uma enfermidade subjacente, se na família não houver outros casos de obesidade. Devem-se investigar dieta e fatores biopsicossociais relacionados com o início da obesidade. Além disso, deve-se observar o padrão de alimentação do adolescente e da família e o estilo de vida.

Medidas antropométricas

A utilização de peso, altura, IMC e circunferência abdominal pode identificar critérios para o diagnóstico da obesidade. Os exames complementares podem ser utilizados para a obtenção de dados mais precisos sobre a composição corporal, para a investigação de possíveis causas da obesidade e para o diagnóstico das repercussões metabólicas mais comuns da obesidade, entre as quais estão: dislipidemia, alterações do metabolismo glicídico, hipertensão arterial, doença hepática gordurosa não alcoólica, síndrome da apneia obstrutiva do sono e síndrome dos ovários policísticos.[32]

Outros métodos propedêuticos complementares, como medição das pregas cutâneas e da circunferência do braço, impedância bioelétrica e absorciometria por dupla emissão de feixes de raios X – DEXA (do inglês *dual-energy X-ray absorptiometry*),

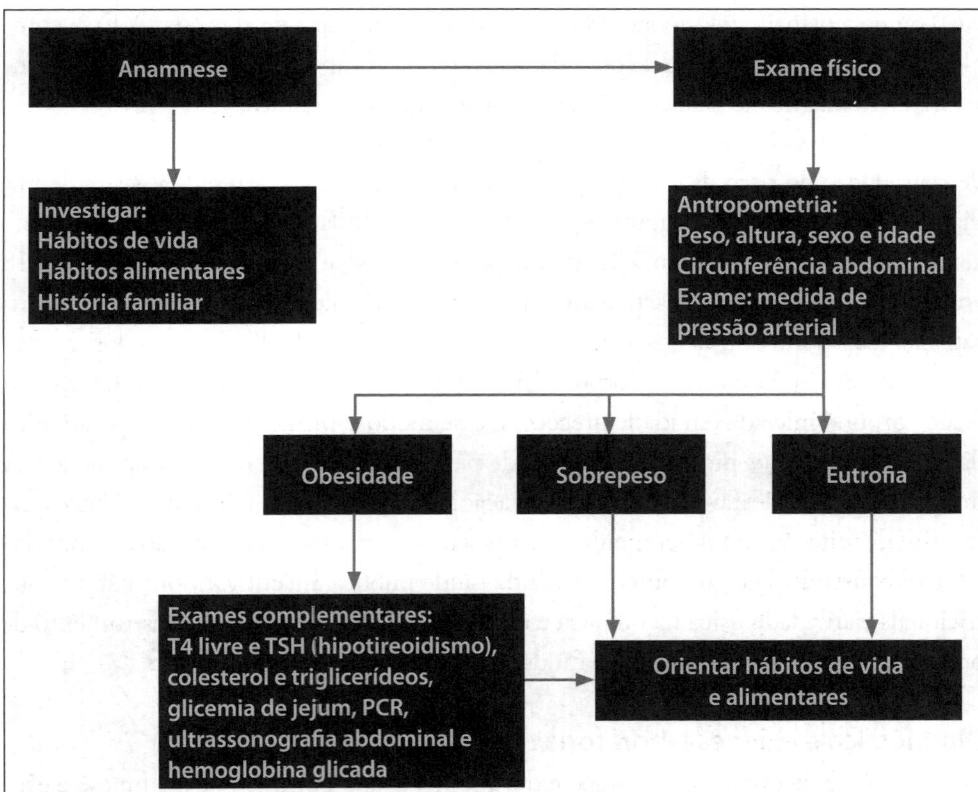

Figura 1 Propedêutica da obesidade ou sobrepeso na adolescência.
PCR: proteína C-reativa; TSH: hormônio estimulante da tireoide.

podem ser úteis para a determinação mais precisa da composição corporal, permitindo a identificação do percentual de gordura e de massa magra. O percentual de gordura corporal pode ser avaliado de acordo com o preconizado por McCarthy (2006) ou Buchman (2002) *apud* Weffort et al. (2019).[32]

Ênfase deve ser dada à época do início da obesidade, aos fatores desencadeantes, às doenças e aos medicamentos usados e à presença ou não de complicações e de sintomas e sinais sugestivos das doenças endógenas. Também se deve investigar a qualidade do sono, como presença de roncos e sonolência diurna, de cefaleia, dor ocular e diminuição do campo visual, claudicações e dores nos membros, doenças pregressas e atuais, irregularidades no ciclo menstrual das adolescentes, além de outras informações. Dentre os fatores de risco, pesquisar tabagismo, doenças cardiovasculares precoces, diabetes e dislipidemia.

No exame físico, observa-se a presença de estrias, fissuras e micoses. Também pode se verificar a presença de acantose nigricans, que são placas hipercrômicas de aspecto papilomatoso, vegetante ou liquenificado, e coloração castanho-escura, geralmente encontradas em axilas, pescoço, cotovelos, joelhos, metacarpofalangeanas e outras áreas intertriginosas. Este achado não é patognomônico de hirperinsulinemia, mas frequentemente se associa a esta condição, assim como na obesidade.

É importante avaliar também o tamanho das tonsilas palatinas, padrão respiratório e de batimentos cardíacos, marcha e presença de joelho varo ou valgo, alterações neurológicas, maturação sexual (estadiamento de Tanner), presença de retardo mental e outros sintomas específicos. A presença de baixa estatura (em geral, obesos do grupo exógeno estão com altura acima do percentil 50) e a diminuição da velocidade de crescimento são de grande interesse prático. Ausência de obesidade na família, baixa estatura sem explicação ou cessação coincidente do crescimento indicam necessidade de propedêutica rigorosa.

No exame físico, é fundamental verificar o tipo de obesidade, de acordo com a distribuição da gordura no corpo. Na forma androide, a gordura que se acumula principalmente no tórax e no abdome, chamada de gordura visceral ou abdominal, está mais relacionada com a presença de complicações metabólicas em adultos, crianças e adolescentes. Na forma ginecoide, mais comum nas mulheres, a gordura é distribuída em forma periférica pelo corpo, no tecido subcutâneo, com a maior parte da gordura depositada nas nádegas e nas coxas. As medidas de dados antropométricos (medidas das pregas cutâneas subescapular, tricipital e abdominal com paquímetro, ou a medida dos perímetros da raiz dos membros, do tórax e do abdome, bem como o controle de peso e o IMC) são de fácil obtenção e baixo custo.

O IMC constitui-se, atualmente, na melhor alternativa clínica para mensurar a adiposidade. Seu valor normal varia com idade e sexo e sua principal limitação é não poder diferenciar o excesso de peso por obesidade do aumento por hipertrofia muscular, edema e ossos. Também se deve lembrar que os valores de IMC não são absolutos – um desportista pode ter o corpo musculoso e ser considerado obeso pelo cálculo de IMC. Este índice correlaciona-se muito bem com: gordura subcutânea, gordura total, aumento da pressão arterial, dos lipídios e das lipoproteínas do plasma. Os seguintes valores são propostos pela OMS para o adulto: ≤ 18,5: magro; de 18,5 a ≤ 24,9: normal; de 25 a ≤ 29,9: sobrepeso; de 30 a ≤ 39,9: obeso; ≥ 40: obesidade mórbida.

A OMS recomenda curvas de crescimento para crianças e adolescentes. Elas podem ser acessadas no endereço eletrônico http://www.who.int/childgrowth/en/. Tabelas e gráficos com valores de IMC podem ser utilizados nas atividades clínicas, com os seguintes pontos de corte:

- sobrepeso: 1 desvio-padrão; 25,4 kg/m^2 para meninos e 25 kg/m^2 para meninas;
- obesidade: 2 desvios-padrão; 29,7 kg/m^2 para ambos os sexos.

No endereço eletrônico http://www.cdc.gov/growthcharts pode ser acessada a tabela com valores de IMC para idades de 2 a 19 anos.

A medida da circunferência abdominal fornece a quantidade de gordura intra-abdominal, com margem de acerto de 60 a 90%; usa-se uma fita métrica passando entre o umbigo e o apêndice xifoide. Para adultos, a OMS considera os seguintes valores:

- aumentado: ≥ 94 cm para sexo masculino e ≥ 80 cm para o feminino;
- muito aumentado: ≥ 102 cm para sexo masculino e ≥ 88 cm para o feminino.

Entretanto, em crianças e adolescentes, ainda não foram definidos pontos de corte adequados para usos clínico e epidemiológico. Algumas curvas, no entanto, já foram elaboradas em diferentes países com valores da circunferência abdominal em percentis, específicas para idade e sexo.[33,34]

Dentre os exames complementares disponíveis, pode-se usar a bioimpedância, feita por meio de uma minicorrente elétrica capaz de diferenciar componente gordo e magro do organismo. O exame fornece informações sobre composição corporal, porcentagem de gordura e massa magra. A associação de vários métodos, como IMC, medida da circunferência abdominal e bioimpedância, fornece uma boa avaliação da obesidade. Para diferenciar os tipos de obesidade (androide e ginecoide), seriam necessários exames de tomografia computadorizada ou ressonância magnética, porém não são usados de rotina em razão de seu alto custo. Outro meio para diagnóstico é o DEXA. Trata-se de um sistema mais sofisticado, que mede a composição corporal e avalia, além da gordura, a quantidade de ossos e músculos. A técnica isotópica com deutério (água marcada) também é usada e constitui-se em um método simples para a avaliação de composição corporal.

A relação entre peso corporal, distribuição de gordura e pressão arterial é de interesse crucial na avaliação do impacto na saúde pública e na clínica. Suas origens são associadas ao aumento da prevalência da obesidade na infância e na adolescência. Nas consultas, devem ser realizadas medidas da pressão arterial com técnica adequada, de acordo com as normas e referências da Second Task Force on Blood Pressure Control in Children and Adolescents.[35] Valores de pressão arterial acima do percentil 90 são considerados elevados.

Avaliação bioquímica é necessária para determinar as causas de obesidade endógena, bem como para identificar repercussões metabólicas, como dislipidemias, alterações do metabolismo glicídico e esteatose hepática. Inclui dosagens de colesterol total e frações, triglicerídeos e glicose de jejum, avaliação da função hepática pelas enzimas hepáticas TGP (ALT), TGO (AST) e gama-GT. São recomendadas medidas de glicemia de jejum com 2 horas pós-dextrosol e insulina basal para avaliar o grau de resistência à insulina. A resistência à insulina pode ser avaliada pelo Homa (*homeostatic model assesment*), calculado pela insulina plasmática de jejum (mcU/mL) × glicose plasmática de jejum (mmo/L)/22,5. Valores acima de 3,16 são considerados alterados. Outros exames podem ser necessários (Tabela 5): dosagens de proteína C-reativa para avaliar a resposta inflamatória, ultrassonografia abdominal para esteatose hepática e polissonografia para distúrbios do sono para avaliação laboratorial de crianças e adolescentes obesos.

Tabela 5 Exames complementares para avaliação laboratorial de obesidade de crianças e adolescentes

Exames	Valores de referência	Interpretação dos valores
Glicemia de jejum (feita com mínimo de 8 horas e máximo de 12 horas de jejum)	< 100 mg/dL	Adequado
	100-126 mg/dL	Alterada (ampliar investigação com teste de tolerância oral à glicose)
	≥ 126 mg/dL	*Diabetes mellitus*
Teste Tolerância oral a glicose (TTOG) 2 h após 75 g de glicose	< 140 mg/dL	Adequado
	≥ 140 a < 200	Diminuída – intolerância à glicose
	≥ 200	*Diabetes mellitus*
Glicemia casual*	≥ 200	*Diabetes mellitus*
Perfil lipídico		
Colesterol total	<150 mg/dL	Desejável
	150-169 mg/dL	Limítrofe
	≥ 170 mg/dL	Aumentado

continua

Tabela 5 (*Continuação*) Exames complementares para avaliação laboratorial de obesidade de crianças e adolescentes

Exames	Valores de referência	Interpretação dos valores
LDL-c	<100	Desejável
	100-129	Limítrofe
	≥130	Aumentado
HDL-c	≥45	Desejável
Triglicerídeos	<100	Desejável
	100-129	Limítrofe
	≥130	Aumentado
Alanina aminotransferase (ALT ou TGP)	< 40 U/L	Alguns estudos propõem valores inferiores, especialmente crianças, sendo importante o acompanhamento longitudinal desses valores

Fonte: Sociedade Brasileira de Pediatria, 2019.[36]

Síndrome metabólica

Síndrome metabólica (SM) é uma condição clínica composta de anormalidades antropométricas, fisiológicas e bioquímicas que predispõem os indivíduos afetados ao desenvolvimento de diabetes tipo 2 e doença cardiovascular. Entre os inúmeros fatores envolvidos no risco potencial de desenvolvimento de SM estão o sobrepeso e a obesidade, principalmente se há acúmulo de gordura, predominantemente abdominal ou ectópica, dislipidemias, hipertensão arterial sistêmica, história pessoal de intolerância à glicose ou diabetes gestacional, história familiar de DM2, doença cardiovascular ou hipertensão arterial, presença de acantose nigrans, adrenarca precoce e síndrome dos ovários policísticos.

Os efeitos do aumento da resistência insulínica (RI) são múltiplos e incluem aumento da síntese hepática da lipoproteína de muito baixa densidade (VLDL-C), em decorrência da maior produção de triglicerídeos pelo fígado e do menor catabolismo; resistência à ação insulínica da lipoproteína lipase nos tecidos periféricos; aumento da síntese de colesterol com LDL-C menores, mais densas e mais ricas em apolipoproteína B; redução dos níveis e do tamanho da lipoproteína de alta densidade (HDL-C), relacionada à diminuição da subfração HDL-C2 e ao maior catabolismo pela maior concentração de triglicerídeos nessas partículas; aumento da atividade simpática; proliferação das células da camada muscular lisa da parede vascular e aumento da formação de placas. Além disso, os adipócitos produzem substâncias como a leptina, a adiponectina e a resistina, além de outras citoquinas, como a interleucina-6, o fator de necrose tumoral α e o inibidor do ativador de plasminogênio 1, que estão envolvidas na atividade inflamatória vascular, predispondo à formação de estrias e placas ateromatosas.

O Departamento de Nutrologia da Sociedade Brasileira de Pediatria adota o consenso proposto pela *International Diabetes Federation* (IDF), que em 2007 definiu os critérios para identificar a síndrome metabólica em adolescentes de 10 a 16 anos, da seguinte maneira: aumento da circunferência abdominal (CC ≥ p90), mais dois outros critérios entre: hipertensão arterial (PAS ≥ 130 ou ≥ PAD 85 mm Hg), hipertrigliceridemia (≥ 150 mg/dL), HDL baixo (< 40 mg/dL), glicemia de jejum elevada (≥ 100). A IDF recomenda que para adolescentes acima de 16 anos sejam usados os mesmos critérios dos adultos.[32]

TRATAMENTO DA OBESIDADE

Na infância e na adolescência, a primeira opção terapêutica da obesidade consiste em mudança do estilo de vida, que engloba abordagens nutricionais, combate ao sedentarismo, melhora das condições emocionais, dentre outras. As mudanças esperadas em relação ao estilo de vida nem sempre são suficientemente efetivas para promover uma perda de peso satisfatória e desejada. Desse modo, a terapia farmacológica não deve ser instituída como primeira opção de tratamento, somente após medidas iniciais para complementar as terapias do estilo de vida.

Para tratamento da obesidade em adultos, são utilizados muitos medicamentos autorizados pela Agência Nacional de Vigilância Sanitária (Anvisa) no Brasil. Já para adolescentes acima de 12 anos de idade, somente em 2020 foi liberado o medicamento liraglutida, por exemplo. A liraglutida é um agonista do receptor do GLP-1 (*glucagon-like peptide 1*). É um hormônio produzido no intestino na presença de alimentos e aumenta a secreção de insulina pós-prandial, reduz a secreção do glucagon e retarda o esvaziamento gástrico, aumentando a saciedade, o que induz a perda de peso. Estudos clínicos na fase 3 têm demonstrado boa tolerância ao medicamento na faixa etária entre 12 e 18 anos. Os principais efeitos colaterais são: náusea, diarreia, dor abdominal, constipação e cefaleia. Os resultados em relação ao uso da liraglutida associada a mudanças do estilo de vida, quando comparados com grupo placebo associado a mudanças do estilo de vida, são muito satisfatórios em relação à redução do IMC. Entretanto, outros medicamentos, como orlistate, sibutramina, metformina, fluoxetina e topiramato têm sido muito estudados e até utilizados de maneira *off label* para o tratamento da obesidade em crianças e adolescentes. Em geral, medicamentos são usados para tratar as comorbidades associadas à obesidade, principalmente depressão, compulsão alimentar e outros transtornos psiquiátricos. Na Tabela 6 estão listados principais medicamentos utilizados no tratamento da obesidade.

Tabela 6 Medicamentos que podem ser utilizados no tratamento da obesidade

Medicamento	Situação	Dose	Eficácia	IC 95%	Eventos adversos
Liraglutida	Aprovada para tratamento de adolescentes com obesidade e obesidade ou sobrepeso em adultos com comorbidades associadas	0,6-3 mg/dia, subcutâneo (titulação *)	Redução de 1,39 kg/m^2 no IMC	-1.08 a -1.70	Náusea, diarreia, constipação, vômito, cefaleia, dispepsia, fadiga, tontura, dor abdominal, aumento discreto na lipase sem pancreatite
Orlistate	Aprovada para tratamento de obesidade ou sobrepeso em adultos com comorbidades associadas	360 mg/dia (120 mg/ 3x/dia)	Redução de 0,79 kg/m^2 no IMC	-1.08 a -0.51	Flatulência, urgência fecal, fezes gordurosas, aumento no número de evacuações, incontinência fecal, deficiência de vitaminas lipossolúveis
Sibutramina	Aprovada para tratamento de obesidade ou sobrepeso em adultos e adolescentes maiores de 18 anos com comorbidades associadas	10-15 mg/dia	Redução de 1,70 kg/m^2 no IMC	-2.89 a -0.51	Taquicardia, hipertensão, palpitações, insônia, ansiedade, nervosismo, depressão, diaforese
Metformina	Aprovada para crianças acima de 10 anos de idade com DM2 ou resistência à insulina	500-850 mg/dia	Redução de 1,35 kg/m^2 no IMC	-2.00 a -0.69	Náusea, flatulência, edema, diarreia
Sertralina	Aprovada a partir dos 6 anos de idade para compulsão	Dose inicial de 25 mg/dia	-	-	Náusea, vômito, dor abdominal, diarreia, agitação, ansiedade, insônia, alterações do sono, fadiga, efeitos neurológicos (tremores, efeitos extrapiramidais), perda ou ganho de peso
Fluoxetina	Aprovada para casos de depressão a partir de 8 anos de idade	Dose inicial de 10 mg/dia	-	-	Náusea, vômito, dor abdominal, diarreia, agitação, ansiedade, insônia, alterações do sono, fadiga, efeitos neurológicos (tremores, efeitos extrapiramidais), perda ou ganho de peso
Topiramato	Aprovado para crianças e adultos para tratamento de epilepsia e para profilaxia de migrânea em adultos	25-100 mg/dia	Dados controversos	-	Disfunção cognitiva, litíase renal, acidose metabólica, teratogênica. Adolescentes devem ser aconselhados em relação a gravidez ou diminuição na eficácia de contraceptivos orais

* Titulação semanal: 0,6, 1.2, 1.8,2,4 até 3 mg.
DM2: diabete melito tipo 2; IC: intervalo de confiança; IMC: índice de massa corporal.
Fonte: Manual de obesidade SBP, 2019;[36] Mastrandrea et al., 2019.[37]

CONSIDERAÇÕES FINAIS

Os fatores de risco para doenças cardiovasculares persistem da infância para a vida adulta, e o impacto da obesidade nessa consideração ressalta a necessidade de implantação de medidas preventivas que estimulem o desenvolvimento de estilos de vida saudáveis ainda na infância. A obesidade, considerada uma doença crônica, é multicausal e pode ter repercussões em vários órgãos e sistemas do indivíduo, contribuindo para morbidade e mortalidade. Na prática clínica, é um desafio para profissionais de saúde que trabalham com adolescentes. Ações preventivas podem evitar efeitos indesejáveis em longo prazo, de origem tanto orgânica quanto psicossocial. A boa nutrição nos primeiros anos de vida e na adolescência deve ser estimulada, visando a prevenir tanto a carência quanto o excesso de nutrientes, além de configurar uma maneira eficaz, em curto e longo prazos, para a prevenção das doenças do adulto que se iniciam na adolescência.

REFERÊNCIAS BIBLIOGRÁFICAS

1. Ornell RF, Schuch JB, Sordi AO, Kessler FHP. Pandemia de medo e Covid-19: impacto na saúde mental e possíveis estratégias. Debates em Psiquiatria. 2020;10(2):12-6 [acesso 8 jun. 2022]. Disponível em: https://revistardp.org.br/revista/article/view/35.
2. Sociedade Brasileira de Pediatria (SBP). Obesidade em crianças e adolescentes e Covid-19. Nota de alerta da Sociedade Brasileira de Pediatria. Grupo de Trabalho em Atividade Física. São Paulo: SBP; 2020.
3. Marques ES, Moraes CL, Hasselmann ML, Deslandes SF, Reichenheim ML. A violência contra mulheres, crianças e adolescentes em tempos de pandemia pela Covid-19: panorama, motivações e formas de enfrentamento. Cadernos de Saúde Pública [online]. 2020;36(4):e00074420 [acesso 8 jun. 2022]. Disponível em: https://doi.org/10.1590/0102-311X00074420.
4. Gong EJ, Heald FP. Diet, nutrition and adolescence. In: Shils ME, Olson JA, Shike M, editors. Modern nutrition in health and disease. 6 ed. Philadelphia: Lea and Febiger; 1994.
5. National Research Council. Recommended dietary allowances: 10th edition. Subcommittee on the tenth edition of the Recommended Dietary Allowances. Washington: National Academies Press; 1989.
6. Jacobson MS, Eisenstein E, Coelho SC. Aspectos nutricionais na adolescência. Adolesc Latinoam. 1998;1(2):75-83.
7. Trumbo P, Schlicker S, Yates AA, Poos M. Dietary reference intakes for energy, carbohydrate, fiber, fat, fatty acids, cholesterol, protein and amino acids. J Am Diet Assoc. 2002;102(11):1621-30.
8. Padovani RM, Farfan JA, Colugnati FAB, Domene SMA. Dietary reference intakes: aplicabilidade das tabelas em estudos nutricionais. Rev Nutr. 2006;19(6):741-60.
9. Otten JJ, Hellwig JP, Meyers LD, editors. Dietary reference intakes: the essential guide to nutrient requirements. Washington, DC: The National Academies Press; 2006.

10. U.S. National Academy of Sciences (USA). Dietary reference intakes for vitamin C, vitamin E, selenium and carotenoids. Washington: National Academy Press; 2000. 506p.
11. Veiga GV, Costa RS, Araújo MC, Souza AM, Bezerra IN, Barbosa GS, et al. Inadequação do consumo de nutrientes entre adolescentes brasileiros. Rev Saúde Pública. 2013;47(1 Supl):212S-21S.
12. Martins DS. Anemia em crianças e adolescentes. Prevalência nos últimos onze anos no Brasil [trabalho de conclusão de curso]. Porto Alegre: Universidade Federal do Rio Grande do Sul; 2011. 55p.
13. Souza AM, Barufaldi LA, Abreu GA, Giannini DT, Oliveira DL, Santos MM, et al. ERICA: ingestão de macro e micronutrientes em adolescentes brasileiros. Rev Saúde Pública. 2016;50(supl1):5s.
14. Urbano MRD, Vitalle MSS, Juliano Y, Amancio OMS. Ferro, cobre e zinco em adolescentes no estirão pubertário. J Pediatr (Rio J). 2002;78(4):327-34.
15. Rates SPM, Capanema FD, Amaral B, Secundino CM, Michelli LMS, Pereira RCM, et al. Estado nutricional de iodo em adolescentes gestantes e não gestantes assistidas na ESF em Vespasiano, MG. Rev Bras Saúde Mater Infant. 2021;21(4):1045-53.
16. Rates SPM. Avaliação do estado nutricional de iodo em escolares adolescentes de 10 a 19 anos de escolas públicas do município de Vespasiano, MG [Dissertação]. Minas Gerais: Faculdade de Medicina da UFMG; 2010. 148p.
17. Monsen ER. Dietary reference intakes for the antioxidant nutrients: vitamin C, vitamin E, selenium, and carotenoids. J Am Diet Assoc. 2000;100(6):637-40.
18. Eisenstein E, Coelho KSC, Coelho SC, Coelho MASC. Nutrição na adolescência. J Pediatr. 2000;76(3): 263-74.
19. Pedrosa MAC, Castro ML. Papel da vitamina D na função neuromuscular. Arq Bras Endocrinol Metab. 2005;49(4):495-502.
20. Ribeiro PCP. Esportes, nutrição e uso de substâncias. In: Weffort VRS, Lamounier JA, coordenadores. Nutrição em pediatria: da neonatologia à adolescência. 2. ed. Barueri: Manole; 2017.
21. Abrahin OSC, Sousa EC. Esteroides anabolizantes androgênicos e seus efeitos colaterais: uma revisão crítico-científica. Rev Educ Fis/UEM. 2013;24(4):669-79.
22. Ribeiro PCP. O uso indevido de substâncias: esteroides anabolizantes e energéticos. Adolesc Latinoam. 2001;414-7130(2):97-101.
23. Machado AG, Ribeiro PCP. Anabolizantes e seus riscos. Adolesc & Saúde. 2004;20(4):20-2.
24. Brasil AR, Lentz L, Ribeiro PCP. Nutrição e uso de suplementos no esporte. Boletim eletrônico, Sociedade Mineira de Pediatria, 20 de janeiro de 2017 [acesso 37 jul. 2022]. Disponível em: http://blog.smp.org.br/nutricao-e-uso-de-suplementos-no-esporte/.
25. Ferreira SE, Mello MT, Formigoni, MLOS. O efeito das bebidas alcoólicas pode ser afetado pela combinação com bebidas energéticas? Um estudo com usuários. Rev Assoc Med Bras. 2004;50(1):48-51.
26. News,med.br. Bebidas energéticas cafeinadas podem estar associadas ao maior risco de diabetes em jovens. 08 de dezembro de 2015 [acesso 37 ago. 2022]. Disponível em: https://www.news.med.br/p/saude/813434/bebidas-energeticas-cafeinadas-podem-estar-associadas-ao-maior-risco-de-diabetes-em-jovens.htm.

27. Lamounier JA, Lamounier FB, Weffort VRS. Aspectos gerais da obesidade na infância e adolescência. In: Weffort VRS, Lamounier JA, coordenadores. Nutrição em pediatria: da neonatologia à adolescência. 2. ed. Barueri: Manole; 2017.
28. Brasil. Ministério da Saúde. Atlas de obesidade no Brasil. Brasília: Ministério da Saúde; 2019.
29. Bloch KV, Klein CH, Szklo M, Kuschnir MCC, Abreu GA, Barufaldi LA, et al. ERICA: prevalências de hipertensão arterial e obesidade em adolescentes brasileiros. Rev Saúde Pública. 2016;50 (supl 1):9s.
30. Guedes DP, Mello ERB. Prevalência de sobrepeso e obesidade em crianças e adolescentes brasileiros: revisão sistemática e metanálise. ABCS Health Sci. 2021;46:e021301.
31. Fernandes AER. Avaliação da imagem corporal, hábitos de vida e alimentares em crianças e adolescentes de escolas públicas e particulares de Belo Horizonte [Dissertação]. Belo Horizonte: Universidade Federal de Minas Gerais; 2007.
32. Weffort VRS, Lamounier JA, Oliveira FLC, Escrivão MAMS. Obesidade na infância e adolescência: manual de orientação. m 3. ed. Rio de Janeiro: Sociedade Brasileira de Pediatria; 2019.
33. Taylor RW, Jones IE, Willias SM, Goulding A. Evaluation of waist circumference, waist-to-hip ratio, and the conicity index as screening tools for high trunk fat mass, as measured by dual-energy X-ray absorptiometry, in children aged 3-19 y. Am J Clin Nutr. 2000;72:490-5.
34. McCarthy HD, Jarrett KV, Crawley HF. The development of waist circumference percentiles in British children aged 5.0-16.9 y. Eur J Clin Nutr. 2001;55(10):902-7.
35. NHBPEP. Update on the 1987 task force report on high blood pressure in children and adolescents: a working group report from the National High Blood Pressure Education Program. National High Blood Pressure Education Program Working Group on Hypertension Control in Children and Adolescents. Pediatrics. 1996;98(4):649-58.
36. Sociedade Brasileira de Pediatria – Departamento de Nutrologia. Obesidade na infância e adolescência – Manual de Orientação / Sociedade Brasileira de Pediatria. Departamento Científico de Nutrologia. 3. ed. – São Paulo: SBP. 2019. 236 p.
37. Mastrandrea LD, Witten L, Carlsson Petri KC, Hale PM, Hedman HK, Riesenberg RA. Liraglutide effects in a paediatric (7-11 y) population with obesity: A randomized, double-blind, placebo-controlled, short-term trial to assess safety, tolerability, pharmacokinetics, and pharmacodynamics. Pediatr Obes. 2019 May;14(5):e12495. doi: 10.1111/ijpo.12495. Epub 2019 Jan 17. PMID: 30653847; PMCID: PMC6590663.
38. American College of Sports. Medicine Posicionamento Oficial Exercício e reposição líquida. Rev Bras Med Esporte 1999, 5(1):35-41.
39. Sousa MMS, Navarro F. A suplementação de carboidratos e a fadiga em praticantes de atividades de endurance, Revista Brasileira de Nutrição Esportiva 2010, 4(24):462-474.

Nutrologia geriátrica

André Filipe Junqueira dos Santos
Tiago Ferolla Nunes
Mariana Garcia da Freiria
Nelson Iucif Junior

AVALIAÇÃO NUTRICIONAL DO IDOSO

O envelhecimento submete o organismo a diversas alterações anatômicas, funcionais, bioquímicas e psicológicas, com repercussões sobre as condições de saúde e nutrição do indivíduo. O idoso, perante tantas peculiaridades, deve ser avaliado de maneira ampla e interdisciplinar.

A incidência aumentada de doenças, a diminuição da funcionalidade e os hábitos de vida não saudáveis vêm determinando uma prevalência aumentada de distúrbios nutricionais nessa fase da vida. Tanto desnutrição quanto obesidade fazem parte do envelhecimento atual. A primeira associa-se à maior mortalidade, enquanto a segunda está associada ao declínio funcional e à perda de independência e autonomia.

A avaliação nutricional do paciente idoso deve ser realizada de maneira criteriosa, devendo ser consideradas as alterações que ocorrem na composição corporal e que são decorrentes do processo de senescência. O peso diminui por causa da perda de massa óssea (osteopenia) e muscular, podendo chegar à sarcopenia, que, entre outras causas, decorre de alterações neuroendócrinas e inatividade física. Também há redução fisiológica do apetite.

A altura também sofre alterações a partir de 40 anos de idade, com redução média de 1 cm por década nos homens e de 1,5 cm nas mulheres. Isso se deve, entre outros fatores, ao achatamento plantar, à diminuição da altura das vértebras e dos discos intervertebrais e a alterações posturais. A água é o principal componente da composição corporal e, com o envelhecimento, há redução de 20 a 30% da água corporal total. O idoso tem um aumento de 20 a 30% na gordura corporal total e modificação em sua distribuição, com tendência a uma localização mais central.

Em virtude dessas mudanças, o idoso pode apresentar alterações em algumas variáveis antropométricas, como aumento da circunferência da cintura (CC) e diminuição da circunferência do braço (CB) e da dobra cutânea tricipital (DCT). A avaliação de dados sobre a alimentação, mediante inquéritos sobre o consumo alimentar, é outro componente da avaliação do estado nutricional.

Há várias alterações fisiológicas do envelhecimento que podem comprometer as necessidades nutricionais e a ingestão do idoso, como:

- xerostomia;
- diminuição do olfato e do paladar, decorrente da redução nos botões e nas papilas gustativas sobre a língua;
- redução do fluxo sanguíneo renal e da taxa de filtração glomerular;
- aumento da necessidade proteica;
- redução da biodisponibilidade de vitamina D;
- deficiência na absorção da vitamina B6;
- redução da acidez gástrica com alterações na absorção de ferro, cálcio, ácido fólico, B12 e zinco;
- atividade da amilase salivar reduzida;
- redução da atividade de enzimas proteolíticas, como a amilase e a lípase pancreática;
- tendência à diminuição à tolerância à glicose.

É importante lembrar que várias circunstâncias clínicas, como acidente vascular encefálico, demência avançada e síndrome da imobilização, geram menor acesso do paciente ao alimento. Somam-se a essas situações o uso de medicações que causam inapetência, os transtornos do humor, o uso de prótese dentária mal adaptada e o abuso de álcool como potenciais causas de doenças nutricionais. Distúrbios sociais e familiares, incluindo institucionalização e maus tratos, também podem levar à desnutrição.

Durante a avaliação nutricional do idoso, várias ferramentas devem ser utilizadas, como anamnese (sintomas clínicos e nutrológicos), exame físico (sinais de desnutrição), avaliação nutrológica (alteração de peso, antropometria, composição corporal), parâmetros bioquímicos, questionários para avaliação nutricional subjetiva e impedância bioelétrica. A experiência do profissional avaliador é fundamental, pois ele reconhece as limitações de cada instrumento e as alterações do próprio envelhecimento.

Avaliação antropométrica

Considerada um método não invasivo, de baixo custo e fácil execução, é utilizada na avaliação nutricional do idoso ambulatorial e hospitalar. O seguimento antropométrico mede as variações de tecido adiposo e muscular do indivíduo. Dessa forma, pode ser usada para estimar sua composição corporal.

O índice de massa corporal (IMC) é um dos parâmetros mais utilizados. Tendo em vista as alterações corporais do envelhecimento, foram propostos novos pontos de corte, conforme descrito na Tabela 1. Para os casos em que o paciente é incapaz de deambular, as medidas de peso e estatura podem ser estimadas por meio das equações desenvolvidas por Chumlea et al. (1987) (Tabela 2).

A CB pode ser utilizada para avaliação de desnutrição, sendo um método confiável para esse diagnóstico. A circunferência da panturrilha (CP) é um indicador sensível de alterações musculares no idoso; se inferior a 31 cm, é considerada, atualmente, o melhor indicador clínico de sarcopenia, estando relacionada a perda da funcionalidade e quedas. A avaliação de pregas cutâneas é útil no seguimento de pacientes idosos, especialmente a prega tricipital, pois é a região de maior camada subcutânea de gordura. A circunferência abdominal é usada para avaliar o risco cardiovascular.

Segundo a Organização Mundial de Saúde (OMS), para indivíduos adultos, valores acima de 80 cm para mulheres e de 94 cm para homens demonstram risco aumentado de várias doenças. Entretanto são necessários mais estudos para determinação dos valores de referência para o paciente idoso. A razão cintura/quadril tem sido usada como indicador de obesidade abdominal; para homens, seu ponto de corte é superior a 1 e, para mulheres, superior a 0,85.

Tabela 1 Pontos de corte para a interpretação do IMC no paciente idoso

IMC (kg/m^2)	Diagnóstico
< 22	Desnutrição
22 a 27	Eutrofia
> 27	Obesidade

Fonte: Lipschtz, 1994.

Tabela 2 Estimativas de massa corporal

Gênero	Fórmula
Homem	(0,98 × CP) + (1,16 × AJ) + (1,73 × CB) + (0,37 × DCSE) – 81,69
Mulher	(1,27 × CP) + (0,87 × AJ) + (0,98 × CB) + (0,4 × DCSE) – 62,35

CP: circunferência da panturrilha (cm); CB: circunferência do braço (cm); DCSE: dobra cutânea subescapular; AJ: altura do joelho (cm).

Fonte: Chumlea et al., 1987.

Avaliação bioquímica

Os exames bioquímicos são utilizados para acompanhar a terapia nutrológica, avaliar os riscos e detectar problemas nutricionais não observados durante a avaliação antropométrica ou clínica.

A albumina é um importante marcador para identificação do estado nutrológico. É a proteína mais utilizada na avaliação nutrológica, associada a aumento da incidência de complicações clínicas, mortalidade e morbidade, quando em baixas concentrações. Pacientes com síndrome nefrótica, infecção, vigência de inflamação e hepatopatia apresentam limitação ao uso de albumina como marcador de desnutrição. Sua reserva corporal é grande e a meia-vida é longa, podendo chegar a 21 dias.

Outro dado importante diz respeito ao colesterol. Quando a contagem total de colesterol está abaixo de 160, pode ser indício de redução dos níveis de lipoproteínas. Sua redução se manifesta tardiamente no curso de desnutrição, o que limita seu uso na avaliação nutricional.

A transferrina e a pré-albumina têm baixas sensibilidade e especificidade na avaliação nutrológica quando usadas isoladamente. A pré-albumina, com meia-vida de 2 a 3 dias, pode sofrer alterações e está diminuída em casos de inflamação, infecção, estresse e deficiência de zinco. A transferrina, por sua vez, pode estar aumentada na anemia ferropriva e nas hepatites agudas e diminuída em casos de anemia hemolítica, hepatopatia crônica, neoplasias, infecção e inflamação.

Quanto aos linfócitos, sua contagem reflete indiretamente o estado nutrológico do idoso, pois desequilíbrios da ingestão de nutrientes podem causar imunossupressão. A relação CD3/CD4 inferior a 50 está associada a situações de deficits nutricionais e de imunossupressão. A proteína transportadora de retinol é um indicador de seguimento nutrológico. Possui vida média de 12 horas, mas tem limitações. Apresenta-se diminuída na doença hepática, em infecção e em estresse metabólico grave.

Outros parâmetros bioquímicos podem ser utilizados na avaliação nutrológica, como hemograma, creatinina e enzimas hepáticas.

Triagem de risco nutrológica

Para a avaliação nutrológica do idoso, deve-se realizar o exame físico completo, além de um questionário de triagem nutricional. A Avaliação Subjetiva Global (ASG) ou a Miniavaliação Nutricional (MAN) são bons indicadores de risco de desenvolvimento de complicações atribuídas à desnutrição. A ASG é um método de avaliação clínica que engloba alterações da composição corporal e alterações funcionais. Foi criada em 1990, com o objetivo de avaliar o risco nutrológico em pacientes cirúrgicos, mas tem sido usada em pacientes idosos. Pode ser aplicada por profissionais capacitados, de forma simples e rápida. A complementação da ASG com outras técnicas de avaliação nutricional é indicada, pois esse método não possui sensibilidade adequada para identificar pequenas variações do estado nutricional, não sendo, portanto, adequado como método de acompanhamento da evolução de paciente em terapia nutricional.

A MAN foi criada em 1989, visando aos pacientes geriátricos. Tem como objetivo avaliar o risco de desnutrição e identificar aqueles que possam se beneficiar da intervenção dietoterápica precoce. Pode ser usada tanto para triagem como para avaliação diagnóstica e compreende quatro categorias: avaliação antropométrica, avaliação global, avaliação dietética e avaliação subjetiva. Quando o resultado da avaliação indica desnutrição, deve-se complementar a investigação com parâmetros bioquímicos e antropométricos (Quadro 1).

Bioimpedância (ou impedância bioelétrica)

Constitui método de avaliação rápido, não invasivo e confortável para avaliar a composição corporal do idoso.

A análise de bioimpedância tem poucas desvantagens a serem consideradas: depende de grande colaboração do paciente, tem custo mais elevado que as outras técnicas duplamente indiretas, é altamente influenciada pelo estado de hidratação do avaliado e nem sempre os equipamentos dispõem das equações adequadas aos indivíduos que se pretende avaliar.

Considerações finais

Em relação aos métodos de avaliação nutrológica, nenhum é considerado padrão de referência para o diagnóstico de desnutrição. No caso do paciente geriátrico, é necessário analisar, de forma individualizada, comorbidades, hábitos de vida, funcionalidade, aspectos emocionais, situação social e acesso a uma alimentação adequada. Deve-se sempre considerar as alterações da senescência sobre o estado nutricional.

A mensuração do risco nutricional necessita de análise conjunta dos diversos métodos comentados neste capítulo, a fim de se obter o diagnóstico global e o estado nutrológico do idoso.

NECESSIDADES NUTROLÓGICAS DO IDOSO

As necessidades nutricionais no idoso são de grande interesse, pois essa faixa etária está em constante risco nutricional devido ao grande número de doenças crônicas, polifarmácia, perdas funcionais e financeiras, alterações na absorção dos nutrientes pelo trato gastrointestinal, problemas com a saúde oral, atrofia gástrica, hipocloridria e senescência das vilosidades intestinais. A busca de qualidade de vida e longevidade saudável faz aumentar o interesse por esse assunto, apesar dos poucos estudos disponíveis. A seguir, alguns dos nutrientes mais necessários ao paciente idoso serão discutidos.

Quadro 1 Miniavaliação nutricional

Nome: ____________________

Sexo: __________ Altura: __________ Idade: __________

Peso: __________ Comprimento da perna: __________

I – Avaliação antropométrica

1. Índice de massa corporal (IMC) = peso (kg)/estatura (m)²

IMC < 19 = 0 ponto | IMC 19 a 21 = 1 ponto
IMC 21 a 23 = 2 pontos | IMC > 23 = 3 pontos

2. Circunferência do braço (CB, cm)

CB < 21 = 0 ponto | CB 21 a 22 = 0,5 ponto
CB > 22 = 1 ponto

3. Circunferência da panturrilha (CP, cm)

CP < 31 = 0 ponto
CP > 31 = 1 ponto

4. Perda de peso nos últimos 3 meses

> 3 kg = 0 ponto | Desconhecida = 1 ponto
Entre 1 e 3 kg = 2 pontos | Ausente= 3 pontos

II – Avaliação global

5. O paciente mora em sua casa (não em casa de repouso)

Não = 0 ponto | Sim = 1 ponto

6. Toma mais de três tipos de medicamentos ao dia?

Sim = 0 ponto | Não = 1 ponto

7. Sofreu estresse psicológico ou doença aguda nos últimos 3 meses?

Sim = 0 ponto | Não = 2 pontos

8. Mobilidade

Restrito a cama/cadeira = 0 ponto | Passa sozinho da cadeira para a cama = 1 ponto
Anda = 2 pontos

9. Problemas neuropsicológicos

Demência/depressão grave = 0 ponto
Moderada = 1 ponto | Ausente = 2 pontos

10. Lesões de pele ou escaras?

Sim = 0 ponto | Não = 1 ponto

III – Avaliação dietética

11. Número de refeições ao dia

Uma = 0 ponto | Duas = 1 ponto | Três = 2 pontos

12. Consumo de alimentos proteicos

1 porção de leite ou queijo ou iogurte por dia?	Sim	Não
2 ou mais porções de feijão ou ovos por semana?	Sim	Não
Carne ou peixe ou aves diariamente?	Sim	Não

1 "sim" = 0 ponto | 2 "sim" = 1 ponto | 3 "sim" = 2 pontos

(continua)

Quadro 1 *(continuação)* Miniavaliação nutricional

III – Avaliação dietética		
13. Consome duas ou mais porções de frutas ou vegetais?		
Não = 0 ponto	Sim = 1 ponto	
14. Redução da ingestão alimentar nos últimos 3 meses (perda de apetite, alteração do trato gastrointestinal)?		
Severa = 0 ponto	Moderada = 1 ponto	Ausente = 2 pontos
15. Ingestão de líquidos ao dia		
< 3 copos = 0 ponto	3 a 5 copos = 1 ponto	> 5 copos = 2 pontos
16. Forma de alimentação		
Com assistência = 0 ponto	Sozinho, mas com dificuldade = 1 ponto	
Sozinho sem ajuda = 2 pontos		
IV – Autoavaliação		
17. O paciente acredita ter algum problema nutricional?		
Sim, desnutrição severa = 0 ponto		
Não sabe ou acredita ter desnutrição moderada = 1 ponto		
Acredita não ter problemas nutricionais = 2 pontos		
18. Em comparação com outras pessoas da mesma idade, o paciente se considera		
Não tão bom = 0 ponto	Não sabe dizer = 0,5 ponto	
Tão bom quanto = 1 ponto	Melhor = 2 pontos	
Máximo de pontos: 30		
Total de pontos:	> 24 – eutrófico	
	17 a 23,5 – risco de desnutrição	
	<17 – desnutrido	

Macronutrientes

Água

A água é fundamental à vida. Sua maior concentração no corpo humano está no espaço intracelular. Órgãos como sangue e músculos possuem grandes quantidades de água, a qual é obtida por meio dos alimentos e do metabolismo basal e eliminada pela urina, pelos pulmões, pelas fezes e pela pele. Um indivíduo adulto possui 60 a 70% de seu peso em água, divididos entre o espaço intracelular (45 a 50%) e o extracelular (15 a 20%). Com o envelhecimento, a quantidade de água no corpo diminui. Indivíduos idosos estão mais sujeitos a desidratação por vários fatores, por exemplo: possuem dificuldade de regular sua ingestão de líquidos; quando sofrem privação, têm menor resposta de sede; e têm maior dificuldade renal em concentrar a urina. As possíveis limitações físicas e cognitivas podem também corroborar para a alteração da percepção de sede, dificuldade no acesso aos líquidos por limitações funcionais e dificuldade de expressar desejo de ingestão de líquidos.

Idosos necessitam de cuidados especiais durante épocas do ano com elevadas temperaturas, exposição ao sol, episódio febril e em casos de incontinência urinária e nictúria. Com a idade, a composição corporal se altera, ocorrendo aumento na porcentagem de gordura, que possui menor quantidade de água. As mulheres, como possuem relativamente mais gordura que os homens, possuem menor porcentagem de água corporal. Os idosos possuem 25% da água no espaço intracelular, 10% no interstício e 15% no intravascular, chegando a ter 40 a 50% de água corporal total.

As necessidades de água variam de 1.500 a 2.000 mL ao dia ou de 30 mL/kg de peso dia, o que equivale a aproximadamente 1 mL/kcal em uma dieta dentro da normalidade. Deve-se atentar a alguns eventos que aumentam as necessidades basais, como febre, atividade física ou exposição a altas temperaturas. Alguns sinais clínicos podem auxiliar no diagnóstico da desidratação, como turgor da pele, hipotensão ortostática e textura da língua e de mucosas.

Glicídios

Os glicídios dos alimentos são combustíveis e elementos de reserva energética, sendo predominantes na maioria das dietas. Todos são quebrados à glicose, que é o principal combustível de órgãos nobres como o sistema nervoso central.

Existem diferentes tipos de glicídios: amido, frutose, glicose, sacarose e lactose. A frutose, presente nas frutas e nos vegetais, não provoca a liberação imediata de insulina pelo pâncreas, ao contrário da glicose. A entrada de glicose e frutose no fígado ocorre sem mediação hormonal, ao passo que a entrada da glicose no músculo e no tecido adiposo ocorre com mediação hormonal.

As necessidades diárias de glicídios dependem da energia requerida pelo indivíduo e da fonte do carboidrato. Os carboidratos complexos deveriam ser preferidos aos simples. O carboidrato é a principal fonte de energia, e suplementa aquela que não foi obtida por meio de proteínas e gorduras.

As proteínas fornecem 15% da energia total, as gorduras fornecem menos de 30% e os glicídios são responsáveis pelos demais 55%. Quando ocorre grande privação de glicídios, pode ocorrer acidose lática pela oxidação dos ácidos graxos.

Colesterol e lipídios

Os lipídios são macronutrientes de importância biológica. Eles desempenham papel fundamental nas funções energéticas, estruturais e hormonais do organismo. Em termos de energia, produzem 9 cal/g. Estruturalmente, fazem parte das membranas celulares e das organelas; quanto aos hormônios, fazem parte dos tromboxanos e prostaglandinas. Costumam ser encarados como vilões quando se analisa o risco cardiovascular; porém, mesmo em obesos, não podem representar menos de 10% das necessidades diárias do indivíduo, a fim de garantir uma adequada absorção das vitaminas lipossolúveis (K, A, D, E) e atingir as necessidades mínimas de ácidos graxos. Estes, por sua vez, são essenciais para a formação das membranas celulares, prostaglandinas e leucotrienos. O Nacional Cholesterol Education Program (NCEP III) recomenda que os adultos limitem a ingestão de gordura a 30% de toda a energia da dieta; gordura saturada a 8 a 10%; gordura insaturada a mais de 10%; a ingestão de colesterol não deve ultrapassar 300 mg/dia.

Atenção especial deve ser dada aos idosos frágeis, que perdem peso mesmo involuntariamente. Como a gordura é altamente calórica, pode ser necessária para manter a oferta energética desses indivíduos.

Energia

As necessidades nutricionais diminuem com a idade, geralmente em 33% entre a 3ª e a 9ª década de vida. Sexo masculino e presença de doença crônica potencializam esse declínio. À medida que ocorre a perda de massa muscular, a taxa metabólica basal é reduzida. A redução da atividade física ou mesmo o sedentarismo configuram outra causa significativa de redução na necessidade energética, porém as doenças crônicas, que são comuns no idoso, como doença de Parkinson, doença de Alzheimer, insuficiência cárdica, etc., estão associadas a aumento da taxa metabólica basal. Em geral, o declínio nas necessidades energéticas significa que idosos necessitam de menos comida para manter seu peso e suas atividades basais, exceto quando outros fatores estão associados, como as doenças crônicas e mesmo as agudas, em que se tem a necessidade de aumento energético. Com isso, fica aumentado o risco de deficiência de micronutrientes, pois estes não reduzem suas necessidades com a idade.

Fibras

As fibras fazem parte do grupo dos glicídios. Fibra alimentar (FA) é a parte comestível intrínseca e intacta dos alimentos de origem vegetal, que corresponde ao componente que não é digerido dos carboidratos. As fibras que têm similaridade com os efeitos da FA, mas que são isoladas ou extraídas a partir de fontes naturais ou obtidas sinteticamente, são chamadas de fibras funcionais. A fibra da dieta é proveniente de componentes da parede celular das plantas. A recomendação atual é de ingestão de 20 a 35 g de fibra ao dia.

A FA tem um papel importante na prevenção de algumas doenças, pelo seu efeito benéfico na motilidade gastrointestinal, na saciedade, no perfil lipídico, na oxidação celular e no perfil glicêmico. Existem dois tipos de fibras, de acordo com a solubilidade na água. Fibras insolúveis têm a capacidade de reter água no cólon e, com isso, aumentar o bolo fecal e melhorar o trânsito intestinal, desempenhando, assim, um importante papel na prevenção da constipação; são, inclusive, capazes de reduzir a incidência de doença diverticular dos cólons, patologia de alta prevalência no idoso, além de reduzir o desconforto da constipação. É incerto o papel da fibra na redução da incidência de câncer colorretal.

As fibras solúveis em água, por sua vez, prolongam o trânsito intestinal, reduzindo a absorção intestinal de carboidratos, o que traz benefícios para pacientes diabéticos ou com doenças que afetam a glicemia. Ressalta-se, ainda, a importância da ingestão de líquidos junto com as fibras, para se evitar piora da constipação.

Protídios

São poucos os estudos sobre a necessidade proteica em indivíduos idosos, costumando-se manter as recomendações dos adultos em geral: 0,6 a 0,8 g de proteínas por quilo de peso por dia (g/kg/dia). Há estudos que recomendam maior aporte de proteínas, como 1 a 1,25 g/kg/dia. Entre os poucos estudos disponíveis, alguns mostram que o corpo permanece em equilíbrio quando a ingestão equivale a 0,97 a 0,67 g/kg/dia.

As necessidades individuais de proteínas variam de acordo com idade, dieta, atividade física e uso de medicações. A fonte da proteína da dieta influencia nas necessidades. Pacientes hospitalizados e em tratamento de doenças graves tendem a ter maior necessidade de proteínas. Alguns estudos demonstram que suplementação com proteínas tipo leucina podem ser mais efetivas que as proteínas da dieta na síntese muscular. Pode-se usar a recomendação de ingestão de proteínas e aminoácidos indispensáveis pela ingestão dietética de referência (Dietary Reference Intake – DRI). Deve-se verificar também a ingestão dietética recomendada (Recommended Dietary Allowance – RDA), que representa o nível de ingestão dietética suficiente para atender às necessidades de um nutriente. A RDA de indivíduos com idade superior a 19 anos é de 0,8 g/kg/dia.

Micronutrientes

Ácido fólico

O folato é obtido pela ingestão de ácido fólico na dieta ou em suplementos e sua deficiência pode ser constatada laboratorialmente pela elevação de homocisteína, embora esta também possa estar aumentada na deficiência de vitaminas B12 e B6. A deficiência de folato costuma estar associada a má nutrição, uso de álcool e drogas antagonistas do folato, como metotrexato, fenitoína, sulfassalazina, primidona, fenobarbital e triantereno, muito encontradas na polifarmácia do idoso.

A anemia megaloblástica é uma das manifestações clínicas mais importantes. Casos de deficiência de vitamina B12 em que se faz suplementação de folato antes da reposição de B12 podem apresentar melhora em relação a macrocitose e anemia, sem melhorar o curso das alterações neurológicas, podendo piorar o quadro neurológico. O uso de suplementação com folato tem boa aceitação, apesar de o ácido fólico ser encontrado em dietas ricas em frutas e vegetais. Alguns autores creditam proteção cognitiva aos pacientes que fazem suplementação de folato, mas não é consenso.

Vitaminas

Vitamina A

A vitamina A é importante principalmente no funcionamento da visão, na diferenciação celular e na imunidade. Sua deficiência é rara em idosos, pois pode ser obtida pela ingestão dos alimentos e por diversas formas de suplementos; porém, atenção especial deve ser dada aos idosos cuja absorção dessa vitamina é aumentada, o que pode aumentar sua toxicidade.

A recomendação para idosos tem sido reduzida com o tempo (Figura 1). Atualmente, encontra-se em 700 mcg de equivalentes de retinol ativo (ERA) para mulheres e 900 para homens, embora alguns estudos ainda recomendem quantidades menores. Como a vitamina A é um antagonista da vitamina C e do cálcio, sua ingestão em altas doses por longos períodos pode causar problemas ósseos, como fraturas. Portanto, uma dieta rica em frutas e verduras costuma ser suficiente para atingir os níveis necessários nos idosos.

Vitamina B12

A vitamina B12 é um nutriente muito importante nos idosos e sua deficiência tem reflexos nos sistemas hematológico, neurológico e gastrointestinal (Figura 2). Estudo

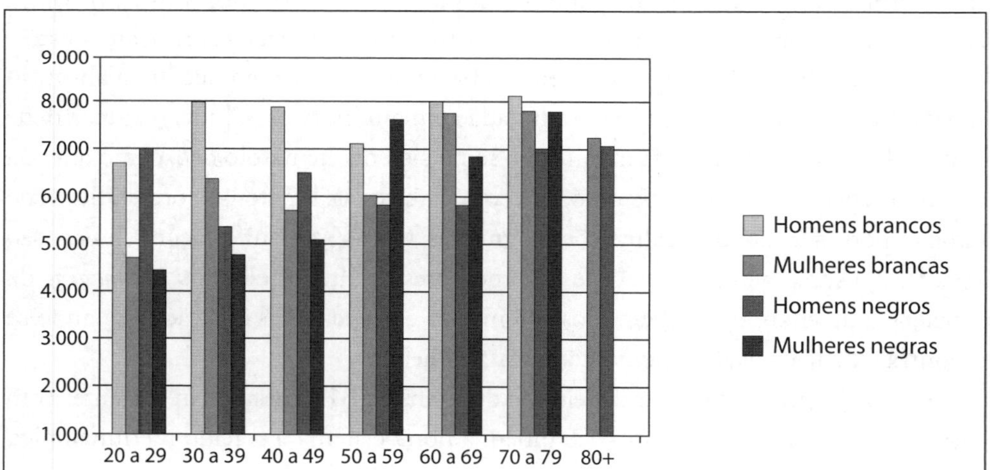

Figura 1 Necessidade média de vitamina A em microgramas, em indivíduos entre 20 e 80 anos de idade.

Fonte: NHANES III.

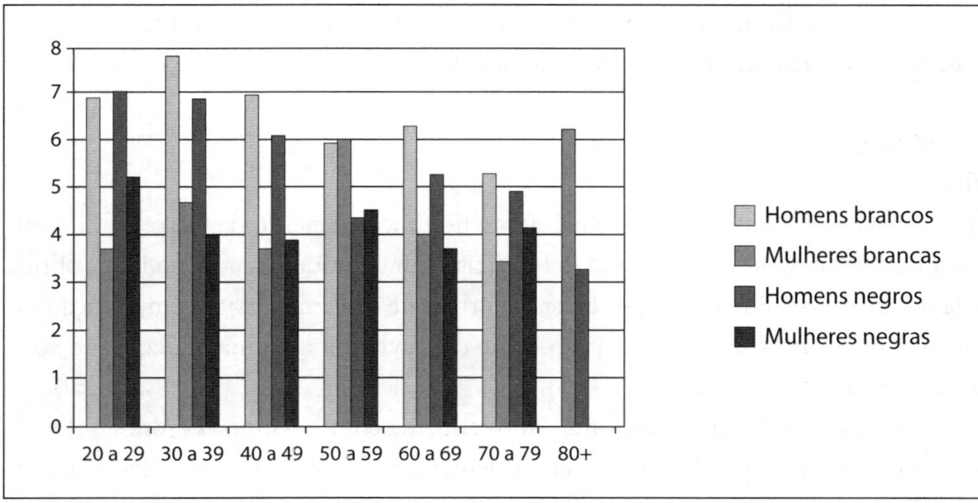

Figura 2 Necessidade média de vitamina B12 em microgramas, em indivíduos entre 20 e 80 anos de idade.

Fonte: NHANES III.

recente constatou que 10 a 15% dos idosos têm deficiência de vitamina B12, o que ocorre por diversos motivos. A redução da capacidade de separar a vitamina das proteínas carreadoras, a atrofia gástrica presente em 40 a 50% dos idosos acima de 80 anos de idade e a hipocloridria são alguns dos problemas encontrados para a absorção dessa vitamina. A anemia perniciosa é um causa rara dessa deficiência em idosos.

A proteína animal é a principal fonte desta vitamina, mas, nos idosos, encontra dificuldades decorrentes de problemas de mastigação, tolerância gástrica, alto custo e aumento de colesterol. A hiperproliferação bacteriana é outro empecilho à absorção da vitamina B12, porém é facilmente tratada com antibióticos. Clinicamente, a deficiência de vitamina B12 pode manifestar-se no sistema hematológico, como anemia megaloblástica, e no sistema neurológico, com parestesias, hipotensão ortostática e, de suma importância no idoso, alterações cognitivas. Como as manifestações clínicas são variadas e a suplementação precoce tem melhores resultados clínicos, o *screening* da deficiência de vitamina B12 em idosos tem sido cada vez mais indicado. Quando se encontra a deficiência, a suplementação está indicada.

No auxílio em diagnosticar deficiência de vitamina B12, mesmo em pacientes com dosagens limítrofes, pode-se dosar também a homocisteína e o ácido metilmalônico – ambos estarão elevados na deficiência de vitamina B12. Todos os pacientes com sintomas de deficiência de vitamina B12 devem receber a suplementação parenteral, que pode ser realizada com doses de 100 a 1.000 mcg de vitamina B12, por via intramuscular por dias a semanas, seguida de suplementação via oral por tempo indeterminado mensalmente. Pacientes assintomáticos, nos quais a deficiência de vitamina B12 foi encontrada incidentalmente, podem receber suplementação via oral com 1 mg/dia, seguido de dosagens de vitamina B12 para se checar a absorção.

Vitamina D

A deficiência de vitamina D pode acarretar diversos sintomas, sinais precoces como dor muscular e até fraturas ósseas. Os níveis de vitamina D podem ser aferidos de forma mais fidedigna com a dosagem da 25(OH) vitamina D e do paratormônio (PTH) e de forma indireta, pela dosagem de fosfatase alcalina, cálcio iônico sérico, fósforo sérico e 1,15(OH) vitamina D. A vitamina D exerce importante papel na função imune e principalmente no metabolismo do cálcio, com efeitos na massa óssea.

As fontes de vitamina D são obtidas através da pele e pela dieta (derivados do leite e peixe), mas deve-se atentar ao fato de que o precursor de vitamina D presente na pele diminui com a idade e que alguns indivíduos, sobretudo idosos, não se expõem ao sol por medo de câncer de pele ou devido a problemas climáticos, conforme a região.

A suplementação é recomendada especialmente a indivíduos com osteopenia e osteoporose, mas ainda há discussão sobre qual seria a dose ideal.

Minerais

Cálcio

O cálcio é o mineral mais abundante do organismo, encontrado principalmente nos ossos e dentes. No sangue, é encontrado na forma livre (cálcio iônico), ligado às proteínas, ou na forma de complexos, como fosfato de cálcio ou citrato de cálcio. A concentração plasmática total varia conforme os valores da albumina sérica. Está envolvido em diversas funções no organismo, como constituinte dos ossos, controle da permeabilidade da membrana celular, contração de fibras musculares, liberação e mediação de hormônios e condução nervosa, além de fazer parte da regulação da atividade plaquetária e da coagulação. Comorbidades envolvendo o metabolismo do cálcio aumentam com a idade, como a osteopenia e a osteoporose, que podem levar a fraturas com desastrosas consequências para os idosos, incluindo perda de funcionalidade e de independência.

Osteomalacia é outra doença também prevalente nos idosos, causada pela deficiência de vitamina D que leva à redução da absorção do cálcio. O cálcio é ingerido em quantidades inadequadas por muitos idosos, mas os níveis séricos são mantidos estáveis pelo metabolismo do cálcio por meio do controle da absorção, mineralização óssea e excreção urinária. A ingestão de cálcio recomendada para adultos é de 1.200 mg/dia; porém, em idosos, pode aumentar para 1.500 mg/dia, principalmente em mulheres na pós-menopausa e após os 65 anos de idade, podendo haver suplemento adicionado à dieta rica em cálcio (Figura 3).

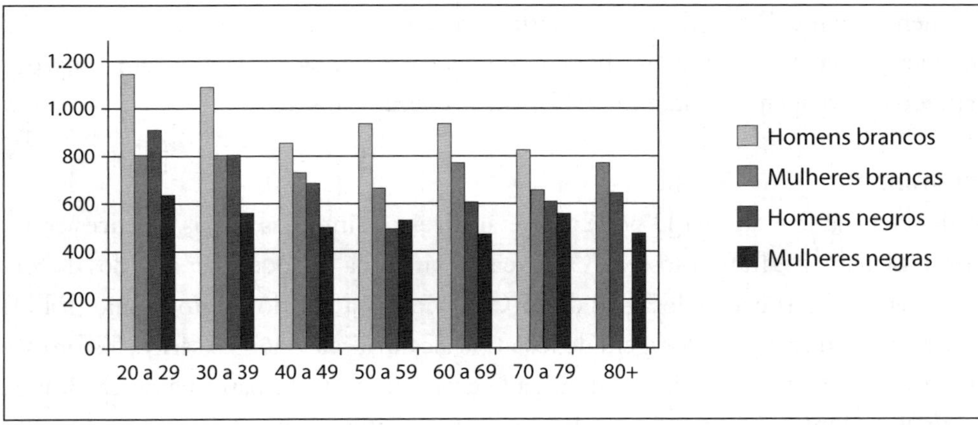

Figura 3 Necessidade média de cálcio em miligramas, em indivíduos entre 20 e 80 anos de idade.

Fonte: NHANES III.

Como a ingestão costuma ser insuficiente, a suplementação com fonte não alimentar é indicada. Além disso, o cálcio está relacionado à prevenção ou à redução de risco de osteoporose, câncer de cólon e hipertensão.

Ferro

A deficiência de ferro é comum em idosos com múltiplas comorbidades, principalmente naqueles hospitalizados ou com doenças crônicas. A anemia associada com a idade pode ser secundária a sangramentos crônicos no trato gastrointestinal, ingestão inadequada, doenças inflamatórias e alterações gástricas com redução da absorção pela diminuição da acidez. As necessidades de ferro diminuem após a menopausa, pois não é necessária a reposição que a perda menstrual requeria; com isso, as necessidades são similares às dos adultos: 10 mg/dia.

As dosagens de ferro sérico, ferritina e da capacidade de ligação do ferro são utilizadas para avaliar os estoques de ferro e guiar sua reposição. A anemia ferropriva costuma ser uma das manifestações mais comuns da falta de ferro, porém outras, como a síndrome das pernas inquietas, também podem ser vistas. A suplementação de ferro pode ser via oral, a qual pode ser potencializada se administrada em doses divididas e com a refeição, ou via endovenosa, em casos selecionados por um curto período.

Zinco

O zinco é considerado um elemento-traço, relacionado a diversas funções fisiológicas, imunes, enzimas e expressões gênicas. O zinco das fontes animais é melhor absorvível que o das fontes vegetais. Má absorção, trauma e perda muscular podem estar envolvidos com baixos estoques de zinco. Ingestão de cereais, arroz, grãos e legumes pode influenciar a absorção de zinco.

Clinicamente, a deficiência de zinco pode ser vista como dermatite, redução da função imune, perda de paladar e dificuldade na cicatrização de feridas. Nos idosos, a função dos linfócitos T e da imunidade celular pode ser reduzida. A dermatite e a perda de paladar são manifestações comuns da deficiência de zinco, mas sua suplementação pode reverter esses sintomas.

A suplementação de zinco tem sido muito usada em geriatria para auxílio na cicatrização de feridas, apesar de não haver comprovação de benefício da suplementação em indivíduos com níveis adequados desse elemento.

Elementos-traço

Alumínio

Alguns idosos foram expostos ao alumínio pelo uso de medicamentos como antiácidos e analgésicos tamponados, panelas de cozinha e fluidos de diálise. Sua absorção pode aumentar em indivíduos com lesão de mucosa e idade avançada, mas costuma acontecer em pequenas quantidades. Apesar de não ser um nutriente essencial, já foi relacionado ao desenvolvimento da doença de Alzheimer, fato que ainda não está bem definido. Sua suplementação geralmente não é recomendada.

Boro

Não existe recomendação clara das necessidades de boro nem das indicações de sua suplementação, mas sabe-se que altas concentrações em associação ao magnésio podem aumentar a excreção de cálcio. Portanto, pode ser importante no metabolismo do cálcio e na mineralização óssea.

Cromo

Indivíduos que possuem baixos estoques de cromo podem ter hiperglicemia e altos níveis de lipídios com sua reposição. A quantidade de cromo no organismo depende da ingestão de cada indivíduo. Dieta rica em fibras ou açúcares simples aumentam a excreção do cromo.

Magnésio

Hipomagnesemia pode ser relacionada a atrofia muscular, osteoporose, hiperglicemia, hiperlipemia e depressão da função imune. A absorção de magnésio não parece ser influenciada em idosos, mesmo naqueles com gastrite atrófica. Recomenda-se ingestão de magnésio na dose de 280 mg/dL em mulheres e de 350 mg/dL em homens. Não existem evidências de que idosos necessitem de maiores quantidades do que os adultos.

Selênio

É muito rara a deficiência de selênio, porém, essa condição é descrita entre os moradores de instituição de longa permanência, sobretudo naqueles com múltiplas patologias.

O selênio é considerado um nutriente essencial. Quando se identifica sua deficiência, a suplementação é simples. Sua função principal é antioxidante, por isso, muitas pessoas fazem uso de sua suplementação para melhorar a função imune ou aumentar a atividade antioxidante.

A toxicidade com a reposição em excesso é atingida quando se utiliza suplemento de mais de 400 mcg/dia. Os sintomas da toxicidade por selênio são náuseas, vômitos, irritabilidade, fadiga, queda de cabelo e neuropatia periférica.

ALTERAÇÕES DA COMPOSIÇÃO CORPORAL

Várias alterações fisiológicas e metabólicas ocorrem com o envelhecimento, sendo a base para alterações na composição corporal e dificultando a abordagem nutricional do paciente idoso. Os métodos para determinação da massa corporal têm sido aprimorados nos últimos 20 anos, aumentando a acurácia e melhorando o manejo na aferição dessas mudanças. Entre as alterações observadas com o envelhecimento, pode ser observado aumento relativo da massa gorda, redução na massa corporal magra, diminuição da densidade mineral óssea (DMO), alteração na proporção entre a água intra e extracelular e alterações nos valores antropométricos.

O aumento do tecido adiposo ocorre por meio do aumento de depósitos centrais de gordura, além de maior internalização da gordura ao redor dos órgãos internos. O acúmulo excessivo de gordura visceral relaciona-se direta ou indiretamente a várias doenças, como hipertensão arterial sistêmica, dislipidemias, doença coronariana isquêmica, doenças osteoarticulares e neoplasias, havendo maior prevalência entre mulheres na faixa acima dos 60 anos.

A perda óssea pode ocorrer por causa de reabsorção óssea aumentada e formação óssea diminuída, alterando, assim, a DMO. Com o envelhecimento, ocorre perda gradual da massa óssea e alteração da microarquitetura óssea, que geram fragilidade esquelética, resultando no aumento do risco de fraturas. A alteração na massa óssea causa alterações na postura e, consequentemente, em outros parâmetros antropométricos nos idosos.

Com o envelhecimento, ocorre a diminuição da massa corporal, sendo mais evidente a partir dos 75 anos e em indivíduos frágeis. Algumas fórmulas para a estimativa da massa corporal são utilizadas para avaliar a massa corporal nessas populações, porém com algumas restrições, haja vista a dificuldade da medida de pregas cutâneas em idosos em virtude das alterações em sua composição.

A diminuição da massa muscular esquelética e lisa, da massa óssea e da água corporal também surge com o envelhecimento. Essas alterações são causadas por vários fatores que ocorrem de maneira e intensidade variadas, como sedentarismo, erros alimentares, estresse oxidativo, aumento de substâncias inflamatórias, entre outros.

As alterações na composição corporal, por sua vez, modificam as medidas antropométricas nos idosos, e a determinação de valores adequados a essa faixa da população tem sido um desafio, sujeito a diferentes variáveis. Os dados do National Health and Nutrition Examination Surveys (NHANES) e do Projeto SABE, apesar de terem várias restrições em sua metodologia, são atualmente utilizados como referência para a população geriátrica norte-americana e brasileira (Tabelas 3 a 6).

Tabela 3 IMC, CB, DCT e CMB de homens de 60 anos ou mais avaliados no NHANES IV

			Percentis selecionados						
Variável e grupo etário	N.	Média ± DP	P10	P15	P25	P50	P75	P85	P90
IMC									
60 a 69	1.175	27,3 ± 0,18	21,9	23,1	24,4	27,1	30	31,7	32,8
70 a 79	875	26,7 ± 0,21	21,5	22,3	23,8	26,1	29,3	30,7	31,7
80+	699	25 ± 0,22	19,8	21,1	22,4	25	27,1	28,7	29,5
CB									
60 a 69	1.126	32,8 ± 0,15	28,4	29,2	30,6	32,7	35,2	36,2	37
70 a 79	832	31,5 ± 0,17	27,5	28,2	29,3	31,3	33,4	35,1	36,1
80+	642	29,05 ± 0,19	25,5	26,2	27,3	29,5	31,5	32,6	33,3
DCT									
60 a 69	1.122	14,2 ± 0,2	7,7	8,5	10,1	12,7	17,1	20,2	23,1
70 a 79	825	13,4 ± 0,3	7,3	7,9	9	12,4	16	18,8	20,6
80+	641	12 ± 0,3	6,6	7,6	8,7	11,2	13,8	16,2	18
CMB									
60 a 69	1.119	28,3 ± 0,1	24,9	25,6	26,7	28,4	30	30,9	31,4
70 a 79	824	27,3 ± 0,1	24,4	24,8	25,6	27,2	28,9	30	30,5
80+	639	25,7 ± 0,2	22,6	23,2	24	25,7	27,5	28,2	28,8

IMC: índice de massa corporal; CB: circunferência do braço; DCT: dobra cutânea tricipital; CMB: circunferência muscular do braço.

Tabela 4 IMC, CB, DCT e CMB de homens de 60 anos ou mais avaliados no NHANES IV

			Percentis selecionados						
Variável e grupo etário	N.	Média ± DP	P10	P15	P25	P50	P75	P85	P90
IMC									
60 a 69	1.175	27,6 ± 0,27	20,9	21,8	23,5	26,6	30,8	33,6	35,7
70 a 79	985	26,9 ± 0,28	20,7	21,4	22,6	25,9	29,9	32,1	34,5
80+	788	25,2 ± 0,26	19,3	20,3	21,7	25	28,4	30	31,4
CB									
60 a 69	1.122	31,7 ± 0,21	26,2	26,9	28,3	31,2	34,3	36,5	38,3
70 a 79	914	30,5 ± 0,23	25,4	26,1	27,4	30,1	33,1	35,1	36,7
80+	712	28,5 ± 0,25	23	23,8	25,5	28,4	31,5	33,2	34
DCT									
60 a 69	1.090	24,2 ± 0,37	14,5	15,9	18,2	24,1	29,7	32,9	34,9
70 a 79	902	22,3 ± 0,39	12,5	14	16,4	21,8	27,7	30,6	32,1
80+	705	18,6 ± 0,42	9,3	11,1	13,1	18,1	23,3	26,4	28,9
CMB									
60 a 69	1.090	23,8 ± 0,12	20,6	21,1	21,9	23,5	25,4	26,6	27,4
70 a 79	898	23,4 ± 0,14	20,3	20,8	21,6	23	24,8	26,3	27
80+	703	22,7 ± 0,16	19,3	20	20,9	22,6	24,5	25,4	26

IMC: índice de massa corporal; CB: circunferência do braço; DCT: dobra cutânea tricipital; CMB: circunferência muscular do braço.

Tabela 5 Variáveis, médias e percentis de mulheres avaliadas pelo Projeto SABE

			Percentis selecionados		
Variável e grupo etário	N.	Média ± DP	P25	P50	P75
Massa corporal (kg)	1.071	62,49 ± 13	54	61	70
Estatura (cm)	1.066	151,22 ± 6,85	147	151	155
IMC (kg/m²)	1.064	27,26 ± 5,2	23,74	26,63	30,36
CC (cm)	1.069	93,97 ± 13,65	85	94	103
CQ (cm)	1.068	103,73 ± 11,26	96	102	111
RCQ	1.068	0,91	0,85	0,9	0,97
CP	1.114	35,36 ± 4,22	33	35	38
DCT	1.101	25,22 ± 8,35	20	25	30,5
CB	1.124	31,02 ± 6,01	28	31	34
CMB	1.101	22,73 ± 2,62	20,92	22,64	24,42

IMC: índice de massa corporal; CC: circunferência da cintura; CQ: circunferência do quadril; RCQ: relação cintura-quadril; CP: circunferência da panturrilha; DCT: dobra cutânea tricipital; CB: circunferência do braço; CMB: circunferência muscular do braço.

Tabela 6 Variáveis, média e percentis de mulheres avaliadas pelo Projeto SABE

Variável e grupo etário	N.	Média ± DP	Percentis selecionados		
			P25	P50	P75
Massa corporal (kg)	734	67,74 ± 12,74	59	67	75
Estatura (cm)	733	164,4 ± 6,9	160	164	169
IMC (kg/m²)	732	25 ± 4,07	22,5	24,91	27,48
CC (cm)	732	95,2 ± 11,53	88	95,5	103
CQ (cm)	733	98,88 ± 8,38	94	99	103
RCQ	732	0,96	0,92	0,96	1,01
CP	766	35,15 ± 3,84	33	35	38
DCT	726	13,71 ± 5,75	9	13	17
CB	770	29,16 ± 3,64	27	29	31
CMB	727	24,71 ± 2,66	22,98	24,86	26,49

IMC: índice de massa corporal; CC: circunferência da cintura; CQ: circunferência do quadril; RCQ: relação cintura-quadril; CP: circunferência da panturrilha; DCT: dobra cutânea tricipital; CB: circunferência do braço; CMB: circunferência muscular do braço.

A perda de estatura, as alterações tróficas da pele e as dificuldades em avaliar pacientes restritos ao leito são fatores que afetam a precisão das medidas antropométricas.

Mudanças na composição da gordura corporal também ocorrem com o envelhecimento, com aumento progressivo desta e com maior acúmulo em região abdominal de gordura visceral. Atualmente, a gordura visceral é considerada um tecido com capacidade de secreção de substâncias inflamatórias, sendo estas, por sua vez, envolvidas na fisiopatologia de várias doenças.

Sarcopenia

Inicialmente, o termo sarcopenia (do grego *sarc*, "carne", e *penia*, "perda") foi utilizado para descrever somente a perda muscular esquelética. A ocorrência desse fenômeno biológico está muito ligada ao envelhecimento e, portanto, foi associada também à limitação funcional.

A sarcopenia já foi definida por meio da mensuração da massa muscular apendicular dividida pela altura ao quadrado (índice muscular esquelético). A partir do índice muscular esquelético, a sarcopenia pode ser definida como a diminuição da massa muscular apendicular em dois desvios-padrão abaixo da média para adultos jovens saudáveis. Pontos de corte a partir do índice muscular esquelético foram associados a risco elevado de deficiência física; valores iguais ou abaixo de 5,75 kg/m² em mulheres e 8,5 kg/m² em homens são associados com incapacidade grave e valores entre

5,76 kg/m^2 e 6,75 kg/m^2 em mulheres e de 8,51 kg/m^2 a 10,75 kg/m^2 em homens indicam incapacidade moderada.

Atualmente, é definida como uma síndrome caracterizada pela perda progressiva e generalizada de massa muscular esquelética e força muscular, ocasionando deficiência física, piora na qualidade de vida e morte. O Grupo de Trabalho Europeu na Sarcopenia em Idosos recomenda a presença de perda de massa muscular e diminuição da função muscular (força ou desempenho) para o diagnóstico de sarcopenia. Dessa maneira, o diagnóstico requer documentação de perda de massa muscular e perda de força muscular ou de desempenho físico.

A prevalência da sarcopenia pode variar de 13 a 24% em pessoas de 65 a 70 anos de idade e mais de 50% em indivíduos com idade acima de 80 anos, principalmente em homens, sendo também já identificada em 53 a 57% de homens e 43 a 60% de mulheres com idade superior a 80 anos. Assim, pode-se considerar a sarcopenia um fenômeno constante do envelhecimento – entre 25 e 75 anos de idade, a massa muscular diminui 19% no homem e 12% na mulher. Estudo de cadáveres demonstrou a redução de até 40% da área seccional transversa de vários grupos musculares com a idade.

A sarcopenia é um dos maiores preditores de limitação funcional nos idosos e influencia os estados cognitivo, físico e nutricional, além de propiciar o aparecimento de comorbidades nessa faixa etária. As causas de sarcopenia incluem alterações endócrinas, ativação de citocinas pró-inflamatórias, redução de unidades alfamotoras na medula espinhal, diminuição da atividade física e baixo consumo de proteínas (Tabela 7). Pode ser considerada de causa primária, quando nenhuma outra causa é evidente além do envelhecimento em si, e secundária, quando uma ou mais causas são evidenciadas. Na maioria dos idosos, sua etiologia é multifatorial e não é possível classificar cada indivíduo como primário ou secundário, de modo que a sarcopenia é caracterizada como uma síndrome geriátrica multifatorial.

Tabela 7 Causas de sarcopenia

Sarcopenia primária	
Nenhuma outra causa evidente exceto envelhecimento	
Sarcopenia secundária	
Atividades	Repouso, sedentarismo, gravidade zero
Comorbidades	Insuficiências avançadas (cardíaca, pulmonar, hepática, renal, cerebral), doenças inflamatórias, neoplasia ou doenças endócrinas
Nutricionais	Ingestão inadequada de carboidratos e/ou proteínas, má absorção, doenças gastrointestinais ou uso de medicações que causam anorexia

A redução da ingestão alimentar pelo idoso decorrente de múltiplos mecanismos (perda de apetite, redução do paladar e do olfato, saúde oral prejudicada, saciedade precoce, fatores psicossociais, fatores econômicos e uso de medicações) contribui significativamente para a instalação da sarcopenia, principalmente na presença de comorbidades. O catabolismo aumentado nos idosos também é considerado causa de sarcopenia, em função da perda de aminoácidos e do aumento da degradação da proteína de fibras musculares. A inatividade física é um fator importante para a sarcopenia, uma vez que idosos que não praticam atividade física apresentam menor massa muscular e maior prevalência de incapacidade física e a intervenção mais eficaz para prevenção e recuperação da perda muscular são os exercícios de resistência.

Embora a etiologia da sarcopenia seja multifatorial, entre as consequências mais temíveis, estão as alterações da mobilidade e do equilíbrio, repercutindo na prevalência aumentada de quedas e fraturas. O ciclo vicioso gerado por essa condição é um dos grandes desafios da geriatria e da gerontologia: sarcopenia – fraturas – imobilização – desnutrição – piora da síntese proteica – fragilidade – piora da sarcopenia. A sarcopenia tem sido associada à atrofia das fibras musculares rápidas (tipo II) e à substituição por tecido adiposo e fibrótico com diminuição da síntese proteica, ocasionando redução da força e eficiência muscular. Observa-se também que a sarcopenia promove alteração na qualidade das fibras musculares, na efetividade neural, no controle fino do equilíbrio e na diminuição das aferências sensitivas e motoras.

Reduções nos níveis de testosterona e estrógeno que acompanham o envelhecimento parecem acelerar o desenvolvimento da sarcopenia. Deficiências relativas de estrogênio e testosterona contribuem para o catabolismo muscular e a promoção de citocinas catabólicas, como as interleucinas 1 e 6 (IL-1 e IL-6). A reposição de testosterona pode aumentar a massa muscular, porém efeito similar não foi observado com a reposição de estrógeno. Considera-se também que a segurança na reposição hormonal em longo prazo para tratamento da sarcopenia ainda não está completamente definida.

Seguindo a linha de reposição hormonal na terapêutica da sarcopenia, a reposição de GH também já foi avaliada, mas não ocasionou aumento da força muscular nem rendimento muscular. Assim como o uso de testosterona em longo prazo, a reposição de GH em idosos pode ocasionar vários efeitos colaterais, como aumento da resistência insulínica, artralgias, síndrome do túnel do carpo, etc.

O aumento da resistência à insulina em decorrência do envelhecimento ocasiona redução da ação da insulina na musculatura, o que pode contribuir para o catabolismo muscular.

A diminuição da atividade física com o aumento da idade agrava a perda muscular e aumenta a proporção de gordura na composição corporal. A realização de exercícios físicos é fundamental para se manter a massa muscular e retardar sua perda decorrente do envelhecimento, atuando tanto na prevenção quanto na terapêutica da sarcopenia. Um estudo que avaliou a realização de exercícios físicos e suplementação nutricional em 63 mulheres e 37 idosos com idade média de 87 anos notou aumento de 113% na força muscular, demonstrando que exercícios de resistência de alta intensidade são viáveis e eficazes contra perda de massa muscular e diminuição da capacidade funcional. A realização de exercícios de resistência é a intervenção mais efetiva para aumentar a força muscular em idosos.

A utilização de suplementos nutricionais não demonstrou resultados positivos, independentemente da substância utilizada para reposição, como a creatina ou o picolinato de cromo. O consumo inadequado de proteínas também pode contribuir para a sarcopenia, sendo que o consumo de alimentos com substâncias com propriedades anti-inflamatórias (ácidos ômega-3) pode ser um fator de prevenção contra a sarcopenia.

A sarcopenia é uma das variáveis utilizadas para definição da síndrome de fragilidade, que é altamente prevalente em idosos, conferindo maior risco para quedas, fraturas, incapacidade, dependência, hospitalização recorrente e mortalidade. Essa síndrome representa uma vulnerabilidade fisiológica relacionada à idade, resultado da deterioração da homeostase biológica e da capacidade do organismo de se adaptar às novas situações de estresse. A síndrome da fragilidade pode ocorrer de forma isolada e secundária a alterações de eixos hormonais e por particularidades de alterações fisiológicas relacionadas ao envelhecimento.

A definição exata dos critérios da síndrome de fragilidade ainda é controversa. Inicialmente, baseou-se na perda de função e no surgimento de dependência e, atualmente, a síndrome é reconhecida como uma condição clínico-fisiopatológica complexa. A definição mais aceita é a proposta por pesquisadores da Universidade de Johns Hopkins, que define a síndrome da fragilidade como uma condição clínica complexa, de natureza multifatorial, caracterizada pela diminuição das reservas de energia e pela resistência reduzida aos estressores, condições que resultam do declínio acumulativo dos sistemas fisiológicos. A síndrome se embasa em um tripé composto por desregulação endócrina, desregulação imunológica e sarcopenia, que induzem desequilíbrios fisiológicos levando a um ciclo vicioso de redução de energia, aumento da dependência e aumento da suscetibilidade a agressores, cujas manifestações clínicas se resumem em lentidão, debilidade, perda de peso, baixo nível de atividade e fadiga. Os idosos que preenchem os critérios para a síndrome da fragilidade são mais suscetíveis a quedas, declínio funcional, hospitalização recorrente e morte em 3 anos.

Obesidade sarcopênica

A obesidade pode ser definida como o aumento da gordura corporal em comparação com a massa magra. Tem origem multifatorial e ocasiona alterações metabólicas nas células adiposas. A obesidade está associada ao aumento da morbidade e da mortalidade na população em geral e, nos idosos, é um dos principais agravantes da incapacidade física.

O impacto da obesidade na sobrevida dos idosos ainda é difícil de ser avaliado devido às dificuldades de se correlacionar o IMC e o padrão de distribuição da gordura corporal, apesar de associações desse problema na mortalidade já terem sido descritas. Vários fatores fazem com que a obesidade altere a capacidade funcional: aumento do risco de doença articular degenerativa, síndrome metabólica, sedentarismo, decréscimo de massa muscular e estado pró-inflamatório.

A porcentagem de massa corporal magra e de massa óssea dos indivíduos obesos tende a ser maior do que a porcentagem de massa corporal magra dos indivíduos eutróficos e acredita-se que essa modificação na circunferência abdominal seja adaptação ao aumento do peso corporal imposto à estrutura física do indivíduo, sendo que tal adaptação pode ser benéfica, pois indivíduos obesos com aumento da massa corporal magra podem apresentar menor dificuldade de realizar as atividades de vida diária e as atividades físicas em comparação com obesos que possuem massa corporal magra reduzida. Contudo, não se pode afirmar se esse aumento refletirá sobre a qualidade muscular, definida como força muscular corrigida para a massa muscular nos obesos idosos, embora se possa afirmar que proverá melhora da força e, consequentemente, da qualidade muscular.

Em um estudo recente que avaliou a composição corporal, a força muscular e a capacidade funcional de idosas eutróficas e obesas, observou-se que o aumento da massa muscular encontrado no grupo composto por idosas obesas não foi suficiente para manter uma função física adequada nesse grupo e que o excesso de gordura corporal influenciou negativamente sua mobilidade.

Os mecanismos responsáveis pela incapacidade física dos indivíduos obesos ainda não foram totalmente identificados, bem como a relação exata entre as modificações de massa magra e massa gorda para predizer algum prejuízo funcional em relação ao aumento de peso, o que torna importante a realização de estudos que busquem essa estimativa de composição corporal, desempenho físico e força muscular nessa população.

SUPLEMENTAÇÃO NUTROLÓGICA PARA IDOSOS

A ingestão alimentar tende a ser reduzida com o envelhecimento, notadamente a quantidade calórica ingerida. Vários fatores concorrem para isso, como redução da atividade física, menor poder aquisitivo, isolamento social, depressão e outros. Alguns idosos parecem ter os mecanismos reguladores da fome e saciedade alterados, o que resulta em anorexia. O quadro todo é agravado quando há intercorrência de doenças ou hospitalização, o que não é incomum nessa faixa etária. Tais fatores colocam vários idosos como potencialmente em risco de desnutrição de macro e micronutrientes.

Todavia, mesmo idosos saudáveis vivendo na comunidade podem ter comprometimento da ingestão de micronutrientes, seja pela baixa ingestão calórica, pelo consumo seletivo de alimentos ou ambos. A presunção de que muitos idosos possam ter seu estado nutricional comprometido faz com que pacientes e familiares busquem nos suplementos alternativas para suprir as deficiências. No entanto, muitos idosos saudáveis e bem nutridos fazem uso dessas substâncias em busca de possíveis ganhos na saúde e prevenção de doenças.

De forma didática, os suplementos podem ser divididos em quatro grandes categorias, além de produtos botânicos ou oriundos de ervas, que fogem ao escopo deste texto. O primeiro deles, mais difundido e largamente utilizado, é o grupo das combinações de multivitamínicos e minerálicos (MVM) que fornecem a maioria dos micronutrientes, geralmente atendendo às quantidades recomendadas desses elementos ou da maioria deles. Outro grupo é composto por produtos isolados ou associados em dois ou mais componentes, que teriam ação específica na promoção de saúde. Estão nesse grupo produtos com função antioxidante que agiriam na prevenção de doenças cardiovasculares, câncer e outras, bem como o cálcio e a vitamina D, notadamente com função na saúde óssea. O terceiro grupo é formado por substâncias que fornecem os macronutrientes, associados ou isolados, esses últimos mais apropriadamente denominados constituintes de dietas modulares, sendo de interesse aqui os que fornecem macro e micronutrientes conjuntamente, compostos pelos alimentos enriquecidos e os suplementos completos que fornecem os macro e micronutrientes e podem, por si, fornecer todos os nutrientes necessários.

Suplementos de multivitaminas e minerais

Embora a prescrição de MVM seja frequente para idosos, as evidências para seu efeito benéfico sobre a saúde dessas pessoas são fracas. Não há dúvida de que o idoso carente deve ser suplementado, porém essas carências devem ser identificadas e adequadamente corrigidas. O uso de MVM sem uma avaliação detalhada tem evidências limitadas e, na realidade, não há um grande estudo controlado sobre o efeito do uso de MVM para a saúde e prevenção de doenças. A maioria dos estudos disponíveis é de coorte e caso controle e não evidencia benefício na prevenção de câncer ou doença cardiovascular. Esses estudos também evidenciam que muitos dos idosos que consomem os MVM são saudáveis, com boa alimentação, que buscam benefícios nos possíveis efeitos adicionais dessas substâncias.

Ao contrário do uso criterioso e salutar da suplementação, esse consumo indiscriminado de MVM, conjuntamente com a crescente oferta de alimentos enriquecidos, pode, em alguns casos, trazer efeitos deletérios à saúde do indivíduo.

Suplementos com finalidades antioxidantes

As reações bioquímicas do metabolismo, bem como estressores externos, como a fumaça, formam espécies reativas capazes de gerar o estresse oxidativo, que está envolvido em praticamente todas as doenças crônico-degenerativas, que, por sua vez, estão envolvidas com as maiores causas de morbidade e mortalidade nessa faixa etária, como aterosclerose, câncer, artrites, doenças oftalmológicas e outras. Dessa forma, é grande o interesse em substâncias antioxidantes que poderiam combater o estresse oxidativo e, assim, contribuir para a prevenção das doenças citadas.

Estudos observacionais e experimentais evidenciam o alto poder antioxidante das vitaminas E, C e A, incluindo retinol e betacaroteno, além do mineral selênio, e o poder dessas substâncias no combate ao estresse oxidativo.

Doenças cardiovasculares

Vários estudos foram realizados para obtenção de evidências do efeito das vitaminas E e C, betacaroteno e selênio na prevenção das doenças cardiovasculares. Quatro metanálises que avaliaram a ação desses agentes na prevenção de eventos cardiovasculares concluíram por ausência de efeito tanto na prevenção primária quanto na secundária. Contudo, alguns estudos mostraram efeito negativo do uso de antioxidantes, como ligeiro aumento de morte por doença cardiovascular no grupo com betacaroteno e significativo aumento de acidente vascular hemorrágico com a vitamina E. Uma quinta metanálise que avaliou a combinação desses antioxidantes na progressão da doença aterosclerótica em qualquer território concluiu também que nenhum efeito foi observado na prevenção primária ou secundária. Estudos mais recentes não incluídos nessas metanálises também não mostraram impacto desses agentes na doença cardiovascular.

Câncer

O envolvimento do estresse oxidativo na carcinogênese e o efeito dessas substâncias em trabalhos experimentais estimulou o estudo do uso de antioxidantes na prevenção das doenças neoplásicas. A maioria dos estudos não evidenciou efeito protetor e, em alguns estudos, o grupo em uso de betacaroteno aumentou a incidência de câncer de pulmão, além de câncer de cabeça e pescoço. Em contraste, o uso de 200 mcg/dia de selênio mostrou certa proteção contra a incidência de câncer em geral, notadamente câncer de próstata. Um estudo também evidenciou proteção contra o câncer de próstata com o uso da vitamina E. Com esses resultados, o estudo Select foi proposto, porém não mostrou proteção contra neoplasia de próstata pelo selênio ou vitamina E, isolados ou combinados.

Considerações

A análise crítica dos resultados dos estudos de intervenção não demonstra resultados favoráveis ao uso de vitaminas ou minerais com propósitos antioxidantes na prevenção de doenças cardiovasculares ou câncer. Há muita controvérsia sobre a metodologia desses estudos, como a inclusão dos participantes, a seleção dos antioxidantes, o uso isolado ou combinado, as doses empregadas e outras considerações. Por esses fatos, em 2003, o US Preventive Services Task Forces concluiu que, com os dados disponíveis, não seria possível se manifestar contra ou a favor do uso de vitaminas e minerais com propósitos antioxidantes preventivos. É preciso que novos estudos proporcionem resultados mais concretos para a indicação do uso desses suplementos antioxidantes com vistas à prevenção de doenças e à promoção de saúde.

Suplementos de cálcio e vitamina D

Considerando a quantidade e a biodisponibilidade, as melhores fontes de cálcio são o leite e derivados. Entretanto, muitos idosos evitam esses produtos, seja por preferência, seja pela intolerância à lactose – que tende a aumentar sua incidência com o envelhecimento – ou mesmo pela crença de que o produto líquido originado da soja, de mesma denominação, tenha as mesmas características e a mesma composição, com o atrativo de ser de origem vegetal. A ingestão adequada de cálcio para idosos é de 1.200 mg/dia.

A vitamina D tem suas fontes alimentares bem restritas (óleo de peixe, gema de ovo, alimentos fortificados) e, com a redução da capacidade de fotossíntese cutânea de vitamina D, que ocorre com o envelhecimento, geralmente aliada à menor exposição solar, essa vitamina tem seus níveis geralmente comprometidos nesta faixa etária. A relação da vitamina D com a saúde óssea há muito é conhecida pelo raquitismo nas crianças e pela osteomalacia nos adultos. Um segundo efeito nos idosos é a melhora da força muscular e a prevenção de quedas. Recentemente, há sugestivos, porém ainda não comprovados, efeitos não esqueléticos, como em diabetes melito, mortalidade cardiovascular, câncer, esclerose múltipla, alergias, asma, infecções, depressão, distúrbios cognitivos e dor. As recomendações de vitamina D são de 400 UI (10 mcg) para pessoas entre 51 e 70 anos de idade e 600 UI para maiores de 71 anos. Todavia, tais recomendações parecem ficar aquém da dose adequada para se obter melhor efeito.

Os estudos sobre a suplementação na prevenção e no tratamento da osteoporose e, principalmente, na prevenção das fraturas osteoporóticas não são concordantes. Dose inadequada de cálcio favorece a osteoporose conquanto o fornecimento de dose adequada melhora a DMO, mas não necessariamente reduz o risco de fraturas. Todavia, doses adequadas de cálcio e vitamina D melhoram a DMO e reduzem o risco de fratura, o que é obtido com pelo menos 700 UI/dia de vitamina D.

Assim, as evidências são favoráveis à suplementação de cálcio e vitamina D para essa população. Idealmente, o cálcio deve ser suplementado de forma que a ingesta total (alimentos + suplemento) fique ao redor de 1.200 mg/dia. A vitamina D não tem a dose ideal estabelecida, porém a maioria dos estudos aponta para pelo menos 800 UI/dia, muitos indicando 1.000 UI ou mais. Deve-se destacar que é uma vitamina lipossolúvel e que não necessita de ingestão diária, o que pode ser vantajoso para idosos, que frequentemente tomam vários medicamentos. A dose diária pode ser somada e ministrada 1 vez/semana e mesmo 1 vez/mês. Além de menor número de tomadas, doses maiores parecem ser tão bem absorvidas em idosos quanto nos mais jovens.

Suplementos que fornecem macro e micronutrientes

São suplementos utilizados para complementar a dieta normal do idoso, quando este não se alimenta adequadamente, de forma a garantir um aporte mais adequado de macro e micronutrientes. Fazem parte desse grupo os alimentos enriquecidos que aumentam o aporte de calorias, bem como de macro e micronutrientes, geralmente diluídos em leite ou sucos, de forma a aumentar a densidade energética e nutricional do líquido e, assim, em um mesmo volume, fornecer maior valor nutricional.

Os suplementos completos, ou, conforme alguns autores, suplementos propriamente ditos, são produtos que não só complementam a ingesta do idoso, como podem, se for o caso, fornecer toda a gama de macro e micronutrientes requeridos tanto para a manutenção quanto para a recuperação do idoso. Como são completos, não necessitam de leite ou suco para melhorar seu valor nutricional e, portanto, devem ser preferencialmente diluídos em água, o que reduz a ocorrência de intolerâncias. Esses produtos devem ser fornecidos entre as refeições, de modo a complementá-las. Estudos demonstram que se for respeitado um intervalo de pelo menos 1 hora antes e após as refeições, o suplemento não reduz a quantidade delas e pode até melhorar a ingesta. Esses produtos devem ser usados não só para tratar, mas também e preferencialmente para prevenir a desnutrição do idoso. Idosos desnutridos ou em risco de desnutrição, idosos fragilizados, com fratura de fêmur ou cirurgia ortopédica, devem ser suplementados para manter ou melhorar seu estado nutricional, o que reduz complicações. Idosos desnutridos ou com úlcera de pressão podem se beneficiar de um maior aporte de energia e de proteínas, o que pode ser obtido pela maior concentração dos suplementos completos, de forma a se fornecer, 1,5 kcal/mL em vez da diluição tradicional, que fornece 1 kcal/mL.

Há hoje uma discussão ética sobre a suplementação de paciente demenciado ou mesmo com câncer avançado que não consegue a ingestão adequada de líquidos e alimentos. Respeitando a opinião de todos e a individualização de cada caso, além da manifestação dos familiares, não se concorda em privar o paciente do aporte de líquidos e alimentos, o que equivaleria a uma sentença de morte por inanição. Os suplementos completos, via oral ou gastrointestinal, podem manter a hidratação e o aporte nutricional desses pacientes e dos disfágicos, sempre procurando manter ao menos parcialmente a via oral, para proporcionar o prazer do paladar, de acordo com as preferências prévias do paciente.

Como se pode ver, o uso de suplementos, particularmente para idosos, requer estudos e ponderações. A reposição de vitaminas e minerais está indicada quando de sua falta, porém não há estudos comprovando o benefício do uso dos MVM na promoção da saúde e na prevenção das doenças. Um grande estudo nesse sentido está em andamento e espera-se que venha a esclarecer essa dúvida. O uso de suplementos MVM com finalidade antioxidante apresenta resultados díspares, sendo que a análise conjunta tende a indicar ausência de efeito. Dúvidas quanto às metodologias empregadas questionam essa conclusão, mas não são suficientes para embasar o uso de antioxidantes.

O cálcio associado a doses adequadas de vitamina D parece ser adequado para a saúde óssea do idoso, conquanto benéficos efeitos musculares e em outros sistemas dessa vitamina a tornam promissora. Os suplementos de macro e micronutrientes, particularmente os completos, podem recuperar um estado nutrológico comprometido ou mesmo propiciar sua manutenção diante de um agravo, podendo reduzir a morbidade e mesmo a mortalidade nesses pacientes.

REFERÊNCIAS BIBLIOGRÁFICAS

1. Ahmed T, Haboubi N. Assessment and management of nutrition in older people and its importance to health. Clin Interv Aging 2010; 5:207-16.
2. Avenell A, Gillespie WJ, Gillespie LD, O'Connell D. Vitamin D and vitamin D analogues for preventing fractures associated with involutional and post-menopausal osteoporosis. Cochrane Database Syst Rev 2009; (2):CD000227.
3. Avenell A, Handoll HH. Nutritional supplementation for hip fracture aftercare in older people. Cochrane Database Syst Rev 2010; (1):CD001880.
4. Baumgartner RN, Wayne SJ, Waters DL, Janssen I, Gallagher D, Morley JE. Sarcopenic obesity predicts instrumental activities of caily living disability in the elderly. Obes Res 2004; 12(12):1995-2004.
5. Bialostosky K, Wright JD, Kennedy-Stephenson J, McDorwell M, Johnson CL. Dietary intake of macronutrients, micronutrients, and other dietary constituents. United States 1988; 94.
6. Bischoff-Ferrari HA, Willett WC, Wong JB, Stuck AE, Staehelin HB, Orav EJ et al. Prevention of nonvertebral fractures with oral vitamin D and dose dependency: a meta-analysis of randomized controlled trials. Arch Intern Med 2009; 169(6):551-61.

7. Buhr G, Bales CW. Nutritional supplements for older adults: review and recommendations – Part II. J Nutr Elder 2010; 29(1):42-71.
8. Buhr G, Bales CW. Nutritional supplements for older adults: review and recommendations – Part I. J Nutr Elder 2009; 28(1):5-29.
9. Chumlea RS. In: Danford M (ed.). Anthropometric approaches to the nutritional assessment of the elderly. New York: Nutrition, Aging and the Elderly, 1989.
10. Chumlea WC, Guo S, Roche AF, Steinbaugh ML. Prediction of body weight for the nonambulatory elderly from anthropometry. J Am Diet Assoc 1987; 88(5):564-8.
11. Chumlea WC, Roche AF, Mukherjee D. Nutritional assessment of the elderly through anthropometry. Ohio: Yellow Springs, 1987.
12. Constans T, Mondon K, Annweiler C, Hommet C. Vitamin D and cognition in the elderly. Psychol Neuropsychiatr Vieil 2010; 8(4):255-62.
13. Cruz-Jentoft AJ, Baeyens JP, Bauer JM, Boirie Y, Cederholm T, Sandi F et al. Sarcopenia: European consensus on definition and diagnosis: Report of the European Working Group on Sarcopenia in Older People. Age Ageing 2010; 39(4):412-23.
14. Curiati JAE, Garcia YM. Nutrição e envelhecimento. In: Carvalho Filho ET, Papaléo Neto M. Geriatria: fundamentos, clínica e terapêutica. 2.ed. São Paulo: Atheneu, 2006.
15. Delmonico MJ, Harris TB, Lee JS, Nevitt M, Kritchevsky SB, Tylavsky FA et al. Alternative definitions of sarcopenia, lower extremity performance, and functional impairment with aging in older men and women. J Am Geriatr Soc 2007; 55(5):769-74.
16. Dey DK, Bosaeus I, Lissner L, Steen B. Changes in body composition and its relation to muscle strength in 75-year-old men and women: a 5-year prospective follow-up study of the NORA cohort in Goteborg, Sweden. Nutrition 2009; 25(6):613-9.
17. Doherty TJ. Invited review: aging and sarcopenia. J Appl Physiol 2003; 95(4):1717-27.
18. Elia M. Obesity in the elderly. Obes Res 2001; 9(1):244-8.
19. Escribano A, Gómez-Tello V, Santana RS. Nutritional assessment of the severely ill patient . Nutr Hosp 2005; 20(Suppl.2):5-8.
20. Ferreira LS, Marruci MFN. Ações preventivas na terceira idade. In: Jacob Filho W, Gorzoni ML. Geriatria e gerontologia: o que todos devem saber. São Paulo: Roca, 2008.
21. Goodpaster BH, Park SW, Harris TB, Nevitt M, Schuwartz AV, Visser M et al. The loss of skeletal muscle strength, mass, and quality in older adults: the health, aging and body composition study. J Gerontol A Biol Sci Med Sci 2006; 61(10):1059-64.
22. Jagust W, Harvey D, Mungas D, Haan M. Central obesity and the aging brain. Arch Neurol 2005; 62(10):1545-8.
23. Janssen I, Baumgartner RV, Ross R, Rosenberg IH, Roubenoff R. Skeletal muscle cutpoints associated with elevated physical disability risk in older men and women. Am J Epidemiol 2004; 159(4):413-21.
24. Jeejeebhoy KN. Nutritional assessment. Nutrition 2000; 16(7-8):585-90.

25. Joseph C, Kenny AM, Taxel P, Lorenzo JA, Duque G, Kuchel GA. Role of endocrine-immune dysregulation in osteoporosis, sarcopenia, frailty and fracture risk. Mol Aspects Med 2005; 26(3): 181-201.
26. Kalyani RR, Stein B, Valiyil R, Manno R, Maynard JW, Crews DC. Vitamin D treatment for the prevention of falls in older adults: systematic review and meta-analysis. J Am Geriatr Soc 2010; 58(7):1299-310.
27. Kanis JA, Melton LJ, Christiansen C, Johnston CC, Khaltaev N. The diagnosis of osteoporosis. J Bone Miner Res 1994; 9(8):1137-41.
28. Kaplan F. Prevenção e tratamento da osteoporose. Clin Symo 1995; 47:1-38.
29. Kelly TL, Berger N, Richardson TL. DXA body composition: theory and practice. Appl Radiat Isot 1998; 49(5-6):511-3.
30. Kenny AM, Dawson L, Kleppinger A, Iannuzzi-Sucich M, Judge JO. Prevalence of sarcopenia and predictors of skeletal muscle mass in nonobese women who are long-term users of estrogen-replacement therapy. J Gerontol A Biol Sci Med Sci 2003; 58(5):M436-40.
31. Kirshbaum MN. Does protein and energy supplementation benefit older people at risk of malnutrition? Nurs Times 2010; 106(39):22.
32. Krishnadev N, Meleth AD, Chew EY. Nutritional supplements for age-related macular degeneration. Curr Opin Ophthalmol 2010; 21(3):184-9.
33. Kuczmarski MF, Kuczmarski RJ, Najjar M. Descriptive anthropometric reference data for older Americans. J Am Diet Assoc 2000; 100(1):59-66.
34. Lee SY, Gallagher D. Assessment methods in human body composition. Curr Opin Clin Nutr Metab Care 2008; 11(5):566-72.
35. Levitt DG, Heynsfield SB, Pierson Jr RN, Shapses SA, Kral JG. Physiological models of body composition and human obesity. Nutr Metab 2007; 4:19.
36. Lippman SM, Klein EA, Goodman DJ, Lucia MS, Thompson IM, Ford LG, Parmes HL. Effect of selenium and vitamin E on risk of prostate cancer and other cancers: the Selenium and Vitamin E Cancer Prevention Trial (SELECT). JAMA 2009; 301:39-51.
37. Lips P, Bouillon R, van Schoor NM, Vanderschueren D, Verschueren S, Kuchuk N, et al. Reducing fracture risk with calcium and vitamin D. Clin Endocrinol, Oxford 2010; 73(3):277-85.
38. Lipschtz DA. Screening for nutritional status in the elderly. Primary Care 1994; 21(1):55-67.
39. Marian M, Sacks G. Micronutrients and older adults. Nutr Clin Pract 2009; 24(2):179-95.
40. Moraes EM, Moraes FL, Keller A, Ribeiro MTF. Avaliação clínico- funcional do idoso. In: Moraes EN. Princípios básicos de geriatria e gerontologia. Belo Horizonte: Coopmed, 2008.
41. Moreira RMM, Horie NCO. In: Jacob Filho W. Terapêutica do idoso. 2.ed. Rio de Janeiro: Rubio, 2008.
42. Morley JE. Calories and cachexia. Curr Opin Clin Nutr Metab Care 2009; 12(6):607-10.
43. Nicklas BJ, Pennix BW, Cesari M, Newman AB, Kanaya AM, Pahor M, Harris TB et al. Association of visceral adipose tissue with incident myocardial infarction in older men and women: the Health, Aging and Body Composition Study. Am J Epidemiol 2004; 160(8):741-9.

44. Nieuwenhuizen WF, Weenen H, Rigby P, Hetherington MM. Older adults and patients in need of nutritional support: review of current treatment options and factors influencing nutritional intake. Clin Nutr 2010; 29(2):160-9.
45. Rasmussen BB, Fujita S, Wolfe RR, Mittendorfer B, Roy M, Rowe VL et al. Insulin resistance of muscle protein metabolism in aging. Faseb J 2006; 20(6):768-9.
46. Roberts SB. Regulation of energy intake in relation to metabolic state and nutritional status. Eur J Clin Nutr 2000; 54(Suppl. 3):S64-9.
47. Robinson SM, Simmonds SJ, Jameson KA, Sydall HE, Dennison EM, Cooper C. Diet and its relationship with grip strength in community-dwelling older men and women: the Hertfordshire cohort study. J Am Geriatr Soc 2008; 56(1):84-90.
48. Rolland Y, Abellan van Kan G, Bénétos A, Blain H, Bonnefoy M, Chassagne P. Frailty, osteoporosis and hip fracture: causes, consequences and therapeutic perspectives. J Nutr Health Aging 2008; 12(5): 335-46.
49. Rolland Y, Lauwers-Cances V, Pahor M, Fillaux J, Grand Jean H, Vellas B. Muscle strength in obese elderly women: effect of recreational physical activity in a cross-sectional study. Am J Clin Nutr 2004; 79(4):552-7.
50. Santos DMS, Sichieri R. Índice de massa corporal e indicadores antropométricos de adiposidade em idosos. In: Tratado de Geriatria e Gerontologia. Rio de Janeiro: Guanabara Koogan, 2005. p.930.
51. Saremi A, Arora R. Vitamin E and cardiovascular disease. Am J Ther 2010; 17(3):e56-65.
52. Shepherd A. Nutrition through the life span. Part 3: adults aged 65 years and over. Br J Nurs 2009; 18(5):301-2, 304-7.
53. Silver HJ. Oral strategies to supplement older adults' dietary intakes: comparing the evidence. Nutr Rev 2009; 67(1):21-31.
54. Stover PJ. Vitamin B12 and older adults. Curr Opin Clin Nutr Metab Care 2010; 13(1):24-7.
55. Szejnfeld VL, Silva TAA, Junior AF, Pinheiro MM. Sarcopenia associada ao envelhecimento: aspectos etiológicos e opções terapêuticas. Revista Brasileira de Reumatologia 2006;46(6).
56. Szulc P, Duboy F, Marchand F, Delmas PD. Hormonal and lifestyle determinants of appendicular skeletal muscle mass in men: the MINOS study. Am J Clin Nutr 2004; 80(2):496-503.
57. Thacher TD, Clarke BL. Vitamin D insufficiency. Mayo Clin Proc 2011; 86(1):50-60.
58. Tucker KL. Osteoporosis prevention and nutrition. Curr Osteoporos Rep 2009; 7(4):111-7.
59. Vilaça KHC. Composição corporal, força muscular e capacidade funcional de idosas eutróficas e obesas. Ribeirão Preto: Departamento de Clínica Médica da Universidade de São Paulo, 2010.
60. Villamayor Blanco L, Limera Rausell G, Jorge Vidal V, González Pérez-Crespo C, Iniesta Navalón C, Mira Sirvent MC et al. Nutritional assessment at the time of hospital admission: study initiation among different methodologies. Nutr Hosp 2006; 21(2):163-72.
61. Villareal DT, Banks M, Siener C, Sinacore DR, Klein S. Physical frailty and body composition in obese elderly men and women. Obes Res 2004; 12(6):913-20.

62. Visvanathan R, Chapman IM. Undernutrition and anorexia in the older person. Gastroenterol Clin North Am 2009; 38(3):393-409.
63. Wang L, Manson JE, Song Y, Sesso HD. Systematic review: Vitamin D and calcium supplementation in prevention of cardiovascular events. Ann Intern Med 2010; 152(5):315-23.
64. World Health Organization. Obesity: preventing and managing the global epidemic: report of a WHO consultation on obesity. Genebra: WHO, 1998.

Nutrologia na gestação

Silviane Maria Luna Vianna
Luanna Costa Moura da Paz

INTRODUÇÃO

Nos dias atuais, estabelece-se a importância do cuidado nutricional com a gestante. O advento dos conceitos sobre epigenética ressalta a importância do ambiente intrauterino como o primeiro contribuinte para a expressão dos genes relacionados a doenças crônicas degenerativas na fase adulta. Paralelamente, o surto de obesidade que o mundo vem apresentando reflete também o excesso de peso adquirido por mulheres no período gestacional. Por outro lado, estudos que avaliam as consequências do período de fome que afligiu populações como a holandesa e a chinesa nas décadas de 1940 permitem a atual compreensão das sequelas da desnutrição materna sobre o concepto. Dessa forma, o papel da nutrição é visto com interesse crescente e cabe a nós, profissionais da nutrição, acompanhar de modo cuidadoso este binômio mãe-feto, a fim de garantir a perpetuação da espécie.

Na década de 1970 começaram a surgir as primeiras teorias que apontavam para a capacidade de o meio ambiente modificar a expressão dos genes. Em 2001, Hales e Barker descreveram a teoria do "fenótipo poupador", na qual a inadequação da nutrição materna e fetal pode afetar o crescimento, o metabolismo e o desenvolvimento celular.[1] Para melhor entendimento, precisamos compreender o conceito de epigenética. A epigenética é a ciência que estuda os mecanismos pelos quais os genes se modificam pela interação com o meio ambiente. Algumas fases do desenvolvimento embrionário podem ser mediadas por meio de programas epigenéticos que consistem em modificações do DNA e histonas proteicas (matrizes para a sustentação do DNA), influenciando na expressão genética e manifestando fenótipos diferentes. Os eventos epigenéticos se iniciam logo após a fertilização e alguns ocorrem nos estágios embrionários em tecidos fundamentais, geralmente resultando em silêncio (ou desligamento) de genes.[1] Os eventos epigenéticos podem ser desencadeados em virtude de fatores relacionados ao ambiente celular, por exemplo: já existem provas evidentes que sugerem que fatores nutricionais podem entrar na metilação do DNA e modificar as proteínas histonas. Entendimentos futuros podem evidenciar, na sequência do DNA, o papel do ganho de peso na gestação.[2]

Estudos realizados em indivíduos que nasceram no período da fome da China e da Holanda mostra um aumento de diabete melito (DM) e doenças cardiovasculares em adultos.

MUDANÇAS FISIOLÓGICAS E METABÓLICAS NA GESTAÇÃO

A gestação é um processo fisiológico, dinâmico, que afeta todo o organismo materno, causando alterações bioquímicas, hormonais e urinárias que são evidenciadas desde a concepção até o parto. As alterações promovem o crescimento fetal e a manutenção do corpo gravídico, ao mesmo tempo que o prepararam para a lactação. Tais modificações são divididas em: um período basicamente anabólico, tanto para a mãe como para o concepto, que se dá desde a concepção até a 27ª semana; e outro período catabólico materno e anabólico fetal, que se estende até o parto. Assim, o peso é um critério de importância máxima que deve ser avaliado com base em conhecimentos específicos e rigorosamente acompanhado durante todo o pré-natal. Nessa fase, muitas alterações gastrointestinais ocorrem e podem ocasionar quadros de náuseas e vômitos, além de aumento na sensação de fome. A diminuição do tônus e da motilidade gástrica, a diminuição da secreção ácida, o retardo do esvaziamento do estômago e o aumento da secreção da mucosa gástrica são secundários à elevação da progesterona. A motilidade do intestino também é reduzida durante a gestação, embora não haja alteração na absorção de nutrientes, exceto pelo aumento na absorção de ferro. Essas alterações fisiológicas podem aumentar o padrão de ganho de peso no início da gestação.[2]

A concentração de proteínas transportadoras de vitamina D, cortisol, hormônios esteroides, hormônios tireoidianos e metabolismo dos carboidratos está aumentada para garantir os nutrientes necessários ao crescimento fetal. A sensibilidade à insulina cai cerca de 50 a 60% quando comparada à mulher não grávida,[3] alterando não apenas o metabolismo da glicose, mas também as lipoproteínas, diminuindo a capacidade da insulina em suprimir a lipólise.[4] Nesse período, ocorre um aumento no risco de cetonúria e cetonemia mesmo entre mulheres com tolerância à glicose normal. Gestantes desenvolvem cetonemia muito mais rapidamente do que mulheres não grávidas, em decorrência do estado de jejum acelerado, o que torna os corpos cetônicos um importante combustível metabólico para o cérebro fetal nas situações de queda do aporte de glicose pela mãe. Isso é possível pela presença de enzimas no cérebro fetal capazes de promover a oxidação dos corpos cetônicos.[5] Logo, como descrito por Freikel[6] em 1980, a gravidez pode ser considerada uma condição de jejum acelerado em razão das mudanças no metabolismo materno que ocorrem pelo aumento da resistência à insulina.

Dentro desse contexto, o ganho de peso materno tem papel relevante na gestação e uma vasta revisão sobre este tema foi publicada em 2009 pelo Institute of Medicine dos Estados Unidos (IOM, atualmente National Academy of Medicine - NAM).[7]

Com a evolução da gravidez, o peso materno é produto do armazenamento de proteínas, gorduras, água e minerais que são depositados no feto, na placenta, no líquido amniótico, no útero, na glândula mamária, no sangue e no tecido adiposo. Os produtos da concepção (placenta, feto, líquido amniótico) compreendem cerca de 35% do total do ganho de peso da gestante.[8] O aumento do volume plasmático é influenciado pela ação hormonal, sendo altamente variável durante a gravidez. A presença de edemas é mais significativa em gestantes com sobrepeso no período pré-gestacional. O depósito de proteínas ocorre principalmente no feto (42%), no útero (17%), no sangue (14%), na placenta (10%) e na mama (8%) e é mais acentuado no 3º trimestre da gestação.[8] Quanto à acumulação de gordura, esta ocorre preferencialmente nos quadris, nas costas e nas partes superiores do corpo, apresentando um padrão único da gestação. Esse depósito ocorre, em sua maioria, no tecido subcutâneo.[9] De um modo geral, a gordura das partes superiores do corpo é quase que totalmente eliminada após a gestação, enquanto a do tronco pode permanecer como consequência do aumento do tecido subcutâneo na gravidez.

Dados populacionais de países desenvolvidos mostram que as gestantes atualmente ganham mais peso do que o recomendado pela NAM, sendo mais prevalente entre gestantes com índice de massa corporal (IMC) pré-gravidez normal ou baixo. Por outro lado, aquelas que apresentam sobrepeso ou obesidade prévia à gravidez ultrapassam menos a variação de peso recomendada.[2]

É importante ressaltar que os valores bioquímicos estão modificados no período gestacional, retornando aos valores de referência no período pós-parto. Os testes de laboratório da mulher grávida devem ser comparados com o intervalo específico para a gravidez a fim de serem evitados erros diagnósticos. Os principais determinantes dessas variações são o aumento do volume plasmático e o aumento da massa de hemoglobina (Hb) – em torno de 20%.[10] Como consequência da hemodiluição, ocorre uma diminuição na concentração de Hb, hematócrito e albumina. O aumento de estrógeno e progesterona, assim como de outros hormônios placentários, tem importante papel no acréscimo de lipídios maternos, caroteno, vitamina E e fatores de coagulação.

Tabela 1 Principais alterações fisiológicas na gravidez

↑↑	Volume plasmático
↑	Aumento das hemácias
↑	Trabalho cardíaco
↑	Água corporal
↑↑	Taxa de filtração glomerular
↑	Volume respiratório
↓	Motilidade gastrointestinal e geniturinária

Fonte: adaptada de Shils et al., 1994.[11]

SISTEMA DIGESTÓRIO

Náuseas e vômitos ocorrem em cerca de 80% das pacientes grávidas, mas com gravidade e apresentação variáveis. Iniciam-se na 2ª semana e duram até o 2º trimestre e, em alguns casos, até 37 semanas de gestação ou termo. Azia é comum durante o período gestacional e é atribuída à diminuição do pH da secreção gástrica, ao aumento da quantidade de secreções e à diminuição do tônus do esfíncter esofágico inferior (resultado da ação da progesterona nas células musculares lisas). A absorção de medicamentos, pode ser afetada pelo retardo do esvaziamento gástrico durante a gravidez. Além disso, o uso concomitante de alguns medicamentos pode alterar os perfis de absorção para pacientes grávidas e não grávidas. Pelo fato de que suplementos de ferro e inibidores da bomba de prótons (IBP) podem diminuir a absorção de levotiroxina e/ou tri-iodotironina, os pacientes são instruídos a não tomá-los concomitantemente; atividades de enzimas do tipo CYP2D6, CYP2A6, 2C9 e 3A4 também estão aumentadas e com isso podem resultar em concentrações plasmáticas diminuídas de medicamentos metabolizados por essas enzimas, como midazolam e fenitoína. Além disso, uma atividade diminuída da enzima CYP1A2 resulta na diminuição da depuração da cafeína e da olanzapina, sendo necessário um monitoramento médico adequado para ajuste de doses.

SISTEMA RENAL

Na gravidez ocorre um estado de hiperfiltração glomerular, uma vez que há aumento do volume plasmático, aumento do fluxo plasmático efetivo renal (RPF) e diminuição da pressão oncótica plasmática renal. Acredita-se que a frequência e a urgência urinária, sintomas comuns observados no início da gravidez, sejam decorrentes dessas alterações na taxa de filtração glomerular e no fluxo plasmático efetivo renal. Essa alteração fisiológica é importante para a observação de efeitos farmacodinâmicos por alguns medicamentos, como lítio, cefalosporinas, piperacilina, atenolol e digoxina.

Também existem várias modificações anatômicas a serem observadas na gravidez. O rim aumenta 1 cm no final da gravidez, os cálices renais e os ureteres ficam mais dilatados. Clinicamente, isso é refletido por um risco aumentado de infecção do trato urinário ascendente por estase de urina.

SISTEMA CARDIOVASCULAR

Durante a gravidez, o sistema cardiovascular também sofre várias alterações. Os volumes sistólico e diastólico final estão aumentados, enquanto as pressões sistólica e diastólica final permanecem inalteradas. Geralmente há algumas evidências de alterações na frequência cardíaca, com taquicardia leve, edema de membros inferiores, distensão venosa jugular e deslocamento lateral do ápice cardíaco. Sopros sistólicos podem ser ouvidos na borda esternal lateral esquerda em mais de 90% das gestantes, refletindo o aumento do volume sanguíneo que passa pelas válvulas. O débito cardíaco aumenta precocemente com uma redução na pós-carga e atinge seu pico no início do 3º trimestre. O aumento do tamanho do útero gravídico comprime a veia cava e o fluxo sanguíneo para a circulação uteroplacentária. Isso pode levar à diminuição do débito cardíaco durante o 3º trimestre, mas é compensado pelo aumento da frequência cardíaca em repouso. A pressão arterial sistólica não se altera, mas a pressão arterial diastólica diminui durante a gravidez. As variações da pressão arterial estão relacionadas com a interação de progesterona, óxido nítrico, endotelina e estrogênio. A hipotensão supina é uma alteração fisiológica que ocorre em 10% das mulheres durante a gravidez como resultado da compressão dos grandes vasos pelo útero gravídico. Há um aumento no volume plasmático durante a gravidez, ocasionando também aumento no volume da distribuição dos medicamentos; isso é muito importante clinicamente, pois drogas altamente ligadas teriam concentrações muito mais altas de sua forma livre durante a gravidez.

SISTEMA GLANDULAR

No 3º trimestre, a taxa metabólica basal é aumentada em 20%. Ocorre hiperinsulinismo em decorrência da hiperplasia das células das ilhotas pancreáticas, juntamente com um estado de resistência periférica à insulina. Acredita-se que o lactogênio placentário humano e o hormônio de crescimento placentário humano contribuam para a resistência à insulina. Também ocorre o aumento da gliconeogênese hepática no 3º trimestre, que contribui para sustentar os níveis de glicose pós-prandial. Pacientes com resistência à insulina preexistente ou diabetes necessitam ajustar sua medicação de insulina para doses mais altas à medida que a gravidez progride. Os níveis de lipídios maternos são aumentados, a síntese lipídica é favorecida e a gordura armazenada aumenta; essa gordura será utilizada pela mãe para a produção de energia e, portanto, os ácidos graxos e o glicerol servem como combustível nutritivo para a mãe, enquanto a glicose e os aminoácidos são preferencialmente utilizados pelo feto. A gravidez é um estado de hipercortisolismo, pois a produção hepática de globulinas de ligação ao cortisol é regulada positivamente sob o efeito do estrogênio, garantindo um aumento da meia-vida e diminuição da depuração hepática. Em consequência, os níveis de cortisol aumentam. Os níveis totais de tri-iodotironina e tetraiodotironina aumentam durante a gravidez como resultado de um aumento induzido por estrogênio na globulina de ligação à tireoide. A glândula tireoide aumenta de tamanho durante a gravidez. Em caso de hipotireoidismo, a dose de levotiroxina, se necessária, deve ser aumentada em 30% no início da gravidez para atender às demandas maternas.

SISTEMA PULMONAR

O aumento da progesterona durante a gravidez induz uma mudança no limiar do centro respiratório, levando a um aumento da sensibilidade ao CO_2. Em virtude do deslocamento ascendente do diafragma como resultado do crescimento do útero gravídico ocorre uma diminuição da capacidade residual funcional. O efeito da progesterona e da relaxicina é responsável pelo relaxamento das inserções ligamentares das costelas inferiores. A dispneia é uma situação clínica comum durante a gravidez, pois é fisiológica e ocorre em 50 a 70% das pacientes no 3º trimestre. Observa-se que a capacidade residual funcional (CRF) diminui em 20 a 30% durante a gravidez, como resultado da elevação do diafragma diminuindo a retração externa do tórax. Também na gravidez há um estado de alcalose respiratória (pH materno variando entre 7,42-7,46); o sistema renal compensa aumentando a excreção de bicarbonato, cujos níveis séricos diminuem de 23 para 18 mEq/L no final da gravidez.

SISTEMA HEMATOLÓGICO

O volume plasmático aumenta na gravidez de forma não linear; há um ganho médio de 30 a 50% (ou mais de 1 L) de volume sanguíneo em comparação com os níveis de não grávidas. Esse aumento é importante para a mãe e o feto em resposta às demandas metabólicas aumentadas da gravidez e serve como um tampão protetor para minimizar as consequências da perda sanguínea de grande volume durante o parto. Quanto aos componentes do sangue, resulta no geral em anemia dilucional ou mais clinicamente conhecida como “anemia da gravidez”. Uma vantagem disso é que a viscosidade do sangue diminui, com o aumento da capacidade de carga das hemácias, garantindo uma troca mais eficiente entre mãe e feto; ocorre uma anemia fisiológica, mas hemoglobina abaixo de 11 g/dL deve ser investigada. É importante que a paciente inicie o uso de suplementos de ferro no começo da gravidez, porque as necessidades de ferro aumentam na segunda metade da gestação. Uma observação importante é que o período gestacional é um estado hipercoagulável, como evidenciado pela regulação positiva dos fatores de pró-coagulação, especialmente os fatores I e II. Também se observa que as proteínas reguladoras responsáveis pela anticoagulação (proteína S e antitrombina) são diminuídas durante a gravidez. As mulheres grávidas estão em maior risco de tromboembolismo venoso na gravidez e no período pós-parto, e essa é uma das principais causas de morte materna. A heparina é a droga tradicional de escolha para o tratamento do tromboembolismo venoso na gravidez.

PAPEL DA PLACENTA NA NUTRIÇÃO FETAL

Na maioria das gestações, o feto e a placenta crescem em proporções lineares durante o período gestacional. Nos casos de insuficiência placentária há uma diminuição do crescimento fetal a partir da 36ª semana de gestação, o que limita o crescimento fetal máximo e gera os chamados recém-nascidos pequenos para a idade gestacional (RNPIG).

As principais causas de insuficiência placentária são genéticas, cromossômicas, infecciosas, nutricionais, vasculares e anatômicas. Já os recém-nascidos grandes para a idade gestacional (RNGIG) decorrem do crescimento acelerado do feto e têm como causas mais frequentes: DM, obesidade materna, multiparidade e doença hemolítica do recém-nascido.[2]

Trabalhos recentes na literatura têm ressaltado a importância dos ácidos graxos no crescimento da placenta.[12] O desenvolvimento do feto requer significativas quantidades desses ácidos para garantir o rápido crescimento celular. Embora a grande quantidade de ácidos graxos que chegam ao feto dependa dos níveis maternos, a placenta fisiologicamente transfere importantes quantidades de ácidos graxos poli-insaturados de cadeia longa (LC-PUFAS), particularmente ômega-3.[12]

VARIAÇÕES BIOQUÍMICAS E MEDIDAS LABORATORIAIS

O sistema reprodutivo sofre as mais significativas adaptações que ocorrem durante a gravidez, embora outros sistemas do corpo materno também participem do mecanismo adaptativo. Estrógeno e progesterona elevam-se desde o início da gravidez e atingem pico máximo no 3º trimestre.

O volume sanguíneo aumenta progressivamente desde as primeiras semanas, obtendo volume máximo da expansão entre 32 e 34 semanas de gestação. Isso corresponde a aumento de aproximadamente 30 a 40% na volemia, ocasionando redução dos níveis de hematócrito e hemoglobina. Uma peculiaridade é que o volume corpuscular médio (VCM) e da hemoglobina corpuscular média (VHCM) permanecem relativamente inalterados.

O aumento do volume plasmático leva a uma hemodiluição e diminuição da concentração sérica de proteínas.

A retenção hídrica é uma das características bioquímicas mais importantes do final da gravidez. O total da proteína plasmática aumenta de 180 mg/L, na mulher não grávida, para 230 mg/L na gestante a termo, mas em decorrência da hemodiluição, a concentração de proteína cai de 7 g/dL para 6 g/dL. Os níveis de albumina caem de 4,3 g/dL para 3 g/dL e ocorre um discreto aumento na globulina (principalmente a alfaglobulina). Embora a baixa da albumina plasmática não seja explicada, sua redução diminui a pressão oncótica plasmática e predispõe à perda de fluidos do compartimento vascular.

A deficiência de proteínas na dieta e o aumento da perda de proteínas na urina podem ser apontados como fatores implicados na hipoalbuminemia da gestação.[4]

Geralmente, os nutrientes hidrossolúveis como vitamina C, ácido fólico, vitaminas B6 e B12 e piridoxina têm valores diminuídos. Por outro lado, os nutrientes lipossolúveis, como o caroteno e a vitamina E, sofrem aumento de cerca de 50% na gravidez, enquanto os níveis de vitamina A praticamente não mudam.

Tabela 2 Principais alterações nutricionais na gestação

↓	Anemia dilucional
↓	Leucócitos
↓↓	Albumina sérica
↓	Vitamina C, ácido fólico, vitamina B12
↑	Caroteno
→	Vitamina A
↑	Tocoferol

Fonte: adaptada de Shils et al., 1994.[11]

AVALIAÇÃO DO ESTADO NUTRICIONAL NA GESTAÇÃO

A avaliação nutricional da gestante é semelhante à da paciente não grávida, porém com critérios antropométricos e laboratoriais ajustados à gestação. A primeira consulta inclui uma história clínica detalhada, por meio da qual se procura identificar doenças preexistentes, uso de medicações, tendência a prisão de ventre ou diarreia, alergias alimentares, flatulência excessiva e outros fatores que possam interferir na gravidez em curso. Nesse momento, é importante indagar sobre os hábitos alimentares da paciente. O exame físico objetiva identificar possíveis alterações, como edemas, hipocromia de mucosas e hidratação, além da aferição de pulso e pressão arterial.

SEQUÊNCIA DA AVALIAÇÃO NUTRICIONAL

1. Exame físico.
2. Avaliação da dieta baseada no recordatório alimentar de três dias, ferramenta de suma importância na avaliação do perfil nutricional da gestante e que permite identificar:
   - características alimentares e número de refeições por dia;
   - diminuição da ingestão de grupos alimentares específicos;
   - aversões, compulsões alimentares, repulsas ou até mesmo hábito alimentar inadequado originário de crendices;
   - quantidade de água ingerida.
3. Medidas antropométricas básicas de altura e peso.

As medidas antropométricas seguem os mesmos métodos para pacientes não grávidas, porém as referências mudam na gravidez. O dado de maior preocupação para as gestantes é o peso, que pode ser avaliado por três métodos diferentes: IMC, tabela de peso ideal para estatura da Metropolitan Life Foundation e avaliação da compleição da mulher (altura/circunferência do punho) ou curva de Rosso.[10] Neste capítulo, será utilizado o IMC como critério de acompanhamento, em razão de sua ampla utilização na prática clínica. A variação de ganho de peso deve ser calculada e discutida com a gestante na primeira consulta e depende do IMC pré-gravídico.

Tabela 3 Variação de ganho de peso durante a gestação baseada no IMC

IMC pré-gravidez (kg/m^2)	Classificação	Variação de ganho de peso na gravidez (kg)
Até 18,5	Baixo peso	12,5 a 18
18,6 a 25	Peso normal	11,5 a 16
25,1 a 30	Sobrepeso	7 a 11,5
> 30,1	Obesidade	5 a 9

Fonte: IOM, 2009[2]

4. Avaliação bioquímica dos nutrientes no sangue e na urina.

A maioria das gestantes tem uma gravidez saudável, não sendo necessária avaliação bioquímica detalhada. Em todos os casos, porém, é mandatória uma rápida triagem nutricional, a fim de identificar, o mais precocemente possível, a presença de deficiências nutricionais. Caso alguma alteração seja observada, é indicado o acompanhamento nutricional diário, em ambiente hospitalar, ou em intervalos curtos, quando o acompanhamento é ambulatorial. Nas gestantes eutróficas e com uma evolução gestacional saudável, recomenda-se uma consulta nutricional ao mês ou a cada dois meses para assegurar um bom acompanhamento.

Tabela 4 Avaliação laboratorial do estado nutricional*

Dosagens sanguíneas	Não grávida	Grávida	Níveis alterados
Hematócrito (%)	37 a 47	33 a 44	< 33
Hemoglobina (g/dL)	12 a 16	10,5 a 14	< 10
Ferritina (ng/100 mL)	15 a 200	5 a 150	< 5
Ácido fólico (ng/mL)	5 a 21	4 a 14	< 4
Vitamina B12 (pg/mL)	430 a 1.025	Diminuída	Diminuída
Ferro (mcg/100 mL)	> 50	> 60	< 60
Capacidade de ligação de ferro (mcg/100 mL)	250 a 460	300 a 600	< 450
Fosfatase alcalina (IU/L)	35 a 48	35 a 150	Não muda
Colesterol total (g/100 mL)	Até 200	Até 345	_
Triglicerídeos (g/100 mL)	Até 150	Até 400	_
Zinco (mcg/100 mL)	65 a 115	55 a 80	< 55

* Os testes de laboratório da mulher grávida devem ser comparados com o intervalo específico para a gravidez.

Fonte: adaptada de Aubrey et al., 1975;[13] Burrow e Ferris, 1996.[14]

Em relação à glicemia, existem variações de critérios diagnósticos distintos para o diabete gestacional (DG) entre as diferentes sociedades ao redor do mundo. Até o momento, não há acordo sobre indicação do rastreamento e método diagnóstico do DG mais adequados. A maioria das recomendações advém de consensos de especialistas.

Em casos de glicemia alterada (ver critérios adiante), pode-se considerar que a gestante tenha um quadro prévio de DM ou DG. Em caso de glicemias normais, a paciente deverá ser submetida a novo teste entre a 24ª e a 28ª semana de gestação. A Sociedade Brasileira de Diabetes recomenda que sejam seguidos os critérios aceitos em 2013 pela Organização Mundial da Saúde (OMS).

Fatores de risco para diabetes gestacional (fonte: Diretrizes da Sociedade Brasileira de Diabetes referentes a 2015-2016)

- Idade materna avançada;
- sobrepeso, obesidade ou ganho excessivo de peso na gravidez atual;
- deposição central excessiva de gordura corporal;
- história familiar de diabetes em parentes de primeiro grau;
- crescimento fetal excessivo, polidrâmnio, hipertensão ou pré-eclâmpsia na gravidez atual;
- antecedentes obstétricos de abortamentos de repetição, malformações, morte fetal ou neonatal, macrossomia ou DG;
- síndrome dos ovários policísticos;
- baixa estatura (menos de 1,5 m).

Tabela 5 Diagnóstico de diabete gestacional com teste de tolerância oral à glicose com ingestão de 75 g de glicose

Jejum	92 a 125 g/dL
1 h	180 mg/dL
2 h	153 a 199 mg/dL

Fonte: Organização Mundial da Saúde, 2013.[15]

A positividade de um desses critérios confirma o diagnóstico.

O teste de tolerância oral à glicose (TOTG) deve ser feito pela manhã após uma noite de jejum, que pode variar de 8 a 14 h, e após dieta irrestrita de no mínimo 3 dias (≥ 150 g de carboidrato/dia e sem restrição à atividade física). A paciente deve permanecer sentada durante o teste.

A International Association of Diabetes and Pregnancy Study Groups (IADPSG) recomenda que todas as mulheres sem história prévia de diabetes sejam submetidas ao TOTG.[16]

Quanto ao colesterol, o teste não é aferido habitualmente na prática obstétrica. Não existem referências que estimem variações durante a gravidez normal. Porém, os parâmetros lipídicos têm se mostrado elevados na gravidez, especialmente no 2º e 3º trimestres. A hipercolesterolemia durante a gravidez é decorrente da mudança de hormônios esteroides, metabolismo hepático e adiposo.

Até o presente momento, a hipercolesterolemia não é tratada na gravidez. A estatina não pode ser usada por provocar inibição da síntese do ácido mevalônico, que tem papel importante na replicação do DNA. O ômega-3 tem sido usado na gestação em mulheres com hipercolesterolomia prévia ou hipertrigliceridemia, mas não é rotineiramente orientado na gravidez normal.

O estudo *Fate of Early Lesions in Children* (FELIC) mostrou que mães com altos níveis de colesterol apresentaram rápida progressão da placa de gordura na aorta quando comparadas com mães com níveis normais.[16]

Napoli et al. demonstraram que o colesterol fetal é inversamente proporcional à idade gestacional e que o ponto em que colesteróis fetal e materno mais se aproximam é em torno da 28ª semana de gestação, sugerindo que este é o prazo da influência materna na formação da placa fetal.[17]

Foi assumido por décadas que a hiperlipidemia na gravidez é fisiológica e não aterogênica. Porém, atualmente altos níveis de colesterol total são relacionados a maior risco de desenvolvimento de parto prematuro, DG e pré-eclâmpsia, assim como desenvolvimento de arterosclerose tardia no parto. Em geral, na mulher não grávida os níveis de colesterol não são avaliados rotineiramente.[18]

IDENTIFICANDO RISCO DE DESNUTRIÇÃO EM AMBIENTE HOSPITALAR

É indiscutível a importância da nutrição na gestação; dessa forma, atenção redobrada deve ser dispensada à gestante hospitalizada. A triagem nutricional deve ser realizada em 100% das gestantes enfermas e mães com recém-nascido (RN) de baixo peso ou gemelares que se encontrem em ambiente hospitalar. Os questionários são elaborados a partir dos métodos clássicos de triagem e sofrem modificações para se adequar à população de gestantes e puérperas. Na literatura, não encontramos, até a elaboração deste capítulo, modelo de triagem nutricional validada para gestantes. Devem receber cuidados nutricionais as puérperas com infecção de ferida operatória, especialmente aquelas com deiscência de sutura.

NECESSIDADES NUTRICIONAIS DE MACRONUTRIENTES NA GESTAÇÃO

O aumento do metabolismo basal das gestantes decorre do aumento do útero, do feto e do trabalho cardíaco. No primeiro trimestre, deve ser ressaltado o desenvolvimento do sistema nervoso, o que demanda uma grande necessidade de vitaminas e minerais.

O cálculo das calorias totais a serem administradas deve ser feito com base no requerimento energético estimado.

Quadro 1 Equação para calcular o requerimento energético estimado para adolescentes não grávidas e mulheres adultas

14 a 18 anos de idade
Requerimento energético estimado (kcal/dia) = gasto energético total + deposição de energia REE = 135,3 – [30,8 x idade (anos) + AF x 10,0 x peso (kg) + (934 x altura (m)] + 25
19 anos ou mais
Requerimento energético estimado (kcal/dia) = gasto energético total REE = 354 – [6,91 x idade (anos) + AF x (9,36 x peso +726 x altura (m)]

AF: coeficiente de atividade física. Usar dados da Tabela 6, a seguir. REE: requerimento energético estimado.

Tabela 6 Coeficiente de atividade física para uso na equação de cálculo do requerimento energético estimado – adolescentes e adultos jovens

	Sedentarismo (*)	Baixa atividade (**)	Ativo (***)	Muito ativo (****)
14 a 18 anos	1,0	1,16	1,31	1,56
19 anos ou mais	1,0	1,12	1,27	1,45

* Atividades da vida diária (trabalhos domésticos, caminhar até o ponto de ônibus).

** Atividades da vida diária + 30 a 60 minutos de atividade física moderada (p. ex., caminhada).

*** Atividades da vida diária + no mínimo 60 minutos de atividade física moderada.

**** Atividades da vida diária + no mínimo 60 minutos de atividade física moderada + um adicional de atividade vigorosa ou 120 minutos de atividade.

Fonte: adaptada de IOM, 2009.[2]

Estudos de calorimetria indireta feitos em gestantes evidenciam aumento do consumo energético de 350 a 500 kcal a partir do 2º trimestre da gravidez, correspondendo ao aumento das necessidades metabólicas.[9] Como parte dessa energia é fornecida pelo metabolismo do próprio corpo, a oferta calórica adicional deve ser de apenas 250 kcal/dia para as gestantes a partir do 2º trimestre. Quando há indicação de repouso no leito, a oferta calórica deve cair para 200 kcal/dia.

A idade da gestante também é um fator determinante das necessidades calóricas. Quando a gravidez ocorre na adolescência, pela maior demanda desta fase, as necessidades nutricionais são aumentadas. Já na fase adulta, no final da vida reprodutiva, as reservas nutricionais podem estar comprometidas, principalmente em casos de multiparidade. Muitos estudos se referem a uma correlação entre número de filhos e peso fetal, sendo crescente até a paridade de 3 ou 4, quando tende a diminuir.[7]

OBESIDADE NA GESTAÇÃO

Nos tempos atuais, a obesidade é uma pandemia, de modo que a obesidade na gestação tem se tornado um grande desafio por sua alta prevalência e potencial impacto adverso de mãe e feto. Obesidade materna leva a maior risco de DG, pré-eclâmpsia, hipertensão gestacional, tromboembolismo venoso, hemorragia pós-parto, complicações no parto, parto cesárea e morte materna. Outros estudos têm mostrado associação de obesidade materna com um aumento do risco de efeitos adversos neonatais, anormalidades congênitas, feto pequeno ou grande para a idade gestacional com posteriores alterações glicêmicas, parto prematuro, natimorto e morte neonatal. O risco estende-se ao período pós-natal, com maiores taxas de infecção de feridas, depressão pós-parto e menor índice de amamentação em relação à população geral. Além disso, obesidade materna tem sido ligada a maiores taxas de obesidade das crianças na adolescência.[17]

GESTAÇÕES MÚLTIPLAS

Nas últimas décadas, em razão da busca das mulheres por clínicas de reprodução assistida, o número de gestações múltiplas tem aumentado significativamente no Brasil e no mundo. Isso é um reflexo das mudanças socioculturais, em que as mulheres dessa geração buscam primeiro a estabilidade financeira e retardam a maternidade. Em 2012 nasceram 135.943 crianças de nascimentos múltiplos nos Estados Unidos. Esse valor é cerca de duas vezes maior que em 1980. Os gêmeos são 96% das gestações múltiplas.[13]

Embora a gestação gemelar seja prevalente, a incidência de trigêmeos, quadrigêmeos e quíntuplos aumentou em torno de 400%.[19] A incidência de prematuridade e de baixo peso é elevada nessa população e mães de gestações múltiplas têm uma probabilidade seis vezes maior de se hospitalizarem e serem admitidas em unidades de terapia intensiva, quando comparadas a mulheres de gestação única.[17] O acompanhamento nutricional de mães com gestações múltiplas tem neste contexto um papel preponderante, visto que a nutrição pode influenciar tanto no crescimento intrauterino quanto na duração dessas gestações de alto risco. Uma gestação múltipla representa um estado de requerimento nutricional maximizado e uma queda de nutrientes das fontes maternas que, por consequência, acelera a depleção nutricional das reservas.

O peso na gestação gemelar deve começar a aumentar antes da 8ª semana, pois estudos evidenciam que a lentificação do ganho de peso nas fases iniciais está associada a retardo do crescimento intrauterino, o que traz maior morbidade para os bebês. Nesses casos, mesmo que a velocidade de ganho de peso da mãe seja recuperada no final da gravidez, os fetos não conseguem atingir o peso adequado.[20] O ganho de peso materno até a 24ª semana é decisivo para o peso fetal, de modo que se preconiza um ganho ponderal de 0,32 g por semana no 1º trimestre; 0,78 g entre a 20ª e a 28ª semana gestacional; e de 0,45 g no 3º trimestre.[21]

A gravidez é um estado acelerado de jejum, resultando em menor glicemia basal e resposta exagerada de insulina após a dieta. Nas gestações gemelares essa resposta é ampliada, principalmente durante a segunda metade da gestação, apresentando um nível de glicose materna significativamente menor e maior concentração de insulina, o que indica uma depleção mais rápida dos estoques de glicogênio e resulta no metabolismo da gordura entre as refeições e durante uma noite de jejum.[22]

RECOMENDAÇÕES DE VITAMINAS E MINERAIS PARA GRAVIDEZ GEMELAR[23]

- Multivitamínico com 100% do RDA para não grávida (incluindo 400 mcg de folato). Ofertar 1 comprimido no 1º trimestre e dobrar a dose nos 2º e 3º trimestres;
- cálcio: 3 g/dia;
- magnésio: 1,2 g/dia;
- zinco: 45 mg/dia;
- considerar uma suplementação adicional de 1 g de vitamina C e 400 UI de vitamina E para a possibilidade de redução do risco de pré-eclâmpsia.

Em razão do consumo aumentado de cálcio e proteínas para a formação do bebê, sugere-se que a suplementação calórica seja feita na forma de leite e derivados. Três

Tabela 7 Variação de ganho de peso sugerido para grávidas com gestação gemelar de acordo com o IMC

IMC pré-gravídico	Variação de ganho de peso sugerida
Baixo peso (IMC < 18,5 kg/m^2)	22 a 28 kg
Peso normal (18,6 a 25 kg/m^2)	17 a 25 kg
Sobrepeso (26 a 30 kg/m^2)	14 a 23 kg
Obesidade (> 30 kg/m^2)	11 a 19 kg

Fonte: IOM, 2009.[2]

porções de xícara de leite ao dia fornecem uma média de 10 a 16 g de proteína de alta qualidade, dando um adicional de cálcio em torno de 270 mg (se leite desnatado) ou 480 mg (se leite integral). O leite pode ser preparado para ficar mais rico em cálcio e calorias adicionando-se 2 colheres de sopa de leite em pó desnatado a um copo de leite líquido.[24]

MICRONUTRIENTES NA GESTAÇÃO

Estima-se que cerca de 2 milhões de pessoas no mundo sofram de deficiência de pelo menos um micronutriente; isso exige atenção redobrada à população de gestantes. Muitas revisões e metanálises têm descrito o papel dos micronutrientes.[19,25]

As necessidades vitamínicas mudam durante a gravidez. Em alguns casos, elas podem ser atendidas pela ingestão dietética; em outros, há necessidade de suplementação oral. De modo geral, há uma diminuição nos níveis sanguíneos das vitaminas hidrossolúveis e aumento das lipossolúveis que decorrem do aumento dos lipídios sanguíneos. Estudos realizados em populações com baixa ingestão oral de cálcio apontam para uma correlação entre suplementação de cálcio e consequente melhora da pressão arterial e menor risco de eclâmpsia.[26] Magnésio e zinco são essenciais à secreção, ao estoque e à sensibilidade à insulina.[27,28] Vitamina A na forma de ácido retinoico é importante na função e regulação da pressão sanguínea.[29]

A suplementação de múltiplos micronutrientes (SMN) tem sido implementada em alguns países e evidências mais recentes sugerem que a SMN na gestação pode prover efeitos adicionais se comparada ao ácido fólico sozinho.[30]

A OMS recomenda a suplementação de ácido fólico para melhorar a saúde materna e fetal. Ele é o chamado micronutriente universal e sua suplementação é indicada por todos os países do mundo.

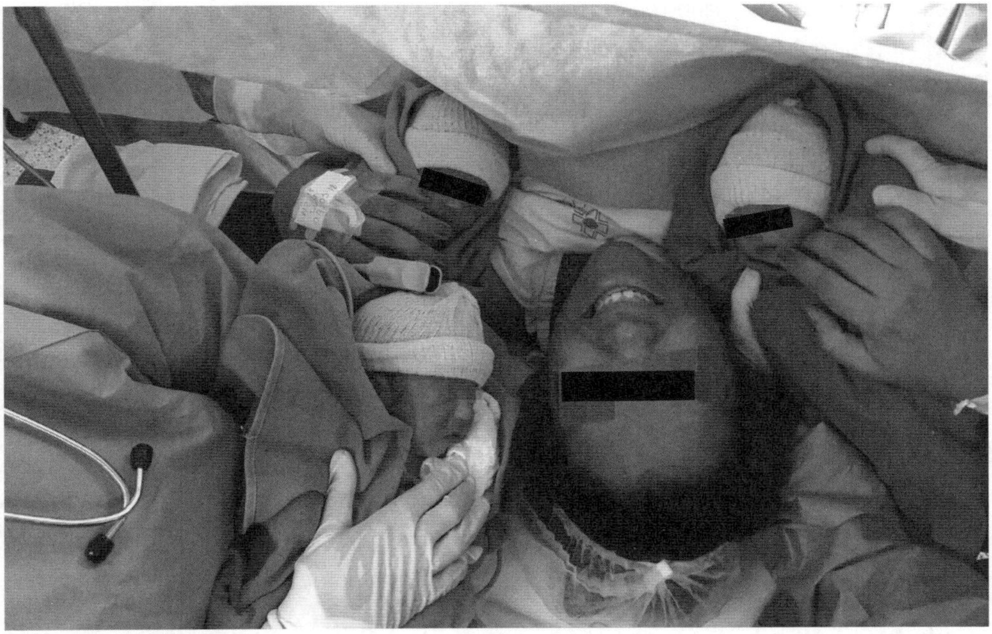

Figura 1 Gestação de trigêmeos: gestante de 32 anos sem comorbidades, submetida a fertilização assistida. Evolução da gestação sem intercorrências. Parto com 35 semanas: 1º gemelar: feminino, 44 cm e 2,2 kg; 2º gemelar: masculino, 44 cm e 2,075 kg; 3º gemelar: masculino, 45 cm e 2,4 kg.

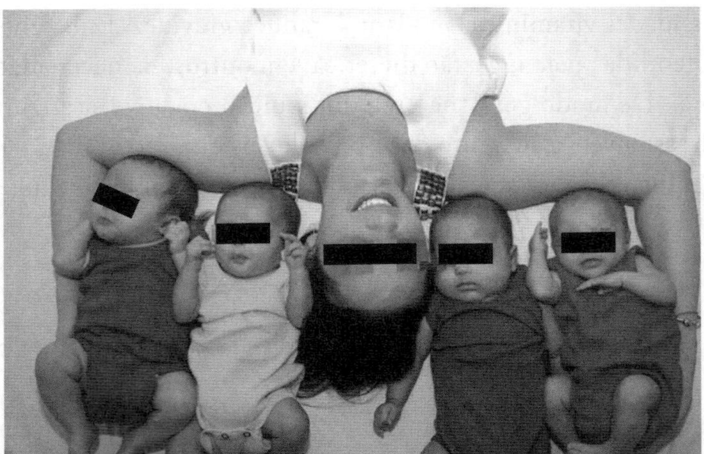

Figura 2 Gestação de quádruplos: gestante de 35 anos sem comorbidades, submetida a fertilização assistida. Evolução da gestação com colangite aguda, sendo necessária a internação nos dois meses anteriores ao parto. Parto com 29 semanas: 1º gemelar: masculino, 37 cm e 0,878 kg; 2º gemelar: masculino, 35 cm e 0,780 kg; 3º gemelar: masculino, 37 cm e 1,145 kg; 4º gemelar: masculino, 36 cm e 0,994 kg.

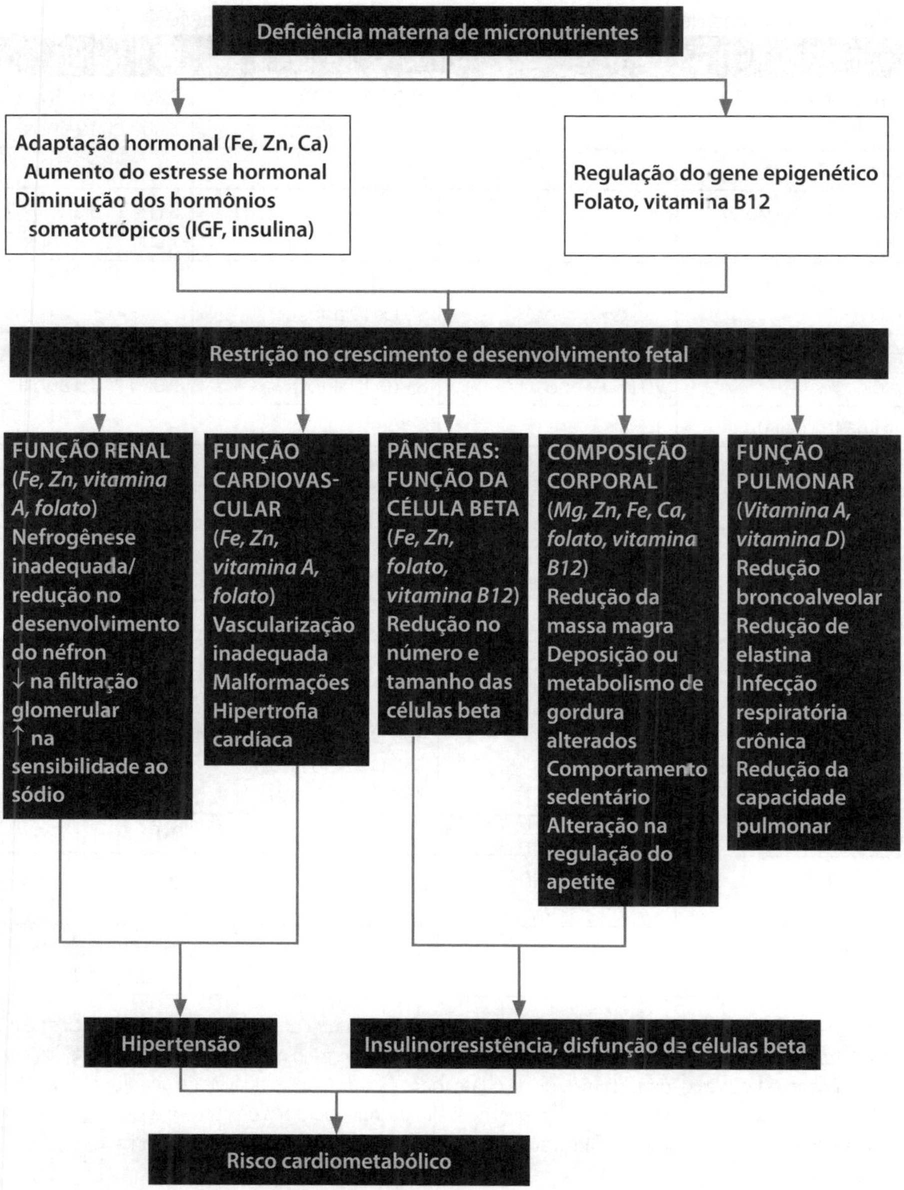

Figura 3 Quadro conceitual de como a dieta materna e o estado de micronutrientes podem acarretar o desenvolvimento de doença crônica na prole. Os quadros mais claros representam os caminhos hipotetizados pelos quais várias deficiências vitamínicas podem influenciar no crescimento, no desenvolvimento ou na função dos sistemas indicados. Vitaminas e minerais que têm sido investigados em cada um destes caminhos são mostrados em itálico.

Fonte: Luke, 2005.[25]

Tabela 8 Ingestão de micronutrientes recomendada durante a gestação

Nutriente	EAR	RDA	UL
Vitamina A (mcg/dia)	530 (14 a 18 anos) 550 (> 19 anos)	750 (14 a 18 anos) 770 (> 19 anos)	2.800 (14 a 18 anos) 3.000 (> 19 anos)
Vitamina D (mcg/dia)	–	5	50
Vitamina E (mcg/dia)	12	15	8 (14 a 18 anos) 1.000 (> 19 anos)
Vitamina K (mcg/dia)	–	75 (14 a 18 anos) 90 (> 19 anos)	–
Vitamina C (mcg/dia)	66 (14 a 18 anos) 70 (> 19 anos)	80 (14 a 18 anos) 85 (> 19 anos)	1.800 (14 a 18 anos) 2.000 (> 19 anos)
Tiamina (mg/dia)	1,2	1,4	–
Vitamina B12 (mcg/dia)	2,2	2,6	–
Niacina (mg)	14	18	17
Folato (mcg/dia)	520	600	800 (14 a 18 anos) 1.000 (> 19 anos)
Biotina (mcg/dia)	–	30	–
Cálcio (mg)	1.000	1.300 (14 a 18 anos) 1.000 (> 19 anos)	2,5
Magnésio (mg/dia)	335 290 300	400 (14 a 19 anos) 350 (19 a 30 anos) 360 (31 a 50 anos)	350
Flúor (mg/dia)	–	3	10
Ferro (mg/dia)	23 (14 a 18 anos) 22 (> 19 anos)	27	45
Iodo (mcg)	160	220	900 (14 a 18 anos) 1.100 (> 19 anos)

EAR: *Estimated Average Requirement* – o nível de ingestão diária de um nutriente para atender às exigências de metade dos indivíduos saudáveis no grupo; RDA: *Recommended Dietary Allowance* – o nível de ingestão dietética diária média suficiente para atender às exigênc as da metade de quase todos os indivíduos saudáveis de um grupo. É calculado a partir do EAR; UL: nível de ingestão tolerável – o nível mais alto de ingestão diária de nutrientes que é provável que não represente qualquer risco de efeitos adversos à saúde de quase todos os indivíduos da população geral.

Fonte: Garland, 1992.[26]

ÁCIDO FÓLICO

Ácido fólico é a forma sintética do folato que é usado em suplementos e farinhas fortificadas e pães. Sua suplementação objetiva diminuir os defeitos do tubo neural. A maior parte desses defeitos são anencefalia e espinha bífida. O efeito protetor do ácido fólico foi definido na década de 1980. Seu uso foi estabelecido em 1991.[30]

A deficiência de ácido fólico é a mais comum em todo o mundo, afetando crianças e mulheres na fase reprodutiva, bem como mulheres grávidas. A OMS recomenda a suplementação de ácido fólico para melhorar a saúde materna e fetal A necessidade dessa vitamina aumenta em decorrência do aumento da eritropoiese materna, crescimento fetal e placentário. A necessidade diária é de 600 mcg/dia, dos quais 400 mcg/dia devem vir da dieta e 200 mcg/dia de suplementação oral ou alimentos fortificados. A dose de 5 mcg é indicada para mulheres com DM, com história familiar própria ou do cônjuge de defeitos no tubo neural ou mulheres que tiveram bebês com defeito no tubo neural.[11]

A deficiência de ácido fólico é caracterizada por uma síntese reduzida de DNA e da atividade mitótica em células individuais. A detecção de anemia megaloblástica secundária à deficiência de ácido fólico pode não acontecer até o 3º trimestre, porém os sinais morfológicos e bioquímicos preliminares de deficiência podem preceder os sinais clínicos da doença. Em modelo animal, a deficiência de ácido fólico pode estar relacionada a malformações congênitas do tubo neural, como espinha bífida e anencefalia. Apenas mulheres que recebem suplementação conseguem atingir níveis de folato das hemácias considerados ótimos para proteção contra defeitos do tubo neural.[31] Com base nesses importantes estudos, foi recomendado que mulheres na idade fértil aumentem a ingestão de ácido fólico.[15] É importante observar que, como o tubo neural se fecha a partir do 28º dia de concepção (antes de a maioria das mulheres saber que está grávida), a suplementação com ácido fólico deveria ocorrer antes mesmo da concepção. Mulheres usuárias de álcool e/ou drogas, assim como as que fazem uso crônico de anticoncepcional oral e medicações antiepilépticas, são consideradas de risco para deficiência de folato. A suplementação de 1 mg de ácido fólico 3 meses antes da concepção (quando programada) ou imediatamente após o conhecimento da positividade no teste de gravidez garante um aporte de ácido fólico satisfatório.

Atualmente, a vigilância e a monitoração dos dados mostram que todos os programas de suplementação de ácido fólico sofrem uma baixa cobertura e aderência à ingestão, a despeito da inclusão em políticas nacionais.[26]

Como mencionado, são fatores de risco para deficiência de ácido fólico na gestação:

- álcool;
- drogas;
- uso de contraceptivo hormonal oral por longos períodos.

VITAMINA A

A necessidade de vitamina A está aumentada na gravidez, porém tanto a sua deficiência quanto o excesso em seres humanos podem ser teratogênicos.

Estudos realizados no Brasil mostraram níveis baixos de vitamina A nas gestantes.[23,32,33] Sabe-se que, durante a gestação, as reservas de vitamina A são limitadas, provavelmente pela seletividade da barreira placentária, que atua regulando a passagem dessa vitamina da mãe para o feto. Essa seletividade ocorre provavelmente para evitar efeitos teratogênicos. Os níveis sanguíneos de vitamina A na gestante e no leite materno aumentam quando há uma suplementação oral ou reforço dietético de alimentos ricos nessa vitamina. Atualmente, é feita a suplementação da vitamina para gestantes que apresentam deficiências nutricionais durante o pré-natal. Além disso, os suplementos vitamínicos orais que contêm dose diária máxima de 10.000 UI de vitamina A são considerados seguros e eficazes no combate a essa carência nutricional. Os efeitos teratogênicos são relatados somente quando a ingestão diária dessa vitamina ultrapassa 25.000 UI, o que corresponde a quase 10 vezes a dose recomendada para gestantes.

No Brasil, em 2001, foi adotada a estratégia de suplementação de vitamina A por meio de megadoses ofertadas a mães no puerpério imediato, nas regiões endêmicas de hipovitaminose A. Em 2016, esse programa de suplementação foi suspenso pelo Ministério da Saúde com base nas orientações da OMS, que informa não existirem evidências fortes para indicar a administração de suplementos de vitamina A como medida de saúde pública para a prevenção da morbidade da deficiência de vitamina A para mães e lactentes.[15] Apesar dessa suspensão, foram mantidas as orientações de reforço dietético e reposição em casos de hipovitaminose confirmada.

Atenção especial deve ser dada à droga isotretinoína, um análogo da vitamina A, utilizada para tratamento de acne cística. Evidências epidemiológicas indicam que ela causa malformações diversas, como craniofaciais, do sistema nervoso central, cardíacas, dentre outras.[34]

VITAMINA D

A hipovitaminose D na infância tem sido correlacionada com baixos níveis de vitamina D na gravidez e pode afetar o crescimento do esqueleto e da formação óssea da criança. Outros efeitos adversos que têm sido correlacionados a baixos níveis de vitamina D materna são pré-eclâmpsia, DG, gestação pré-termo, baixo peso e asma na infância.

Um estudo randomizado de 1.134 grávidas inglesas mensurou a densidade mineral óssea de neonatos de mães que foram suplementadas com 1.000 UI/dia de calciferol e mães que receberam placebo. O estudo não evidenciou nenhuma diferença entre os grupos, porém o autor, em uma análise secundária, verificou a possibilidade de interação sazonal, sugerindo que bebês nascidos no inverno se beneficiariam da suplementação de vitamina.[35] O Royal College of Obsterics and Gynaecologists aconselha mulheres com risco de pré-eclâmpsia a tomar 800 UI como medida preventiva. Também recomenda que mulheres de alto risco, incluindo aquelas com elevada pigmentação de pele, baixa exposição solar ou obesas, sejam suplementadas.

Uma exposição aguda ou crônica a doses elevadas de vitamina D pode levar a hipercalemia, desmineralização óssea, calcificação dos tecidos moles e lesão renal. Toxicidade tem sido relatada com doses elevadas de vitamina D. Uma dose-limite de 4.000 UI/dia para adultos foi considerada apropriada para gestantes e lactantes.[36]

FERRO

As necessidades de ferro variam acentuadamente a cada período gestacional. Os requerimentos não estão alterados no 1º trimestre, mas a partir do 2º trimestre começam a se elevar, em decorrência das necessidades de oxigênio para mãe e feto, e perduram até o parto, sendo necessário manter os níveis adequados de Hb para garantir a saúde materna e fetal. A anemia ferropriva diagnosticada no 1º, no 2º ou no início do 3º trimestre está significativamente associada a parto prematuro.[37] Anemia grave (Hb abaixo de 7g/L) e até mesmo moderada (Hb entre de 7g/L) está associada a mortalidade materna decorrente de fatores como comprometimento cardíaco, hemorragia antes e durante o parto e deficiência do sistema imune materno.[38] Em 2014, o National Institute for Health and Care Excellence (NICE) recomendou que as mulheres grávidas fossem submetidas a triagem para anemia e que a suplementação com ferro fosse considerada nos casos positivos. Por outro lado, níveis elevados de Hb no 1º ou 2º semestre estão associados a um aumento no risco de RNPIG[39] e natimortos, principalmente entre os RN pré-termo e pequenos para a idade gestacional.[40]

A ferritina sérica é considerada o melhor marcador para o estado de ferro materno,[41] sendo baixa na deficiência de ferro e, quando elevada, relacionada a infecções e prematuridade.

A suplementação de ferro na gestação geralmente é recomendada, mesmo na ausência de anemia, objetivando satisfazer o aumento do requerimento desse mineral durante os dois últimos trimestres da gestação. Tal fato se deve à dificuldade de atendimento das necessidades de ferro somente pela ingestão dietética, sobretudo nos países em desenvolvimento, onde o padrão alimentar apresenta baixa disponibilidade desse oligoelemento.[42]

A OMS atualmente recomenda uma dose diária de 30 a 60 mg de ferro elementar (60 mg nos locais com prevalência de anemia > 40%) e 0,4 mg de ácido fólico, ofertado o mais precocemente possível na gestação.[15] Caso a suplementação seja iniciada em um período que não permita atingir os 180 dias até o final da gestação, a dose recomendada passa a ser de 120 mg/dia.[43]

Recomenda-se iniciar a suplementação de ferro oral para as gestantes a partir do conhecimento da gravidez até o 3º mês após o parto.[23,32] A dose oral de ferro elementar para gestantes com Hb normal é de 30 mg/dia, durante pelo menos três meses e até seis semanas após o parto para reabastecer os estoques de ferro.[44] No pós-parto, recomenda-se prescrever 65 mg/dia de ferro elementar para a puérpera e repetir a dosagem de Hb e ferritina após oito semanas.[32]

Caso a gestante seja diagnosticada com anemia, em qualquer fase da gravidez (Hb < 110 g/L, no 1º trimestre, Hb < 105 g/L no 2º e 3º trimestres e Hb < 100 g/L no período pós-parto), recomenda-se o uso de ferro elementar na dose de 100 a 200 mg/dia, até que a concentração de Hb atinja o nível normal por três meses e, então, reajusta-se para a dose-padrão. A dosagem de Hb deverá ser repetida 60 dias após o tratamento.

Tabela 9 Dose e conteúdo de ferro elementar por comprimido de ferro oral

Sais de ferro	Dose por comprimido (mg)	Ferro elementar (mg)
Fumarato ferroso	200	65
Gluconato de ferro	300	35
Sulfato ferroso (seco)	200	65
Sulfato ferroso	300	60

Fonte: Black, 2001.[33]

Cuidados com a ingestão do comprimido contendo ferro devem ser orientados às gestantes. Este deve ser administrado de estômago vazio, 1 hora antes das refeições e com suco de laranja ou outra fonte de vitamina C para aumentar a absorção. Nos casos de desconforto gástrico, as preparações com menor teor de ferro podem ser utilizadas e as de liberação lenta devem ser evitadas. Além disso, o complexo hidróxido férrico-polimaltose oral tem mostrado menos sintomas colaterais que o sulfato ferroso em gestantes.

ZINCO

A necessidade de zinco durante a gravidez aumenta por seu papel em processos metabólicos e reprodução celular; por outro lado, as concentrações plasmáticas de zinco caem cerca de 20 a 30% quando comparadas com valores de mulheres não grávidas, refletindo uma transferência da mãe para o feto além da expansão fisiológica do volume plasmático.[23,33] A carência de zinco na gestação relaciona-se a abortamento espontâneo, retardo do crescimento intrauterino, nascimento pré-termo, pré-eclâmpsia, prejuízo da função dos linfócitos T, anormalidades congênitas, como retardo neural e, prejuízo imunológico fetal.[40] Embora o zinco esteja abundantemente difundido nos alimentos, alguns fatores interferem na sua biodisponibilidade. Uma dieta rica em alimentos integrais e fitatos, a suplementação elevada de ferro (> 30 mg/dia), o fumo, o abuso de álcool e o estresse causado por infecção ou trauma podem diminuir a concentração plasmática materna de zinco, reduzindo sua disponibilidade para o feto. Gestantes nessas condições devem receber uma suplementação de 25 mg/dia, a fim de minimizar o risco de complicações associadas à sua deficiência, como a mortalidade neonatal por doenças infecciosas.[32]

Os níveis plasmáticos de zinco em mulheres que tiveram parto prematuro são significativamente inferiores quando comparados com mulheres que tiveram filhos a termo.[18] Um estudo mostrou efeito combinado de anemia por deficiência de ferro e baixa ingestão de zinco na dieta durante a gravidez. Quando ambos estiveram presentes, houve um aumento de cinco vezes na incidência de partos prematuros.[19] Dessa forma, atenção deve ser dada a gestantes com baixa ingestão de carne vermelha, importante fonte de ferro e zinco.

Como relatado, são fatores de risco para a deficiência de zinco na gestação:

- dieta rica em fitatos;
- fumo;
- álcool;
- infecções;
- traumas.

CÁLCIO

Durante a gravidez, existe aumento fisiológico na demanda de cálcio, principalmente no 3º trimestre, quando se tem a ossificação do esqueleto fetal. O metabolismo do cálcio decorre em grande parte da influência de fatores hormonais. A somatotrofina coriônica na placenta aumenta progressivamente o *turnover* ósseo, enquanto o estrógeno placentário inibe a reabsorção óssea, provocando uma liberação compensatória do hormônio paratireóideo, que mantém o nível sérico de cálcio enquanto intensifica a absorção intestinal.[45] Esses mecanismos visam a atender às necessidades cada vez mais crescentes do esqueleto fetal. Aproximadamente 30 g de cálcio se acumulam durante a gravidez, sendo quase todo no esqueleto fetal (25 g) e o restante no esqueleto materno. O maior acúmulo ocorre no último trimestre da gravidez.

Esses mecanismos poupadores de cálcio na gravidez justificam o não aumento das necessidades orais de cálcio no período gestacional. Atenção especial deve ser dada às mães com distúrbios gastrointestinais que apresentem absorção de cálcio diminuída, além de multíparas com baixa ingestão oral de cálcio. Nesse caso, pode haver uma mobilização do cálcio do esqueleto materno e, em casos mais graves, uma diminuição da densidade mineral óssea neonatal.

Dietas pré-natais pobres em cálcio estão associadas a aumento da pressão arterial em decorrência da reatividade aumentada do músculo cardíaco, resultando em um maior risco de hipertensão induzida na gravidez e parto prematuro. Existem estudos que evidenciam resultados satisfatórios na suplementação com cálcio no intuito de diminuir a taxa de partos prematuros,[46] porém também há estudos com resultados inconsistentes nesse sentido.[47] O efeito positivo da suplementação de cálcio para diminuir o risco de parto prematuro pode ser limitado a populações de alto risco, nas quais existe uma severa restrição dietética, a adolescentes ou em casos de gravidez múltipla, em que ocorre uma demanda elevada.[20] É importante lembrar que dietas ricas em proteínas aumentam a excreção urinária de cálcio. A ingestão máxima tolerada foi determinada em 2,5 g/dia.

Em suma, são fatores de risco para deficiência de cálcio na gestação:

- dietas restritas em cálcio;
- dietas com alto teor de fitatos;
- adolescentes;
- gestações múltiplas.

ÔMEGA-3

O ômega-3 (ω3) participa de muitos papéis fisiológicos que envolvem caminhos anti-inflamatórios e antioxidativos. Recentes estudos têm mostrado que dieta materna rica em ω3 pode reduzir lesão oxidativa da placenta e aumentar os níveis placentários de mediadores anti-inflamatórios. Nos casos associados a aumento da inflamação placentária, como retardo do crescimento uterino, pré-eclâmpsia e DG, existe um grande interesse no potencial do ω3 como terapêutica.[12] Muitos estudos têm sido realizados na última década para avaliar a suplementação de ω3 na gestação, entretanto ainda não são suficientes para que se recomende a suplementação de ω3 nas gestantes. Salienta-se, contudo, que os estudos em populações de gestantes com doenças inflamatórias parecem ser promissores.[12]

IODO

O iodo (I) é essencial para a produção dos hormônios tireoidianos, importantes para o crescimento e desenvolvimento normal do feto. A deficiência severa na gestação causa cretinismo e lesão cerebral irreversível. Por essa razão, muitos países adotaram a política de suplementação de sal iodado, diminuindo assim a prevalência da deficiência severa de iodo. A deficiência leve a moderada continua a ser relatada em vários países industrializados. Autoridades de saúde têm indicado a suplementação de iodo pelo conceito de que deficiência leve a moderada também poderia gerar alteração cognitiva no concepto. Nos últimos anos, a literatura tem publicado diversos estudos que avaliam o iodo na gestação. Nos dias atuais, há um entendimento unânime de que a melhora da ingestão de iodo na dieta das populações diminui a prevalência de bócio endêmico e cretinismo. Entretanto, ainda não está claro se há diferença nas funções motoras e cognitivas entre fetos de mães suplementadas e não suplementadas.[48,49] A maioria dos estudos foi realizada em países com deficiência moderada a grave de iodo, ficando claros os benefícios da suplementação nessas populações deficientes. Faltam na literatura ensaios controlados comparativos entre grupos suplementados e não suplementados com suficiente poder estatístico para mostrar a relação causal entre a suplementação do iodo e os resultados no desenvolvimento cognitivo e motor nas crianças.[50]

Apesar da falta de evidências que recaiam sobre os efeitos da suplementação de iodo na gravidez e no desenvolvimento das crianças, a suplementação tem sido recomendada por autoridades de saúde ao redor do mundo. De maneira surpreendente, o processo que leva à recomendação não foi baseado em trabalhos multicêntricos randomizados (RCT) e em revisão sistemática de várias metanálises dos RCT que confirmassem sua efetividade e segurança, assim como foi feito com o ácido fólico.[51]

A rotina de suplementação de iodo na gestação pode ter riscos. O limite superior de segurança na gravidez é incerto pelo fato de a tireoide fetal ser vulnerável ao excesso de iodo.[51] Hipotireoidismo congênito em RN tem sido relatado em mulheres que tiveram um excesso de ingestão na gestação. Além disso, um recente estudo relatou que suplementação ≥ 150 mcg/dia na gravidez foi associada a menores resultados psicomotores e mentais. A visão de que o suplemento de iodo na dose recomendada (150 a 200 mcg/dia) é segura se baseia no fato de que essa dose está bem abaixo das doses máximas recomendadas, de 600 a 1.100 mcg/dia.[51]

No Brasil, estudos do Ministério da Saúde evidenciam que a população brasileira ingere uma quantidade elevada de iodo, decorrente da alta ingestão de sal. Por esta razão, a Anvisa reduziu o teor de iodo de 20 a 60 mm/kg para 15 a 45 mm/kg.

A realização de RCT que avaliem a ingestão do iodo materno e biomarcadores de iodo na gravidez são importantes para atestar a segurança e determinar as doses e os resultados da gestação.

OUTROS NUTRIENTES

É preciso levar em consideração que a maioria dos estudos que avalia a necessidade de reposição vitamínica foi realizada em países em desenvolvimento; logo, esses resultados não se reproduzem, na maioria das vezes, em países desenvolvidos.

Além do ácido fólico, outros nutrientes são amplamente deficientes em mulheres em idade reprodutiva, particularmente gestantes e lactantes de países em desenvolvimento.[52]

Em 1999, a United Nations University, a OMS e o Fundo das Nações Unidas para a Infância (Unicef) elaboraram para mulheres grávidas um comprimido de micronutrientes chamado *United Nations International Multiple Micronutrient Prepa-*

ration, composto que fornece as recomendações diárias de vitaminas A, B1, B2, niacina, B6, B12, ácido fólico, vitamina C, vitamina D, vitamina E, cobre, selênio e iodo, além de 30 mg de ferro e 15 mg de zinco. A eficácia e a efetividade dessa formulação têm sido demonstradas ao melhorar os quadros de anemia, incluindo deficiências de outras vitaminas e minerais, além do baixo peso e tamanho ao nascimento e parto prematuro.[53]

As barreiras para a efetividade dos diversos programas de suplementação para a gestante que existem ao redor do mundo incluem uma rede fraca de abastecimento, baixo acesso ao cuidado pré-natal, efeitos colaterais gastrointestinais dos suplementos, baixa interação entre sistema de saúde e gestante e baixo ou mesmo inexistente monitoramento dos sistemas usados.[53]

QUESTIONAMENTOS DIETÉTICOS NA GESTAÇÃO

Álcool

Estudos tanto em animais quanto em humanos evidenciam correlação entre álcool e teratogenicidade. A síndrome do alcoolismo fetal é caracterizada por falhas de crescimento pré e pós-natal, atraso do desenvolvimento, microcefalia e alterações oculares com presença de dobra epicantal. Anormalidades faciais e de articulações esqueléticas foram descritas em filhos de gestantes alcoólatras. O uso de álcool durante a gravidez também foi associado ao aumento da taxa de abortamento espontâneo, deslocamento prematuro de placenta e parto prematuro. Assim, o uso de álcool durante a gravidez deve ser desaconselhado, pois não se sabe o limite da dose segura.

Adoçantes artificiais

Vários estudos já foram realizados e evidenciam que não ocorre passagem dos adoçantes artificiais pela barreira placentária. A sacarina não foi identificada como teratogênica, porém, como se mostrou fracamente carcinogênica em ratos, recomenda-se o consumo moderado. Segundo a OMS, nenhuma substância foi tão testada quanto os adoçantes artificiais, não há contraindicação de uso na gravidez. Entretanto, é recomendado o rodízio entre eles, exceto os adoçantes naturais estévia e sucralose.

Cafeína

A cafeína (1,3,7-trimetilxantina) é uma das substâncias mais consumidas no mundo, estando disponível no café e em chás, refrigerantes e muitos outros produtos. Ao ser ingerida, a cafeína é rapidamente absorvida, atingindo um pico de concentração no plasma de 30 a 45 minutos, com meia-vida de 5 a 6 horas.[54] A cafeína atravessa a placenta e a barreira hematoencefálica e os metabólitos da cafeína se depositam no cérebro fetal. A exposição à cafeína pode causar vasoconstrição uteroplacentária e hipóxia

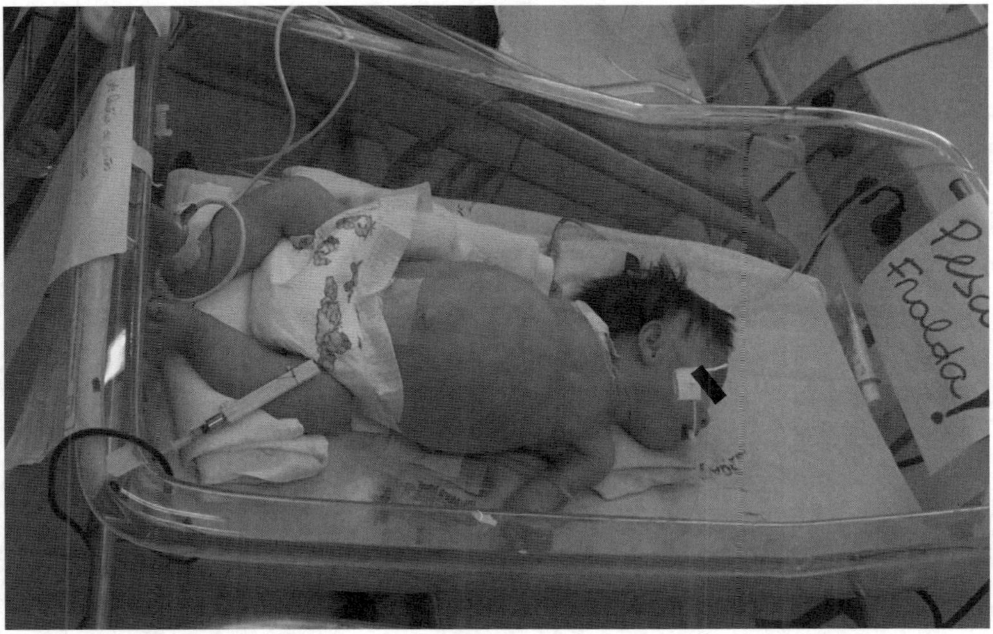

Figura 4 Recém-nascido com síndrome do alcoolismo fetal.

fetal.[55] A cafeína tem meia-vida aumentada entre o 1º e o 3º trimestre da gestação, resultando no aumento da exposição fetal.[56] A literatura relata uma frequência elevada de consumo da cafeína durante a gestação, além de aderências distintas às recomendações de consumo feitas pelas diferentes sociedades ao redor do mundo. Estudos evidenciam uma correlação entre o excesso no consumo de cafeína no 1º trimestre e baixo peso ao nascer, o que evidencia a importância desse período no desenvolvimento fetal. O estudo conclui a necessidade de estratégias para reforçar a orientação para diminuição da cafeína no período pré-natal e entre as mulheres de risco.[57] Várias organizações têm estabelecido recomendações de consumo de cafeína de no máximo 200 mg/dia (equivalente a aproximadamente 2 xícaras/dia) para a gestante.

COMPLICAÇÕES NA GRAVIDEZ RELACIONADAS À DIETA

Náusea e vômito

O mal-estar matinal ou náusea é comum no primeiro trimestre da gravidez. Cerca de 75% das gestantes terão algum grau de enjoo ou vômitos que se resolvem, em geral, no final do 1º trimestre.[2] Em casos em que são muito frequentes, pode-se desenvolver um déficit agudo de proteínas e energia, assim como uma perda de minerais, vitaminas e eletrólitos. Uma orientação prática consiste na gestante alimentar-se de pequenas quantidades, mastigando bastante os alimentos. Os alimentos escolhidos devem ter consistência mais seca, como bolachas, torradas, cereal e frutas duras, como maçã e pera. Alimentos gordurosos diminuem ainda mais a motilidade intestinal, devendo ser evitados. Os líquidos devem ser ingeridos nos intervalos das refeições, quando a paciente estiver se sentindo melhor da náusea.

Os hormônios da gravidez alteram o paladar, sendo sugerido o consumo de alimentos em temperatura ambiente, pois os extremos de temperatura exacerbam a acidez e o dulçor da comida. A gestante deve ser estimulada a comer nos períodos em que não estiver se sentindo nauseada.

Muitas vezes, pode ser indicado o uso de suplementação oral em pó como estratégia para aumentar o valor calórico total da dieta. É importante lembrar que cerca de 0,5 a 2% das gestantes desenvolvem hiperêmese gravídica (HG). Os principais critérios para o diagnóstico são: persistência de vômitos não relacionados a outras causas clínicas, cetonúria e perda de 5% do peso corporal, além de desidratação e alterações eletrolíticas.

Azia

A azia é uma queixa comum no último trimestre. Ocorre pela pressão que o útero exerce sobre o estômago, associada ao relaxamento do esfíncter inferior do esôfago, resultando em regurgitação ocasional dos conteúdos do estômago para o esôfago. A orientação consiste em fracionar as refeições, evitar alimentos picantes e frutas ácidas, além de evitar deitar-se até 2 horas após a última refeição.

Constipação e hemorroidas

São ocorrências frequentes no último trimestre da gravidez, tendo como causas a diminuição da motilidade intestinal, a diminuição da atividade física e a pressão exercida no intestino pelo útero. O peso fetal e a pressão venosa na região pélvica podem levar ao desenvolvimento de hemorroidas. A orientação nesses casos consiste em dieta rica em fibras e aumento na ingestão de água. Muitas vezes, a ingestão de fibras ou mesmo o uso de lactulona também é necessário.

Edema e cãibras

O edema leve fisiológico geralmente está presente nas extremidades e não deve ser confundido com o edema patológico generalizado, associado à hipertensão. Esse edema não necessita de restrição de sódio ou outra alteração na dieta. A cãibra geralmente se manifesta à noite e decorre da contração do músculo gastrocnêmio, provavelmente como resultado de alterações no metabolismo do cálcio e fósforo que resultariam em uma diminuição do cálcio. Alguns autores orientam a diminuição da ingestão de leite para diminuir a oferta de fósforo, sendo o cálcio suplementado na forma de sais de cálcio não fosfato. Essa orientação, porém, não representa um consenso entre os autores. O magnésio também é considerado de alto potencial para melhorar as cãibras. Pode-se sugerir, em casos de cãibras intensas, a suplementação de magnésio na forma de citrato ou lactato.[46]

CIRURGIA BARIÁTRICA E GRAVIDEZ

A cirurgia bariátrica como terapia vem aumentando acentuadamente. A perda de peso induzida pela cirurgia eleva a fertilidade e reduz os riscos de complicações obstétricas, incluindo DG, macrossomia e desordens da gravidez. Entretanto, há riscos de complicações, como crescimento intrauterino retardado, deficiências nutricionais ou hérnias intestinais. A literatura tem relatado deficiências nutricionais durante a gestação de pacientes com história de cirurgia bariátrica prévia, como deficiências de vitamina A, vitamina B1 e albumina, com sérias consequências para o RN. Devlieger et al. estudaram grávidas submetidas previamente a cirurgia bariátrica e encontraram níveis mais baixos de micronutrientes.[58]

Nas cirurgias tipo restritivas, uma bolsa gástrica é criada. Embora a continuidade intestinal seja deixada intacta com a digestão normal e absorção de nutrientes, podem ocorrer deficiências de macronutrientes por múltiplas razões, como ingestão alimentar restrita, comportamento alimentar precário e intolerância alimentar. A cirurgia tipo desabsortiva, promovida no trato intestinal entre duodeno e jejuno, limita a quantidade de intestino viável para a absorção. Os procedimentos mistos restritivos e desabsortivos são definidos pela formação de uma bolsa gástrica associada a quantidade de intestino limitado para a absorção, de modo que menos ácido gástrico, bile e pancreatina são viáveis para a absorção de nutrientes. Em geral, não há diferenças na prescrição dos multivitamínicos entre os dois tipos de cirurgia. A deficiência de vitamina lipossolúvel na cirurgia bariátrica pode ocorrer em decorrência de alterações, absorção e transporte de vitaminas lipossolúveis.[58] Os dois tipos de cirurgia evidenciaram deficiências em níveis comparáveis, porém mais prevalentes e acentuadas no grupo da cirurgia disabsortiva. São encontradas deficiência de vitamina A e vitamina D. A deficiência de vitaminas hidrossolúveis na mulher não grávida ocorre mais comumente em pacientes submetidas à cirurgia disabsortiva, embora também sejam encontrados níveis baixos de vitamina B12 nas pacientes com cirurgia restritiva. Isso se dá provavelmente pela diminuição da ingestão de proteína de origem animal e diminuição de secreção gástrica, que afetam a quebra da vitamina B12. Na gestação normal ocorre uma progressiva diminuição das concentrações de vitamina B12.

A deficiência de folato ocorre na gestação em decorrência da diminuição da absorção intestinal, que também afeta as pacientes de cirurgia bariátrica disabsortiva, e pela diminuição da ingestão de alimentos enriquecidos em vitamina B12, que é coenzima para converter o folato em sua forma ativa. A prevalência de pacientes com ácido fólico baixo é pequena, provavelmente por sua suplementação no 1º trimestre da gestação.

Quanto à vitamina B1, ela normalmente diminui durante a gestação e essa diminuição foi mais evidente em gestantes que realizaram cirurgia bariátrica. Além disso, a anemia é muito mais acentuada nesse grupo do que na gestação normal.

Em resumo, essas gestantes apresentam níveis mais baixos de micronutrientes e devem ser cuidadosamente acompanhadas.

As mulheres em idade fértil que são submetidas a cirurgia bariátrica devem ser orientadas:[2]

- do risco aumentado de gravidez que ocorre pela perda de peso que acompanha a cirurgia;
- a programar a gravidez para um período superior a 12 a 18 meses após a cirurgia, evitando que ocorra durante o período de rápido emagrecimento;
- sobre a necessidade de acompanhamento com o cirurgião geral para possíveis ajustes na banda gástrica;
- a ter acompanhamento nutricional rigoroso, a fim de evidenciar deficiências nutricionais, especialmente de ferro, vitamina B12, folato, vitamina D e cálcio, e ser suplementada com multivitamínicos, quando necessário.

A GRÁVIDA DOENTE

Embora na maioria dos casos a gravidez aconteça de maneira saudável, é preciso lembrar que a gestante pode apresentar doenças crônico-degenerativas preexistentes ou mesmo desenvolver quadros agudos que expõem a futura mãe a risco nutricional, sendo necessário acompanhamento cuidadoso.

A vivência diária em unidade de atendimento a gestante de alto risco coloca o profissional diante de situações muitas vezes difíceis, nas quais nutrir o binômio mãe-feto é desafio constante. Muitas vezes é necessário utilizar-se da terapia nutrológica enteral (TNE) ou parenteral (TNP). A Maternidade Escola Santa Mônica, da Universidade Estadual de Ciências da Saúde de Alagoas (Uncisal), possui uma UTI e enfermarias exclusivas para gestantes e puérperas doentes. Infelizmente, uma condição que deveria ser puramente fisiológica do ciclo de vida da mulher muitas vezes transforma-se em um período de doenças, consequência, na maioria das vezes, de um pré-natal inadequado ou inexistente. Os dados brasileiros de mortalidade materna e neonatal são alarmantes e muito distantes dos encontrados em países desenvolvidos, nos quais a mortalidade materna está em níveis muito baixos. Em nosso serviço, acompanhamos gestantes com tumores malignos, acidente vascular cerebral, endocardite, doença neurológica com sequela definitiva, cânceres que surgem ou recidivam na gravidez, DM, colagenoses, eclâmpsia, doença renal, doenças infecciosas como aids, tuberculose, infecção por vírus H1N1, dentre outras doenças.

Outra população que requer atenção é a de puérperas de partos múltiplos. Caso essas mães não tenham recebido orientação nutricional na gestação, podem apresentar desnutrição no pós-parto, pelo intenso catabolismo da gestação gemelar. Nos casos de gestação múltipla associada a doença crônica ou aguda, o risco de desnutrição é maior. Muitas vezes no pós-parto é possível identificar mulheres desnutridas e oferecer a elas um cuidado nutricional individualizado, que possa ajudar a restaurar o estado nutricional e garantir condições adequadas para a amamentação.

Por outro lado, existe também um grupo de gestantes que deseja ganhar o mínimo de peso possível durante o período gestacional. Muitas delas chegam ao consultório dizendo só querer aumentar o peso referente ao bebê. Esse comportamento é muito alimentado pela mídia, que cultua o corpo magro até mesmo na gravidez. Essas mulheres passam a ser de risco nutricional pela restrição voluntária de calorias na gravidez.

Devemos lembrar que a gestante ou puérpera aparentemente saudável pode esconder uma desnutrição instalada, muitas vezes mascarada pelo edema.

TERAPIA NUTRICIONAL NA GRAVIDEZ

Mulheres grávidas são candidatas infrequentes a TNE ou TNP, porém, quando indicada, a TN pode representar uma salvação para a mãe e o feto. Casos raros, como gravidez em paciente com síndrome do intestino curto[60] e pancreatite recorrente,[1] são relatados na literatura. O dramático relato,[7] publicado em 2007, no qual uma gestante em morte cerebral foi mantida em ventilação mecânica e TNP até a viabilidade fetal, demonstra a importância vital da nutrição e enobrece o papel da TN como integrante das técnicas de suporte avançado à vida.

A TN é calculada a partir do REE (Quadro 1), seguindo-se do acréscimo correspondente ao trimestre em que a paciente se encontra. As observações referentes à doença de base da paciente devem ser consideradas no cálculo de proteínas e lipídios.

A TNE é indicada na presença de doença aguda ou crônica, em que a ingestão oral é precária e o trato gastrointestinal é funcionante. Na gestação, por causa dos hormônios, a motilidade do trato digestivo está bastante diminuída; além disso, o volume do abdome gravídico torna a passagem da sonda nasoentérica um procedimento muitas vezes difícil, devendo ser realizada por profissional experiente. A escolha da solução enteral deve ser feita de acordo com a doença de base e a oferta calórica, ajustada às necessidades do período gestacional. As medicações para acelerar a motilidade do trato digestivo utilizadas para auxiliar a passagem da sonda nasoentérica necessitam de administração cautelosa, por serem consideradas de risco fetal.

A TNP é indicada nos casos em que o trato gastrointestinal não é funcionante. A escolha da nutrição deve ser feita de acordo com a doença de base e a situação clínica da gestante. Soluções 3:1 são preferidas por ofertarem ácidos graxos essenciais continuamente; porém, nesses casos, deve ser feito o controle do perfil lipídico e enzimas hepáticas e bilirrubinas devem ser dosadas a cada dois dias. Atenção especial deve ser dada à hiperêmese gravídica, pois, na prática clínica, observa-se frequentemente desvalorização dos vômitos e da baixa ingestão oral da gestante. A intervenção nutricional precoce é necessária inicialmente na forma de suplementação oral. Nos casos em que a evolução clínica não é satisfatória, pode ser necessária administração noturna de TNE por bomba de infusão. Na grande maioria dos casos, os vômitos pioram com a presença da sonda nasoentérica. Nessas circunstâncias, não se deve hesitar em indicar a TNP, antes que a nutrição materna e fetal seja comprometida.

CASOS CLÍNICOS

Caso 1

M.R.S., 25 anos, gesta II, foi admitida na Maternidade Escola Santa Mônica na 32ª semana, com relato de perda de 20 kg durante a gestação em virtude de náuseas e vômitos no 1º trimestre. IMC pré-gravídico evidenciava sobrepeso. Dizia ter ido várias vezes às unidades de pronto atendimento, recebendo o diagnóstico de hiperêmese gravídica e sendo medicada com sintomáticos. Ao exame físico, apresentava-se bastante emagrecida, com abdome gravídico pouco aparente e importante edema de membros inferiores (Figura 5c). Na internação, foi feito o diagnóstico de litíase biliar e renal.

Em virtude do quadro de vômitos, optou-se pela administração de TNP acompanhada de suplementação vitamínica e ferro parenteral. Após duas semanas de TN, a paciente apresentava uma diminuição significativa do edema de membros inferiores (Figura 5d) e melhora do estado geral. Na 34ª semana, a gravidez foi interrompida por quadro de oligodrâmnio. O bebê nasceu prematuro e com baixo peso (1.800 g). A paciente foi submetida à colecistectomia no pós-parto.

O que nos ensina este caso: o diagnóstico de hiperêmese gravídica mascarou a verdadeira causa dos vômitos que, nesta situação, eram secundários à colelitíase. O acompanhamento de gestante com vômitos deve ser rigoroso, pois, somados ao catabolismo da gravidez, levam a perdas de peso pronunciadas em curto espaço de tempo. Além disso, em toda gestante que vomita, mesmo pequenos volumes, durante mais de 1 mês, devem ser investigadas outras doenças associadas.

Caso 2

D.M.S., 24 anos, gesta I, foi admitida na Maternidade Escola Santa Mônica na 10ª semana de gestação, com história de ingestão de grandes quantidades de medicamen-

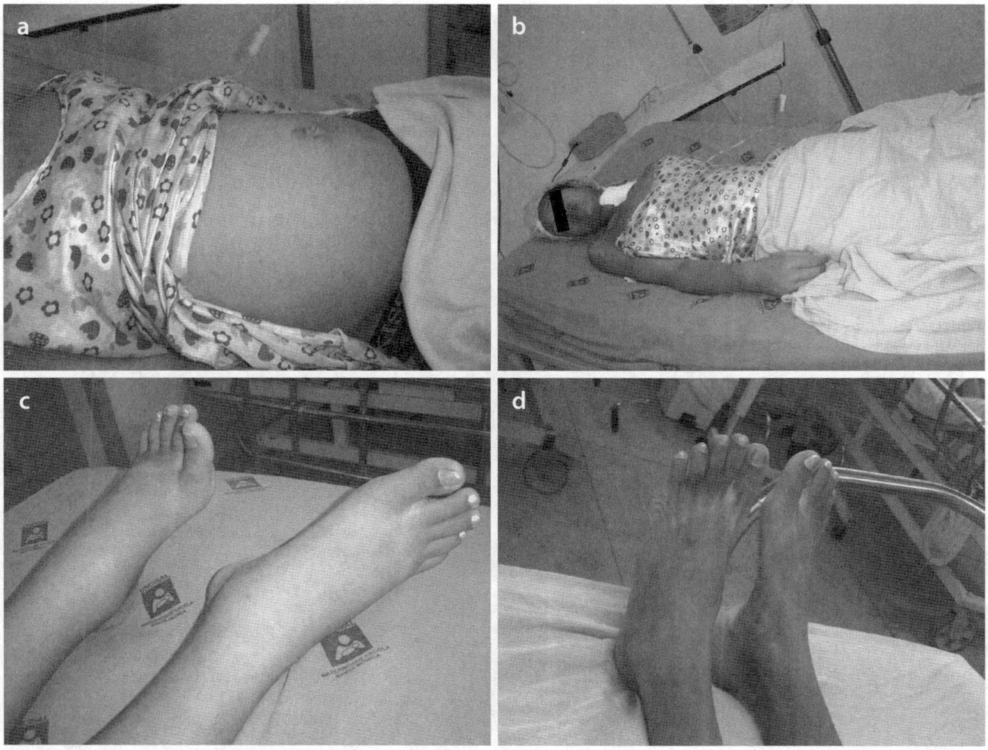

Figura 5 Hiperêmese gravídica.

tos cardiológicos por tentativa de suicídio. Apresentou crises convulsivas subentrantes, com consequente sequela neurológica definitiva. IMC pré-gravídico evidenciava peso normal. Foi iniciada TNE por sonda nasoentérica e a paciente manteve-se internada durante todo o período gestacional. A gestação foi interrompida na 36ª semana em razão das crises convulsivas, que se acentuaram. O RN apresentou boas condições de parto e peso de 2.680 g. Durante a internação, a paciente desenvolveu

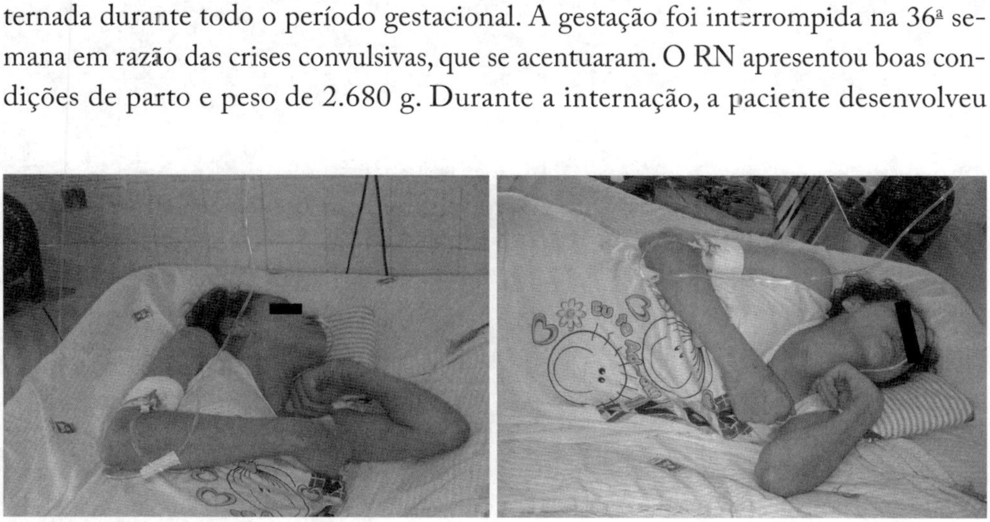

Figura 6 TNE por sonda nasoentérica.

escaras gigantes, apesar da otimização da oferta proteica. Após o parto, as escaras começaram a cicatrizar adequadamente e a paciente foi submetida à gastrostomia definitiva.

O que nos ensina este caso: a TN foi vital para o binômio mãe-feto. O aporte nutricional adequado permitiu o desenvolvimento adequado do feto que, apesar da prematuridade, apresentou peso adequado para a idade gestacional.

Caso 3

M.C.S., 34 anos, gesta III, foi admitida na Maternidade Escola Santa Mônica na 34ª semana de gestação, com história de câncer de amídalas tratado há cerca de dois anos. Era acompanhada no ambulatório da oncologia, mas, apesar das orientações nutricionais que recebia, apresentava muitas restrições alimentares em decorrência de crendi-

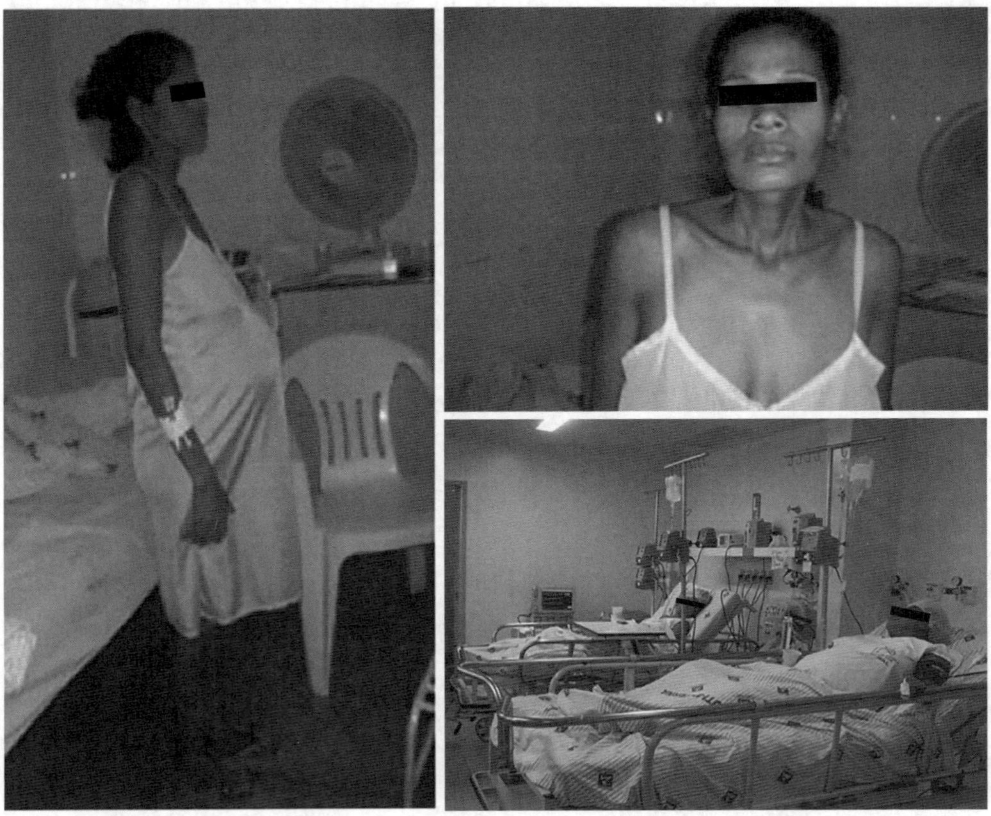

Figura 7 Gestante de 35 semanas com diagnóstico de adenocarcinoma de laringe. Apresentou baixo peso ponderal na gestação (total de 5 kg). Após a internação hospitalar, foi mantida com suplementação oral na unidade de terapia intensiva exclusiva para gestantes da Maternidade Escola Santa Mônica, em Maceió.

ces e de um perfil vegetariano. IMC pré-gravídico demonstrava baixo peso. Como consequência das restrições alimentares, apresentou um aumento ponderal de apenas 4 kg durante toda a gestação. No 3º trimestre, apresentou perda de elementos dentários. Ao exame físico, apresentava-se muito emagrecida e com abdome gravídico pouco aparente para a idade gestacional. Recebeu suplementos orais hiperproteicos, multivitamínicos e ferro em doses ajustadas. A gestação foi interrompida na 36ª semana de gestação em decorrência de quadro de oligodrâmnio.

O que nos ensina este caso: em uma gestante com história de neoplasia e que não aumenta o peso durante a gravidez, é fundamental que seja excluída a recidiva da neoplasia. Neste caso, a paciente não apresentava doença em atividade. Por outro lado, o perfil vegetariano é sempre um dificultador para o ganho de peso na gestação. As pacientes com esse perfil devem ser rigorosamente acompanhadas para que as necessidades calóricas e proteicas da gestação sejam atingidas por meio de planos alimentares alternativos que incluam fontes de proteína vegetal e otimização do aporte calórico. A suplementação de zinco, ferro, cálcio e vitamina B deve ser duplicada nesses casos.

CONSIDERAÇÕES FINAIS

"No meu começo está o meu fim..."

É dentro dessa infinidade de novas informações sobre nutrição na gestação que rompemos todos os nossos paradigmas e antigos conceitos para construir um novo pensamento que engloba nutrição, gestação e doenças crônicas degenerativas da fase adulta. Esse tema passa a ter importância na saúde pública e precisa ser difundido com empenho e interesse. Em primeira escala devem ser inseridos os profissionais de saúde, particularmente o obstetra e os profissionais de nutrição, em paralelo a campanhas públicas voltadas para as gestantes abordando o tema do peso e da boa nutrição na gestação.

Neste contexto, a nutrologia tem papel fundamental, tanto na divulgação dos novos conceitos de epigenética e na disseminação de informações fundamentadas sobre nutrientes e métodos de avaliação do estado nutricional das gestantes, quanto na orientação, aos profissionais de saúde, de que a nutrição é um dos principais caminhos para a formação de uma humanidade mais saudável.

REFERÊNCIAS BIBLIOGRÁFICAS

1. Hales CN, Barker DJ. The thrifty phenotype hypothesis. Br Med Bull. 2001;60:5-20.
2. Institute of Medicine and National Research Council. Weight gain during pregnancy: reexamining the guidelines. Washington, DC: The National Academies Press; 2009.
3. Lesser KB, Crapenter MW. Metabolic changes associated with normal pregnancy complicated by diabetes mellitus. Semin Perinatol. 1994;177(5):1124-8.

4. Catalano PM, Nizielski SE, Shao J, Preston L, Qiao L, Friedman JE. Down-regulated IRS-1 and PPAR gamma in obese women with gestational diabetes: relationship to FFA during pregnancy. Am J Physiol Endocrinol. 2002;282(3):E522-33.
5. Bouvier-Colle MH, Varnoux N, Salanave B, Ancel PY, Breart G. Case-control study of risk factors for obstetrics pacients' admission to intensive care units. Eur J Obstet Gynecol Reprod Biol. 1997;74:173-7.
6. Freikel EM. Lipid oxidation. Prog Lipid Res. 1980;19(1-2):1-22. doi: 10.1016/0163-7827(80)90006-5.
7. Sinclair KD, Lea RG, Rees WD, Young LE. The developmental origins of health and disease: current theories and epigenetic echanisms. Soc Reprod Fertil Suppl. 2007;64:425-43.
8. Butte NF, Wong WW, Treuth MS, Ellis KJ, Smith EO. Am J Clin Nutr. 2004;79(6):1078-87.
9. Sholstrom A, Forsum E. Changes in adipose tissue volume and distribution during reproduction in Swedish women as assessed by magnetic resonance imaging. Am J Clin Nutr. 1995;61(2):287-97.
10. Monteiro JP, Camelo Jr JS, Vanucchi H. Caminhos da nutrição e terapia nutricional: da concepção a adolescência. Rio de Janeiro: Guanabara Koogan; 2007.
11. Shils ME, Olson JA, Shike M, Ross AC. Modern nutrition in health and disease. 8. ed. Philadelphia: Lippincott Williams & Wilkins; 1994.
12. Jones ML, Mark PJ, Waddell BJ. Maternal dietary omega-3 fatty acids and placental function. Reproduction. 2014;147(5):R143-52.
13. Aubrey RH, Roberts A, Cueca VG. The assesment of maternal nutrition. Clin Perinatol. 1975;2:207-19.
14. Burrow GN, Ferris TF. Complicações clínicas durante a gravidez. 4. ed. São Paulo: Roca; 1996.
15. OMS. Diretriz: suplementação diária de ferro e ácido fólico em gestantes. Genebra: Organização Mundial da Saúde; 2013. Disponível em: http://apps.who.int/iris/bitstream/10665/77770/9/9789248501999.
16. International Association of Diabetes and Pregnancy Study Groups recommendations on the diagnosis and classification of hyperglycemia in pregnancy. Diabetes Care. 2010;33(3):676-82.
17. Napoli C, D´Armiento F, Mancini FP, Postiglione A, Witztum JL, Palumbo G, et al. Fatty streak formation occurs in human fetal aortas and is greatly enhanced by maternal hypercholesterolomia. J Clin Invest. 1997;100:2680-90.
18. Dutra de Oliveira JE, Sérgio MJ. Ciências nutricionais. São Paulo: Sarvier; 1998.
19. Werutsky NMA, Frangella VS, Pracanica D, Severine AN, Tonato C. Avaliação e recomendações nutricionais específicas para a gestante e puérpera gemelar. Einstein. 2008;6(2):212-20.
20. Roselló-Soberón ME, Chaparro LF, Casanueva E. Twin pregnancy: eating for three? Mater Nutr Update. Nut Reviews. 2005;63(9):295-302.
21. Werutsky NMA, Frangella VS, Pracanica D, Severine AN, Tonato C. Avaliação e recomendações nutricionais específicas para a gestante e puérpera gemelar. Einstein. 2008;6(2):212-20.
22. Nutrition and multiple gestations. Semin Perinat. 2005;349-53.
23. Institute of Medicine (IOM). Zinc. In: Dietary reference intakes for vitamin A, vitamin K, arsenic, boron, chromium, copper, iodine, iron, manganese, molybdenum, nickel, silicon, vanadium and zinc. Washington: National Academies Press; 2001. p.442-501.

24. Mahan KL, Escott-Stump S, editores. Krause alimentos, nutrição & dietoterapia. 10. ed. São Paulo: Roca; 2002.
25. Luke B. Nutrition in multiples gestation. Clin Perinatol. 2005;32:403-29.
26. Garland HO. New experimental data on the relationship between diabetes mellitus and magnesium. Magnes Res. 1992;5:193-202.
27. Vitamin supplementation in pregnancy. Drug Ther Bull. 2016;54(7):81-4.
28. Brown JE, Jacobs Jr DR, Hartman TJ, Barosso GM, Stang JS, Gross MD, et al. Predictors of red cell folate level in women, attempting pregnancy. JAMA. 1997;277:548.
29. Pan J, Baker KM. Retinoic heart. Vitam Horm. 2007;75:257-83.
30. Allen LH. Multiple micronutrients in pregnancy and lactation: an overview. Am J Clin Nutr. 2005; 81:S106-12.
31. Centers for Disease Control and Prevention (CDC). Use of folic acid for prevention of spina bifida and other neural tube defects – 1983-1991. MMWR. 1991;40:513-6.
32. Hambridge KM, Krebs NF, Jacobs MA, Favier A, Guyette L, Ikle DN. Zinc nutritional status during pregnancy: a longitudinal study. A J Clin Nutr. 1983;37:429-42.
33. Black RE. Micronutrients in pregnancy. Br J Nutr. 2001:85(Suppl 2):S193-7.
34. Cooper C, Harvey NC, Bishop NJ, Kennedy S, Papageorghiou AT, Schoenmakers I, et al. Maternal gestational vitamin D supplementation and offspring bone health (MAVIDOS): a multiple, double-blind, randomised placebo-controlled trial. Lancet Diabetes Endocrinol. 2016;4:303-402.
35. Warteland RA, Jirtle RL. Transposable elements: targets for early nutritional effects on epigenetic gene regulation. Mol Cell Biol. 2003; 23(15):5293-300.
36. Mei Z, Jefferds ME, Namaste S, Suchdev PS, Flores-Ayala RC. Monitoring and surveillance for multiple micronutrient supplements in pregnancy. Matern Child Nutr. 2017.
37. Coordenação Geral de Políticas de Alimentação e Nutrição (CGPAN). Disponível em: http://www.portal.saude.gov.br.
38. Suharno D, West CE, Muhilal I, Longman MH, de Waart FG, Karyadi D, et al. Cross-sectional study on the iron and vitamin A status of pregnant women in West Java, Indonesia. Am J Clin Nutr. 1992;56(6):988-93.
39. Scalon KS, Yip R, Schieve LA, Cogswell ME. Hight and low hemoglobin levels during pregnancy: differential risks for preterm birth and small for gestational age. Obstet Gincol. 2000;96:741-8.
40. Lao TT, Tam K-F, Chan LY. Third trimester iron status and pregnancy outcome in no anemic women: pregnancy unfavorable affected by maternal iron excess. Hum Reprod 2000;15:1843-8.
41. Bothwell TH. Iron requirements in pregnancy and strategies to meet them. Am J Clin Nutr. 2000; 72:S257-S64.
42. Thiapó AP, Souza LB, Libera BD, Accioly E, Saunders C, Ramalho A. Vitamina A, ferro e zinco na gestação e lactação. Rev Bras Nutr Clin. 2007;22(2):155-61.
43. Swanson CA, King JC. Zinc and pregnancy outcome. Am J Clin Nutr. 1987;46:763-71.
44. Standing Committee on the Scientific Evaluation of Dietary Reference Intakes of the Food and Nutrition Board, Institute of Medicine, National Academy of Sciences. Dietary reference intakes for vita-

min A, vitamin K, arsenic, boron, chromium, copper, iodine, iron, manganese, molybdenum, nickel, silicon, vanadium, and zinc. Washington: National Academies Press, 2001 [acesso 04 mar. 2016]. Disponível em: http://www.nap.edu/read/10026/chapter/11%20p.290-378.

45. Shi W, Bellusci S, Warburton D. Lung development and adult lung diseases. Chest. 2007;132:651-6.
46. Lòpez-Jaramillo P, Narvàez M, Felix C, Lopez A. Dietary calcium supplementation and prevention of pregnancy hypertension. Lancet. 1990;335:293.
47. Melse-Boonstra A, Gowachirapant S, Jaiswal N, Winichagoon P, Srinivasan K, Zimmermann MB. Iodine supplementation in pregnancy and its effect on child cognition. J Trace Elem Med Biol. 2012;26:134-6.
48. Australian New Zealand Clinical Trials Registry (ANZCTR). Pregnancy iodine and neurodevelopment in kids (PINK). Disponível em: http://www.anzctr.org.au/ACTRN12610000411044.asp.
49. Zhou SJ, Anderson AJ, Gibson RA, Makrides M. Effect of iodine supplementation in pregnancy on child development and other clinical outcomes: a systematic review of randomized controlled trials 1-4. Am J Clin Nutr. 2013;98(5):1241-54.
50. Pearce EN. Monitoring and effects of iodine deficiency in pregnancy: still an unsolved problem? Eur J Clin Nutr. 2013;67(5):481-4.
51. Dalmiya N, Darnton-Hill I, Schultink W, Shrimpton R. Multiple micronutrient supplementation during pregnancy: a decade of collaboration in action. Food Nutr Bull. 2009;30(4 Suppl):S477-9.
52. Bhutta ZA, Das JK, Rizvi A, Gaey MF, Walker N, Horton S, et al. Evidence-based interventions for improvement of maternal and child nutrition: what can be done and at what cost? Lancet. 2013; 382(9890):452-77.
53. Marks V, Kelly JF. Absorption of caffeine from tea, coffee, and coca cola. Lancet. 1973;1(7807):827.
54. Kirkinen P, Jouppila P, Neims A. The absortion of caeine during and after pregnancy. Semin Perinatol. 1981;5:310-4.
55. Knutti R, Rothweiler H, Schlatter C. Eect of pregnancy on the pharmacokinetics of caeine. Eur J Clin Pharmacol. 1981;21:121-6.
56. Peacok A, Hutchinson D, Wilson J, McCormack C, Bruno R, Olsson CA, et al. Adherence to the caeine intake guideline during pregnancy and birth outocomes: a prospective cohort study. Nutrients A. 2018;10:319.
57. Dahle LO, Berg M, Hammar M, Hurtig M, Larsson L. The eect of oral magnesium substitution on pregnancy induced leg cramps. Am J Obst Gynecol. 1995;173(1):175-80.
58. Devlieger R, Guelinckx I, Jans G, Voets W, Vanholsbeke C, Vansant G. Micronutrient levels and supplement intake in pregnancy after bariatric surgery: a prospective cohort study. PloS One. 2014;9(12).
59. Taylor CG. Zinc, the pancreas and diabetes: insights from rodent studies and future directions. Biometals. 2005;18:305-12.

LEITURA COMPLEMENTAR

Brasil. Protocolos da Atenção Básica: Saúde das Mulheres. Brasília: Ministério da Saúde; 2015. Disponível em: http://189.28.128.100/dab/docs/portaldab/publicacoes/protocolo_saude_mulher.pdf e http://dab.saude.gov.br/portaldab/pnsf.php.

Pavord S, Daru J, Prasannan N, Robinson S, Stanworth S, Girling J, BSH Committee. UK guidelines on the management of iron deficiency in pregnancy. Br J Haematol. 2012;156:588-600. Disponível em: http://www.bcshgu delines.com/documents/UK_Guidelines_iron_deficiency_in_pregnancy.pdf.

SITES RELACIONADOS

The Early Nutrition eAcademy (ENeA). http://www.early-nutrion.org.

The European Society for Paediatric Gastroenterology Hepatology and Nutrition. http://www.espghan.org.

Centro de Referencia del Investigacion Pediatrica. http://www.euristikos.es.

Condicionantes Genéticos nutricionales ambientales del crescimento y el desarrollo. http://nutrenvigen-gd.com.

International Federation of Gynecology and Obstetrics: FIGO. http://www.figo.org.

Nutrologia na atividade física e no esporte

Carlos Alberto Werutsky
Milton Mizumoto
Guilherme de Vieira Giorelli

INTRODUÇÃO

A nutrição é a fonte dos elementos essenciais, biorreguladores, energéticos e construtores necessários para se preservar a massa magra corporal, sintetizar novos tecidos, reparar as células já existentes, otimizar a estrutura musculoesquelética, maximizar o transporte de oxigênio, regular os processos metabólicos e manter o equilíbrio hidreletrolítico. Desde a época das antigas Olimpíadas (776 a.C.) até o presente momento, inúmeras práticas dietéticas foram utilizadas para melhorar o desempenho nos exercícios.

Contudo, o processo de ingestão, digestão, absorção, transporte e armazenamento dos elementos nutricionais deve ser compreendido com base na fisiologia dos órgãos do aparelho digestivo e do sistema cardiovascular, assim como na utilização dos substratos energéticos armazenados durante o metabolismo celular. Portanto, não se trata de encontrar a dieta mais eficaz para melhorar o desempenho, mas de utilizarmos todo o conhecimento que a ciência nas áreas da medicina, da nutrição e do exercício físico nos disponibilizam para a compreensão e otimização do desempenho do atleta. A nutrologia na atividade física, no exercício e no esporte torna-se uma matéria apaixonante quando exercida em sua forma multidisciplinar, conferindo ao estudante ou profissional dessa área a compreensão de várias indagações não elucidadas em outras disciplinas.

DEFINIÇÃO

Energia, força, trabalho e potência

Energia

Toda atividade humana necessita do fornecimento de energia em bases contínuas para que o organismo se mantenha vivo e funcionante. Essa energia é fornecida por meio da degradação metabólica, principalmente dos carboidratos e dos lipídios – os carboidratos pelas vias aeróbia (ciclo de Krebs) e anaeróbia (via Embden-Meyerhof) e os lipídios, inicialmente, pela betaoxidação e, a seguir, pelo ciclo de Krebs. Na conotação científica, energia é definida como a "capacidade de realizar trabalho".[1]

A energia pode ser originária das seguintes fontes: luminosa, térmica, química, elétrica, mecânica e nuclear. No ciclo biológico energético, o sol fornece energia luminosa para as plantas, que, pela fotossíntese, unem as moléculas de gás carbônico (CO_2) e de água (H_2O) e armazenam essa energia nas ligações químicas dos carbonos para elaborar carboidratos, lipídios e proteínas. Esses elementos são ingeridos pelo homem para fornecer energia por meio da respiração celular, utilizando a energia armazenada nas ligações químicas dos átomos de carbono.

Força

É definida como o produto da massa (m) e da aceleração (a). O sistema internacional (SI) utiliza como unidade para a força o newton (N), que é igual à força que acelera 1 kg de massa na velocidade de 1 m/s. Força muscular é a tensão que um músculo consegue exercer contra uma resistência durante sua contração. Existem quatro tipos de contração muscular, mostrados na Tabela 1.

Tabela 1 Tipos de contração muscular

Tipos de contração muscular	Definição
Isotônica ou dinâmica: concêntrica	O músculo encurta-se desenvolvendo tensão variável; ao deslocar uma carga constante, ocorre alteração da amplitude angular articular
Isotônica ou dinâmica: excêntrica	O músculo alonga-se apesar de desenvolver tensão, opondo-se à alteração da amplitude articular exercida por outra força antagônica
Isométrica ou estática	O músculo desenvolve tensão, porém não existe mudança em seu comprimento nem alteração da amplitude angular articular
Isocinética	A tensão desenvolvida pelo músculo, ao encurtar-se com velocidade constante, é máxima em toda a amplitude de movimento

Fonte: modificada de Fox et al., 1991[2]; Powers e Howley, 2000.[3]

Trabalho

Define-se como o produto da força (F) aplicada em um objeto durante a distância linear (d) do objeto que se move como resultado da força aplicada. A unidade de medida no SI é o Joule (J), equivalente à quantidade de trabalho executado quando um objeto é deslocado em uma distância linear de 1 m contra uma força oponente de 1 N.

Potência

Trata-se da quantidade de trabalho executada por unidade de tempo (t). A unidade de medida da potência no SI é o watt (W), sendo 1 watt (W) igual à velocidade de trabalho de 1 J/s (Tabela 2).

Tabela 2 Unidades utilizadas para expressar a quantidade de trabalho realizado ou a energia despendida

Termo	Abreviatura	Tabela de conversão
Quilograma-metro	kgm	1 kgm = 9,81 joules
		1 kgm = 2,34 x 10^{-3} kcal
Quilocaloria	kcal ou Cal	1 kcal = 4,186 joules
Joule	J	1 J = 2,38 x 10^{-4} kcal
		1 J = 0,101 kgm
Pé-libras	Ft-lbs	1 ft-lbs = 0,1383 kgm

Fonte: modificaca de Powers e Howley, 2000.[3]

Atividade física, exercício e esporte

Entende-se por atividade física qualquer movimento corporal produzido por músculos esqueléticos que resulta em gasto energético.[4] Por sua vez, o exercício é uma sequência planejada de movimentos repetida sistematicamente com o objetivo de elevar o rendimento[5], que poderá ser manifestado de três formas

- exercícios gerais: são os que não contêm nenhum componente dos movimentos característicos de uma competição, um jogo ou movimento específico;
- exercícios específicos: são os que possuem estrutura parcial ou total semelhante à estrutura do movimento de competição, jogo ou movimento específico;
- exercícios de competição ou de jogo: são os que coincidem completamente com a estrutura do movimento de competição ou jogo.

Esporte, por sua vez, define o tipo de manifestação do exercício[6], que poderá ser representado de quatro formas:

- esporte popular ou de massa: são relevantes do ponto de vista do lazer, acessível a uma grande parte da população;
- esporte para a saúde: são os que contêm exercícios corporais dirigidos à estabilidade da saúde;
- esporte competitivo ou de rendimento: são os que possuem como objetivo o melhor desempenho pessoal;
- esporte competitivo de alto nível, alto rendimento ou elite: são esportes competitivos praticado a nível regional, nacional ou internacional, com o objetivo de desempenho máximo absoluto; são critérios os recordes e sucesso internacional.

DESCRIÇÃO

Músculo: unidade contrátil

A célula muscular é uma célula multinucleada que contém elementos contráteis, chamados de miofilamentos, constituídos por actina e miosina (Figura 1a). Os miofilamentos estão organizados como miofibrilas no interior das fibras. Grupos de fibras musculares estão organizados em fascículos musculares, os quais, por sua vez, são agrupados para formar o músculo (Figura 1b).

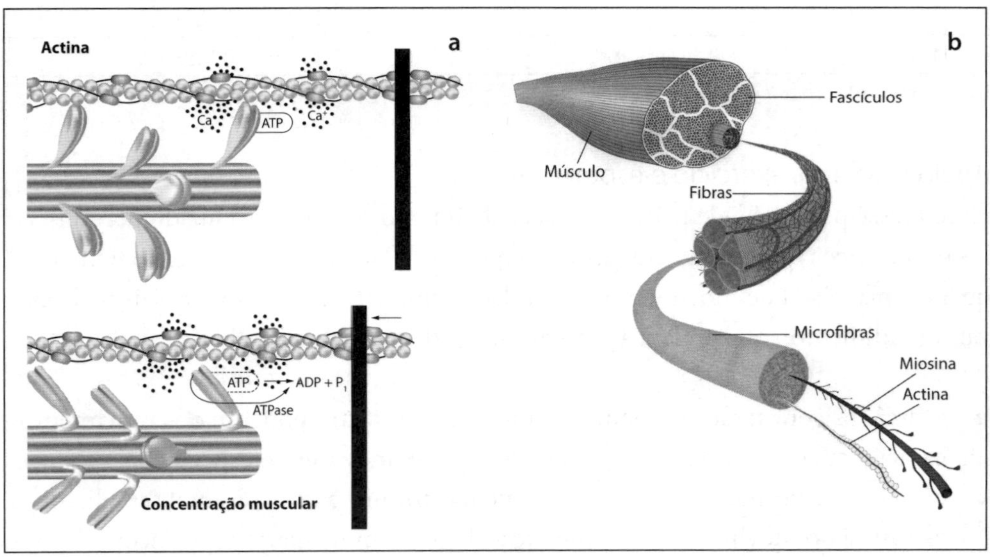

Figura 1 Estrutura muscular.

Fisiologia da junção neuromuscular e da contração muscular

A Figura 2 demonstra a fisiologia do impulso elétrico e da contração muscular. O impulso elétrico propagado pelo axônio (1), abre o canal de Ca^+ na membrana pré-sináptica, permitindo a entrada do Ca^+ que se liga ao sítio na zona ativa da membrana (2), liberando a acetilcolina das vesículas (3), que se liga aos receptores da membrana pós-sináptica causando o influxo de Na^+ e o efluxo de K^+ (4). Isso resulta na despolarização e no início do potencial de ação do sarcolema (5). O impulso elétrico atravessa o sarcolema para os túbulos transversos, onde causa liberação de Ca^+ do retículo sarcoplasmático (6), iniciando, assim, a contração muscular, pois o Ca^+ se prende à troponina (7). Isso faz a tropomiosina se deslocar e expor o sítio de fixação da miosina na molécula de actina, o que forma a ponte cruzada e o início do encurtamento da unidade contrátil (8).

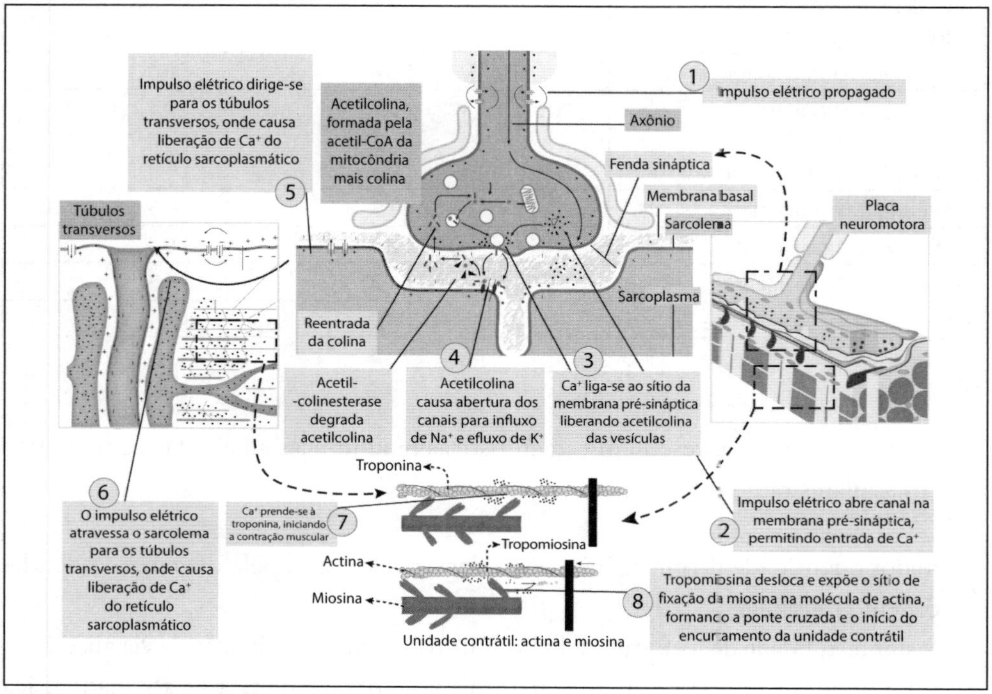

Figura 2 Fisiologia da junção neuromuscular e da contração muscular.
Fonte: modificada de Raffa et al., 2006.[7]

CLASSIFICAÇÃO

Tipos de fibra muscular

A proporcionalidade das fibras musculares define em qual intensidade de exercício o atleta terá seu melhor desempenho. Como as fibras vermelhas (tipo I) são mais lentas que as fibras brancas (tipo IIb), atletas que necessitam imprimir velocidade ou potência são portadores de maior quantidade de fibras brancas. A Tabela 3 apresenta as características bioquímicas de cada fibra.

Tabela 3 Características bioquímicas dos tipos de fibras musculares. Os valores das fibras do tipo II estão apresentados em relação aos do tipo I

Nomenclatura	Tipo I Lenta, vermelha, resistente à fadiga, oxidativa	Tipo IIa Rápida, vermelha, resistente à fadiga, oxidativa/glicolítica	Tipo IIb Rápida, branca, fatigável, glicolítica
Densidade de capilarização	1	0,8	0,6
Densidade de mitocôndrias	1	0,7	0,4
Conteúdo de mioglobinas	1	0,6	0,3
Atividade da glicogênio-fosforilase (citosol-glicogenólise)	1	2,1	3,1
Atividade da fosfofrutoquinase (citosol – via glicolítica)	1	1,8	2,3
Atividade da citrato-sintetase	1	0,8	0,6
Atividade da succinato desidrogenase (ciclo de Krebs – mitocôndrias)	1	0,7	0,4
Conteúdo de glicogênio	1	1,3	1,5
Conteúdo de triacilglicerol	1	0,4	0,2
Conteúdo de fosfocreatina	1	1,2	1,2
Atividade da miosina ATPase	1	> 2	> 2

Fonte: modificada de Gleeson, 2011.[8]

As fibras brancas apresentam características bioquímicas adaptadas para contrações musculares rápidas e possuem:

- maior quantidade de glicogênio-fosforilase, responsável pela degradação do glicogênio muscular;
- maior quantidade de fosfofrutoquinase, uma das enzimas limitantes da via glicolítica;
- valor maior de glicogênio muscular, principal fonte energética na atividade física anaeróbia láctica;
- maior quantidade de fosfocreatina, responsável pelo fornecimento de energia de liberação imediata, por meio da adenosina trifosfato fosfocreatina (ATP-PCr);
- maior quantidade da miosina ATPase, responsável pela rápida degração do ATP para o fornecimento de energia para a contração muscular.

Tipos de atividade física

No meio esportivo, tem-se considerado potência anaeróbia a medida de contribuição do sistema ATP-PCr na produção de energia em atividades intensas de curta duração.

Capacidade anaeróbia, por sua vez, é considerada a medida da glicólise anaeróbia nessa mesma situação de exigência física, ou seja, o trabalho total anaeróbio. Para exigências físicas mais prolongadas, a contribuição energética aeróbia torna-se mais preponderante, tanto na potência aeróbia como na capacidade aeróbia, embora os processos anaeróbios e aeróbios de produção de energia para a realização do exercício físico não ocorram isoladamente. O fluxograma de energia, apresentado na Tabela 4, exemplifica as características de cada atividade física e, assim, ajuda na compreensão sobre quais são as principais fontes energéticas para cada atividade física, de acordo com a intensidade de esforço físico.

Esses modelos de fluxo de energia permitem entender quais são as principais fontes energéticas utilizadas em competições de corrida envolvendo diferentes distâncias, desde corridas explosivas (100 m) até corridas de *endurance* ou resistência (ultramaratona e 24 horas), de forma que fica clara a compreensão do quadro de contribuição percentual energética (Tabela 5).

Modalidades de atividade física

O nutrólogo do esporte deve identificar qual modalidade de atividade física ou esportiva o atleta pratica. Dessa forma, a classificação dos esportes nas diversas modalidades de alto rendimento determina a especialização do trabalho muscular quanto ao tipo de reserva energética e à forma de recuperação. Por exemplo:

- força rápida e velocidade: halterofilismo, áreas de lançamento, velocidade e saltos de campo e pista;
- esporte de coordenação e artes competitivas: ginástica artística e rítmica, salto de trampolim ou saltos ornamentais, nado sincronizado, tiro esportivo e tiro com arco e flecha;
- esportes de combate: judô, caratê, boxe, luta livre, luta greco-romana, esgrima e *tae kwon do*;
- jogos com bola e de equipe: futebol, voleibol, basquete, handebol, beisebol, polo aquático, hóquei e tênis de mesa;
- modalidade de resistência: natação, atletismo de fundo e semifundo, canoagem, remo, ciclismo, triatlo e esqui de fundo.[9]

FISIOLOGIA

Definidos os conceitos de energia, força, trabalho e potência, e classificados os tipos de fibra muscular e de atividade física, interessa abordar como cada substrato energético participa do fornecimento de energia, cujo fluxo deve ser contínuo, independentemente

Tabela 4 Fluxograma de energia*

<table>
<tr><th>Exemplos de potência e capacidade anaeróbia e aeróbia</th><th>Modelos de contribuições do fluxo de energia</th><th>Fontes e contribuições energéticas – exemplos de modalidades</th></tr>
<tr><td><table><tr><td>Modalidade esportiva</td><td>Anaeróbia</td><td>Aeróbia</td></tr><tr><td>Potência</td><td>100 m rasos</td><td>5.000 m</td></tr><tr><td>Capacidade</td><td>1.500 m</td><td>Maratona</td></tr></table></td><td>A
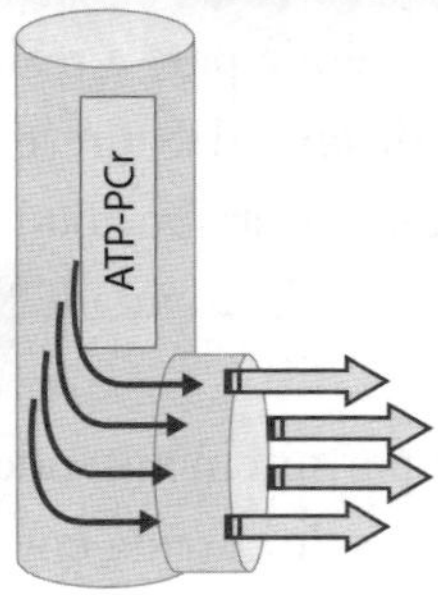

Fonte energética para exercícios de altíssima intensidade e duração de até 20 segundos</td><td>ATP – CP
Armazenada no músculo
Depende da massa muscular
Potência anaeróbia
Anaeróbio aláctico
Altíssimo fluxo
Baixíssima capacidade
Energia imediata e inicial
Modalidade esportiva
Corrida 100 m rasos, salto, lançamento de dardo</td></tr>
<tr><td><table><tr><td>Modalidade esportiva</td><td>Anaeróbia</td><td>Aeróbia</td></tr><tr><td>Potência</td><td>100 m rasos</td><td>5.000 m</td></tr><tr><td>Capacidade</td><td>1.500 m</td><td>Maratona</td></tr></table></td><td>B
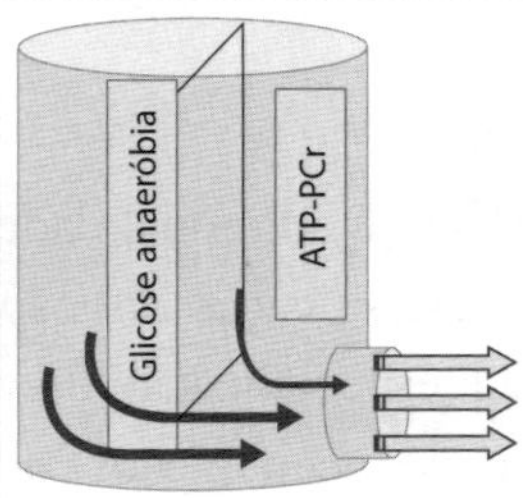

Fonte energética para exercícios de alta intensidade e duração de até 5 minutos</td><td>Glicose anaeróbia
Armazenada no músculo, plasma e fígado
Depende da fibra muscular glicolítica
Capacidade anaeróbia
Anaeróbio láctico (Embden-Meyerhof)
Alto fluxo
Baixa capacidade
Energia imediata
Modalidade esportiva
Corrida 1.500 m, natação 100 m, lutas</td></tr>
<tr><td><table><tr><td>Modalidade esportiva</td><td>Anaeróbia</td><td>Aeróbia</td></tr><tr><td>Potência</td><td>100 m rasos</td><td>5.000 m</td></tr><tr><td>Capacidade</td><td>1.500 m</td><td>Maratona</td></tr></table></td><td>C
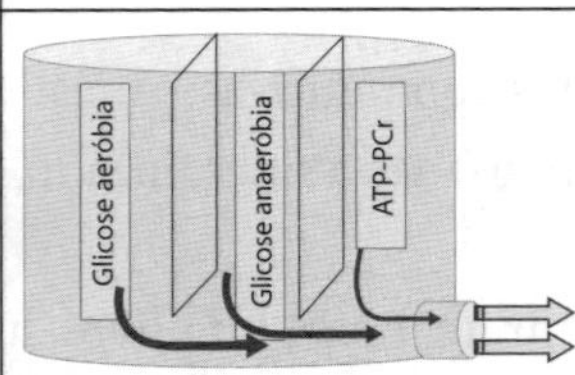

Fonte energética para exercícios de média intensidade e duração entre 30 e 60 minutos</td><td>Glicose aeróbia
Armazenada no músculo, plasma e fígado
Depende da fibra muscular: oxidativa
Capacidade aeróbia
Aeróbio oxidativo (ciclo de Krebs)
Fluxo médio
Baixa capacidade
Energia intermediária
Modalidade esportiva
Corrida 5.000 m, natação 1.000 m</td></tr>
<tr><td><table><tr><td>Modalidade esportiva</td><td>Anaeróbia</td><td>Aeróbia</td></tr><tr><td>Potência</td><td>100 m rasos</td><td>5.000 m</td></tr><tr><td>Capacidade</td><td>1.500 m</td><td>Maratona</td></tr></table></td><td>D
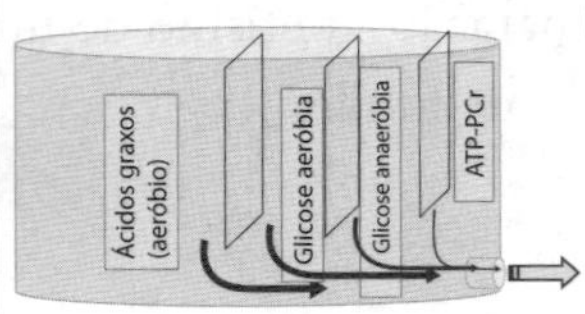

Fonte energética para exercícios de baixa intensidade e longa duração, acima de 120 minutos</td><td>Glicose aeróbia
Armazenada no músculo, plasma e fígado
Depende da fibra muscular: oxidativa
Ácidos graxos
Armazenamento no músculo, plasma e adipócito
Depende da fibra muscular: oxidativa
Capacidade aeróbia
Aeróbio oxidativo (ciclo de Krebs)
Fluxo lento
Alta capacidade
Energia tardia
Modalidade esportiva
Corrida: maratona; natação: travessia</td></tr>
</table>

* Notar que as contribuições energéticas não ocorrem de forma isolada ou exclusiva.

Tabela 5 Estimativa da contribuição percentual de diferentes combustíveis para gerar ATP em vários eventos de corrida

Evento	ATP e fosfocreatina	Glicogênio anaeróbio	Glicogênio aeróbio	Glicose sanguínea e glicogênio hepático	Triglicerídeos (ácidos graxos)
100 m	50	50	–	–	–
200 m	25	65	10	–	–
400 m	12,5	62,5	25	–	–
800 m	6	50	44	–	–
1.500 m	Utiliza pouco	25	75	–	–
5.000 m	Utiliza pouco	12,5	87,5	–	–
10.000 m	Utiliza pouco	3	97	–	–
Maratona (42,195 km)	–	–	75	5	20
Ultramaratona (80 km)	–	–	35	5	60
Corrida de 24 horas	–	–	10	2	88

Fonte: modificada de McArdle et al., 2001.[10]

da transição entre as contribuições das vias metabólicas nas diferentes etapas do exercício físico, que não ocorrem de forma sequencial, mas de modo predominante para cada intensidade e duração.

Contribuição energética por ATP e ATP-PCr

Como cerca de 85 g de ATP são estocados no organismo e essa concentração não pode diminuir a menos de 30%, o ATP deve ser constantemente ressintetizado, a fim de fornecer a energia exigida para o trabalho biológico. Uma parte da energia necessária para sua ressíntese é obtida de maneira direta e rápida por meio da fosfocreatina (PCr), composto rico em energia, pois a atividade da creatinoquinase é muito superior à velocidade de hidrólise do ATP no músculo em exercício. Nota-se que a síntese de PCr provém da reação da creatina com o ATP fornecido pelo ciclo de Krebs durante a fase de recuperação.

$$\text{Creatina + ATP} \xleftarrow{\text{Creatinoquinase}} \text{Fosfocreatina + ADP + H}^+$$

Local da reação: proteínas contráteis ⟶ Local da reação: mitocôndria (ciclo de Krebs)

Contudo, como os estoques de ATP são baixos nas fibras musculares, esse tecido possui basicamente três processos responsáveis pela ressíntese do ATP:

- hidrólise de PCr pela creatinoquinase, processo denominado metabolismo anaeróbio aláctico;
- glicólise anaeróbia, que envolve o catabolismo de glicose-6-fosfato (glicose-6-P), a piruvato e, posteriormente, a lactato, a partir do glicogênio muscular;
- glicólise aeróbia, betaoxidação, ciclo de Krebs, cadeia respiratória e fosforilação oxidativa, que é abastecida pelo poder redutor do NADH e FADH (na falta de O_2, essa etapa não funciona adequadamente).[11]

As fibras rápidas (glicolíticas) possuem uma quantidade maior de PCr e ATP em relação às fibras lentas (oxidativas), pois são o principal substrato energético em exercícios de potência (Tabela 6).

Tabela 6 Quantidade de metabólitos de fosfato e pH no músculo esquelético de mamíferos[11]

Parâmetro	pH	PCr (mcmol/g)	Cr (mcmol/g)	Pi (mcmol/g)	ATP (mcmol/g)
Fibras lentas oxidativas	7 a 7,1	15 a 20	5 a 10	3 a 10	3,5 a 5
	ADP (mcmol/g)	AMP (mcmol/g)	[ADP] (mcM)	[AMP] (mcM)	delta-G_{ATP} (kJ/mol)
	0,4 a 0,6	0,05 a 0,1	7 a 34	0,01 a 0,18	-56 a -64
Parâmetro	pH	PCr (mcmol/g)	Cr (mcmol/g)	Pi (mcmol/g)	ATP (mcmol/g)
Fibras rápidas glicolíticas	7 a 7,1	24 a 30	3 a 12	1 a 3	6 a 8
	ADP mcmol/g	AMP (mcmol/g)	[ADP] (mcM)	[AMP] (mcM)	delta-G_{ATP} (kJ/mol)
	0,4 a 0,6	0,05 a 0,1	5 a 41	0,003 a 0,16	-60 a -69

Fonte: modificada de Meyer e Foley,1996.[12]

Contribuição energética pelas glicoses anaeróbia e aeróbia

O fato de os músculos esqueléticos funcionarem em diferentes estados de exigência física, desde o repouso absoluto até o exercício físico vigoroso, impõe a necessidade da presença de mecanismos regulatórios eficientes na estrutura muscular esquelética, associados aos processos de estoque de energia que possam ser utilizados no ritmo, na intensidade e na quantidade adequados às necessidades do organismo.

Durante os exercícios de alta intensidade ou longa duração, o fornecimento de energia deve ser de forma contínua, portanto, a ressíntese do ATP depende da via metabólica predominante recrutada. Na potência anaeróbia participam processos metabólicos produtores de energia de forma rápida, ao passo que, para sustentar energeticamente a potência aeróbia, os processos que participam na produção de energia são mais lentos (Tabela 7).

Tabela 7 Velocidade máxima na ressíntese de ATP a partir dos metabolismos anaeróbio e aeróbio e o tempo aproximado para se atingir a velocidade máxima após iniciar o exercício

Via metabólica	Substrato energético	Mmol ATP/ kg/segundo	Tempo de retardo
Anaeróbio	Catabolismo de PCr	9	Instantânea
Anaeróbio	Glicólise	4,5	5 a 10 segundos
Aeróbio	Oxidação do glicogênio	2,8	Alguns minutos
Aeróbio	Oxidação da glicose sanguínea	1	Aproximadamente 90 minutos
Aeróbio	Oxidação lipídica	1	> 2 horas

Fonte: modificada de Gleeson, 2011.[8]

A degradação do glicogênio é inicialmente anaeróbia, pois a reserva muscular de oxigênio (mioglobina) é pequena e a oferta de oxigênio pela circulação sanguínea não aumenta de forma imediata e proporcional à demanda muscular. Da degradação anaeróbia do glicogênio (glicogenólise) origina-se glicose-1-fosfato, que acarreta na síntese de lactato, o qual alcança o valor máximo 40 a 50 segundos após o início do esforço muscular. O suprimento de energia imediata, fornecido pela degradação do glicogênio muscular, é estimulado pela liberação de cálcio, que desencadeia a contração muscular, ou pela ação do hormônio adrenalina. No músculo em repouso, menos de 5% da enzima glicogênio fosforilase está em sua forma ativa, porém, 0,7 segundos após o início da contração muscular, a forma ativa da enzima atinge cerca de 50%.[13]

Embora a glicogênio-fosforilase possua moduladores alostéricos ativadores (AMP, IMP e Pi – fosfato inorgânico) e inibidores (ADP, ATP e glicose-6-P), a fonte predominante de moléculas de glicose-6-P é representada pelo glicogênio muscular, pois a taxa de captação da glicose exógena é menor do que o fluxo pela via glicogenolítica durante o exercício máximo. Portanto, durante o exercício máximo, a glicogenólise pela glicogênio-fosforilase produz glicose-1-P e esta é convertida em glicose-6-P pela enzima fosfoglicomutase, e não pela hexoquinase, como ocorre na glicose proveniente da circulação sanguínea.

Altas concentrações de glicose-6-P inibem a hexoquinase; por consequência, a glicose sanguínea não é convertida em glicose-6-P. Como a glicose-6-P difere osmoticamente de glicose, haverá uma queda no transporte da glicose do meio extracelular para o intracelular, visto que o transporte passivo desta pelos transportadores G4 e G1 dependem da diferença de concentração intracelular menor que a concentração extracelular da glicose.[11]

Nas atividades físicas de alta intensidade, com duração inferior a 5 minutos, as principais fontes energéticas são provenientes de ATP-CP e glicose anaeróbia (via de Embden-Meyerhof), principalmente a glicose-6-P, proveniente da degradação do glicogênio muscular. Por isso, no início do exercício, o glicogênio muscular declina rapidamente. Após 5 a 20 minutos de exercício, o uso do glicogênio muscular torna-se mais lento, conforme as reservas se tornam parcialmente depletadas. Esse declínio no uso do glicogênio muscular está associado ao aumento da utilização da glicose sanguínea, pois, como não há acúmulo de glicose-6-P, esta deixa de inibir a enzima hexoquinase que fosforila a glicose muscular em glicose-6-P.

Há uma relação inversa entre a captação da glicose pelo músculo esquelético e a taxa de utilização do glicogênio, que pode ser mediada pela glicose-6-P (Figura 3).

Digestão e absorção dos carboidratos

A ingestão de carboidratos geralmente ocorre na forma de amidos, dissacarídeos (sacarose e lactose) e monossacarídeos (glicose e frutose). Contudo, uma forma especial de composto de carboidrato, como os polímeros de glicose (maltodextrina), tem sido utilizada em atletas. A digestão é o processo pelo qual o alimento é fracionado no trato digestivo, tanto de modo mecânico quanto químico, e convertido em forma absorvível. As enzimas-chave, sua origem, sua ação e seus produtos finais são apresentados na Tabela 8.

Após a ação das enzimas digestivas (amilase, sacarase, maltase e lactase), os carboidratos são absorvidos no intestino delgado por difusão ou transporte ativo. Outros nutrientes (água, minerais, vitaminas, aminoácidos e ácidos graxos) são absorvidos em diferentes locais do trato digestivo, por osmose, difusão ou transporte ativo (Tabela 9 e Figura 4).

Carboidratos como fonte energética

No início da atividade física

O trabalho muscular faz com que se recrutem fontes energéticas imediatas estocadas na massa muscular na forma de ATP e PCr (a ressíntese da PCr ocorre por meio do ATP produzido no interior das mitocôndrias pela oxidação da glicose no ciclo de Krebs durante a fase de recuperação). Entre 20 segundos e 5 minutos durante a atividade física de alta intensidade, a fonte energética passa a ser a glicose anaeróbia (via de Embden-Meyerhof), principalmente a glicose-6-P proveniente da degradação do glicogênio muscular. Após 5 a 20 minutos de exercício, o uso do glicogênio muscular

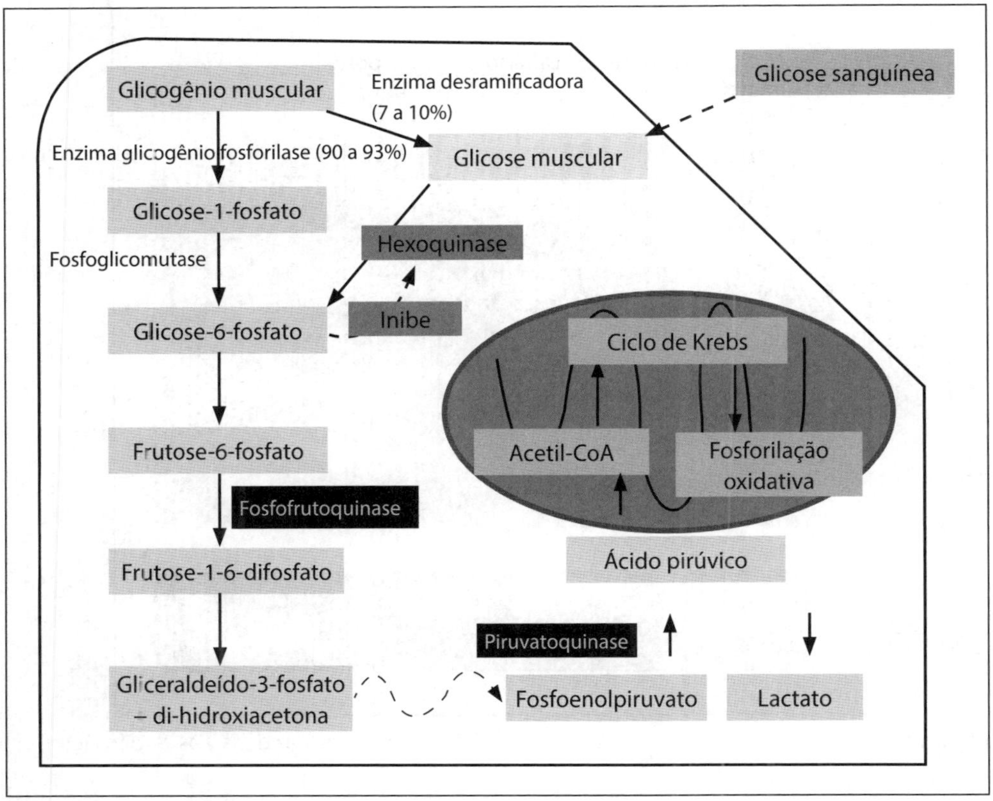

Figura 3 Inibição da hexoquinase pela glicose-6-P.

Tabela 8 Local de origem das enzimas digestivas e ação sobre os carboidratos

Principais enzimas digestivas envolvidas na digestão dos carboidratos		
Enzima	Origem	Efeito
Amilase salivar	Glândula salivar	Inicia a conversão do amido em dissacarídeos na boca
Amilase pancreática	Pâncreas	Converte o amido em dissacarídeos no intestino delgado
Sacarase	Células intestinais	Converte a sacarose em glicose e frutose no intestino delgado
Maltase	Células intestinais	Converte a maltose em duas moléculas de glicose no intestino delgado
Lactase	Células intestinais	Converte a lactose em glicose e galactose no intestino delgado

torna-se mais lento, conforme as reservas se tornam parcialmente depletadas. Esse decréscimo no uso do glicogênio muscular está associado ao aumento da utilização da glicose sanguínea (Figura 5).

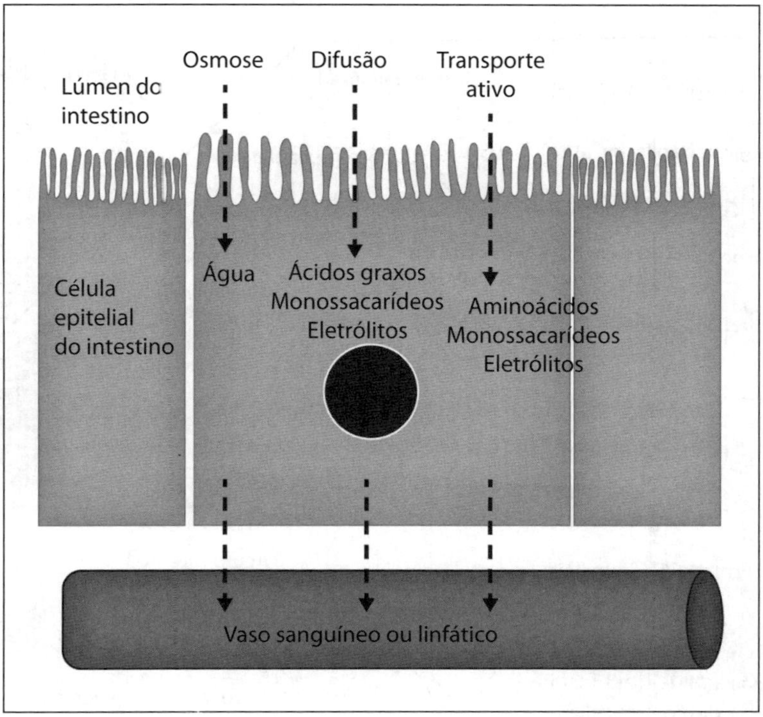

Figura 4 Enterócitos: monossacarídeos e eletrólitos podem usar as duas vias – difusão ou transporte ativo.

Fonte: modificada de Williams, 1995.[1]

Tabela 9 Locais de absorção dos energéticos e biorreguladores*

	Absorção	Substância absorvida
Esôfago	Esôfago	Água e álcool
Estômago	Estômago	Água e álcool
Intestino delgado	Duodeno	Água, monossacarídeos, cálcio, magnésio e ferro
	Jejuno	Água, monossacarídeos, ácidos graxos, peptídeos, aminoácidos e vitaminas hidrossolúveis
	Íleo	Água, peptídeos, aminoácidos, sais biliares e vitamina B12
Intestino grosso	Cólon	Água, cloreto de sódio e ácidos graxos de cadeia curta

* Notar que os monossacarídeos são absorvidos no duodeno e no jejuno.

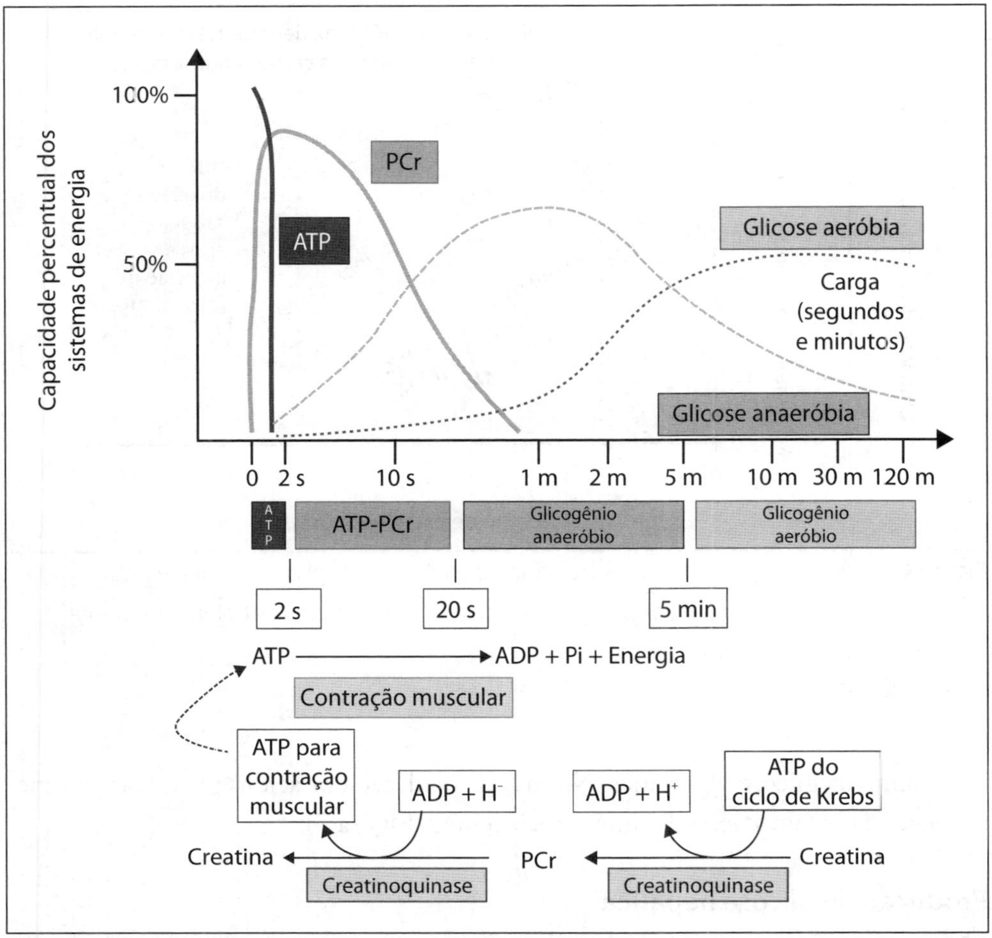

Figura 5 Contribuição energética no início da atividade física.

Na continuidade da atividade física

O trabalho muscular faz com que haja um aumento na utilização da glicose plasmática enquanto a oxidação total de carboidratos permanece constante ou diminui. Assim, o uso da glicose plasmática representa um aumento na porcentagem do gasto energético total e na oxidação de carboidratos durante o exercício prolongado e pode corresponder a 70 a 100% da oxidação total de carboidratos após 2 a 3 horas de exercício (Figura 6).

Na intensidade da atividade física

À medida que há um aumento na intensidade do trabalho muscular, a contribuição energética passa a ocorrer predominantemente pela oferta do glicogênio muscular, pois, como visto, altas concentrações de glicose-6-P inibem a hexoquinase, diminuindo

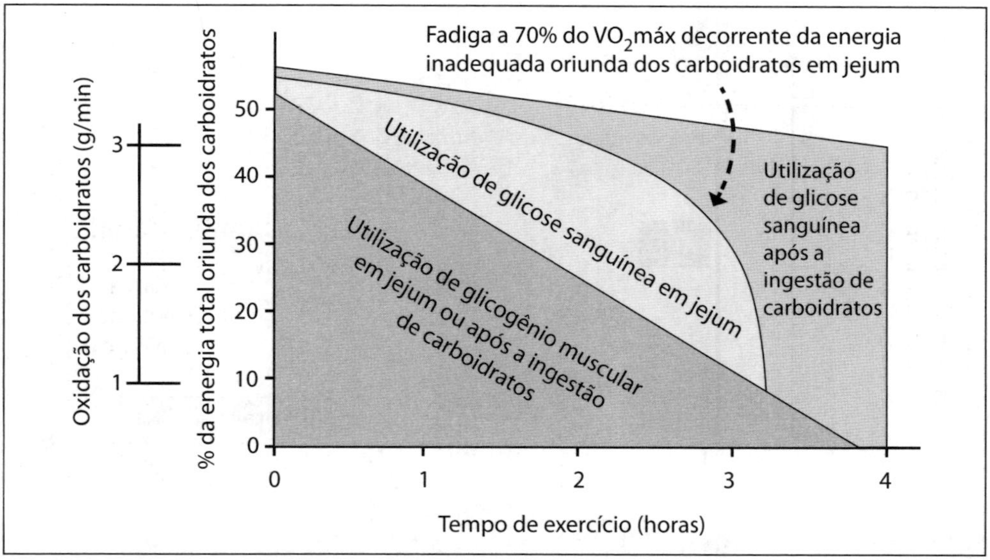

Figura 6 Na continuidade da atividade física, há utilização da glicose sanguínea e do glicogênio muscular em jejum ou quando são ingeridos carboidratos durante o exercício prolongado.

Fonte: Coogan e Coyle, 1987.[13]

o consumo da glicose plasmática. No caso da oxidação dos ácidos graxos, as vias metabólicas da betaoxidação são muito mais lentas (Figura 7).

Produção de glicose hepática

O fígado provê virtualmente toda a glicose que entra na circulação durante o exercício, seja por meio da glicogenólise ou da gliconeogênese. Durante a fase inicial do exercício de intensidade moderada (35 a 50 min), a produção de glicose decorre predominantemente da glicogenólise, e essa dominância aumenta com a maior intensidade do exercício (até 50 a 60% do VO_2máx, há um aumento linear; em intensidades superiores, há um aumento exponencial, apesar da diminuição do fluxo sanguíneo hepatoesplâncnico). O glucagon plasmático não é alterado durante o exercício leve a moderado e aumenta durante o exercício prolongado ou pesado. A insulina e o glucagon parecem ser regulados mais pela atividade simpática durante o exercício do que pela glicose plasmática, porque a concentração da glicose sanguínea não se altera ou pode até aumentar na primeira hora de exercício. A adrenalina e, principalmente, a noradrenalina parecem simular o débito do glucagon pancreático enquanto inibem a liberação de insulina. As catecolaminas parecem desempenhar um papel regulatório mais importante na produção da glicose hepática que a reciprocidade estimulação-inibição pelo glucagon e pela insulina.

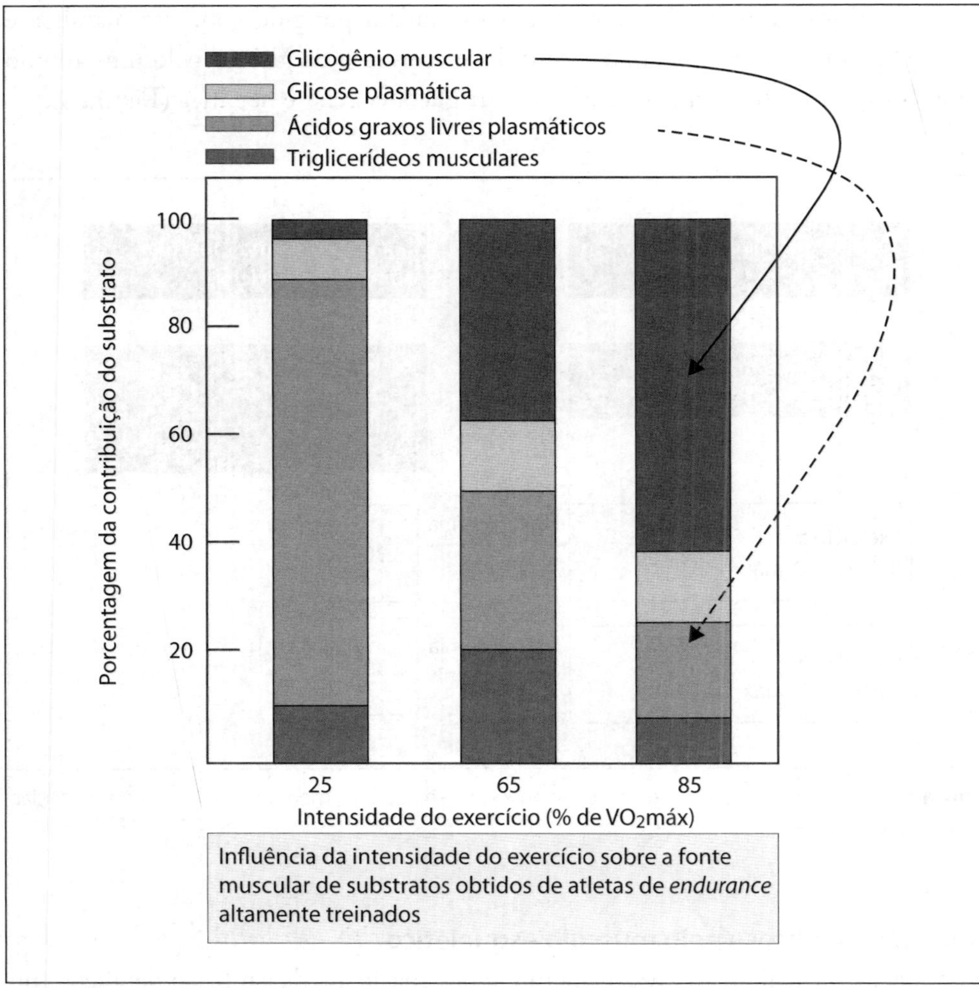

Figura 7 Contribuições energéticas em diferentes intensidades do exercício.
Fonte: modificada de Powers e Howley, 2000.[3]

A captação de precursores gliconeogênicos com lactato, piruvato e alanina é intensificada a partir de 40 minutos de exercício. A extração fracional do glicerol, outro precursor gliconeogênico, é muito alta durante o repouso e sofre pequena alteração com o exercício. Ainda assim, a contribuição do glicerol para a gliconeogênese aumenta durante o exercício de resistência devido ao aumento da concentração do glicerol arterial no equilíbrio.

A gliconeogênese hepática torna-se quantitativamente mais importante à medida que o exercício de resistência progride além de 1 hora (no início, contribui com 10 a 20% da glicose hepática). Mesmo com o exercício durante 4 horas, a contribuição da gliconeogênese hepática aumenta apenas para 45% do débito geral da glicose hepática. A produção da glicose hepática é estimulada por glucagon, catecolaminas e cortisol e é inibida pela insulina. Contudo, o consumo de glicose pelo músculo no exercício de resistência é maior que a taxa de gliconeogênese hepática (Figura 8).

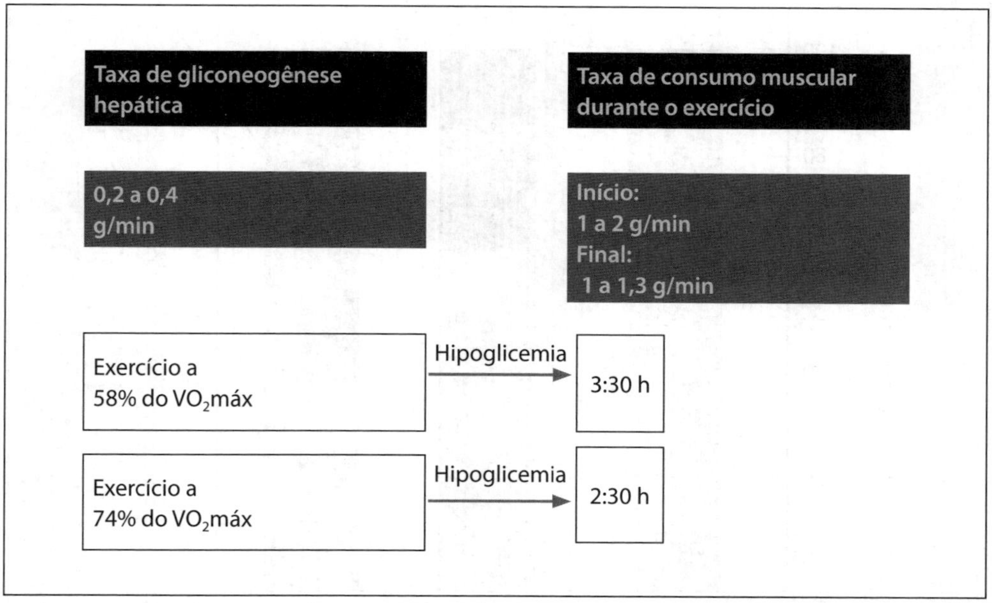

Figura 8 Hipoglicemia decorrente de gliconeogênese hepática menor que o consumo muscular.
Fonte: Powers e Howley, 2000.[3]

Captação de glicose pelo músculo esquelético

As fibras de músculo oxidativas exibem maior capacidade de captação de glicose no repouso, em comparação às glicolíticas, decorrente da maior responsividade à insulina em fibras oxidativas. Tais diferenças são aparentes durante o exercício e devem-se à ligação diferencial com a insulina, à disponibilidade do transportador de glicose, ao fluxo sanguíneo, às fibras individuais e às alterações induzidas pela contração na permeabilidade para o sarcolema.

Durante o exercício

A glicose oriunda do sangue pode prover entre 20 e 50% do substrato utilizado pelo músculo esquelético durante o exercício aeróbio submáximo. A glicose é transportada pela membrana celular por gradiente de concentração e por difusão facilitada mediada por um transportador (proteína transportadora de glicose). Dois transportadores são expressos no músculo: Glut-1 (forma insulinoindependente) e Glut-4 (forma insulinodependente) (Figura 9).

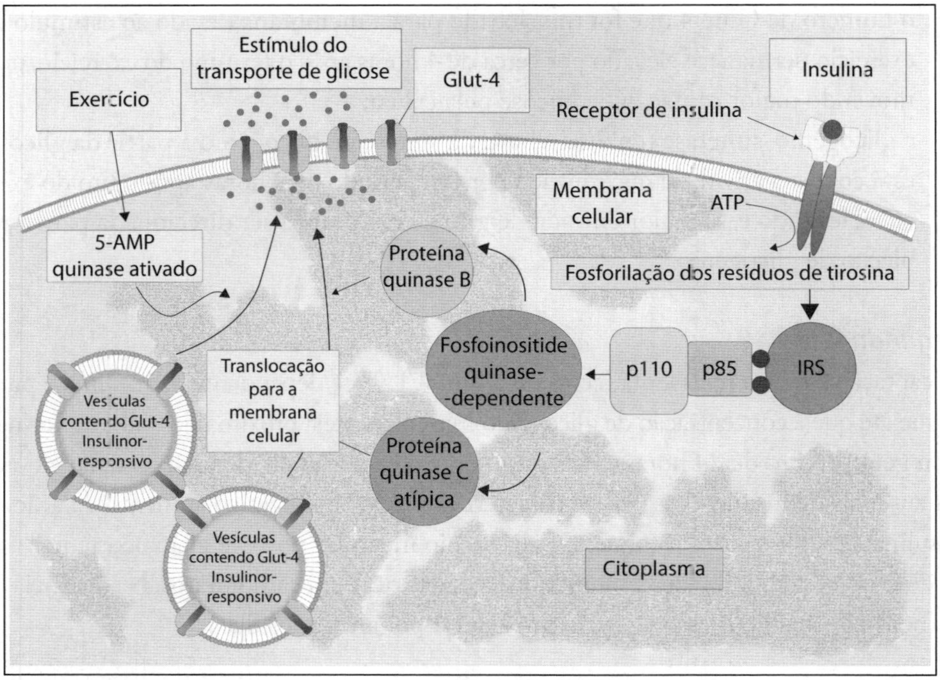

Figura 9 Além da insulina, o exercício a partir do 5-AMP-quinase ativado também aumenta a translocação do Glut-4 em direção à membrana do músculo esquelético, permitindo a entrada da glicose.

Após o exercício

Em contraste com o que ocorre no exercício moderado, quando a oxidação é o destino primário da glicose captada pelo músculo, a glicose captada no período pós-exercício é desviada para a ressíntese de glicogênio. A repleção de glicogênio muscular pós-exercício ocorre em duas fases distintas.

Primeira fase

Corresponde aos 45 a 60 minutos pós-exercício. Tanto a permeabilidade sarcolemal à glicose quanto a atividade da enzima glicogênio-sintetase se apresentam elevadas e, por consequência, a ressíntese do glicogênio ocorre rapidamente (12 a 30 mmol/L/h). Essa primeira fase deve se iniciar logo após o término do exercício, principalmente por quatro motivos:

- o fluxo sanguíneo para os músculos nessa condição é maior, facilitando a chegada de nutrientes para a célula muscular;
- nesse período, os receptores celulares de insulina estão mais sensíveis, promovendo maior influxo de glicose e síntese de glicogênio;

- o número de Glut-4 que foi translocado para a membrana devido ao estímulo do exercício permanece elevado por cerca de 4 horas após o término do exercício, promovendo maior captação de glicose pela célula;
- a glicogênio-sintetase (enzima-chave da síntese de glicogênio a partir da glicose) está com sua atividade maximizada por um período de 2 horas após o fim do exercício, levando essa maior entrada de glicose na célula a ser direcionada para a repleção de glicogênio.[14]

Segunda fase

A captação é muito mais lenta (cerca de 3 mmol/L/h), é dependente da insulina e prossegue até que a concentração de glicogênio muscular esteja próxima dos valores normais (em geral, dentro de 24 horas). Portanto, como a captação de glicose não é tão elevada na ausência de insulina, essa fase é caracterizada pelo significativo aumento da ação da insulina. A repleção dos estoques de glicogênio muscular pós-exercício ocorre por volta de 24 horas em indivíduos submetidos a dietas ricas em carboidratos. Na ausência de carboidratos na dieta, essa repleção pode durar por até 8 a 10 dias.[14]

Lipídios como fonte energética

Cada 100 g de músculo contém aproximadamente 1,7 g de glicogênio, de modo que uma dieta de supercompensação acarreta o acúmulo de 4 a 5 g de glicogênio.[10] Além disso, os carboidratos são estocados com H_2O (2,7 g de H_2O/g de glicogênio). Dessa forma, o armazenamento com glicogênio acarretaria peso extra; então o reino animal adaptou-se em armazenar a energia em pequenas quantidades de carboidratos e grandes quantidades de lipídios, pois as necessidades de ambos restringem-se a situações diferentes. O total de energia estocada na forma de substrato no organismo de um homem mediano e o tempo de duração de cada um deles, se forem utilizados isoladamente durante uma maratona, em que o gasto energético é de 80 kJ/min, está na Tabela 10.

Embora a velocidade de produção de ATP pela via de Embden-Meyerhof seja 6 vezes maior que a via oxidativa do ácido graxo no ciclo de Krebs, a produção de ATP via anaeróbia é limitada pela quantidade de glicogênio muscular estocado e pela velocidade de produção de lactado. No caso da contribuição energética pelos lipídios, a atividade física pode manter-se por muito tempo, desde que haja oxigênio suficiente nas mitocôndrias (Figura 10).

Nos exercícios de baixa intensidade, o principal substrato são os triglicerídeos do tecido adiposo. À medida que aumenta a intensidade do esforço físico, os triglicerídeos do músculo são mais recrutados e, acima dos exercícios submáximos, o substrato

Tabela 10 Estoques de energia (capacidade energética) em um homem de 70 kg com conteúdo lipídico corporal de 15% da massa corporal total

Substrato	Massa (kg)	Energia (kJ)	Tempo de exercício (min)
Glicogênio hepático	0,08	1.280	16
Glicogênio muscular	0,40	6.400	80
Glicose sanguínea	0,01	160	2
Lipídios	10,5	388.500	4.856
Proteína	12	204.000	2.550

Fonte: modificada de Gleeson, 2011.[8]

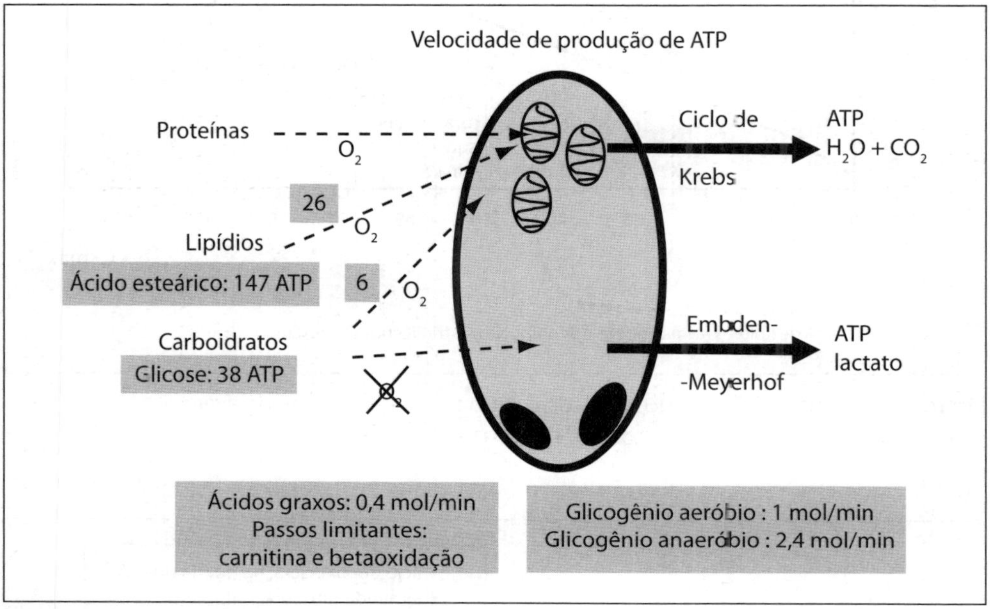

Figura 10 A produção de ATP pelos lipídios é maior do que pelos carboidratos, porém, sua velocidade é limitada pela carnitina e pela betaoxidação.

principal é o glicogênio muscular pela via anaeróbia, pois a velocidade de produção de ATP é maior que a degradação do ácido graxo. Nota-se que entre 50 e 70% do VO_2máx é a zona de treino para doença isquêmica sem infarto do miocárdio (IM) (Figura 11).[15]

À medida que os sistemas respiratório e circulatório são ativados, a contribuição da glicose anaeróbia para o fornecimento de energia para a contração muscular sofre uma queda e é gradualmente substituída pela oxidação aeróbia da molécula de glicose. Concomitantemente, a ação da adrenalina, da noradrenalina e do glucagon sobre o AMP-cíclico, e deste sobre o hormônio sensitivo triglicerídeo lipase no tecido adiposo aumenta o fornecimento de ácidos graxos pela circulação. Assim, a oxidação de ácidos graxos nos exercícios de longa duração assume seu papel de modo gradativo, conforme os estoques de glicogênio diminuem (Figuras 12 e 13).

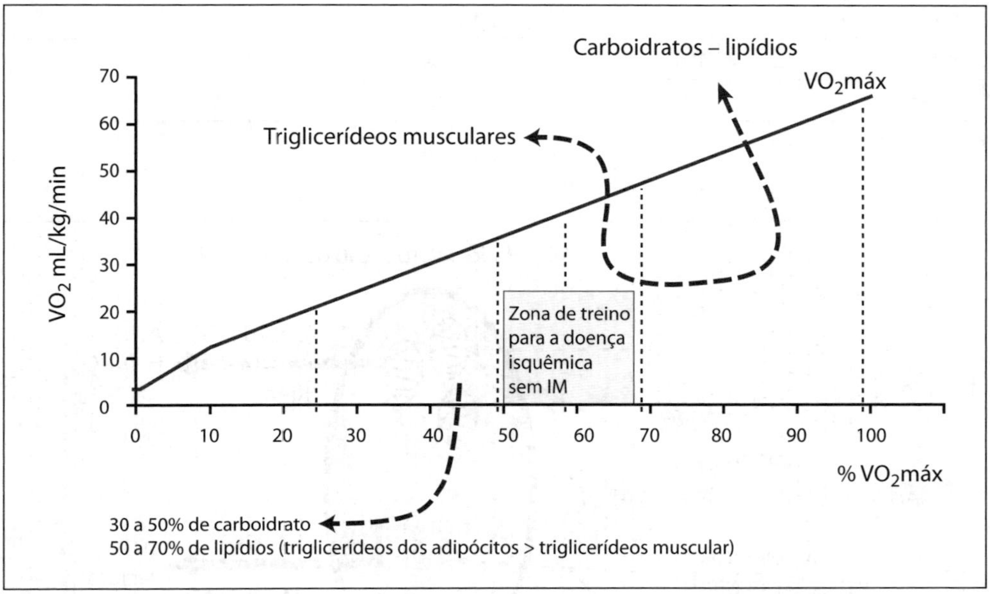

Figura 11 Contribuição de substratos de acordo com a intensidade do exercício.

Fonte: adaptada de Powers e Howley, 2000[3]; LeMura e von Duvillard, 2006.[15]

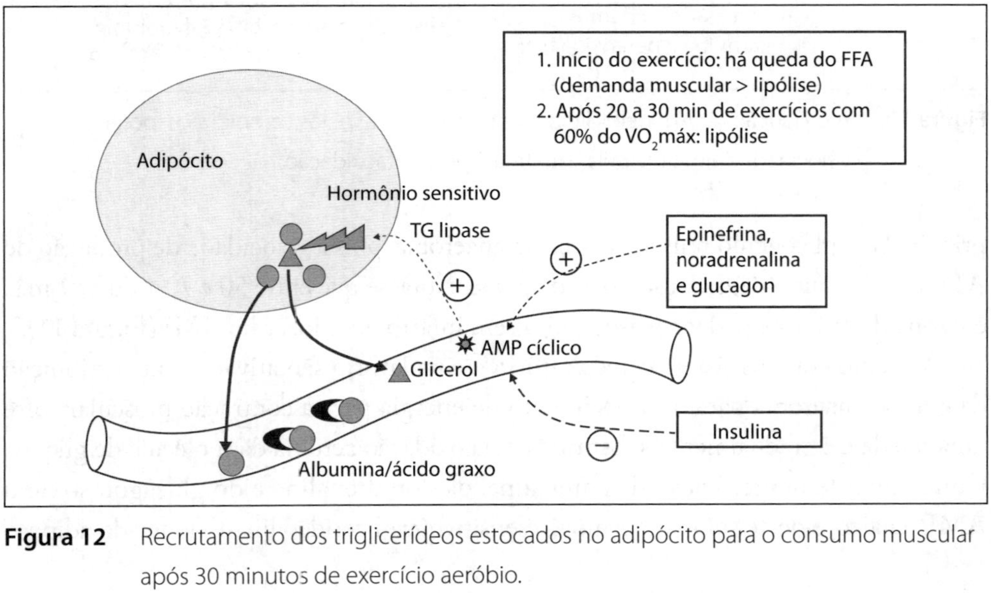

Figura 12 Recrutamento dos triglicerídeos estocados no adipócito para o consumo muscular após 30 minutos de exercício aeróbio.

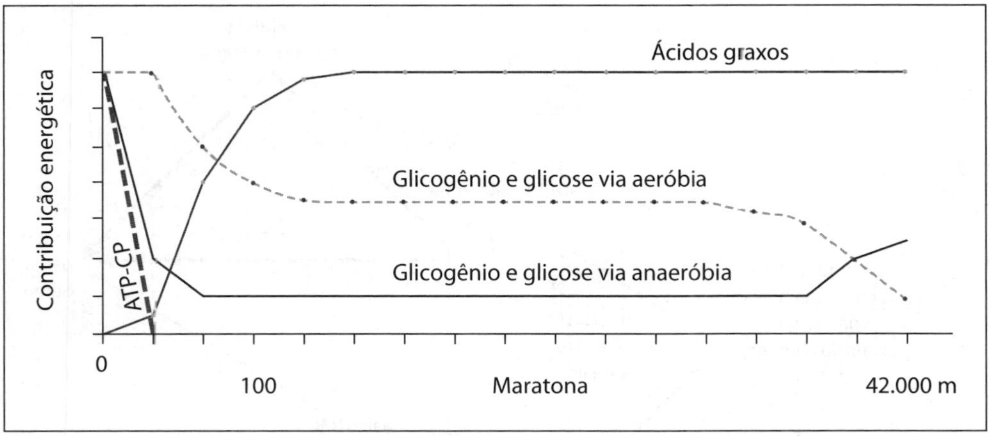

Figura 13 Contribuição energética de acordo com o tempo durante a maratona. Nos primeiros minutos, prevalece o glicogênio e a glicose; posteriormente, aumenta a contribuição dos ácidos graxos.

DIAGNÓSTICO

Na área da nutrologia do esporte, é essencial que se consiga um resultado de desempenho positivo, mas também deve-se atentar ao diagnóstico dos casos em que o desempenho é prejudicado por outros fatores.

A seguir, são apresentados três exemplos: a tríade da atleta feminina, fadiga crônica e lesões de esforço repetitivo.

A tríade da atleta feminina

Refere-se à inter-relação do consumo de energia, função menstrual e densidade mineral óssea, que pode ter manifestações clínicas que incluem transtornos alimentares, amenorreia hipotalâmica funcional e osteoporose.[16] Um significativo número de atletas femininas sofrem de transtornos alimentares ("bulimarexia"), amenorreia (ausência do ciclo menstrual superior a 90 dias) ou ambos. A identificação precoce de algum componente da síndrome e seu respectivo tratamento podem prevenir consequências muitas vezes irreversíveis (Figura 14).

Fadiga crônica (*overtraining*)

Trata-se de síndromes que ameaçam o desempenho esportivo e a saúde dos atletas. Estima-se que entre 20 e 60% dos atletas já experimentaram os efeitos negativos do *overtraining* pelo menos uma vez durante suas carreiras. De interesse nutrológico, pode haver deficit potencial de glicogênio, monossacarídeos, ácidos graxos essenciais e aminoácidos, como carnitina, glutationa e glutamina, contrastando com o excesso de triptofano (precursor da serotonina). Podem faltar, ainda, minerais como sódio, magnésio

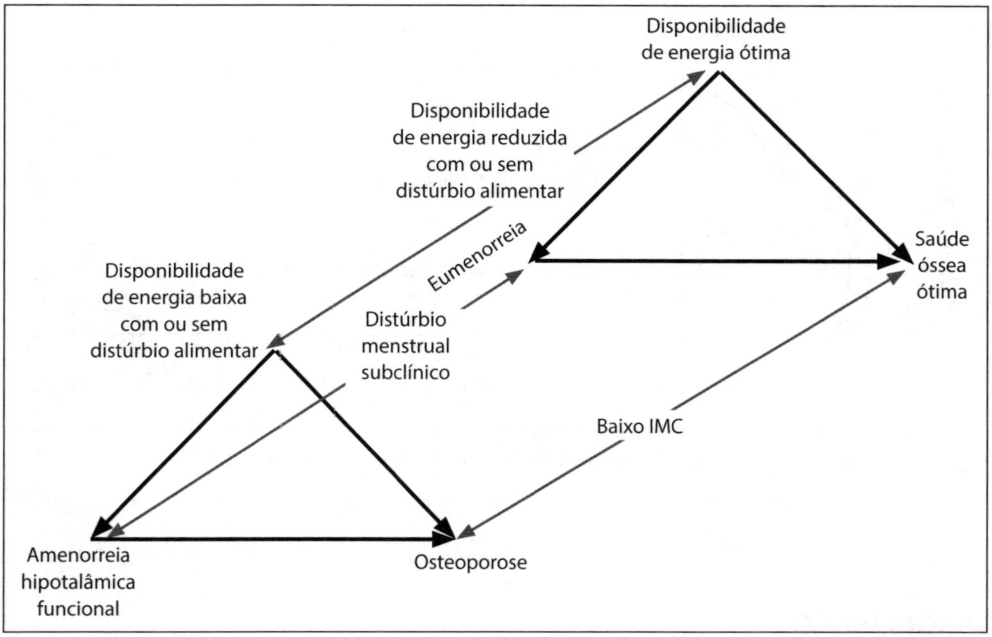

Figura 14 Tríade da atleta feminina: os espectros da disponibilidade energética, função menstrual e densidade mineral óssea estão distribuídos ao longo de cada atleta feminina (setas finas). Uma condição da atleta move-se ao longo de cada espectro por uma taxa diferente, em uma ou outra direção, de acordo com sua dieta ou seus hábitos de exercício. A disponibilidade energética, definida como ingestão de energia dietética menos o gasto de energia do exercício, afeta a densidade mineral óssea, diretamente pelos hormônios metabólicos e indiretamente sobre a função hormonal estrogênica (setas grossas).

e fósforo, além de vitaminas do complexo B. Em termos bioquímicos, podem estar alterados em níveis variáveis a relação cortisol/testosterona, as transaminases (pirúvica e oxalacética), a creatinoquinase total (CK total), a ureia e os marcadores da resposta imune, como a contagem de células CD8+, a concentração reduzida de algumas imunoglobulinas, como as IgGs (IgG1 e IgG3), e os aumentos da proteína C-reativa.

A síndrome do *overtraining* é uma condição médica na qual o nutrólogo pode prevenir a evolução do desequilíbrio de nutrientes que precipitam a infecção crônica, a imunodepressão e a disfunção autonômica (desequilíbrio do tônus simpático-parassimpático, hipotensão postural). Consiste em uma fadiga debilitante, depressão e lesão musculoesquelética que pode requerer meses a anos para sua recuperação.[17]

Lesões de esforço repetitivo (*overuse*)

Essas lesões apresentam diversas etiologias, como:

- planejamento de treino inadequado, por exigir demais de determinada estrutura musculoesquelética;
- falta de alongamentos corretos dos músculos exercitados;
- falta de tempo necessário para o descanso da estrutura solicitada;
- movimento biomecânico repetitivo incorreto.

A nutrologia identifica os erros alimentares, quantitativos e qualitativos, que contribuem para o quadro patológico do atleta, por exemplo:

- deficit de vitamina C: a vitamina C é necessária para a biossíntese da tríplice hélice do colágeno. Atua como cofator da hidroxilação da prolina e lisina ao ser incorporada às cadeias de polipeptídeos, formando o colágeno presente em tendões, ligamentos, cápsulas e cartilagens articulares;[18]
- captação de O_2: a captação de O_2 na fase de repouso é de 2 L/min e durante uma atividade de resistência aumenta para 5 a 7 L/min, produzindo aumento na origem dos "radicais livres" na contração muscular. Davies et al. sugeriram, em 1982, ser esta uma das razões para o trauma tissular ou o trauma do *overuse* decorrente do aumento do radical superóxido que facilita a peroxidação lipídica dos ácidos graxos poli-insaturados, acarretando reação em cascata com dano da membrana celular, decomposição e morte celular, invasão de leucócitos, estabelecimento do processo inflamatório e consequente lesão de *overuse*;[19]
- disponibilidade e ressíntese de glicogênio: decréscimo na disponibilidade e diminuição da ressíntese de glicogênio, após exercícios excêntricos e corrida até a exaustão, podem ser atribuídos aos danos no sarcolema, com interferência sobre o transporte de glicose.

A resposta inflamatória ao dano muscular resulta em oxidação significativa da glicose por células leucocitárias. Assim, a ênfase na ingestão alta de carboidratos pode ser de maior importância após exercícios excêntricos e corrida exaustiva, para que sobrepuje a depleção induzida pelo dano muscular à ressíntese de glicogênio.[20]

AVALIAÇÃO ANTROPOMÉTRICA

O tamanho e a proporção do corpo humano (antropometria), aliados ao talento esportivo, podem diferenciar os verdadeiros campeões. Existem muitas modalidades esportivas nas quais a estatura por si só é a chave na determinação do sucesso, como natação, tênis, voleibol, basquetebol e futebol (goleiro e zagueiro). Se uma estatura elevada é vantagem na maioria dos esportes, compreende-se que a previsão da estatura final de um jovem talento é muito importante. A herança genética, a alimentação, a saúde e o controle do treinamento, entre outros fatores, influenciam a estatura final. As curvas de crescimento estão disponíveis na internet em "2000 CDC Growth Charts for United States: Methods and Development. Vital and Health Statistics".[21] Uma fórmula simples para predizer a estatura final na detecção de jovens talentos esportivos é:

$$\text{Meninos} = \frac{[\text{Altura do pai} + (\text{Altura da mãe} + 13)]}{2}$$

$$\text{Meninas} = \frac{[\text{Altura da mãe} + (\text{Altura do pai} - 13)]}{2}$$

A faixa de variação é de aproximadamente 8,5 cm (~2 desvio-padrão) em relação ao número calculado.

Em relação ao peso do jovem atleta, é esperada uma relação ponderoestatural que corresponda aos mesmos percentis. No período de crescimento mais acelerado, ou estirão, o peso pode cair para percentis inferiores àqueles correspondentes à estatura, podendo ser necessária a intervenção nutrológica.

Na ficha do perfil antropométrico restrito, para a avaliação antropométrica mínima, de acordo com o International Society for the Advancement of Kinanthropometry (ISAK), é necessário avaliar, além do peso e altura, as dobras cutâneas tricipital, subescapular, bicipital, da crista ilíaca, supraespinhal, abdominal e anterior da coxa, mantendo o mesmo lado, e também os perímetros do braço relaxado e, depois, contraído, da cintura, do quadril e da panturrilha e os diâmetros ósseos do úmero e do fêmur (Figura 15).

AVALIAÇÃO DA COMPOSIÇÃO CORPORAL POR BIOIMPEDÂNCIA (OU IMPEDÂNCIA BIOELÉTRICA)

A avaliação da deficiência ou do excesso de compartimentos orgânicos de determinados nutrientes pode ser determinante do risco ou benefício do rendimento esportivo. A bioimpedanciometria é um dos métodos utilizados para avaliar a água, a massa magra e a gordura corporais. Os aparelhos que utilizam múltiplas frequências têm melhor correlação com o Dexa (Dual Energy X-ray Absorptiometry) do que os aparelhos que utilizam apenas uma frequência[22], sobretudo no caso dos esportistas e atletas que podem variar a massa magra (massa muscular) em diferentes segmentos corporais, como braços, pernas e tronco.

A preparação para o exame consiste em não o executar após atividades que causem transpiração (p. ex., pós-treinos). Especialmente em atletas, é recomendável medir a cor da urina antes do exame, pela Escala de Armstrong (cores de 1 a 8), segundo a qual os graus progressivos de desidratação ocorrem a partir de 5.[23] Além disso,

Nome:	Avaliador:			
Nasc.: Sexo:	Etnia: Esporte:			
Peso: Altura (m):	IMC (kg/m^2):			
Período: ( ) de preparação	( ) de competição	( ) de transição		
	Medidas			Resultado
	1	2	3	
Dobras cutâneas (mm)				
Tríceps				
Subescapular				
Bíceps				
Crista ilíaca				
Abdominal				
Coxa anterior				
Panturrilha medial				
Perímetros (cm)				
Braço relaxado				
Braço contraído				
Cintura				
Quadril				
Panturrilha				
Diâmetros ósseos (cm)				
Úmero				
Fêmur				

Figura 15 Ficha de avaliação do perfil antropométrico.

deve-se evitar o consumo de substâncias diuréticas, bem como a realização do exame no período menstrual; esvaziar a bexiga antes do exame, estar em jejum de pelo menos 3 horas e usar roupas leves, sem acessórios (principalmente metálicos).

Na dependência dos microciclos de treinamento, recomendam-se reavaliações trimestrais para monitorar a massa muscular e a porcentagem de gordura corporal, que têm valores específicos para cada modalidade esportiva (Tabela 11).

EXAMES LABORATORIAIS

Alguns exames sanguíneos são essenciais para o diagnóstico do estado nutrológico do atleta. Definidos como "nutrograma do atleta", consistem em: hemograma completo, colesterol e frações, triglicerídeos, glicemia de jejum, T4 livre, TSH, anticorpos anti-TPO

Tabela 11 Valores de porcentual de gordura corporal em modalidades esportivas, por sexo, para o alto rendimento

Modalidade	% de gordura corporal	
	Masculino	Feminino
Esqui nórdico, alpino ou de saltos	7 a 15	10 a 18
Patinação	6 a 12	8 a 16
Canoagem	6 a 12	10 a 16
Remo, categorias leve e aberta	6 a 12	8 a 16
Natação	6 a 12	10 a 18
Ciclismo	5 a 11	8 a 15
Triatlo	5 a 11	8 a 15
Atletismo de fundo	5 a 8	8 a 12
Atletismo de velocidade	6 a 10	9 a 15
Atletismo, salto	6 a 11	9 a 16
Atletismo, lançamento	8 a 18	10 a 20
Levantamento de peso, categorias peso leve e médio	5 a 10	8 a 14
Levantamento de peso, categoria peso pesado	8 a 18	10 a 20
Judô, *tae kwon do* e caratê, categorias peso leve e médio	5 a 10	8 a 14
Judô, *tae kwon do* e caratê, categorias peso pesado	8 a 18	10 a 20
Boxe, luta livre e greco-romana, categorias peso leve e médio	5 a 10	–
Boxe, luta livre e greco-romana, categorias peso pesado	8 a 18	–

da tireoide e antitireoglobulina, cortisol matinal e vespertino, testosterona total e livre, creatinoquinase total, sódio, potássio, fósforo, magnésio, cálcio ionizado, cobre, zinco, ferro, ferritina, selênio, vitamina A, vitamina C, vitamina E, 25-OH-vitamina D, vitamina B9 (ácido fólico) e vitamina B12 (cianocobalamina).

Dependendo da história clínica do atleta, pode ser indicado solicitar exames menos comuns, como: teste de carga de glicose em 3 horas, para glicemia e insulinemia (a fim de afastar hipótese de hipoglicemia reativa no atleta), vitaminas B1, B2, B3, B5 e B6 (vide adiante vitaminas hidrossolúveis e transferência energética), proteínas totais e frações (atletas veganos), enzimas hepáticas (atletas de resistência ou com uso de suplementos vitamínicos de forma indiscriminada ou anabolizantes), PTH-molécula intacta e Ca e P urinários nos atletas com 25-OH-vitamina-D baixos, com osteopenia ou osteoporose de colo femoral ou coluna lombar. Deve-se ter em mente que a nutrologia, como especialidade médica, não se restringe ao estudo compartimentalizado de órgãos, de faixas etárias ou de sistemas, portanto, o nutrólogo deve atualizar-se constantemente quanto aos novos recursos para investigação diagnóstica.

A ergoespirometria (ou cardiopulmonar de esforço), com a determinação dos limiares ventilatórios LV1 e LV2 e o VO_2máx, torna-se uma ferramenta muito útil para a nutrologia do exercício, tanto para atingir o desempenho, como para o condicionamento físico a partir de exercícios de intensidades distintas. Definem-se:

- zona de treinamento competitivo: acima de 70% do VO_2máx;
- zona de condicionamento físico aeróbio: entre 65 e 85% do VO_2máx;
- zona de emagrecimento: abaixo de 70% do VO_2máx (Figura 16).[3,14]

A densitometria de composição corporal (Dexa), padrão-ouro, é extremamente útil para determinar o porcentual de massa magra e massa gorda, demonstrando de forma isolada a proporcionalidade de massa gorda em cada segmento corporal (Figuras 17 e 18).

A ultrassonografia, a tomografia computadorizada, a ressonância magnética e a cintilografia são imprescindíveis em determinados casos, e o nutrólogo que atua na área de esporte deve familiarizar-se com elas.

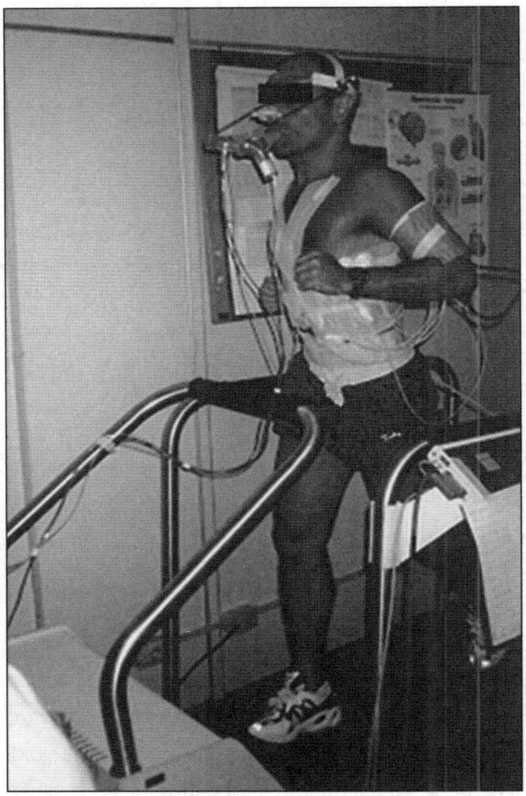

Figura 16 Ergoespirometria.

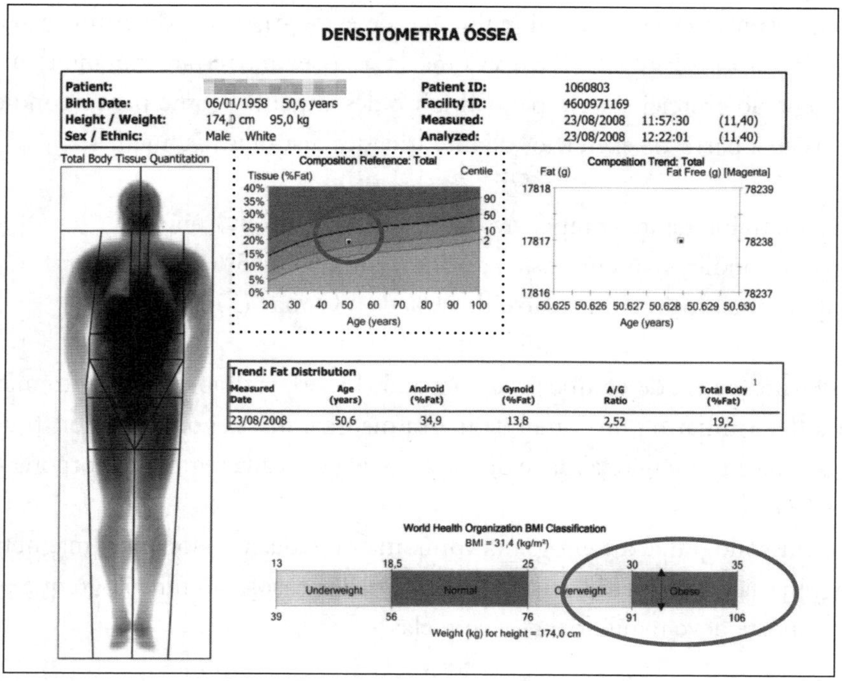

Figura 17 Gráfico da densitometria (destaque pontilhado) não condiz com o IMC em atletas musculosos (destaque circular).

DENSITOMETRIA ÓSSEA

Patient:		**Patient ID:**	1060803
Birth Date:	06/01/1958 50,6 years	**Facility ID:**	4600971169
Height / Weight:	174,0 cm 95,0 kg	**Measured:**	23/08/2008 11:57:30 (11,40)
Sex / Ethnic:	Male White	**Analyzed:**	23/08/2008 12:22:01 (11,40)

BODY COMPOSITION

(e) - Estimated

Region	Tissue[1] (%Fat)	Region (%Fat)	Tissue[1] (g)	Fat[1] (g)	Lean[1] (g)	BMC (g)	Total Mass (kg)
(e) Left Arm	11,7	11,3	5.813	680	5.133	225	6,0
(e) Left Leg	9,5	9,1	14.553	1.378	13.174	631	15,2
(e) Left Trunk	27,7	27,2	23.800	6.601	17.199	464	24,3
(e) Left Total	19,2	18,6	46.378	8.902	37.476	1.553	47,9
Right Arm	11,7	11,3	5.813	680	5.133	225	6,0
Right Leg	9,5	9,1	14.553	1.378	13.174	631	15,2
Right Trunk	27,7	27,2	23.786	6.597	17.189	456	24,2
Right Total	19,2	18,5	46.551	8.916	37.635	1.575	48,1
(e) Arms	11,7	11,3	11.625	1.360	10.265	449	12,1
(e) Legs	9,5	9,1	29.105	2.756	26.349	1.263	30,4
(e) Trunk	27,7	27,2	47.586	13.197	34.388	920	48,5
(e) Android	34,9	34,7	7.743	2.699	5.043	35	7,8
(e) Gynoid	13,8	13,5	13.899	1.919	11.979	346	14,2
(e) Total	19,2	18,5	92.928	17.817	75.111	3.127	96,1

FAT MASS RATIOS

Trunk/ Total	Legs/ Total	(Arms+Legs)/ Trunk
0,74	0,15	0,31

Figura 18 Embora o IMC da figura 17 classifique o atleta como obeso, o DEXA apresenta-se com 19,2% de massa gorda (vide abaixo da linha média do gráfico de referência da figura 17). Por sua vez, esta tabela demonstra que na região androide apresenta-se com 34,9% de gordura.

CONDUTA NUTROLÓGICA

A avaliação nutrológica deve pesquisar o repertório da atividade física (quantitativo e qualitativo), o repertório alimentar (energéticos e biorreguladores) e a quantidade de repouso diária (tempo e qualidade do sono). Também deve pesquisar a avaliação clínica geral, cardiovascular, musculoesquelética, metabólica (hiper ou hipotireoidismo, hipoglicemias reativas) etc. (Figura 19).

Dessa forma, a nutrologia aplicada à atividade física e ao exercício abrange o conhecimento da fisiologia, da anatomia digestiva e da bioquímica para maximizar os recursos ergogênicos do carboidrato, das proteínas, dos lipídios, da água, das vitaminas, dos minerais e de outros elementos.

Recursos ergogênicos

Suplementação de creatina

A fosfocreatina é uma reserva energética muscular envolvida no trabalho de potência ou explosão da força muscular de curtíssima duração (inferior a 1 minuto). A necessidade de creatina para um indivíduo de 70 kg é de aproximadamente 2 g/dia, dos quais 1 g é sintetizado pelo fígado, rins e pâncreas. Um grama diário é obtido pelo

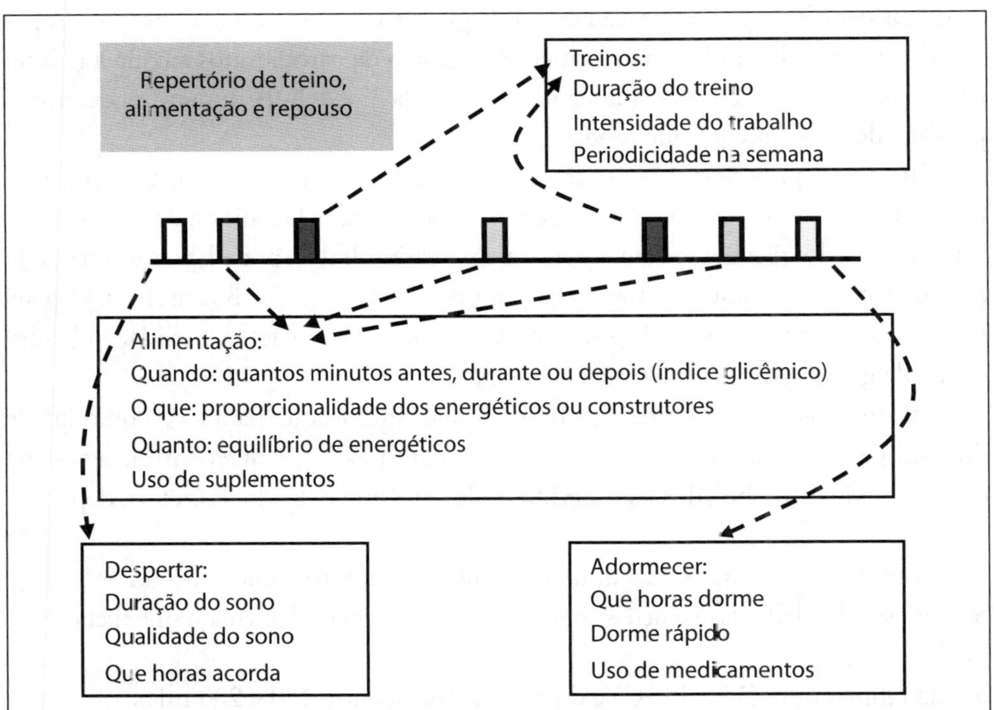

Figura 19 O repertório auxilia no diagnóstico caso o princípio de sobrecarga e repouso não seja seguido.

consumo de carnes e pescados, limitação imposta pela dieta vegetariana. A adição de creatina (0,1 g/kg/dia) à suplementação de carboidrato (0,75 g/kg/dia) e proteína (0,75 g/kg/dia), após 3 horas ao treino de força (musculação), facilita a melhora da síntese proteica e o ganho de força, em comparação à mesma suplementação sem o consumo de creatina. A estratégia de "carregamento" de creatina mono-hidratada consiste em uma ingestão de aproximadamente 0,3 g/kg/dia por até 7 dias (aumento de 30 a 40% da reserva muscular), seguida da ingestão diária de 3 g/dia para garantir a reserva máxima de fosfocreatina muscular.[24]

Reposição de carboidratos

A ingestão de carboidratos durante exercícios de baixa intensidade (30% do VO_2máx) aumenta a glicose sanguínea e as concentrações de insulina, o que resulta em aumento de duas vezes na captação da glicose para o músculo esquelético. Isso resulta em aumento na utilização da glicose e decréscimo na utilização dos ácidos graxos livres durante o exercício. As taxas de glicogenólise hepática e gliconeogênese são reduzidas com a ingestão de carboidratos durante o exercício de baixa intensidade. A ingestão de carboidratos durante exercícios de intensidade moderada (50 a 75% do VO_2máx) apresenta menores alterações da glicose e da insulina, comparadas com aquelas de baixa intensidade, devido à utilização maior da glicose e ao aumento da inibição simpática da secreção de insulina pancreática. A ingestão de carboidratos auxilia a manter a concentração de glicose sanguínea no decorrer da 3ª e 4ª hora durante os exercícios prolongados e de intensidade moderada.

Durante as primeiras 2 horas de exercício de intensidade moderada, a utilização do substrato é similar, com ou sem, ingestão de carboidrato. Depois de 2 horas, se houver depleção do glicogênio sem o consumo de carboidratos, pode haver um declínio na concentração da glicose sanguínea a um nível crítico (2,5 a 3 mmol/L). O nível baixo de glicose promove fadiga decorrente da baixa captação e da oxidação inadequada da glicose pelo músculo esquelético.[20]

Na reposição de carboidratos, a barreira mais importante para a disponibilidade do fluído e do carboidrato é a taxa de esvaziamento gástrico, que controla a taxa na qual os fluidos são liberados e absorvidos pelo intestino delgado. Essa taxa depende:

- do tipo e da preparação do alimento sólido, baseado no índice glicêmico;
- da osmolalidade das soluções ingeridas; (p. ex., a maltodextrina tem baixa osmolalidade);
- da temperatura (10 a 14 °C) e do volume (ideal entre 150 e 200 mL);
- da intensidade do exercício, pois, acima de 75% do VO_2máx, há inibição simpática do fluxo sanguíneo e/ou da motilidade gástrica.

Na reposição de carboidrato pós-exercício, o restabelecimento das reservas de glicogênio muscular e hepático após a atividade física extenuante é crítico em termos da habilidade de executar a resistência subsequente ao exercício. A glicose sanguínea é o precursor primário da síntese de glicogênio muscular; com a cessação do exercício, a principal via de disposição da glicose no músculo é a síntese de glicogênio. Os níveis de glicogênio muscular devem ser normalizados dentro de 24 horas, com uma ingestão de 525 a 648 g de carboidratos. Portanto, deve-se fornecer 0,7 a 1,5 g de glicose/kg de peso corporal a cada 2 horas durante as 6 horas iniciais do pós-exercício.[20] O consumo de carboidrato de alto índice glicêmico, que maximiza a resposta glicêmica e insulinêmica, é provavelmente mais efetivo na promoção da ressíntese de glicogênio imediatamente após o exercício. Contudo, a ingestão de proteínas estimula a secreção de glucagon, criando um meio hormonal que pode não maximizar a glicogênese durante a recuperação do exercício.

Suplementação de protídios

No metabolismo muscular, o catabolismo ocorre durante o estresse do exercício e o anabolismo muscular após o exercício, com a alimentação e o repouso. Dessa forma, na construção da planilha de treino, é essencial que os princípios de sobrecarga e repouso estejam em alternância e concordância com o microciclo (dias da semana), mesociclo (semanas do mês) e macrociclo (meses da temporada) para que o anabolismo proteico das miofibrilas ocorra de forma harmônica.

O trabalho muscular de uma sessão de exercícios estimula a síntese proteica, que é maior nas primeiras 3 horas, mas pode continuar sendo maior que o repouso em até 36 a 48 horas pós-atividade (Figura 20).

Dependendo da intensidade, duração e frequência semanal do treinamento, pode-se criar uma necessidade cumulativa de síntese proteica muscular que, muitas vezes, é inferior à velocidade catabólica. Essa perda proteica muscular pode ser monitorada pelos níveis séricos de CK total e/ou pela relação cortisol/testosterona. A síntese proteica muscular aumenta 30 a 100% em resposta à alimentação. A recomendação varia de 1,2 a 1,7 g/kg/dia, segundo diretriz da Sociedade Brasileira de Medicina do Esporte[25], e o maior componente desse efeito é a estimulação da síntese proteica muscular pela presença dos aminoácidos e da insulina na circulação. Portanto, o maior componente da resposta anabólica muscular é a estimulação da síntese pela diminuição do catabolismo muscular.

A suplementação de proteínas, além do conteúdo da alimentação, pode basear-se nas quantidades de 1,2 a 1,7 g/kg/dia, para um atleta de 70 kg, de acordo com o seguinte exemplo:

Se 2 copos-medida de um produto contêm 55 g de proteínas
(do soro do leite ou *whey protein*), 1,2 g/kg/dia (70 kg) = ~3 copos-medida,
ou, para 1,7 g/kg/dia (70 kg) = ~4,5 copos-medida

De acordo com o processo de industrialização, cada produto tem uma cinética de absorção intestinal e assimilação pelo organismo, que é maior na seguinte ordem crescente: proteína concentrada > proteínas isolada > proteína hidrolizada.

Produtos que contenham um *blend* de proteínas de diferentes velocidades de absorção podem disponibilizar aminoácidos na circulação por mais tempo, dependendo das velocidades de absorção de cada proteína integrante da mistura. Por exemplo, a proteína do soro do leite é absorvida em até 1 ou 2 horas, enquanto a caseína é de lenta absorção (até 6 horas). A absorção da proteína isolada de soja, por sua vez, é de 3 a 4 horas, possuindo uma concentração maior dos aminoácidos arginina e glutamina, deficitários no *whey* e na caseína.

Suplementação de aminoácidos

Há evidências de que a ingestão de 6 a 20 g de aminoácidos essenciais juntamente com 30 a 40 g de carboidratos de alto índice glicêmico, principalmente após os exercícios (em até 3 horas), tem significativo efeito sobre a síntese proteica muscular, desde que precedida de uma alimentação adequada.[26] Teoricamente, o aumento da oferta de proteínas pode expandir o *pool* de aminoácidos livres, diminuindo a

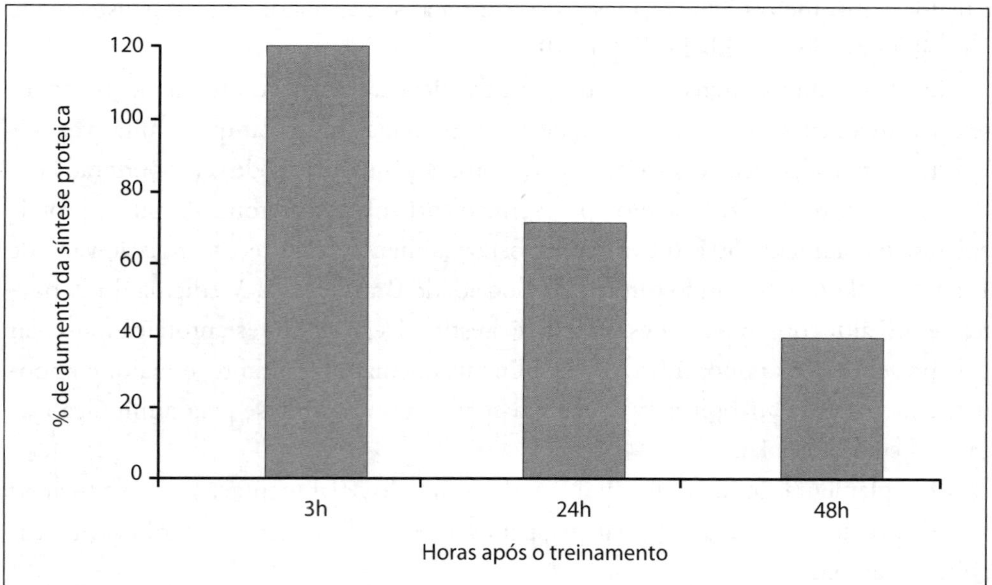

Figura 20 Síntese proteica muscular seguida à sessão de treino.

dependência da decomposição proteica para suprir os aminoácidos requeridos para a síntese proteica do músculo esquelético. A suplementação de aminoácidos essenciais pode basear-se na recomendação da FAO/WHO/ONU[27], como mostram as Tabelas 12 e 13.

Tabela 12 Recomendações diárias de aminoácidos essenciais em adultos

Aminoácidos	mg/kg/dia	Aminoácidos	mg/kg/dia
Isoleucina	25	Fenilalanina + tirosina	30
Leucina	35	Treonina	15
Lisina	30	Triptofano	4
Metionina + cistina	12	Valina	22

Fonte: FAO/WHO/ONU, 2007.[27]

Tabela 13 Base de cálculo

	Requerimento (mg/kg/dia)	Adulto de 70 kg (mg/dia)
Aminoácidos de cadeia ramificada (BCAA)	~82	5,7 g/dia
Aminoácidos essenciais	~173	12 g/dia

BCAA: do inglês, *branched chain amino acids*.

Reposição hidreletrolítica

A reposição hidreletrolítica é essencial para a manutenção da homeostase sanguínea, pois todos os nutrientes energéticos (proteínas, lipídios e carboidratos), os minerais e as vitaminas dependem do bom funcionamento do sistema circulatório. Dessa forma, a deficiência na reposição dos líquidos perdidos pela sudorese e pela expiração contribuem para a desidratação e/ou hipertermia. A desidratação em atletas de resistência afeta a termorregulação, o metabolismo e o sistema cardiovascular. Em atividades intermitentes e de força, a desidratação pode prejudicar a atenção, a concentração, a velocidade, o tempo de reação e as habilidades motoras.

A recomendação antes da sessão de treino/competição (pelos menos 2 horas antes) é de ingestão de 250 a 600 mL de líquidos. Durante a sessão de exercícios, ingerir 125 a 500 mL de líquidos a cada 15 minutos evita a queda do desempenho. Após a sessão de exercícios, a reposição do volume de líquidos corresponde a 125 a 150% da perda de peso.[25]

As bebidas esportivas previnem a hipoglicemia durante o exercício prolongado, poupam glicogênio muscular e retardam a fadiga física e mental. Essas bebidas esportivas contêm 6 a 8% de carboidratos (concentração isotônica), com a maior concentração de maltodextrina (lenta liberação de glicose), sódio entre 20 e 50 mg%, potássio entre 10 e 20 mg% e podem conter outros eletrólitos, como magnésio, cloretos etc. O planejamento hídrico deve limitar a perda de fluidos a menos de 2% da massa corporal, principalmente no calor.

A hiper-hidratação antes ou durante o exercício, de maneira a ganhar peso, pode prejudicar o desempenho e levar a um sério problema de hiponatremia. A hiponatremia ocorre geralmente em maratonistas que terminam a prova em mais de 4 horas. Esses atletas podem apresentar náuseas, cefaleia progressiva, fraqueza, tontura, dores abdominais, dores torácicas, apreensão, confusão, alteração de comportamento, ataxia, deficit neurológico local, ganho de peso, dispneia e coma por edema cerebral. Contudo, podem apresentar pressão arterial, pulsação e frequência respiratória normais. Necessitam de dosagem bioquímica sanguínea imediata do Na^+ ($Na^+ < 130$ nmol/L = hiponatremia) e hemograma (hematócrito diluído).[28]

Vitaminas hidrossolúveis e a transferência de energia[10]

A suplementação de vitaminas deve ser feita de forma criteriosa, pesquisando-se a queixa do atleta, visto que a deficiência de vitaminas ocorrem com frequência entre atletas vegetarianos, grupos de atletas com baixa ingesta de energia (bailarinos, ginastas e aqueles cujo desporto é classificado em conformidade com o peso) e atletas com grande ingesta de carboidratos (resistência).[10] A história pregressa geralmente indica o início insidioso de desnutrição qualitativa com alimentos de pouca variabilidade no repertório alimentar, não respeitando os Princípios de Escudero (quantidade, qualidade, harmonia e adequação).

Ao se atender atletas com queixa de cansaço, deve-se procurar por sinais clínicos de deficiências demonstrados por exame físico do tegumento, folículos pilosos, cabelos, couro cabeludo, unhas, olhos, mucosa oral, sensibilidade, reflexos motores e força motora. Exemplos típicos são deficit de vitaminas B1, B2 e B3, biotina e vitamina C, perceptíveis ao exame clínico (Tabela 14).

A suplementação de vitaminas deve ser feita de forma criteriosa, pesquisando a queixa do atleta. Nessas situações adversas a suplementação em posologias recomendadas pode elevar a densidade em micronutrientes da dieta diária. As vitaminas sintetizadas no laboratório não são menos efetivas para as funções corporais que as vitaminas provenientes de fontes naturais. Em comparação com o estado deficiente, os suplementos vitamínicos podem reverter os sintomas da deficiência e aprimorar o desempenho nos exercícios; contudo, uma vez corrigida a deficiência, os suplementos não conseguem aprimorar ainda mais que o estado normal.[10] A ação das vitaminas hidrossolúveis responsáveis pela transferência de energia são demonstradas na Figura 21.

Tabela 14 Sintomas de deficiência das vitaminas hidrossolúveis

Vitaminas	Sintomas de deficiência de vitaminas que poderiam afetar adversamente o desempenho físico
Tiamina (B1)	Fraqueza muscular, fadiga, alteração da função cardíaca, depressão
Riboflavina (B2)	Anemia, neuropatia periférica de mãos e pés
Niacina (B3)	Perda de peso, perda de vigor, vertigem, confusão mental, decréscimo da capacidade de concentração
Ácido pantotênico (B5)	Depressão, fadiga, fraqueza muscular
Piridoxina (B6)	Depressão, neurite periférica, ataxia, anemia
Ácido fólico (B9)	Anemia
Cianocobalamina (B12)	Anemia, fraqueza, fadiga, perda de peso, dano neurológico
Biotina	Anemia, lassidão extrema, dor muscular
Ácido ascórbico	Fraqueza muscular, decréscimo na utilização dos ácidos graxos, anemia, restabelecimento precário de injúrias

Fonte: modificada de Wolinsky e Hickson, 2002.[20]

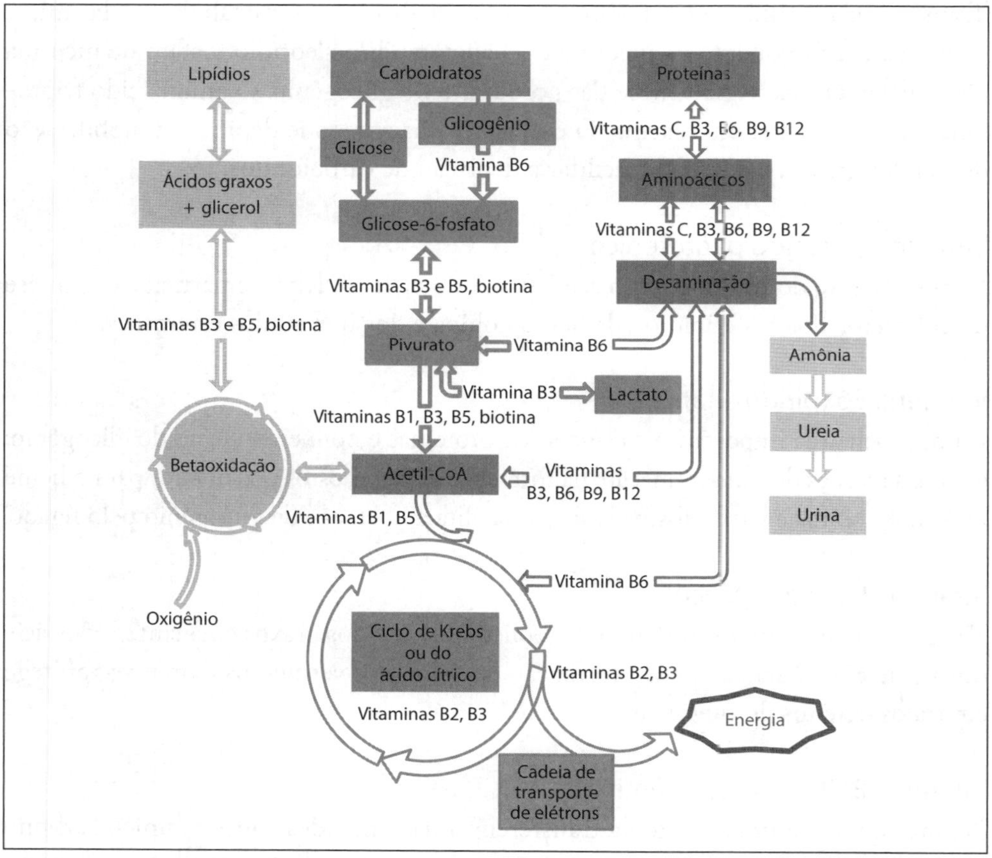

Figura 21 Locais de ação das vitaminas hidrossolúveis na transferência de energia.
Fonte: modificada de McArdle et al., 2001.[10]

Vitamina B1 (tiamina)

A vitamina B1 proporciona substrato oxidável no ciclo de Krebs por meio da descarboxilação oxidativa do piruvato para acetil-CoA durante o fracionamento dos carboidratos. A demanda correlaciona-se com o dispêndio energético total e com o fracionamento total de carboidratos. As necessidades podem ser ligeiramente mais altas em pessoas fisicamente ativas com grande catabolismo de carboidratos, condução por meio das membranas e dos nervos, síntese das pentoses e descarboxilação oxidativa dos alfacetoácidos no fracionamento dos aminoácidos.

Vitamina B2 (riboflavina)

Transferência de hidrogênio (elétron) durante o metabolismo das mitocôndrias na cadeia respiratória; combina-se com o ácido fosfórico para formar a flavina adenina dinucleotídeo (FAD) e a flavina adenina mononucleotídeo (FMN).

Vitamina B3 (niacina, nicotinamida e ácido nicotínico)

Transferência de hidrogênio (elétron) durante a glicólise e o metabolismo das mitocôndrias. É componente da nicotina e da adenina dinucleotídio fosfato de nicotina (NADP) e tem papel na síntese das gorduras e do glicogênio. O aminoácido triptofano é transformado em niacina. O excesso de niacina pode deprimir a mobilização dos ácidos graxos, o que pode facilitar a depleção de carboidratos.

Vitamina B5 (ácido pantotênico)

É componente do intermediário acetil-CoA do ciclo de Krebs e participa da síntese do colesterol, dos fosfolipídios, da hemoglobina e dos hormônios esteroides.

Vitamina B6 (piridoxina)

É uma coenzima importante na síntese de proteínas e no metabolismo do glicogênio; atua nas reações de transaminação; na formação de compostos precursores para o heme na hemoglobina; e para a fosforilase, que facilita a liberação de glicogênio pelo fígado.

Vitamina B9 (ácido fólico)

É uma coenzima importante no metabolismo dos ácidos graxos e na síntese dos ácidos nucleicos. Essencial para a formação dos glóbulos vermelhos e brancos, protege contra os defeitos do tubo neural no feto.

Vitamina B12 (cianocobalamina)

É uma coenzima importante na transferência das unidades com um único carbono no metabolismo dos ácidos nucleicos. Inicia a síntese de proteínas e tem papel no funcionamento do sistema gastrointestinal, dos ossos e do tecido nervoso.

Vitamina C (ácido ascórbico)

Antioxidante, pode estar relacionada ao exercício por meio de seu papel na síntese do colágeno e da carnitina. Acelera a absorção de ferro e, possivelmente, a aclimatação ao calor, além de facilitar a disponibilidade do ferro. É cofator em algumas reações de hidroxilação (p. ex., dopamina para noradrenalina).

Vitamina H (biotina)

Tem papel essencial no metabolismo dos carboidratos, das gorduras e dos aminoácidos. Participa no transporte da unidade carboxila e na fixação do CO_2 nos tecidos e na glicogênese, síntese e oxidação dos ácidos graxos.

Ritmo circadiano e performance nas atividades físicas

O ritmo circadiano (RC) nos seres humanos define-se pelo período de 24 horas onde ocorrem quase todos os processos fisiológicos e bioquímicos do ciclo biológico, sendo influenciado principalmente pela variação da luz solar e pela temperatura. A luz solar atravessa a retina e chega ao hipotálamo, onde é captada pelo núcleo supraquiasmático (NSQ). Por meio desse sistema retino-hipotalâmico, o NSQ coordena os ritmos biológicos diários responsáveis pela secreção hormonal, temperatura corporal e ativação neuronal, entre outros. Portanto, o NSQ regula o ciclo sono-vigília e alguns autores o consideram o marca-passo circadiano[29] (vide Figura 22).

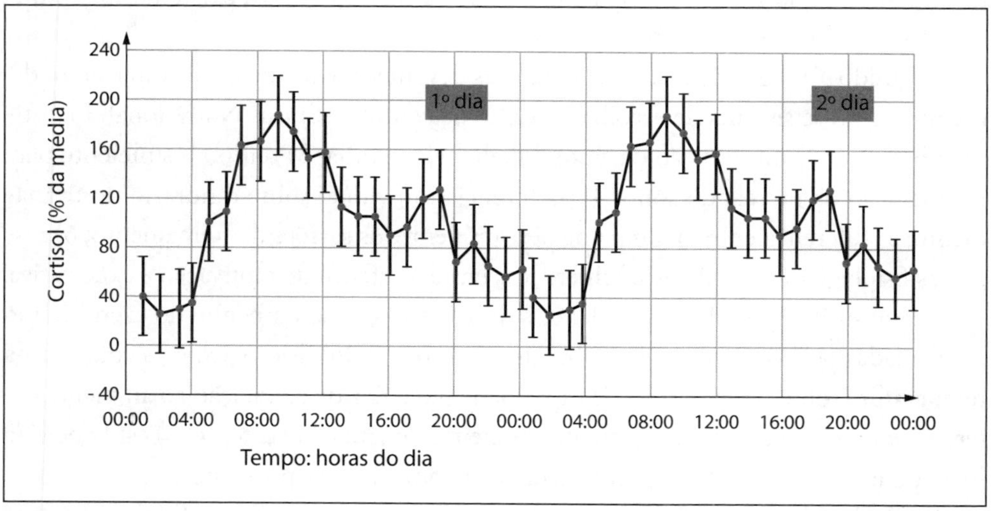

Figura 22 Ritmo cicardiano, secreção de cortisol durante as 24 horas. Acima, período de dois dias, demonstrando a variação sinusoidal.

Fonte: modificada de Borer, 2003.[30]

Os sistemas hormonais, a temperatura corporal e a ativação neuronal sofrem ação direta do RC e influenciam nossas respostas durante o dia, sejam elas ordinárias ou atléticas. No início da manhã, os reflexos dos sistemas sensomotor, cognitivo, comportamental, cardiovascular e metabólico estão nos níveis máximos de repouso; esses reflexos aumentam no decorrer do dia e têm seu ápice junto ao pico da temperatura corporal aproximadamente entre 17:00 e 18:00 horas.[31]

As funções fisiológicas no desempenho atlético seguem o ritmo circadiano

Como a maioria das pessoas preferem realizar atividade pela manhã, alguns autores defendem que os indivíduos que preferem atividade à noite estariam adequando a capacidade de resposta fisiológica aos diversos estímulos do sistema cicardiano, ou seja, quando o indivíduo apresenta o valor de cortisol matinal próximo ao limite inferior do valor de referência, e o valor de cortisol vespertino próximo ao limite superior do valor de referência, a tendência será por treinar no momento em que está mais disposto (cortisol no limite superior de referência). Entretanto, a preferência individual para a realização da atividade física no período matutino ou noturno também deve ser avaliada como um fator no estudo da relação entre RC e performance do exercício.[32]

A preferência por um determinado período do dia pode ser definida como um "cronotipo" e tem diversas explicações fisiológicas, tais como o padrão sono-vigília, temperatura corporal , ritmo e volume alimentar e o VO_2máx.[31] Durante as atividades físicas, sejam de performance aeróbias ou anaeróbias, ou mesmo nas habilidades da vida diária que envolvem capacidade motora fina ou grossa, existe também uma correlação direta com o RC[30] (Figura 23).

Segundo Youngstedt et al.,[33] sete fatores devem ser avaliados, pois interferem diretamente nesse sistema de escolha: 1) diferença entre o "Status Nutricional" matutino e noturno; 2) diminuição da flexibilidade pela manhã; 3) tempo insuficiente para recuperação da inércia do sono; 4) preferência individual sobre o horário do treinamento; 5) diferença entre o tempo de descanso entre as sessões de treinamento; 6) respostas fisiológicas individuais; 7) diferenças entre os efeitos de motivação e expectativa.

Segundo Reilly et al.,[34] as evidências do RC sobre o desempenho do exercício são confirmadas por três fatores: 1) ambiente externo – efeito fisiológico e psicológico da temperatura sobre o organismo; 2) capacidade biológica de adaptação ao ambiente externo – como o organismo reage frente aos efeitos do ambiente externo; 3) estilo de vida – hábito e padrão de sono, capacidade de lidar com a inércia pós-sono.

Segundo Weipeng et al.,[35] quase todos os processos bioquímicos e fisiológicos dentro do corpo humano seguem o RC; evidências de que o ritmo biológico e fisiológico exercem um efeito maior sobre o desempenho físico, demonstram que o aumento da

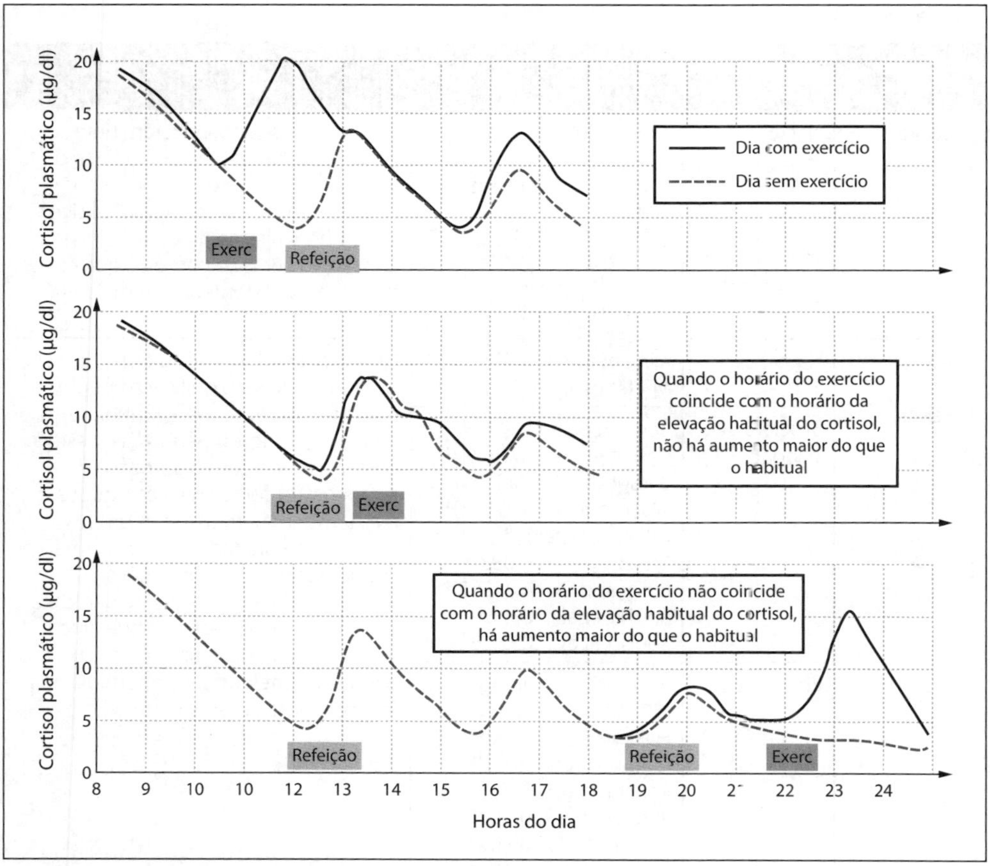

Figura 23 Ritmo cicardiano, refeição e efeitos do exercício na secreção de cortisol.
Fonte: modificada de Borer, 2003.[30]

temperatura corporal ao entardecer pode ser associado com a melhora do desempenho atlético (entre 17h e 18h) e piora durante o período da manhã. Entretanto, a explicação para esses fatos não está totalmente esclarecida, visto que o aumento da temperatura corporal pelo aquecimento ativo prévio pode ser obtido de manhã ou em ambientes frios[35] (Tabela 15).

Temperatura corporal e desempenho neuromuscular

O aumento da temperatura corporal pode levar à elevação do consumo de carboidrato, como fonte de energia, em vez de oxidação lipídica, além de facilitar a ativação do sistema actina-miosina muscular.[36] Em recente estudo, Taylor et al.[37] demostraram que o aumento de 20 minutos no tempo de aquecimento pré-exercícios de resistência (musculação) realizados pela manhã provocou um aumento da temperatura corporal, sendo responsável por resultados semelhantes ao realizados no começo da noite.

Tabela 15 Efeitos do ciclo cicardiano no desempenho físico

Atributos	Modalidade do exercício	Estudo	Sumário
Aeróbio	Natação	Arnett (2001)[c,t] Arnett (2002)[a,t] Martin and Thompson (2000)[a,t]	Estes estudos demonstraram uma capacidade de desempenho físico e VO_2máx no fim do dia aumentados. O incremento no desempenho físico foi também altamente correlacionado com a temperatura corporal, que estava também consistentemente mais alta no fim do dia.
	Bicicleta	Atkinson et al. (2005)[a,t] Edwards et al. (2005)[a,t] Reilly and Garrett (1998)[a,ut]	
Anaeróbio Força Potência	Natação	Kline et al. (2007)[a,t] Martin et al. (2007)[a,t]	Fitness anaeróbio, força e potência têm demonstrado ser significantemente mais altos durante o dia. Embora o aumento no desempenho físico esteja correlacionado com o aumento da temperatura corporal, estes estudos têm também demonstrado um aumento na unidade neuronal e melhor coodernação entre contrações agonistas-antagonistas. O treinamento na hora do dia específica pode ajudar na melhora do desempenho físico, contudo, o melhor desempenho ainda foi observado durante o fim do dia.
	Bicicleta Wingate	Bernard et al. (1998)[a,ut] Bessot et al. (2007)[a,t] Bessot et al. (2006)[a,t] Giacomoni et al. (2006)[a,ut] Hill et al. (1992)[a,ut] Moussay et al. (2003)[a,t] Reilly and Down (1992)[a,ut] Souissi et al. (2002)[c,ut] Souissi et al. (2007)[a,ut]	
	Resistência Pliometria	Bird and Tarpenning (2004)[a,t] Häkkinen et al. (1988)[a,t] Kraemer et al. (2001)[a,t] Pereira et al. (2011)[a,ut] Sedliak et al. (2008)[a,ut] Sedliak et al. (2008)[c,ut] Sedliak et al. (2007)[c,ut] Taylor et al. (2011)[a,t] Teo et al. (2011)[a,t]	
Agilidade Coordenação	Futebol	Reilly et al. (2007)[a,t]	Um achado consistente no esporte de raquete foi o aumento na velocidade de serviço e empunhadura na raquete, contudo, a acurácia do serviço não foi consistente com a variação da hora do dia. Habilidades específicas do futebol foram mais consistentes com a variação da hora do dia, mostrando um aumento na habilidade de driblar e chutes mais acurados no fim do dia.
	Raquete	Atkinson and Speirs (1998)[a,t] Edwards et al. (2005)[a,t]	
Psicossocial	Hora do dia preferido	Brown et al. (2008)[a,t] Hill et al. (1998)[a,ut]	Embora os estudos sejam limitados, os resultados demonstram melhor desempenho físico na atividade física durante o tempo de uma preferência cronotipológica individual (ou seja, cronotipos matinais têm desempenho melhor no início do dia).

Fonte: modificada de Weipeng et al., 2011.[35]

(a) agudo ≤ 4 protocolos de 4 semanas; (c) crônico ≥ 8 protocolos de 8 semanas; (t) sujeitos treinados ≥ experiência de 12 meses de treino; (ut) sujeitos destreinados ≤ experiência de 12 meses de treino.

Entretanto, apesar de demonstrar uma melhora no desempenho com aquecimento matinal, a temperatura corporal atingia seu máximo às 17h30, sendo o desempenho atlético melhor no exercício realizado neste horário.[37]

Souissi et al.[38] aplicaram testes para avaliar o pico de força muscular, força média e VO_2máx entre dois grupos. O primeiro realizou exercícios pela manhã e o segundo no período da tarde. Foi demonstrado um melhor resultado no período da tarde, sempre em correlação direta com a temperatura corporal. Portanto, tem extrema importância aquecimentos pré-atividade física, principalmente no período da manhã ou quando a temperatura estiver mais fria, para que se tenha um melhor desempenho atlético.[38]

Martin et al.[39] demonstram um aumento no desempenho neuromuscular no início da noite (17h30 às 18h) independente da temperatura corporal. Esses resultados teriam como possível justificativa a maior liberação de cálcio pelo retículo sarcoplasmático, o aumento da sensibilidade ao cálcio pelas proteínas contráteis e a alteração da resposta do complexo miosina-ATPase.[39]

Impacto do exercício físico sobre o ritmo circadiano da testosterona e do cortisol

A testosterona é um hormônio anabólico, com efeito sobre a força e a resposta de adaptação muscular ao exercício. Durante o período de treinamento, a testosterona tem como função manter o anabolismo por promover a síntese proteica. O RC da testosterona tem seu pico no início da manhã, com diminuição progressiva e lenta ao longo do dia.[40]

O cortisol é um glicocorticoide, usualmente utilizado como marcador de estresse fisiológico ou psicológico. Manter os níveis de cortisol elevados de forma crônica está associado a inibição do sistema neuromuscular e piora do desempenho esportivo. O RC do cortisol é semelhante ao da testosterona, apresenta um pico matinal com diminuição progressiva e lenta, porém, com novo pico nas primeiras horas de sono.[41]

Entretanto, existe pouca evidência na literatura científica que sugira que exercício de resistência possa ter qualquer influência sobre o RC da síntese de testosterona ou cortisol. Häkkinen et al.[42] demonstraram que mudanças na testosterona e no cortisol, observadas em até uma semana após o início do treinamento de força, decorrem da resposta fisiológica ao estresse do exercício, não havendo mudanças no RC. Foram avaliados oito atletas de elite de levantamento de peso, submetidos a dois períodos de treinamento por dia (manhã e tarde), durante uma semana. Eles apresentaram aumento dos níveis séricos de testosterona e testosterona livre nos dois treinos, entretanto, após 1 dia de descanso, os níveis estavam iguais aos valores pré-teste. Contudo, nos treinos da tarde, também aumentaram os níveis de cortisol e Gh, fato que não foi observado no treino matinal.[42]

Devido ao reduzido número de trabalhos sobre treinamento de força em diferentes horas do dia, não é possível concluir seu efeito sobre o RC da testosterona e do cortisol.

CONSIDERAÇÕES FINAIS

O uso de creatina é ideal para as modalidades esportivas nas quais a contribuição energética provém do sistema ATP-PCr, ou seja, atividades físicas de potência com curtíssima duração (tempo inferior a 1 minuto) que utilizam a via anaeróbia aláctica (potência anaeróbia).

O uso preferencial do glicogênio muscular como substrato energético (via glicolítica anaeróbia láctica) para o músculo em exercício está diretamente relacionado à intensidade do exercício anaeróbio (potência anaeróbia), à duração (1 minuto e 42 segundos) e ao nível de condicionamento físico ajustado para um treinamento de hipertrofia de fibras musculares brancas.

O uso preferencial de glicogênio muscular como substrato energético (via oxidativa) para o músculo em exercício está diretamente relacionado à intensidade do exercício aeróbio (potência aeróbia), à duração (14 minutos e 34 segundos) e ao nível de condicionamento físico ajustado para um treinamento de hipertrofia de fibras musculares vermelhas.

A glicose derivada do glicogênio muscular (glicose-1-P) é o substrato mais importante utilizado durante o exercício anaeróbio de alta intensidade e durante as primeiras 2 horas do exercício aeróbio, pois não tem como fator limitante da velocidade de degradação a enzima hexoquinase. As reservas iniciais de glicogênio muscular são as determinantes primárias da habilidade do atleta em manter o exercício moderado ou intenso por período prolongado.

O depósito de glicogênio no músculo é amplamente dependente do nível de condicionamento físico e do estado agudo e prolongado da nutrição à base de carboidratos. Os músculos treinados possuem depósitos maiores de glicogênio, que são depletados em uma frequência menor durante o exercício.

Conforme o exercício prolongado continua, a importância da glicose sanguínea aumenta, comparada ao glicogênio muscular. A oxidação da glicose plasmática pode suprir entre 20 e 50% do substrato total oxidável durante o exercício submáximo.

A manipulação da ingestão de carboidratos pela dieta antes, durante e depois do exercício pode melhorar largamente o desempenho do exercício por meio de melhora dos depósitos de glicogênio hepático e muscular ou com a manutenção da homeostase da glicose sanguínea.

A suplementação com proteínas deve estar conjugada com a planilha de treinamento (intensidade, duração, frequência) para que a síntese proteica seja melhorada, aproveitando-se o melhor horário de síntese após a sessão de trabalho muscular.

A oferta de aminoácidos essenciais após o exercício juntamente com carboidratos de alto índice glicêmico tem significativo efeito sobre a síntese proteica muscular, diminuindo a dependência da degradação de outras proteínas para suprir esses aminoácidos.

A reposição hidreletrolítica deve evitar a desidratação; contudo, nas provas de resistência em atletas mais lentos, recomenda-se cuidado maior na quantidade de líquidos ingeridos, pois a hiper-hidratação pode acarretar hiponatremia.

A deficiência vitamínica deve ser criteriosamente investigada com comprovação clínico-laboratorial, de forma que as carências limitantes sejam identificadas para uma prescrição precisa e eficaz, melhorando a transferência energética durante o trabalho muscular.

A prática de exercícios atinge melhor desempenho no período vespertino, momento no qual o RC apresenta a média do valor de cortisol plasmático mais elevada do que no período matutino.

Alguns atletas apresentam preferência por determinado período do dia, definida pelo seu "cronotipo", em função do padrão sono-vigília, temperatura corporal, ritmo e volume alimentar e VO_2máx.

REFERÊNCIAS BIBLIOGRÁFICAS

1. Williams MH. Nutrition for fitness & sport. 3.ed. Dubuque: Brown & Benchmark, 1995.
2. Fox EL, Bowers RW, Foss ML. Bases fisiológicas da educação física e dos desportos. 4.ed. Rio de Janeiro: Guanabara-Koogan, 1991.
3. Powers SK, Howley ET. Fisiologia do exercício. 3.ed. Barueri: Manole, 2000.
4. Bouchard C. Atividade física e obesidade. 1.ed. Barueri: Manole, 2003.
5. Hollmann W., Hettinger T. Medicina do esporte, fundamentos anatômico-fisiológicos para a prática esportiva. 4.ed. Barueri: Manole, 2005
6. Weineck J. Biologia do esporte. Barueri: Manole, 2000.
7. Raffa RB, Rawls SM, Beyzarov EP. Atlas de farmacologia de Netter. Porto Alegre: Artmed, 2006.
8. Gleeson M. Biochemistry of exercise. Nutrition and exercise. Disponível em: http://onlinelibrary.wiley.com/doi/10.1002/9780470693766.ch2/summary. Acessado em: 31/7/2018.
9. Sangoval AEP. Medicina do esporte: princípios e prática. Porto Alegre: Artmed, 2005.
10. McArdle WD, Katch FI, Katch VL. Nutrição para o desporto e exercício. Rio de Janeiro: Guanabara-Koogan, 2001.
11. Pereira B, Souza Jr TP. Metabolismo celular e exercício físico – Aspectos bioquímicos e nutricionais. 2.ed. São Paulo: Phorte, 2007.

12. Meyer RA, Foley JM. Cellular processes integrating the metabolic response to exercise. In: Routel LB, Shepherd JT (eds.). Regulation and integration of multiple systems. Nova York: Oxford University Press, 1996.
13. Coogan AR, Coyle EF. Reversal of fatigue during prolonged exercise by carbohydrate infusion or ingestion. J Appl Physiol 1987; 6:2388-95.
14. Nabholz TV. Nutrição esportiva – Aspectos relacionados à suplementação nutricional. São Paulo: Sarvier, 2007.
15. LeMura LM, Duvillard SP. Fisiologia do exercício clínico – Aplicação e princípios fisiológicos. Rio de Janeiro: Guanabara-Koogan, 2006.
16. American College of Sports Medicine position stand. The female athlete triad. Med Sci Sports Exerc 2007; 39(10):1867-82.
17. Shephard RJ. Chronic fatigue syndrome. A brief review of functional disturbances and potential therapy. J Sports Med Phys Fitness 2005; 45:381-92.
18. Halliwell B, Gutteridge JMC. Free radicals in biology and medicine. 2.ed. Oxford: Clarendon, 1995.
19. Davies KJA, Quintanilha TA, Brooks GA, Packer L. Free radical and tissue damage produced by exercise. Biochemical and Biophysical Research Communications 1982; 107:1198-205.
20. Wolinsky I, Hickson Jr JF. Nutrição no exercício e no esporte. 2.ed. São Paulo: Rocca, 2002.
21. Centers for Disease Control and Prevention. National Center for Health Statistics. 2000 CDC Growth Charts for United States: methods and development. Vital and health statistics, 2002. Disponível em: http://www.cdc.gov/nchs/data/series/sr_11/sr11_246.pdf. Acessado em: 14/4/2011.
22. Thomson R, Brinkworth GD, Buckley JD, Noakes M, Clifton PM. Good agreement between bioelectrical impedance and dual energy X-ray absorptiometry for estimating changes in body composition during weight loss in overweight young women. Clin Nutr 2007; 26:771-7.
23. Armstrong LE, Herrera Soto JA, Hacker FT, Casa DJ, Kavouras SA, Maresh CM. Urinary indices during dehydration, exercise and rehydratation. Int J Sport Nutr 1998; 8(4):345-55.
24. Buford TW, Kreider RB, Stout JR, Greenwood M, Campbell B, Spano M et al. International Society of Sports Nutrition position stand: creatine supplementation and exercise. J Int Soc Sports Nutr 2007;4:1-8.
25. Diretriz da Sociedade Brasileira de Medicina do Esporte. Modificações dietéticas, reposição hídrica, suplementos alimentares e drogas: comprovação de ação ergogênica e potenciais riscos para a saúde. Rev Bras Med Esporte 2009; 15(3):43-56.
26. Kerksick C, Harvey T, Stout J, Campbell B, Wilborn C, Kreider R et al. International Society of Sports Nutrition position stand: nutrient timing. Journal of the International Society of Sport Nutrition 2008; 5:1-12.
27. World Health Organization. Protein and amino acid requirements in human nutrition. WHO Technical Series 2007; 935.
28. Competition medical handbook – a pratical guide. 3.ed. IAAF. Disponível em: http://www.iaaf.org/mm/Document/imported/41614.pd. Acessado em: 30/4/2017.
29. Hastings MH, Herzog ED. Clock genes, oscillators and cellular networks in the suprachiasmatic nuclei. Journal of Biological Rhythms 2004; 19:400-13.

30. Borer K. Exercise endocrinology champaign. 1.ed. Illinois: Human Kinetics, 2003.
31. Baehr EK, Revelle W, Eastman CI. Individual differences in the phase and amplitude of the human circadian temperature rhythm: with an emphasis on morningness-eveningness. Journal of Sleep Research 2000; 9:117-27.
32. Waterhouse J, Drust B, Weinert D, Edwards B, Gregson W, Atkinson G et al. The circadian rhythm of core temperature: origin and some implications for exercise performance. Chronobiology International 2005; 22:207-25.
33. Youngsetd SD, O'Connor PJ. The influence of air travel on athletic performance. Sports Medicine 1999; 28:197-207.
34. Reilly T, Waterhouse J. Sports performance: is there evidence that the body clock plays a role? European Journal of Applied Physiology 2009; 106:321-32.
35. Weipeng T, Newton MJ, McGuigan MR. Circadian rhytms in exercise performance: implications for hormonal and muscular adaptations. Journal of Sports Science and Medicine 2011; 10:600-6.
36. Starkie RL, Hargreaves M, Lambert DL. Effect of temperature on muscle metabolism during submaximal exercise in humans. Experimental Physiology 1999; 84:775 -84.
37. Taylor K, Cronin JB, Gill N, Chapman DW, Sheppard JM. Warm-up affects diurnal variation in power output. International Journal of Sports Medicine 2011; 32:185-9.
38. Souissi N, Bessot N, Chamari K, Gauthier A, Sesboüé B, Davenne D. Effect of time of day on aerobic contribuition to the 30s Wingate test performance. Chronobiology Int 2007; 24:739-48.
39. Martin L, Nevill AM, Thompson KG. Diurnal variation in swim performance remains, irrespective of training once or twice daily. International Journal of Sports Physiology and Performance 2007; 2: 192-200.
40. Kvorning T, Andersen M, Brixen K, Madsen K. Suppression of endogenous testosterone production attenuates the response to strenght training: a randomized, placebo-controlled, and blinded intervention study. American Journal of Physiology, Endocrionology and Metabolism 2006; 291: E1325-32.
41. Hayes LD, Bickerstaff GF, Baker JS. Interactions of cortisol, testosterone, and resistance training: influence of circadian rhythms. Chronobiology Int 2010; 27:675-705.
42. Häkkinen K, Pakarinen A, Alén M, Kauhaenen H, Komi PV. Daily hormonal and neuromuscular responses to intensive strength training in 1 week. Int Journal of Sport Medicine 1988; 9:422-8.

Terapia nutrológica enteral no adulto

Selma Freire de Carvalho da Cunha
Maria Rosário Del Lama Unamuno
Fernando Bahdur Chueire
Letícia Bizari
Eline de Almeida Soriano
Vivian Marques Miguel Suen
Julio Sergio Marchini

INTRODUÇÃO

De acordo com a definição do Ministério da Saúde do Brasil,[1] a nutrição enteral consiste em alimento para fins especiais, com ingestão controlada de nutrientes, na forma isolada ou combinada, de composição definida ou estimada, especialmente formulada e elaborada para uso por sondas ou via oral, industrializado ou não, utilizado exclusiva ou parcialmente para substituir ou complementar a alimentação oral em pacientes desnutridos ou não, conforme suas necessidades nutricionais, em regime hospitalar, ambulatorial ou domiciliar, visando à síntese ou à manutenção dos tecidos, órgãos ou sistemas. Na nossa compreensão, o termo terapia nutrológica enteral abrange um conjunto de procedimentos relacionados à administração da dieta enteral por meio de sondas posicionadas no estômago ou intestino em pacientes impossibilitados ou incapazes de atingirem suas necessidades nutricionais pela alimentação oral ou naqueles que necessitam de formulações enterais específicas.

No Brasil, o conjunto de regras ou normas para a execução da nutrição enteral foi feita pelo Ministério da Saúde e Agência de Vigilância Sanitária. O progresso em vários setores foi tão grande que é impossível para apenas um profissional dominar todas as técnicas em terapia nutrológica enteral. Assim, vários profissionais trabalham em conjunto, compondo a equipe multidisciplinar de terapia nutricional. Este grupo formal é obrigatoriamente constituído de pelo menos um profissional de cada categoria, a saber, médico, nutricionista, enfermeiro e farmacêutico, podendo ainda incluir profissional de outras categorias, habilitados e com treinamento específico para a prática da terapia nutricional. Esta equipe é responsável pela indicação, definição dos objetivos, prescrição, manipulação, conservação, transporte e administração das dietas enterais, além do controle clínico e laboratorial dos pacientes que recebem essa modalidade de terapia nutrológica. Além disso, cabe à equipe de terapia muldisciplinar de terapia nutricional a documentação normativa e o registro de todos os procedimentos envolvidos na nutrição enteral.

INDICAÇÕES E CONTRAINDICAÇÕES DA TERAPIA NUTROLÓGICA ENTERAL

O médico é responsável pela indicação da terapia nutrológica enteral, que deve ser precedida da avaliação clínica e nutrológica do paciente e discussão da conduta com todos os membros da equipe multiprofissional e com a família. Devem ser consideradas as limitações fisiológicas e as deficiências nutricionais do paciente, além do seu conforto, o bem-estar e as consequências psicossociais proporcionadas pelo uso da sonda.

De maneira geral, a nutrição enteral está indicada para pacientes com trato digestivo funcionante ou com capacidade absortiva pouco comprometida, que apresentem hiporexia ou anorexia, tornando-os incapazes de ingerir quantidades adequadas de alimentos por via oral.[2-4.] Neste contexto, a terapia enteral pode ser indicada para pacientes com risco nutricional ou aqueles com subnutrição definida que apresentem ingestão por via oral inferior a dois terços (67%) das necessidades nutricionais diárias durante os 5 dias que antecederam a indicação, sem expectativa de melhora da ingestão. Tais indicações incluem neoplasias (orofaríngeas, gastrointestinais, pulmonares, esofágicas, cerebrais), inflamação, cirurgias gastrointestinais, entre outras. A nutrição enteral também está indicada nas doenças psiquiátricas, como depressão grave e anorexia nervosa, além da esofagite grave, caquexia cardíaca, doença pulmonar obstrutiva crônica e queimadura extensa.[2-4]

Em alguns pacientes, a oferta nutricional por via oral está contraindicada e a terapia enteral faz-se necessária. Tais situações incluem os pacientes com rebaixamento do nível de consciência como na encefalopatia hepática, estado crítico, traumatismo cranioencefálico, acidente vascular cerebral e demência de etiologia diversa. Além disso, a nutrição enteral está indicada em casos de disfagia grave secundária a afecções esofágicas, pacientes submetidos a cirurgia maxilofacial e aqueles com fístula traqueoesofágica.

A nutrição enteral está indicada em um número significativo de pacientes que apresentam fístulas enterocutâneas de baixo débito e naqueles em fase de adaptação do trato digestório para o aporte de nutrientes intactos provenientes da dieta via oral após ressecção extensa do intestino delgado (síndrome do intestino curto). Também na pancreatite aguda (na ausência de íleo prolongado, fístula pancreática complexa e síndrome compartimental abdominal), a terapia nutrológica enteral pode ser necessária.

A utilização do trato digestório para terapia nutrológica enteral está contraindicada em pacientes com dificuldades mecânicas na progressão da dieta, seja por obstrução intestinal completa ou em situações em que o peristaltismo está muito diminuído, caracterizando o íleo hipodinâmico. As principais contraindicações relativas quanto ao uso da nutrição enteral[5,6] são mostradas na Tabela 1.

Tabela 1 Contraindicações de terapia nutrológica enteral

Situação	Exemplos clínicos
Obstrução intestinal	Aderências, volvos, estenose (doença de Crohn e neoplasias)
Íleo hipodinâmico	Distúrbios eletrolíticos graves, pós-operatório imediato, instabilidade hemodinâmica
Vômitos incoercíveis	Quando a inserção distal da sonda é impossibilitada na gastroparesia, obstrução do estômago ou do intestino delgado proximal
Instabilidade hemodinâmica	Pacientes críticos quando há necessidade de agentes inotrópicos positivos em altas doses
Isquemia gastrointestinal	Lesões vasculares agudas do intestino delgado ou mesentério, vasculites
Peritonite difusa	Perfuração do trato gastrointestinal (úlceras, diverticulite), apendicite, salpingite, colecistite gangrenosa, traumatismo abdominal, rotura de pseudocisto pancreático, lesões isquêmicas do intestino delgado, complicações pós-operatórias
Diarreia intratável	Infecções virais, bacterianas ou parasitárias (especialmente em pacientes imunocomprometidos e subnutridos), síndrome do intestino curto, doença inflamatória intestinal em atividade, doença celíaca, doença de Whipple

TIPOS DE SONDA E LOCALIZAÇÃO DA EXTREMIDADE DISTAL

As sondas para nutrição enteral são as transnasais e as ostomias. Habitualmente, as sondas transnasais são feitas de poliuretano, e as de ostomias são confeccionadas com poliuretano ou silicone. Vale ressaltar que as sondas nasais de polivinil não devem ser usadas para a infusão de dietas enterais, por serem rígidas e calibrosas a ponto de impedir o fechamento do esfíncter esofágico inferior, favorecendo o refluxo gastroesofágico da dieta e a aspiração brônquica. Além de não se prestarem ao posicionamento pós-pilórico[7], as sondas nasais de polivinil deterioram-se rapidamente em contato com o suco gástrico, necessitando de trocas a cada 7 dias.

Habitualmente, a sonda transnasal é inserida pela cavidade nasal, podendo ainda ser inserida pela cavidade oral, em casos específicos. A maioria das sondas apresenta uma ogiva em sua extremidade distal, cuja finalidade é manter o posicionamento da sonda no trato gastrointestinal e diminuir a chance de deslocamento do local desejado na ocorrência de movimentação do paciente, presença de tosse, náuseas e vômitos. As sondas transnasais têm comprimento em torno de 105 cm, o que permite que sua extremidade distal seja posicionada tanto no estômago como em posição pós-pilórica, ou seja, no duodeno ou jejuno. Assim, refere-se ao seu posicionamento como naso ou orogástrica, naso ou oroduodenal, naso ou orojejunal.

A inserção da sonda transnasal geralmente é feita à beira do leito, e os testes para confirmação do seu posicionamento incluem: a) ausculta do fluxo de ar no abdome superior; b) aspiração do suco gástrico; e c) medida do pH do líquido aspirado. Entretanto, tais testes não são considerados totalmente seguros, de forma que a radiografia abdominal deve ser feita para confirmação do posicionamento da sonda antes de se iniciar a infusão de dieta. Independentemente dos testes, recomenda-se a observação de sinais e sintomas de agitação, cianose e dispneia durante a inserção da sonda transnasal.[8] Quando existe indicação de posicionamento pós-pilórico, a sonda deve ser inserida pelo endoscopista.

As sondas de ostomias podem ser instaladas por laparotomia, por endoscopia ou por laparoscopia. Sua inserção pode ser feita no esôfago (esofagostomia), no estômago (gastrostomia), no duodeno ou no jejuno (jejunostomia). Embora estas sondas possam ser inseridas no estômago, a extremidade distal pode estar posicionada em posição mais distal do trato digestório, como no duodeno ou no jejuno.

A seleção de tipos específicos de sondas depende das condições do paciente, devendo-se considerar a doença de base, as mudanças na anatomia decorrentes de cirurgias prévias ou más-formações em órgãos do trato digestório, a presença de lesões e anormalidade, a motilidade gástrica e intestinal, a capacidade funcional da absorção intestinal e a duração estimada da terapia nutrológica enteral. A Tabela 2 mostra as recomendações sobre o posicionamento da extremidade distal da sonda de acordo com indicações específicas.[2-8]

Tabela 2 Tipos de sonda e local de inserção da extremidade distal de acordo com a indicação clínica da terapia nutrológica enteral

Tipo de sonda e local de inserção	Uso clínico
Transnasal/posicionamento gástrico	Indicação da nutrição enteral por curto período (até 8 semanas)
Transnasal/posicionamento pós-pilórico	Situações em que há retardo do esvaziamento gástrico ou suspeita de fístula proximal
Gastrostomia	Indicação da nutrição enteral quando há previsão de uso prolongado (maior que 8 semanas ou definitivo)
Jejunostomia	Indicação da nutrição enteral quando há previsão de uso prolongado na presença de distúrbios do esvaziamento gástrico

Em relação à localização da extremidade distal da sonda, a posição gástrica é indicada quando não existe gastroparesia, lesões, sangramento, obstrução ou fístulas. A localização pós-pilórica (posição da extremidade distal no intestino delgado) é indicada para pacientes com obstrução gástrica, gastroparesia, refluxo gastroesofágico, pancreatite aguda, fístula e sangramento gástrico, náuseas e vômitos persistentes. Nas fístulas digestivas altas, a extremidade distal da sonda deve ser posicionada abaixo do local da fístula, de forma a permitir sua cicatrização e fechamento espontâneo.[2-8] Nos pacientes que necessitam de descompressão gástrica e alimentação jejunal, as sondas de duplo lúmen podem ser utilizadas, considerando que estas têm a função simultânea de descompressão gástrica e infusão jejunal das dietas enterais.

Quando a terapia é necessária por tempo prolongado (mais de 8 semanas), indica-se o acesso por via abdominal, gastro ou jejunostomia. As sondas de gastrostomia são vantajosas em razão de seu maior diâmetro, que facilita a administração de dietas mais viscosas e diminui o risco de obstrução da sonda.

ADMINISTRAÇÃO DA DIETA ENTERAL

A infusão da dieta pode ser contínua, intermitente ou em bolo.[2] A infusão contínua ocorre durante o período de 24 horas ou é cíclica em um determinado tempo, como diurna, noturna ou em outro período determinado. Na infusão intermitente, a dieta é administrada durante 30 a 60 minutos, com intervalos de cerca de 2 horas entre cada frasco de dieta. No ambiente hospitalar, a administração contínua e a intermitente devem ser feitas, preferencialmente, com o uso de bombas de infusão. O uso de bombas de infusão é obrigatório em pacientes críticos e entre aqueles em que a extremidade distal da sonda estiver em posição pós-pilórica. A administração em bolo é realizada por meio de seringa de 50 a 60 mL com pressão positiva manual, de forma lenta, em aproximadamente 15 minutos. Seu uso não é recomendado para a maioria dos pacientes, pelo risco aumentado de diarreia, distensão abdominal ou outros sintomas digestivos.

SISTEMAS DE NUTRIÇÃO ENTERAL

De acordo com a Resolução n. 63 de 2001 do Ministério da Saúde, denomina-se sistema aberto aquele em que a nutrição enteral exige manipulação prévia à administração para uso imediato ou conforme recomendações do fabricante. A dieta deve ser manipulada em sala que atenda às recomendações da vigilância sanitária. Após a diluição das dietas em pó ou o porcionamento das dietas líquidas em frascos, sua conservação deve ser feita em geladeira apropriada. Uma vez nos postos de enfermagem, os frascos devem ser acondicionados em geladeira exclusiva para medicamentos, mantendo-os à temperatura de 2 a 8 °C, cuja checagem diária é obrigatória. A limpeza da geladeira deve obedecer aos procedimentos estabelecidos pela Comissão de Controle de Infecção Hospitalar (CCIH).

A Resolução n. 63 define o sistema fechado como uma dieta industrializada, estéril, hermeticamente acondicionada e apropriada para conexão do equipo de administração, de modo a evitar manipulação da fórmula. Tal sistema está indicado para hospitais que não possuem área adequada para a manipulação das fórmulas em sistema aberto.

FÓRMULAS ENTERAIS

No ambiente hospitalar, há exigência do emprego de dietas enterais industrializadas, denominadas fórmulas para nutrição enteral, a fim de garantir a qualidade microbiológica e nutricional.[9] As dietas industrializadas podem estar na apresentação em pó (que necessita de diluição) ou na forma líquida, envasadas em recipientes de volume variável de acordo com a prescrição (sistema aberto) ou acondicionadas em frascos acoplados ao equipo de infusão (sistema fechado). Por serem prontas para o uso, as dietas industrializadas contribuem para diminuir o risco de contaminação da formulação e são fáceis de preparar.

De maneira geral, o valor de distribuição energética das fórmulas enterais industrializadas varia entre 15 e 20% para as proteínas, 23 e 41% para os lipídios, sendo as calorias restantes representadas pelos carboidratos. As dietas enterais industrializadas apresentam composição nutricional definida e são classificadas como fórmulas padrão (com ou sem fibras) ou podem conter componentes específicos ou modificações na proporção de macro e micronutrientes, de forma a adequar-se à doença de base (fórmulas modificadas). As fórmulas modificadas para nutrição enteral se diferenciam pela ausência, redução, aumento ou adição de nutrientes não previstos na fórmula padrão. Os critérios de seleção entre os diferentes tipos de fórmulas enterais se baseiam nas condições de absorção, motilidade gástrica, presença de diarreia, insuficiência renal, hepática, dentre outras.[9]

As formulações poliméricas são aquelas em que os macronutrientes encontram-se na forma intacta, necessitando do processo digestivo para a adequada absorção. O caseinato, a proteína isolada de soja e a lactoalbumina (ou a combinação destas) são as fontes proteicas nas fórmulas enterais industrializadas. Os lipídios são provenientes do óleo de soja, milho, canola e girassol, contendo triglicerídeos de cadeia longa associados ou não a triglicerídeos de cadeia média.[9] A fonte de carboidratos é a maltodextrina, e alguns produtos contêm quantidades pequenas e variáveis de sacarose. As fórmulas enterais podem conter entre 6 e 20 g/1.000 kcal de fibras solúveis (preferencialmente) associadas a menores quantidades de fibras insolúveis. A osmolaridade das fórmulas poliméricas varia entre 250 e 650 mOsm/L. Em virtude da possibilidade de diarreia entre os pacientes hospitalizados, em geral associada à doença de base ou ao uso de medicamentos que predispõem um trânsito intestinal mais rápido, recomenda-se que a osmolaridade das fórmulas enterais industrializadas não ultrapasse 350 mOsm/L. Estão disponíveis no mercado nacional grande variedade de fórmulas poliméricas, com densidade energética apropriada, distribuição balanceada de macronutrientes, concentração de vitaminas e minerais de acordo com as recomendações nutricionais e isentas de lactose (Tabela 3).

Tabela 3 Fórmulas enterais "padrão" disponíveis no comércio nacional, de acordo com a presença de fibras

Nome comercial	Laboratório	Apresentação	Sistema	Densidade energética (kcal/mL)	Proteínas (g/100 mL)
Padrão sem fibras					
Osmolite Plus HN®	Abbott	Líquido	Aberto e fechado	1,2	5,6
Osmolite HN®	Abbott	Líquido	Aberto	1	4
Nutrison®	Danone	Líquido	Aberto e fechado	1	4
Nutrison Energy®	Danone	Líquido	Aberto e fechado	1,5	6
Nutrison Soya®	Danone	Pó	Aberto	1	3,7
Fresubin Original®	Fresenius Kabi	Líquido	Fechado	1	3,8
Fresubin Energy®	Fresenius Kabi	Líquido	Fechado	1,5	5,6
Isosource Scya®	Nestlé	Líquido	Aberto	1,2	4,4
Isosource Scya Fiber®	Nestlé	Líquido	Aberto	1,2	4,4
Isosource Standard®	Nestlé	Líquido	Aberto	1,2	4,4
Isosource Mix®	Nestlé	Líquido	Aberto e fechado	1,2	4,3
Isosource 1.5®	Nestlé	Líquido	Aberto e fechado	1,5	6,3
Novasource GI Control®	Nestlé	Líquido	Aberto e fechado	1,5	6
Novasource Ren®	Nestlé	Líquido	Aberto e fechado	2	7,4
Nutren 1.0®	Nestlé	Pó	Aberto	1	4
Nutri Entera®	Nutrimed/ Danone	Líquido	Aberto	1,2	5
Nutri Entera 1.5®	Nutrimed/ Danone	Líquido	Aberto	1,5	6,4

(continua)

Tabela 3 *(continuação)* Fórmulas enterais "padrão" disponíveis no comércio nacional, de acordo com a presença de fibras

Nome comercial	Laboratório	Apresentação	Sistema	Densidade energética (kcal/mL)	Proteínas (g/100 mL)
Padrão sem fibras					
Nutri Enteral Soya®	Nutrimed/ Danone	Líquido	Aberto	1,2	4,8
Nutri Enteral Soya Pó®	Nutrimed/ Danone	Pó	Aberto	1	3,7
Trophic Basic®	Prodiet	Líquido	Aberto	1,2	4,6
Trophic Basic®	Prodiet	Pó	Aberto	1	3,8
Trophic 1.5®	Prodiet	Líquido	Aberto	1,5	5,8
Trophic Soya®	Prodiet	Líquido	Aberto	1,2	4,6
Padrão com fibras					
Jevity Plus®	Abbott	Líquido	Aberto e fechado	1,2	5,6
Jevity HICAL®	Abbott	Líquido	Aberto e fechado	1,5	6,4
Jevity®	Abbott	Líquido	Aberto	1	4
Nutrison Soya Multi Fiber®	Danone	Pó	Aberto	1	3,7
Nutrison Energy Multi Fiber®	Danone	Líquido	Aberto e fechado	1,5	6
Nutrison Multi Fiber®	Danone	Líquido	Aberto e fechado	1	4
Fresubin Original Fibre®	Freserius Kabi	Líquido	Fechado	1	3,8
Fresubin Soya Fibre®	Freserius Kabi	Líquido	Fechado	1	3,8
Fresubin Energy Fibre®	Freserius Kabi	Líquido	Fechado	1,5	5,6
Nutri Enteral Soya Fiber®	Nutrimed/ Danone	Líquido	Aberto	1,2	4,8
Nutri Enteral Soya Fiber Pó®	Nutrimed/ Danone	Pó	Aberto	1	3,7
Nutri Fiber 1.5®	Nutrimed/ Danone	Líquido	Aberto	1,5	6,2
Nutri Fiber®	Nutrimed/ Danone	Líquido	Aberto	1,2	5
Nutri Fiber Pó®	Nutrimed/ Danone	Pó	Aberto	1	3,7
Trophic Fiber®	Prodiet	Líquido	Aberto	1,2	4,5
Trophic Fiber®	Prodiet	Pó	Aberto	1	3,9

As fórmulas oligoméricas e elementares são compostas por mistura de oligopeptídeos e/ou L-aminoácidos cristalinos como fonte de nitrogênio, e mono, di ou oligossacarídeos como fonte de carboidratos, proporções variáveis de triglicerídeos de cadeia média, além de vitaminas e minerais. Teoricamente, esta dieta requer menor digestão intraluminal, exerce pouco estímulo sobre as secreções digestivas, não é antigênica e tem baixa viscosidade. Entretanto, sua osmolaridade é maior que aquela da fórmula polimérica, o que pode aumentar a motilidade intestinal e resultar em diarreia osmótica (Tabela 4).

Tabela 4 Fórmulas enterais "modificadas" disponíveis no comércio nacional, de acordo com a sua classificação

Nome comercial	Laboratório	Apresentação	Sistema	Densidade energética (kcal/mL)	Proteínas (g/100 mL)
Diabetes e hiperglicemia					
Glucerna RTH®	Abbott	Líquido	Fechado	1	4,2
Glucerna 1.5kcal®	Abbott	Líquido	Aberto e fechado	1,5	7,5
Glucerna®	Abbott	Líquido	Aberto	1	4,2
Nutrison Advanced Diason®	Danone	Líquido	Aberto e fechado	1	4,3
Nutrison Advanced Diason Energy HP®	Danone	Líquido	Fechado	1,5	7,7
Diben®	Fresenius Kabi	Líquido	Fechado	1	4,65
Novasource GC®	Nestlé	Líquido	Aberto e fechado	1,1	4,9
Novasource GC 1.5®	Nestlé	Líquido	Fechado	1,5	7,5
Novasource GC HP®	Nestlé	Líquido	Fechado	1,1	6,4
Nutri Diabetic®	Nutrimed/ Danone	Líquido	Aberto	1	3,9
Nutri Diabetic Pó®	Nutrimed/ Danone	Pó	Aberto	1	3,9
Diamax®	Prodiet	Líquido	Aberto	1	4,3
Doença renal					
Nutri Renal®	Nutrimed/ Danone	Líquido	Aberto	2	3,3
Nutri Renal D®	Nutrimed/ Danone	Líquido	Aberto	2	7,5
Novasource Ren®	Nestlé	Líquido	Aberto e fechado	2	7,4
HDmax®	Prodiet	Líquido	Aberto	1,5	6,7

(continua)

Tabela 4 *(continuação)* Fórmulas enterais "modificadas" disponíveis no comércio nacional, de acordo com a sua classificação

Nome comercial	Laboratório	Apresentação	Sistema	Densidade energética (kcal/mL)	Proteínas (g/100 mL)
Oligomérica					
Perative®	Abbott	Líquido	Aberto e fechado	1,3	6,7
Alitraq®	Abbott	Pó	Aberto	1	5,3
Nutrison Advanced Peptisorb®	Danone	Líquido	Fechado	1	4
Peptamen Intense®	Nestlé	Líquido	Fechado	1	9,3
Peptamen Prebio®	Nestlé	Líquido	Aberto e fechado	1	4
Peptamen 1.5®	Nestlé	Líquido	Aberto e fechado	1,5	6,8
Peptamen Pó®	Nestlé	Pó	Aberto	1	4,1
Peptamen AF®	Nestlé	Líquido	Fechado	1,2	7,6
Peptamen HN®	Nestlé	Líquido	Fechado	1,3	6,6
Peptimax®	Prodiet	Pó	Aberto	1	4,3
Insuficiência hepática					
Fresubin Hepa®	Fresenius Kabi	Líquido	Fechado	1,3	4
Nutri Liver®	Nutrimed/Danone	Líquido	Aberto	1,4	3,8
Nutri Liver Pó®	Nutrimed/Danone	Pó	Aberto	1,6	4,4
Hiperproteica					
Nutrison Protein Plus Energy®	Danone	Líquido	Fechado	1,5	7,5
Nutrison Protein Plus Multi Fiber®	Danone	Líquido	Fechado	1,25	6,3
Nutrison Advanced Protison®	Danone	Líquido	Fechado	1,28	7,5
Fresubin 1.2 HP Fibre®	Fresenius Kabi	Líquido	Fechado	1,2	6
Fresubin HP Energy®	Fresenius Kabi	Líquido	Fechado	1,5	7,5
Fresubin 2 Kcal HP®	Fresenius Kabi	Líquido	Fechado	2	10
Fresubin 2 Kcal HP Fibre®	Fresenius Kabi	Líquido	Fechado	2	10
Survimed OPD®	Fresenius Kabi	Líquido	Fechado	1	4,5
Fresubin Lipid®	Fresenius Kabi	Líquido	Fechado	1,5	10

(continua)

Tabela 4 *(continuação)* Fórmulas enterais "modificadas" disponíveis no comércio nacional, de acordo com a sua classificação

Nome comercial	Laboratório	Apresentação	Sistema	Densidade energética (kcal/mL)	Proteínas (g/100 mL)
Hiperproteica					
Novasource Senior®	Nestlé	Líquido	Aberto e fechado	1,2	6,5
Novasource HI Protein®	Nestlé	Líquido	Fechado	1,5	7,7
Trophic EP®	Prodiet	Líquido	Aberto	1,5	6,7
IMmax®	Prodiet	Pó	Aberto	1	6,2
Com adição de nutrientes imunomoduladores					
Nutrison Advanced Cubison®	Danone	Líquido	Aberto e fechado	1	5
Reconvan®	Fresenius Kabi	Líquido	Fechado	1	5,5
Impact®	Nestlé	Líquido	Aberto e fechado	1	6,5
Impact Peptide 1.5®	Nestlé	Líquido	Fechado	1,5	9,4

Chama a atenção o fato de que pacientes com doença renal necessitam de fórmulas com diferentes quantidades de proteína em função da modalidade de tratamento (conservador ou dialítico), além da restrição do volume de água, sódio, potássio e fósforo (Tabela 4). As fórmulas ricas em aminoácidos essenciais são destinadas a pacientes com doença renal. As desvantagens dessas fórmulas incluem a elevada osmolaridade e a baixa quantidade de minerais e vitaminas, que, muitas vezes, precisam ser suplementadas.[10]

Pacientes com insuficiência hepática necessitam de restrição de sódio e de volume. As fórmulas ricas em aminoácidos de cadeia ramificada contêm em torno de 40 a 50% dos aminoácidos na forma de leucina, isoleucina e valina e baixa concentração de aminoácidos aromáticos (triptofano, tirosina e fenilalanina). Estas fórmulas foram indicadas para pacientes com encefalopatia hepática durante a terapia nutrológica enteral (Tabela 4). Outros estudos sugerem que a suplementação em longo prazo (12 a 24 meses) com aminoácidos de cadeia ramificada retarda a progressão da falência hepática.[11,12]

As informações contidas nas Tabelas 3 e 4 mostram algumas características de fórmulas enterais industrializadas disponíveis no mercado nacional em março de 2018. Dada a possibilidade de mudanças nos nomes dos produtos, acréscimo de novas fórmulas e retirada do comércio de produtos já existentes, essas tabelas devem ser constantemente atualizadas.

Para a escolha da fórmula enteral, deve-se considerar a capacidade digestiva e absortiva do paciente, sua função renal e hepática, além da composição da fórmula enteral, quanto ao grau de hidrólise de proteína, lipídio e carboidrato, além da presença ou não de fibra (Tabela 5).

Tabela 5 Categorias de formulações enterais e suas indicações

Categorias de fórmulas enterais	Indicação
Dieta padrão: contendo nutrientes intactos (polimérica), com densidade energética de 0,9 a 1,2 kcal/mL, concentração proteica entre 3,5 e 4,5 g/100 mL, sem lactose, com ou sem fibra	Maioria dos pacientes hospitalizados, sem comprometimento importante na digestão e absorção
Dieta hipercalórica e hiperproteica: contendo nutrientes intactos (polimérica), com densidade energética de: 1,2 a 2 kcal/mL, concentração proteica entre 5,5 e 7,5 g/100 mL, com ou sem fibra	Pacientes que necessitam de restrição hídrica (ICC, insuficiência hepática) ou com necessidade de > 1.800 kcal/dia (se oferta em 6 vezes/dia) ou > 2.400 kcal/dia (se oferta em 8 vezes/dia)
Dieta semielementar: contendo peptídeos ou aminoácidos livres, concentração proteica de 3,5 e 4,5 g/100 mL, oferta lipídica com 50 a 70% de TCM, com 1 a 1,5 kcal/mL, sem fibras	Pacientes com comprometimento da absorção intestinal (síndrome do intestino curto, AIDS com diarreia persistente etc.), pancreatite aguda
Dieta para diabético: contendo nutrientes intactos (polimérica), com densidade energética de 0,9 a 1,2 kcal/mL, concentração proteica entre 3,5 e 4,5 g/100 mL, contendo fibras solúveis	Para pacientes diabéticos
Dieta para IRC em tratamento conservador: com alta densidade energética (1,2 a 2 kcal/mL, restrição proteica (1,5 a 1,6 g de proteínas para 100 kcal), baixa concentração de sódio, potássio e fósforo	Pacientes com IRC em tratamento conservador
Dieta para IRC em tratamento dialítico: com alta densidade energética (1,2 a 2 kcal/mL), sem restrição proteica (3,5 a 4 g de proteínas para 100 kcal), baixa concentração de sódio, potássio e fósforo	Pacientes com IRC em tratamento dialítico
Dieta para pacientes críticos: com densidade energética em torno de 1 kcal/mL, concentração proteica entre 5 e 7,7 g/100 kcal	Pacientes críticos, quando há necessidade de ajustar o aporte energético de acordo com o GEB e a oferta proteica maior que 1,2 g/kg/dia
Dietas imunomoduladoras: acréscimo de nutrientes com efeitos potencialmente imunomoduladores (glutamina, arginina, ácido graxo ômega 3, nucleotídeos)	Pacientes com sepse (APACHE II < 15), em cirurgia eletiva do trato gastrointestinal superior ou de cabeça e pescoço, no pré-operatório por trauma grave (ISS > 18 ou ATI > 20). Úlcera de pressão. O emprego destas formulações deve considerar a eficácia e o benefício individual
Dieta individualizada ou modular: utiliza módulos comerciais contendo macro ou micronutrientes para acréscimo em formulações padronizadas	Pacientes com necessidades especiais específicas em que as formulações acima não são adequadas às suas necessidades individuais

ICC: insuficiência cardíaca congestiva; TCM: triglicerídeos de cadeia média; IRC: insuficiência renal crônica; GEB: gasto energético basal; ISS: *Injury Severity Score*; ATI: *Abdominal Trauma Index*.

As fórmulas modulares são constituídas por nutrientes isolados, que podem ser administrados puros ou misturados com as fórmulas enterais. Tais fórmulas visam a fornecer nutrientes em quantidades especiais, quando as fórmulas padronizadas não são adequadas às necessidades individuais. A Tabela 6 mostra exemplos de alguns módulos de fibras, proteínas, carboidratos e lipídios disponíveis no mercado nacional, a partir dos quais é possível acrescentá-los em fórmulas enterais. Enfatiza-se que não foram incluídos todos os produtos comerciais que se classificam como módulos.

Tabela 6 Produtos comerciais contendo módulos que podem ser utilizados para adicionar às fórmulas enterais

Nome comercial	Laboratório	Base do módulo	Calorias (em 100 g)
		Módulo de fibra	
Stimulance Multi Fiber®	Danone	Fibras (polissacarídeo de soja, amido resistente, celulose, FOS, inulina e goma arábica)	67
Fiber Mais Flora®	Nestlé	Probióticos e fibras solúveis (*Lactobacillus reuteri*, goma guar e inulina)	0
Fibermais®	Nestlé	Fibras solúveis (goma guar e inulina)	0
Enter Fiber®	Prodiet	Fibras (65% fibras solúveis e 35% fibras insolúveis)	37
		Módulo de proteína ou aminoácidos	
Fresubin Protein Powder®	Fresenius Kabi	Proteínas (soro do leite)	360
Resource Protein®	Nestlé	Proteínas (caseinato de cálcio)	367
Nutri Protein®	Nutrimed/ Danone	Proteínas (caseinato de cálcio)	371
Nutri Protein HWP®	Nutrimed/ Danone	Proteínas (soro de leite hidrolisado)	386
Protein PT®	Prodiet	Proteínas (caseinato de cálcio)	370
Resource Glutamina®	Nestlé	L-glutamina	400
Nutri Glutamine®	Nutrimed/ Danone	L-glutamina	400
		Módulo de carboidratos	
Nutri Dextrin®	Nutrimed/ Danone	Carboidratos (maltodextrina)	380
CarbochCH®	Prodiet	Carboidratos (maltodextrina)	380
		Módulo de lipídios e triglicerídeos de cadeia média	
Calogen	Danone	91% de lipídios (ácidos graxos monoinsaturados: 30,4 g, poli-insaturados: 14,3 g, saturados: 5,3 g)	467
MCT	Vitafor	Triglicerídeos de cadeia média	900

FOS: fruto-oligossacarídeos.

CONSIDERAÇÕES SOBRE O CÁLCULO ENERGÉTICO E PROTEICO

A prescrição do tipo e da quantidade de dieta enteral para um paciente específico requer o conhecimento de vários aspectos, como o peso corporal, a capacidade absortiva ou a ocorrência de diarreia, a coexistência de doenças que exigem quantidades específicas de nutrientes, além da definição clara do objetivo da terapêutica.

Dependendo do objetivo da terapia nutrológica, os cálculos de necessidade energética utilizam o peso corporal atual ou desejado. Uma dúvida comum na prática clínica se refere ao uso do peso corpóreo atual quando não é possível obter sua medida (pela dificuldade de deambulação). Neste caso, sugere-se o emprego de fórmulas preditivas[2,7], conforme exemplificado a seguir:[13,14]

Peso corpóreo (kg) = 0,5759 x (circunferência braço, ponto médio, cm) + 0,52631 x (circunferência do abdome [ponto médio entre a última costela e a crista ilíaca]) + 1,2452 x (circunferência da panturrilha, maior diâmetro, cm) – 4,8689 x (sexo, homem = 1 e mulher = 2) – 32,9241

Inúmeras fórmulas são recomendadas para cálculo da oferta energética, que consideram o sexo (masculino ou feminino), o peso, a altura e a idade. A equação de Harris-Benedict é largamente utilizada na prática clínica. No entanto, nem sempre os resultados encontrados com o emprego desta equação preditiva são compatíveis com aqueles obtidos pelas medidas de gasto energético de repouso. No Quadro 1, são mostradas algumas fórmulas empregadas para cálculo das necessidades energéticas, as quais devem ser acrescidas por quantidade adicionais de energia para atender às necessidades energéticas totais.

Quadro 1 Fórmulas para estimativa das necessidades energéticas basais

Equação de Harris-Benedict: Homem: 66,5 + (13,7 x P) + (5 x A) – (6,8 x I) Mulher: 655 + (9,6 x P) + (1,8 x A) – (4,7 x I)
Equação de Quebbeman-Ausman: Homem = (12,3 x P) + 754 Mulher = (6,9 x P) + 874
Equação de Penn State (recomendada para pacientes em ventilação mecânica): 1,1 x (valor obtido na equação de Harris-Benedict) + (140 + $T_{máx}$) + (32 + VM) – 5,34
Quando somente o peso é disponível: Mulher > 60 anos = 20 kcal/kg/dia Mulher < 60 anos = 25 kcal/kg/dia Homem > 60 anos = 25 kcal/kg/dia Homem < 60 anos = 30 kcal/kg/dia Grandes queimados = 30–35 kcal/kg/dia

P = peso (kg); A = altura (cm); I = idade (anos); $T_{máx}$ = temperatura máxima (°C); VM = volume minuto (L/min).

Não há consenso quanto à relação quantitativa entre a oferta de proteína e a restauração do balanço nitrogenado em pacientes submetidos à terapia nutrológica enteral. Quando a oferta energética é adequada, muitos pacientes precisarão de 0,8 a 1,2 g de proteína/kg/dia. Pacientes com trauma grave podem precisar de 1,5 g de proteína/kg/dia. Em portadores de doenças graves, anormalidades no metabolismo, como aumento do *turnover* da proteína corporal, proteólise com diminuição da proteína muscular e perda urinária de nitrogênio, resultam em balanço nitrogenado negativo. Assim, pacientes obesos críticos podem necessitar de cerca de 2,5 g de proteínas/kg de peso ideal.

COMPLICAÇÕES DA TERAPIA NUTROLÓGICA ENTERAL

A terapia nutrológica enteral apresenta complicações que devem ser reconhecidas, prevenidas e tratadas precocemente. A seguir, são citadas as causas, a prevenção e as possíveis abordagens das complicações mais comuns relacionadas à terapia nutrológica enteral.

Náuseas e vômitos

As náuseas e os vômitos podem ser causados por intolerância à fórmula enteral ou a um dos seus componentes (menos frequente na população adulta), volume excessivo e velocidade elevada na administração da dieta. Náuseas e vômitos também podem ser decorrentes do deslocamento da sonda do duodeno para o estômago ou do estômago para o esôfago (por inserção errônea ou migração da sonda), posicionamento inadequado do paciente durante a infusão da dieta ou por efeitos colaterais de medicamentos, como drogas antineoplásicas. A etiologia pode não se relacionar à terapia nutrológica enteral em si, mas ser secundária à disfunção gastrointestinal em pacientes com esvaziamento gástrico lentificado, refluxo gastroesofágico, úlcera péptica, suboclusão intestinal e constipação intestinal grave, além da possível concomitância de distúrbios hidreletrolíticos, estresse, ansiedade, tosse e infecção.

Como forma de prevenção das náuseas e vômitos, é essencial a manutenção de mãos e equipamentos adequadamente higienizados, confirmação do posicionamento da sonda antes de cada administração de dieta, manutenção da cabeceira do leito elevada em ângulo de 30 graus durante a infusão da dieta e 30 a 60 minutos após o seu término. O médico deve estar atento para que o volume e a velocidade de infusão da dieta enteral sejam compatíveis com a tolerância do paciente, mesmo que essa prescrição esteja aquém dos cálculos de adequação. Em tais situações, o profissional deve aumentar o volume da dieta enteral gradativamente, adequando-o à tolerância individual do paciente, até atingir o volume considerado adequado. Dentre as condutas diante de náuseas e vômitos, deve-se: a) reduzir a velocidade de infusão da dieta até a melhora dos sintomas, com progressão gradual posterior até atingir o mais próximo do valor determinado como alvo; b) administrar antieméticos no mínimo 30 a 60 minutos antes do início da infusão da dieta enteral; c) corrigir eventuais distúrbios hidreletrolíticos; d) avaliar a necessidade de prescrever medicamentos com ação antirrefluxo e procinéticos.

Diarreia

A diarreia em pacientes que recebem terapia nutrológica enteral pode levar a perda de peso, ineficiência na recuperação do peso corporal perdido, distúrbios eletrolíticos e de fluidos, além de favorecer a formação de lesões cutâneas em região perianal. A identificação do fator causal da diarreia é essencial para uma adequada abordagem terapêutica e preventiva.

O aumento do número de evacuações pode ser causado por alergia ou intolerância à composição e à osmolaridade da fórmula, velocidade rápida de infusão da dieta e contaminação da fórmula em suas diversas etapas de manipulação (diluição, porcionamento, transporte e administração). O uso de laxativos, incluindo drogas que contêm magnésio, como antiácidos e drogas osmoticamente ativas, como sorbitol, também podem ser causa da diarreia. Muitas classes de drogas, como antiácidos, antibióticos, anti-hipertensivos, antiarrítmicos e anti-inflamatórios não esteroides, podem causar diarreia. Os antibióticos alteram a flora intestinal permitindo o crescimento de espécies patogênicas. Além disso, o emprego de alguns antibióticos reduz a produção de ácidos graxos de cadeia curta a partir dos carboidratos insolúveis e das fibras. Pode existir uma disfunção gastrointestinal pré-existente (síndrome do intestino curto, doença inflamatória intestinal, colite pseudomembranosa, outras infecções intestinais). Embora as fórmulas enterais industrializadas no mercado nacional não contenham lactose, as dietas domiciliares que contêm leite podem causar diarreia quando há deficiência primária ou secundária de lactase. A deficiência secundária de lactase pode ocorrer por lesão da mucosa intestinal secundária à inflamação e/ou infecção, redução da superfície absortiva ou mesmo aceleração do trânsito intestinal. Insuficiência pancreática, obstrução biliar ou ressecção do íleo predispõem à má absorção de gorduras, ao passo que problemas no íleo terminal podem levar à má absorção de sais biliares e, consequentemente, diarreia.

A prevenção da diarreia inclui evitar a prescrição de medicamentos com osmolaridade elevada, cuidado no preparo e manuseio das dietas, atentando para os sistemas padronizados de segurança no manuseio de alimentos (APCC – análise de perigo e pontos críticos de controle). A prescrição da dieta enteral deve respeitar as eventuais intolerâncias e alergias alimentares do paciente, além de garantir a velocidade de administração da dieta por meio de método controlado por bomba de infusão. O tratamento medicamentoso da diarreia pode incluir o uso de loperamida, desde que tenham sido descartadas as hipóteses de que ela seja manifestação do uso inadequado de laxativos, infecção, deficiência de lactase, esteatorreia ou ainda doença da mucosa intestinal. O uso de probióticos na prevenção e no tratamento da diarreia ainda é controverso, em função da grande variação de métodos utilizados em estudos e das diferentes características dos vários probióticos.

Obstrução da sonda

A obstrução das sondas de alimentação é uma complicação comum em pacientes hospitalizados e, especialmente, domiciliares. As causas de obstrução das sondas incluem administração imprópria de medicamentos (não adequadamente triturados e dissolvidos antes da infusão via sonda), limpeza inadequada do seu lúmen e velocidade de infusão da dieta enteral reduzida. Como medidas de prevenção, deve-se dar preferência por medicamentos sob a forma líquida (sempre que possível), trituração de comprimidos e dissolução em 20 a 30 mL de água para que possam ser administrados, não misturando diferentes medicamentos para serem infundidos e fazendo *flush* de 15 mL de água filtrada antes e depois da administração de medicamentos.[7] A infusão de água pela sonda é uma importante medida preventiva, que evita ou minimiza a formação de crostas na sua luz. É importante salientar que, em nenhuma circunstância, o fio-guia deve ser inserido na sonda depois que ela for instalada, em razão do risco de perfuração de mucosa do trato gastrointestinal.

Migração da sonda

Por serem confeccionadas com material maleável, pode ocorrer migração das sondas. Tal complicação ocorre quando não há boa fixação na pele, vômitos e tosse persistentes e desinsuflação do balão interno (em casos de gastrostomias). A conferência da medida externa da sonda, a partir da marcação feita com tinta indelével, antes de cada administração de dieta, é uma medida simples que indica se houve migração interna ou externa da sonda. Em casos de sonda transnasal, a retirada da oleosidade da pele da face com gaze e/ou algodão embebido em álcool a 70% e a fixação correta da sonda auxilia na prevenção da sua migração. Além disso, deve-se dar preferência às sondas com ogiva (peso) em extremidade distal. No caso das ostomias, o tracionamento suave e frequente permite verificar a funcionalidade do dispositivo de retenção.

Irritação da pele

A irritação da pele no local da inserção pode ser causada por sondas calibrosas tracionadas e fixadas inadequadamente e pelo uso de sondas de má qualidade. Esta complicação pode ser prevenida pela melhor escolha do calibre da sonda e seu modo de fixação. Para isso, é essencial evitar o tracionamento da narina para diminuir a pressão constante no mesmo local, evitando assim a formação de lesões nas asas nasais. No caso das ostomias, as lesões de pele devem ser prevenidas pela mobilização da sonda com movimentos circulares e não tracionamento do balão interno.

Constipação intestinal

As causas de constipação intestinal incluem os efeitos colaterais de medicamentos como narcóticos, cálcio e antiácidos contendo alumínio ou cálcio, sulfato ferroso, anticolinérgicos e anticonvulsivantes. Frequentemente, a constipação intestinal está associada à imobilidade prolongada do paciente, hipomotilidade gastrointestinal, semioclusão intestinal, ingestão inadequada de água ou de fibras insolúveis. Como prevenção dessa complicação, cita-se a oferta adequada de líquidos e fibras, a não prescrição de medicamentos obstipantes e a estimulação da deambulação precoce sempre que possível. Importante salientar que a constipação pode não se relacionar com a terapia nutrológica enteral e sua abordagem é limitada em algumas situações em que há deficiência na propulsão do bolo fecal, com comprometimento da inervação intrínseca ou extrínseca, da musculatura lisa e/ou fatores que prejudicam o desempenho neuromuscular. Entre essas, estão incluídos os pacientes com doença do sistema nervoso central (acidente vascular cerebral, doença de Parkinson, esclerose múltipla, trauma raquimedular), do sistema nervoso autônomo (doença de Chagas, hipotireoidismo e neuropatia diabética) e as doenças neuromusculares (distrofia muscular, amiloidose, esclerodermia e dermatomiosite).

Broncoaspiração

A broncoaspiração pode ser decorrente da redução do reflexo de tosse, refluxo gastroesofágico, retardo do esvaziamento gástrico e deslocamento acidental da sonda. A prevenção se faz mantendo-se a cabeceira do leito elevada a 30 graus durante a infusão da dieta e permanecendo nesta posição até 30 minutos após o seu término. Em pacientes com queixas de plenitude ou distensão abdominal, é prudente considerar a necessidade de suspensão temporária da dieta enteral e reiniciar a sua administração lenta e contínua utilizando bomba de infusão, com a extremidade distal da sonda posicionada abaixo do ângulo de Treitz. Dentre as condutas preventivas para a broncoaspiração, está indicado usar procinéticos e evitar o uso de narcóticos.

Complicações metabólicas

A hiponatremia decorre da hiper-hidratação, pois muitos pacientes frequentemente recebem fluidos intravenosos. A hipernatremia pode ser consequência de excessiva perda de água ou diabetes insípido em pacientes com problemas neurológicos.

A síndrome da realimentação é uma complicação metabólica grave da terapia nutrológica enteral em pacientes subnutridos. Os fatores de risco para esta síndrome são: deficiências eletrolíticas prévias à realimentação, IMC<16 kg/m^2, perda ponderal não intencional maior que 10% nos últimos 6 meses, ingestão alimentar nula ou mínima por mais de 5 dias, história de etilismo e uso de fármacos como insulina, quimioterapia, antiácidos e diuréticos.[15,16] Em termos fisiopatológicos, o organismo previamente adaptado à subnutrição diminui as funções de bomba das membranas celulares com o objetivo de conservar energia. Isso leva à perda intracelular de potássio, cálcio, magnésio e fosfato, com depleção subsequente em todo o organismo. A oferta agressiva de nutrientes, principalmente carboidratos, para pacientes subnutridos estimula a liberação de insulina, provocando a passagem de fluidos, eletrólitos e minerais do extra para o intracelular.[15,16] Em consequência, pode haver hipofosfatemia, hipopotassemia e hipomagnesemia potencialmente fatais. Pode ocorrer também aumento do fluido extracelular decorrente da administração exógena, do movimento endógeno de sódio e água para fora da célula e da menor habilidade do rim subnutrido de excretar a carga de sódio e água. Pode ocorrer também deficiência de tiamina, levando à insuficiência cardíaca e respiratória, letargia, confusão, coma e até a morte.

A síndrome da realimentação pode ser evitada iniciando-se a terapia enteral com uma oferta de nutrientes abaixo das necessidades energéticas. É fundamental, portanto, que sejam dosados os eletrólitos antes do início da terapia nutrológica enteral e, se necessário, deve-se fazer a sua reposição. Sugere-se iniciar com 10 kcal/kg/dia e suplementar eletrólitos simultaneamente em pacientes de alto risco para realimentação. A tiamina e outras vitaminas do complexo B devem ser repostas antes e nos 3 primeiros dias da administração de dieta enteral.

REFERÊNCIAS BIBLIOGRÁFICAS

1. Brasil. Ministério da Saúde. RCD n. 63, de 6 de julho de 2000. Regulamento técnico para a terapia de nutrição enteral. Diário Oficial da União, Brasília, 7 de junho de 2000. Brasília: Ministério da Saúde, 2000.
2. Bistrian B. Driscoll DF. Enteral and parenteral nutrition therapy. In: Harrison's principles of internal medicine. 18.ed. New York: McGraw Hill, 2012.
3. Marchini JS, Vannucchi, Gomes ME, Santos JE, Dutra-de-Oliveira JE. Uso de nutrição enteral quimicamente definida em pacientes do Hospital das Clínicas de Ribeirão Preto. Rev Paul Med 1981; 97: 148-52.
4. Vannucchi H, Garcia LV, Unamuno MR, Marchini JS, Dutra-de-Oliveira JE. Nutrição enteral: algumas perguntas e resposta. Rev Soc Bra Nutr Paren 1984; 1(3):9-15.
5. ASPEN Board of Directors and the Clinical Guidelines Task Force. Guidelines for the use of parenteral and enteral nutrition in adult and pediatric patients. JPEN 2002; 26:1SA-138.

6. Pearce CB, Duncan HD. Enteral feeding. Nasogastric, nasojejunal, percutaneous endoscopic gastrostomy, or jejunostomy: its indications and limitations. Postgrad Med J 2002; 78:198-204.
7. Unamuno MRDL, Marchini JS. Sonda nasogástrica/nasoenteral: cuidados na instalação, na administração da dieta e prevenção de complicações. Medicina (Rib Preto) 2002; 35:95-101.
8. Shike M. Nutrição enteral. In: Shills M. Nutrição moderna na saúde e na doença. 10.ed. Barueri: Manole, 2006.
9. Cunha SFC, Ferreira CR, Braga CBM. Fórmulas enterais no mercado brasileiro: classificação e descrição da composição nutricional. International Journal of Nutrology 2011; 4:71-86.
10. Cano N, Fiaccadori E, Tesinsky P, Toigo G, Druml W. DGEM (German Society for Nutritional Medicine), ESPEN (European Society for Parenteral and Enteral Nutrition). ESPEN Guidelines on Enteral Nutrition: Adult renal failure. Clin Nutr 2006; 25: 295-310.
11. Marchesini G, Bianchi G, Merli M. The Italian BCAA Study Group. Nutritional supplementation with branched chain amino acids in advanced cirrhosis: a double-blind, randomized trial. Gastroenterology 2003; 124:1792-801.
12. Muto Y, Sato S, Watanabe A. Effects of oral branched chain amino acid granules on event free survival in patients with liver cirrhosis. Clin Gastroenterol Hepatol 2006; 3:705-13
13. Rabito EI, Vannucchi GB, Suen VMM, Castilho LL, Marchini JS. Estimativa de peso e altura de pacientes hospitalizados e imobilizados. Rev Nutr (Campinas) 2006; 19:655-61.
14. Rabito EI, Mialich MS, Martinez EZ, Garcia RWD, Jordao Jr AA, Marchini JS. Validation of predictive equations for weight and height using a metric tape. Nutr Hosp 2008; 23:614-8.
15. Mehanna HM, Moledina J, Travis J. Refeeding syndrome: what it is, and how to prevent and treat it. BMJ 2008; 336:1495-8.
16. Marinella MA. Refeeding syndrome in cancer patients. Int J Clin Pract 2008; 62:460-5.

9

Terapia nutrológica enteral pediátrica

Elza Daniel de Mello
Carlos Alberto Nogueira-de-Almeida

DEFINIÇÃO E INDICAÇÕES

A nutrologia enteral (NE) é definida como o alimento para fins especiais, com fornecimento controlado de nutrientes, em forma isolada ou combinada, de composição definida ou estimada, especialmente formulada e elaborada para uso por sondas ou via oral, industrializada ou não, utilizada de maneira exclusiva ou parcial para substituir ou complementar a alimentação oral em pacientes desnutridos ou não, conforme suas necessidades nutricionais em regime hospitalar, ambulatorial ou domiciliar, visando à síntese ou à manutenção de tecidos, órgãos ou sistemas. A terapia nutrológica enteral (TNE) é definida como o conjunto de procedimentos terapêuticos para manutenção ou recuperação do estado nutricional do paciente por meio de NE. Pacientes hospitalizados frequentemente utilizam NE como um método alternativo de alimentação.

A NE é administrada através de uma sonda de alimentação, sendo o método preferido de apoio nutrológico para pacientes com funcionamento do trato gastrointestinal. Oferece várias vantagens teóricas sobre nutrologia parenteral, incluindo menor custo, maior comodidade e diminuição das complicações infecciosas. Outra vantagem das sondas de alimentação enteral é que elas fornecem um acesso conveniente para o trato gastrointestinal e, portanto, são frequentemente usadas para a administração de medicamentos em pacientes que não conseguem engolir com segurança.

A TNE é indicada quando o trato gastrointestinal estiver total ou parcialmente funcionante e houver risco de desnutrição, ou seja, quando a ingestão oral for inadequada para prover as necessidades diárias nutricionais. De forma geral, as seguintes indicações de TNE podem ser citadas:

- consumo por via oral inferior a 80% das necessidades energéticas;
- crescimento ou ganho de peso inadequado por mais de 1 mês para crianças com idade inferior ou igual a 2 anos;
- perda ou peso estacionado por 3 meses, para as crianças com idade superior a 2 anos;
- mudança de canal na curva de crescimento nos índices peso/idade (PI) ou peso/estatura (PE);
- dobra cutânea tricipital (DCT) abaixo do percentil 5 para a idade;
- períodos longos, acima de 4 horas/dia, sem se alimentar por via oral.

As contraindicações à TNE, em geral, são relativas ou temporárias, mais do que definitivamente absolutas:

- disfunção gastroesofágica e/ou trato gastrointestinal ou condições que requerem repouso intestinal;
- obstrução mecânica do trato gastrointestinal;
- refluxo gastroesofágico;
- íleo paralítico;
- hemorragia gastrointestinal grave;
- vômitos e diarreia graves;
- fístula do trato gastroesofágico de alto débito;
- enterocolite grave;
- pancreatite aguda grave;
- doença terminal;
- expectativa de utilizar via oral em período superior a 2 dias em desnutridos e em 5 dias em nutridos.

Os parâmetros que devem ser analisados para a administração da NE são os seguintes:

- determinação do estado nutricional;
- escolha da via de acesso;

- escolha do local de infusão da dieta;
- escolha da modalidade de administração da dieta:
  - infusão contínua com bomba de infusão;
  - infusão intermitente: por gotejamento ou em bolo;
- escolha da dieta: fonte de carboidratos, lipídios, proteínas, minerais, vitaminas, osmolaridade, densidade calórica, distribuição calórica percentual e relação kcal/gN;
- determinação de condições clínicas;
- necessidades nutricionais do paciente.

DETERMINAÇÃO DO ESTADO NUTROLÓGICO

A avaliação do estado nutrológico tem como objetivo identificar os distúrbios nutricionais, possibilitando uma intervenção adequada capaz de auxiliar na recuperação e/ou na manutenção do estado de saúde do paciente. O diagnóstico precoce da desnutrição intra-hospitalar é necessário para impedir agravos, assim como o diagnóstico de risco nutricional na admissão hospitalar. Vários são os métodos para a realização da avaliação nutrológica (AN), cada um com sua importância e nenhum considerado padrão-ouro. Todavia, nenhum pode ser considerado único e suficiente para predizer o risco nutricional isoladamente, porque todos apresentam limitações.

A antropometria apresenta a vantagem de ser aplicável a todos os ciclos de vida. É um método não invasivo que utiliza equipamentos de baixo custo, necessita de pequeno espaço físico e permite coleta de dados fácil e rápida. Tem como desvantagens o fato de, isoladamente, não identificar as deficiências específicas de micronutrientes, necessitando de exames complementares. Compreende a determinação de peso, estatura, circunferência do braço (CB) e DCT, podendo com esses dados determinar o índice de massa corporal (IMC) e a circunferência muscular do braço (CMB).

Peso

Para determinar o peso, é essencial que a balança esteja previamente regulada e tarada (idealmente, antes de cada medida). Para pacientes de até 24 meses de idade, utiliza-se a balança pediátrica, na qual a criança é colocada completamente sem roupa, e faz-se o registro do peso indicado. Após os 2 anos de idade, utiliza-se a balança de plataforma, colocando a criança na balança, com avental apropriado para idade e os pés descalços, registra-se o peso e, depois, desconta-se o peso do avental.

Estatura

O comprimento/altura medido no indivíduo deitado ou em pé, respectivamente, é a distância do ponto vértice à região plantar. Para crianças de até 2 anos, utiliza-se régua antropométrica ou antropômetro horizontal. Deita-se a criança de costas sobre uma superfície lisa, segurando-lhe a cabeça na posição vertical, as pernas esticadas e os joelhos estendidos. A haste fixa toca o topo do crânio e o cursor móvel desloca-se até a base do pé. Para crianças maiores e adolescentes, usa-se o mesmo método adotado para indivíduos adultos. Nesse caso, a altura do paciente deve ser verificada em balança com antropômetro ou fita métrica, afixados a uma parede plana. O paciente deve estar sem calçados, sem boné e sem adornos no alto da cabeça e permanecer em pé sobre a plataforma da balança, com os calcanhares juntos para trás e o corpo o mais reto possível. Calcanhares, panturrilha, nádegas, costas e cabeça devem tocar a parede de superfície vertical do dispositivo de medida.

Classificação

0 a 5 anos de idade

A AN baseia-se nos índices PI, PE e estatura/idade (EI), recomendados pela Organização Mundial da Saúde (OMS), que podem ser calculados pelo programa Anthro, disponível no *site*: http://www.who.int/childgrowth/software/en/.

5 anos e 1 mês a 19 anos

Utilizam-se os critérios da OMS de EI e IMC, que podem ser calculados no programa AnthroPlus, disponível no site: http://www.who.int/growthref/tools/en/.

Essas classificações podem ser determinadas em percentil e escore z por meio dos gráficos da OMS, pelo programa ou por percentual de adequação. As classificações dos índices do estado nutricional para crianças de 0 a menos de 5 anos de idade, de 5 a 10 anos e de adolescentes de 10 a 19 anos estão representados, respectivamente, nas Tabelas 1, 2 e 3.

Circunferência do braço

A CB, parâmetro nutricional antropométrico recomendado pela OMS, representa a somatória das áreas constituídas pelos tecidos ósseo, muscular e gorduroso do braço. A técnica da aferição da CB consiste em escolher o braço não dominante e marcar o ponto médio entre o acrômio e o olécrano. Deve-se utilizar fita métrica de material não extensível, com escala em centímetros, e medir a CB do braço não dominante no ponto marcado, em centímetros. Os valores de referência são classificados de acordo com a tabela adaptada de Frisancho (1981), distribuídos em percentis (Anexo 1).

Dobra cutânea tricipital

A espessura da DCT reflete a espessura da pele e do tecido adiposo subcutâneo. A aferição da dobra cutânea é um método relativamente simples, de baixo custo e não

Tabela 1 Índices do estado nutricional para crianças de 0 a menos de 5 anos de idade

Estatura para a idade	Valores críticos		Diagnóstico nutricional
	< percentil 0,1	< escore z 3	Muito baixa estatura para a idade
	≥ percentil 0,1 e < percentil 3	≥ escore z -3 e < escore z -2	Baixa estatura para a idade
	≥ percentil 3	≥ escore z -2	Estatura adequada para a idade
Peso para a idade	< percentil 0,1	< escore z -3	Muito baixo peso para a idade
	≥ percentil 0,1 e < percentil 3	≥ escore z -3 e < escore z -2	Baixo peso para a idade
	≥ percentil 3 e ≤ percentil 97	≥ escore z -2 e ≤ escore z +2	Peso adequado para a idade
	> percentil 97	> escore z +2	Peso elevado para a idade*
Peso para a estatura	< percentil 0,1	< escore z -3	Magreza acentuada
	≥ percentil 0,1 e < percentil 3	≥ escore z -3 e < escore z -2	Magreza
	≥ percentil 3 e ≤ percentil 85	≥ escore z -2 e ≤ escore z +1	Eutrofia
	> percentil 85 e ≤ percentil 97	≥ escore z +1 e ≤ escore z +2	Risco de sobrepeso
	> percentil 97 e ≤ percentil 99,9	≥ escore z +2 e ≤ escore z +3	Sobrepeso
	> percentil 99,9	> escore z +3	Obesidade
IMC para a idade	< percentil 0,1	< escore z -3	Magreza acentuada
	≥ percentil 0,1 e < percentil 3	≥ escore z -3 e < escore z -2	Magreza
	≥ percentil 3 e ≤ percentil 85	≥ escore z -2 e ≤ escore z +1	Eutrofia
	> percentil 85 e ≤ percentil 97	≥ escore z +1 e ≤ escore z +2	Risco de sobrepeso
	> percentil 97 e ≤ percentil 99,9	≥ escore z +2 e ≤ escore z +3	Sobrepeso
	> percentil 99,9	> escore z +3	Obesidade

* Este não é o índice antropométrico mais recomendado para a avaliação do excesso de peso entre crianças. Essa situação deve ser avaliada pela interpretação dos índices de peso para estatura ou IMC para idade.
Fonte: OMS (WHO), 1995.[24]

Tabela 2 Índices do estado nutricional para crianças de 5 a 10 anos de idade

	Valores críticos		Diagnóstico nutricional
Estatura para a idade	< percentil 0,1	< escore z-3	Muito baixa estatura para a idade
	≥ percentil 0,1 e < percentil 3	≥ escore z -3 e < escore z -2	Baixa estatura para a idade
	≥ percentil 3	≥ escore z -2	Estatura adequada para a idade
Peso para a idade	< percentil 0,1	< escore z -3	Muito baixo peso para a idade
	≥ percentil 0,1 e < percentil 3	≥ escore z -3 e < escore z -2	Baixo peso para a idade
	≥ percentil 3 e ≤ percentil 97	≥ escore z -2 e ≤ escore z +2	Peso adequado para a idade
	> percentil 97	> escore z +2	Peso elevado para a idade*

* Este não é o índice antropométrico mais recomendado para a avaliação do excesso de peso entre crianças. Essa situação deve ser avaliada pela interpretação dos índices de peso para estatura ou IMC para idade.

Fonte: OMS (WHO), 1995.[24]

Tabela 3 Índices do estado nutricional para adolescentes de 10 a 19 anos de idade

	Valores críticos		Diagnóstico nutricional
Estatura para a idade	< percentil 0,1	< escore z-3	Muito baixa estatura para a idade
	≥ percentil 0,1 e < percentil 3	≥ escore z -3 e < escore z -2	Baixa estatura para a idade
	≥ percentil 3	≥ escore z -2	Estatura adequada para a idade
IMC para a idade	< percentil 0,1	< escore z -3	Magreza acentuada
	≥ percentil 0,1 e < percentil 3	≥ escore z -3 e < escore z -2	Magreza
	≥ percentil 3 e ≤ percentil 85	≥ escore z -2 e ≤ escore z +1	Eutrofia
	> percentil 85 e ≤ percentil 97	≥ escore z +1 e ≤ escore z +2	Sobrepeso
	> percentil 97 e ≤ percentil 99,9	≥ escore z +2 e ≤ escore z +3	Obesidade
	> percentil 99,9	> escore z +3	Obesidade grave

Fonte: OMS (WHO), 1995.[24]

invasivo para estimar a gordura corporal total. A DCT é, entre as outras dobras, a mais utilizada na prática clínica para o monitoramento do estado nutrológico. A técnica da aferição da DCT consiste em manter o paciente em pé ou sentado, manter o membro não dominante estendido livremente ao longo do corpo com a palma da mão para a frente e aferir o plicômetro. Deve-se medir e marcar o ponto médio entre o acrômio e o olécrano, pela parte posterior do braço não dominante, e pinçar uma dobra proximalmente ao ponto marcado, na linha média posterior do tríceps. Destaca-se a dobra de modo a assegurar que o tecido muscular não tenha sido pinçado, para garantir a medição somente da pele do tecido adiposo. A dobra deve ser mantida pressionada durante a aferição e é medida 3 vezes.

O aparelho fica no sentido vertical e a aferição é feita em torno de 4 segundos após a liberação da pressão. Calcula-se a média entre as 3 medidas. Os valores de referência também são classificados de acordo com a tabela adaptada de Frisancho (1981), distribuídos em percentis (Anexo 2).

A compressibilidade da pele e do tecido adiposo varia com o estado de hidratação, a idade e entre indivíduos. Em geral, indivíduos jovens têm dobras cutâneas mais compressíveis, em virtude da maior hidratação do tecido. A hidratação extrema, como no edema, também afeta a compressibilidade. Essa é uma limitação do método.

Circunferência muscular do braço

A CMB é obtida a partir de uma relação matemática, utilizando-se a DCT e a CB. O valor obtido oferece uma medida indireta da massa muscular esquelética, sendo um bom indicador da composição corporal. Esse método tem como limitação a execução da técnica utilizada. A experiência do profissional que executa as aferições pode interferir no resultado, ocorrendo variações que não refletem adequadamente as mudanças do estado nutrológico, especialmente quando as medidas são efetuadas por profissionais não treinados. Os valores de referência são classificados de acordo com a tabela adaptada de Frisancho (1981), distribuídos em percentis a partir de 1 ano de idade.

$$\text{CMB (cm)} = \text{CB} - [0{,}314 \times \text{DCT (mm)}]$$

A utilização de exames bioquímicos para AN tem a principal inconveniência de não ser específica, tendo muitos fatores clínicos de confusão. No entanto, os mais utilizados na prática diária são albumina, transferrina e pré-albumina, que são indicadores da reserva proteica visceral (Tabela 4). Níveis reduzidos desses parâmetros estão associados à desnutrição, porém, processos inflamatórios, doenças renais ou hepáticas podem modificá-los sem que o paciente esteja com distúrbios nutricionais.

Tabela 4 Valores normais e interpretação para albumina, transferrina e pré-albumina na desnutrição

Marcador	Valor normal	Depleção leve/moderada	Depleção grave
Albumina	3,5 a 5 g%	3,49 a 2,4 g%	< 2,40 g%
Transferrina	212 a 360 mg%	100 a 150 mg%	< 150 mg%
Pré-albumina	18 a 45 mg%	5 a 9,9 mg%	< 5 mg%

TIPOS DE FÓRMULAS PARA USO ENTERAL

Fórmulas enterais

As fórmulas enterais pediátricas variam conforme a idade e o tamanho da criança. Para crianças menores de 10 anos, fórmulas especializadas estão disponíveis e diferem das formulações de adulto. Crianças requerem uma carga de soluto renal reduzida e aumento da concentração de vitaminas e minerais para promover crescimento e desenvolvimento adequados. A recomendação de proteínas das dietas enterais pediátricas deve ser entre 7 e 18% do valor energético total (VET), já os lipídios devem aparecer entre 30 e, no máximo, 60% do VET. A concentração de triglicerídeos de cadeia média não deve exceder 50% do total de lipídios, uma vez que não possuem ácidos graxos essenciais. Para crianças com menos de 1 ano de idade, utilizam-se as fórmulas pediátricas preconizadas para uso via oral, sendo que a densidade calórica (DC) é em torno de 0,7 kcal/mL. Nesta faixa etária, tem uma fórmula com DC de 1 kcal/mL, com proteína íntegra e lactose. Para crianças a partir de 1 ano, estão disponíveis fórmulas contendo 1 cal/mL e versões hipercalóricas com 1,5 cal/mL. Crianças acima de 10 anos ou pesando mais de 50 kg podem utilizar fórmulas de adulto.

Fórmulas especializadas estão disponíveis para várias condições clínicas; em geral, elas fornecem 1 cal/mL e podem ser diluídas. As dietas podem ser encontradas na apresentação em pó para reconstituição ou líquida, pronta para uso.

Escolha da dieta

A escolha da dieta a ser fornecida ao paciente requer avaliação dos seguintes critérios:

- idade (adequar a fórmula à faixa etária da criança);
- estado nutricional;
- necessidades metabólicas e clínicas;
- capacidade digestiva e absortiva do trato gastrointestinal;
- necessidade hídrica;
- localização e diâmetro da sonda;
- osmolaridade da dieta;

- densidade calórica (cal/mL);
- carga de soluto renal (quantidade de proteína e sódio);
- concentração de vitaminas e minerais.

As fórmulas para uso na TNE podem ser industrializadas ou artesanais. Não existem muitas fórmulas industrializadas líquidas, que não necessitem manipulação, para uso pediátrico. Além disso, as crianças variam muito em seu estado nutrológico e em enfermidades, sendo geralmente necessário modular a dieta. As fórmulas podem ser poliméricas, oligoméricas ou monoméricas.

As fórmulas poliméricas são compostas por proteínas, carboidratos e lipídios intactos, exigindo que o trato gastrointestinal seja funcionante. Têm um alto peso molecular e menor osmolaridade. As fórmulas oligoméricas são compostas de proteínas extensamente hidrolisadas (dipeptídeos ou peptídeos e aminoácidos livres). Essas fórmulas fornecem nutrientes de mais fácil absorção, mas têm osmolaridades maiores, podendo ocasionar diarreia osmótica. Também existem as fórmulas monoméricas, ou à base de aminoácidos, que se caracterizam por conterem proteínas exclusivamente na forma de aminoácidos. Para adequar as fórmulas, muitas vezes são utilizados módulos, que fornecem somente um tipo de nutriente (carboidrato, proteína ou lipídio) e são nutricionalmente incompletos (Anexo 3).

Densidade calórica

A densidade calórica de uma dieta corresponde à quantidade de calorias totais fornecidas por mililitro de dieta pronta. Para crianças no primeiro ano de vida, as densidades calóricas podem variar de 0,67 a 0,8 cal/mL; já para as maiores de 1 ano, as densidades calóricas bem toleradas são entre 0,8 e 1,2 cal/mL. Densidades calóricas maiores podem ser utilizadas, mas devem ser observados os sinais de intolerância, como diarreia osmótica, alterações hidreletrolíticas, incapacidade de tolerar sobrecarga de solutos e retardo de esvaziamento gástrico.

Osmolaridade

A osmolaridade é uma medida da pressão osmótica exercida por uma fórmula quando em contato com as membranas semipermeáveis do trato gastrointestinal. É a medida da concentração das partículas osmoticamente ativas da solução. Quanto menor a partícula, maior a osmolaridade.

No estômago, dietas com osmolaridade elevada reduzem os movimentos de propulsão, dificultando o esvaziamento gástrico, enquanto mais distalmente, no duodeno e no jejuno, alimentos hiperosmolares aumentam o peristaltismo e ativam a propulsão da dieta. Em algumas situações, são até responsáveis pela aceleração do trânsito intestinal e presença de diarreia osmótica.

Carboidratos, eletrólitos e aminoácidos são os principais determinantes da carga osmótica gastrointestinal de uma fórmula. Fórmulas contendo partículas menores (aminoácidos e monossacarídeos) tendem a ter uma osmolaridade maior do que as fórmulas com proteínas intactas.

COMO PRESCREVER A TERAPIA NUTROLÓGICA ENTERAL

O médico é responsável pela prescrição médica da TNE e o nutricionista é responsável pela prescrição dietética da NE. A prescrição dietética deve contemplar o tipo e a quantidade dos nutrientes requeridos pelo paciente, considerando seu estado mórbido e nutrológico, suas necessidades nutricionais e as condições do trato digestivo.

1º passo: objetivar a indicação da nutrologia enteral

A TNE deve atender aos objetivos de curto e longo prazos. Entende-se como curto prazo a interrupção ou a redução da progressão das doenças, a cicatrização das feridas, a passagem para nutrição normal e a melhora do estado de desnutrição. TNE de longo prazo é aquela necessária para manutenção do estado nutrológico normal e a reabilitação do paciente em termos de recuperação física e social. Em casos excepcionais, a TNE pode substituir definitivamente a nutrição oral. No período neonatal, pacientes são comumente alimentados por sonda como resultado da prematuridade e da falta de reflexo de deglutição e sucção. Além disso, ocorrem altas demandas metabólicas associadas à imaturidade gastrointestinal e à restrição hídrica.

2º passo: avaliar o estado clínico do paciente

É importante avaliar o estado clínico do paciente e a fase de sua doença (características metabólicas) para determinar a melhor abordagem da TN. Também é necessário avaliar se o paciente não está instável metabolicamente para receber a NE (p. ex., apresentando hipoxemia e/ou acidose metabólica).

3º passo: avaliar o gasto energético diário e as necessidades calóricas

As necessidades energéticas variam de acordo com o estado nutrológico do paciente e sua idade. Para as crianças, recomenda-se a utilização de equações (Anexo 4) ou de tabelas de referência segundo a idade e o gênero, como a da FAO/OMS (Anexo 5), ou as *Dietary Reference Intakes* (DRI – ingestão dietética de referência). Deve-se ter cuidado especial quanto à oferta deficiente ou em excesso, pois ambas podem causar prejuízo à criança. É importante determinar o gasto energético diário (GED) previsto, ou seja, quantas calorias são gastas e devem ser supridas diariamente para a manutenção das funções orgânicas, de acordo com a faixa etária do paciente e seu estado clínico (Tabela 5).

Devem-se, ainda, avaliar o estado clínico do paciente, o grau de atividade física, o uso de sedativos e relaxantes musculares, o trabalho ventilatório (ventilação mecânica) e o tipo de doença, pois esses aspectos podem aumentar ou diminuir o GED previsto.

Tabela 5 Valores previstos do GED de acordo com a faixa etária

Faixa etária	GED
RN prematuro extremo	3º dia de vida: 50 a 55 cal/kg/dia 4º dia de vida: 65 a 75 cal/kg/dia 7º dia de vida: 85 a 90 cal/kg/dia
RN prematuro	90 a 125 cal/kg/dia
RN a termo	75 a 125 cal/kg/dia
Lactente até 10 kg	90 a 100 cal/kg/dia
Criança (11 a 20 kg)	1.000 cal + 50 cal/kg de peso acima de 10 kg ou 80 cal/kg/dia
Criança (20 a 40 kg)	1.500 cal + 20 cal/kg de peso acima de 20 kg ou 55 cal/kg/dia
Adolescente	2.000 a 2.500 cal/dia

GED: gasto energético diário; RN: recém-nascido.

O volume hídrico a ser utilizado na NE é mais um aspecto de extrema relevância, pois a oferta hídrica não é livre, uma vez que pode determinar sobrecarga hídrica ou, se a oferta hídrica for limitada, pode não ser possível oferecer as calorias necessárias. A Tabela 6 mostra as necessidades hídricas recomendadas a pacientes pediátricos.

Tabela 6 Necessidade hídrica diária de manutenção

Estado clínico	Volume hídrico por dia
RN doente, dia 1	40 a 80 mL/kg
RN doente, 1 semana	100 a 150 mL/kg
Anúria, oligoanúria	45 mL/kg
1 a 10 kg	100 mL/kg
11 a 20 kg	1.000 mL + 50 mL/kg, acima de 10 kg
Peso > 20 kg	1.500 mL + 20 mL/kg, acima de 20 kg
Área de superfície corporal	1.500 a 1.800 mL/m^2

RN: recém-nascido.

Também é importante observar a relação entre calorias não proteicas e gramas de nitrogênio (CNP/gN). Para se chegar a essa relação, somam-se calorias das gorduras e dos carboidratos e dividem-se os gramas de nitrogênio, que se obtêm dividindo-se os gramas de proteínas por 6,25. Em seguida, verifica-se a proporção de calorias não proteicas para cada grama de nitrogênio. Recomenda-se relação de 1 g nitrogênio para 100 ou menos calorias não proteicas para situações de estresse grave; 1:100 a 1:150 para situações de estresse moderado; e 1:150 ou mais para situações sem estresse.

TIPOS DE SONDA PARA A TERAPIA NUTROLÓGICA ENTERAL

Os materiais utilizados para a confecção das sondas são borracha, látex e polietileno. No entanto, existem evidências de que esses materiais sofrem alterações em sua complacência e tolerância biológica. O polietileno, por exemplo, no meio ácido do estômago, torna-se rígido e friável, o que contraindica o uso de sondas desse material por um longo período. O silicone e o poliuretano, matérias mais resistentes à secreção gástrica, são frequentemente utilizados para a confecção das sondas enterais. O poliuretano, por ser menos flexível, é mais resistente a colabamento e tem excelente biocompatibilidade, sendo material de primeira escolha, mesmo que as sondas de silicone proporcionem mais conforto e leveza.

As sondas utilizadas em ostomias, para TNE de longa duração, são de silicone ou poliuretano, com paredes finas, flexíveis e mais resistentes. A troca destas sondas é necessária em caso de obstrução, mau funcionamento ou ruptura. São numeradas e contam com duas vias que facilitam a administração de NE. Esses dispositivos têm, na ponta distal, balões insufláveis ou do tipo "estrela", que permitem que a sonda se mantenha bem posicionada no estômago e impedem o extravasamento de secreções gástricas que poderiam lesionar a pele. Na prática clínica, observa-se o uso de cateter do tipo Folley® ou Petzzer® para a TNE em ostomias.

As sondas têm marcas numéricas ao longo de sua extensão, que orientam a quantidade da sonda a ser inserida para localização na região pós-pilórica. Utilizam-se sondas na posição distal com peso de 2 a 3 g confeccionado geralmente de tungstênio. As sondas atuais são radiopacas, permitindo que sua localização seja confirmada por meio de exame radiológico. Por serem muito maleáveis, utiliza-se um fio-guia metálico para facilitar sua introdução nasal.

O comprimento e o diâmetro das sondas variam dependendo da faixa etária dos pacientes (Tabela 7).

Tabela 7 Comprimento e diâmetro de sondas enterais de acordo com a faixa etária

Características	Faixa etária neonatal ou pediátrica
Comprimento	50 a 91 cm
Diâmetro médio interno	6 a 8 Fr
Diâmetro médio externo	4 mm

1 French: 0,33 mm.

O local de inserção e a localização da ponta distal da sonda no paciente caracterizam a sonda (Tabela 8).

Tabela 8 Caracterização dos tipos de sonda

Tipos de sonda	Caracterização
SNG	Inserção através da narina e localização da ponta distal da sonda no estômago
SNE	Inserção através da narina e localização da ponta distal da sonda no intestino
SOG	Inserção através da boca e localização da ponta distal da sonda no estômago
SOE	Inserção através da boca e localização da ponta distal da sonda no intestino
Gastrostomia	Inserção através de ostomia no estômago e localização da ponta distal da sonda no estômago
Jejunostomia	Inserção através de ostomia (que pode ser no estômago ou no jejuno) e localização da ponta distal da sonda no jejuno

SNG: sonda nasogástrica; SNE: sonda nasoentérica; SOG: sonda orogástrica; SOE: sonda oroentérica.

Ainda que o uso de sonda nasogástrica (SNG) e sonda nasoentérica (SNE) esteja indicado na TNE prevista para curto prazo (entre 4 e 6 semanas) e que, na previsão de terapêutica mais prolongada esteja indicada a adoção de ostomia, isso não se traduz na prática clínica no nosso meio, onde os pacientes podem permanecer com SNG e SNE por meses.

ADMINISTRAÇÃO DA TERAPIA NUTROLÓGICA ENTERAL

O controle rigoroso do gotejo da infusão horária deve ser feito, pois a administração de dieta em velocidade maior do que a programada pode causar a síndrome de *dumping*, caracterizada por sintomas gastrointestinais como plenitude e distensão gástrica, dor abdominal, diarreia, sudorese e taquicardia, em decorrência da presença de grandes quantidades de alimentos sólidos ou líquidos na porção proximal do intestino delgado. A administração da dieta por sonda em pacientes pediátricos inicia-se em uma taxa de 1 a 2 mL/kg/h para crianças menores e 1 mL/kg/h para crianças maiores, com mais de 35 a 40 kg. A taxa é avançada conforme a tolerância da criança, com o objetivo de providenciar 25% do total de calorias necessárias no primeiro dia.

Quando se planeja a alimentação em bolo, um volume de 2,5 a 5 mL/kg pode ser dado por 5 a 8 vezes/dia com aumentos graduais no volume para se diminuir o número de alimentações. Pacientes neonatos, criticamente doentes ou desnutridos que não têm sido alimentados por via enteral por um período extenso necessitam de um volume inicial menor que 0,5 a 1 mL/kg/h. O uso de bomba de infusão é indicado para pacientes críticos, recém-nascidos e em uso de sondas em jejunostomia.

A dieta pode ser administrada de forma contínua, intermitente ou em bolo. A dieta intermitente consiste na oferta de dieta por 4 a 8 vezes/dia, durante um período de aproximadamente 2 horas, por meio de gravidade ou bombas de infusão. A administração em bolo é feita com uso de seringas ou frascos de dieta, usando-se a gravidade ou infusão rápida durante 5 a 15 min. Não se recomenda a infusão em bolo em pacientes cujo reflexo da tosse esteja abolido, pois a sobrecarga rápida do estômago poderia resultar em refluxo e consequente aspiração. Se o paciente se alimenta por via oral, seria conveniente usar a dieta em bolo como complemento, longe dos horários da alimentação. A administração de dieta contínua durante o período noturno permite que o paciente deambule e se alimente normalmente durante o dia, favorecendo seu convívio familiar nos horários da refeição.

COMPLICAÇÕES DA TERAPIA NUTROLÓGICA ENTERAL

As complicações podem ser divididas em diversas categorias, como mecânicas, gastrointestinais, metabólicas, respiratórias e psicológicas. As principais complicações mecânicas relacionam-se com o tipo de sonda empregada e a posição: obstrução da sonda, saída ou migração acidental da sonda, erosões nasais, necrose e abscesso septonasal, sinusite aguda, rouquidão, otite, esofagite, ulceração esofágica e estenose e fístula traqueoesofágica. As complicações gastrointestinais são extremamente comuns na TNE, salientando-se diarreia, náuseas e vômitos, que podem ocorrer em até 30% dos pacientes. As complicações metabólicas em TNE são menos frequentes do que se observa com a terapia nutrológica parenteral, especialmente quando se utilizam formulações poliméricas. No entanto, o uso exclusivo de dietas elementares, particularmente em pacientes com jejum oral, pode determinar distúrbios do metabolismo glicêmico e eletrolítico.

A síndrome da realimentação pode ser descrita como uma condição potencialmente letal, quando ocorre um distúrbio grave de eletrólitos, minerais, fluidos corporais e vitaminas, associado a anormalidades metabólicas em pacientes predispostos, quando realimentados, seja por via oral, enteral ou parenteral, de forma exagerada, com aporte calórico demasiado. As alterações mais observadas nessa síndrome envolvem o consumo intracelular de eletrólitos e minerais, como potássio, magnésio e principalmente fósforo, em razão do intenso anabolismo associado à depleção longa e à excessiva administração de carboidratos, que favorecem a entrada de potássio e fósforo na célula, resultando em hipofosfatemia grave e letal. Os pacientes em risco para a síndrome da realimentação geralmente são aqueles que sofreram privação alimentar prolongada. No entanto, também estão em risco os que sofreram privação alimentar durante um período de 7 a 10 dias com evidências de estresse.

A aspiração (entrada de alimentação por sonda ou secreções do trato gastrointestinal nos pulmões) é um dos mais graves eventos da NE, que pode levar a complicação fatal. Para a prevenção dessa complicação, deve-se aspirar a sonda antes da administração de cada dieta e tomar cuidado com a velocidade de infusão da dieta e com a elevação da cabeceira do leito, que deve estar em cerca de 30°.

INTERAÇÃO MEDICAMENTOSA E TERAPIA NUTROLÓGICA ENTERAL

Diversas questões devem ser consideradas na administração concomitante de medicamentos orais e dietas enterais, pois métodos de administração incorretos podem resultar em sondas obstruídas, diminuição da eficácia da droga, aumento dos efeitos adversos ou incompatibilidades entre as formulações e as drogas. Um dos fatores que devem ser considerados ao se administrar um medicamento pela via enteral é seu local de absorção. A maioria dos medicamentos orais é absorvida no intestino delgado, mas, para alguns, o estômago é alvo de ação da droga e absorção. Portanto, se a sonda é colocada no intestino delgado, certos medicamentos podem ter benefício mínimo, uma vez que a absorção estomacal é ignorada. Esses medicamentos incluem os antiácidos, que neutralizam o ácido do estômago, e também o sucralfato e o bismuto, já que ambos formam uma barreira protetora no estômago. Além disso, quando certos medicamentos, caracterizados por extenso metabolismo de primeira passagem hepática (p. ex., opioides, antidepressivos tricíclicos, betabloqueadores, nitratos), são administrados no jejuno, o aumento da absorção e mais efeitos sistêmicos podem ocorrer. Os antifúngicos cetoconazol e itraconazol podem também ter a biodisponibilidade diminuída quando administrados via sonda enteral, já que necessitam da acidez gástrica para uma ótima absorção.

O manejo sugerido como preferencial para a administração de medicamentos via sonda seria o seguinte: prescrever, preferencialmente, a suspensão oral via sonda, quando disponível na farmácia. Portanto, quando o paciente estiver utilizando os medicamentos na sonda, sempre se deve atentar para a possibilidade de ocorrência de interação medicamentosa com absorção insuficiente.

As Tabelas 9 a 11 apresentam os medicamentos e a administração por sonda.

Tabela 9 Medicamentos que apresentam risco de obstrução iminente quando administrados via sonda*

Apresentação	Medicamentos
Cápsula	Cefalexina Ciclosporina Didanosina Omeprazol Rifampicina

(continua)

Tabela 9 *(continuação)* Medicamentos que apresentam risco de obstrução iminente quando administrados via sonda*

Apresentação	Medicamentos
Cápsula de liberação prolongada	Teofilina
Comprimido	Cefuroxima Dexclorfeniramina Metronidazol Sulfametozaxol/trimetoprim
Drágea	Cloreto de potássio Nitrofurantoína Ranitidina Sulfato ferroso

* Considerar as opções em suspensão/soluções orais.

Tabela 10 Medicamentos que podem apresentar diminuição na eficácia quando administrados com dietas enterais (pela diminuição no nível sérico dos medicamentos)

Apresentação	Medicamentos
Sonda enteral	Amiodarona Ampicilina Atenolol Captopril Carbamazepina Cefalexina Cefuroxima Ciprofloxacino Clorpromazina Didanosina Doxicilina Eritromicina Fenitoína Hidralazina Indinavir Isoniazida Isoniazida + rifampicina Levodopa + carbidopa Levofloxacino Levomepromazina Levotiroxina (tiroxina) Micofenolato mofetil Norfloxacino Sulfato ferroso Tacrolimo Varfarina

Tabela 11 Medicamentos não recomendados para administração via sonda, pelo risco de diminuição na eficácia do fármaco*

Apresentação	Medicamento
Cápsula gelatinosa	Calcitriol Ritonavir
Comprimido	Doxazosina
Cápsula de liberação prolongada	Isossorbida Nifedipino Teofilina Verapamil
Comprimido de liberação prolongada	Metoprolol succinato
Comprimido revestido	Micofenolato sódico

* Ocasionada pela perda de princípio ativo durante a trituração do comprimido ou modificação em suas propriedades farmacêuticas, no caso das cápsulas e comprimidos de liberação prolongada.

REFERÊNCIAS BIBLIOGRÁFICAS

1. American Academy of Pediatrics. Pediatric Nutrition Handbook. 6. ed. AAP:2009.
2. American Society for Parenteral and Enteral Nutrition. Enteral nutrition practice recommendations. J Parenter Enteral Nutr 2009; 33(2):122-67.
3. Brasil. Agência Nacional de Vigilância Sanitária (ANVISA). Glossário de Definições Legais: Resolução RDC n. 140/2003. Disponível em: http://www.anvisa.gov.br/medicamentos/glossario/glossario_i.htm. Acessado em: 5/11/2010.
4. Brasil. Agência Nacional de Vigilância Sanitária (ANVISA). Resolução RCD n. 63 – Regulamento Técnico para a Terapia de Nutrição Enteral – de 6 de julho de 2000. Disponível em: http://www.anvisa.gov.br/legis/resol/200/63_00rcd.htm.
5. Boullata J. Drug administration through an enteral feeding tube. Am J Nursing 2009; 109(10):34-42.
6. Boullata JI. Carrera AL, Harvey L, Escuro AA, Hudson L, Mays A et al. ASPEN Safe Practices for Enteral Nutrition Therapy. JPEN J Parenter Enteral Nutr 2016. Disponível em: DOI: 10.1177/0148607116673053.
7. Corkins MR, Andris D, Krzywda EA, Ash J. The A.S.P.E.N. Nutrition Support Pediatric Education Manual. ASPEN:2008.
8. Cunill JLP Martínez Ortega AJ, Gallego Casado C, García Luna PP. La medición del resíduo gástrico em nutrición enteral. Nutr Clin Med 2016. Disponível em: DOI: 10.7400/NCM.2016.10.2.5041.
9. ESPEN Guidelines on Enteral Nutrition. Surgery including organ transplantation. Clinical Nutrition 2006; 25:224-44.
10. ESPHGHAN. Guideline of enteral nutrition. Journal of Pediatric Gastroenterology and Nutrition 2005; 1(1-8):5-11.
11. Frisancho AR. New norms of upper limb fat and muscle areas for assessment of nutritional status. Am J Clin Nutr 1981; 34:2540.

12. Goodman LS, Gilman A. As bases farmacológicas da terapêutica. 9.ed. Rio de Janeiro: McGraw-Hill, 1996.
13. Guerra PP. Protocolos de suporte nutricional parenteral e enteral. 2.ed. Rio de Janeiro: Águia Dourada, 2002.
14. Human energy requirements – Report of a joint FAO/WHO/UNU Expert Consultation. Roma, 17-24 out. 2001. p.27 (table 4.3). Disponível em: http://www.fao.org/docrep/007/y5686e/y5686e00.htm.
15. Mahan LK, Escott-Stump S. Krause. Alimentos, nutrição e dietoterapia. 9.ed. São Paulo: Roca, 1998.
16. Matarase LE, Gottschlich MM. Enteral feeding. In: Ross AC, Caballero B, Cousins RJ, Tucker KL, Ziegler TR (eds.). Modern nutrition in health and disease. 11.ed. Philadelphia: Lippincott Williams & Wilkins, 2012.
17. National advisory group on standards and practice guidelines for parenteral nutrition: safe practices for parenteral nutrition formulations. JPEN 1998; 22:49.
18. Nogueira de Almeida C, Mello ED. Nutrologia pediátrica: baseada em evidências. Barueri: Manole, 2016.
19. Solomon SM, Kirbs DF. The refeeding syndrome: a review. JPEN 1989; 14:90-7.
20. Stanga Z, Brunner A, Leuenberger M, Grimble RF, Shenkin A, Allison SP et al. Nutrition in clinical practice – the refeeding syndrome: illustrative cases and guidelines for prevention and treatment. Eur J Clin Nutr 2008; 62:687-94.
21. Támer GL, Pérez de la Cruz AJ, Fernández Soto ML. Dietas específicas em nutrición enteral. Análisis de la evidencia. Nutr Clin Med 2016. Disponível em: DOI: 10.7400/NCM.2016.10.3.5042.
22. Unamuno MRDL, Marchini JS. Sonda nasogástrica/nasoenterica: cuidados na instalação, na administração da dieta e prevenção de complicações. Medicina, Ribeirão Preto 2002; 35:95-101.
23. Wilmore DW. Nutrition and metabolic support in the 21st century. J Parenter Enteral Nutr 2008; 24(1):1.
24. World Health Organization. Physical status: the use and interpretation of anthropometry. Technical Report Wold Health Organization. Genebra: WHO, 1995.
25. World Health Organization. Report of a WHO consultation on obesity preventy and manging the global epidemic. Genebra: WHO, 1998.

10

Terapia nutrológica parenteral no adulto

Eline de Almeida Soriano
Fernando Bahdur Chueire
Sandra Lucia Fernandes
Vivian Marques Miguel Suen
Isolda Prado de Negreiros Nogueira Maduro

INTRODUÇÃO

O princípio básico da terapia nutrológica é usar o método menos invasivo e mais fisiológico para a alimentação. A nutrição parenteral é a administração intravenosa de uma solução contendo aminoácidos, glicose, lipídios, eletrólitos, elementos-traço e vitaminas. Historicamente, a primeira infusão de nutrição parenteral bem-sucedida foi realizada por Dudrick et al.[1], em 1968. A infusão de nutrientes diretamente na circulação venosa é o método menos preferido. No entanto, em alguns casos, a nutrição parenteral central ou a nutrição parenteral periférica são as únicas maneiras de nutrir o paciente.

A terapia nutrológica parenteral (TNP) carrega riscos inerentes associados à colocação de cateter venoso central, como infecção e trombose. Portanto, a indicação deve ser cuidadosamente avaliada.[2,3] As indicações da nutrição parenteral são:[4,5]

- incapacidade de absorção de nutrientes pela via digestiva;
- ressecção maciça de intestino delgado, síndrome do intestino curto (pelo menos inicialmente);
- enterite por radiação;
- diarreia grave;

- obstrução completa do intestino;
- catabolismo grave com ou sem subnutrição, quando o intestino não pode ser usado por 5 a 7 dias;
- impossibilidade de acesso enteral;
- impossibilidade de fornecimento de todos os nutrientes por via enteral;
- pancreatite com dor abdominal com enteral jejunal;
- hemorragia do trato gastrointestinal persistente;
- abdome agudo, íleo;
- fístula entérica de alto débito (> 500 mL/dia) e impossibilidade de se passar sonda nasoentérica além da fístula;
- trauma com necessidade de vários procedimentos cirúrgicos;
- fístula enterocutânea;
- doença inflamatória intestinal não responsiva ao tratamento clínico;
- hiperêmese gravídica (náusea e vômitos persistentes por 5 a 7 dias sem possibilidade de uso de terapia nutrológica enteral);
- obstrução parcial de intestino delgado;
- quimioterapia/mucosite;
- cirurgia de grande porte na qual o tubo digestivo não pode ser usado por 5 a 7 dias;
- vômitos intratáveis quando a terapia enteral jejunal não é possível;
- ascite quilosa ou quilotórax quando a nutrição enteral com baixo teor de gordura não leva à diminuição do débito.

A contraindicação da TNP é o trato gastrointestinal funcionante.

Antes de se iniciar a TNP, deve-se realizar uma avaliação nutrológica capaz de determinar as necessidades calórica e proteica e identificar as alterações metabólicas provocadas pela doença de base, pela condição clínica e pelo uso de medicações. A determinação das necessidades calórica e proteica para pacientes subnutridos, em condição de estresse e sob ventilação mecânica pode ser difícil. No paciente crítico, o fornecimento das necessidades totais estimadas pode ser deletério. Tem-se orientado, inicialmente, o fornecimento de calorias em quantidades menores do que a necessidade estimada.[6,7] A Tabela 1 mostra os fatores importantes que devem ser avaliados antes do início da TNP.

TERAPIA NUTROLÓGICA PARENTERAL PERIFÉRICA

A terapia nutrológica parenteral periférica (TNPP) é usada para pacientes que necessitam de terapia nutrológica por curto período (menos que 2 semanas). Em razão do risco de tromboflebite, a osmolaridade dessas soluções deve ficar entre 600 e

Tabela 1 Fatores importantes a serem considerados no início da TNP

Dados antropométricos	
Alterações recentes de peso	Antes do início
Peso e estatura atuais	
Avaliação laboratorial	**Frequência**
Sódio	Diariamente até estabilização, depois 2 vezes/semana
Potássio	Diariamente até estabilização, depois 2 vezes/semana
Cálcio	2 vezes/semana
Magnésio	2 vezes/semana
Fósforo	2 vezes/semana
Ureia	Diariamente até estabilização, depois 2 vezes/semana
Glicemia	3 vezes/dia até estabilizar
Creatinina	2 vezes/semana
Fosfatase alcalina	1 vez/semana
Gama GT	1 vez/semana
AST ou TGO	1 vez/semana
ALT ou TGP	1 vez/semana
Triglicerídeos	Antes do início e 2 vezes/mês

AST: aspartato aminotransferase; ALT: alanina aminotransferase; gama GT: gamaglutamiltransferase.
Fonte: Bistrian e Driscoll, 2012[4]; Parrish et al., 2006.[5]

850 mOsm/L, no máximo.[8] Mesmo dentro dessa faixa de osmolaridade, as soluções são hipertônicas, portanto, pacientes com acesso venoso periférico difícil não são bons candidatos. Outra consideração a se fazer ao indicar a TNPP é o tempo de duração dessa terapia, ou seja, em quanto tempo pode ser iniciado o uso da via enteral.

Os cateteres usados para a infusão da nutrição parenteral periférica devem ser trocados a cada 48 a 72 horas para minimizar o risco de infecção e tromboflebite.[9] A TNPP evita os riscos inerentes ao acesso venoso central, porém existem indicações para seu uso que devem ser seguidas, a saber:

- necessidade calórica inferior a 1.800 kcal/dia;
- necessidade de nutrição intravenosa por curto período (menos de 10 dias);
- paciente com boa rede venosa periférica;
- restrição hídrica não é necessária.

Os pacientes que não preencherem esses critérios e necessitarem de terapia nutrológica intravenosa são candidatos à TNP central.

Existem formulações prontas de nutrição parenteral para uso periférico contendo glicose, aminoácidos, lipídios e pequenas quantidades de eletrólitos que devem ser administradas separadamente, conforme a necessidade de cada paciente. As formulações prontas não contêm vitaminas hidro ou lipossolúveis, as quais também devem ser administradas separadamente.

A Tabela 2 mostra algumas formulações disponíveis no mercado de nutrição parenteral periférica.

Tabela 2 Composição de algumas nutrições parenterais periféricas existentes no mercado

Nutriente	Fórmula A	Fórmula B	Fórmula C
Sódio (mg)	1.150	736	368
Potássio (mg)	1.170	1.248	468
Cálcio (mg)	120	80	–
Magnésio (mg)	72	96	26
Cloro (mg)	1.702	1.666	851
Fosfato (mg)	232	527	155
Zinco (mg)	2	–	–
Aminoácidos (g)	40	34	20
Glicose (g)	80	97	80
Lipídios (g)	50	51	20

TERAPIA NUTROLÓGICA PARENTERAL CENTRAL

Os cateteres venosos centrais permitem o acesso a veias com fluxo sanguíneo na faixa de 2 a 6 L/min. Esse fluxo rápido permite a infusão de emulsões com osmolaridade acima de 900 mOsm/L (as soluções para uso central possuem osmolaridade entre 1.500 e 2.800 mOsm/L). Existem vários tipos de cateteres para a infusão dessas soluções, inclusive cateteres de múltiplos lúmens. No caso do cateter de múltiplos lúmens, um único lúmen deve ser usado exclusivamente para a infusão da nutrição parenteral.[10]

FORMULAÇÃO DA NUTRIÇÃO PARENTERAL

Glicídios

Os glicídios devem constituir no máximo 60% do valor calórico total da nutrição parenteral. No início dessa terapia, recomenda-se que a oferta de glicose não ultrapasse 7,2 g/kg/dia, o equivalente a 5 mg/kg/min, para diminuir os riscos de hiperglicemia e esteatose hepática. No entanto, no paciente hospitalizado, clinicamente estável ou em TNP domiciliar, recebendo nutrição parenteral cíclica, essa quantidade pode ser excedida, caso o paciente necessite de calorias adicionais para manutenção ou ganho de peso.[5]

Protídios

A proteína (aminoácidos) é fornecida geralmente na faixa de 1,5 g/kg/dia, dependendo do estresse e do catabolismo de cada paciente. Determinados pacientes (críticos, queimados, pós-trauma, em pós-operatório, em diálise) necessitam de 1,2 a 2 g/kg/dia. A necessidade proteica daqueles em estados catabólicos graves pode atingir 2 a 2,5 g/kg/dia.[11]

Em casos de insuficiência renal aguda em diálise, a oferta de proteína deve variar de 1 a 1,7 g/kg/dia.[12] No entanto, se a oferta calórica não for suficiente e não poupar a proteína como fonte calórica, ou se o paciente apresentar hiperglicemia, ocorrerá o catabolismo da proteína endógena. Outro ponto a ser levantado é que a redução na oferta proteica de 1,3 para 1 g/kg/dia em um paciente de 75 kg representa apenas 22 g de proteína. Situações como sangramento do trato gastrointestinal, hiperglicemia, catabolismo provocado por sepse ou trauma produziriam uma quantidade de ureia muito maior que esses 22 g.

Em relação à doença hepática, no passado, a oferta de proteína era restrita. No entanto, estudos recentes mostraram que a restrição proteica pode piorar a doença hepática de base, além de não levar à redução da ocorrência de episódios de encefalopatia hepática. A oferta proteica para pacientes com esteato-hepatite deve ficar em torno de 1,2 g/kg/dia em pacientes com subnutrição moderada e 1,5 g/kg/dia em pacientes com subnutrição grave.[13,14] Em casos de cirrose hepática compensada, a oferta proteica é de 1,2 g/kg/dia. Nas ocorrências de cirrose hepática descompensada, com subnutrição grave, a oferta proteica deve ser de 1,5 g/kg/dia.

Em relação à composição da solução de aminoácidos, na encefalopatia hepática graus III e IV, deve-se considerar o uso das soluções com maior proporção de aminoácidos de cadeia ramificada e menor de aminoácidos aromáticos, metionina e triptofano (ESPEN Guidelines Hepatology). Apesar de existirem evidências de melhora do estado mental com o uso dessas soluções de aminoácidos, não foi observado aumento na sobrevida.[7]

Lipídios

Os lipídios em nutrição parenteral são uma importante fonte de energia e de ácidos graxos essenciais. Portanto, a quantidade de glicose necessária como fonte energética é menor, contribuindo para evitar a hiperglicemia e a esteatose hepática.

Os lipídios presentes na nutrição parenteral são os triglicerídeos, glicerol esterificado com ácidos graxos. Os ácidos graxos essenciais são o ácido graxo poli-insaturado da série ômega 6 (ácido linoleico) e o ácido graxo poli-insaturado da série ômega 3 (ácido linolênico). As emulsões intravenosas de lipídios devem fornecer de 20 a 30% do valor calórico total, exceto em situações que contraindiquem sua utilização, como na hipertrigliceridemia ou quando o paciente está em uso de propofol. É importante lembrar que 10% do veículo do propofol é emulsão lipídica, fornecendo calorias (1,1 kcal/mL), ácidos graxos essenciais e vitamina K. A Tabela 3 mostra a composição de algumas emulsões lipídicas disponíveis no mercado.

Tabela 3 Conteúdo de energia e vitamina K das emulsões de lipídios para uso intravenoso

Emulsão lipídica	kcal/mL	Óleo de soja (g/L)	Óleo de girassol (g/L)	Vitamina K (mcg/dL)
Intralipid 10%	1,1	100	100	30,8
Intralipid 20%	2	200	0	67,5
Liposyn II 10%	1,1	50	50	13,2
Liposyn II 20%	2	200	0	62

Em relação à incidência de esteatose hepática, estudos em pacientes críticos adultos mostraram que a oferta excessiva de glicose aumentou a lipogênese hepática.[15-17]

O impacto da nutrição parenteral com ou sem lipídios na incidência de esteatose hepática foi estudado por Reif et al.[18], em um grupo de pacientes que recebeu glicose como única fonte de energia e em outro que recebeu glicose e lipídios. A biópsia hepática do grupo que recebeu glicose e lipídios, diferente do que ocorreu com o grupo que recebeu somente glicose, não evidenciou acúmulo de gordura. O acúmulo de gordura no grupo que recebeu apenas glicose foi acompanhado por aumento das transaminases hepáticas, porém não houve evidências de colestase. Em pacientes adultos em nutrição parenteral prolongada, a colestase hepática tem sido associada à oferta calórica total, e não à proporção de lipídios na nutrição parenteral.[19]

Os ácidos graxos são oxidados nos hepatócitos, no miocárdio, no músculo esquelético e em outros tecidos. A oferta lipídica maior do que a taxa máxima de oxidação, estimada em 1,2 a 1,7 mg/kg/min em adultos, não é recomendada.

A síndrome da oferta excessiva de gordura (*fat overload syndrome*) pode ocorrer quando a taxa de infusão é muito maior do que a taxa de utilização. As partículas de lipídios não utilizadas podem ser captadas pelo sistema fagocítico mononuclear e o sistema imunitário pode ter sua função deprimida como resultado da ativação crônica do sistema fagocítico mononuclear.[20,21]

O quadro clínico dessa síndrome é similar ao da síndrome de resposta inflamatória sistêmica ou da sepse: febre, hepatoesplenomegalia, icterícia, síndrome de angústia respiratória do adulto, trombocitopenia, sangramento, coagulação intravascular disseminada, acidose metabólica e hipoalbuminemia. Em pacientes recebendo lipídios por via parenteral, a dosagem de triglicerídeos maior que 400 mg/dL deve levar à interrupção da infusão de lipídios.

No que diz respeito aos tipos de lipídios presentes na emulsão, a tolerância a emulsões com misturas de ácidos graxos de cadeia longa (LCT) e ácidos graxos de cadeia média (MCT) é bem documentada. Vários estudos têm mostrado vantagens clínicas da emulsão com LCT/MCT[22-27], mas é necessária a confirmação por estudos prospectivos controlados (nível de evidência C).[14]

Em relação à utilização de ácidos graxos monoinsaturados, Sala-Vila et al.[28] concluíram, em revisão da literatura, que esses ácidos graxos são seguros, bem tolerados e mostraram vantagens na função hepática em pacientes queimados. Entretanto, não foram encontrados estudos prospectivos para guiar seu uso em outras situações clínicas, como choque séptico.

Os ácidos graxos poli-insaturados ômega-3 (EPA e DHA) têm sido questionados também em relação ao seu efeito no processo inflamatório e na mortalidade. Sua adição nas emulsões lipídicas tem demonstrado efeitos benéficos nas membranas celulares, no processo inflamatório e, provavelmente, na diminuição do tempo de permanência dos pacientes críticos na unidade de terapia intensiva (UTI, nível de evidência B). Contudo, não foi demonstrada redução na mortalidade com sua utilização.[29]

A Tabela 4 resume as recomendações atuais de energia e proteína em diversas situações clínicas.

Tabela 4 Recomendações diárias de energia e proteína para nutrição parenteral no adulto*

	Cuidado agudo	Paciente crítico	
Nutriente	Aspen	Aspen	Espen
Energia	25 a 30 cal/kg/dia	25 kcal/kg/dia	25 cal/kg/dia
Realimentação	15 a 25 cal/kg/dia	15 a 25 cal/kg/dia	
Obesidade (peso > 130% peso ideal)	15 a 20 cal/kg/dia peso ajustado*	15 a 20 cal/kg/dia peso ajustado*	
Proteína	Manutenção: 0,8 g/kg/dia Catabolismo: 1,2 a 2 g/kg/dia	1,5 a 2,2 g/kg/dia	1,3 a 1,5 g/kg/dia
Dextrose	< 7 g/kg/dia	< 5 g/kg/dia	2 g/kg/dia
Lipídio	< 2,5 g/kg/dia	0,4 a 0,75 g/kg/dia	0,7 a 1,5 g/kg/dia

* Peso ajustado = (peso ideal) + [(peso atual – peso ideal) x 0,50].[4]

Fonte: Cano et al., 2009[12]; Parrish et al., 2006[5]; McClave, 2009.[31]

Eletrólitos

Os eletrólitos na nutrição parenteral são adicionados de acordo com as necessidades de cada paciente, considerando-se as medicações em uso e as recomendações de cada um deles.

As perdas excessivas de eletrólitos em feridas, fístulas gastrointestinais, drenos, febre, vômito e diarreia precisam ser repostas na nutrição parenteral ou em outra formulação endovenosa. A Tabela 5 mostra a composição e o volume de alguns fluidos corporais.[4,30]

Tabela 5 Composição de eletrólitos de vários fluidos corporais*

Fonte	Volume (mL/dia)	Sódio	Potássio	HCO_3	Cloro
Saliva	500 a 2.000	2 a 10	20 a 30	30	8 a 18
Gástrico	2.000 a 2.500				
	pH < 4	60	10	–	90
	pH > 4	100	10	–	100
Pancreático	1.000	140	5	90	75
Bile	1.500	140	5	35	100
Intestino delgado	3.500	100	15	25	100
Cólon	–	60	30	–	75
Diarreia	1.000 a 4.000	60	30	45	45
Urina	1.500	40	0	–	20
Suor	1.500	50	5	–	55

* Todos em mEq/L.

Fonte: Parrish et al., 2006.[5]

Os eletrólitos cálcio, fósforo e magnésio podem precipitar na formulação, devendo ser respeitadas as quantidades máximas permitidas por litro de nutrição parenteral, que são, respectivamente, 10 mEq de cálcio, 30 mEq de fósforo e 12 mEq de magnésio/L de nutrição parenteral. A Tabela 6 mostra as quantidades recomendadas de eletrólitos a ser adicionadas na nutrição parenteral.[4,5,31]

Tabela 6 Quantidade de eletrólitos a ser adicionada na nutrição parenteral

	Aspen	AGA
Sódio	1 a 2 mEq/kg (ou 5 a 40 mEq/dia) + reposições	60 a 150 mEq/dia
Potássio	40 a 100 mEq/dia + reposição	40 a 100 mEq/dia
Cálcio	10 a 20 mEq/dia	5 a 15 mEq/dia
Magnésio	8 a 16 mEq/dia	8 a 24 mEq/dia
Fósforo	20 a 40 mmol/dia	10 a 30 mmol/dia

Fonte: Parrish et al., 2006.[5]

As vitaminas e os elementos-traço são disponíveis comercialmente na forma de coquetéis multivitamínicos e elementos-traço que atingem as recomendações diárias. A Tabela 7 mostra uma revisão das recomendações mais recentes do FDA para vitaminas e elementos-traço. No caso da nutrição parenteral de curta duração, não é necessária a administração de vitamina K. Quando a nutrição parenteral é de longa duração, por períodos de semanas ou meses, o paciente necessita de 2 a 4 mg/semana da vitamina K parenteral.[5]

Tabela 7 Necessidades diárias de vitaminas e de micronutrientes na nutrição parenteral para pacientes adultos

	Aspen	AGA
Vitamina B1 (tiamina)	6 mg	6 mg
Vitamina B2 (riboflavina)	3,6 mg	3,6 mg
Vitamina B3 (niacina)	40 mg	40 mg
Vitamina B5 (ácido pantotênico)	15 mg	15 mg
Vitamina B6 (piridoxina)	6 mg	6 mg
Vitamina B7 (biotina)	60 mcg	60 mcg
Ácido fólico	600 mcg	600 mcg
Vitamina B12 (cobalamina)	5 mcg	5 mcg
Ácido ascórbico	200 mg	200 mg
Vitamina A	3.300 UI	3.300 UI
Vitamina D	5 mcg	200 UI
Vitamina E	10 UI	10 UI
Vitamina K	150 mcg	150 mcg
Zinco	-	2,5 a 4 mg
Cobre	-	0,3 a 1,2 mg
Cromo	-	10 a 20 mcg
Manganês	-	0,2 a 0,8 mg

Fonte: Parrish et al., 2006[5]; McClave, 2009.[31]

A Tabela 8 mostra fórmulas para conversão dos eletrólitos em mg, mEq e mmol.

COMPLICAÇÕES DA TERAPIA NUTROLÓGICA PARENTERAL

As complicações da TNP são mecânicas, metabólicas e infecciosas. Entre as complicações metabólicas, merece destaque a síndrome da realimentação.[4] A monitoração do paciente em TNP deve incluir avaliações diárias e semanais.[4,5]

Tabela 8 Fórmulas para conversão de unidades

Miligramas = mmol × peso atômico		
Miligramas = mEq × peso atômico/valência		
mmol = mEq/valência		
mmol = mg/peso atômico		
	Peso atômico	Valência
Sódio	23	1
Potássio	39	1
Cálcio	40	2
Magnésio	24,3	2
Fósforo	31	2

Mecânicas

As complicações mecânicas mais comuns são pneumotórax e lesão ou punção arterial. A posição do cateter deve ser conferida por exame radiológico do tórax e estar na veia cava distalmente à junção entre as veias jugular ou subclávia, e não diretamente contra a parede do vaso. A trombose relacionada ao cateter também pode ocorrer no local de entrada do cateter no vaso e pode se estender e englobar o cateter. Os cateteres temporários que desenvolvem um trombo devem ser removidos.

O tratamento com anticoagulante deve ser baseado nos achados clínicos. A terapia com anticoagulante pode ser considerada em pacientes com cateteres permanentes com uma dose de 1 mg/dia. As soluções de polivitamínicos parenterais que contêm vitamina K em dose de 150 mcg/dia podem influenciar a eficácia da terapia anticoagulante com varfarina em baixas doses.[4]

Metabólicas

As complicações metabólicas mais frequentes são excesso de fluido e hiperglicemia.

A glicose hipertônica estimula a liberação de grande quantidade de insulina, que, por sua vez, diminui a excreção renal de água e de sódio (efeitos antidiurético e antinatriurético). Na ausência de perdas gastrointestinais ou na insuficiência renal, se a oferta de fluidos exceder 2.000 mL/dia, a probabilidade de retenção hídrica é alta. Nesse caso, são essenciais a monitoração do peso do paciente e o balanço hídrico rigoroso. A oferta de sódio também não deve exceder 40 mEq/dia.[5,30]

A hiperinsulinemia também leva ao transporte intracelular de potássio, magnésio e fósforo, que podem levar à síndrome da realimentação se a oferta de glicose for aumentada rapidamente em pacientes já subnutridos. É recomendado iniciar a terapia com menos de 200 g/dia de glicose e verificar a tolerância à glicose.

Outra complicação frequente é a acidose metabólica. Apesar das fórmulas de aminoácidos serem tamponadas, os pacientes críticos são mais propensos a desenvolver a acidose metabólica por causa da alteração da função tubular renal.

Os distúrbios metabólicos mais comuns são:[4,5]

- hiponatremia;
- hipernatremia;
- hipopotassemia;
- hiperpotassemia;
- hipocalcemia;
- hipercalcemia;
- hipomagnesemia;
- hipofosfatemia;
- hiperfosfatemia;
- uremia.

Infecciosas

As infecções de cateter são uma complicação muito grave, com mortalidade de 12 a 25%. Deve-se suspeitar de infecção relacionada ao cateter quando esta se desenvolve em um paciente com cateter instalado nas 48 horas prévias. Se o quadro de infecção da corrente sanguínea se desenvolveu 48 horas após a instalação do cateter, há forte evidência de que a infecção esteja relacionada ao cateter.[32]

A hipótese de infecção relacionada ao cateter deve ser levantada quando a infecção ocorre na vigência do uso do cateter e não existe outro foco aparente. A manifestação clínica mais sensível é a febre, porém é pouco específica. A presença de sinais inflamatórios ou secreção purulenta no local da inserção tem maior especificidade, porém pouca sensibilidade. Também podem ocorrer instabilidade hemodinâmica, alteração do estado mental e sinais de sepse, que aparecem de forma abrupta após a infusão pelo cateter.[33]

Diante da suspeita clínica de infecção relacionada ao cateter, deve-se coletar cultura de sangue periférico e de sangue de cateter. A confirmação microbiológica da infecção relacionada ao cateter é baseada nos seguintes critérios:[32]

- o crescimento do mesmo micro-organismo na cultura de sangue de cateter e de sangue periférico;
- culturas quantitativas demonstrando contagem de colônias do sangue de cateter 3 vezes maior que a contagem de colônias do sangue periférico ou cultura semi-

quantitativa demonstrando mais de 15 unidades formadoras de colônia do mesmo micro-organismo no cateter e no sangue periférico;

- crescimento do micro-organismo detectado no sangue do cateter pelo menos 2 horas antes do crescimento detectado no sangue periférico.

A taxa de infecção em cateteres utilizados exclusivamente para infusão de nutrição parenteral deve ser inferior a 3 por 1.000 cateteres-dias, sendo fundamental que a via seja unicamente utilizada para esse fim. Estudo realizado na Universidade de São Paulo, com pacientes em uso de cateteres para infusão de nutrição parenteral, evidenciou que os micro-organismos responsáveis pelos quadros infecciosos foram *Staphylococcus epidermidis*, *Staphylococcus aureus*, *Enterococcus faecalis* e *Candida parapsilosis*.[34]

A incidência das infecções relacionadas ao cateter pode ser reduzida com a utilização de via exclusiva para infusão da nutrição parenteral, não sendo utilizada para coleta de sangue nem para infusão de medicações.[4]

REFERÊNCIAS BIBLIOGRÁFICAS

1. Dudrick SJ, Wilmore DW, Vars HM, Rhoads JE. Long-term total parenteral nutrition with growth, development, and positive nitrogen balance. Surgery 1968; 64(1):134-42.
2. Braunschweig CL, Levy P, Sheean PM, Wang X. Enteral compared with parenteral nutrition: a meta-analysis. Am J Clin Nutr 2001; 74:534-42.
3. Lipman TO. The chicken soup paradigm. J Parenter Enteral Nutr 2003; 27:93-9.
4. Bistrian B, Driscoll DF. Enteral and parenteral nutrition therapy. In Harrison's principles of internal medicine. 18.ed. Nova York: Mc Graw Hill, 2012.
5. Parrish CR, Madsen H, Frankel E. The Hitchhiker's guide to parenteral nutrition management for adult patients. Practical gastroenterology. 2006; 30:46-68.
6. The Veterans Affairs Total Parenteral Nutrition Cooperative Study Group. Perioperative total parenteral nutrition in surgical pat ents. N Engl J Med 1991; 325(8):525-32.
7. Heyland DK, Dhaliwal R, Drover JW, Gramlich L, Dodek P. Canadian Critical Care Clinical Practice Guidelines Committee. Canadian clinical practice guidelines for nutrition support in mechanically ventilated, critically ill adult patients. JPEN 2003; 27:355-73.
8. Singer P, Berger MM, Van den Berghe G, Biolo G, Calder P, Forbes A et al. ESPEN Guidelines on Parenteral Nutrition: intensive care. Clin Nutr 2009; 28:387-400.
9. O'Grady NP, Alexander M, Dellinger EP, Gerberding JL, Heard SO, Maki DG et al. Guidelines for the prevention of intravascular catheter-related infections. MMWR 2002; 51(RR-10):1-29.
10. Mirtallo J, Canada T, Johnson D, Kumpf V, Petersen C, Sacks G et al. Task Force for the Revision of Safe Practices for Parenteral Nutrition. Safe practices for parenteral nutrition. JPEN 2004; 28:S39-70.
11. Frankenfield D. Energy and macrosubstrate requirements. In: Gottschlich MM. The science and practice of nutritional support: a case based core-curriculum. Dubuque: Kendall/Hunt Publishing, 2001.

12. Cano NJ, Aparicio M, Brunori G, Carrero JJ, Cianciaruso B, Fiaccadori E et al. ESPEN Guidelines on Parenteral Nutrition: adult renal failure. Clin Nutr 2009; 28:401-14.
13. Plauth M, Schuetz T. Hepatology – Guidelines on Parenteral Nutrition. German Medical Science, 2009.
14. Plauth M, Cabré E, Campillo B, Kondrup J, Marchesini G, Schütz T et al. ESPEN Guidelines on Parenteral Nutrition: hepatology. Clin Nutr 2009; 28(4):436-44.
15. Jeejeebhoy KN, Anderson GH, Nakhooda AF, Greenberg GR, Sanderson I, Marliss EB. Metabolic studies in total parenteral nutrition with lipid in man; comparison with glucose. J Clin Invest 1976; 57: 125-36.
16. Baker AL. Rosenberg IH. Hepatic complications of total parenteral nutrition. Am J Med 1987; 82: 489-97.
17. Driscoll DF, Blackburn GL. Total parenteral nutrition 1990 – A review of its current status in hospitalised patients, and the need for patient-specific feeding. Drugs 1990; 40(3):346-63.
18. Reif S, Tano M, Oliverio R, Young C, Rossi T. Total parenteral nutrition-induced steatosis: reversal by parenteral lipid infusion. J Parent Ent Nutr 1991; 15:102-4.
19. Reimund JM, Duclos B, Arondel Y, Baumann R. Persistent inflammation and immune activation contribute to cholestasis in patients receiving home parenteral nutrition. Nutrition 2001; 17(4):300-4.
20. Kinsella JE, Lokesh B. Dietary lipids, eicosanoids, and the immune system. Crit Care Med 1990; 18(2 Suppl.):S94-113.
21. Palmblad J. Intravenous lipid emulsions and host defense – a critical review. Clin Nutr 1991; 10:303-8.
22. Ball MJ. Parenteral nutrition in the critically ill: use of a medium chain triglyceride emulsion. Intensive Care Med 1993; 19:89-95.
23. Masclans JR, Iglesia R, Bermejo B, Pico M, Rodriguez-Roisin R, Planas M. Gas exchange and pulmonary haemodynamic responses to fat emulsions in acute respiratory distress syndrome. Intensive Care Med 1998; 2418-23.
24. Garnacho-Montero J, Ortiz-Leyba C, Jiménez-Jiménez FJ, Garcia-Garmendia JL, Jiménez-Jiménez LM, Garnacho-Montero MC et al. Clinical and metabolic effects of two lipid emulsions on the parenteral nutrition of septic patients. Nutrition 2002; 18:134-8.
25. Grau T, Ruiz de Adana JC, Zubillaga S, Fuerte S, Giron C. Randomized study of two different fat emulsions in total parenteral nutrition of malnourished surgical patients; effect of infectious morbidity and mortality. Nutr Hosp 2003; 18:159-66.
26. Iovinelli G, Marinangeli F, Ciccone A, Ciccozzi A, Leonardis M, Paladini A et al. Parenteral nutrition in ventilated patients with chronic obstructive pulmonary disease: long chain vs medium chain triglycerides. Minerva Anestesiol 2007; 73:65-76.
27. Wanten GJA, Calder PC. Immune modulation by parenteral lipid emulsions. Am J Clin Nutr 2007; 85:1171-84.
28. Sala-Vila A, Barbosa VM, Calder PC. Olive oil in parenteral nutrition. Curr Opin Clin Nutr Metab Care 2007; 10:165-74.
29. Mayer K, Seeger W. Fish oil in critical illness. Curr Opin Clin Nutr Metab Care 2008; 11:121-7.

30. Biesalski HK, Bischoff SC, Boehles HJ, Muehlhoefer A. Water electrolytes, vitamins and trace elements – Guidelines on Parenteral Nutrition. GMS German Medical Science 2009.
31. McClave SA, Martindale RG, Vanek VW, McCarthy M, Roberts P, Taylor B et al. A.S.P.E.N. Board of Directors. American College of Critical Care Medicine; Society of Critical Care Medicine. JPEN J Parenter Enteral Nutr 2009; 33:277-316.
32. Brand J, Gaynes R. Prevention of intravascular catheter-related infections. In: Uptodate. Disponível em: http://www.uptodate.com/contents/prevention-of-intravascular-catheter-related-infections?source=search_result&search=catheter+related+infecction+tpn&selectedTitle=2%7E150. Acessado em: 12/3/2012.
33. Maki, DG, Mermel, LA. Infections due to infusion therapy. In: Bennett JV, Brachman PS (eds.). Hospital infections. Filadélfia: Lippincott-Raven, 1998.
34. Machado J, Deh C, Suen VMM, Figueiredo JFC, Marchini JS. Biofilms, infection, and parenteral nutrition therapy. JPEN 2009; 33:397-403.

Terapia nutrológica parenteral em pediatria

Eliza Daniel de Mello
Fabíola Isabel Suano de Souza
Roseli Oselka Saccardo Sarni

INTRODUÇÃO

A nutrição parenteral (NP) consiste na administração intravenosa de solução de glicose, lipídios, aminoácidos, eletrólitos, oligoelementos e vitaminas em indivíduos que não podem utilizar a via enteral de forma exclusiva para suprir suas necessidades nutricionais.

Além das indicações que são similares aos adultos, como síndrome do intestino curto e obstrução intestinal, em pediatria tem-se algumas indicações específicas (Quadro 1).

Quadro 1 Indicações específicas de nutrição parenteral em pediatria conforme idade e peso de nascimento e tempo de jejum

RN pré-termo com PN < 1.000 g: nas primeiras 24 horas de vida
RN pré-termo com PN entre 1.000 g e 1.500 g: nas primeiras 24 a 48 horas de vida
RN pré-termo com PN > 1.500 g, lactentes e crianças desnutridas: se permanecerem mais de 3 dias em jejum enteral
Crianças com mais de 2 anos de idade: se permanecerem mais de 5 dias em jejum enteral

RN= recém-nascido; PN= peso de nascimento.

É importante salientar que, para iniciar a NP, o lactente ou a criança, especialmente quando gravemente doente, devem estar em equilíbrio hidreletrolítico, acidobásico e hemodinâmico. Isso não significa que o uso de drogas vasoativas ou a correção de distúrbios hidreletrolíticos seja contraindicação para a prescrição de NP: o sujeito precisa estar em equilíbrio, independente do uso de medicação e/ou eletrólitos. Vale destacar que o estado de estresse metabólico e a resposta de fase aguda, quando intensos, devem ser manejados prioritariamente. A terapia nutrológica vai começar a ser eficaz depois da estabilização do paciente.

Em pediatria, na grande maioria das vezes, utiliza-se a prescrição individualizada da NP no formato 3:1 (glicose, lipídio e proteína na mesma solução). Essa estratégia facilita a infusão, diminui risco de infecção, mas exige limites farmacotécnicos mais rigorosos para a manutenção da estabilidade da solução.

LEGISLAÇÃO SOBRE O TEMA

A regulamentação sobre NP vigente no Brasil é a Portaria n. 272/MS/SNVS, de 8 de abril de 1998, que fixa os requisitos mínimos exigidos para a terapia de NP, normatizando a indicação, a prescrição, a preparação farmacêutica (avaliação farmacêutica, manipulação, controle de qualidade, conservação e transporte), a administração e o controle clínico e laboratorial.

Em 2005, o Ministério da Saúde publicou uma série de portarias que instituiu, no âmbito do Sistema Único de Saúde (SUS), a Alta Complexidade em Terapia Nutricional (unidades de assistência e centros de referência). Essas portarias abrangem diversos procedimentos de terapia nutricional para adultos e crianças, incluindo a nutrição enteral e parenteral neonatal, o que representou grande avanço da legislação em seu reconhecimento.

VIA DE ACESSO

Atenção especial deve ser dada ao planejamento da infusão da NP, para reduzir o risco de infecções, flebite, extravasamento e incompatibilidade (droga-nutriente). A Portaria n. 272/MS/SNVS exige que a NP seja feita em via única. Na prática diária, sabe-se que muitas vezes, em pediatria, isso é difícil, quando não se inicia o acesso venoso com o cateter central de inserção percutânea (PICC).

Em neonatos e crianças, o uso do PICC representou uma grande evolução para a infusão intravenosa, incluindo a de NP. De forma simples, uma veia periférica pode ser cateterizada, ficando a ponta do cateter localizada em veia central. Em caso de dissecção venosa ou passagem de cateter central por punção, os locais mais adequados são as veias jugulares e subclávias, de modo que o acesso femoral fique como segunda opção, devido ao risco de contaminação por presença de fezes e urina (fralda).

Mais importante que a concentração de glicose na solução de NP é a osmolaridade da solução, visto que aminoácidos e eletrólitos também contribuem para a concentração da solução. Recomenda-se a realização do cálculo da osmolaridade da solução. Entre as várias formas de se obter esse valor, sugere-se uma possibilidade simples para o cálculo (Quadro 2).

Quadro 2 Sugestão de cálculo de osmolaridade

Osmolaridade (mOsm/L): Osm = (A × 8) + (G × 7) + (Na × 2) + (P × 0,2) – 50

G = glicose (g/L); A = aminoácidos (g/L); Na = sódio (mEq/L); P = fósforo (mg/L).

As soluções com menos de 600 mOsm/L podem ser infundidas em via periférica, com baixo risco de complicações locais, quando por curto período (de 7 a 10 dias), e adotando-se troca de acesso a cada 48 horas. Quando a osmolaridade da solução estiver entre 600 e 900 mOs/L, é possível a infusão periférica, mas os riscos de complicações (flebite e extravasamento) são maiores. No caso da osmolaridade superior a 900 mOsm/L, não é permitida a infusão em via periférica, sendo necessário uso de acesso central. Em pediatria tem-se uma grande perda de acesso venoso, pela mobilidade do lactente e criança, sendo maior os casos de infusão periférica.

FORMULAÇÃO

Oferta hídrica

As necessidades hídricas dependem da idade da criança, da situação clínica e do balanço hídrico. Os fatores que aumentam as necessidades hídricas são: diarreia, poliúria, vômitos, perdas por sondas ou drenos, febre, prematuridade, aumento das perdas insensíveis (habitual: criança: 50 mL/kg/dia; recém-nascido a termo: 40 mL/kg/dia). Por sua vez, enfermidades que exigem restrição hídrica são: insuficiência cardíaca, trauma encefálico, insuficiência renal, displasia broncopulmonar. Cabe ressaltar a necessidade de avaliar o quanto de líquido é utilizado para a diluição dos medicamentos, e contabilizá-lo na determinação do volume hídrico liberado para a NP.

Existem várias fórmulas para o cálculo da ração hídrica diária em pediatria, sendo a mais universalmente aceita a de Holliday-Segar (1957), que estima a atividade metabólica diária a partir do peso corporal (Tabela 1).

Tabela 1 Necessidades hídricas para crianças e adolescentes

Peso corporal (kg)	Necessidades hídricas (mL/kg/dia)
Até 10 kg	100 mL/kg/dia
11 a 20 kg	1.000 mL + 50 mL/kg acima de 10 kg
Acima de 20 kg	1.500 mL + 20 mL acima de 20 kg

Para recém-nascidos, o cálculo da oferta hídrica varia conforme o dia de vida, o peso ao nascer e o fato de o recém-nascido estar em incubadora, sob calor radiante ou em berço comum (Tabela 2).

Tabela 2 Necessidades hídricas para recém-nascidos

Idade	Recém-nascido pré-termo	Recém-nascido à termo
1 dia de vida	60 a 70 mL/kg	70 mL/kg
2 dias de vida	80 a 90 mL/kg	70 mL/kg
3 dias de vida	100 a 110 mL/kg	80 mL/kg
4 dias de vida	120 a 140 mL/kg	80 mL/kg
5 dias de vida	125 a 150 mL/kg	90 mL/kg
1ª semana a 30 dias de vida	150 mL/kg	120 mL/kg

Oferta energética

A energia fornecida pela solução de NP é proveniente de lipídios (1 g = 10 a 11 kcal – isso porque são adicionadas moléculas de glicose para estabilizar a solução), glicose (1 g = 3,4 kcal – utiliza-se a mono-hidratada) e proteína (1 g = 4 kcal). A oferta energética varia de acordo com a condição clínica e a idade da criança. Motivos que fazem com que as necessidades energéticas sejam maiores são: trauma, cirurgia, septicemia; queimaduras, câncer, convulsões, hipertonia e injúria da medula. E, fatores que determinam diminuição das necessidades energéticas são imobilidade, ventilação mecânica, oxigenação por membrana extracorpórea, uso de sedativos ou paralisia. Existem várias tabelas sugerindo o gasto energético do lactente ou da criança, muitas envolvendo peso e estatura. Cabe salientar que na grande maioria delas as calorias sugeridas são para lactentes e crianças saudáveis alimentando-se por via oral. No entanto, quando as necessidades nutricionais são oferecidas por via parenteral não se tem o gasto com a digestibilidade dos alimentos. Assim, quando não se utiliza tabelas específicas para NP, como a Tabela 3, pode-se diminuir em torno de 10 a 15% das necessidades energéticas sugeridas.

Tabela 3 Necessidades energéticas por via parenteral segundo a idade

Idade	Recomendação (kcal/kg/dia)
Recém-nascido pré-termo	110 a 120
0 a 1 ano	90 a 100
1 a 7 anos	75 a 90
7 a 12 anos	60 a 75
12 a 18 anos	30 a 60

Oferta de nutrientes

Glicose

A glicose é um nutriente importante para o fornecimento de energia e a manutenção do metabolismo cerebral. Na NP, o cálculo da oferta de glicose é feito com base na taxa ou velocidade de infusão de glicose (TIG ou VIG), em mg/kg/min. O ideal é que se mantenha uma infusão de glicose que permita a manutenção de glicemia entre 80 e 120 mg/dL. A TIG costuma oscilar entre 4 e 12 mg/kg/min. Cabe enfatizar que TIG menor de 3, não previne cetose.

Para calcular a TIG, utiliza-se a seguinte fórmula:

$$\text{Gramas de glicose} = \text{TIG} \times \text{peso (kg)} \times 1{,}44$$

Exemplo: Quantas gramas de glicose devo colocar na solução de NP se estou ofertando TIG de 8 para uma criança com 5 kg de peso?

$$\text{Gramas de glicose} = 8\ (\text{TIG}) \times 5\ (\text{peso}) \times 1{,}44 = 57{,}6\ \text{g}.$$

Depois de definida a quantidade em gramas de glicose, calcula-se, sabendo o volume da NP, a concentração em percentagem de glicose (g de glicose/volume total × 100%). Quando for maior de 12,5% a NP sempre deve ser infundida por via central.

Aminoácidos

Há várias soluções de aminoácidos disponíveis para uso em NP em pediatria. Para os recém-nascidos prematuros, opta-se pelas soluções enriquecidas com taurina, um aminoácido condicionalmente essencial para essa faixa etária. Para lactentes e crianças utilizam-se as soluções de aminoácidos pediátrica. Para crianças acima de 10 anos de idade, já se pode utilizar aquelas destinadas à adultos.

A quantidade de aminoácidos oferecida varia conforme a idade (Tabela 4). O controle da oferta de aminoácidos deveria ser feito com o cálculo do balanço nitrogenado, mas não é fácil de se executar em pediatria, pois a coleta de urina de 24 horas é de difícil aferição pelo não controle esfincteriano. Assim, baseia-se na dosagem de ureia e creatinina, na acidose metabólica e na proporção em relação à oferta de energia.

Tabela 4 Necessidades de aminoácidos por via parenteral segundo a idade

Idade	Recomendação (kcal/kg/dia) – peso real ou ideal
Recém-nascido pré-termo	1,5 a 4
Recém-nascido a termo	1,5 a 3
2 meses a 3 anos	1 a 2,5
3 a 18 anos	1 a 2

Lipídios

Os lipídios são componentes das membranas celulares e fornecem energia e ácidos graxos essenciais (linolênico e linoleico) para o adequado funcionamento do organismo. Há emulsões lipídicas a 10 e 20%, mas recomenda-se a segunda opção, por resultar em melhor clareamento plasmático de triglicerídeos (melhor relação triglicerídeos/fosfolípides) e ser possível ofertar mais calorias em menor volume.

Atualmente, há várias opções de emulsões lipídicas disponíveis no mercado, como as de cadeia longa (TCL – predomínio de ácidos graxos da família n-6), cadeia média (TCM – gordura de coco, saturada), óleo de peixe (predomínio de ácidos graxos da família n-3), óleo de oliva (predomínio de ácidos graxos da família n-9) e lipídios estruturados (estrutura terciária complexa com ácidos graxos de cadeia média n-9, n-3 e n-6). Entretanto, para os pacientes pediátricos, sugere-se o uso de emulsões com TCL/TCM (50%/50%), pois proporcionam melhor depuração dos triglicerídeos.

A quantidade de gramas a ser ofertada depende da idade do lactente ou da criança (Tabela 5).

Tabela 5 Necessidades de lipídios por via parenteral segundo a idade

Idade	Recomendação (kcal/kg/dia) – peso real ou ideal
Lactentes	2 a 4
Crianças > 2 anos	1 a 3

Para o acompanhamento da tolerância da oferta de lipídios, é importante a dosagem do nível sérico de triglicerídeos. A coleta deve ser feita com a NP instalada pelo menos 4 horas antes. Para crianças menores de 2 anos, o ideal é que a concentração de triglicerídeos esteja abaixo de 250 mg/dL.[2] Quando os valores estão acima desse patamar, recomenda-se a suspensão da infusão lipídica na NP por 24 a 48 horas e retorno com 0,5 a 1 g/kg/dia (Tabela 6). Para crianças maiores, os pontos de corte não são tão bem estabelecidos.

Tabela 6 Monitoração dos níveis séricos de triglicerídeos para lactentes em uso de NP

Hipertrigliceridemia	Valores	Conduta
Discreta	175 a 200 mg/dL	Aumentos gradativos da taxa de infusão
Moderadamente elevada	200 a 250 mg/dL	Reavaliar a taxa de infusão sem aumentar até que os níveis estejam normalizados
Elevada	> 250 mg/dL	Interromper por 24 a 48 horas e reiniciar com 0,5 g/kg/dia

Relação nitrogênico-calorias não proteicas

Além da oferta de energia da NP, deve-se valorizar a relação entre gramas de nitrogênio e calorias não proteicas (Figura 1). Em situações de estresse metabólico, independentemente da oferta de energia, um percentual maior deve ser oferecido às custas de proteína (15 a 20% do valor energético total ou relação de 1:90). Em condições de anabolismo, esse percentual geralmente é menor (10 a 15% do valor energético total ou relação de 1:250). É importante informar que 6,5g de aminoácidos equivalem à 1 g de nitrogênio ou que 0,16 g de nitrogênio é igual a 1 g de aminoácido.

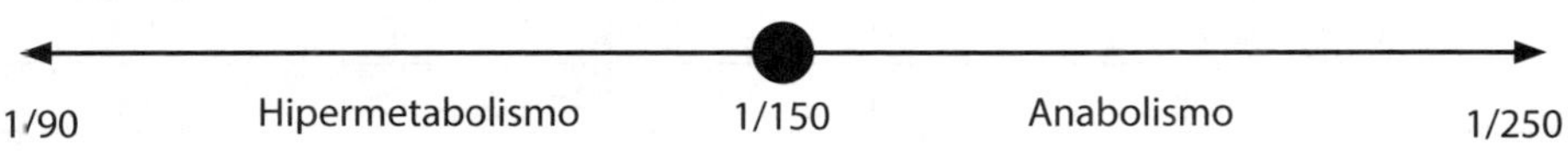

$$\text{Relação g nitrogênio/kcal não proteica} = \frac{(\text{kcal/lipídios} + \text{kcal glicose}) \times 6{,}25}{\text{proteína (g)}}$$

Figura 1 Cálculo da relação entre gramas de nitrogênio e calorias não proteicas.

Oferta de minerais e eletrólitos

Por via parenteral, podem ser ofertados sódio, potássio, cálcio, fósforo, magnésio e cloreto. A recomendação varia conforme a idade (Tabela 7), a condição clínica, as concentrações plasmáticas (Tabela 8) e as perdas (secreções gastrointestinais).

Tabela 7 Necessidades diárias de eletrólitos (peso calórico ou metabólico e dose diária)

Eletrólito	Neonatos	Lactentes/crianças	Adolescentes
Sódio	2 a 5 mEq/kg	2 a 6 mEq/p cal	2 a 6 mEq/p cal
Cloro	1 a 5 mEq/kg	2 a 5 mEq/p cal	2 a 5 mEq/p cal
Potássio	1 a 4 mEq/kg	2 a 3 mEq/p cal	2 a 3 mEq/p cal
Cálcio	3 a 4 mEq/kg	1 a 2,5 mEq/p cal	10 a 20 mEq/dia
Fósforo	1 a 2 mmol/kg	0,5 a 1 mmol/p cal	10 a 40 mmol/dia
Magnésio	0,3 a 0,5 mEq/kg	0,3 a 0,5 mEq/p cal	10 a 30 mEq/dia

A maior chance de instabilização da solução de NP ocorre com o uso de doses elevadas de cátions di ou trivalentes, como cálcio e magnésio, que interagem com o lipídio que tem carga negativa. Uma grande particularidade em pediatria, especialmente em neonatos, é a maior possibilidade de precipitação da solução pela elevada oferta de cálcio e fósforo, que pode ser minimizada com o uso de fósforo orgânico. Recomenda-se uma relação entre cálcio e fósforo entre 1,3:1 e 2:1 para a mineraliza-

Tabela 8 Composição da solução de eletrólitos

Produto	Cátion (mEq/mL)	mg/mL	Ânion (mEq/mL)	mg/mL
Acetato de sódio (10%)	0,7	16,9	0,7	43,4
Acetato de sódio (2 mEq/mL)	2	46	2	118,1
Acetato de potássio (2 mEq/mL)	2	78,2	2	117,9
Bicarbonato de sódio (10%)	1,2	27,4	1,2	72,6
Cloreto de sódio (3%)	0,5	13,1	0,5	20,2
Cloreto de sódio (10%)	1,7	39,3	1,7	60,7
Cloreto de sódio (20%)	3,4	78,6	3,4	121,4
Cloreto de sódio (4 mEq/mL)	4	92	4	141,8
Cloreto de potássio (19,1%)	2,6	100,1	2,6	90,9
Cloreto de potássio (2 mEq/mL)	2	78,2	2	70,9
Fosfato diácido de potássio (25%)	1,8	71,8	1,8	57
Fosfato monoácido de potássio (25%)	2,9	112,3	1,9	44,5
Fosfato de sódio (2 mEq/mL)	2	46	1,1*	34,2
Fosfato de potássio (2 mEq/mL)	2	96	1,1*	34,2
Glicerofosfato de sódio (1 mmol/mL)	2* (Na)	46	1*	31
Glicerofosfato de sódio (0,33 mmol/mL)	0,66* (Na)	15,3	0,33*	10,2
Gluconato de cálcio (10%)	0,5	8,9	0,5	87
Sulfato de magnésio (10%)	0,8	9,9	0,8	39
Sulfato de magnésio (20%)	1,6	19,8	1,6	78
Sulfato de magnésio (50%)	4	49,5	4	195
Sulfato de magnésio (1 mEq/mL)	1	12,2	1	48,1

* mmol/L

ção óssea adequada. Portanto, aconselha-se determinar: a) a concentração de cálcio da solução de NP (em mEq/L) – valores maiores de 10 mEq/L podem levar à precipitação; e b) o somatório dos cátions cálcio e magnésio (em mEq/L) – valores maiores de 16 mEq/L podem levar à precipitação.

A NP não é o veículo adequado para ofertas elevadas de eletrólitos ou correções de distúrbios hidreletrolíticos.

Oferta de micronutrientes

A inclusão de oligoelementos e vitaminas na NP é feita por meio da adição de ampolas com quantidades variadas de oligoelementos e vitaminas, visando a atender às recomendações para cada faixa etária (Tabelas 9 e 10). Crianças que ficam em uso prolongado de NP (mais de 1 mês), sem utilizar dieta por via enteral, devem ser consideradas em risco de carência de selênio. Em situações como essa, um planejamento individualizado e rigoroso é necessário e, às vezes, é preciso utilizar suplementos vitamínicos endovenosos específicos, não incluídos nas soluções.

Tabela 9 Necessidade de oligoelementos por via parenteral em diferentes idades

Elemento	Pré-termo	Termo (até 3 meses)	Crianças abaixo de 5 anos (mcg/kg)	Adolescentes (dias)
Zinco	400	300	100	2 a 5 mg
Cobre	20	20	20	200 a 500 mcg
Selênio	2	2	2 a 3	30 a 40 mcg
Cromo	0,2	0,2	0,14 a 0,2	5 a 15 mcg
Manganês	1	1	2 a 10	50 a 150 mcg
Iodo	1	1	1	

Tabela 10 Necessidade de vitaminas por via parenteral em diferentes idades

Vitamina	RNPT (dose/kg)	Crianças e RNT (dose total)	Crianças maiores e adolescentes
A (UI)	1.640	2.300	3.300
E (mg)	2,8	7	10
D (UI)	160	400	200
C (mg)	25	80	100
Tiamina – B1 (mg)	0,35	1,2	3
Riboflavina – B2 (mg)	0,15	1,4	3,6
Niacina – B3 (mg)	0,18	1	4
Pantotenato – B5 (mg)	6,8	17	40
Piridoxina – B6 (mg)	2	5	15
Biotina – B7 (mg)	6	20	60
Folato – B9 (mg)	56	140	400
Cianocobalamina – B12 (mcg)	0,3	1	5
K (mg)	0,08	0,2	5 mg/semana

RNPT: recém-nascido pré-termo; RNT: recém-nascido a termo.

MONITORAÇÃO E ACOMPANHAMENTO

A NP bem planejada oferece riscos mínimos e traz muitos benefícios na manutenção ou recuperação nutricional de lactente e crianças que dela necessitam por períodos mais ou menos prolongados. O acompanhamento da condição nutricional é o primeiro passo a ser adotado dentro desse planejamento. Para isso, controles clínicos, laboratoriais e infecciosos são fundamentais para prevenir e detectar precocemente as complicações (Tabela 11). Outra particularidade em pediatria é que, para evitar a retirada excessiva de sangue que pode significar a necessidade de transfusão, não se consegue fazer o controle laboratorial como preconizado nas tabelas.

Tabela 11 Monitorização clínica e metabólica da nutrição parenteral em pediatria

Parâmetros	Período inicial	Período estável
Clínicos (atividade, diurese, pressão arterial, frequência cardíaca, frequência respiratória, temperatura e balanço hídrico, quando possível)	Diariamente	Diariamente
Eletrólitos e pH (Na, K, Ca, P, Mg)	3 a 4 vezes/semana	Semanal
Ureia e creatinina	2 a 3 vezes/semana	Semanal
Glicemia	Diariamente (3 vezes)	Diariamente (1 vez)
Albumina	Semanal	Semanal
AST, ALT, Gama-GT	Semanal	Semanal
Hb e Ht	Semanal	Semanal
Glicosúria	Diariamente	Diariamente
Densidade urinária	Diariamente	Diariamente
Leucograma	Quando indicado	Quando indicado
Culturas	Quando indicado	Quando indicado
Triglicerídeos (não são necessários colesterol total e frações)	4 horas após (infusão de lipídios)	Semanal

Na = sódio; K = potássio; Ca = cálcio; P = fósforo; Mg = magnésio; AST = aspartase aminotransferase; ALT = alanina aminotransferase; gama-GT = gama glutamil transpeptidase; Hb = hemoglobina; Ht = hematócrito.

Nas primeiras semanas, os controles, especialmente laboratoriais, são mais frequentes e os cuidados relacionados a infecções pelo cateter devem ser de responsabilidade de toda a equipe que assiste o paciente, pois essa é uma complicação recorrente. Atenção especial deve ser dada à oferta de nutrientes para se evitar superalimentação, subalimentação e/ou carência/intoxicação de micronutrientes. Finalmente, sempre que possível, deve-se utilizar a via enteral, mesmo que seja na forma de nutrição enteral mínima, por estar relacionada a menor risco de colestase hepática, atrofia vilositária e translocação bacteriana.

REFERÊNCIAS BIBLIOGRÁFICAS

1. ASPEN Board of Directors and the Clinical Guidelines Task Force. Guidelines for the use of parenteral and enteral nutrition in adult and pediatric patients. JPEN J Parenter Enteral Nutr 2002;26:1SA-138SA.
2. Baker RD, Baker SS, Davis AM (eds). Pediatric Parenteral Nutrition. Gaithersburg: Aspen, 2001.
3. Bishay M, Pichler J, Horn V, Macdonald S, Ellmer M, Eaton S et al. Intestinal failure-associated liver disease in surgical infants requiring long-term parenteral nutrition. J Pediatr Surg 2012; 47:359-62.

4. Brasil. Ministério da Saúde. Média e Alta Complexidade. Aprova o Regulamento Técnico para fixar os requisitos mínimos exigidos para a Terapia de Nutrição Parenteral. Portaria n. 272/MS/SNVS, 1998.
5. Brasil. Ministério da Saúde. Média e Alta Complexidade. Define Unidades de Assistência de Alta Complexidade em Terapia Nutricional e Centros de Referência de Alta Complexidade em Terapia Nutricional e suas aptidões e qualidades. Portaria n. 131/MS/SNVS, 2005.
6. Holliday MA, Segar WE. The maintenance need for water in parenteral fluid therapy. Pediatrics 1957; 19:823-6.
7. Koletzko B, Goulet O, Hunt J, Krohn K, Shamir R. Parenteral Nutrition Guidelines Working Group. Guidelines on paediatric parenteral nutrition of the European Society of Paediatric Gastroenterology, Hepatology and Nutrition (ESPGHAN) and the European Society for Clinical Nutrition and Metabolism (ESPEN), supported by the European Society of Paediatric Research (ESPR). J Pediatr Gastroenterol Nutr 2005; 41(Suppl.2):S1-87.
8. Meyers RS. Pediatric fluid and electrolyte therapy. Pediatr Pharmacol Ther 2009; 14:204-10.
9. Rayan M, Devlieger H, Jochum F, Allegaert K. Short-term use of parenteral nutrition with a lipid emulsion containing a mixture of soybean oil, olive oil, medium-chain triglycerides and fish oil. A randomized double-blindstudy in preterm infants. J Parenter Enteral Nutr 2012; 36:81S-96S.
10. Souza FI, Teske M, Sarni RO. Nutrição parenteral no recém-nascido pré-termo: proposta de protocolo prático. Rev Paul Pediatr 2008; 26(3):278-89.

12

Terapia nutrológica no paciente crítico

Maria Auxiliadora Martins
Mayra Gonçalves Menegueti
Vivian Marques Miguel Suen
Anibal Basile Filho

INTRODUÇÃO

A terapia nutrológica tem tido grande impacto na evolução do paciente crítico. Tipicamente, a doença grave se associa a um estado de estresse catabólico decorrente de trauma, sepse ou qualquer outra agressão aguda que se associe à resposta inflamatória sistêmica, que, por sua vez, pode causar disfunção de múltiplos órgãos e hospitalização prolongada, bem como aumento da morbidade, da mortalidade e dos custos hospitalares. O paciente em terapia intensiva frequentemente se encontra em estado hipermetabólico. A imobilidade prolongada e a dificuldade de alimentação também potencializam o catabolismo e predispõem ao deficit nutricional. Além disso, outros fatores, como idade avançada e desnutrição preexistente, podem intensificar a agressão ao estado nutricional, o que é frequente nos pacientes críticos.[1] O suporte nutrológico para esses pacientes pode ser decisivo em sua evolução.

Tradicionalmente, a terapia nutrológica no paciente crítico foi considerada uma terapia coadjuvante para fornecer os combustíveis exógenos com o objetivo de manutenção eumetabólica do paciente durante o estresse. Esse tratamento tinha três objetivos principais: preservar a massa magra, manter a função imune e evitar complicações metabólicas. Recentemente, esses objetivos passaram a incluir: atenuar a resposta metabólica ao estresse, prevenir o dano oxidativo celular e modular a resposta imune de maneira favorável.[2] Sua escolha e seu manuseio, no entanto, têm sido alvo de dúvidas e erros frequentes. A escolha da terapia nutricional adequada e de sua via de administração devem levar em conta o diagnóstico e as condições clínicas do paciente. A via enteral de oferta de nutrientes é a mais fisiológica e deve ser preferível. Portanto, sempre que possível, deve-se utilizar o trato gastrointestinal (TGI).[3] Quando este não puder ser utilizado, a via parenteral está indicada, tanto no sentido de suplementar a nutrição enteral como para suprir toda a demanda de nutrientes de que o paciente necessita.[4]

O ideal é definir protocolos locais com o objetivo de orientar a condução da terapia nutricional no paciente crítico de forma prática e adequada. De maneira geral, a oferta calórica deve atender às necessidades basais do paciente e, a proteica, fornecer material plástico para síntese proteica. Minerais, vitaminas e água devem ser ajustados às necessidades e ao quadro clínico de cada paciente.

A terapia nutrológica enteral precoce, a oferta da necessidade adequada de macro e micronutrientes e o controle glicêmico podem melhorar o curso clínico do doente crítico por meio da redução das complicações e redução do tempo de internação na unidade de terapia intensiva.[5]

ALTERAÇÕES METABÓLICAS NO PACIENTE CRÍTICO

A resposta metabólica ao estresse caracteriza-se por três fases: fase do refluxo (*ebb phase*), fase catabólica e fase anabólica.[6-8] Cada uma dessas fases induz alterações distintas que exigem intervenções específicas. A fase de refluxo se caracteriza por alterações circulatórias que requerem manobras de ressuscitação com fluidos, sangue e derivados e dura de 8 a 24 horas. A fase catabólica geralmente tem duração de 3 a 10 dias, podendo perdurar por mais tempo. É desencadeada pelas citocinas liberadas pelos linfócitos e macrófagos, como interleucina-1, interleucina-6 e fator de necrose tumoral alfa.[9] Essa resposta é conhecida como resposta de fase aguda e caracteriza-se por aumento exponencial nos níveis de proteínas positivas e diminuição das proteínas negativas de fase aguda.[10]

Em relação ao metabolismo proteico, ocorre perda de massa muscular, balanço nitrogenado negativo, aumento da necessidade proteica e redistribuição dos aminoácidos dos tecidos periféricos para os órgãos esplâncnicos. Os aminoácidos são mobilizados do músculo esquelético, tecido conjuntivo e intestino para promover a cicatrização das feridas e para a síntese hepática de proteínas de fase aguda, além de se tornarem substrato para a gliconeogênese.

A síntese de albumina diminui, compensando a maior síntese de substâncias nitrogenadas, denominadas proteínas de fase aguda, entre elas, proteína C-reativa, mucoproteínas, fibrinogênio, transferrina, ceruloplasmina e fatores do complemento. Acredita-se que o papel desses elementos seja amenizar as repercussões da invasão bacteriana, do choque e das lesões teciduais. Ocorrem também mobilização e aumento da utilização de nutrientes como ácidos graxos, aminoácidos e glicose.[11]

A fase anabólica inicia-se com a regressão do catabolismo e princípio do anabolismo, quando começam os processos de síntese e reparação.[8]

AVALIAÇÃO DO ESTADO NUTRICIONAL

A identificação da desnutrição proteico-calórica é feita por meio de história clínica, exame físico, perda ponderal, medidas antropométricas (peso, altura, comprimento do braço, circunferência média do braço e prega tricipital), índice de massa corporal (IMC), circunferência muscular do braço, reserva de gordura do braço, concentrações séricas de albumina, pré-albumina, proteína carreadora de retinol, transferrina e índice nutricional de risco. Contudo, no paciente crítico, a antropometria tem uso restrito em função da dificuldade no exame físico, muitas vezes por causa do edema já instalado e da dificuldade de mobilização no leito.

As ferramentas tradicionais de avaliação do estado nutricional, portanto, não são validadas para os pacientes críticos, pois, nessa situação, os marcadores de síntese proteica (albumina e pré-albumina) refletem a resposta de fase aguda e não o estado nutricional em si.[1,2] As diretrizes mais recentes da ASPEN (American Society of Parenteral and Enteral Nutrition) recomendam que se determine o risco nutricional utilizando-se as ferramentas NRS 2002 ou NUTRIC em todos os pacientes internados na unidade de terapia intensiva. Essas ferramentas têm sido utilizadas para definir o risco nutricional em pacientes críticos; considera-se risco nutricional quando NRS é maior que 3 e alto risco com NRS maior que 5, ou NUTRIC maior que 5 quando se inclui a interleucina-6 e maior que 6 quando não se inclui a interleucina-6.[5] Dois estudos prospectivos, não randomizados, mostraram que os pacientes com risco nutricional se beneficiaram da terapia nutrológica enteral precoce, pois houve redução da incidência de infecção hospitalar e mortalidade.[11,12]

INDICAÇÃO DA TERAPIA NUTROLÓGICA

A terapia nutrológica no paciente crítico deve ser iniciada o mais precocemente possível, assim que os parâmetros hemodinâmicos estiverem adequados, sendo contraindicada nas seguintes situações: PAM < 50 mmHg, com evidências de hipoperfusão tecidual, necessidade de início ou de aumento da dose de drogas vasoativas. A oferta de substratos energéticos e proteicos deve ser realizada em quantidade e qualidade adequadas, sem criar ou acentuar distúrbios metabólicos.

A análise do gasto energético por meio da calorimetria indireta é o padrão-ouro para estimar as necessidades energéticas no paciente crítico.[13] É um método não invasivo que deriva da calorimetria direta. Esse método tem como princípio que a energia necessária para o funcionamento do corpo humano é proveniente da oxidação de nutrientes. Na oxidação, ocorre consumo de oxigênio (O_2) e produção de gás carbônico (CO_2), água e energia. É um procedimento que consiste na medida indireta de produção de energia pelo organismo ao oxidar carboidratos, lipídios e proteínas a partir da quantidade de oxigênio consumido e de dióxido de carbono produzido.[14]

O calorímetro é um aparelho dotado de um circuito inspiratório conectado à via inspiratória do ventilador, realizando as medidas das frações inspiradas de oxigênio e gás carbônico, e de um circuito expiratório acoplado à via expiratória do ventilador para fazer a leitura das frações expiradas de oxigênio e gás carbônico. No entanto, as equações preditivas podem ser utilizadas quando a calorimetria indireta não estiver disponível. Existem atualmente mais de 200 equações preditivas. Dentre elas, a equação de Harris-Benedict[15] é a mais utilizada na prática clínica. Esta equação utiliza peso, altura e sexo, como descrito a seguir:

Homens: GEB = 66,4730 + (13,7516 × Peso) + (5,0033 × Altura) – (6,7550 × Idade)

Mulheres: GEB = 655,0955 + (9,5634 × Peso) + (1,8496 × Altura) – (4,6756 × Idade)

Muitos estudos têm detectado diferença significativa entre o gasto energético calculado e o medido com a calorimetria indireta.[13,16] Geralmente, as equações preditivas podem subestimar ou superestimar o gasto energético em 10 a 50%, dependendo da condição geral do doente, bem como do tipo de base doença.[17-22]

Nutroterapia enteral

A resposta metabólica ao estresse pode ser atenuada ou modulada pela introdução precoce da dieta enteral, oferta adequada de macro e micronutrientes e controle glicêmico meticuloso.

O início da nutroterapia enteral parece ter efeito terapêutico, diminuindo a gravidade da doença, as complicações e o tempo de internação hospitalar. Dessa forma, a nutrição enteral precoce tem impacto favorável no desfecho do paciente. A nutrição enteral mantém íntegras as junções entre as células intraepiteliais, estimulando o fluxo sanguíneo e induzindo a liberação de fatores endógenos tróficos, como colecistocinina, gastrina, bombesina e sais biliares.[23] A dieta enteral também tem a função de manter a altura das vilosidades e sustentar a massa de células intestinais produtoras de IgA que compreendem o tecido linfoide intestinal (GALT – em inglês, *gut associated lymphoid tissue*).

O GALT, por sua vez, contribui para o tecido linfoide da mucosa intestinal (MALT – em inglês, *mucosal associated lymphoid tissue*) em locais distantes, como pulmões, fígado e rins.[22-24] As alterações na permeabilidade intestinal decorrentes da perda de integridade funcional são fenômenos dinâmicos e dependentes do tempo (os canais se abrem dentro de algumas horas a partir do insulto ou trauma). O aumento da permeabilidade, por sua vez, leva a maior exposição do GALT às bactérias, risco de infecção sistêmica e maior probabilidade de disfunção de múltiplos órgãos.[24-26] Dessa maneira, a utilização da via enteral tem impacto favorável na evolução do quadro infeccioso, na falência de múltiplos órgãos e no tempo de permanência hospitalar (comparada à via parenteral).[27] Apesar de poucos estudos terem mostrado efeitos diferentes na mortalidade, os efeitos mais consistentes da nutrição enteral são as menores taxas de infecção (pneumonia e infecção de cateter venoso central). Além disso, o uso da nutrição enteral correlacionou-se com menor tempo de permanência hospitalar e menor custo da terapia nutrológica.[28-31]

No entanto, apesar da importância do suporte nutricional em unidade de terapia intensiva (UTI), os pacientes frequentemente recebem menos nutrientes do que realmente necessitam. Isso pode ser explicado por vários fatores, como os relacionados à intolerância à dieta (vômitos, diarreia, resíduo gástrico aumentado, distensão abdominal, entre outros) e os associados às rotinas do serviço hospitalar e de enfermagem (manipulação do paciente, administração de medicamentos, procedimentos cirúrgicos, realização de exames complementares).[32] Cabe ressaltar que a administração de nutrição enteral precisa ser rigorosamente monitorada, já que podem ocorrer complicações mecânicas, gastrointestinais e infecciosas.

A avaliação do volume residual é um cuidado necessário quando se utiliza a terapia enteral. Volumes residuais elevados sugerem a possibilidade de esvaziamento gástrico inadequado, risco potencial de refluxo e broncoaspiração. No entanto, não há consenso a respeito do volume residual com o qual o paciente teria risco dessas complicações. Crooks e Clochesy consideram volume gástrico aspirado excessivo em torno de 100 a 150 mL[33]; já Carvalho et al. consideram um conteúdo maior que 50% do volume da última dieta administrada.[34] Também existem controvérsias acerca da conduta a ser tomada na presença de volume residual elevado. Nos casos de administração intermitente em que o volume residual é igual ou inferior a 150 mL, recomenda-se devolver o aspirado e infundir a dieta. Se o resíduo for superior a 150 mL, este deve ser desprezado e a dieta temporariamente suspensa, até nova avaliação.[35] Quando a dieta é administrada de forma contínua, a devolução do resíduo não é consenso. Recomenda-se o uso de medicação procinética se o resíduo for superior a 150 mL em duas verificações consecutivas. No entanto, segundo a diretriz da ASPEN 2016/SCCM, 2009, a suspensão da infusão da dieta só deve ser indicada quando o volume residual for superior a 500 mL ou houver outros sinais de intolerância. Recomenda-se a avaliação do resíduo gástrico a cada 4 horas do 1º ao 5º dia. A partir do 6º dia, a verificação pode ser feita em intervalos de 12 horas.[36]

A obstrução da sonda nasoenteral também é uma complicação, podendo estar relacionada à retenção de resíduos da fórmula enteral ou mesmo a resíduos de medicamentos mal diluídos, o que pode atrasar o tempo de infusão da dieta ou levar à necessidade de se repassar a sonda. Outro cuidado importante é manter a cabeceira elevada entre 30 e 45 graus, evitando a ocorrência de broncoaspiração e o desenvolvimento de pneumonia hospitalar.[37] Segundo as diretrizes da ASPEN 2016, também deve-se fazer higienização da cavidade oral com clorexidina 2 vezes/dia. A incidência deste tipo de pneumonia pode variar de 21 a 95%, geralmente decorrendo do refluxo. Os pacientes em risco são aqueles com história de aspiração prévia, esvaziamento gástrico lento, refluxo gastroesofágico, gastroparesia, reflexo diminuído de tosse e deglutição e em ventilação mecânica.[38] Os pacientes críticos também recebem frequentemente antiácidos e/ou antagonistas da histamina para prevenção da hemorragia digestiva. No entanto, esses medicamentos alcalinizam o pH gástrico e facilitam a proliferação bacteriana, favorecendo a ocorrência de pneumonia.[39]

Em UTI, costuma-se infundir a dieta enteral continuamente, de preferência por meio de bomba de infusão. A vantagem desse tipo de infusão, quando comparada à intermitente, é ser geralmente mais bem tolerada pelos pacientes, além de oferecer menor risco de aspiração, diarreia, náuseas e vômitos, com a possibilidade de fornecer maior aporte energético.[40]

Nutroterapia parenteral

A nutrição parenteral no paciente crítico deve ser muito bem indicada. Para pacientes com elevado risco nutricional, determinado por NRS 2002 ≥ 5 ou NUTRIC ≥ 5, ou muito subnutridos, quando a nutrição enteral não é possível, a ASPEN sugere iniciar a terapia nutrológica parenteral o mais rápido possível após admissão na UTI. Duas metanálises compararam o uso de nutrição parenteral com a não prescrição de suporte nutricional nos pacientes críticos na ausência de subnutrição prévia. Braunschweig et al. analisaram os resultados de 7 estudos e mostraram que a não prescrição da terapia nutrológica foi associada com menor incidência de infecções e uma tendência a menor incidência de outras complicações.[41] Outro trabalho nas mesmas circunstâncias agregou 4 estudos e mostrou aumento significativo na mortalidade com o uso da terapia parenteral. Sandstrom et al. mostraram que, após os primeiros 14 dias de hospitalização, o não fornecimento de suporte nutricional foi associado a maior mortalidade.[42]

A nutrição parenteral pode ser infundida por acesso venoso periférico ou central. As dietas administradas em acesso periférico têm uso restrito no paciente grave, pois o edema que acompanha os estados críticos dificulta a manutenção de um acesso periférico, além de o conteúdo energético-proteico dessas fórmulas não atender às demandas metabólicas do paciente grave.

As dietas para infusão em acesso venoso central são mais frequentemente utilizadas, por se tratar de uma veia calibrosa, podendo-se infundir soluções hipertônicas, o que facilita a adequada oferta de macronutrientes. No entanto, o uso de cateter venoso central tem algumas complicações:

- relacionadas ao procedimento de punção venosa central: hemo/pneumotórax, punção arterial, lesão de ducto torácico/quilotórax, entre outras;
- relacionadas ao cateter: incluem infecção da corrente sanguínea, oclusão, trombose da veia central, embolia pulmonar e sepse. Entre essas, a mais comum é a infecção causada pelo cateter. Frequentemente, essas infecções são decorrentes de falhas na antissepsia do sítio de inserção antes da instalação do cateter e nas técnicas de manipulação tanto do cateter como dos acessórios utilizados e da pele ao redor da inserção do cateter, o que pode causar a migração de micro-organismos ao longo dele. As oclusões também são frequentes, podendo ser causadas pela precipitação de algum componente da dieta, da medicação ou de sangue e ocasionar trombose ou até sepse. Por isso, é fundamental a existência de protocolos rigorosos de cuidados;[43]
- relacionados ao TGI: colecistite alitiásica, esteatose hepática, atrofia da mucosa intestinal com comprometimento da barreira intestinal, translocação bacteriana.

OFERTA CALÓRICA E PROTEICA

A oferta calórica no paciente crítico deve ser a mais próxima possível da necessidade real medida. Se o exame de calorimetria indireta não estiver disponível, deve-se oferecer de 20 a 25 kcal/kg/dia.[23,43,44] A dose de aminoácidos (proteína) deve ser de 1,2 a 2 g/kg/dia para a maioria dos pacientes com função hepática e renal normais. Na cirrose hepática, atualmente a oferta proteica é a mesma dos outros pacientes críticos, entre 1,2 e 2 g/kg/dia. A oferta de soluções ricas em aminoácidos de cadeia ramificada e pobres em aminoácidos aromáticos, metionina e triptofano em pacientes cirróticos críticos não levou à melhora dos desfechos, não existindo, portanto, evidências do benefício da utilização dessas formulações. Uma metanálise de vários estudos mostrou melhora do estado mental com o uso dessas soluções, porém, não houve aumento da sobrevida. Desta maneira, essas soluções são recomendadas na encefalopatia mais grave, graus III e IV.[44]

As ofertas energética e proteica para pacientes com insuficiência renal aguda e crônica estão descritas na Tabela 1. As necessidades dos minerais incluem 800 a 1.000 mg de fosfato, 2 a 2,5 g de potássio e 1,8 a 2,5 g de sódio/dia. Em razão das perdas pela diálise, as vitaminas hidrossolúveis devem ser suplementadas: 1 mg/dia de ácido fólico, 10 a 20 mg/dia de piridoxina e 30 a 60 mg/dia de vitamina C. Deve-se considerar também a reposição de zinco (15 mg/dia) e de selênio (50 a 70 mcg/dia) em pacientes muito depletados (Tabela 2).[45] A oferta de lipídios, em geral, deve ficar em torno de 1 a 1,3 g/kg/dia.

Tabela 1 Sugestão de recomendações de energia e proteína para pacientes críticos

	Paciente crítico	Insuficiência renal aguda em HD
Energia	25 kcal/kg/dia	20 a 30 kcal/kg/dia
Glicose	60 a 70% calorias não proteicas	3 a 5 g/kg/dia
Lipídio	30 a 40% calorias proteicas	0,8 a 1,2 g/kg/dia
Aminoácidos (g/kg/dia)	1,2 a 2 g/kg/dia	1,2 a 1,5 g/kg/dia

HD: hipótese diagnóstica.
Fonte: McClave et al., 2016[5]; Ziegler, 2009[43]; Cano et al., 2009.[45]

Tabela 2 Alterações das necessidades de micronutrientes em pacientes críticos

Nutrientes	Necessidade
Zinco	Aumentada
Cobre	Diminuída*
Cromo	Aumentada
Manganês	Diminuída
Selênio	Aumentada
Ferro	Diminuída

* Exceto no paciente grande queimado, no qual está muito aumentada.
Fonte: Cano et al., 2009.[45]

As vitaminas e os elementos-traço devem fazer parte da terapia nutrológica parenteral (Tabela 3).[45] Ressalta-se que as formulações prontas para uso não têm esses nutrientes em sua composição, por problemas de estabilidade. Desta maneira, é fundamental a ofertá-los em soro, separadamente da terapia parenteral.

Tabela 3 Características clínicas na deficiência de algumas vitaminas e elementos-traço em pacientes críticos

Nutriente	Deficiência
Tiamina (B1)	Insuficiência cardíaca congestiva, acidose lática
Ácido ascórbico	Escorbuto
Zinco	Infecção, retardo na cicatrização, feridas
Selênio	Cardiomiopatia aguda
Cobre	Arritmias, alteração da imunidade
Vitamina K	Sangramento, elevação do tempo de protrombina

Fonte: Cano et al., 2009.[45]

REFERÊNCIAS BIBLIOGRÁFICAS

1. Lavery GG, Glover P. The metabolic and nutritional response to critical illness. Curr Opin Crit Care 2000; 6:233-8.
2. Miller KR, Kiraly LN, Lowen CC, Martindale RG, McClave SA. CAN WE FEED?. A mnemonic to merge nutrition and intensive care assessment of the critically ill patient. JPEN J Parenter Enteral Nutr 2011; 35:643-59.
3. Kudsk KA. Current aspects of mucosal immunology and its influence by nutrition. Am J Surg 2002; 183:390-8.
4. Kreymann KG, Berger MM, Deutz NE, Hiesmayr M, Jolliet P, Kazandjiev G et al. DGEM (German Society for Nutritional Medicine); ESPEN (European Society for Parenteral and Enteral Nutrition). ESPEN Guidelines on Enteral Nutrition: intensive care. Clin Nutr 2006; 25:210-2.
5. McClave SA, Taylor BE, Martindale RG, Warren MM, Johnson DR, Braunschweig C et al. Guidelines for the provision and assessment of nutrition support therapy in the adult critically ill patient: Society of Critical Care Medicine (SCCM) and American Society for Parenteral and Enteral Nutrition (A.S.P.E.N.). JPEN J Parenter Enteral Nutr, 2016; 40(2):159-211. Disponível em: DOI: 10.1177/0148607115621863.
6. Cuthbertson DP. Observations on the disturbance of metabolism produced by injury to the limbs. Q J Med 1932; 1:233-46.
7. Hill AG, Hill GL. Metabolic response to severe injury. Br J Surg 1998; 85:884-90.
8. Ingenblek Y, Berstein L. The stressful condition as a nutritional adaptive dichotomy. Nutrition 1999; 15(4):305-20.
9. Castell JV, Gomez-Lechon MJ, David M, Fabra R, Trullenque R, Heinrich PC. Acute-phase response of human hepatocytes: regulation of acute-phase protein synthesis by interleukin-6. Hepatology 1990; 12:1179-86.
10. Azimuddin K, Latifi R, Ivatury R. Acute phase proteins in critically ill patients. In: Latifi R, Dudrick SJ (eds.). The biology and practice of current nutritional support. 2.ed. Georgetown: Landes Bioscience, 2003.
11. Heyland DK, Dhaliwal R, Jiang X, Day AG. Identifying critically ill patients who benefit the most from nutrition therapy: the development and initial validation of a novel risk assessment tool. Crit Care 2011; 15(6):R268
12. Jie B, Jiang ZM, Nolan MT, Zhu SN, Yu K, Kondrup J. Impact of preoperative nutritional support on clinical outcome in abdominal surgical patients at nutritional risk. Nutrition 2012; 28(10):1022-7.
13. Souba WW, Wilmore DW. Postoperative alteration of arteriovenous exchange of amino acids across the gastrointestinal tract. Surgery 1983; 94:342-50.
14. Auxiliadora Martins M, Menegueti MG, Nicolini EA, Picolo MF, Lago AF, Martins Filho OA et al. Energy expenditure in critically ill surgical patients. Comparative analysis of predictive equation and indirect calorimetry. Acta Cir Bras 2011; 26 (Suppl 2):51-6.
15. Harris JA, Benedict FG. A biometric study of basal metabolism in man. Carnegie Institute of Washington, 1919; nº 297.

16. Ferrannini E. The theoretical bases of indirect calorimetry: a review. Metabolism 1988; 37(3):287-301. Review.
17. Alexander E, Susla GM, Burstein AH, Brown DT, Ognibene FP. Retrospective evaluation of commonly used equations to predict energy expenditure in mechanically ventilated, critically ill patients. Pharmacotherapy 2004; 24:1659-67.
18. Daly JM, Heymsfield SB, Head CA, Harvey LP, Nixon DW, Katzeff H et al. Human energy requirements: overestimation by widely used prediction equation. Am J Clin Nutr 1985; 42:1170-4.
19. Phillips R, Ott L, Young B. Nutritional support and measured energy expenditure of the child and adolescent with head injury. J Neurosurg 1987; 67: 846-851.
20. Tilden SJ, Watkins S, Tong TK. Measured energy expenditure in pediatric intensive care patients. Am J Dis Child 1989; 2:143-50.
21. Swinamer DL, Grace MG, Hamilton SM, Jones RL, Roberts P, King EG. Predictive equation for assessing energy metabolism in mechanically ventilated critically ill patients. Crit Care Med 1990; 18:657.
22. Sunderland PM, Heilbrun MP. Estimating energy expenditure in traumatic brain injury: comparison of indirect calorimetry with predictive formulas. Neurosurgery 1992; 31:246-53.
23. McClave SA, Martindale RG, Vanek VW, McCarthy M, Roberts P, Taylor B et al. Guidelines for the provision and assessment of nutrition support therapy in the adult critically ill patient: Society of Critical Care Medicine (SCCM) and American Society for Parenteral and Enteral Nutrition (A.S.P.E.N.). JPEN J Parenter Enteral Nutr 2009; 33(3):277-316.
24. Jabbar A, Chang WK, Dryden GW, McClave SA. Gut immunology and the differential response to feeding and starvation. Nutr Clin Pract 2003; 18:461-82.
25. Kang W, Kudsk KA. Is there evidence that the gut contributes to mucosal immunity in humans? JPEN J Parenter Enteral Nutr 2007; 31:246-58.
26. Kang W, Gomez FE, Lan J, Sano Y, Ueno C, Kudsk KA. Parenteral nutrition impairs gut-associated lymphoid tissue and mucosal immunity by reducing lymphotoxin beta receptor expression. Ann Surg 2006; 244:392-9.
27. Windsor AC, Kanwar S, Li AG, Barnes E, Guthrie JA, Spark JI et al. Compared with parenteral nutrition, enteral feeding attenuates the acute phase response and improves disease severity in acute pancreatitis. Gut 1998; 42:431-5.
28. Kudsk KA, Croce MA, Fabian TC, Minard G, Tolly EA, Poret HA et al. Enteral versus parenteral feeding: effects on septic morbidity after blunt and penetrating abdominal trauma. Ann Surg 1992; 215: 503-13.
29. Kalfarentzos F, Kehagias J, Mead N, Kokkinis K, Gogos CA. Enteral nutrition is superior to parenteral nutrition in severe acute pancreatitis: results of a randomized prospective trial. Br J Surg 1997; 84: 1665-9.
30. Taylor SJ, Fettes SB, Jewkes C, Nelson RJ. Prospective, randomized, controlled trial to determine the effect of early enhanced enteral nutrition on clinical outcome in mechanically ventilated patients suffering head injury. Crit Care Med 1999; 27:2525-31.

31. Heyland DK, Dhaliwal R, Drover JW, Gramlich L, Dodek P. Canadian Critical Care Clinical Practice Guidelines Committee. Canadian clinical practice guidelines for nutrition support in mechanically ventilated, critically ill adult patients. JPEN J Parenter Enteral Nutr 2003; 27:355-73.
32. Jonghe B, Appere-de-Vechi C, Fournier M, Iran B, Merrer J, Melchior JC et al. A prospective survey of nutritional support practices in intensive care unit patients: what is prescribed? What is delivered? Crit Care Med 2001; 29:8-12.
33. Crooks E, Clochesy J. Special needs. Am J Nurs 2001; 101(Suppl. 5):21-4.
34. Carvalho EB, Couto CMF, Sales TRA. Nutrição enteral: estratégias e limitações. In: Carvalho EB. Manual de suporte nutricional. Rio de Janeiro: MEDSI, 1992.
35. Cataldi-Betcher EL, Seltzer MH, Slocum BA, Jones KW. Complication occurring during enteral nutrition support: a prospective study. JPEN: Journal of Parenteral and Enteral Nutrition 1993; 7(6): 546-52.
36. McClave SA. Use of residual volume as a marker for enteral feeding intolerance: prospective blinded comparison with physiology examination and radiographic findings. JPEN 1992; 16(2):99-105.
37. Bankhead R, Boullata J, Brantley S, Corkins M, Guenter P, Krenitsky J et al. A.S.P.E.N. Board of Directors. Enteral nutrition practice recommendations. JPEN J Parenter Enteral Nutr 2009; 33:122-67.
38. Buzzo CA, Silva ALND, Caruso L. O refluxo na terapia nutricional por via enteral de pacientes graves. Rev Bras Nutr Clín 2004; 19(4):216-23.
39. David MC. Terapia nutricional no paciente grave. Rio de Janeiro: Revinter, 2001.
40. Bengmark S. Progress in perioperative enteral tube feeding. Clin Nutr 1998; 17(4):145-52.
41. Braunschweig CL, Levy P, Sheean PM, Wang X. Enteral compared with parenteral nutrition: a meta-analysis. Am J Clin Nutr 2001; 74:534-42.
42. Sandstrom R, Drott C, Hyltander A, Arfvidsson B, Scherstén T, Wickström I et al. The effect of postoperative intravenous feeding (TPN) on outcome following major surgery evaluated in a randomized study. Ann Surg 1993; 217:185-95.
43. Ziegler TR. Parenteral nutrition in the critically ill patient. New Engl J Med 2009; 361:1088-97.
44. Singer P, Berger MM, Van den Berghe G, Biolo G, Calder P, Forbes A et al. ESPEN Guidelines on Parenteral Nutrition: intensive care. Clin Nutr 2009; 28(4):387-400.
45. Cano NJ, Aparicio M, Brunori G, Carrero JJ, Cianciaruso B, Fiaccadori E et al. ESPEN Guidelines on Parenteral Nutrition: adult renal failure. Clin Nutr 2009; 28:401-14.
46. Unamuno MRDL, Carneiro JJ, Chueire FB, Marchini JS, Suen VMM. Long-term central venous catheter for total parenteral nutrition: catheter care, permanence period, and incidence of infections. Rev Nutr 2005; 18(2):261-9.

13

Obesidade: abordagem farmacológica

Durval Ribas-Filho
Paulo Cesar Lima Giorelli
Maria do Perpétuo Socorro de Vieira Giorelli
Guilherme de Vieira Giorelli

INTRODUÇÃO

A Obesidade é uma síndrome multifatorial e de evolução crônica. Doenças crônicas usualmente requerem tratamento crônico, o que, muitas vezes, significa tratamento por toda a vida. Se o tratamento for interrompido, a doença volta. Como em qualquer outro tratamento médico, os medicamentos não funcionam quando não são tomados, isto é, ocorre recuperação do peso perdido.

Os medicamentos antiobesidade devem ser utilizados sob supervisão médica contínua e os tratamentos medicamentosos devem ser escolhidos e adaptados para cada paciente. Os riscos associados ao uso de um fármaco devem ser avaliados em relação aos riscos da persistência da obesidade. O tratamento deve ser mantido apenas quando considerado seguro e efetivo para o paciente.

Quanto à duração do tratamento farmacológico, sendo a obesidade considerada uma doença crônica, pressupõe-se que seu tratamento também deva ser crônico, o que inclui os medicamentos antiobesidade. É possível que alguns indivíduos deixem de usar esses fármacos e mantenham o novo peso, mas, se isso não for possível – e com esmagadora frequência não o é –, o tratamento deve ser feito por toda a vida.[1-3]

Quanto ao objetivo do tratamento, deve-se almejar chegar a um peso em que as condições associadas à obesidade (hiperglicemia, dislipidemia, hipertensão arterial, insuficiência cardíaca, apneia do sono, entre outras) estejam ausentes ou atenuadas (Figura 1). Tendo em vista este propósito, é unânime a opinião dos especialistas e da literatura médica de que 5 a 10% de perda do peso corporal é frequentemente suficiente para que esse objetivo seja alcançado.

SINAIS E SINTOMAS DA SÍNDROME METABÓLICA

Considera-se sucesso no tratamento da obesidade a habilidade de atingir e manter determinada perda de peso clinicamente útil.

Atualmente, os critérios mais usados para avaliação da eficácia de tratamentos antiobesidade são os da Food and Drug Administration (FDA) e do Committee of the European Agency for the Evaluation of Medicinal Products (CPMP). A FDA cita como critério uma perda de peso maior que 5% em relação ao placebo e que seja estatisticamente significativa, enquanto o CPMP sugere uma perda maior que 10% em relação ao placebo.[1,12]

Segundo a International Obesity Task Force (IOTF), bem como o I e II Consensos Latino-americanos de Obesidade (1998 e 2002, respectivamente), está indicado o tratamento farmacológico quando:

- o paciente tem índice de massa corporal (IMC) maior que 30 kg/m^2;
- o paciente tem uma ou mais doenças associadas ao excesso de peso (comorbidades) com IMC maior que 25 kg/m^2;
- o tratamento com dieta, modificações cognitivo-comportamentais, exercício e/ou aumento de atividade física já tenham sido comprovadamente tentados, sem sucesso (FAO).[1,4]

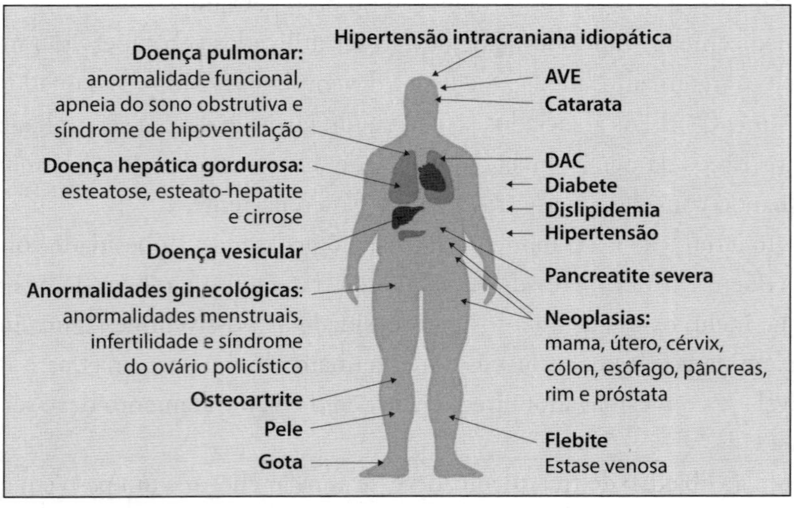

Figura 1 Doenças inter-relacionadas à obesidade.

SIBUTRAMINA

A sibutramina é um medicamento disponibilizado no mercado desde 1997, sendo, portanto, bem mais recente que os anorexígenos (1960).[5,6] Ela apresenta dois sítios de ação – central e periférico – e, assim como a anfepramona e o femproporex, é derivada das fenetilaminas, apresentando o núcleo betafenetilamina. No entanto, apresenta características farmacológicas diferenciadas.

A sibutramina age aumentando a saciedade. Essa ação é mediada pela serotonina, agindo no núcleo da saciedade ou núcleo ventromedial do hipotálamo (ação central). Ela age inibindo a recaptação pré-sináptica da serotonina da norepinefrina e da dopamina (monoaminas) e, dessa forma, causa maior disponibilidade desses neuro-hormônios dentro da fenda sináptica, os quais, por sua vez, são captados em maiores quantidades pelo neurônio pós-sináptico, que é o órgão efetor da ação desses neuro-hormônios no organismo.[5,7]

Por seus efeitos mais marcantes no controle da saciedade, a sibutramina é classificada como um medicamento sacietógeno.

Ação central – fenda sináptica

A sibutramina tem uma ação central semelhante à dos anorexígenos, anteriormente descritos.[6] Essa ação é mediada pela norepinefrina, que se torna disponível em maiores quantidades na fenda sináptica, por sua ação como inibidor da norepinefrina, da serotonina e da dopamina (Figura 2).[8]

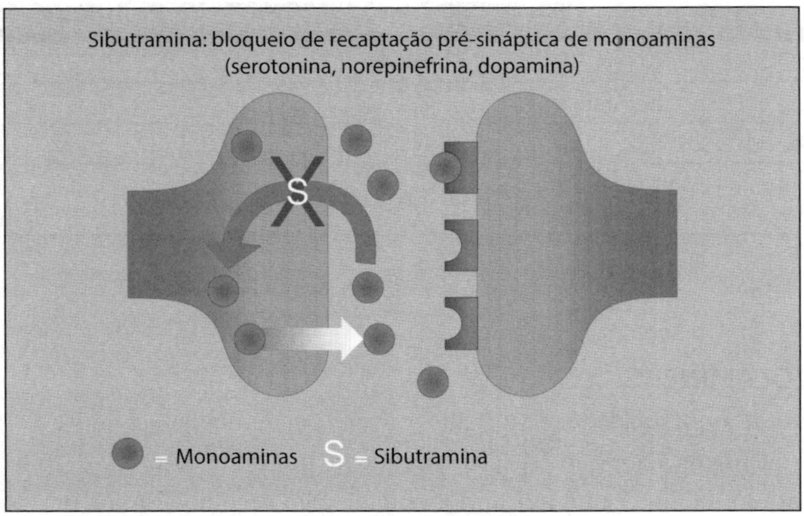

Figura 2 Bloqueio de recaptação pré-sináptica de monoaminas (serotonina, norepinefrina e dopamina).

Ação periférica

A sibutramina apresenta como efeitos adversos mais comuns: cefaleia, boca seca, constipação, insônia, rinite e faringite (Tabela 1), que ocorrem em 10 a 30% dos pacientes em uso do fármaco. Nas doses de 520 mg/dia, a elevação média da pressão arterial diastólica e sistólica foi 1 a 3 mmHg e da frequência cardíaca, de 4 a 5 bpm (Tabela 2).

Esse medicamento é contraindicado em pacientes com crises agudas de hipertensão arterial, por apresentar agravamento do quadro. Sua remoção ocorre por metabolização ou conjugação hepática, que produz metabólitos ativos.

A noradrenalina age por meio de aumento da oxidação de gorduras (ação periférica).

Tabela 1 Efeitos adversos da sibutramina

	Pacientes (%)	
Efeitos adversos	Placebo	Sibutramina
Boca seca	4,2	17,2
Constipação	6	11,5
Insônia	4,5	10,7
Tontura	3,4	7
Hipertensão	0,9	2,1
Taquicardia	0,6	2,6
Palpitação	0,8	2

Tabela 2 Pressão arterial e pulso em pacientes com hipertensão tratados com sibutramina pelo período de 1 ano

	Placebo	Sibutramina
Alteração na PA sistólica (mmHg)	+ 1,5	+ 2,7
Alteração na PA diastólica (mmHg)	– 1,3	+ 2*
Alteração no pulso (bpm)	0	4,9*
Suspensão por episódios hipertensivos (% pacientes)	1,4	5,3

* P < 0,05 *versus* placebo.
PA: pressão arterial.

CATECOLAMINÉRGICOS

Pelo fato de a obesidade ter se tornado a maior pandemia que já houve no mundo, é natural que mereça atenção especial e frequente por parte da mídia e do público leigo. Contudo, os medicamentos antiobesidade com ação no sistema nervoso central (SNC) têm sido frequentemente confundidos com a anfetamina.[6] Mais grave ainda é o fato de isso acarretar um estigma contra a obesidade, os obesos e os obesólogos.

No Brasil, a anfetamina deixou de ser usada no tratamento da obesidade em 1960, ocasião em que foram disponibilizados a anfepramona e o femproporex. No entanto, a anfetamina ainda é usada como medicamento, por exemplo, em enfermidades neurológicas como a narcolepsia e a síndrome de distúrbio da atenção. A terapia desta última condição utiliza o metilfenidato – Ritalina®, sabidamente uma anfetamina.

A obesidade é a doença crônica nutroneurometabólica com maior taxa de mortalidade no mundo, estando associada a importantes morbidade e mortalidade. Portanto, se a anfetamina fosse mais efetiva que os medicamentos atualmente disponíveis para o tratamento de pacientes obesos, certamente seria usada, como ainda é para outras doenças nas quais ela e seus derivados são a melhor opção terapêutica disponível.

O que motivou o abandono do uso da anfetamina na terapia da obesidade foi o aparecimento dos anorexígenos nos anos 1960, os quais provaram ter resultados muito melhores e efeitos adversos muito menores do que os da anfetamina.

A fim de esclarecer esse assunto, é preciso explicar que existem semelhanças e diferenças entre a anfetamina e os medicamentos antiobesidade com ação no SNC, isto é, sibutramina, anfepramona, femproporex e mazindol.

A semelhança entre a anfetamina e os anorexígenos é que todos têm ação anorexígena, ou seja, diminuição da fome. Além disso, a anfetamina e os anorexígenos em uso na terapia da obesidade são derivados da dopa (dioxifenilalanina), ou seja, são formados a partir do aminoácido essencial fenilalanina. Outra semelhança é que todos os medicamentos antiobesidade com ação central, inclusive a sibutramina, possuem o núcleo betafeniletilamina.[9,10]

Quanto à diferença, trata-se do próprio motivo de a anfetamina não ser mais usada na terapia da obesidade, que se relaciona ao neuro-hormônio mediador da ação. No caso da anfetamina, há um predomínio da liberação de dopamina na fenda sináptica (grande responsável pela dependência), além de uma ação específica para os receptores da serotonina do tipo 5-HT2 (possíveis responsáveis por sensação de prazer e alucinações).

A dietilpropiona, o femproporex e o mazindol, por sua vez, têm como principal neuro-hormônio mediador de sua ação a norepinefrina, que apresenta uma eficaz ação anorexígena sem o risco de causar dependência física.[9,11,12]

Assim, fica fácil perceber que o que motivou o abandono do uso da anfetamina na obesidade foi o aparecimento dos anorexígenos nos anos 1960, os quais provaram ter resultados muito melhores e efeitos adversos muito menores do que a anfetamina; portanto, os agentes farmacológicos dietilpropiona (ou anfepramona), femproporex, fentermina e mazindol constituem uma classe de medicamentos do tipo catecolaminérgicos sem os efeitos da anfetamina clássica e com muito mais segurança na sua utilização e na prescrição médica. São medicamentos seguros quando prescritos por especialistas.

ORLISTATE

O orlistate foi lançado no mercado em 1997 e é o único medicamento que possui ação exclusivamente periférica. Esse medicamento liga-se de maneira irreversível ao sítio ativo da lipase através de ligação covalente. Por isso, cerca de um terço dos triglicerídeos ingeridos permanece não digerido e não é absorvido pelo intestino delgado, sendo eliminado nas fezes (Figura 3).[12,14-17] Não possui atividade sistêmica e a absorção pelo trato gastrointestinal é desprezível em doses de até 800 mg.

O orlistate não possui efeito sobre circuitos neuronais reguladores do apetite, porém seu efeito farmacológico (evidenciado pela quantidade de gordura nas fezes) estimula a adesão em longo prazo do consumo de alimentos com menor teor de gordura.[18-20]

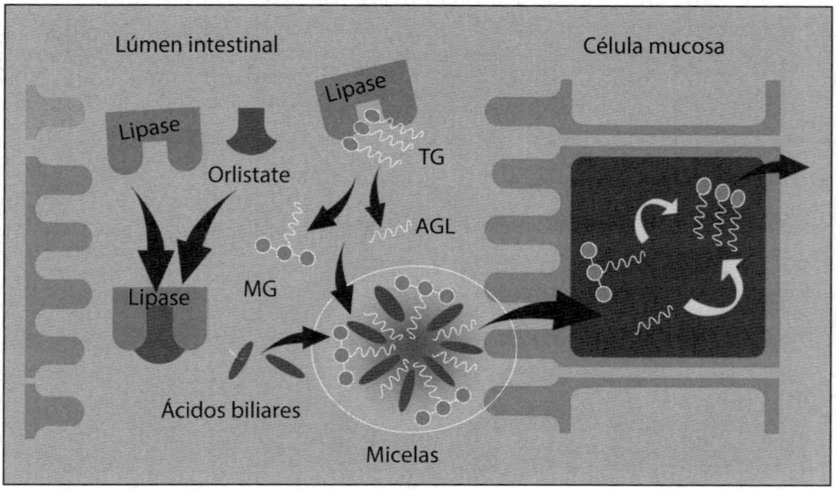

Figura 3 Digestão e absorção de gordura com orlistate.

AGL: ácido graxo livre; MG: monoglicerídeo; TG: triglicerídeos.

FLUOXETINA E SERTRALINA

Embora tanto a fluoxetina quanto a sertralina sejam inibidores seletivos da recaptação de serotonina, elas não possuem estrutura química semelhante. A fluoxetina é um derivado oxitrifluorfenil da fenilpropanolamina e a sertralina é um derivado naftilamínico. Ambas agem no terminal pré-sináptico, com indicação para tratamento de depressão e bulimia nervosa, mas sem indicação formal de uso no tratamento da obesidade. Esses medicamentos reduziram a ingestão alimentar experimentalmente em animais. Em experimentos clínicos para aprovação desses medicamentos como antidepressivos, foi observada perda de peso.[21-24]

Inibidores seletivos da recaptação de serotonina não são, portanto, agentes antiobesidade eficientes, embora seja indubitável o fato de que podem ser úteis em pacientes obesos depressivos ou com outras comorbidades nas quais esses antidepressivos sejam tratamentos mais apropriados, como em pacientes com apneia do sono, pelo fato de a fluoxetina levar a uma redução da fase REM, em que ocorre a maior parte dos episódios de apneia obstrutiva.

MEDICAMENTOS TERMOGÊNICOS

As metilxantinas (como cafeína, teofilina e aminofilina) ou aspirinas promovem aumento da duração da atividade da noradrenalina. Esses medicamentos agem inibindo a fosfodiesterase, enzima responsável pela metabolização do AMP cíclico, e sua inibição aumenta ainda mais a atividade da noradrenalina.[25]

O uso desses medicamentos na terapia antiobesidade já foi adotado no passado, inclusive em associação com a efedrina, cujo uso está proibido no Brasil.

TOPIRAMATO

O topiramato é um anticonvulsivante que tem efeitos comprovados de perda de peso ponderal. Essa substância foi recentemente estudada, sendo comprovado esse efeito em estudo duplo-cego randomizado.

Atualmente, tem sido descrito o uso desse medicamento no controle da compulsão alimentar. Seu mecanismo de ação está associado a uma ação moduladora do ácido gama-aminobutírico (Gaba).

AGONISTAS DO GLP-1

O GLP-1 é um hormônio incretina que exibe várias ações farmacológicas, como cardioproteção, aumento da função cognitiva, neuroproteção, diminuição da hipertensão, supressão da secreção ácida, aumento da lipólise e proteção contra inflamação.

Mas as ações mais potentes são insulinotrópicas e glucagonostáticas, dependentes de glicose e estimulação da proliferação de células β, aumento da secreção de insulina e principalmente redução do ganho de peso corporal em pacientes com diabetes tipo 2.

Vários são os análogos de GLP-1 resistentes à dipeptidil peptidase-IV (DPP IV), atualmente presentes em ensaios clínicos: exenatida, liraglutida, semaglutida, efpeglenatida, exenatida, dulaglutida, albiglutida, lixisenatida e outros em desenvolvimento. Os agonistas do GLP-1 mostraram melhor potencial para tratar o diabete melito tipo 2 comparativamente com as drogas atualmente usadas nas clínicas, sem causar os efeitos colaterais da hipoglicemia e, principalmente, mostraram um efeito significativo para a redução do peso corporal.[26]

Liraglutida

A liraglutida é um análogo do GLP-1 humano endógeno com 97% de homologia de sequência. Possui ácido graxo C-16 (ácido palmitol), ligado via espaçador de glutamina à lisina na posição 26 e substituição da lisina por arginina na posição 34. O ácido palmitol liga-se reversivelmente à albumina plasmática, que previne sua degradação por DPP-4, e a formação de depósitos no local da injeção com dissolução lenta é responsável por sua duração de ação prolongada.

Semaglutida

A semaglutida foi desenvolvida com meia-vida de mais de 150 horas, em razão do aumento da mudança na sequência de aminoácidos.

SUSTAIN-7 é um ensaio clínico de 40 semanas para comparação entre diferentes doses de semaglutida com dulaglutida. Ambos os medicamentos são da mesma classe. A partir de uma linha de base média de HbA1c de 8,2%, a semaglutida 0,5 mg apresentou redução significativa de 1,5% em comparação com 1,1% da dulaglutida. Tipos semelhantes de resultados podem ser obtidos com semaglutida. Os pacientes tratados com 1 mg de semaglutida apresentam uma redução de 1,8% em comparação com uma redução de 1,4% em 1,5 mg de dulaglutida. Além disso, a partir do peso corporal inicial de 95 kg, o decréscimo do peso corporal é de 4,6 kg com 0,5 mg de semaglutida, e exatamente metade do decréscimo pode ser mostrado em 0,75 mg de dulaglutida. Pessoas tratadas com 1 mg de semaglutida mostram 6,5 kg de perda de peso em comparação com 3 kg com 1,5 mg de dulaglutida.

Efpeglenatida

Efpeglenatida é um novo análogo de GLP-1. A desvantagem mais importante dos agonistas de GLP-1 é a meia-vida mais curta por sua degradação na presença da enzima DPP. A efpeglenatida é produzida usando o sistema de tecnologia de plataforma de descoberta de proteínas de longa duração, que compreende uma proteína ou peptídeo para prolongar a meia-vida do medicamento de semanal para mensal. O tamanho aumentado pela conjugação diminui a depuração renal; o mecanismo básico relacionado a isso é a diminuição da internalização e degradação.

Dulaglutida

É um análogo do GLP-1 com 90% de homologia com o GLP-1 nativo. Ela se liga covalentemente ao Fc (fragmento constante) da IgG4 humana, portanto, permanece protegida contra a ação hidrolítica da DPP-IV, enquanto o grande tamanho da molécula (peso molecular 57 kDa) evita a depuração renal responsável por sua longa meia-vida.

Esses quatros agonistas do GLP-1 são os que atualmente apresentam resultados mais adequados para a redução do peso corporal. Também são considerados a melhor opção terapêutica para pacientes com diabetes tipo 2 impactados pela obesidade.

REFERÊNCIAS BIBLIOGRÁFICAS

1. Atkinson RL, Greenway FL, Bray GA, Dahms WT, Molitch M, Hamilton-K, et al. Treatment of obesity: comparison of physician and nonphysician therapists using placebo and anorectic drugs in a double blind trial. Int J Obes. 1977;1:113-20.
2. WHO. Consultation on Obesity. Preventing and managing the global epidemic. Geneva: World Health Organization; 1998.
3. Wurtman JJ. Carbohydrate craving. Relationship between carbohydrate intake and disorders of mood. Drugs. 1990;39:49-52.
4. Bolding OT. Diethylpropion hydrochloride: an effective appetite supressant. Curr Ther Res. 1975; 16:40-8.
5. Bray GA, Blackburn GL, Ferguson LM, Greenway FL, Jain AK, Mendel CM, et al. Sibutramine produces dose-related weight loss. Obes Res. 1999;7:189-98.
6. Bray GA, Greenway FL. Current and potential drugs for treatment of obesity. Endocrine Rev. 1999; 20:805-75.
7. James WPT, Astrup A, Finer N, Hilsted J, Kopelman P, Rõssner S, et al. STORM Study Group. Effect of sibutramine on weight maintenance after weight loss: a randomised trial. Lancet. 2000;356:2119-25.
8. Finer N, Bloom SR, Frost GS, Banks LM, Griffiths J. Sibutramine is effective for weight loss and diabetic control in obesity with type 2 diabetes: a randomised: double-blind, placebo-controlled study. Diabetes Obes Metab. 2000;2:105-12.
9. Jonderko K, Kucio C. Extra-anorectic actions of mazindol. Isr J Med Sei. 1989;25:20-4.
10. Jones SP, Smith IG, Kelly G, Gray JA. Long-term weight loss with sibutramine. Int J Obes Relat Metab Disord. 1995;19(5uppl 2):40.
11. Liu YL, Toubro S, Astrup A, Stock MJ. Contribution of beta 3-adrenoceptor activation to ephedrine -induced thermogenesis in humans. Int J Obes Relat Metab Disord. 1995;19:67885.
12. Lupien JR, Bray GA. Effect of mazindol, d-amphetamine and diethylpropion on purine nucleotide binding to brown adipose tissue. Pharmacol Biochem Behav. 1986;25:733-8.
13. Bray GA. Obesity: a time bomb to be refused. Lancet. 1998;352:160-1.
14. Guy-Grand B. Long-term pharmacoterapy in the management of obesity. In: Bjõmtorp P, Rõssner S (eds.). From theory to practice: obesity in Europe-88. Londres: John Libbey; 1989. p.311-8.
15. Heymsfield SB, Segal KR, Hauptman J, Lucas CP, Boldrin MN, Rissanen A, et al. Effects of weight loss with orlistat on glucose tolerance and progression to type 2 diabetes in obese adults. Arch Intern Med. 2000;160:1321-6.
16. Rôssner S, Sjôstrôm L, Noack R, Meinders AE, Noseda G. Weight loss, weight maintenance, and improved cardiovascular risk factors after 2 years treatment with orlistat for obesity. Obes Res. 2000;8:49-61.

17. Sjöstrom L, Rissanen A, Andersen T, Boldrin M, Golay A, Koppeschaar HP, et al. Randomised placebo-controlled trial of orlistat for weight loss and prevention of weight regain in obese patients. Lancet. 1998;352:167-72.
18. Daniels S. Pharmacological treatment of obesity in paediatric patients. Paediatr Drugs. 2001;3:405-10.
19. Hollander PA, Elbein SC, Hirsch M, Kelley D, McGill J, Taylor T, et al. Role of orlistat in the treatment of obese patients with type 2 diabetes. Diabetes Care. 1998;21:1288-94.
20. James WPT, Avenell A, Broom J, Whitehead J. A one-year trial to assess the value of orlistat in the management of obesity. Int J Obes. 1997;21(Suppl.3):S24-30.
21. Femandez-Solo ML, Gonzalez-Jimenez A., Barredo-Acedo F, Luna del Castillo JD, Escobar-Jimenez F. Comparison of fluoxetine and placebo in the treatment of obesity. Ann Nutr Metab. 1995;39:159-63.
22. Garattini S. Biological actions of drugs affecting serotonin and eating. Obes Res. 1995;3:463-70.
23. Visser M, Seidell JC, Koppeschaar PF, Smits P. The effect of fluoxetine on body weight, body composition, and visceral fat accumulation. Int J Obes Relat Metab Disord. 1992;17:247-53.
24. Wadden TA, Bartlett SJ, Foster GD, Greenstein RA, Wingate BJ, Stunkard AJ, et al. Sertraline and relapse prevention training following treatment by very-low-calorie diet: a controlled clinical trial. Obes Res. 1995;3:549-57.
25. Rascovski A, Millner TH, Batalha L, Reis C, Mancini MC, Halpem A. Eficácia e tolerabilidade das substâncias calorigênicas: ioimbina, triiodotironina, aminofilina combinada a efedrina e fenilpropanolamina no tratamento da obesidade a curto prazo. Arq Bras Endocrinol Metab. 2000;44:95-102.
26. Sharma D, Verma S et. al. Recent updates on GLP-1 agonists: Current advancements & challenges. Bio & Pham, 2018.

LEITURA COMPLEMENTAR

Goodall EM, Feeney S, McGuirk J, Silverstone T. A comparison of the effects of d- and l-fenfluramine and d-amphetamine on energy and macronutrient intake in human subjects. Psychopharmacology. 1992;106:221-7.

Halpem A, Mancini M. Tratamento farmacológico da obesidade. Drogas termogênicas. Arq Bras Endocrinol Metab. 1996;40:224-7.

Ribas-Filho D, Giorelli PC. Efficacy of long-term obesity is the treatment with diethylpropion. Int J Nutr. 2008;1(2):49.

Nutrologia e obesidade de tratamento cirúrgico

Reginaldo Ceneviva
Durval Ribas-Filho
Wilson Salgado Júnior
Fernando Bahdur Chueire
Paulo Cesar Lima Giorelli
Ajith Kumar Sankarankutty

INTRODUÇÃO

A obesidade constitui, por sua gravidade e seu caráter epidêmico, bem como sua alta e crescente prevalência, um dos maiores problemas atuais de saúde pública nos países industrializados. Em função de suas frequentes comorbidades, a obesidade representa um impacto negativo substancial na qualidade de vida do paciente, com redução na expectativa de duração da vida e sobrecarga econômica significativa para a sociedade.

EPIDEMIOLOGIA

Há dificuldade de obtenção de medidas concretas do tecido adiposo entre os membros da população, motivo pelo qual aferições do peso e da estatura têm sido amplamente utilizadas na identificação de sobrepeso e obesidade, mediante a utilização do índice de massa corporal (IMC). A obesidade corresponde a IMC igual ou maior que 30 kg/m^2.

Em 2005, estimativas da Organização Mundial da Saúde (OMS) para o ano de 2010 apontavam valores altos do IMC na população acima dos 15 anos de idade em alguns países (Figura 1).

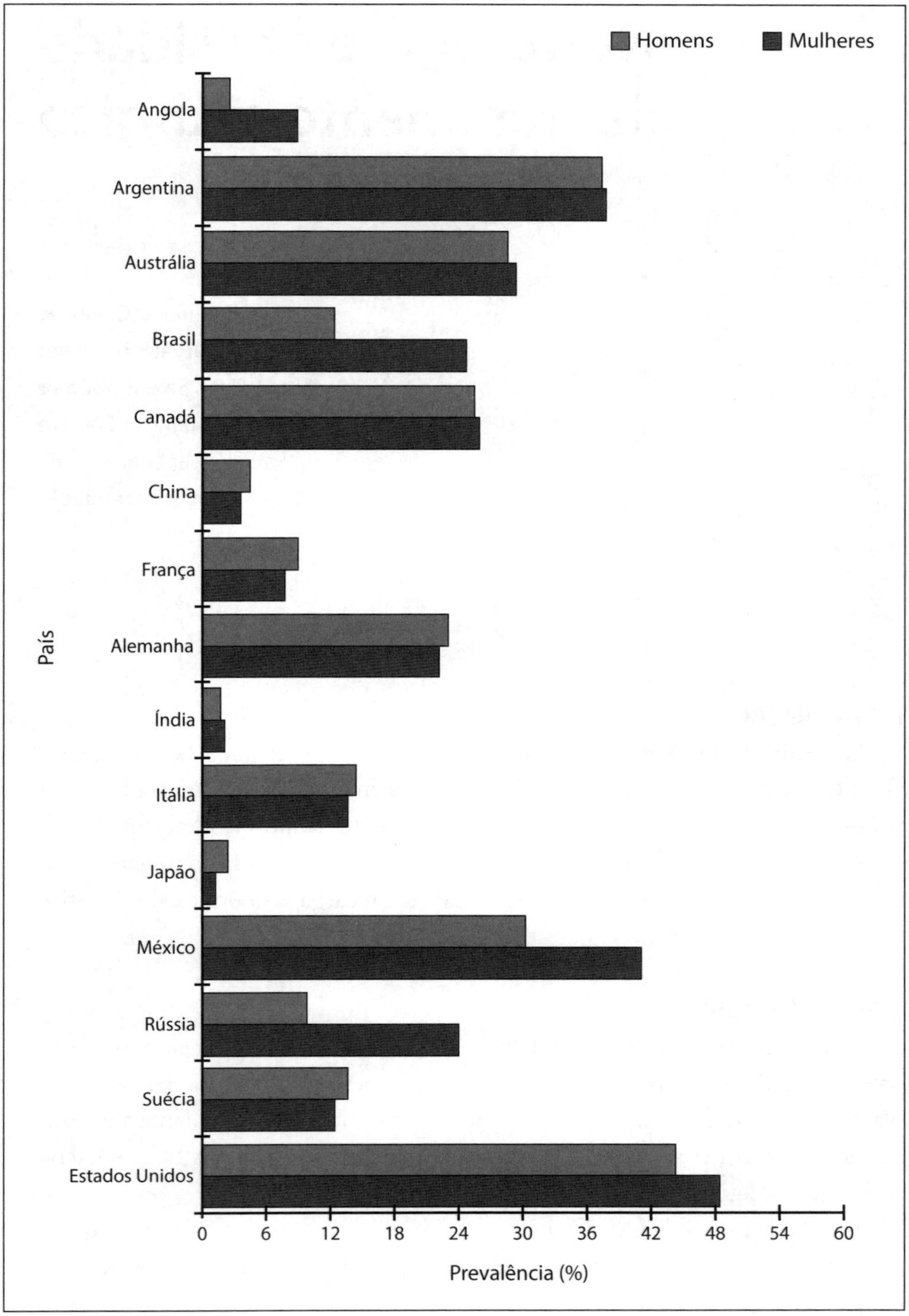

Figura 1 Prevalência da obesidade (IMC ≥ 30 kg/m²) por país estimada para o ano de 2010 para a população com mais de 15 anos de idade (OMS, 2005).

A obesidade tem alcançado proporções epidêmicas em países desenvolvidos e em desenvolvimento, com número global de adultos obesos de pelo menos 300 milhões. A Sociedade Brasileira de Cirurgia Bariátrica e Metabólica demonstrou em 2008 que 12,1% da população brasileira entre 18 e 65 anos é de obesos, sendo 2% dos homens e 4% das mulheres obesos mórbidos.

O aumento da prevalência da obesidade nas últimas décadas pode ser atribuído, sobretudo, a condições ambientais da modernidade que desencorajam a atividade física e estimulam o consumo de grandes porções de alimentos com alta densidade energética.

As diferenças de sobrepeso e obesidade entre homens e mulheres variam muito, conforme os grupos étnicos e raciais, mas geralmente há mais homens na categoria de sobrepeso e mais mulheres na de obesidade. Nos países industrializados, a prevalência da obesidade é inversamente proporcional à condição socioeconômica, porém seu aumento ao longo do tempo parece ser semelhante em todos os grupos socioeconômicos.

A prevalência da obesidade aumenta dos 20 aos 60 anos de idade, quando, em geral, atinge seu valor máximo, a partir do qual decresce, possivelmente em função do aumento da mortalidade, decorrente, em parte, da própria obesidade. A prevalência da obesidade infantil está aumentando mais que a dos adultos. Obesidade na infância é prenúncio de obesidade na idade adulta e de aumento de riscos do desenvolvimento de comorbidades.

DEFINIÇÃO

A obesidade é uma doença metabólica crônica de origem multifatorial, com determinantes genéticos e ambientais e que se caracteriza por excesso relativo ou absoluto das reservas corporais de gordura.

O adipócito representa a unidade básica do tecido adiposo. O desenvolvimento do tecido adiposo é um processo contínuo que começa antes do nascimento, criando novos adipócitos durante a vida. Na formação e no aumento do tecido adiposo, estão envolvidos dois processos:

- hipertrofia: aumento no tamanho do adipócito como resultado do acúmulo de triglicerídeos;
- hiperplasia: aumento no número de adipócitos.

A hipertrofia geralmente precede a hiperplasia e ambos os processos resultam de um balanço energético positivo tanto na fase de crescimento normal como no desenvolvimento da obesidade.

CLASSIFICAÇÃO

A obesidade é classificada, segundo a OMS, de acordo com o IMC, também conhecido como índice de Quetelet, que é obtido pela divisão do peso corporal (kg) pelo quadrado da altura em metros (m^2) para ambos os sexos, sendo considerado normal entre 18,5 e 24,9 kg/m^2. A Tabela 1 mostra a classificação da obesidade de acordo com o IMC e o risco de doenças associadas.

Tabela 1 Classificação da obesidade de acordo com o IMC e o risco de doenças

IMC (kg/m^2)	Classificação	Obesidade (grau)	Risco de doenças
≤ 18,4	Baixo peso	–	Elevado
18,5 a 24,9	Normal		Normal
25 a 29,9	Sobrepeso	–	Elevado
30 a 34,9	Obesidade	I	Muito elevado
35 a 39,9	Obesidade	II	Muito elevado
≥ 40	Obesidade grave	III	Muitíssimo elevado

A obesidade grau III, caracterizada por IMC igual ou maior que 40 kg/m^2, é uma entidade clínica que cursa frequentemente com doenças associadas que reduzem a qualidade de vida e a perspectiva de sua duração.[1] A obesidade predispõe a uma série grande de problemas, incluindo hipertensão arterial sistêmica (HAS), diabetes melito tipo 2 (DM2), doença cardiovascular, síndrome da apneia e hipopneia obstrutiva do sono (SAHOS), dislipidemia, doença do refluxo gastroesofágico (DRGE), colelitíase, doença articular degenerativa, varizes de membros inferiores, doenças psiquiátricas, aumento da prevalência de certos tipos de câncer, desajustes psicológicos, isolamento social e discriminação, maior risco cirúrgico etc.

Pacientes com obesidade graus I e II ou com sobrepeso e mesmo os com IMC normal com distribuição de gordura central podem apresentar comorbidades significativas.

A obesidade mórbida ou clinicamente grave não se restringe apenas ao grau III, envolvendo também os pacientes com IMC maior ou igual a 35 kg/m^2 que apresentam comorbidades. Os obesos mórbidos apresentam taxa de mortalidade de até 12 vezes maior que da população geral.[1] O tratamento conservador com dieta, exercícios físicos, medicamentos e psicoterapia resulta, para os obesos mórbidos, em perda de peso limitada e geralmente transitória. Associado ao prejuízo à saúde e à redução da qualidade de vida, isso favorece a indicação da terapêutica cirúrgica em casos selecionados.[2]

INDICAÇÕES E CONTRAINDICAÇÕES CIRÚRGICAS

O tratamento cirúrgico visa, sobretudo, à resolução das comorbidades.

Indicações

São indicações cirúrgicas gerais:

- portadores de obesidade grau III (IMC maior ou igual a 40 kg/m^2) mesmo sem comorbidades e que não responderam ao tratamento conservador (dieta, exercícios físicos, psicoterapia) durante pelo menos 2 anos sob orientação adequada;
- portadores de obesidade grau II (IMC entre 35 e 39,9 kg/m^2) com comorbidades (doenças crônicas desencadeadas ou agravadas pela obesidade) e que não responderam ao tratamento conservador realizado por pelo menos 2 anos sob orientação adequada.[3]

Sugere-se o tratamento cirúrgico também para pacientes com IMC maior que 50 kg/m^2, mesmo sem tratamento clínico prévio, e para pacientes com obesidade grau I (IMC entre 30 e 34,9 kg/m^2) com comorbidade grave e intratabilidade clínica, desde que haja consenso entre equipe e paciente (SBCBM).

São características adicionais obrigatórias a todos os pacientes: idade entre 18 e 65 anos (evita-se tratamento cirúrgico antes de as epífises de crescimento estarem consolidadas nos jovens), capacidade intelectual para compreender todos os aspectos do tratamento, compromisso de seguir as orientações da equipe e de submeter-se aos controles pré e pós-operatórios.

Contraindicações

A avaliação individualizada prevê contraindicações:

- causas secundárias da obesidade, como doença endócrina (síndrome de Cushing);
- transtornos do comportamento alimentar;
- transtornos psicóticos graves;
- dependência química (álcool e/ou drogas);
- tentativa de suicídio nos últimos 2 anos;
- insuficiência orgânica grave.

São situações de alerta e, em princípio, contraindicações:

- doenças infecciosas;
- doenças inflamatórias crônicas;
- hipertensão portal com varizes esofagogástricas;
- insuficiência cardíaca;
- insuficiência pulmonar;

- insuficiência hepática;
- insuficiência renal.[3,4]

A assistência médica para o obeso, em função das particularidades da apresentação clínica da obesidade e de suas comorbidades, exige o trabalho conjunto de equipe multiprofissional, composta por especialistas de diferentes áreas: cirurgião bariátrico, nutrólogo/nutricionista, endocrinologista, fisioterapeuta, psicólogo/psiquiatra e assistente social.

Apesar de a etiopatogenia e a fisiopatologia da obesidade com indicação de tratamento cirúrgico serem as mesmas da obesidade de menor grau e/ou de menor gravidade, a prevalência de doenças associadas e os riscos cardiovasculares são significativamente maiores.

ETIOPATOGENIA

O equilíbrio energético positivo resulta em ganho de peso. Quando a ingestão de energia excede o gasto energético, um estado de equilíbrio energético positivo é alcançado e o excedente calórico se armazena no corpo; 70 a 80% do ganho de peso correspondendo basicamente à gordura e os restantes 20 a 30% a ganho de massa corporal magra. A superalimentação baseada em carboidratos é associada a eficiência de armazenamento menor do que a baseada em gordura.[5]

Não parece que o equilíbrio energético de obesos, considerando-se os aspectos individualizados da composição corporal, seja diferente do de pessoas magras. Não está claro o papel das alterações do metabolismo energético no desenvolvimento da obesidade e na resposta à dieta.[5]

As causas principais da obesidade são genéticas, ambientais, endócrinas, metabólicas, comportamentais e sociais.

Na etiologia da obesidade, há grande influência de fatores genéticos e ambientais combinados, mas, nas últimas décadas, as modificações ambientais foram o principal responsável pelo grande e progressivo aumento dessa doença. A junção da interação do meio ambiente obesogênico com a expressão gênica da obesidade resulta permanentemente em modificação da homeostase energética, ou alteração perene no sistema nutroneurometapólico de homeostase energética.

As causas são muitas e diversificadas e, de acordo com Hill et al.[5], podem ser relacionadas conforme demonstrado na Tabela 2.[5]

OBESIDADE MÓRBIDA E DOENÇAS ASSOCIADAS

Comorbidades são doenças causadas ou acentuadas pela obesidade e que aumentam sua gravidade. A obesidade grave é associada a um número grande de doenças que

Tabela 2 Causas da obesidade

Causas	Exemplos/mecanismos
Genéticas	Diferenças genéticas na influência exercida sobre os componentes do equilíbrio energético (ingestão energética, gasto energético e armazenamento energético)
Congênitas	Síndromes: Prader-Willi, Down, Bardet-Biedel, Alstrom, Cohen e Carpenter
Neuroendócrinas	Síndrome de Cushing, distúrbios hipotalâmicos, hipotireoidismo, síndrome do ovário policístico, deficiência do hormônio de crescimento
Medicamentosas	Por mecanismos diversos: alguns antipsicóticos, antidepressivos, antiepiléticos, estabilizadores do humor, hormônios esteroides, antidiabéticos, anti-histamínicos, anti-hipertensivos, inibidores de proteases
Interrupção do tabagismo	Maior ingestão de alimentos
Distúrbios alimentares	Síndrome da alimentação noturna, transtorno da compulsão alimentar, obesidade progressiva (ingestão progressivamente maior de energia a partir de sobrepeso na infância)
Influências ambientais e comportamentais no gasto energético	Taxa metabólica de repouso, efeito térmico dos alimentos, gasto energético da atividade física
Influências ambientais e comportamentais na ingestão energética	Dietas ricas em gordura e/ou carboidratos, pobres em frutas, verduras e legumes, porções maiores, variedade dietética, baixo custo e disponibilidade
Fatores ambientais precoces	Influências pré-natais, aleitamento materno, obesidade infantil e dos pais

deram origem ao termo "obesidade mórbida". Embora alguns considerem esse termo pejorativo, a obesidade grave é frequentemente associada a problemas realmente mórbidos e incapacitantes.

A distribuição da gordura tem papel mais importante que sua quantidade total. Existem evidências que suportam a relação do acúmulo de gordura visceral com os componentes da síndrome metabólica, o que tem sido justificado pela atividade lipolítica aumentada e pelo consequente aumento dos ácidos graxos livres na circulação, que pode afetar o metabolismo lipídico e da glicose.

O tecido adiposo visceral e o subcutâneo têm algumas diferenças morfológicas e funcionais, incluindo as metabólicas. São exemplos de diferenças metabólicas a menor resposta ao efeito antilipolítico da insulina e os maiores níveis de secreção de leptina da gordura visceral do que da gordura periférica. O acúmulo preponderante da gordura visceral sobre a subcutânea reflete-se no aumento da circunferência abdominal (CA), definindo a chamada obesidade abdominal ou central, mais comum nos homens que nas mulheres, mais frequentemente associada a síndrome metabólica e, consequentemente, maior risco cardiovascular. Contudo, a obesidade com distribuição periférica da gordura, chamada de obesidade ginecoide, por ser mais comum nas mulheres, é menos frequentemente associada à síndrome metabólica e mais a artropatias e estase venosa dos membros inferiores.

De acordo com o III Painel de Tratamento de Adulto do Programa Nacional de Educação sobre Colesterol (ATP III)[6], o diagnóstico de rotina da síndrome metabólica pode ser feito se houver a presença de pelo menos três dos seguintes fatores:

- aumento da CA (≥ 102 cm no homem e ≥ 88 cm na mulher);
- aumento de triglicerídeos (TG) (≥ 150 mg/dL);
- redução do HDL colesterol (< 40 mg/dL no homem e < 50 mg/dL na mulher);
- aumento da pressão arterial (PA, > 130/85 mmHg) ou em tratamento para hipertensão arterial;
- aumento da glicose (≥ 100 mg/dL).

O risco para desenvolvimento de DM2, doenças cardiovasculares e câncer aumenta à medida que aumenta o IMC, sendo o risco menor com IMC entre 22 e 25 kg/m^2. A mortalidade aumenta de forma gradual com IMC acima de 25 kg/m^2, com aumento mais pronunciado com IMC acima de 30 kg/m^2 (Figura 2).[7]

Pessoas com IMC acima de 30 kg/m^2, porém, podem apresentar gordura corporal em quantidade normal e massa muscular elevada, como os atletas, e pessoas com IMC normal (18,5 a 24,9 kg/m^2) podem apresentar gordura corporal em excesso e massa muscular reduzida.[5] A medida da CA é um método adicional auxiliar na identificação desses casos. A CA possui forte correlação com a quantidade de gordura visceral ou intra-abdominal, sendo considerada um marcador de risco importante para o desenvolvimento de comorbidades. A CA é medida com o paciente em posição ortostática e com o abdome relaxado, com o auxílio de fita métrica localizada na circunferência traçada pelo ponto médio entre o último arco costal e a crista ilíaca anterossuperior. Seus valores normais podem variar de acordo com sexo e raça, sendo menores que 102 cm para homens e menores que 88 cm para mulheres, de acordo com o ATP III. Atualmente, aceitam-se valores até 94 cm para homens e até 80 cm para mulheres, de acordo com a Federação Internacional de Diabetes.[8] O aumento da CA pode ser marcador de risco acentuado mesmo para pessoas com peso normal.

Doenças cardiovasculares, hipertensão arterial

Há muitos problemas associados à obesidade, sendo as doenças cardiovasculares as comorbidades mais frequentes.

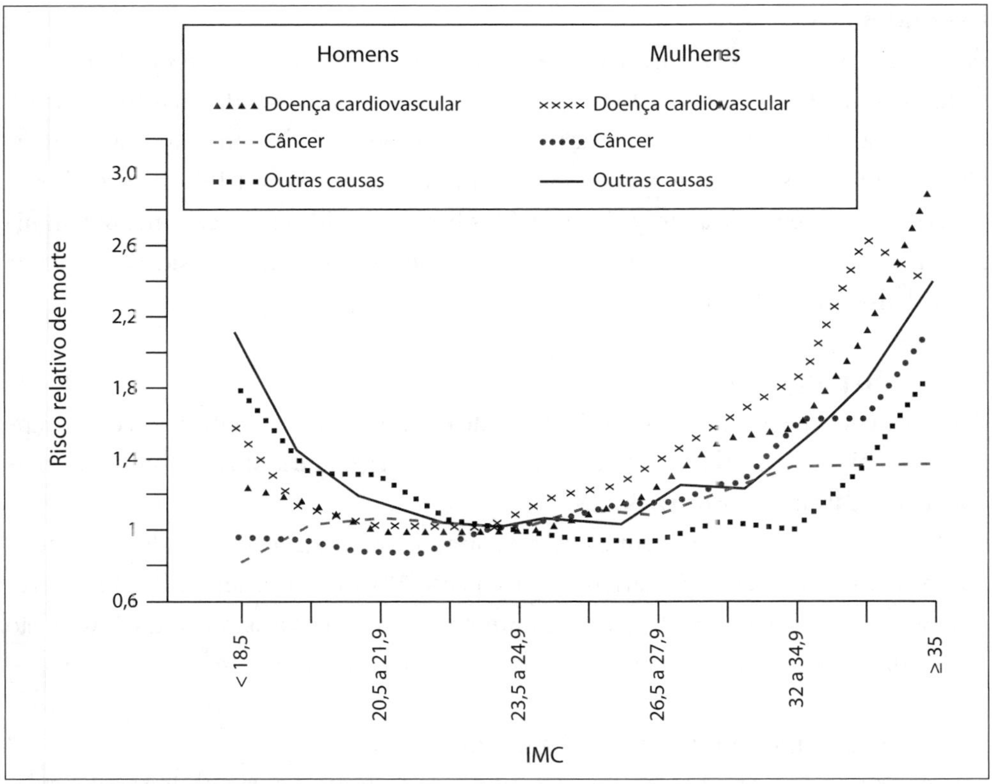

Figura 2 Relação entre IMC e risco relativo de morte.

Fonte: National Institutes of Health, Heart, Lung and Blood Institute, 1998.[7]

Entre 25 e 55% dos obesos mórbidos apresentam HAS. Uma das hipóteses para seu desenvolvimento nos obesos refere-se ao aumento da resistência vascular periférica decorrente do aumento do tônus simpático, que, por sua vez, é resultado da hiperinsulinemia consequente à resistência insulínica. Outra hipótese relaciona a HAS a um ou à combinação de três mecanismos renais relacionados à ativação do sistema renina-angiotensina por aumento da pressão intra-abdominal: aumento da pressão na cápsula renal, aumento da pressão diretamente nas veias renais ou mediante aumento da pressão pleural pela elevação do diafragma, diminuição do retorno venoso ao coração, redução do débito cardíaco e da PA renal.

Disfunção do ventrículo esquerdo, do direito ou biventricular e cardiomegalia podem associar-se à obesidade. A combinação de obesidade e HAS com hipertrofia ventricular esquerda pode levar a arritmias e à falência ventricular esquerda e morte súbita. O aumento da taxa de arterioesclerose das coronárias, como resultado da dislipidemia, também está associado à obesidade mórbida, com aumento da incidência de angina e de infarto de miocárdio.

Dislipidemias

As alterações metabólicas envolvem também o metabolismo anormal dos lipídios. A dislipidemia está presente em 15 a 25% dos obesos mórbidos, sendo mais frequentes a elevação dos triglicerídeos e a redução do HDL-colesterol. Na presença da hipertrigliceridemia, mais frequente na obesidade central, o aumento do LDL-colesterol relaciona-se ao aumento da aterogenicidade. Os obesos mórbidos frequentemente têm hipercolesterolemia e diminuição da relação da lipoproteína de alta densidade com a de baixa densidade (HDL:LDL).

Disfunção pulmonar

A insuficiência respiratória da obesidade pode estar associada à síndrome da hipoventilação da obesidade (SHO), à SAHOS ou à combinação de ambas, comumente chamada de síndrome de Pickwick.

Sugermam[9] encontrou insuficiência respiratória em 12,5% de série de pacientes a serem submetidos à cirurgia bariátrica, dos quais 51% apresentavam SHO, 12% apresentavam SAHOS e os 37% restantes apresentavam ambas as síndromes.[9] Redução adequada do peso pode corrigir essas síndromes de disfunção pulmonar.

Síndrome da hipoventilação da obesidade (SHO)

Nos pacientes com obesidade central, o aumento da pressão intra-abdominal resulta na elevação do diafragma e em restrição pulmonar, com diminuição do volume de reserva expiratória. A redução da complacência torácica favorece o desenvolvimento da SHO. Os pacientes portadores dessa síndrome apresentam também hipoxemia, hipercarbia e aumento da pressão da artéria pulmonar; falência cardíaca não é frequente. Contudo, o aumento da pressão na veia cava inferior e na artéria pulmonar aumenta o risco de embolia pulmonar fatal.

Síndrome da apneia e hipopneia obstrutiva do sono (SAHOS)

Mais incidente também nos pacientes com obesidade central, deve-se à depressão do reflexo genioglosso e ao depósito de gordura na hipofaringe, com estreitamento da via aérea cervical. O diagnóstico da SAHOS baseia-se na história de frequentes despertares e roncos altos noturnos, sonolência diurna excessiva e deficiências neurocognitivas e é confirmado pela polissonografia. Esse exame mostra interrupção do fluxo aéreo durante o sono e esforços respiratórios persistentes. O índice de distúrbio respiratório, correspondente à soma dos episódios de apneia e hipopneia, determina a gravidade da SAHOS. Pacientes com SAHOS moderada a grave devem ser tratados com pressão positiva contínua nas vias aéreas (CPAP) e, se a CPAP não for tolerada ou for insuficiente, a ventilação deve ser facilitada por traqueostomia. Pacientes com SAHOS grave têm dificuldade de permanecer acordados durante o dia e essa síndrome pode estar associada à morte súbita.

Diabetes melito tipo 2

O DM2 está presente em 90 a 95% dos pacientes com diabetes e, na maioria dos casos, está associado a intolerância à glicose e excesso de peso.

A prevalência do DM2 tem aumentado rapidamente nas últimas décadas em muitos países, incluindo aqueles em desenvolvimento, sobretudo pela prevalência crescente da obesidade. O risco de desenvolver o DM2 aumenta com a idade, a obesidade e a ausência de atividade física e é frequentemente associado a predisposição genética.

No DM2, podem ocorrer distúrbios em múltiplos órgãos, incluindo deficiência pancreática (com distúrbios na função da célula beta e prejuízo na secreção de insulina e distúrbios na função das células alfa com secreção de glucagon aumentada), redução da captação de glicose pelos músculos esqueléticos, aumento da liberação de glicose do fígado e redução do efeito das incretinas.[10] O diabetes pode levar a complicações crônicas, como alterações vasculares, retinopatia, neuropatias e insuficiência renal, que contribuem para o risco cardiovascular e para a redução da expectativa de vida. A hiperglicemia constitui fator de risco também para infecção subcutânea fatal.

A cirurgia bariátrica tem sido comprovada como altamente efetiva como meio de cura do DM2 em pacientes com obesidade mórbida. Com base em dados clínicos de pacientes obesos diabéticos submetidos a diferentes tipos de técnicas de cirurgia bariátrica e em estudos experimentais em animais, relacionados ao metabolismo da glicose e aos valores sanguíneos das incretinas, novos procedimentos cirúrgicos têm sido propostos para tratamento do DM2 em pacientes com IMC menor que 35 kg/m^2.

Estase venosa

O aumento da pressão intra-abdominal nos obesos mórbidos pode resultar em aumento da pressão na veia cava inferior, favorecendo o desenvolvimento de estase venosa, com aumento do risco de úlcera de estase, trombose venosa profunda (TVP) nos membros inferiores e tromboembolismo pulmonar (TEP). A perda de peso pela cirurgia bariátrica melhora a estase venosa, diminuindo significativamente as possibilidades dessas complicações.

Artropatias degenerativas

Nos obesos mórbidos, a grande sobrecarga de peso nas articulações que suportam o peso (joelhos, quadril e tornozelos) é o mecanismo fundamental para as alterações degenerativas dessas articulações, as quais podem ser incapacitantes. A osteoartrite do joelho é a mais frequente. De maneira geral, ortopedistas contraindicam próteses de joelhos ou de quadril para pacientes com grande excesso de peso, baseados na incidência inaceitável de perda das próteses. Os ortopedistas recomendam emagrecimento prévio também para correção cirúrgica de hérnia de disco em obesos mórbidos. O emagrecimento substancial pela cirurgia bariátrica cria condições favoráveis para esses procedimentos ortopédicos.

Doença do refluxo gastroesofágico

Parece que a obesidade grave está associada a aumento da incidência da doença do DRGE, o que explicaria o maior risco de adenocarcinoma esofágico nos obesos. O esfinter inferior do esôfago pode ser normal nesses pacientes, mas a pressão intra-abdominal aumentada pode ultrapassar a pressão normal do esfinter.[9] A fundoplicatura gástrica com crurorrafia, procedimento mais utilizado para o tratamento cirúrgico da DRGE, é inapropriada para candidatos à cirurgia bariátrica, pois inviabiliza os procedimentos bariátricos mais aceitos.

A banda gástrica ajustável e a gastroplastia vertical com bandagem podem agravar o refluxo gastroesofágico porque podem eventualmente aumentar o refluxo pela restrição que criam sem redução do potencial agressivo do material refluído, ácido, pepsina e bile. Esse problema não existe com a derivação gastrojejunal em Y de Roux (DGYR – técnica de Fobi-Capella), procedimento quase sempre resulta em melhora significativa ou cura da DRGE, porque, apesar de ter também um componente restritivo, diminui muito o ácido e a pepsina passíveis de refluxo, por causa da redução do estômago, e, pela derivação gastrojejunal, impede qualquer possibilidade de refluxo de bile.

O refluxo gastroesofágico noturno pode facilitar aspiração traqueobrônquica e asma, que muitas vezes são prevenidas com redução do peso pela cirurgia bariátrica.

Risco de malignidade

A obesidade tem sido associada a um risco maior de diferentes tipos de câncer, sobretudo de endométrio, mama, próstata, rins, esôfago e cólon. O aumento do câncer de útero, mama e próstata têm como causa principal, provavelmente, alterações dos hormônios sexuais encontradas nos pacientes obesos. Há associação da ingestão excessiva de ácidos graxos de origem animal e ingestão deficiente de frutas e verduras, ricas em betacaroteno e antioxidantes, com o câncer colorretal, considerado o mais frequentemente associado à obesidade na Europa.

O aumento do adenocarcinoma de esôfago nos obesos está provavelmente associado ao aumento da incidência da DRGE.

Doença gordurosa não alcoólica do fígado (DGNAF)

A obesidade é o fator de risco mais significativo para o desenvolvimento da doença gordurosa não alcoólica do fígado (DGNAF), cuja ocorrência é estimada em 30 a 100% dos adultos obesos.[11] A DGNAF é presumivelmente atribuída ao aumento do depósito de glicogênio no fígado, com subsequente conversão em gordura. A esteatose hepática e a esteato-hepatite estão fortemente associadas a DM2, resistência insulínica, idade avançada, sexo masculino e IMC maior ou igual a 30 kg/m^2. O IMC é o único preditor independente do grau de infiltração gordurosa do fígado.

A DGNAF envolve um espectro de alterações teciduais hepáticas desde a esteatose até, progressivamente, esteato-hepatite, fibrose, cirrose e carcinoma do fígado. A maioria dos pacientes obesos tem evidência de fígado gorduroso; 30% têm esteato-hepatite não alcoólica documentada histologicamente, dos quais 25% podem progredir para cirrose.[11] Embora os mecanismos precisos da fisiopatologia da DGNAF necessitem ser esclarecidos, o estresse oxidativo originado dos níveis aumentados de ácidos graxos no fígado tem sido implicado como causa de lesão hepatocelular na esteatose, que pode evoluir para esteato-hepatite.

O fígado muito aumentado pela DGNAF pode dificultar sobremaneira o acesso ao estômago durante a cirurgia bariátrica. A perda de peso induzida pela cirurgia bariátrica reduz significativamente a gravidade da esteatose hepática.

Outros problemas

A obesidade mórbida está associada ainda a vários outros problemas, incluindo maior risco de infecções, de hérnias abdominais, colelitíase, pseudotumor cerebral, síndrome do ovário policístico, disfunção sexual feminina, síndrome nefrótica, pré-eclâmpsia, agravamento de distúrbios psíquicos e discriminação social.

DIAGNÓSTICO DE OBESIDADE MÓRBIDA

O conceito de obesidade mórbida, mais apropriadamente chamada de obesidade clinicamente grave, corresponde a IMC maior ou igual a 40 kg/m^2 ou a IMC maior ou igual a 35 kg/m^2 com comorbidades significativas.[12] Esse conceito engloba os pacientes que, em princípio, têm indicação de tratamento cirúrgico. O diagnóstico da obesidade mórbida baseia-se em parâmetros antropométricos (peso corporal e estatura) para a definição do IMC e em parâmetros clínicos e laboratoriais para a definição da presença e da gravidade de eventuais comorbidades.

O diagnóstico e o tratamento pré e pós-operatório do obeso, em função de suas comorbidades, devem ser feitos por equipe multiprofissional, eventualmente com coparticipação de outros especialistas. São feitas, como rotina, avaliações cardiológica e respiratória, ultrassonografia do abdome (para a investigação da esteatose hepática, colelitíase e órgãos pélvicos) e dos membros inferiores, com Doppler na eventualidade de insuficiência venosa grave e/ou antecedentes de distúrbios trombóticos e endoscopia digestiva alta. A avaliação laboratorial envolve exames para investigação funcional renal, hepática e tireoidiana, pesquisa de doenças infecciosas como hepatite B e C, sífilis, Aids, densitometria óssea, avaliação metabólica e nutricional, envolvendo dosagem de vitaminas, eletrólitos e minerais. O teste de gravidez (beta-HCG sanguíneo) deve ser realizado em todas as mulheres em idade fértil, pouco tempo antes do procedimento cirúrgico.

Um dos objetivos principais da avaliação pré-operatória é identificar fatores de risco, incluindo risco operatório, que possam interferir no curso da evolução intra e pós-operatória.

PREPARO PRÉ-OPERATÓRIO

Como a obesidade grave é associada à maior frequência de doenças cardiovasculares, incluindo hipertensão arterial essencial, hipertensão pulmonar, hipertrofia ventricular esquerda, insuficiência cardíaca congestiva e isquemia do miocárdio, uma investigação cardíaca rigorosa é pré-requisito obrigatório em muitos pacientes obesos candidatos à cirurgia bariátrica. Os pacientes são estratificados antes da cirurgia, com base em antecedentes cardíacos, exame físico, eletrocardiograma e número de comorbidades, em grupos de risco:

- baixo: nenhum ou 1 fator de risco;
- intermediário: 2 ou 3 fatores de risco;
- alto: mais de 3 fatores de risco.

Pacientes com risco intermediário ou alto devem se submeter a testes cardíacos não invasivos antes de qualquer procedimento cirúrgico de grande porte.

Não há sugestão de qualquer benefício da análise de gases arteriais de rotina para pacientes obesos; a análise seletiva para pacientes com problemas pulmonares crônicos pode ser útil na identificação da retenção de dióxido de carbono e no fornecimento das condutas apropriadas para assegurar oxigenação adequada no perioperatório.

As infecções pós-operatórias da parede ocorrem em 2 a 5% das cirurgias limpas extra-abdominais e em até 20% das cirurgias abdominais.[13] A obesidade é aceita como um fator de risco para a infecção da parede pós-operatória. Para os pacientes que serão submetidos à cirurgia bariátrica, é recomendada a antibioticoterapia profilática como rotina, sendo os antibióticos mais usados a cefazolina e a vancomicina. O antibiótico deve ser administrado 30 min antes da incisão da pele, para assegurar adequada penetração tecidual.

A obesidade é um fator de risco independente para TVP e para TEP, respectivamente, com incidência de 2,6 e 0,95% após cirurgia bariátrica.[13] Deve-se iniciar a profilaxia dessas complicações antes da indução anestésica, com heparina não fracionada ou com heparina de baixo peso molecular. Um dos esquemas de profilaxia recomendados corresponde à administração subcutânea de 60 mg de enoxiparina 12 horas antes da cirurgia e a cada 24 horas por 10 dias. Além disso, recomenda-se deambulação pós-operatória precoce e compressão das pernas com meias elásticas ou meias de compressão pneumática antes e após a cirurgia.

Pacientes com obesidade grave têm incidência maior de comorbidades e, por isso, apresentam taxas de complicações e de mortalidade perioperatórias maiores do que os não obesos submetidos à cirurgia gastrointestinal. Todos os cuidados nos diferentes estágios de atendimento precisam ser bem planejados para que se consiga uma evolução favorável dos obesos mórbidos que se submetem à cirurgia bariátrica.

O preparo pré-operatório tem como objetivo a melhora das condições físicas e psíquicas do paciente. No pós-operatório, entre outras vantagens, é interessante a redução das taxas de morbidez e mortalidade, que também contribuem na recuperação mais rápida. Envolve a compensação de eventuais distúrbios funcionais e metabólicos como apneia do sono grave, diabetes descompensado e melhora da reserva funcional cardiorrespiratória, mediante terapêutica específica, fisioterapia e emagrecimento.

Vários centros de cirurgia bariátrica incluem, no preparo para a cirurgia, a perda de 10 a 15% do peso corporal, sobretudo para pacientes superobesos (IMC maior que 50 kg/m^2). De acordo com Tarnoff et al.[14], a perda de 10 a 15% de peso durante o período de preparo para a cirurgia traz as seguintes vantagens: facilita o acesso cirúrgico, com redução do sangramento, do tempo operatório, do número de complicações e do período de hospitalização, e contribui para recuperação mais precoce, além de perda maior de peso após a cirurgia.[14] O preparo pré-operatório pode incluir, eventualmente, a utilização do balão intragástrico para favorecer a perda de peso, particularmente em pacientes superobesos com IMC maior que 60 kg/m^2 e/ou com comorbidades descompensadas e dificuldade para emagrecer.

É comum os obesos apresentarem hábitos alimentares inadequados, com dieta quase sempre hipercalórica e sedentarismo. É interessante iniciar a mudança no estilo de vida já no pré-operatório, com alimentação qualitativa e quantitativamente correta e atividade física regular, que devem persistir após a cirurgia.

A terapia nutrólogica pré-operatória visa a estimular a aquisição de hábitos saudáveis na alimentação, corrigir de modo adequado eventuais deficiências nutricionais não raramente observadas nos obesos e ajudar o paciente a perder peso como preparo para a cirurgia.

O desenvolvimento de atividades físicas, como prática regular no novo estilo de vida, auxilia na perda de gordura com preservação da massa muscular, favorece a melhora do desempenho físico e a melhora e prevenção de comorbidades.

Reuniões da equipe multidisciplinar com grupos de pacientes têm como objetivo a conscientização sobre a obesidade e o tratamento cirúrgico. Nessas reuniões, os profissionais da equipe informam sobre aspectos anatômicos e fisiopatológicos fundamentais da cirurgia, resultados e possíveis complicações, além de orientarem os pacientes sobre comportamento alimentar e hábitos de vida adequados.

O tempo de preparo varia de acordo com as condições físicas e psíquicas e o grau de engajamento do paciente, podendo durar poucos ou muitos meses.

TRATAMENTO CIRÚRGICO

O tratamento cirúrgico pode ser realizado por diferentes técnicas:

- restritivas: mediante redução da capacidade gástrica, resultam em saciedade precoce e redução acentuada da ingestão dos alimentos;
- disabsortivas: mediante exclusão de segmento extenso do intestino delgado do trânsito alimentar, resultam em redução da capacidade de absorção dos alimentos;
- mistas: apresentam os componentes restritivo e disabsortivo.

As técnicas restritivas mais utilizadas atualmente são a banda gástrica ajustável e a gastrectomia vertical. As técnicas puramente disabsortivas, derivação jejunoileal e variantes, estão atualmente proscritas pelas altas taxas de complicações, em longo prazo, principalmente nutricionais. As técnicas mistas principais são:

- predominantemente restritiva (DGYR, também chamada operação de Fobi-Capella);
- predominantemente disabsortiva (derivações biliopancreáticas: de Scopinaro e sua variante Marceau-Hess).

A DGYR é a mais aceita universalmente para o tratamento cirúrgico da obesidade grave. Envolve gastroplastia vertical com ou sem anel de restrição (componente restritivo) e derivação gastrojejunal em Y de Roux (componente disabsortivo) (Figura 3).

O estômago, que permanece no trânsito alimentar, fica reduzido a uma bolsa com cerca de 30 mL, suficientemente pequena para induzir saciedade precoce para pequenas porções de alimento ingerido. A disabsorção decorre da exclusão do duodeno, de segmento de 50 a 100 cm do jejuno proximal (alça biliopancreática) e de um segmen-

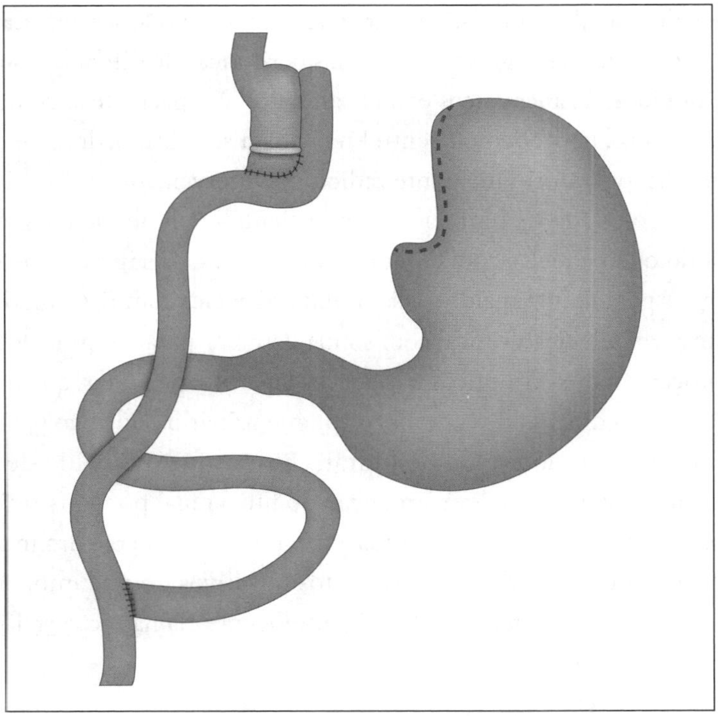

Figura 3 Derivação gastrojejunal em Y de Roux (DGYR).

to de 100 cm do jejuno entre o estômago e a anastomose jejunojejunal (alça alimentar). Todas as operações bariátricas podem ser feitas por laparotomia ou por laparoscopia.

A saciedade precoce e a diminuição da fome, principais causas da perda de peso duradoura após DGYR, dependem da redução da capacidade gástrica e das alterações hormonais que envolvem redução dos níveis de grelina (hormônio orexígeno) e aumento dos níveis de GLP-1 e de PYY (hormônios sacietógenos).

Cuidados intraoperatórios

Os pacientes com obesidade grave, sobretudo os superobesos, devem ser operados em mesas cirúrgicas especiais, largas e com capacidade para suportar altos pesos, para acomodar bem os pacientes e permitir anestesia segura. Os pacientes devem ser bem fixados à mesa cirúrgica, em razão do risco de caírem durante as mudanças de posição da mesa durante a cirurgia. As áreas sujeitas à pressão devem ser protegidas para evitar úlceras e lesões de nervos, mais frequentes nos obesos.

Monitoramento arterial invasivo pode ser necessário em pacientes superobesos (IMC maior ou igual a 60 kg/m^2), nos com doença cardiopulmonar grave ou nos quais a medida da PA com manguito não seja confiável. Novos monitores de PA não invasivos estão atualmente disponíveis. Cateter venoso central pode ser necessário em muitos pacientes com obesidade grave e com veias periféricas de difícil acesso para administração de líquidos, de anestésicos e medicamentos. No paciente superobeso no qual o acesso intravenoso, periférico ou central não possa ser obtido, deve-se considerar o acesso central pré-operatório mediante radiologia intervencionista.

A avaliação do estado de hidratação dos pacientes com obesidade grave pode ser difícil, de modo que naqueles com comorbidades graves, os superobesos – cuja duração da cirurgia é geralmente maior – e sobretudo naqueles com risco moderado e alto, é interessante a cateterização vesical com sonda de Foley para controle do volume urinário. Nos procedimentos cirúrgicos bariátricos laparoscópicos, em que o pneumoperitônio é obtido com dióxido de carbono, o volume urinário pode não ser um bom parâmetro para avaliação do estado de hidratação, porque o dióxido de carbono se difunde no sangue circulante e leva à redução do fluxo renal por constrição da artéria renal, mediada centralmente.[15] Nessa situação, o fluxo renal não é um indicador confiável do volume circulante. Apesar dos efeitos negativos do pneumoperitônio com dióxido de carbono no fluxo renal, a oligúria intraoperatória não se correlaciona com a função renal após a cirurgia.

Cuidados pós-operatórios

Os pacientes com obesidade grave necessitam de observação pós-operatória cuidadosa. Os com alto risco devem permanecer mais tempo na sala de recuperação anestésica ou admitidos no centro de terapia intensiva. Estimula-se a deambulação precoce e promove-se a fisioterapia passiva e/ou ativa, em especial como profilaxia de complicações pulmonares e tromboembólicas. Analgesia adequada facilita a fisioterapia ativa e a prevenção de complicações. Por ocasião da alta hospitalar, recomenda-se inibidor de bomba protônica por 90 dias.

Inicia-se dieta líquida, geralmente no primeiro dia após a cirurgia, apenas de água e chá nos primeiros dias, com introdução gradual de sucos, sopa e leite e a orientação de ingerir pequenas porções (poucos mililitros) por vez. Ao ter alta hospitalar, o paciente deve estar recebendo dieta líquida fracionada (15 vezes/dia), com aproximadamente 1.000 cal/dia e, em princípio, deve mantê-la durante cerca de 30 dias após a cirurgia.

A seguir, faz-se a transição para dieta pastosa e, após o segundo mês, para dieta geral, fracionada em 6 a 7 refeições por dia, de acordo com a tolerância e as necessidades individuais. A evolução de cada paciente é variável e a escolha da dieta deve adaptar-se, na medida do possível, à tolerância individual. Deve-se enfatizar para cada paciente a importância do fracionamento da dieta e da mastigação exaustiva dos alimentos.

Os pacientes devem tomar, como rotina, produto comercial que contenha vitaminas e minerais em quantidade adequada para complementar a dieta alimentar. Em alguns centros de cirurgia bariátrica, é feita, também rotineiramente, suplementação adicional de cálcio e vitamina D no período pós-operatório.

A reavaliação periódica envolve o monitoramento da perda de peso, dos hábitos alimentares e do desenvolvimento de atividades físicas, com avaliação clínica e laboratorial e a aplicação de testes para avaliação da qualidade de vida.

É imperioso que se faça seguimento por tempo indeterminado, principalmente para cirurgias com componente disabsortivo. No seguimento, após o primeiro mês, os retornos são programados, no mínimo, para cada 3 meses no primeiro ano, a cada 6 meses no segundo ano e a cada 12 meses a partir daí, se a evolução for favorável. Por ocasião dos retornos, repetem-se as avaliações clínica e laboratorial do estado nutricional, para diagnosticar e corrigir eventuais intolerâncias alimentares e deficiências nutricionais. Os exames laboratoriais incluem avaliação do estado nutricional, perfil metabólico, dosagem de eletrólitos, minerais e vitaminas.

O controle pós-operatório inclui também a realização da densitometria óssea, ultrassonografia do abdome e endoscopia digestiva alta, visando ao diagnóstico de eventuais alterações, como osteoporose e colelitíase, além da verificação das condições do esôfago e da bolsa gástrica.

A evolução das comorbidades existentes e as alterações psicológicas também devem ser acompanhadas pela equipe multiprofissional, sendo necessárias, em muitos casos, intervenções terapêuticas apropriadas.

Resultados do tratamento cirúrgico

As complicações mais temíveis do período pós-operatório imediato, embora pouco frequentes, são a fístula digestiva e a TVP, possível causa do TEP.

No pós-operatório tardio, as complicações relacionadas diretamente ao procedimento cirúrgico são as hérnias incisionais, que, na cirurgia laparotômica, chegam a atingir 30% dos pacientes operados. Sua incidência é baixa, quase nula, nos pacientes operados com abordagem laparoscópica, e, após cirurgia bariátrica, têm como principal causa as infecções da parede abdominal. Nguyen et al.[16] encontraram taxa média de infecção de parede de após DGYR de 10,5% por laparotomia e apenas 1,3% por laparoscopia.[16]

Buchwald et al.[2], em metanálise envolvendo 22.094 pacientes, demonstraram perda de 12% do peso original após banda gástrica ajustável, de 24% após gastrectomia vertical, de 35% após DGYR e de 39% após derivação biliopancreática, comprovando, assim, maior perda de peso após as cirurgias mistas.[2]

A obesidade está associada a aumento da mortalidade, mas existem poucos estudos sobre o efeito da perda de peso no índice de mortalidade em longo prazo. Sjostrom et al.[17] realizaram pesquisa multicêntrica prospectiva na Suécia avaliando a perda de peso e a mortalidade em 2.010 pacientes submetidos à cirurgia bariátrica e em 2.037 pacientes obesos tratados conservadoramente, em seguimento de 10,9 anos, e concluíram que a cirurgia bariátrica resulta em decréscimo significativo da mortalidade global.[17] A perda de peso 15 anos após a cirurgia foi de 27% para a DGYR, de 18% para a gastroplastia vertical com bandagem e de 13% para a banda gástrica ajustável, com manutenção de perda satisfatória para a DGYR.[16]

A redução da mortalidade após cirurgia bariátrica foi encontrada também por Adams et al.[18] em 2007, em estudo multicêntrico retrospectivo com seguimento de 7,1 anos. Houve decréscimo da mortalidade global de 40% no grupo de 7.925 pacientes submetidos à DGYR, quando comparado a um grupo de 7.925 pacientes obesos não operados. A mortalidade por diabetes caiu 92%, por câncer caiu 60% e por coronariopatia caiu 56%, porém, as mortes por acidentes e suicídios foram mais frequentes no grupo de pacientes operados.[18]

Nos casos de técnicas mistas a redução grande do peso corporal é sustentada por longo tempo. Considera-se eficaz a cirurgia que consegue perda maior que 50% do excesso de peso, em princípio não obtida com operações puramente restritivas.

A DGYR tem merecido maior número de adeptos porque, diferentemente das restritivas, mantém perda de peso satisfatória e bons resultados na cura ou no controle das comorbidades em longo prazo e apresenta maior risco de deficiências nutricionais que as cirurgias puramente restritivas, mas menor que das derivações biliopancreáticas.[3,4]

As derivações biliopancreáticas podem ser opção interessante para pacientes com IMC muito alto (maior que 60 kg/m^2), em virtude da perda de peso maior e duradoura, decorrente da disabsorção mais acentuada e da liberação provavelmente maior de hormônios intestinais com efeito incretínico (GLP-1) e sacietógeno (GLP-1 e PYY) do que na DGYR. A maior perda de peso após as derivações biliopancreáticas resulta em melhores resultados na remissão de comorbidades, mas a disabsorção, sobretudo de gorduras, pode trazer alguns inconvenientes que limitam seu uso, como aumento do número de evacuações diárias, com fezes e flatos fétidos, deficiências nutricionais e alterações metabólicas mais frequentes e maior mortalidade do que os procedimentos alternativos.[3,4]

A redução na ingestão dos alimentos e principalmente a disabsorção podem levar a complicações nutricionais e metabólicas, principalmente se a suplementação nutricional for inadequada. Complicações como desnutrição grave, má absorção de gorduras, deficiência de folato e de vitaminas lipossolúveis são pouco frequentes, mas deficiência de vitamina B12, de ferro, de cálcio e de tiamina, doença óssea metabólica e colelitíase são comuns após a DGYR.

A cura ou melhora das comorbidades após cirurgia bariátrica é proporcional à redução do peso corporal e ocorre em 75 a 95% dos casos submetidos às cirurgias mistas, particularmente para resistência insulínica, hipertensão arterial e distúrbios respiratórios. Cinco anos após a cirurgia bariátrica os riscos relativos de desenvolver distúrbios cardiovasculares, endócrinos (incluindo diabete), musculoesqueléticos, geniturinários, psiquiátricos, respiratórios e hematológicos são marcadamente reduzidos.

A cirurgia bariátrica resulta em perda de peso significativa e controle do DM2 na maioria dos pacientes. Metanálise realizada por Buchwald et al.[2] incluindo mais de 22.000 pacientes submetidos à cirurgia bariátrica demonstrou completa resolução do DM2 em 76,8% de 1.846 casos. Resolução e melhora (controle glicêmico mais fácil e redução na dose de medicamentos antidiabéticos), em conjunto, ocorreram em 85% do total de pacientes avaliados.[2]

Resultados em curto prazo após a DGYR têm sido descritos extensivamente, porém são poucos os relatos após 5 anos. Pajecki et al.[19] demonstraram cura ou melhora das comorbidades na maioria de 75 pacientes avaliados 5 a 9 anos após DGYR: cura em 76,5% e melhora em 23,5% dos pacientes com DM2, cura em 37,2% e melhora em 33,3% dos pacientes com hipertensão arterial e cura em 93,5% e melhora em 6,5% dos pacientes com síndrome da apneia do sono.[19]

A síndrome metabólica, com alta prevalência nos obesos mórbidos e reconhecida como fator de risco cardiovascular, pode reverter em até 98% dos pacientes 1 ano após cirurgia bariátrica.[20]

As técnicas restritivas apresentam simplicidade técnica, com baixo índice de complicações e de mortalidade (0,1%), com perda de 20 a 25% do peso original e resolução de comorbidades de início satisfatórias, mas com manutenção improvável. Há maior necessidade da colaboração dos pacientes.

Após 1 a 2 anos da realização da DGYR, a perda de peso original é de 30 a 40% e a de excesso de peso é de 70 a 75%. Podem seguir-se de deficiências nutricionais específicas, geralmente de fácil controle, com mortalidade de 0,5 a 1% e alta taxa de resolução de comorbidades.

Após 1 a 2 anos das derivações biliopancreáticas, a perda de peso original é de 35 a 40% e a do excesso de peso é de 75 a 80%. Apresentam a mais alta taxa de resolução de comorbidades, mas, com taxa de mortalidade de 1 a 1,5% e deficiências nutricionais mais frequentes e mais graves do que as operações alternativas.

É consenso que a obesidade reduz a qualidade de vida, com prejuízos maiores associados aos graus mais avançados. Numerosos estudos sobre a mudança na qualidade de vida e sua relação com a evolução geral do paciente após cirurgia bariátrica têm sido desenvolvidos de acordo com diversos sistemas de avaliação.

No pós-operatório tardio, a maioria dos pacientes relata estar satisfeita com a intervenção cirúrgica.[21] A melhora da qualidade de vida tem relação com a melhora da saúde física e psíquica. É evidente a melhora física, social e emocional, com diminuição significativa no uso de medicações.

Na maioria dos pacientes, junto com a remissão das comorbidades, nota-se a melhora subjetiva após a cirurgia bariátrica, relacionada a diversos parâmetros de avaliação: autoestima, disposição para o trabalho, atividade física, relacionamento social e atividade sexual.

CONCLUSÕES

A obesidade constitui problema médico-social e de saúde pública importante por causa de sua gravidade e alta e crescente prevalência, assumindo características epidêmicas. Nas últimas décadas, as modificações ambientais têm sido aceitas como as principais responsáveis pelo aumento grande e progressivo da obesidade.

A prevalência da obesidade mórbida aumenta em correlação positiva à prevalência de sobrepeso e outros graus de obesidade. A gravidade aumenta com o aumento do IMC e da gordura visceral. Na obesidade mórbida o prejuízo à saúde, a redução da qualidade e da duração da vida, associados à falha frequente do tratamento conservador, que consegue perda de peso limitada e geralmente transitória, favorece a indicação da terapêutica cirúrgica em casos selecionados. Os riscos de complicações cardiovasculares, nutricionais, metabólicas e outras nos pacientes com obesidade grave tornam necessários seleção e preparo pré-operatórios adequados e cuidados intra e pós-operatórios especiais por equipe multiprofissional.

O procedimento cirúrgico mais utilizado para o tratamento da obesidade grave é a DGYR, a qual não é isenta de complicações, mas que, mediante perda de peso satisfatória e sustentada, resulta em melhora ou cura das comorbidades e redução da mortalidade em longo prazo, além de melhora na qualidade de vida na maioria dos pacientes.

REFERÊNCIAS BIBLIOGRÁFICAS

1. Drenick EJ, Selteer F, Johnson DG. Excessive mortality and causes of death in morbidly obese men. JAMA 1980; 243:443-5.
2. Buchwald H, Avidor Y, Braunwald E, Jensen MD, Pories W, Fahrbach K et al. Bariatric surgery: a systematic review and meta-analysis. JAMA 2004; 292:1724-37.
3. Ministério da Saúde – Secretaria de Atenção à Saúde. Portaria n. 492, de 31 de agosto de 2007.
4. Conselho Federal de Medicina. Anexo da Resolução n. 1942 de 2010 publicado no Diário Oficial da União de 12 de fevereiro de 2010, secção 1, p.72.

5. Hill JO, Catenacci VA, Wyatt HR. Obesidade: etiologia. In: Shils ME, Shike M, Ross AC, Caballero B, Cousins RJ (eds.). Nutrição moderna na saúde e na doença. 10.ed. Barueri: Manole, 2009.
6. Executive summary of the third report of the National Cholesterol Education Program (NCEP): Expert panel on detection, evaluation and treatment of high blood cholesterol in adults (ATP III). JAMA 2001; 285:2486-97.
7. National Institutes of Health, National Heart, Lung and Blood Institute. Obes Surg 1998; 6(Suppl. 2):51S.
8. Alberti KG, Zimmet P, Shaw J. Metabolic syndrome - a new world definition. A consensus statement from the International Diabetes Federation. Diabet Med 2006; 23:469-80.
9. Sugerman HJ. Pathophysiology of severe obesity and the effects of surgically induced weight loss. In: Pitombo C, Jones Jr KB, Higa KD, Pareja JC (eds.). Obesity surgery. Principles and practice. Nova York: McGraw Hill, 2008.
10. Bose M, Oliván B, Teixeira J, Pi-Sunyer FX, Laferrère B. Do incretings play a role in the remission of type 2 diabetes after gastric bypass surgery: what are the evidences? Obes Surg 2009; 19:217-29.
11. Blackburn GL, Mun EC. Effects of weight loss surgeries on liver disease. Seminars in Liver Disease 2004; 24(4):371-9.
12. National Institutes of Health Consensus Development Conference Statement: Gastrointestinal surgery for severe obesity. Am J Clin Nutr 1992; 55(Suppl. 2):615S- 9S.
13. Farshad A, Bell R. Assessment and management of the obese patient. Crit Care Med 2004; 32(4 Suppl.):87S-91S.
14. Tarnoff M, Lee M, Shikora S. An evidenced- based assessment of preoperative weight loss in bariatric surgery. Obes Surg 2008; 8(9):1059-61.
15. Rosin D, Rosenthal RJ. Adverse hemodynamic effects of intraabdominal pressure: Is it all in the head? Int J Surg Invest 2001; 2:335-45.
16. Nguyen NT, Goldman C, Rosenquist CJ. Laparoscopic versus open gastric bypass: a randomized study of outcomes, quality of life, and costs. Ann Surg 2001; 234:279-89.
17. Sjostrom L, Narbro K, Sjostrom CD, Karason K, Larsson B, Wedel H et al. Effects of bariatric surgery on mortality in swedish obese subjects. N Engl J Med 2007; 357(8):741-52.
18. Adams TD, Gress RE, Smith SC, Halverson RC, Simper SC, Rosamond WD et al. Long-term mortality after gastric bypass surgery. N Engl J Med 2007; 357(8):753-61.
19. Pajecki D, Dalcanalle L, Oliveira CPMS, Zilberstein B, Halpern A, Garrido Jr AB et al. Follow-up of gastric bypass patients at 5 or more years postoperatively. Obes Surg 2007; 17:6001-7.
20. Sugerman H, Wolfe L, Sica D. Diabetes and hypertension in severe obesity and effects of gastric bypass-induced weigth loss. Ann Surg 2003; 237:751-8.
21. Kruseman M, Leimgruber A, Zumbach F, Golay A. Dietary, weight, and psychological changes among patients with obesity, 8 years after gastric bypass. J Am Diet Assoc 2010; 110(4):527-34.

Cirurgia metabólica

Reginaldo Ceneviva
Durval Ribas-Filho
Paulo Cesar Lima Giorelli
Orsine Valente
Valter Makoto Nakagawa
Luiz Roberto Queroz

INTRODUÇÃO

A obesidade é um problema médico-social importante por sua gravidade e prevalência alta e crescente, tendo alcançado proporções epidêmicas em países industrializados. O número global de adultos com sobrepeso é de mais de 1 bilhão, dos quais pelo menos 300 milhões são obesos. Pesquisa coordenada pela Sociedade Brasileira de Cirurgia Bariátrica e Metabólica em 2008 demonstrou que 51% da população brasileira entre 18 e 65 anos apresentam sobrepeso, 12,1% é obesa e 2% dos homens e 4% das mulheres são obesos mórbidos.

A gravidade da obesidade resulta das frequentes comorbidades, que são doenças causadas ou agravadas por ela. A obesidade aumenta o risco de sérios problemas médicos, como dislipidemia, doenças cardiovasculares, diabetes, doença gordurosa não alcoólica do fígado, síndrome da apneia e hipopneia obstrutiva do sono, artropatias e outras comorbidades que representam um impacto negativo substancial na qualidade de vida do paciente, com redução na expectativa de vida e sobrecarga econômica significativa para a sociedade.

A resistência insulínica (RI) constitui uma das bases fundamentais da maior prevalência de alterações metabólicas nos obesos. O aumento do índice de massa corporal (IMC) tem sido relacionado a alterações dos níveis dos vários componentes da síndrome metabólica (SM).

A SM é caracterizada por uma diminuição genética e/ou adquirida da sensibilidade à insulina (SI), notadamente em músculo, fígado e tecido adiposo, o que determina elevação dos níveis glicêmicos.

O III Painel de Tratamento de Adulto do Programa Nacional de Educação sobre Colesterol propôs um esquema simples para o diagnóstico de rotina da SM, segundo o qual o diagnóstico pode ser feito se houver a presença de pelo menos 3 dos seguintes 5 fatores:

- aumento da circunferência abdominal (≥ 102 cm no homem e ≥ 88 cm na mulher);
- aumento de triglicerídeos (≥ 150 mg/dL);
- redução do HDL colesterol (< 40 mg/dL no homem e < 50 mg/dL na mulher);
- aumento da pressão arterial (> 130/85 mmHg ou em tratamento para hipertensão);
- aumento da glicose (≥ 100 mg/dL).

O excesso de gordura abdominal correlaciona-se mais com a presença de fatores de risco metabólico do que o total da gordura corporal. Quando a circunferência abdominal é igual ou excede 102 cm no homem e 88 cm na mulher, aplica-se o termo obesidade abdominal ou central.

Os avanços no entendimento da relação obesidade e fatores de risco metabólicos baseiam-se fortemente na descoberta de vários produtos dos adipócitos, que, na obesidade, são liberados em quantidade anormal. Os fatores mais envolvidos no desenvolvimento da SM são: ácidos graxos não esterificados, citocinas inflamatórias, inibidor do ativador do plasminogênio, adiponectina, leptina e resistina.

Cada um desses fatores pode estar implicado na etiopatogenia de componentes da SM, a qual está associada a um estado inflamatório crônico que pode ser avaliado por marcadores que incluem também contagem de leucócitos, concentração da proteína C-reativa, interleucinas e inibidor do ativador do plasminogênio.

O papel da RI é área de debate frequente quando se tenta correlacionar obesidade e SM. A maior parte das pessoas com SM é insulinorresistente, o que sugere que a RI tem relação causal com a SM. É certo que a RI é um fator de risco para a intolerância à glicose e o diabetes melito tipo 2 (DM2), mas não é tão certa a relação causal entre a RI e outros fatores de risco metabólicos, embora alguns dados reforcem essa hipótese – a obesidade favorece o desenvolvimento da RI, enquanto a RI parece exacerbar os efeitos da obesidade .

OBESIDADE E DIABETES

O diabetes melito afeta cerca de 150 milhões de pessoas em todo o mundo, e este número pode dobrar em 2025. O DM2 é o que predomina, presente em 90 a 95% dos pacientes com diabetes, em geral associado à intolerância à glicose e ao sobrepeso. Entre as comorbidades relacionadas à obesidade, o DM2 é a mais importante – metade dos pacientes com DM2 é obesa.

A prevalência do DM2 tem aumentado rapidamente nas últimas décadas em muitos países, incluindo aqueles em desenvolvimento, sobretudo pela prevalência crescente da obesidade. O risco de desenvolver o DM2 aumenta conforme a idade, obesidade e ausência de atividade física. É frequentemente associada a predisposição genética. A RI e a obesidade são, portanto, fatores fundamentais no desenvolvimento do DM2.

Pacientes que não são obesos pelos critérios tradicionais podem ter aumento da proporção de gordura corporal com distribuição predominantemente no abdome. Em muitos casos, essa forma de diabetes segue não diagnosticada por muitos anos, porque a hiperglicemia se desenvolve gradualmente e nos estágios precoces não costuma ser grave o bastante para o paciente notar qualquer dos sintomas clássicos de diabetes. Esses pacientes, porém, apresentam riscos de desenvolver complicações macro e microvasculares.

O DM2, caracteriza-se por RI, inicialmente compensada pela produção aumentada de insulina pelas células beta do pâncreas, fazendo que, nos primeiros anos de doença, os portadores não necessitem de tratamento com insulina para sobreviver.

No DM2, podem ocorrer distúrbios em múltiplos órgãos, incluindo deficiência pancreática (com distúrbios na função da célula beta, prejuízo na secreção de insulina e distúrbios na função das células alfa, com secreção de glucagon aumentada), redução da captação de glicose pelos músculos esqueléticos, aumento da liberação de glicose do fígado e redução do efeito das incretinas.[1]

Incretinas são peptídeos intestinais que, além de terem ação sacietógena, são responsáveis por 50 a 60% da secreção pós-prandial de insulina. Os dois hormônios intestinais mais importantes que têm sido identificados como incretinas são o peptídeo gástrico inibidor, melhor chamado peptídeo insulinotrópico glicose-dependente (GIP) e o peptídeo semelhante ao glucagon 1 (GLP-1). O GIP é secretado pelas células K, localizadas principalmente no duodeno e no jejuno proximal, e o GLP-1 é secretado pelas células L do íleo terminal e do cólon. As incretinas são secretadas durante ou após as refeições, pelo estímulo de nutrientes no intestino, circulam no sangue e têm meia-vida curta (3 a 7 min), inativadas pela enzima dipeptidil peptidase IV (DPP-IV).

A principal função das incretinas é estimular a secreção de insulina glicose-dependente. O GLP-1 estimula a biossíntese de insulina pelas células beta do pâncreas e, além de seus efeitos insulinotrópicos, reduz a glicemia mediante inibição do esvaziamento gástrico, restauração da SI e inibição da secreção de glucagon, o que pode resultar na redução da produção de glicose hepática.[1]

O efeito incretínico em pacientes com DM2 está diminuído. Os níveis plasmáticos em jejum e pós-prandial do GIP são normais, se comparados aos de pacientes sem DM2. A administração de GIP exógeno não aumenta a secreção de insulina, sugerindo resistência ao GIP no DM2, embora a resposta ao GIP seja restaurada se a glicemia for normalizada. Os níveis do GLP-1 são geralmente, mas não sempre, baixos no DM2.[1] Em contraste à administração do GIP, pacientes com DM2 respondem ao GLP-1 exógeno.

A perda de peso é essencial no tratamento do DM2, pois diminui a mortalidade e a morbidade. Os pacientes com diabetes têm maior dificuldade de perder peso do que os não diabéticos. A mudança no estilo de vida, com dieta e exercícios físicos, associada ou não a medicamentos, resulta em perda de peso geralmente modesta (portanto, sem atração para os pacientes) e de pequena duração.

Comparada a esse tratamento conservador, que induz a uma modesta perda de peso de 5 a 10% de curta duração e frequentemente seguida por reganho de peso, a cirurgia bariátrica resulta em perda de 30 a 40% do peso original ou perda de 50% do excesso de peso com controle do DM2 na maioria dos pacientes. Operações selecionadas revertem o DM2 completamente em mais de 80% dos casos[2,3] por mecanismos que provavelmente vão além da perda de peso.

CIRURGIA BARIÁTRICA E DIABETES MELITO DO TIPO 2

Técnicas de cirurgia bariátrica

Os procedimentos cirúrgicos atuais podem ser divididos de acordo com o mecanismo de redução de peso, em restritivos, que, por reduzirem a capacidade do estômago, resultam em menor ingestão de alimentos; disabsortivos, que, mediante a exclusão de segmento grande do intestino delgado, resultam em má absorção dos alimentos; e mistos, que têm os componentes restritivo e disabsortivo.

Técnicas tidas classicamente como puramente restritivas são gastroplastia vertical com bandagem (GVB, Figura 1A) e banda gástrica ajustável (BGA, Figura 1B). Esses procedimentos cirúrgicos resultam em perda de 20 a 30% do peso original ou 30 a 50% de perda de excesso de peso, com baixas taxas de morbidade e de mortalidade operatórias, porém têm a desvantagem de que parcela significativa dos pacientes operados volta a ganhar peso. A gastrectomia vertical (GV, Figura 1C) tem demonstrado resultados melhores que esses, mas está ainda em fase experimental, sem resultados em longo prazo, e provavelmente não atingirá a grande redução de peso observada após cirurgias mistas.

Técnicas puramente disabsortivas, como a derivação jejunoileal, foram abandonadas em razão das altas taxas de distúrbios nutricionais e metabólicos.

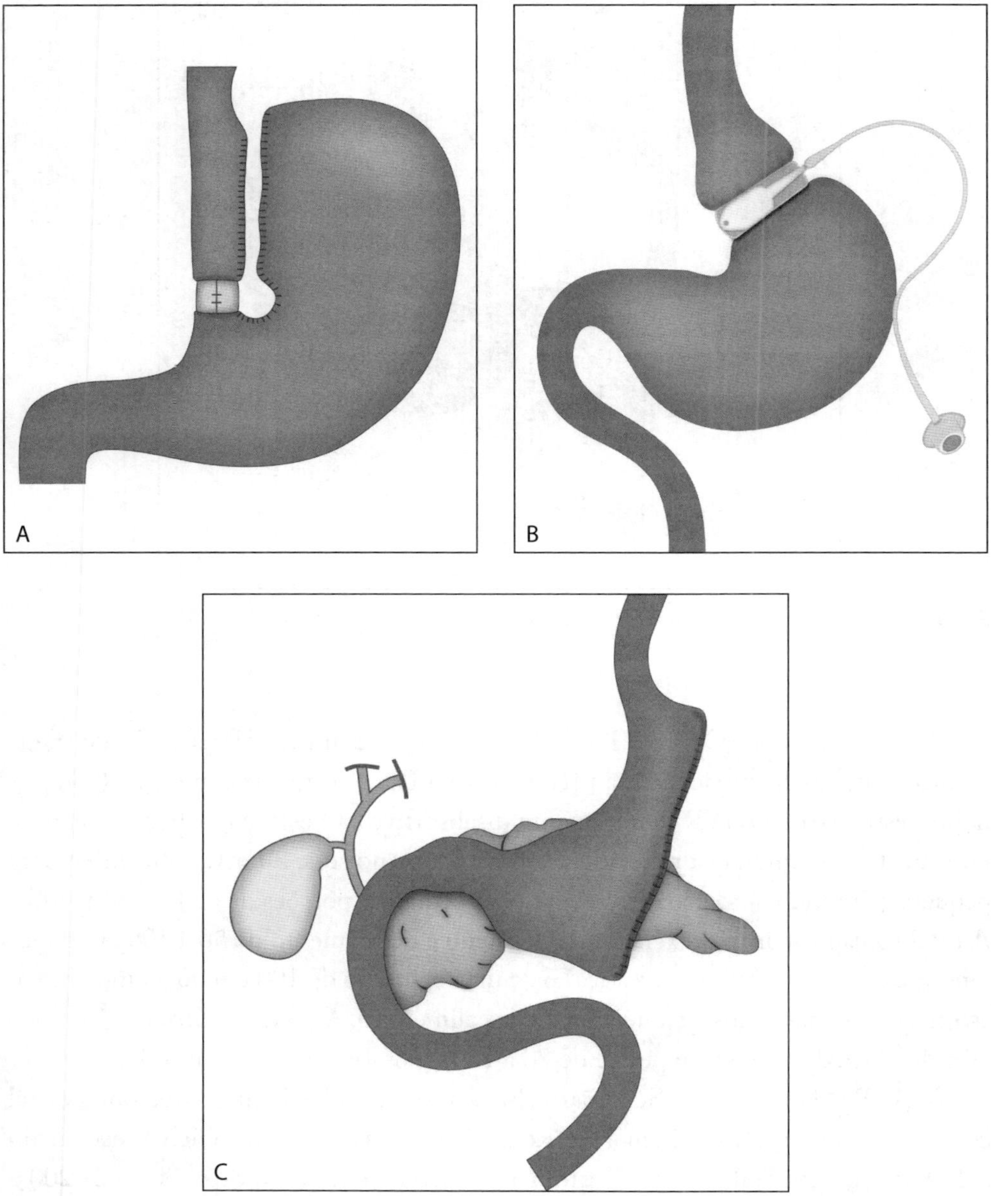

Figura 1 Técnicas cirúrgicas restritivas.

As técnicas mistas principais são predominantemente restritiva [derivação gástrica em Y de Roux (DGYR, Figura 2), também chamada operação de Fobi-Capella] e predominantemente disabsortivas [derivações biliopancreáticas (DBP) – de Scopinaro e sua variante Marceau-Hess] e conseguem grande redução do peso corporal, sustentada por longo tempo.

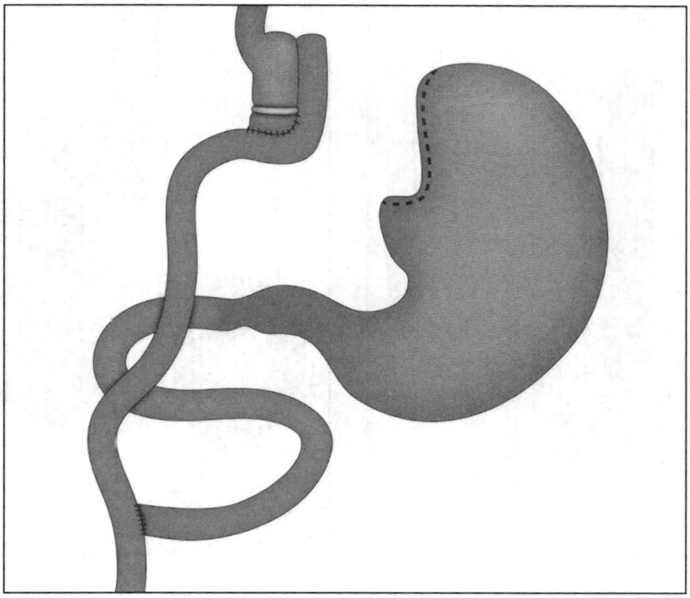

Figura 2 Derivação gástrica em Y de Roux.

A técnica de Fobi-Capella (DGYR) é a mais aceita universalmente para o tratamento cirúrgico da obesidade grau III. Envolve GV com anel de contenção (componente restritivo) e DGYR (componente disabsortivo). O estômago, que permanece no trânsito alimentar, fica reduzido a uma bolsa menor que 30 mL, suficientemente pequena para induzir saciedade precoce para pequenas porções de alimento ingerido. A disabsorção decorre da exclusão do duodeno e de segmento de 50 a 100 cm do jejuno proximal (alça biliopancreática) e de um segmento de 100 cm do jejuno entre o estômago e a anastomose jejunojejunal (alça alimentar). A perda de peso original é de 30 a 40%, e a de excesso de peso é de 70 a 75% após 1 a 2 anos da cirurgia.

A DBP pela técnica de Scopinaro (Figura 3A) envolve hemigastrectomia distal com anastomose gastroileal em Y de Roux. Após a gastrectomia, o íleo é seccionado a 250 cm da válvula ileocecal. O estômago remanescente, com capacidade de 200 a 500 mL, é anastomosado ao segmento distal do íleo (alça alimentar), e o segmento proximal do íleo é anastomosado ao íleo terminal a 50 cm da válvula ileocecal (alça biliopancreática). O segmento do íleo, distal à anastomose ileoileal e à válvula ileocecal, é chamado de canal comum.

A ressecção parcial do estômago é responsável pelo componente restritivo transitório e pela consequente diminuição inicial da ingestão, que geralmente desaparece com o tempo. Persiste o componente disabsortivo, sobretudo para gorduras e carboidratos.

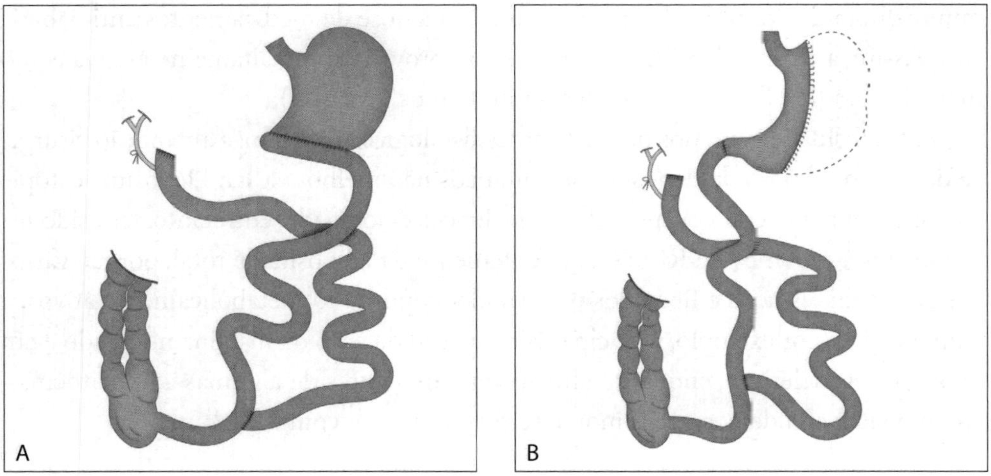

Figura 3 Derivação biliopancreática.

A DBP pela técnica de Marceau-Hess (Figura 3B), também chamada de *duodenal switch*, consiste em modificação da operação de Scopinaro que envolve GV, com conservação do piloro, anastomose duodenoileal e enteroenteroanastomose a 100 cm da válvula ileocecal. A perda de peso original é de 35 a 40% e a do excesso de peso é de 75 a 80% após 1 a 2 anos das DBP.

Geralmente, as DBP são o procedimento de escolha para pacientes com IMC muito alto (maior que 60 kg/m^2), em virtude da grande perda de peso resultante. Seu uso é limitado por efeitos colaterais, que incluem deficiências nutricionais, alterações metabólicas e maior mortalidade do que dos procedimentos alternativos. Considera-se eficaz a cirurgia que consegue perda maior que 50% do excesso de peso, em princípio não obtida com operações puramente restritivas.

As técnicas mistas conseguem perda de peso significativa e frequente resolução das comorbidades. A resolução das comorbidades após cirurgia bariátrica ocorre em 75 a 95% dos casos, particularmente para RI, hipertensão arterial e distúrbios respiratórios. Cinco anos após a cirurgia bariátrica os riscos relativos de desenvolvimento de distúrbios cardiovasculares, endócrinos (incluindo diabete), musculoesqueléticos, geniturinários, psiquiátricos, respiratórios e hematológicos são marcadamente reduzidos.

A cirurgia bariátrica resulta em perda de peso significativa e controle do DM2 na maioria dos pacientes. Uma revisão sistemática da literatura inglesa, incluindo mais de 22 mil pacientes (73% mulheres, IMC médio de 47 kg/m^2) submetidos à cirurgia bariátrica, demonstrou completa resolução do DM2 (definida como descontinuação do uso de medicamentos e níveis de glicemia normais) em 76,8% de 1.846 casos. Essa porcentagem aumentou para 85% quando foram incluídos os pacientes que obtiveram melhora do controle glicêmico e redução na dose de medicamentos antidiabéticos.[3] Assim, a cirurgia bariátrica tem sido comprovada como altamente efetiva como meio de cura do DM2 em pacientes muito obesos (grau III).

A adiposidade é um dos determinantes fisiológicos da SI, mas a remoção cirúrgica de tecido adiposo de depósitos subcutâneos não melhora a RI. Depósitos ectópicos de gordura visceral nos músculos esqueléticos e no fígado, entretanto, têm sido relacionados à presença de RI independentemente da adiposidade total, porque vários peptídeos expressados e liberados pelo tecido adiposo são metabolicamente ativos; a adiponectina, por exemplo, participa da regulação da ação da insulina no fígado e em músculos esqueléticos, enquanto altos níveis circulantes de algumas adipocitocinas, como o fator alfa de necrose tumoral, se correlacionam com a RI.[4]

Mecanismos potenciais para remissão do diabetes melito tipo 2 após cirurgia bariátrica

Alguns aspectos interessantes têm sido observados após cirurgia bariátrica:

- taxas normais do *clearance* de glicose mediado pela insulina foram encontradas precocemente, 10 dias após a cirurgia bariátrica, enquanto marcada RI esteve presente no grupo controle de pacientes com obesidade mórbida submetidos a cirurgias abdominais de grande porte não bariátricas;[4]
- procedimentos cirúrgicos que restringem de maneira significativa a ingestão de alimentos (DGYR) ou a absorção (DBP) podem induzir algum grau da SI antes mesmo que a perda de peso tenha ocorrido. Entretanto, no pós-operatório tardio, pacientes obesos mórbidos provavelmente retêm algum grau de RI se seu IMC estiver na faixa de sobrepeso/obesidade;
- procedimentos com componente disabsortivo são exceção, pois eles podem melhorar a SI, além de terem efeito da perda de peso.[4]

A SI pode ser completamente restaurada, apesar de o IMC permanecer na faixa de obesidade em parcela significativa de pacientes.

As características particulares de cada procedimento cirúrgico criam um cenário específico que leva a diferentes padrões do trânsito alimentar e interações do intestino, como os nutrientes que têm repercussões significativas na sinalização neural e na liberação de hormônios gastrointestinais e pancreáticos. Os efeitos da cirurgia bariátrica na resolução do DM2 são diferentes conforme o tipo da técnica cirúrgica.[5]

Os mecanismos exatos envolvidos nos efeitos favoráveis da cirurgia bariátrica no DM2 necessitam ainda ser mais bem esclarecidos, mas vários mecanismos potenciais têm sido apontados.

Restrição calórica e perda de peso

A obesidade é potente fator para o desenvolvimento e a progressão do diabetes mediante desenvolvimento da RI, secreção de citocinas inflamatórias e deterioração da massa de células beta pancreáticas. Contudo, a perda de peso tem um efeito significativo na prevenção do desenvolvimento do diabetes, na melhora do controle metabólico e na redução da taxa de mortalidade dos pacientes já diabéticos.

Os efeitos benéficos da cirurgia bariátrica no controle de RI, DM2, hipertensão arterial e outras comorbidades parecem ser proporcionais à perda de peso e inversamente proporcionais ao tempo de evolução do diabetes.

A restrição calórica e a perda de peso são os mecanismos dominantes na melhora do metabolismo da glicose. A restrição calórica parece ser a responsável pela recuperação pós-cirúrgica precoce da SI e da dinâmica secretória, já a perda de peso é o determinante final da evolução, desde que peso e balanço calórico tenham se estabilizado. Alterações cirúrgicas na anatomia do intestino delgado alteram o padrão da produção de hormônios gastrointestinais capazes de suportar a adaptação precoce das células beta e, assim, contribuir para a ação da insulina.

Há correlação positiva entre perda de peso pela cirurgia e por remissão do DM2. De acordo com metanálise realizada por Buchwald et al.[3] em 2004, houve resolução do DM2 em cerca de 48% após BGA, em 84% após DGYR e em mais de 90% após DBP.[3]

Apesar da sugestão de que a perda de peso maior após DGYR do que após BGA decorra da síndrome de *dumping* e da má absorção após a derivação gástrica, sabe-se que a má absorção é transitória, pois ocorre adaptação intestinal por hipertrofia de suas vilosidades para aumentar a absorção, sendo que má absorção clínica significativa raramente é observada após DGYR. Além disso, é improvável que a síndrome de *dumping* tenha alguma participação na perda de peso global. A explicação mais provável envolve saciedade precoce e ação hormonal. O resultado mais efetivo da DGYR na redução de peso provavelmente depende não apenas da saciedade precoce decorrente da restrição gástrica, mas também da ação de hormônios gastrointestinais. Hormônios orexígenos, como grelina, leptina e insulina, diminuem e hormônios anorexígenos [peptídeo YY (PYY) e GLP-1] aumentam após DGYR, como também após DBP. Há que se considerar, ainda, nesses dois tipos de cirurgia, a ação incretínica do GLP-1.

Alterações hormonais

Os efeitos das alterações nos hormônios gastrointestinais, incluindo incretinas, sobre a homeostase da glicose e saciedade têm sido relatados em muitos estudos. Além das incretinas, existem outros hormônios que se alteram após DGYR e após DBP e que podem participar do controle da glicemia.

Grelina

É um hormônio produzido pelas células A, principalmente do estômago, e pode ter algum papel no balanço energético. A grelina é orexígena, sua produção varia de acordo com o IMC e as mudanças de peso. Os níveis de grelina são baixos nos obesos e aumentam com a perda de peso, estimulando a ingestão de alimentos. Em contraste, os níveis de grelina não aumentam após DGYR, apesar da considerável perda de peso, o que pode influenciar ingestão calórica e subsequente homeostase da glicose.

Outros papéis para a grelina relacionados ao DM2 têm sido propostos, como a inibição da secreção de insulina em humanos.

Peptídeo yy

É secretado junto ao GLP-1 pelas células L do íleo em resposta à ingestão de alimentos e tem efeito anorexígeno. O aumento dos níveis do PYY após DGYR e DBP pode explicar parcialmente a redução da ingestão calórica e a melhora da homeostase da glicose após cirurgia. Da mesma maneira que para a grelina, há poucos estudos que sugerem efeito mais direto do PYY na SI. Entretanto, o papel do PYY independentemente da ingestão de alimentos ainda necessita ser confirmado.[1]

Leptina

É secretada no tecido adiposo, está também envolvida com a ingestão de alimentos e com a regulação energética em longo prazo. Entretanto, ao contrário da grelina, os níveis da leptina geralmente são mais altos em pacientes obesos e sofrem redução após DGYR, com ou sem correlação com peso corporal e IMC, sugerindo aumento na SI após DGYR, o que pode corresponder à participação desse hormônio na homeostase da glicose.

Esses hormônios podem agir em conjunto com as incretinas, ou um hormônio pode potencializar a ação de outro, embora os dados disponíveis atualmente implicando esses hormônios na remissão do DM2 após DGYR ou DBP sejam mínimos e controversos. Há necessidade de pesquisas clínicas mais cuidadosamente planejadas, além dos estudos descritivos, para confirmar essas alterações hormonais e se elas têm ou não papel nas alterações relacionadas ao DM2 após cirurgia bariátrica.[1]

Incretinas

A ação estimulante maior da glicose por via oral em relação à da glicose administrada por via endovenosa na síntese e liberação de insulina, a despeito de valores glicêmicos semelhantes, tem sido chamada de efeito incretínico. Ambas as incretinas, GLP-1 e GIP, após serem secretadas pelo intestino, ligam-se a receptores específicos na superfície das células beta do pâncreas, onde induzem liberação de insulina glicose-dependente melhorando a fase precoce da secreção de insulina.

Peptídeo semelhante ao glucagon 1 (GLP-1)

O GLP-1 potencializa a liberação de insulina glicose-dependente. Não têm sido demonstradas, de maneira geral, alterações nos níveis de jejum do GLP-1 após cirurgias disabsortivas. Ao contrário, há resposta pós-prandial mais consistente quando ocorre aumento do GLP-1 durante GTT oral ou teste de refeição mista após DBP ou DGYR em pacientes obesos com ou sem DM2. O aumento do GLP-1 ocorre precocemente, no segundo dia após DGYR, e persiste por 1 ano e possivelmente mais. Uma possibilidade é que os níveis aumentados de GLP-1 contribuam para a melhora da função da célula beta detectável precocemente após essas cirurgias.

Cirurgias puramente restritivas, como GVB e BGA, e dieta não resultam no aumento de GLP-1.

Peptídeo insulinotrópico glicose-dependente (GIP)

O envolvimento do GIP é menos claro. Embora a resistência ao GIP no DM2 tenha sido descrita repetidamente e a abolição do GIP em ratos melhore a ação da insulina, os resultados após cirurgia bariátrica são inconsistentes. Os relatos são de redução ou nenhuma mudança nos níveis do GIP em jejum. Há uma variabilidade de resultados quanto aos níveis pós-prandiais.

Parece que o propósito de haver dois hormônios incretínicos está relacionado com o local de secreção de cada um – o GIP predominantemente secretado no intestino proximal e o GLP-1 secretado principalmente no intestino delgado distal, onde a densidade de células L é maior. Nas cirurgias que envolvem a exclusão duodenal, porém, a ausência de contato dos nutrientes com as células do duodeno e de segmento de jejuno proximal pode explicar o mínimo efeito do GIP e o contato mais precoce dos nutrientes com o intestino delgado distal a grande resposta do GLP-1.

Secreção de insulina e resistência insulínica

Uma característica importante do DM2 é a RI, normalmente manifestada pela redução na captação da glicose mediada pela insulina. Não há diferença significativa entre DGYR e BGA quanto à RI, o que sugere que a restrição calórica e a perda de peso que se seguem à cirurgia, mais do que a natureza do procedimento, são fatores importantes da SI após cirurgia bariátrica. Por outro lado, o aumento na SI excedeu o previsto em pacientes estudados dois anos após DBP, mesmo com valores de IMC ainda na faixa de obesidade.[4]

O DM2 também pode ser caracterizado por defeito na fase precoce de secreção da insulina após estímulo oral e/ou na primeira fase da secreção de insulina durante estímulo rápido endovenoso. A resposta bifásica da insulina a um desafio rápido de glicose endovenosa é anormal no DM2; a primeira fase da secreção de insulina, nos primeiros 10 min, está ausente.

A perda de peso por restrição dietética melhora a secreção de insulina, possivelmente por diminuir a toxidade da glicose e dos ácidos graxos livres às células beta. A perda de peso pela cirurgia bariátrica restaura a primeira fase da secreção de insulina em pacientes obesos com DM2, demonstrada pelo GTT endovenoso, também para a intolerância à glicose e provavelmente com a participação do GLP-1.[1]

Outros mecanismos

Gliconeogênese intestinal

A gliconeogênese intestinal é capaz de gerar um sinal nervoso central, mediante a detecção de glicose por um mecanismo sensorial hepatoportal, resultando no aumento da saciedade e na redução dos níveis da glicose endógena produzida pelo fígado. Os procedimentos cirúrgicos que envolvem a derivação de nutrientes diretamente no intestino distal (DGYR e DBP) rapidamente promovem, nos obesos diabéticos, diminuição do apetite e marcada melhora no controle do diabetes, nos quais a neoglicogênese pode participar.[6]

Microbiota intestinal

Possível relação entre obesidade e microbiota intestinal tem sido sugerida recentemente. Alterações na microbiota intestinal que podem ocorrer após cirurgia bariátrica poderiam relacionar-se com mudanças metabólicas produzidas pela cirurgia. Essas relações merecem novas investigações.

Mecanismos de aumento de incretinas após derivação gástrica em Y de Roux e derivação biliopancreática

Há muitos mecanismos propostos para o aumento das incretinas após DGYR e DBP, embora ainda nenhum tenha sido claramente estabelecido e os resultados de muitos estudos conflitem entre si.

Perda de peso

Pories et al.[2], em 1995, chamaram atenção para o fato de que a DGYR era tratamento efetivo para o DM2 e que as incretinas poderiam participar desse processo.[2]

É improvável que a perda de peso contribua para aumentar mais os níveis de incretina do que a natureza cirúrgica da DGYR. Laferrère et al.[7] encontraram, com a mesma perda de peso, liberação de incretina seis vezes maior em pacientes diabéticos submetidos à DGYR do que em pacientes diabéticos submetidos à dieta, o que reforça a ideia de que o efeito incretínico no potencial controle do metabolismo da glicose pode não estar relacionado apenas à perda de peso.[7] O efeito do estímulo pós-prandial incretínico persiste por, no mínimo, três anos após DGYR.

Exposição do intestino aos nutrientes

Hipóteses relacionadas à exposição do intestino aos nutrientes têm sido propostas para explicar o papel das incretinas no efeito antidiabético das cirurgias bariátricas do intestino proximal e do intestino distal.

Hipótese da exclusão do intestino delgado proximal

Uma hipótese relativa aos mecanismos de aumento das incretinas após DGYR é a exclusão do intestino proximal da exposição dos nutrientes, inicialmente proposta por Hickey et al.[8],em 1998, que observaram que a tolerância à glicose e a SI melhoraram após DGYR em comparação com grupo controle.[8] Rubino e Marescaux demonstraram em ratos diabéticos não obesos, em comparação com controle (operação simulada), melhora da tolerância à glicose, melhora da SI e diminuição significativa da glicemia de jejum, respectivamente, 1, 20 e 32 semanas após exclusão do duodeno do trânsito alimentar, mediante derivação duodenojejunal (Figura 4). Em adição, houve aumento nos níveis de jejum do GLP-1, sem modificação no peso corporal ou na ingestão de alimentos.[9]

Na tentativa de distinguir a exclusão duodenal da rápida exposição do intestino distal, Rubino et al. compararam ratos diabéticos não obesos submetidos à exclusão duodenal (ED) a ratos submetidos à gastrojejunoanastomose (GJ), na qual não há ED e há rápida exposição do intestino distal aos nutrientes, e ao grupo controle. Os ratos com ED demonstraram tolerância à glicose oral melhorada 10 dias após a cirurgia. Além disso, uma reoperação na qual a GJ foi convertida à ED melhorou significativamente a tolerância à glicose em relação a antes da conversão. Os autores concluíram que pode haver um fator presente no intestino proximal, possivelmente uma anti-incretina, que contribui para o perfil do DM2 e que a exclusão dessa porção do intestino delgado pode melhorar o DM2.[10]

Troy et al.[6], em estudo em camundongos, compararam derivação gástrica, que envolve exclusão duodenal, e banda gástrica e notaram que a ED, além de perda de peso, resultou em redução da ingestão de alimentos e melhora da SI. Houve aumento da neoglicogênese intestinal apenas após ED.

Como mecanismo provável para explicar os efeitos benéficos da exclusão do intestino proximal do trânsito alimentar, relacionados com a ingestão dos alimentos e homeostase da glicose, os autores sugerem uma via sensorial hepatoportal.[6]

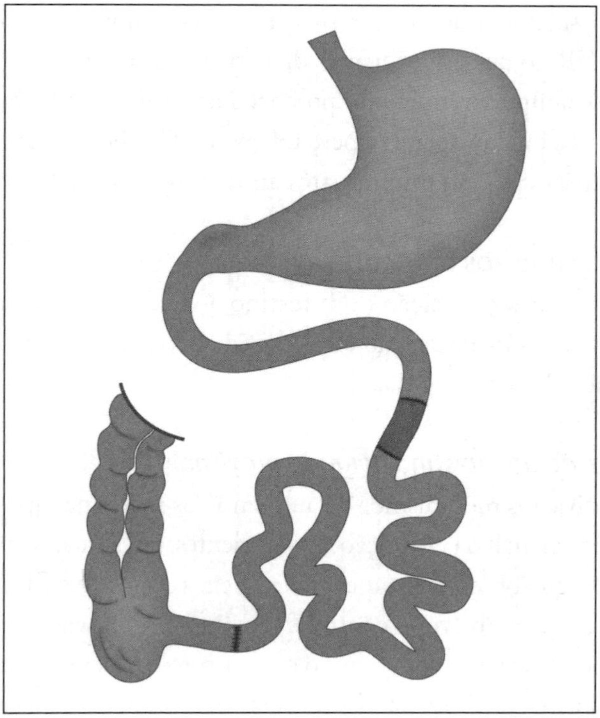

Figura 4 Derivação duodenojejunal.

Hipótese da liberação rápida dos nutrientes ao intestino distal

Uma segunda hipótese para o mecanismo de aumento das incretinas após DGYR e DBP é a rápida exposição do intestino delgado distal aos nutrientes. Patriti et al.[11], em estudo com ratos Goto-Kakisaki não obesos diabéticos, demostraram que a tolerância à glicose melhorou durante GTT oral 30 dias após transposição ileal (TI, Figura 5) e aumento da SI 5 meses após a cirurgia.[11]

Essa operação recoloca segmento de íleo no intestino proximal e permite avaliar o efeito da rápida exposição ao íleo, sem qualquer restrição gástrica ou reorientação do trânsito alimentar. Dessa maneira, a transposição ileal é capaz de promover um aumento pós-prandial significativo nos níveis de GLP-1 e PYY, levando ao aumento da secreção de insulina e à melhora no metabolismo da glicose.[11]

Esses resultados sugerem que ambas, ED e TI, melhoram igualmente a tolerância à glicose. Esses dois mecanismos podem ser os princípios para a remissão do DM2 após DGYR. Entretanto, esses efeitos na tolerância à glicose podem ser mediados por mecanismos diferentes. A rápida exposição do intestino distal aos nutrientes pode estar relacionada aos níveis aumentados de GLP-1 após a cirurgia, enquanto a exclusão duodenal pode mediar alguns dos efeitos independentemente de alterações no GPL-1.

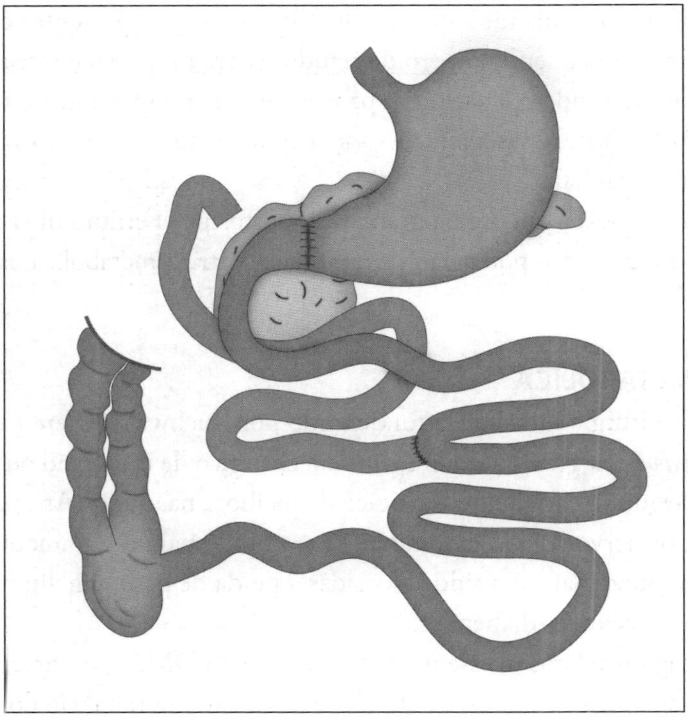

Figura 5 Transposição ideal.

Há, ainda, relatos de nenhum efeito da exclusão duodenal ou da chegada rápida dos alimentos no intestino distal após DGYR nas alterações nos níveis de GLP-1, a despeito da melhora na tolerância da glicose. Pacheco et al.[12] perceberam também que a exclusão duodenal em ratos, em um procedimento similar ao de Rubino, reduziu os níveis de glicose de jejum e durante GTT oral 1 semana após cirurgia, mas não houve qualquer efeito nos níveis de GLP-1 ou de GIP. Houve, entretanto, redução significativa nos níveis de glucagon e de leptina após carga de glicose 1 semana após a cirurgia.[12] Os autores referem que a rápida melhora na homeostase da glicose observada após exclusão duodenal pode ser mediada pela redução nos níveis de leptina, que pode estimular a secreção de insulina, embora nenhuma mudança nos níveis de insulina estimulada pela glicose tenha sido observada após cirurgia.

Esvaziamento gástrico e motilidade intestinal

O trato gastrointestinal tem sido visto progressivamente como participante importante na homeostase da glicose. O esvaziamento gástrico e a motilidade intestinal têm papel importante no controle da glicemia pós-prandial e, embora os resultados dos poucos estudos tenham variado, parece que o esvaziamento gástrico de sólidos é mais lento e o de líquidos mais rápido após DGYR do que nos pacientes controles não operados. Também pequeno número de estudos sobre motilidade intestinal após cirurgia bariátrica tem sido relatado, mas parece que o tempo de trânsito intestinal está reduzido após DGYR. Essas alterações são acompanhadas por resposta de aumento do GLP-1 pós-prandial.

A Figura 6, baseada em organogramas propostos por Ferrannini et al.[4] e Bose et al.[1], ilustra os mecanismos potenciais da cirurgia bariátrica/metabólica na remissão do DM2.

CIRURGIA METABÓLICA

O conceito de cirurgia metabólica foi definido por Buchwald e Varco, em 1978, em seu livro *Metabolic Surgery*, como “o manuseio cirúrgico de um órgão ou sistema normal para conseguir um resultado biológico de melhora na saúde”. As operações sobre o estômago e os nervos vagos abdominais (vagotomia) para o tratamento das úlceras pépticas gastroduodenais têm sido associadas a perda de peso e melhora no controle da glicemia em pacientes diabéticos.

Embora alguns relatos tivessem citado melhora do DM2 após cirurgia bariátrica, foram Pories et al.[2], os primeiros a enfatizar e demonstrar a remissão do diabetes e da intolerância à glicose na maioria dos pacientes após cirurgia bariátrica em seguimento em longo prazo (14 anos).[2] Os resultados de metanálise realizada por Buchwald et al. reforçaram esses achados, com alta resolução do DM2 e variações dependentes do tipo de procedimento cirúrgico empregado. Para BGA, DGYR e DBP, respectivamente, a resolução do diabetes deu-se em 48%, 84% e 98%.[3]

A conferência de Roma em 2007, para avaliar o estado atual e planejar passos futuros no campo da cirurgia metabólica, reuniu endocrinologistas, cirurgiões e outros pesquisadores interessados no tratamento do diabetes e resultou em algumas recomendações de consenso, cujas principais foram:

- todas as cirurgias bariátricas melhoram o DM2, mas apenas algumas delas preenchem os critérios para definição de operação antidiabética;
- modificações anatômicas de várias regiões do trato gastrointestinal provavelmente contribuem para a melhora do DM2 mediante mecanismos fisiológicos distintos;
- procedimentos de derivação gastrointestinal podem melhorar o diabetes por mecanismos que vão além das modificações na ingestão de alimentos e perda de peso;
- cirurgias gastrointestinais podem ser apropriadas para o tratamento do DM2 em pacientes que são candidatos cirúrgicos adequados com IMC de 30 a 35 kg/m^2 e inadequadamente controlados com estilo de vida e terapêutica médica;

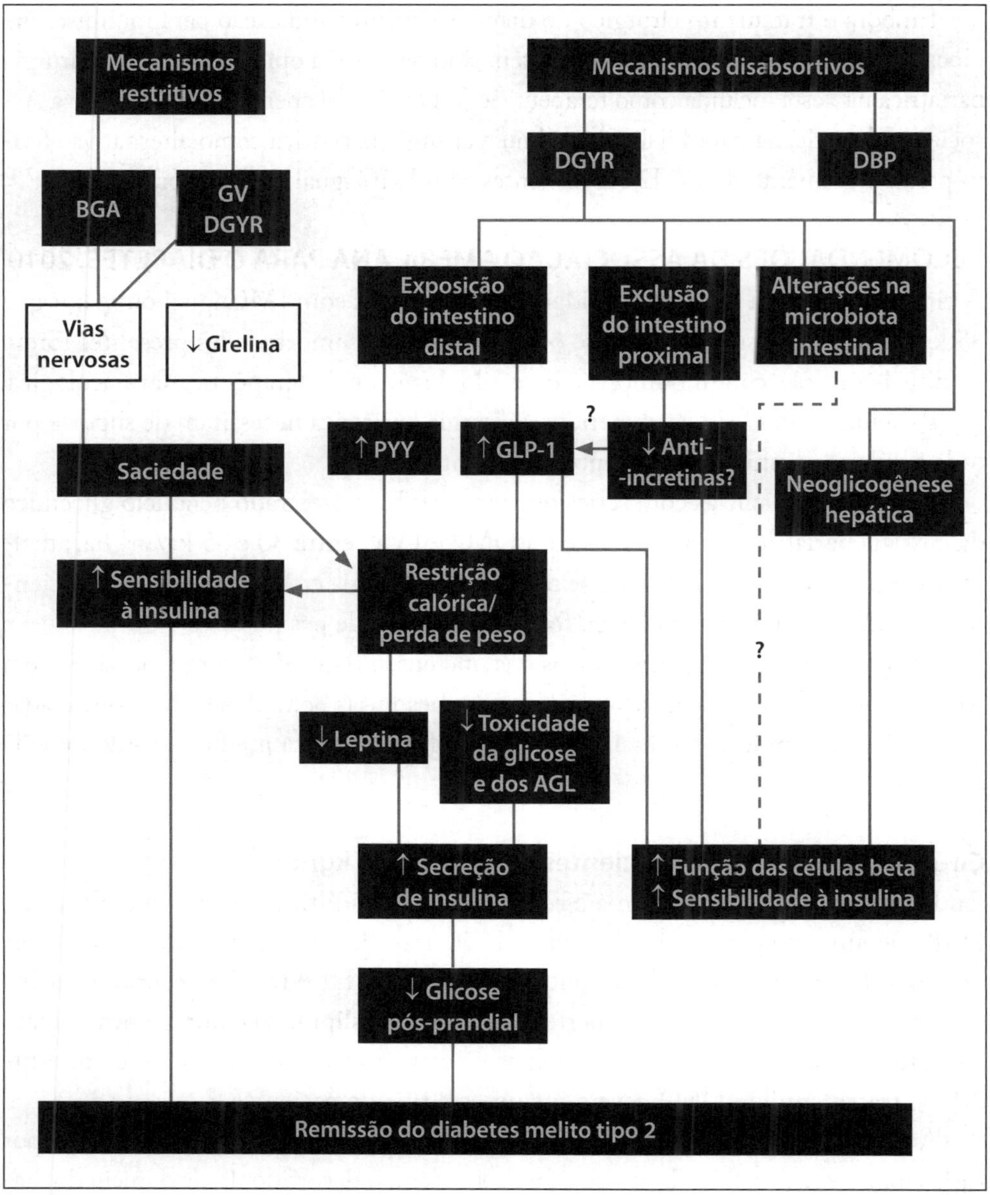

Figura 6 Mecanismos potenciais da cirurgia metabólica na remissão do diabetes melito tipo 2.

BGA: banda gástrica ajustável; GV: gastrectomia vertical; DGYR: derivação gastrojejunal em Y de Roux; PYY: peptídeo do YY; DBP: derivações biliopancreáticas; GLP-1: peptídeo similar ao glucagon 1.

- a colaboração entre cirurgiões, endocrinologistas e pesquisadores básicos deve ser encorajada para facilitar o entendimento dos mecanismos gastrointestinais de regulação metabólica e melhorar o tratamento do DM2.

Embora o tratamento cirúrgico do diabetes seja uma indicação para muitos cirurgiões bariátricos, endocrinologistas não têm sido da mesma opinião. De fato, a cirurgia bariátrica não está incluída como terapêutica do DM2 e foi apenas após 2009 que a Associação Americana para Diabetes incluiu a cirurgia bariátrica como alternativa efetiva para o tratamento do DM2 em pacientes com IMC igual ou superior a 35 kg/m^2.[13]

RECOMENDAÇÕES DA ASSOCIAÇÃO AMERICANA PARA O DIABETES, 2010

A cirurgia bariátrica deve ser considerada para adultos com IMC igual ou maior que 35 kg/m^2 e DM2, especialmente se o diabetes ou as comorbidades presentes forem de difícil controle, com modificação do estilo de vida e da terapêutica farmacológica.

Pacientes com DM2 e submetidos à cirurgia bariátrica necessitam de suporte por toda a vida com estilo de vida e monitoramento médico.

Embora experiências com séries pequenas tenham mostrado benefício glicêmico da cirurgia bariátrica em pacientes com DM2 e IMC entre 30 e 35 kg/m^2, há, atualmente, evidência insuficiente para se recomendar cirurgia em larga escala para pacientes com IMC menor que 35 kg/m^2 fora de protocolo de pesquisa.

Benefícios em longo prazo, custos e vantagens, e riscos da cirurgia bariátrica em pacientes com DM2 devem ser estudados em pesquisas bem planejadas, controladas e casualizadas, tendo como controle grupos sob terapêutica médica e estilo de vida corretos.

Cirurgia metabólica em pacientes com IMC ≥ 35 kg/m^2

Endocrinologistas consideram a cirurgia bariátrica a última opção terapêutica do DM2, geralmente para pacientes acima de 50 anos de idade portadores de diabetes por mais de 10 anos e com pobre controle metabólico (HbA1c > 7%) e, provavelmente, com outras comorbidades (hipertensão arterial, dislipidemia aterogênica, esteato-hepatite) e complicações microvasculares e macrovasculares, sugerindo que os estudos do tratamento do DM2 devem incluir esse tipo de pacientes.[13]

A metanálise de Buchwald et al.[3] não pode ser considerada de boa qualidade por vários motivos, como falta de informações sobre tempo decorrido desde o início do diabetes, tratamento usado, incluindo a proporção de pacientes insulino-dependentes, grau de controle metabólico dos pacientes e perda de seguimento de parcela significativa de pacientes nas séries avaliadas. Muitos outros trabalhos também não são tidos como de boa qualidade de análise, pelo que Rubio-Herrera e Sanches-Pernaute concluíram que não pode ser feita a afirmação geral de que a cirurgia metabólica em pacientes com DM2 com IMC superior a 35 kg/m^2 resulta em alta taxa de resolução do diabetes.[13]

A condição clínica prévia é importante para se fazer um juízo realístico da resolução da doença. Embora a perda de peso seja uma garantia para a melhora da qualidade de vida e da SI, existem fatores de risco para recorrência do DM2 em longo prazo após cirurgia bariátrica:

- tempo decorrido do início do DM2 superior a 10 anos;
- tratamento com insulina;
- controle metabólico pobre (HbA1c maior que 8%);
- perda de excesso de peso menor que 50%;
- peptídeo C menor que 1 ng/dL.

Apesar dessas críticas, esses autores também consideram que a análise geral favorece a cirurgia bariátrica como uma alternativa em termos de custo-benefício para o tratamento de pacientes com DM2 com IMC maior que 35 kg/m^2, particularmente se eles tiveram pouco tempo desde o início da doença e adequada reserva funcional do pâncreas.[13] Nessa faixa de peso, têm sido realizados os procedimentos cirúrgicos convencionais, sobretudo a DGYR, DBP e BGA, e, mais recentemente, também a GV, com o que os pacientes se beneficiam, no mínimo, das vantagens derivadas de uma significativa perda de peso, à qual se soma, na maioria daz vezes, melhora ou resolução de uma ou mais comorbidades.

Frezza et al.[14] avaliaram retrospectivamente 180 pacientes obesos diabéticos submetidos a 1 de 3 tipos de cirurgia bariátrica com 1 e 1,5 anos de seguimento pós-operatório e concluíram que a GV resulta em maior perda de peso e melhor controle da glicemia do que gastrectomia parcial e do que BGA laparoscópica, sugerindo mecanismo de controle hormonal relacionado com a remoção do fundo gástrico, possivelmente a queda na produção de grelina e consequente redução da inibição da secreção de insulina.[14]

Com base nos resultados favoráveis da cirurgia bariátrica na evolução do diabetes em pacientes com obesidade mórbida, decorrentes de mecanismos fisiopatológicos outros que não a perda de peso, diversos pesquisadores têm defendido a possibilidade de estender a indicação cirúrgica para pacientes com DM2 com obesidade leve (IMC entre 30 e 35 kg/m^2) e pacientes com sobrepeso (IMC entre 25 e 30 kg/m^2).

Cirurgia metabólica para pacientes com IMC < 35 kg/m^2

Nesses pacientes, a cirurgia bariátrica, diferentemente do que ocorre para os obesos mórbidos, é considerada uma estratégia inicial para o tratamento do DM2, mais do que uma alternativa para perda de peso.

Há grande controvérsia em relação ao tratamento cirúrgico para esses pacientes. A Associação Americana de Diabetes (ADA), com base na ausência de evidência científica adequada para suportar esse tipo de tratamento, considera a cirurgia metabólica em pacientes com IMC menor que 35 kg/m^2 somente quando incluída em protocolos de pesquisa. A aceitação da cirurgia metabólica seria mais fácil para os pacientes com outras comorbidades, DM2 de controle difícil e risco cardíaco significativo. O problema maior está no grande grupo de pacientes diabéticos sem comorbidades e que estão bem controlados com hipoglicemiantes orais, provavelmente os que mais se beneficiariam com a cirurgia metabólica, já que a experiência com obesos mórbidos mostra que os piores resultados são encontrados em pacientes insulino-dependentes e DM2 de longa duração.

Na ausência de consenso, há uma consideração importante com a qual a maioria dos profissionais concorda: deve haver reserva pancreática adequada (peptídeo C superior a 1 ng/dL). É indispensável, também, eliminar a possibilidade de diabetes autoimune em adultos, que acomete até 10% dos pacientes com DM2 assumido.[8]

O IMC tem sido utilizado universalmente como parâmetro para a classificação da obesidade e do risco de morbidade e de mortalidade, o que tem sido criticado porque diversos outros parâmetros, como circunferência abdominal, distribuição da gordura e composição corporal, deveriam ser considerados para adequada definição de riscos e, seletivamente, para indicar o melhor tratamento disponível. Parece que o grau de esteatose hepática e a RI são fatores mais importantes que a própria distribuição da gordura corporal para estratificar o risco metabólico dos pacientes. Com base nessas considerações, pesquisadores como Cohen et al.[15] julgam que os valores do IMC utilizados para definir indicação de tratamento cirúrgico são parâmetros arbitrários capazes de retardar uma opção potencialmente salvadora de vida para pacientes com IMC menor que 35 kg/m^2.[15]

Reforçam essa ideia os bons resultados da DGYR no tratamento de pacientes com DM2 com IMC menor que 35 kg/m^2 relatados por Cohen et al. em 2006[15] e por Chiellini em 2009.[16] O fato de a obesidade e o DM2 envolverem fatores genéticos e ambientais provavelmente implica a dificuldade em se prever a progressão da SM para evidenciar o DM2. Nem todos os obesos mórbidos têm problemas metabólicos, e há, aproximadamente, 20% de pacientes com obesidade grau III que não têm RI (obesos metabolicamente saudáveis). Há também evidência cumulativa que identifica a inflamação crônica como a ligação entre acúmulo de tecido adiposo e complicações cardíacas e metabólicas.[17] Seria, portanto, interessante priorizar pacientes que têm problemas metabólicos e que mais se beneficiariam com a cirurgia bariátrica.

Parece que a cirurgia metabólica, como o tratamento medicamentoso, se ajusta melhor se baseada na história natural do DM2. A função preservada das células beta é essencial para o efeito das incretinas na secreção de insulina.

A história natural do DM2 inicia-se com a RI compensada pelo aumento da função das células beta e, como decorrência, aumento da secreção de insulina e hiperinsulinismo; nessa fase, estão indicadas drogas sensibilizantes da insulina, como a metformina. Anos depois, pode-se iniciar o diabetes, com aumento da glicemia pela incapacidade das células beta em compensar a RI – insulina e drogas secretagogas são necessárias para ajudar nessa compensação. A redução da função é progressiva e, no estágio final, acompanha-se do decréscimo da população de células beta e dos níveis de insulina no sangue. Nessa fase, o tratamento com insulina é fundamental.

Parece não razoável a indicação de cirurgia metabólica para pacientes com DM2 no estágio final, pois as incretinas necessitam da integridade das células beta para exercer sua função hipoglicemiante. Também não parece adequada a cirurgia metabólica para o estágio precoce do diabetes, quando hábitos saudáveis, modificações na dieta e antidiabéticos orais são efetivos e quase sem risco. O tempo ideal para considerar a cirurgia metabólica como opção de tratamento do DM2 talvez seja o estágio intermediário da doença, quando os antidiabéticos orais começam a falhar e há alto grau de RI e há massa de células beta ainda preservada, que pode maximizar o efeito dos peptídeos intestinais que aumentam a secreção de insulina.[17]

A cirurgia bariátrica é um meio efetivo de induzir a remissão do diabetes em pacientes muito obesos com DM2. A ordem crescente de eficácia dos procedimentos bariátricos mais comuns progride dos puramente restritivos aos mistos predominantemente restritivos e, depois, mistos predominantemente disabsortivos. São procedimentos que visam, mediante perda de peso, a prevenir ou tratar comorbidades da obesidade. Seus bons resultados na resolução e melhora do DM2, sobretudo por serem evidentes em curto prazo após a cirurgia, antes de perda significativa de peso, e os resultados animadores de pesquisas em animais motivaram investigações sobre novas abordagens cirúrgicas em pacientes diabéticos com IMC inferior aos utilizados como indicação de cirurgia bariátrica.

Cohen et al.[15] relataram os resultados da DGYR em 37 pacientes com DM2 tratados com hipoglicemiantes orais, com IMC médio de 32,5 (32 a 34,9) kg/m^2 e seguidos por 6 a 48 meses. O tratamento cirúrgico resultou em perda de 81% do excesso de peso e resolução do diabetes em todos os pacientes.[15]

Em 2007, os autores relataram os resultados da derivação duodenojejunal em dois pacientes com IMC de 27 e 29 kg/m^2 e DM2 de duração de 2 e 7 anos, respectivamente, sob tratamento com insulina e metformina. Aos 9 meses de seguimento, encontraram resolução do DM2 em ambos os pacientes, sem medicamentos e com HB1Ac de 5 e 5,7 % e IMC de 27 e 29,5 kg/m^2, respectivamente.[18]

Geloneze et al.[19], em 2009, fizeram estudo com 12 pacientes com DM2 e IMC entre 25 e 29,9 kg/m^2, submetidos à exclusão duodenal e seguidos por 24 semanas em comparação com grupo controle de pacientes diabéticos em condições semelhantes, não operados e sob tratamento padrão. Observaram nos pacientes operados maior redução na glicemia de jejum (14% *versus* 7%), maior redução da HbA1c (8,78 para 7,84 *versus* 8,93 para 8,71) e redução no requerimento diário de insulina (93% *versus* 29%). Não houve diferença entre os grupos quanto a IMC, composição corporal, pressão sanguínea e lipídios.[19]

De Paula et al.[20], em 2008, examinaram os efeitos clínicos da transposição ileal em associação com GV, ou com GV mais derivação duodenal, em 39 pacientes com DM2 e IMC médio de 30,1 kg/m^2, dos quais a maioria estava usando hipoglicemiante por via oral. Passados 7 meses da cirurgia, os pacientes perderam, em média, 22% de seu peso pré-operatório (IMC igual a 24,9 kg/m^2) e apresentavam redução significativa da HbA1c (28%), da glicose de jejum (44,6%), pós-prandial (45,3%) e da HOMA-IR (50%). Os níveis de incretina não foram relatados. História de diabetes menor que 5 anos e IMC entre 30 e 35 kg/m^2 foram fatores associados a controle metabólico melhor. Melhora significativa também foi demonstrada para hipertensão arterial, dislipidemia, função renal e retinopatia diabética. A mortalidade operatória foi de 2,6%. Complicações pós-operatórias maiores aconteceram em 10,3% dos pacientes, incluindo fístulas gástricas em dois pacientes.[20] Essa cirurgia parece induzir a uma melhora importante no controle do diabetes e de suas comorbidades, porém sua complexidade é responsável por alta taxa de mortalidade e de complicações.[5]

Recentes desenvolvimentos em cirurgia bariátrica experimental, como ED, TI e GV, requerem estudos mais cuidadosos antes de se tornarem aplicáveis clinicamente em larga escala. É importante conhecer melhor como esses tratamentos melhoram condições metabólicas como o DM2.[1]

Os resultados de muitos estudos citados sugerem que as incretinas, especialmente o GLP-1, participam dos efeitos benéficos da cirurgia bariátrica no controle metabólico dos pacientes com DM2. Os mecanismos pelos quais essa participação acontece permanecem obscuros, muitos aspectos necessitam ser elucidados. Os efeitos da GV na resposta do GLP-1 pós-prandial sugerem que a exclusão duodenal não é necessária para estimular a produção de incretina, embora controle glicêmico da GV seja menos evidente que da DGYR. Contudo, os resultados da derivação duodenojejunal mostram que essa modificação da anatomia intestinal também pode participar do controle da hiperglicemia.[5]

Pode-se especular que exclusão do intestino proximal e chegada rápida dos nutrientes no intestino distal participam da homeostase da glicose e que, por isso, os benefícios para os pacientes com DM2 sejam mais evidentes após DGYR e DBP – justamente os procedimentos que incorporam esses dois mecanismos. Outros hormônios gastrointestinais necessitam de mais estudos. Os critérios de resolução ou melhora do diabetes podem ser questionáveis, mas os efeitos da exclusão duodenal e da transposição ileal no controle metabólico do DM2 abrem novas perspectivas no campo de cirurgia metabólica.[5]

Apesar das pesquisas disponíveis, há limitações significativas em muitos estudos. Grande número de estudos sobre alterações hormonais relacionadas à homeostase da glicose após cirurgia tem sido conduzido em pacientes não diabéticos. Fatores como história familiar, interação com terapias antidiabéticas prévias ou evidência de autoimunidade nem sempre têm sido analisados especificamente. Duração e estado do diabetes, resposta ao tratamento medicamentoso, parâmetros bioquímicos que distinguem claramente a eventual presença do diabetes melito tipo 1, avaliação da capacidade funcional das células beta e critérios adequados para caracterizar resolução do diabetes, entre outros fatores, devem fazer parte das pesquisas sobre cirurgia metabólica. Perda de peso e outros fatores também devem ser considerados, sobretudo em longo prazo.

CONCLUSÕES

Atualmente, há fortes evidências de melhora do DM2 pela cirurgia bariátrica, sobretudo DGYR e DBP, em pacientes com IMC maior que 35 kg/m^2. Em vista dos múltiplos benefícios da cirurgia, incluindo aumento da longevidade, esse critério talvez venha a ser revisto e a cirurgia oferecida para pacientes com IMC menor. Entretanto, é prematuro advogar procedimentos cirúrgicos para pacientes não obesos com DM2.

A escolha de tratamento cirúrgico do DM2 provavelmente continuará a se expandir nos próximos anos. Sua eficácia e segurança no tratamento de pacientes diabéticos não obesos requer cuidadosa abordagem em pesquisas clínicas rigorosamente controladas, em séries maiores e com seguimento em longo prazo, fatores fundamentais para definir vantagens ou desvantagens no controle glicêmico.[19]

REFERÊNCIAS BIBLIOGRÁFICAS

1. Bose M, Oliván B, Teixeira J, Pi-Sunyer FX, Laferrère B. Do incretings play a role in the remission of type 2 diabetes after gastric bypass surgery: what are the evidences? Obes Surg 2009; 19:217-29.
2. Pories WJ, Swanson MS, MacDonald KG, Long SB, Morris PG, Brown BM et al. Who would have thought it? An operation proves to be the most effective therapy for adult-onset diabetes mellitus. Ann Surg 1995; 222:339-50.
3. Buchwald H, Avidor Y, Braunwold E, Jensen M, Pories WJ, Fahrbach K et al. Bariatric surgery: a systematic review and meta-analysis. JAMA 2004; 292:1724-37.
4. Ferraninni L, Mingroni G. Impact of different bariatric surgical procedures on insulin action and ß cell function in type 2 diabetes. Diabetes Care 2009; 32:514-20.
5. Salvador J, de la Higuera M, Escalada J, Silva C, Rotellar F, Gomes-Ambrosi J et al. Role of incretins in the beneficial effects of bariatric and metabolic surgery on type 2 diabetes mellitus. In: Garcia-Caballero M, Tinahones FJ, Cohen RV (eds.). Diabetes surgery. Madri: McGraw Hill, 2010.

6. Troy S, Soty B, Ribeiro L, Iaval L, Migrenne S, Fioramonti X et al. Intestinal gluconeogenesis is a key factor for early metabolic changes after gastric bypass but not after gastric lap-band in mice. Cell Metabolism 2008; 8:201-11.
7. Laferrère B, Teixeira J, McGinty J, Tran H, Egger JR, Colarusso A et al. Effect of weight loss by gastric bypass surgery versus hypocaloric diet on glucose and incretin levels in patients with type 2 diabetes. J Clin Endocrinol & Metab 2008; 93(7):2479-85.
8. Hickey M, Pories W, MacDonald Jr KG, Cory KA, Dohm GL, Swanson M et al. A new paradigm for type 2 diabetes mellitus: could it be a disease of the foregut? Ann Surg 1998; 227:637-43.
9. Rubino F, Marescaux J. Effect of duodenal-jejunal exclusion in a non-obese animal model of type 2 diabetes: a new perspective for an old disease. Ann Surg 2004; 239:1–11.
10. Rubino F, Forgione A, Cummings DE, Vix M, Gnuli D, Mingrone G et al. The mechanism of diabetes control after gastrointestinal bypass surgery reveals a role of the proximal small intestine in the pathophysiology of type 2 diabetes. Ann Surg 2006; 244:741-9.
11. Patriti A, Facchiano E, Annetti C, Aisa MC, Galli F, Fanelli C. Early improvement of glucose tolerance after ileal transposition in a non-obese type 2 diabetes rat model. Obes Surg 2005; 15:1258-64.
12. Pacheco D, de Luis DA, Romero A, Sagrado MG, Conde R, Izaola O et al. The effects of duodenal-jejunal exclusion on hormonal regulation of glucose metabolism in Goto-Kakizaki rats. Am J Surg 2007; 194:221-4.
13. Rubio-Herrera MA, Sanchez-Pernaute A. Indications of surgery for type 2 diabetes. Debate: An against position. In: Garcia-Caballero M, Tinahones FJ, Cohen RV (eds.). Diabetes surgery. Madri: Mc-Graw Hill, 2010.
14. Frezza EE, Woznick SE, Gee L, Wacthel M. Is there any role of resecting the stomach to ameliorate weight loss and sugar control in morbidly obese diabetic patients? Obes Surg 2009; 19:139-42.
15. Cohen RV, Schiavon CA, Pinheiro JS, Correa JL, Rubino F. Duodenal-jejunal bypass for the treatment of type 2 diabetes patients with body mass index of 22-34 kg/m^2: a report of 2 cases. Surg Obes Relat Dis 2007; 3:195-7.
16. Chiellini C. The effect of bilio-pancreatic diversion on type 2 diabetes in patients with BMI < 35 kg/m2. Diabetología 2009; 52(6):1027-30.
17. Murri M, Tinahones FJ. Intestinal changes other than incretins. In: Garcia-Caballero M, Tinahones FJ, Cohen RV (eds.). Diabetes Surgery. Madri: Mc Graw Hill, 2010.
18. Cohen RV, Pinheiro JS, Correa JL, Schiavon CA. Laparoscopic Roux-en-Y gastric bypass for BMI < 35kg/m^2; a tailored approach. Surg Obes Relat Dis 2006; 2:401-4.
19. Geloneze B, Geloneze SR, Fiori C, Stabe C, Tambascia MA, Chaim EA et al. Surgery for nonobese type 2 diabetic patients: an interventional study with duodenal-jejunal exclusion. Obes Surg 2009; 19: 1077-83.
20. De Paula AL, Macedo AL, Rassi N, Machado CA, SchraibmanV, Silva LQ et al. Laparoscopic treatment of type 2 diabetes mellitus for patients with body mass index less than 35. Surg Endosc 2008; 22: 706-16.

LEITURA COMPLEMENTAR

Ribas-Filho D, Giorelli PC. A discriminação da doença obesidade e do paciente obeso. International Journal of Nutrology 2012; 5(1):5.

Ribas-Filho D, Giorelli PC. A discriminação da obesidade. International Journal of Nutrology 2011; 4(2):3.

16

Cirurgia metabólica nos obesos mórbidos

Luiz Vicente Berti
Pedro Paulo Caravatto

INTRODUÇÃO

O diabetes melito tipo 2 (DM2) é uma doença heterogênea caracterizada por defeitos na secreção de insulina e sensibilidade insulínica. A resistência à ação da insulina é o fenômeno inicial, e a função da célula beta declina gradualmente até surgir a hiperglicemia.[1] Atualmente, representa uma das principais causas de mortalidade no mundo, por sua relação com doenças cardiovasculares, além de apresentar elevada morbidade resultante de complicações, como nefropatia, retinopatia e neuropatia. Estima-se que existam 422 milhões de diabéticos no mundo e acredita-se que, em 2040, este número poderá atingir 650 milhões.[2]

Apesar do avanço do tratamento farmacológico do DM2, medicamentos mais recentes apresentam eficácia semelhante ou inferior em reduzir a glicemia, em comparação com as três classes mais antigas (insulina, biguanidas e sulfonilureias). Além disso, estas novas drogas têm um custo mais elevado, frequentemente inflacionado pela necessidade de associação de diversas classes de drogas para obter o controle da doença, o qual, na maioria das vezes, não é atingido. Estudo realizado no Brasil evidenciou que 85% dos pacientes não apresentavam controle glicêmico adequado, com nível sérico de hemoglobina glicada maior que 7%.[3]

Como alternativa, a cirurgia metabólica surge como uma maneira efetiva e duradoura para se atingir o controle de fatores de risco metabólicos e perda de peso. Define-se, atualmente, a cirurgia metabólica como qualquer procedimento cirúrgico em que há a modificação anatômica do trato gastrointestinal promovendo um desvio da passagem do alimento, e que resulta em melhor controle metabólico dos pacientes portadores de DM2. Esta evolução não depende da perda de peso e é observada, em alguns casos, dias ou semanas após o procedimento cirúrgico, muito antes da perda significativa de peso ocorrer.[4]

Embora possa parecer semântica, o termo "metabólica" envolve uma nova forma de abordagem do paciente portador de doenças metabólicas, além da obesidade mórbida. Tal abordagem inclui diferentes critérios de indicação, objetivos e mecanismos de ação, conforme descrito na Tabela 1.[5]

Tabela 1 Comparação entre cirurgia bariátrica e metabólica

	Cirurgia bariátrica	Cirurgia metabólica
Objetivos	Perda de peso	Controle metabólico Redução de risco cardiovascular
Indicação cirúrgica	IMC somente	DM2 não controlado Síndrome metabólica Estato-hepatite não alcoólica Risco cardiovascular
Mecanismos de ação	Restrição/má absorção	Mecanismos neuroendócrinos Microbiota intestinal Balanço energético Sais biliares

RESULTADOS DOS PROCEDIMENTOS REGULAMENTADOS EM OBESOS MÓRBIDOS

Um crescente número de cirurgias metabólicas vem sendo realizado a cada ano no mundo. Atualmente, as técnicas regulamentadas pelo Conselho Federal de Medicina para o tratamento cirúrgico da obesidade mórbida são banda gástrica ajustável (BGA), derivação gastrojejunal em Y de Roux (DGJYR), gastrectomia vertical (GV) e derivação biliopancreática (DBP) com ou sem *switch* duodenal.[6]

De uma forma geral, os resultados com relação ao controle das doenças metabólicas, sobretudo o DM2, são promissores. Entretanto, as taxas de remissão do DM2 variam de acordo com o procedimento cirúrgico, e os melhores resultados são observados nas cirurgias que incluem desvio do trato gastrointestinal (*bypass* gastrointestinal), quando comparados aos resultados obtidos com as cirurgias puramente restritivas.[7]

Banda gástrica ajustável

Em 2008, Dixon, por meio de um estudo randomizado e controlado, comparou 60 pacientes com IMC entre 30 e 40 kg/m^2, divididos em 2 grupos, um com modificação comportamental e tratamento clínico e outro com BGA. Após 24 meses, 73% do grupo cirúrgico conseguiu a remissão, definida como glicemia em jejum menor que 126 mg/dL e hemoglobina glicada (HbA1c) inferior a 6,2% sem antidiabéticos, enquanto somente 13% dos pacientes do grupo clínico conseguiram a remissão do DM2. Como o esperado após operações puramente restritivas, a remissão foi diretamente associada a maior perda de peso. Nesse estudo, os pacientes tinham história curta de DM2 e estavam somente utilizando antidiabéticos orais.[8]

Ding et al. publicaram, em 2015, estudo randomizado e controlado com o intuito de comparar os resultados da BGA com tratamento clínico em 45 pacientes portadores de DM2 e IMC entre 30 e 45 kg/m^2. Após 12 meses de seguimento, os autores observaram controle do DM2 (definido como HbA1c inferior a 6,5% e glicemia de jejum menor que 126 mg/dL, independentemente do uso de antidiabéticos) em 33% dos pacientes do grupo cirúrgico *versus* 22% dos pacientes no grupo clínico (p = 0,496). Por outro lado, diferença estatística foi observada quando se comparou a perda de peso entre os dois grupos, sendo esta maior no grupo submetido ao tratamento cirúrgico (-13,5 kg *versus* -8,5 kg, p = 0,027). Não houve diferença entre os grupos quanto a redução da pressão arterial diastólica, lipemia ou escores de risco cardiovascular.[9]

Este é o único estudo randomizado controlado que não mostra uma evidência estatística que favoreça o grupo cirúrgico quando comparado ao clínico quanto à resolução de DM2 em pacientes obesos mórbidos. Difícil atribuir como causa a técnica escolhida, uma vez que o estudo de Dixon et al. demonstrou a superioridade do tratamento cirúrgico quando a BGA foi empregada. Talvez o número reduzido de participantes e o tempo de seguimento mais curto tenham influenciado negativamente os resultados do estudo.

Derivação gastrojejunal em Y de Roux

A DGJYR ou *bypass* gástrico é a cirurgia bariátrica mais realizada no Brasil e no mundo, embora tenha sido observado um crescimento vertiginoso da gastrectomia vertical nos últimos anos. Ainda assim, é o procedimento com maior tempo de seguimento e resultados mais consistentes e reprodutíveis.[10]

O estudo sueco denominado *Swedish Obese Subjects* (SOS) envolveu 4.047 pacientes acompanhados prospectivamente por mais de uma década. Além da perda de peso evidentemente maior e mais duradoura no grupo cirúrgico (25% de perda após 10 anos de DGJYR) em comparação ao controle (ganho de 1,6%), outros parâmetros como hiperglicemia, hiperinsulinemia, hipertrigliceridemia, aumento da circunferência abdominal e hipertensão arterial, que fazem parte dos critérios para o diagnóstico de síndrome metabólica, diminuíram ao longo dos anos de seguimento após a cirurgia. Além disso, após 2 anos de seguimento, nenhum paciente do grupo cirúrgico desenvolveu DM2, contra 5% no grupo controle. Este efeito preventivo permaneceu após 10 anos, sendo que o risco de desenvolver diabetes foi 3 vezes menor no grupo cirúrgico.[11]

Em 2004, metanálise publicada por Buchwald et al., analisando 22.094 pacientes com IMC médio de 46,9 kg/m^2 submetidos à cirurgia bariátrica, observou 76,8% de remissão e 86% de melhora do DM2, melhora da dislipidemia em 70%, hipertensão resolvida em 61,7% e resolvida ou melhorada em 78,5%, além de resolução da apneia obstrutiva do sono em 85,7%.[12]

Schauer et al. foram os pioneiros na publicação do primeiro estudo randomizado e controlado (ERC) comparando tratamento cirúrgico *versus* tratamento clínico em pacientes diabéticos com IMC entre 27 e 43 kg/m^2. O desfecho primário considerado foi HbA1c menor que 6% independentemente do uso de medicação antidiabética após 5 anos de seguimento. Embora tenha avaliado duas técnicas diferentes, a DGJYR e a GV, o estudo não teve força suficiente para comparar as técnicas entre si. Ainda assim, observaram-se níveis de HbA1c menor que 6% em 29% do grupo DGJYR *versus* 23% do grupo GV *versus* 5% do grupo clínico ($p < 0,03$). De uma forma geral, os pacientes dos grupos cirúrgicos apresentaram resultados superiores quanto a controle glicêmico, perda de peso, redução do número de medicações utilizadas, melhora do perfil lipídico e qualidade de vida.[13]

Em 2014, Halperin et al. publicaram ERC em que avaliaram o efeito da DGJYR *versus* o tratamento clínico intensivo em 38 pacientes. Após 1 ano de seguimento, foi reportada taxa de remissão do DM2 (HbA1c menor que 6,5% e glicemia de jejum inferior a 126 mg/dL, sem uso de medicação) em 58% dos pacientes no grupo cirúrgico *versus* 16% no grupo controle ($p = 0,03$). Outros parâmetros metabólicos também apresentaram melhora no grupo cirúrgico quando comparados ao controle, o que levou à redução dos escores de risco cardiovascular nesse grupo.[14]

Gastrectomia vertical

A GV foi desenvolvida para ser o primeiro tempo de uma derivação biliopancreática com *switch* duodenal em superobesos ou em pacientes clinicamente graves. Após essa primeira etapa, um considerável número de pacientes apresentava importante melhora das comorbidades e perda ponderal razoável, evitando-se o segundo tempo de conversão da GV em uma DGJYR ou outro procedimento.[15]

Leonetti et al., em 2012, compararam o controle metabólico entre a GV e o tratamento clínico, com 80% de remissão do DM2 (HbA1c menor que 7, sem medicação) no grupo cirúrgico contra 1,7% no grupo clínico.[16]

Lee et al. observaram 50% de remissão do DM2 em pacientes submetidos à GV após 12 meses de seguimento. Também observaram que a GV em diabéticos obesos mórbidos, quando comparada a DGJYR, apresentou controle do DM2 inferior, considerando a mesma perda ponderal, o que pode inferir a existência de mecanismos sobre o metabolismo, os quais independem da perda de peso e são mais evidentes nas operações que desviam o alimento pelo tubo digestivo.[17]

Derivações biliopancreáticas com ou sem *switch* duodenal

Os melhores resultados quanto à resolução do DM2 são observados após as DBP, sejam elas com ou sem *switch* duodenal, e variam de 85 a 96%.[18,19] Apesar de um resultado significativo, não é uma técnica amplamente empregada, em virtude das complicações nutricionais descritas no médio e longo prazos.[20]

O ERC mais atual avaliando os efeitos da DBP à Scopinaro e comparando com DGJYR e tratamento clínico foi publicado recentemente por Mingrone et al.[21] Nesse estudo, os autores randomizaram 60 pacientes diabéticos com IMC ≥ 35 kg/m^2 na proporção 1:1:1. Após 5 anos de seguimento, remissão do DM2 (HbA1c menor que 6,5% e glicemia de jejum inferior a 100 mg/dL, sem uso de antidiabéticos durante 1 ano) foi observada em 37% dos pacientes no grupo submetido à DGJYR e em 63% no grupo DBP. Não houve remissão no grupo clínico ($p < 0{,}01$). Além de apresentar eficácia superior, a DBP tem efeito mais duradouro quando comparada a DGJYR, uma vez que foi observada reincidência de hiperglicemia em 53% e 37% dos pacientes com remissão inicial após 2 anos da DBP e da DGJYR, respectivamente.

Não foram observadas complicações relacionadas ao DM2 após a DBP, enquanto 27% dos pacientes submetidos ao tratamento clínico apresentaram algum tipo de complicação relacionada ao DM2, incluindo um óbito por infarto agudo do miocárdio (IAM). Por outro lado, a incidência de complicações nutricionais foi significativamente maior no primeiro grupo, sendo anemia ferropriva e hipoalbuminemia as mais comuns.

CONSIDERAÇÕES FINAIS

De acordo com a história, Hipócrates, considerado o pai da medicina, além do legado ético e moral, desenvolveu um apurado raciocínio clínico, unindo sinais e sintomas com as queixas. Teoricamente, também seria dele a afirmação de "que pessoas obesas vivem menos que as não obesas".

Durante a Idade Média, apesar do obscurantismo da época, a medicina foi separada em clínicos (religiosos) que medicavam e cirurgiões (barbeiros) que cortavam e drenavam, sendo que um completava o outro em perfeita sinergia. A evolução não parou e Pasteur, Fleming e todos os outros continuaram inovando, ousando e sedimentando novos conceitos, sempre tentando vencer a eterna luta da vida contra a morte.

A cirurgia metabólica é parte dessa evolução. Em recente estudo ainda em fase de publicação, foi demonstrado que, em 400 pacientes operados pela técnica da gastroplastia em Y de Roux por videolaparoscopia com mais de 5 anos de evolução, 12% eram diabéticos tipo 2 antes da operação e, destes, 68% tiveram o controle total da sua doença e 20% tiveram um controle parcial (Figura 1).

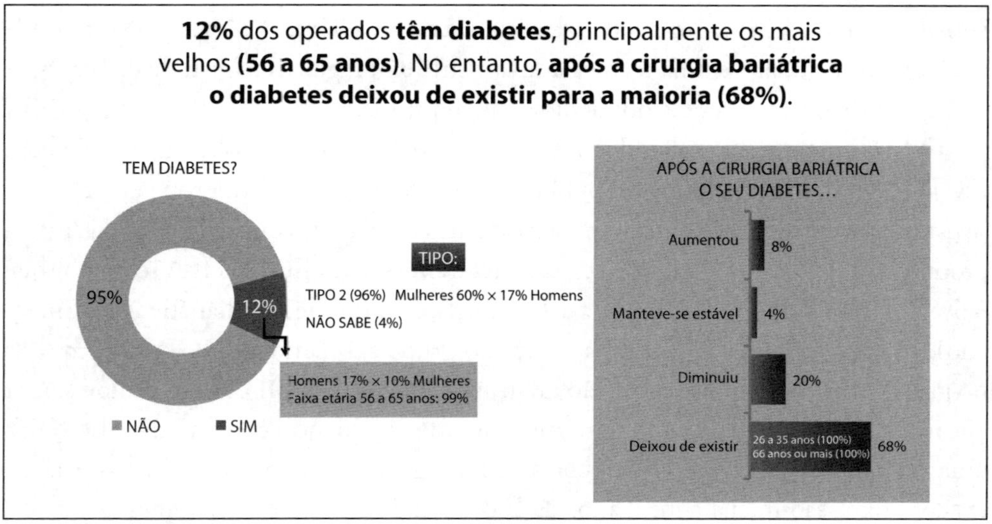

Figura 1 Evolução do DM2 em 400 pacientes submetidos a cirurgia bariátrica (casuística pessoal dos autores).

Sabe-se que a cirurgia metabólica não é a cura, muito menos a indicação primária de tratamento do DM2, mas, para aqueles pacientes que não conseguem um controle adequado da sua doença, a cirurgia é uma indicação eficaz e segura, com um desfecho satisfatório.

Em 2017, o Conselho Federal de Medicina,[22] por meio da Resolução n. 2.172/2017, aprovou o tratamento cirúrgico do DM2 em pacientes com IMC entre 30 e 34,9 kg/m^2, desde que preencham os seguintes critérios:

> Pelos critérios estabelecidos, além de ter IMC entre 30 kg/m^2 e 34,9 kg/m^2, pacientes poderão ser elegíveis para se submeter a esse procedimento se apresentarem: idade mínima de 30 anos e máxima de 70 anos; diagnóstico definido de diabetes tipo 2 a menos de 10 anos; apresentar refração comprovada ao tratamento clínico; e não possuir contraindicações para o procedimento cirúrgico proposto.

Médicos, clínicos e cirurgiões estão sempre em busca do melhor tratamento para seus pacientes, pois é isto que acreditam ser sua missão. Nessa busca, a cirurgia metabólica torna-se mais uma opção dentre as muitas no algoritmo do tratamento do DM2. É uma nova oportunidade quando muitas já não estão mais disponíveis.

REFERÊNCIAS BIBLIOGRÁFICAS

1. DeFronzo RA. Banting lecture. From the triumvirate to the ominous octet: a new paradigm for the treatment of type 2 diabetes mellitus. Diabetes 2009; 58:773-95.
2. World Health Organization (WHO). Global report on diabetes 2016. Disponível em: http://www.who.int/diabetes/global-report/en/. Acessado em: 30/04/2018.
3. Mendes ABV, Fittipaldi JAS, Neves RCS, Chacra AR, Moreira Jr. ED. Prevalence and correlates of inadequate glycaemic control: results from a nationwide survey in 6,671 adults with diabetes in Brazil. Acta Diabetol 2010; 47(2):137-45.
4. Cummings DE, Flum DR. Gastrintestinal surgery as a treatment for diabetes. JAMA 2008; 299:341-3.
5. Rubino F. From bariatric to metabolic surgery: definition of a new discipline and implications for clinical practice. Curr Atheroscler Rep 2013; 15(12):369.
6. Caravatto PP, Petry TZ, Salles JEN, Cohen RV. Principais técnicas cirúrgicas aprovadas. In: Segal A, Franques ARM (eds.). Atuação multidisciplinar na cirurgia bariátrica. São Paulo: Miró Editorial, 2012. p.15-29.
7. Rubino F, Forgione A, Cummings DE, Vix M, Gnulli D, Mingrone G et al. The mechanism of diabetes control after gastrintestinal bypass surgery reveals a role of the proxima small intestine in the pathophysiology of type 2 diabetes. Ann Surg 2006; 244(5):741-9.
8. Dixon JB, O'Brien PE, Playfair J, Chapman L, Schachter LM, Skinner S et al. Adjustable gastric banding and conventional therapy for type 2 diabetes: a randomized controlled tria . JAMA 2008; 299(3):316-23.
9. Ding SA, Simonson DC, Wewalka M, Halperin F, Foster K, Goebel-Fabbri A et al. Adjustable gastric band surgery or medical management in patients with type 2 diabetes a randomized clinical trial. J Clin Endocrinol Metab 2015; 100(7):2546-56.
10. Welbourn R, Pournaras DJ, Dixon J, Higa K, Kinsman R, Ottosson J et al. Bariatric surgery worldwide: Baseline demographic description and one-year outcomes from the Second IFSO global registry report 2013-2015. Obes Surg 2018; 28(2):313-22.
11. Sjöström L, Lindroos A-K, Peltonen M, Torgerson J, Bouchard C, Carlsson B et al. Lifestyle, diabetes, and cardiovascular risk factors 10 years after bariatric surgery. NEJM 2004; 351:2683-93.
12. Buchwald H, Avidor Y, Braunwald E, Jensen MD, Pories W, Fahrbach K et al. Bariatric surgery: a systematic review and meta-analysis. JAMA 2004; 292(14):1724-37.
13. Schauer PR, Bhatt DL, Kirwan JP, Wolski K, Aminian A, Brethauer SA et al. Bariatric surgery versus intensive medical therapy for diabetes - 5-year outcomes. N Engl J Med 2017; 376(7):641-51.
14. Halperin F, Ding SA, Simonson DC, Panosian J, Goebel-Fabbri A, Wewalka M et al. Roux-en-Y gastric bypass surgery or lifestyle with intensive medical management in patients with type 2 diabetes: feasibility and 1-year results of a randomized clinical trial. JAMA Surg 2014; 149(7):716-26.

15. Akkary E, Duffy A, Bell R. Deciphering the sleeve: technique, indications, efficacy, and safety of sleeve gastrectomy. Obes Surg 2008; 18:1323-9.
16. Leonetti F, Capoccia D, Coccia F, Casella G, Baglio G, Paradiso F et al. Obesity, type 2 diabetes mellitus, and other comorbidities: a prospective cohort study of laparoscopic sleeve gastrectomy vs medical treatment. Arch Surg 2012; 147(8):694-700.
17. Lee W-J, Ser K-H, Chong K, Lee YC, Chen SC, Tsou JJ et al. Laparoscopic sleeve gastrectomy for diabetes treatment in nonmorbidly obese patients: efficacy and change of insulin secretion. Surgery 2010; 147(5):664-9.
18. Scopinaro N, Marinari GM, Camerini GB, Papadia FS, Adami GF. Specific effects of biliopancreatic diversion on the major components of metabolic syndrome: a long-term follow-up study. Diabetes Care 2005; 28(10):2406-11.
19. Marceau P, Hould FS, Simard S, Lebel S, Bourque RA, Potvin M et al. Biliopancreatic diversion with duodenal switch. World J Surg 1998; 22(9):947-54.
20. Davies DJ, Baxter JM, Baxter JN. Nutritional deficiencies after bariatric surgery. Obes Surg 2007; 17: 1150-8.
21. Mingrone G, Panunzi S, De Gaetano A, Guidone C, Iaconelli A, Nanni G et al. Bariatric-metabolic surgery versus conventional medical treatment in obese patients with type 2 diabetes: 5 year follow-up of an open-label, single-centre, randomised controlled trial. Lancet 2015; 386(9997):964-73.
22. Conselho Federal de Medicina divulga critérios exigidos para a realização de cirurgia metabólica no país. Disponível em: https://portal.cfm.org.br/index.php?option=com_content&view=article&id=27326:2017-12-07-18-00-22&catid=3. Acessado em: 30/04/2018.

17

Transtornos alimentares e terapia nutrológica

Maria Del Rosario Zariategui de Alonso
José Alves Lara Neto
Hewdy Lobo Ribeiro

INTRODUÇÃO

Os transtornos alimentares (TA) compreendem um amplo grupo de distúrbios, sendo os mais prevalentes e conhecidos a anorexia nervosa (AN), a bulimia nervosa (BN) e o transtorno da compulsão alimentar (TCA), além do transtorno alimentar restritivo/evitativo (TARE) e do conjunto de condições reservadas às apresentações clínicas parciais, incompletas ou atípicas. Os critérios diagnósticos dos transtornos alimentares atualmente vigentes estão presentes nos principais sistemas classificatórios da Associação de Psiquiatria Americana (APA), na quinta edição do *Manual Diagnóstico e Estatístico dos Transtornos Mentais* (DSM-5), e da Organização Mundial da Saúde (OMS), na 11ª edição da Classificação Internacional de Doenças (CID-11), publicada recentemente.[1,2]

Esses transtornos alimentares classificam-se como doenças psiquiátricas e costumam ser acompanhados por complicações médicas importantes, morbidade e altas taxas de mortalidade (entre 5 e 20% na AN). Referem-se a comportamentos de comer ou relacionados ao comer que são maladaptativos e persistentes, gerando consumo ou absorção de comida que afeta a saúde física e o funcionamento psicossocial do indivíduo. São caracterizados por alterações graves do comportamento alimentar, com recaídas frequentes, e podem, em sua evolução, levar a um quadro de "má nutrição" de grau variável que, na AN, evolui para um quadro de desnutrição calórico-proteica e, no TCA, pode levar a sobrepeso e graus maiores de obesidade.[3,4]

O papel do nutrólogo é fundamental e ele também deve estar preparado para o trabalho, junto a equipes multidisciplinares, na avaliação em profundidade dos TA, com aplicação da terapia médica nutrológica, de acordo com as necessidades específicas de cada paciente. Este capítulo deve servir como orientação para a realização do diagnóstico precoce dos TA e a instituição de seu tratamento, assim como para a identificação de novos comportamentos alimentares de risco e sua prevenção.

EPIDEMIOLOGIA

A AN se manifesta com frequência cinco vezes maior entre adolescentes que em mulheres jovens.[4] Entre adolescentes, a presença da AN na vida é de 1,7%, a de BN é de 0,8%, e a de TCA, 2,3%, sendo raros entre os meninos.[5] Os estudos epidemiológicos referem prevalência ao longo da vida de 0,3 a 2,6% entre as mulheres e de 0,2 a 0,3% nos homens. Quanto à população clínica, foram verificados valores de 0,4% nos últimos 12 meses em mulheres jovens; entre homens, a incidência é menor, com uma proporção observada de 10:1 em populações clínicas.[1]

A prevalência da BN em mulheres jovens é de 1 a 1,5% e, nos homens, é quase a décima parte da observada nas mulheres. O TCA foi encontrado em 1,6% das mulheres e 0,8% dos homens maiores de 18 anos nos Estados Unidos. Esse transtorno ocorre mais entre pessoas que fazem tratamento para perda de peso do que na população geral.[4]

Em uma metanálise de TA na população geral, a maior prevalência ao longo da vida foi encontrada para TCA (2,22%), seguida por BN (0,81%) e AN (0,21%).[6] Estima-se em aproximadamente 5% a prevalência de todos os TA.[4,7] Com a recente publicação da CID-11, que inclui um maior número de diagnósticos alimentares, reduziu-se o número de diagnósticos que se classificariam como TA não especificados; portanto, esse número de prevalência deve ser muito maior.[2]

Uma metanálise latinoamericana encontrou uma taxa média de prevalência pontual de 0,1% para AN, 1,16% para BN e 3,53% para TCA na população geral. Essa metanálise indica que a prevalência de AN parece ser menor, enquanto a prevalência de BN e especialmente de TCA parece ser maior na América Latina do que nos países ocidentais.[8]

Outro estudo avaliou a prevalência ao longo da vida da BN e do TCA em 14 países (Europa, América Latina, Nova Zelândia e Estados Unidos) e observou maior prevalência de BN no Brasil (2%), assim como de TCA (4,7%).[9]

ETIOPATOGENIA

A etiopatogenia é complexa, e o estabelecimento e persistência do transtorno dependem da ocorrência de circunstâncias que ativam a vulnerabilidade do indivíduo a fatores de risco e da atuação de fatores de proteção. O modelo multifatorial baseia-se na hipótese de que vários fatores predisponentes (biológicos, genéticos, psicológicos e socioculturais), precipitantes (dietas e eventos estressantes) e mantenedores (distorções cognitivas, eventos interpessoais e fisiológicos) estejam associados à origem, ao desenvolvimento e à perpetuação do transtorno.[3,10]

Fatores predisponentes

Individuais

Hereditários (genéticos)

Parentes de primeiro grau de pacientes com AN ou BN exibem risco aumentado para a doença, sendo na AN um risco aumentado de 12,3 a 15 vezes. Na AN, a herdabilidade também é demonstrada em estudos com gêmeos idênticos, com vulnerabilidade de 50% pelo fator genético.[4] Os TA são mais frequentes em parentes de primeiro grau com transtorno do que em parentes de primeiro grau de indivíduos saudáveis. Também existem evidências de transmissão familiar no TCA e na BN, e vulnerabilidade genética da doença.[4]

O padrão de herança genética é resultado da interação de múltiplos genes com o meio ambiente. A vulnerabilidade genética precisa da interação com fatores ambientais desfavoráveis para aumentar o risco de apresentar a doença.

Biológicos

Referem-se a anormalidades de neuromoduladores e neurotransmissores. Na AN, é difícil demonstrar uma anormalidade neuroquímica, já que a própria desnutrição pode explicar muitas das alterações hipotalâmicas e metabólicas observadas. Na BN, as principais anormalidades são encontradas no sistema catecolaminérgico, assim como uma diminuição da atividade serotoninérgica, que poderia ser um fator predisponente para o desenvolvimento da BN e para os episódios de TCA.

O episódio compulsivo alimentar poderia ser uma forma usada para combater as consequências negativas determinadas pela redução da atividade serotoninérgica cerebral. As alterações no sistema serotoninérgico envolvem uma diminuição do metabólito da serotonina (5-HIAA) que, na fase aguda da restrição alimentar da AN, encontra-se diminuído no líquido cefalorraquidiano (LCR), provavelmente pela redução da ingestão do triptofano. Após a recuperação do peso, esses níveis do metabólito aparecem elevados.

Físicos

A obesidade ou a preocupação com o peso são fatores de risco que motivam o indivíduo a "fazer dieta". Na pessoa obesa ou preocupada com peso, o desejo de emagrecer aumenta a vulnerabilidade ao desenvolvimento de algum TA.[1] O sobrepeso e a obesidade em crianças e adolescentes podem estar associados à voracidade e a comportamentos e práticas não saudáveis para controle de peso (uso de medicamentos, laxantes, diuréticos ou prática de vômitos). A insatisfação com a aparência física leva crianças do sexo feminino com sobrepeso a se engajarem em dietas para perda de peso. Esse comportamento pode ser fator de risco para o desenvolvimento dos TA em uma fase mais tardia, com comprometimento do estado nutricional e do crescimento adequado.[11]

Pacientes submetidos à cirurgia bariátrica e que apresentam perda significativa de peso também podem desenvolver AN, BN ou outros transtornos alimentares.[11]

Psicológicos

Alguns traços de personalidade, como obsessividade, compulsividade, perfeccionismo, rigidez, evitação de danos, baixa procura por novidades, alta persistência, dificuldade para se adaptar a diferentes situações (*self-directedness*) e determinar objetivos próprios, além de autoavaliação negativa, podem ser importantes fatores de risco para TA. Déficits cognitivos, como dificuldade para mudanças e fraca coerência central, estão sendo estudados e parecem contribuir para a manifestação dos TA.[4]

Pacientes com AN de subtipo restritivo apresentam traços de ansiedade, busca pela perfeição, obsessão, inibição e excessiva submissão. Os indivíduos com BN frequentemente apresentam impulsividade e instabilidades emocionais, características consistentes com o descontrole e os métodos purgativos. Na BN, a depressão precede o distúrbio, mas também pode ser secundária à subnutrição. Quando há reabilitação nutricional, observa-se melhora do estado de ânimo.

Também são características baixa autoestima, personalidade histriônica e *borderline*, insatisfação corporal e preocupação exagerada com algum aspecto na aparência (transtorno dismórfico corporal).

Experiências traumáticas na infância

Os eventos ou experiências interpessoais traumáticos aumentam a vulnerabilidade para TA e para outros transtornos psiquiátricos em geral. O abuso sexual, por exemplo, está mais associado à BN do que à AN. Contudo, os pacientes com TA relatam frequentes comentários depreciativos na infância feitos por colegas ou familiares (criticismo ou *bullying*) em relação à forma corporal e à aparência física.

Familiares

A importância das relações familiares disfuncionais na etiologia dos TA é relatada há bastante tempo e as evidências ainda não esclarecem se indicam uma correlação inespecífica para transtornos psiquiátricos ou se são causa ou consequência do TA. O risco do próprio distúrbio é três vezes mais frequente em parentes de primeiro grau.

Outras características associadas são depressão, comportamento alimentar inadequado (erro alimentar, contágio) e intensa preocupação com aparência e peso.

A incidência do problema com alimentação entre crianças e adolescentes muitas vezes reflete o comportamento dos pais. Atualmente, e por causa dos altos índices de obesidade observados, a preocupação deles é que as crianças não engordem na escola. Entre os fatores de risco que podem contribuir para o aparecimento dos TA, têm-se:

- abuso de álcool e drogas (em pacientes de primeiro grau);
- distúrbio afetivo (afetividade);
- preocupação materna em relação à alimentação saudável e à atividade física.

A mãe com TA é uma influência negativa para o comportamento de seus filhos. Mais de 50% dos filhos de mães com TA apresentam transtorno psiquiátrico.

A invalidação parental das emoções das crianças e dos jovens ou a superproteção também têm sido associadas a maior risco de desenvolvimento de TA.[4]

Socioculturais

Os TA são as chamadas "síndromes associadas à cultura" (*culture-bound syndromes*), em que a "magreza" é valorizada. Os fatores de risco socioculturais são importantes nas sociedades ocidentais, em que modelos e atrizes de sucesso, representantes dos padrões de beleza feminina, são extremamente magras. Existe, assim, um desejo generalizado, especialmente nas mulheres, de um corpo mais magro. Essa preocupação das mulheres pela busca do corpo ideal leva a um estado de constante insatisfação com o próprio corpo.[10]

Nas últimas décadas, uma extensa literatura tem observado que a insatisfação com a imagem corporal se relaciona com distúrbios alimentares em adolescentes, adultos e em crianças. Alguns estudos teriam mostrado, inclusive, que a insatisfação com a imagem corporal é um fator de risco significativo para o desenvolvimento e a manutenção de transtornos alimentares. Através da história, o ideal de beleza, em um contexto social, teria aumentado a insatisfação com a imagem corporal tanto em homens como em mulheres.[7,10]

Mais especificamente entre as adolescentes, a pressão para ser magra, a internalização da magreza como corpo ideal e a insatisfação com o próprio corpo são riscos presentes desde o início da adolescência que podem gerar o TA no final da adolescência ou no início da vida adulta, demonstrando a importância da prevenção no sentido da aceitação do próprio corpo.[12]

Nessa procura pelo ideal estético de magreza (*thin ideal*), as dietas sucedem-se umas às outras, na falsa crença de que, uma vez atingida a perfeição, também será possível alcançar sucesso em tudo (profissão, trabalho, estudo, relacionamento), além do autocontrole e da competência social.

Além de mulheres adolescentes e jovens, alguns grupos ocupacionais (modelos, atrizes, bailarinas, atletas, nutricionistas, jóqueis, comissárias de bordo) são particularmente mais vulneráveis a desencadear distúrbios alimentares. São os chamados "grupos de risco", aos quais se deve ficar atento para o possível diagnóstico de AN. Nesse grupo de "magreza profissional", é importante identificar a existência de outros fatores predisponentes.[4] No caso das esportistas, foi descrita a "tríade da mulher atleta", composta por distúrbios alimentar, hormonais (amenorreia) e ósseos (osteopenia/osteoporose). Recentemente, um consenso do Comitê Olímpico Internacional (COI) mudou o nome desse transtorno para "deficiência relativa de energia no esporte" ou *relative energy deficiency in sport* (REDS), considerando que nem todas as pacientes apresentam os três componentes da tríade, podendo afetar também outras áreas da saúde, como imunidade, síntese de proteínas, metabolismo, condição cardiovascular e psicológica; e que pode aparecer também em homens e não esportistas. Essa síndrome é provocada pelo desequilíbrio na disponibilidade de energia.[13]

Nos últimos anos, o padrão do corpo masculino também mudou, e até os bonecos para meninos tiveram suas formas alteradas, mas, diferentes das bonecas femininas, extremamente magras, eles apresentam imagens mais musculosas. Nesse caso, na busca por uma imagem bem musculosa, consomem suplementos alimentares e dietas hiperproteicas e hipolipídicas, além de executarem exercícios de resistência muscular envolvendo levantamento de peso em excesso, destacando-se o perigo do consumo e abuso de esteroides anabolizantes, com consequências deletérias em níveis físico e psicológico. Esse transtorno, também chamado de vigorexia e antigamente chamado de anorexia nervosa reversa, é atualmente classificado como transtorno dismórfico muscular, um subtipo do transtorno dismórfico corporal, podendo levar a prejuízo no funcionamento social, profissional ou em outras áreas importantes da vida do indivíduo.[1,3]

As mídias sociais, por meio do relacionamento virtual das pessoas na internet com *sites* pró-ana (seguindo dietas restritivas, jejuns e purgações), pró-mia (incentivando comportamentos compensatórios inadequados, como vômitos, uso excessivo de laxantes, exercícios físicos excessivos) e as opiniões de amigos e familiares são importantes como fatores desencadeantes e como perpetuadores dos TA. *Blogs* sobre alimentação, nutrição e atividade física excessiva, muitas vezes com informações distorcidas, também podem atrair indivíduos com comportamentos alimentares de risco ou TA.[12]

Fatores precipitantes

Dietas

A dieta é o principal fator, embora nem todas as pessoas que fazem dieta evoluam para a doença. Evidências científicas apontam que se submeter a dietas pode desencadear um episódio de excesso alimentar em indivíduos biologicamente predispostos. Comer menos do que deveria, na presença de um apetite normal, leva a um desejo ou impulso de comer.

Está demonstrado que uma dieta baixa em carboidratos (1.000 kcal) diminui os níveis de triptofano no plasma e altera a função da serotonina cerebral em mulheres sadias. A síntese de serotonina no cérebro depende da disponibilidade do triptofano no plasma, pois ele é o precursor da serotonina. Os autores sugerem que se submeter a dietas de maneira persistente produz redução crônica de triptofano no plasma e da serotonina cerebral, podendo-se desenvolver sintomas de TA em um indivíduo vulnerável. Além disso, a fome gerada pela dieta pode desencadear episódios de compulsão alimentar.

Foi observado que 35% das pessoas que faziam dieta de forma continuada desenvolviam condutas alimentares patológicas, e 35 a 45% dos quadros parciais evoluíam para TA completos. A dieta é o principal fator desencadeador para desenvolver comportamento precursor em pessoas vulneráveis, além de ser considerada o fator perpetuador do processo.[3]

Eventos estressores

Combinados com a dieta, outros fatores precipitantes devem ser identificados. O desenvolvimento de TA geralmente é precedido por um evento que envolva mudança ou transição, como os seguintes:

- nascimento de um irmão;
- mudança de escola;
- mudança de bairro, de país etc.;
- puberdade;
- situações de confusão de identidade;
- novas relações com pessoas (temores e dificuldades);
- separações, divórcios;
- eventos que ameaçam o indivíduo (p. ex., perdas por morte de familiares, doenças pessoais e familiares).[3]

Além desses eventos, vários comportamentos durante a crise sanitária provocada pelo novo coronavírus foram considerados potenciais fatores de risco para distúrbios alimentares. Os estudos associaram o estresse a uma ocorrência mais alta de comportamentos extremamente prejudiciais à saúde e ao controle de peso. Insegurança alimentar, sintomas depressivos mais elevados e dificuldades financeiras foram os principais fatores relacionados a maiores chances de compulsão por alimentos durante a pandemia.[14]

Em uma revisão sistemática e metanálise de 2021 relatando estimativas de prevalência combinadas para TA e sintomas de saúde mental entre indivíduos com TA e obesidade durante o confinamento causado pela Covid-19, os resultados mostram que dois terços dos indivíduos com TA apresentaram piora dos sintomas durante o confinamento, e mais de 50% dos indivíduos com obesidade relataram aumento de peso. Mais da metade dos participantes experimentou ansiedade e depressão. São necessários estudos longitudinais da alta qualidade para identificar os grupos de risco e para avaliar o impacto da Covid-19 em longo prazo.[14]

Fatores mantenedores ou perpetuadores

Entre os aspectos socioambientais e culturais, são fatores importantes a serem considerados:

- eventos interpessoais, tanto com membros da família quanto com os demais núcleos sociais;
- dinâmica familiar;
- relacionamentos interpessoais;
- circunstâncias sociais;
- mídias sociais e *sites* pró-ana e pró-mia, que ensinam técnicas que levam ao TA, como comentado nos fatores socioculturais.

Distorções cognitivas da aparência e do peso

Numerosas investigações têm documentado o importante papel da autoavaliação e insatisfação da pessoa sobre sua imagem corporal. A internalização do corpo magro como corpo ideal, assim como as alterações da imagem corporal, podem ser a causa de problemas emocionais importantes na adolescência e no início da juventude, podendo atuar como um fator de risco predisponente, precipitante ou mantenedor de TA. A recuperação no distúrbio alimentar só é possível se houver mudanças nessas atitudes.

Um fator que perpetua o transtorno também pode ser o respeito e a estima dos companheiros e colegas de estudo diante da imagem magra e idealizada da pessoa com TA. A perda de peso leva a um "sentimento de triunfo" na sociedade atual, que fala da "epidemia da obesidade".

Componente fisiológico

Relaciona-se principalmente com a AN e apresenta sintomas vinculados à inanição. A desnutrição levaria a mudanças no funcionamento fisiológico, perpetuando a doença (esvaziamento gástrico demorado, plenitude, inibição da alimentação e muitas das alterações hipotalâmicas e metabólicas observadas). Algumas das alterações encontradas são:

- alteração de substâncias como cortisol, hormônio liberador de corticotropina (CRH) e leptina;
- a fome, que, por si mesma, pode aumentar a depressão;
- a sucessão de dietas restritivas, que levam à diminuição do metabolismo basal e podem se transformar em um distúrbio alimentar crônico.

Dietas restritivas

Conforme comentados anteriormente, dietas restritivas podem perpetuar os sintomas alimentares. A experiência clínica mostra que as pessoas que insistem em manter uma alimentação restritiva favorecem as compulsões alimentares.[3]

DIAGNÓSTICO DOS TRANSTORNOS ALIMENTARES

Classificação e critérios diagnósticos

Os critérios diagnósticos dos transtornos alimentares atualmente vigentes estão presentes nos principais sistemas classificatórios da APA, no DSM-5 e na CID-11. Os manuais descrevem os TA e seus critérios diagnósticos, de modo a orientar o clínico na sua prática para um diagnóstico preciso.[1,2]

No DSM-5, são seis os transtornos reconhecidos: pica, transtorno de ruminação, transtorno alimentar restritivo/evitativo (TARE), AN, BN e TCA. Na categoria Outro Transtorno Alimentar Especificado, foram incluídos: anorexia nervosa atípica, bulimia nervosa de baixa frequência e/ou duração limitada, transtorno de compulsão alimentar de baixa frequência e/ou duração limitada, transtorno de purgação e síndrome do comer noturno. E por último, encontra-se a categoria Transtorno Alimentar ou de Alimentação Inespecífico.[1]

Na CID-11, o capítulo de transtornos alimentares e da alimentação reúne AN, BN, TCA, TARE e as categorias diagnósticas de pica, com consumo regular de substâncias não nutritivas (como plásticos, papel ou areia) de forma persistente e grave; transtorno de ruminação, com regurgitação do alimento várias vezes por dia durante várias semanas; outros TA especificados e os não especificados.[2]

De forma geral, os dois sistemas classificatórios incluem os diagnósticos centrais de TA: existe atualmente uma correspondência entre os dois sistemas de classificação e em relação à AN não há uma definição, em ambos os manuais, de um valor de índice de massa corporal (IMC) para o diagnóstico de AN, apesar de sugerirem que podem ser utilizados como referência valores abaixo de 18,5 kg/m^2.[1,2]

Na CID-11, a AN é definida por um peso corporal significativamente baixo para a altura, idade e estágio de desenvolvimento do indivíduo (IMC < 18,5 kg/m^2 em adultos ou IMC para a idade abaixo do percentil 5 em crianças e adolescentes), acompanhado por um padrão persistente de comportamentos para impedir a restauração do peso normal (podendo ser restrição da ingestão energética, comportamentos purgativos ou aumento do gasto energético), tipicamente associados com medo do ganho de peso. Esse baixo peso ou forma corporal é um aspecto central na autoavaliação do indivíduo – ou é inapropriadamente percebido como normal. Classifica-se em:[2]

- AN com IMC significativamente baixo: IMC = 14-18,5 kg/m^2 ou = 0,3-5º percentil;
- AN com IMC perigosamente baixo: IMC < 14 kg/m^2 ou < 0,3 percentil;
- AN em recuperação com peso normal: IMC > 18,5 kg/m^2 ou > 5º percentil, associado à manutenção de um peso saudável e ausência de comportamentos destinados a reduzir o peso corporal;
- outra AN especificada;
- AN inespecificada.

E os tipos são:[2]

- padrão restritivo: com restrição da ingestão alimentar ou jejum, associados ou não a aumento do gasto energético;
- padrão compulsão-purgação: o baixo peso corporal é mantido por meio de restrição alimentar, comumente acompanhada de comportamentos purgativos para se livrar do alimento ingerido (p. ex., autoindução de vômitos, abuso de laxantes ou enemas).

Em indivíduos em recuperação, quando o IMC é superior a 18,5 kg/m^2 em adultos ou acima do quinto percentil em crianças e adolescentes, deve ser dado o diagnóstico de AN em recuperação com peso normal. Nessa categoria, há a manutenção de um peso saudável e os comportamentos destinados a reduzir o peso corporal cessaram, independentemente da ocorrência de tratamento (p. ex., pelo menos 1 ano após a retirada do tratamento intensivo).[2]

Uma rápida perda de peso (p. ex., mais de 20% do peso corporal total em 6 meses) pode substituir a diretriz de baixo peso corporal desde que outros requisitos do diagnóstico sejam atendidos. Crianças e adolescentes podem apresentar falhas no ganho de peso conforme o esperado.[2,15]

A CID-11 também define um episódio de compulsão alimentar como um período diferente de tempo, no qual o indivíduo experimenta uma perda de controle subjetiva sobre o comer, comendo notadamente mais (ou diferentemente) do que o habitual, associado ao sentimento de não conseguir parar de comer ou limitar o tipo ou a quantidade de alimento ingerida. Na BN esse episódio de compulsão alimentar aparece pelo menos uma vez por semana, por pelo menos um mês. E os comportamentos compensatórios inapropriados para evitar o ganho de peso acontecem pelo menos uma vez por semana por, pelo menos, um mês. O comportamento compensatório inapropriado mais comum são os vômitos autoinduzidos, que ocorrem após o episódio de compulsão alimentar, porém há outros comportamentos, como jejum e uso de diuréticos para induzir perda de peso, uso de laxantes ou enemas para reduzir a absorção de comida, pular doses de insulina em indivíduos com diabetes e exercícios extenuantes para aumentar o gasto energético.[2,15]

Em relação à BN e ao TCA, a CID-11 difere do DSM-5 e define que a perda de controle em um episódio de compulsão alimentar é a característica central desses episódios (e não a quantidade de alimento ingerida). Assim, a CID-11 amplia o espectro do diagnóstico de BN e TCA, de modo que os pacientes com episódios de compulsão alimentar subjetivos passam a ser incluídos nos respectivos diagnósticos.[15]

O TARE também se caracteriza por alimentação ou comportamentos alimentares anormais que resultam em uma ingestão energética ou nutricional insuficiente. O padrão de restrição alimentar causa perda de peso significativa (ou impede o ganho de peso esperado em crianças ou gestantes), deficiências nutricionais clinicamente relevantes, dependência de suplementação nutricional ou afeta negativamente de algum modo a saúde do indivíduo, acarretando prejuízo funcional. No TARE, o padrão de comportamento alimentar não reflete preocupações sobre peso ou forma corporal.[2,15]

A CID-11 inclui um maior número de diagnósticos alimentares, reduzindo assim o número de diagnósticos que se classificariam como TA não especificados. Essa diminuição possibilita a inclusão desses indivíduos em tratamentos específicos para o respectivo TA.[15,16]

Transtornos alimentares

Anorexia nervosa

Os estudos epidemiológicos referem que 0,5 a 1% dos casos clínicos cumprem todos os critérios diagnósticos da AN. Todavia, a prevalência pode variar dependendo da amostra e do método utilizado (de 0,5 a 3,7%). O quadro geralmente se inicia de forma típica em mulheres jovens, dos 14 aos 18 anos; raramente ocorre antes da fase pré-puberal ou depois dos 40 anos. Mais de 90% dos casos ocorrem em mulheres, mas esses valores têm mudado nos últimos anos (com a maior busca dos homens por tratamentos).[4,11]

O início da doença se dá em geral após algum evento de vida estressante e é marcado por progressiva restrição dietética, com a eliminação de alimentos "engordativos", como os carboidratos. A pessoa passa a viver exclusivamente em função da dieta, da comida, do peso e da forma corporal. Ela se recusa a manter o peso em um nível igual ou acima do mínimo normal adequado à idade e à altura. O medo de engordar é uma característica central da síndrome anoréxica, que serve muitas vezes como critério diferencial para outros tipos de anorexias secundárias, doenças clínicas ou psiquiátricas. Queixas frequentes são inespecíficas, como fadiga, tontura, mal-estar, fraqueza muscular.[4]

O curso da doença é caracterizado por uma perda de peso progressiva e continuada. Observam-se diversos graus de alterações da imagem corporal, o que leva a pessoa a se sentir gorda, apesar de sua magreza evidente. O padrão alimentar torna-se cada vez mais secreto e muitas vezes até bizarro e ritualístico. Há uma ausência completa de inquietação com a condição, e as pacientes se recusam a reconhecer seu estado corporal atual, o que as leva a um gradativo isolamento social. A preocupação com o peso e a forma, quando não declarada explicitamente, pode se manifestar por comportamentos como verificar repetidamente o peso corporal usando balanças, verificar o formato do corpo usando fitas métricas ou reflexo em espelhos, monitorar constantemente o conteúdo calórico dos alimentos e buscar informações sobre como perder peso ou comportamentos extremos de esquiva.[4]

Pacientes com AN (50%) podem desenvolver sintomas de BN e algumas pacientes inicialmente bulímicas desenvolvem sintomas de anorexia. As consequências clínicas da desnutrição podem ser graves o suficiente para levar à morte ou causar danos irreversíveis ao organismo.

No quadro clínico, predominam as consequências físicas e psicológicas da desnutrição, que é tolerada de forma diferente, dependendo da massa corporal no começo da doença e de sua duração, da velocidade da perda de peso e da atividade física desenvolvida, assim como da ocorrência ou não de vômitos ou uso de laxantes e diuréticos. Como resultado dessa conduta, aparece um quadro de desnutrição calórico-proteica mais ou menos compensada que leva a mudanças fisiopatológicas. A massa de gordura é consumida, assim como a massa magra, que depende da quantidade de proteínas da alimentação consumida. A proteólise muscular está aumentada para providenciar glicose na neoglicogênese e manter uma glicemia normal. A síntese proteica está diminuída, porém é capaz de manter a massa proteica visceral menor, mas estável, durante um tempo, até que se esgote a massa proteica dos tecidos não indispensáveis. A vida média de muitas proteínas se prolonga e a síntese hepática de albumina diminui nos primeiros dias de regime alimentar insuficiente, para se estabilizar posteriormente em um nível mais baixo.

A adaptação a uma alimentação insuficiente traz mudanças importantes no sistema endócrino para diminuir o gasto energético do organismo e manter as funções orgânicas essenciais. Entre outras alterações, encontram-se: diminuição de gonadotrofinas e seus fatores de liberação de tri-iodotironina e de secreção de insulina, e aumento de somatotrofina, cortisol livre, glucagon e grelina. A desnutrição leva a mudanças no funcionamento fisiológico, perpetuando a doença (esvaziamento gástrico demorado, plenitude, inibição da alimentação e muitas das alterações hipotalâmicas e metabólicas observadas).

A AN associa-se a alterações no metabolismo da glicose e dos lipídios, com múltiplos distúrbios endócrinos e outras disfunções hematológicas e imunológicas. Algumas dessas anormalidades podem estar relacionadas à produção de hormônios do tecido adiposo, como a leptina e a adiponectina.

A osteopenia é a complicação mais grave na AN e, quando acontece antes de terminado o crescimento, pode ocasionar seu retardo e baixa estatura. A osteopenia pode ocorrer em aproximadamente 50% das adolescentes com AN. Risco de osteoporose e alteração das funções sexual e reprodutiva estão presentes em alto número de pacientes. A osteoporose pode levar a um provável aumento de fraturas patológicas.[4] A presença da amenorreia na AN deve ser analisada como um dos sinais e sintomas associados à doença, sinalizando sua gravidade. Achados indicam que a maioria das diferenças entre mulheres com AN com e sem amenorreia parece refletir o estado nutricional delas e não deve ser considerado um marcador biológico na etiologia do transtorno. No DSM-5, a amenorreia foi excluída como critério diagnóstico e, para especificar a gravidade, foi utilizado o IMC, da seguinte forma:[1,4]

- leve: IMC maior ou igual 17 kg/m^2;
- moderada: IMC de 16 a 16,99 kg/m^2;
- grave: IMC de 15 a 15,99 kg/m^2;
- extrema: IMC < 15 kg/m^2.

Os subtipos dependem da estratégia do comportamento alimentar utilizado para perder peso, que, no restritivo, recusa obsessivamente a alimentação e, no purgativo, a perda de peso também está relacionada à frequência e à intensidade do comportamento bulímico e/ou purgativo, quando ocorrem indução de vômitos e consumo de laxativos e diuréticos, na tentativa de evitar qualquer ganho de peso.[1]

As consequências físicas da AN se refletem em vários sistemas orgânicos. Ocorre também fraqueza do músculo cardíaco, redução do crescimento corporal, redução dos mecanismos de defesa orgânica e até alterações na matriz cerebral. Muitas vezes, esse quadro pode estar exacerbado por aumento da atividade física diária e intencional, frequentemente vista nesse transtorno.[11]

Muitos pacientes com AN têm também outras doenças psiquiátricas. Enquanto a maioria apresenta depressão clínica concomitante, outros sofrem de ansiedade, distúrbios da personalidade ou abuso ou dependência de drogas, além do elevado risco de suicídio. Alguns pacientes apresentam características obsessivo-compulsivas, em especial com o alimento, que podem estar relacionadas à desnutrição ou acentuadas por ela. A APA recomenda que, na AN, sejam valorizados os sintomas depressivos depois da recuperação parcial ou total do peso perdido.[3,17]

O prognóstico é pior na AN de início tardio ou em adultos, com maior necessidade de internações psiquiátricas e maior mortalidade, podendo chegar a 20%.[4]

Bulimia nervosa (BN)

A prevalência da BN em adolescentes ou mulheres jovens é de 1 a 3% e, nos homens, é quase a décima parte da observada nas mulheres. No entanto, a prevalência em mulheres pode ser maior (até 4,2%), dependendo da amostra e do método utilizado.[4]

O transtorno é característico das mulheres jovens (20 a 30 anos, aproximadamente). A faixa etária atingida parece ser um pouco mais tardia do que na anorexia, embora essas pacientes possam demorar muitos anos para relatar suas condutas a um profissional, por se mostrarem extremamente envergonhadas ou por não desejarem abandoná-las.

Alguns estudos epidemiológicos indicam que, nos Estados Unidos, provavelmente existam mais homens com BN do que mulheres com AN. O distúrbio caracteriza-se por episódios recorrentes de compulsão alimentar periódica com comportamentos compensatórios inapropriados recorrentes com a finalidade de prevenir o ganho de peso (como vômitos autoinduzidos, uso indevido de laxantes, diuréticos ou outros medicamentos, jejum ou exercício em excesso). Segundo o DSM-5, é necessário que a compulsão alimentar e os comportamentos compensatórios inapropriados ocorram no mínimo uma vez por semana durante três meses, em média.[1] O episódio da compulsão alimentar é a característica principal do transtorno e ocorre às escondidas, na grande maioria das vezes, acompanhado de sentimentos de vergonha, culpa e desejos de autopunição. A quantidade de calorias ingeridas por episódio pode variar enormemente, mas, em média, oscila entre 2 e 5 mil calorias, em razão da preferência por alimentos com elevado teor calórico, como carboidratos e/ou gorduras (doces, sorvetes, biscoitos). Segundo a CID-11, a compulsão alimentar e os comportamentos compensatórios inapropriados ocorrem no mínimo uma vez por semana durante um mês, em média.[2]

Em virtude do "comer compulsivo seguido de eliminação em segredo" e pelo fato de manterem seu peso normal ou acima do normal, pessoas com BN muitas vezes conseguem esconder seu problema por anos e só procuram ajuda após os 30 ou 40 anos de idade. Nessa fase, seu comportamento alimentar já está profundamente enraizado e é mais difícil de ser alterado. O vômito autoinduzido é a forma de comportamento compensatório mais frequentemente observada na BN, estando presente em cerca de 90% dos casos. No começo, o paciente necessita de manobras para induzir o vômito, como a introdução do dedo ou de algum objeto na garganta. Alguns bulímicos mais graves, com vários episódios de vômitos por dia, podem apresentar até ulcerações no dorso da mão, decorrentes do seu uso para induzir a êmese, chamadas de sinal de Russell. Com a evolução do transtorno, o paciente aprende a vomitar sem a necessidade de estimulação mecânica, bastando se inclinar ou pressionar o abdome.

Outro mecanismo utilizado pelos bulímicos para controle de peso após uma ingestão exagerada é o uso inadequado (ou seja, sem prescrição médica), de medicamentos como laxativos, diuréticos, hormônios tireoidianos, agentes anorexígenos e enemas. Manobras como jejuns prolongados e exercícios físicos exagerados também são formas de controle do peso, mas costumam gerar menos complicações clínicas do que as técnicas purgativas descritas anteriormente.

No DSM-5, não aparecem mais os subtipos purgativo ou sem purgação, e o nível de gravidade na BN baseia-se na frequência dos comportamentos compensatórios inapropriados por semana, classificados desta forma:[1]

- leve: mais de 1 a 3 episódios de comportamentos compensatórios inapropriados por semana;
- moderada: média de 4 a 7 episódios de comportamentos compensatórios inapropriados por semana;
- grave: média de 8 a 13 comportamentos compensatórios inapropriados por semana;
- extrema: média de 14 ou mais comportamentos compensatórios inapropriados por semana.

Pacientes com BN também sinalizam perturbação de sua autoavaliação, mantendo uma preocupação excessiva com a forma e o peso corporal. Por último, toda essa perturbação não ocorre exclusivamente durante episódios de AN. As complicações médicas da BN são, em geral, consequências dos episódios de ingestão alimentar excessiva ou das práticas compensatórias utilizadas. Em pacientes com alta frequência de vômitos, aparecem o alargamento bilateral das glândulas parótidas e as cáries ou abrasões do esmalte dentário. Além disso, ocorre inflamação do esôfago e, em casos raros, a ingestão excessiva de alimentos causa ruptura do estômago. A desintoxicação (vômitos, laxantes, diuréticos etc.) pode resultar em insuficiência cardíaca por perda de minerais essenciais, como o potássio.

Uma das principais características psicológicas é o sentimento de culpa em relação ao ciclo de excessos alimentares e purgas que acontecem em segredo. Antes mesmo do início dos sintomas, também podem apresentar baixa autoestima, incompetência social, necessidade de aprovação externa, labilidade emocional, humor depressivo e baixa tolerância à ansiedade e à frustração.

Algumas pessoas também sofrem de transtorno obsessivo-compulsivo e outras doenças psiquiátricas, bem como de abuso de substâncias. Esses problemas, associados às tendências impulsivas observadas em um subgrupo de pacientes com BN, aumentam o risco do comportamento suicida. O risco de morte é bem menor em pacientes com BN do que os com AN, mas parece ser maior do que o risco entre mulheres da mesma idade da população geral. O tratamento hospitalar para BN não complicada raramente é necessário, e esses pacientes se beneficiam do tratamento ambulatorial.[11,17]

Transtorno da compulsão alimentar

A prevalência do TCA é estimada em 2% da população geral. Pesquisas demonstram que ocorre em cerca de 30% das pessoas que fazem dietas com supervisão médica. As prevalências reportadas nesse grupo variam enormemente, entre 15 e 50%, em pacientes que participam de programas de controle de peso. O transtorno é mais frequente em mulheres (em uma proporção de 1,5 vez maior que nos homens), porém, nos últimos estudos, os gêneros parecem ter se igualado. Em grupos de autoajuda, como dos Comedores Compulsivos Anônimos, a prevalência chegou a 71,2%. Os homens com TCA representam entre 25 e 40% do total de pacientes.

O distúrbio assemelha-se à BN, caracterizando-se por episódios de ingestão exagerada e compulsiva de alimentos (episódios bulímicos, *binges*) pelo menos uma vez por semana durante três meses.[1] No entanto, pois as pessoas afetadas não produzem a eliminação forçada dos alimentos ingeridos (ou condutas compensatórias inapropriadas, como uso de vômitos e laxantes). Pessoas com esse transtorno sentem que perdem o controle quando comem. Ingerem grandes quantidades de alimentos e não param enquanto não se sentem desconfortavelmente cheias ou empanturradas.

Pessoas com TCA, em geral, têm excesso de peso, sendo propensas a vários problemas médicos graves associados à obesidade, como aumento de apresentar colesterol, hipertensão arterial e diabetes. Indivíduos obesos também têm maior risco de apresentar doenças da vesícula biliar, doenças cardíacas e alguns tipos de câncer. Pacientes com esse transtorno têm elevada incidência de outras doenças psiquiátricas concomitantes, especialmente depressão.

Várias pesquisas têm demonstrado que o TCA apresenta características particulares quanto ao quadro clínico, à evolução e ao tratamento. A grande maioria desses pacientes refere início precoce dos episódios de compulsão alimentar, geralmente na infância ou na adolescência. As dietas iniciam-se depois do aparecimento desses episódios. Na BN, os episódios sucedem as dietas restritivas.

Os pacientes com TCA evidenciaram maior preocupação com a forma e a imagem corporal, aproximando-se dos portadores de BN. Observou-se relação direta entre o grau de obesidade e o TCA.

O nível de gravidade atual no TCA baseia-se na frequência dos episódios de compulsão alimentar, classificado desta forma:[1]

- leve: 1 a 3 episódios de compulsão alimentar por semana;
- moderada: 4 a 7 episódios de compulsão alimentar por semana;
- grave: 8 a 13 episódios de compulsão alimentar por semana;
- extrema: 14 ou mais episódios de compulsão alimentar por semana.

Outros transtornos alimentares

Além dos TCA comentados anteriormente há, ainda, outras alterações do comportamento alimentar que provocam situações de impacto sobre a saúde física e psicológica dos pacientes, e podem ser consideradas como:

- pica ou ingestão de substâncias não nutritivas e não alimentares, como terra, papel, tijolo ou gesso;
- transtorno de ruminação, caracterizado pela mastigação e regurgitação do alimento;
- transtorno alimentar restritivo/evitativo (TARE), caracterizado por uma perturbação alimentar (p. ex., por falta aparente de interesse na alimentação ou em alimentos; esquiva baseada nas características sensoriais do alimento ou preocupações acerca de consequências aversivas alimentares) manifestada por fracasso persistente em satisfazer as necessidades nutricionais e/ou energéticas apropriadas associada a um (ou mais) dos seguintes aspectos: perda de peso significativa (ou insucesso em obter o ganho de peso esperado ou atraso de crescimento em crianças); deficiência nutricional significativa, com dependência de alimentação enteral ou suplementos nutricionais orais e com interferência marcante no funcionamento psicossocial.[1] A perturbação não é por indisponibilidade de alimento ou por uma prática culturalmente aceita, não ocorre exclusivamente durante o curso de anorexia nervosa ou bulimia nervosa, e não há evidência de perturbação na maneira como o peso ou a forma corporal é vivenciada. A perturbação alimentar não é atribuível a uma condição médica concomitante ou mais bem explicada por outro transtorno mental;[1]

- quadros que não apresentam sintomas suficientes para caracterizar AN, BN ou TCA, como anorexia nervosa atípica, BN de baixa frequência e/ou duração limitada e TCA de baixa frequência e/ou duração limitada;
- síndrome do comer noturno: episódios recorrentes de ingestão noturna, manifestados pela ingestão ao despertar do sono noturno ou pelo consumo excessivo de alimentos depois de uma refeição noturna; há consciência e recordação da ingestão. A ingestão não é mais bem explicada por influências externas, como mudanças no ciclo de sono-vigília do indivíduo, ou por normas sociais locais. A ingestão noturna causa sofrimento significativo e/ou prejuízo no funcionamento. O padrão desordenado de ingestão não é explicado por TCA ou outro transtorno mental, incluindo uso de substâncias, e não é atribuível a outro distúrbio médico ou ao efeito de uma medicação.[1]
- transtorno de purgação: comportamento de purgação recorrente para influenciar o peso ou a forma do corpo, na ausência de compulsão alimentar.[1]

Diagnóstico

Exame clínico

Os distúrbios alimentares AN, BN e TCA são as três categorias principais. No entanto, não é fácil classificar as pessoas em um desses grupos, porque elas podem apresentar vários sintomas diferentes ou estar em estágios de uma mesma doença (Figura 1). Diante de um paciente com suspeita de transtorno alimentar, é necessária a elaboração de uma história clínica completa, com um interrogatório para avaliar a possível presença de transtornos clínicos associados. São frequentes os antecedentes de tratamentos dentários por lesão do esmalte dentário na BN; sinais de sofrimento gástrico, gastrite e hérnia hiatal, diagnosticados anteriormente por endoscopia na BN; bradicardia, arritmia cardíaca e hipotensão na AN; anemia por deficiência nutricional, por sangramento ou por uso de laxantes na BN; amenorreia, que está relacionada à perda de peso corporal e de gordura na AN; baixa estatura, que ocorre quando o déficit nutricional, ponderal e hormonal acontece na AN durante a fase precoce da puberdade; osteoporose, osteopenia e fraturas na AN.

Os distúrbios hidroeletrolíticos são frequentes na BN com mecanismo de purgação (vômitos, laxantes e diuréticos), podendo ocorrer fraqueza muscular, cãibras, arritmia cardíaca e alterações no eletrocardiograma pela hipopotassemia, por exemplo. Tentativa de suicídio, abuso e dependência de substâncias também são frequentes, na BN, estima-se que um terço dos pacientes podem apresentar consumo abusivo de álcool e/ou de estimulantes. Características obsessivo-compulsivas relacionadas à comida e alteração na imagem corporal também são comuns na AN. No TCA, existe uma associação com obesidade e sobrepeso, sendo frequente a presença de com-

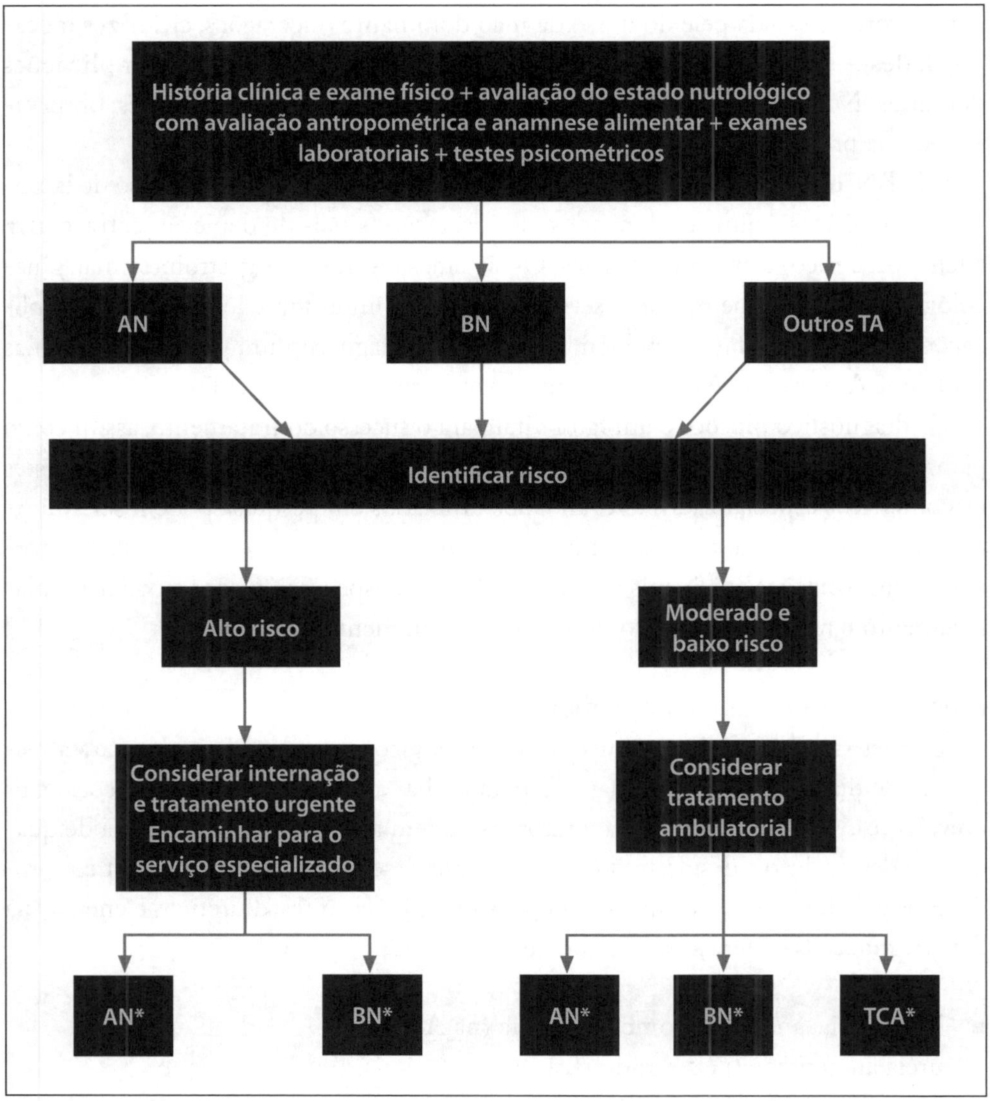

Figura 1 Algoritmo de diagnóstico para tomada de decisão e tratamento.

* Tratamento médico/nutrológico/psicológico para cada caso.

AN: anorexia nervosa; BN: bulimia nervosa; TA: transtornos alimentares; TCA: transtorno da compulsão alimentar.

plicações clínicas, como hipertensão arterial, dislipidemias e diabetes, entre outras. Transtornos afetivos, assim como abuso de álcool e substâncias, são observados com frequência nos pacientes com TCA.

O exame clínico a ser realizado deve observar todos os sistemas ou aparelhos. Na pele e nos fâneros, os achados clínicos predominantes da AN são produzidos por desnutrição e desidratação. Na BN, os sinais são provocados pelo comportamento purgativo, como lesão da pele do dorso da mão dominante (ulcerações, cicatrizes ou calosidades – sinal de Russell), hipertrofia bilateral de parótidas e complicações dentárias. No sistema venoso, quando são utilizados diuréticos e laxantes, observa-se edema pré-tibial.

Na BN, os distúrbios hidroeletrolíticos são causados por vômitos, abuso de laxantes ou diuréticos, jejuns prolongados, desidratação (sinais de depleção extracelular, edema periférico) e arritmia cardíaca. Os sistemas respiratório, gastrointestinal, ginecológico e renal também devem ser examinados. É importante lembrar que complicações raras, porém fatais, incluem ruptura do esôfago, ruptura gástrica e arritmias cardíacas. A morte na AN ocorre com maior frequência por suicídio.

O diagnóstico precoce é um fator vital para o sucesso do tratamento, assim como para conseguir diminuir as altas taxas de morbidade e mortalidade atuais. Os testes psicométricos especializados e revalidados utilizados em pesquisa podem ser aplicados na prática clínica. Eles são utilizados como instrumentos de avaliação que fornecem informações adicionais relacionadas ao TA específico e para auxiliar no planejamento e na mensuração do progresso do tratamento.[3,4]

Exames laboratoriais e complementares

Os exames subsidiários bioquímicos e hematológicos não são solicitados para a realização de diagnóstico de TA, mas sim para avaliar a presença de complicações mais prevalentes.[4,11] Anormalidades laboratoriais podem aparecer em decorrência de quadros de desnutrição e desidratação na AN ou por desequilíbrios hidroeletrolíticos produzidos pela indução de vômitos e/ou pelo abuso de laxantes, diuréticos e enemas na BN. Algumas das alterações que podem aparecer são:

- leucopenia, anemia e trombocitopenia (na AN);
- ureia aumentada (pela desidratação);
- hipoglicemia (na AN);
- hipopotassemia – se for severa (< 2,5 mEq/L), é indicada a hospitalização;
- hipomagnesemia;
- bicarbonato sérico elevado (por alcalose metabólica causada pelos vômitos);
- hipocalcemia;
- hipocloremia;
- hipofosfatemia;
- bicarbonato sérico diminuído (por acidose metabólica decorrente da diarreia provocada por abuso de laxantes);
- hipercolesterolemia (na AN), entre outros.

Os distúrbios endócrinos associados são:

- T4 diminuído;
- estrógeno sérico diminuído (na mulher);
- testosterona diminuída (no homem);
- padrão de secreção do hormônio luteinizante (LH) em 24 horas (assemelha-se àquele normalmente visto em pré-puberes ou na puberdade);
- cortisol aumentado (hiperadrenocortisolismo);
- amilase sérica aumentada (hiperamilasemia, aumento pela fração da isoenzima salivar);
- hiperinsulinemia (na BN com ovários policísticos), entre outros.

Os exames alterados devem ser monitorados regularmente por longos períodos de tratamento até a normalização das alterações hematológicas e bioquímicas encontradas.[4]

Na prática clínica, outros exames laboratoriais, como enzimas hepáticas (AST, ALT e GGT), creatinina, proteínas totais, albumina, vitaminas, minerais, proteína C-reativa e exame de urina, também devem ser solicitados, de acordo com o critério do médico.[4] A densitometria óssea (absorciometria dual de raios X – DEXA, do inglês *dual -energy X-ray absorptiometry*) é solicitada em virtude da frequente associação com osteopenia e osteoporose e do risco aumentado de fraturas, cifoescoliose e dores crônicas nos pacientes de AN. Evidências recentes recomendam a realização de densitometria óssea em pacientes adolescentes com AN com mais de 12 meses de duração da doença, IMC menor que 15 e ingestão de cálcio menor que 600 mg/dia, porque apresentam alto risco de osteopenia (50%) e osteoporose (31%). O conhecimento do diagnóstico de osteopenia e osteoporose, com seu acompanhamento por meio da densitometria óssea, pode motivar o paciente a aderir ao tratamento para ganho de peso.[4] Outros exames podem ser solicitados, dependendo da doença presente e da avaliação clínica, entre eles, eletrocardiograma, eletroencefalograma e endoscopia.[3]

Avaliação do estado nutrológico

Deve incluir a avaliação antropométrica, as provas bioquímicas e a anamnese alimentar, além de uma análise detalhada da ingestão alimentar para se chegar ao diagnóstico nutricional. A avaliação antropométrica nos distúrbios alimentares se dá por meio da aferição de peso, altura e dobras cutâneas. Também podem ser utilizados os indicadores do peso para valorar a importância da perda de peso. A análise pela bioimpedância elétrica (BIA) pode ser utilizada, porém parece pouco confiável na aferição de pessoas muito magras, com transtornos hidroeletrolíticos ou em obesidades excessivas.

O IMC ou índice de Quetelet é recomendado para valorar o peso pelo grupo de Dados do Instituto Nacional de Saúde dos Estados Unidos e pela OMS. Nos TA, os autores indicam o uso do IMC como método de avaliação do peso por sua praticidade, embora ele também seja questionável como indicador de gordura corporal quando se consideram os desequilíbrios hidroeletrolíticos desses pacientes. O IMC é obtido dividindo-se o peso (kg) pela altura (m^2) e é expresso em kg/m^2. Para adultos, um IMC abaixo de 18,5 é considerado baixo peso e um IMC menor ou igual a 17,5, com a presença de outros critérios, é diagnóstico de AN. Segundo a OMS, nos adultos, um IMC menor que 16 é diagnóstico de desnutrição grau III. De modo geral, para um adulto acima de 20 anos de idade, tem-se:

- IMC menor que 18,5 kg/m^2: baixo peso;
- IMC entre 18,5 e 24,9 kg/m^2: eutrofia;
- IMC entre 25 e 29,9 kg/m^2: sobrepeso;
- IMC maior ou igual a 30 kg/m^2: obesidade.

Para crianças e adolescentes são utilizadas as tabelas de referência do National Center for Health Statistics com os percentis de IMC de acordo com sexo e idade.[18] Segundo a OMS, os pontos de corte são:

- desnutridos ou de baixo peso: IMC abaixo do percentil 5 para idade e sexo;
- eutrofia: entre 5 e 85;
- sobrepeso: acima de 85 e abaixo de 95;
- obesidade: percentil maior ou igual a 95.

As dobras cutâneas são utilizadas para auxiliar na determinação do percentual de gordura. Em crianças e adolescentes, as mais utilizadas são a tricipital e a subescapular. Em adultos, o cálculo de gordura corporal é feito a partir da soma de quatro pregas cutâneas (tricipital, bicipital, subescapular e suprailíaca) e classificado de acordo com a tabela de Durnin e Womersley.

A anamnese tem por objetivo identificar o comportamento alimentar inadequado, auxiliando no diagnóstico específico. A entrevista nutricional precisa ser abrangente, incluindo, além dos dados pessoais, a história alimentar do paciente (alergias e intolerâncias alimentares, ingestão hídrica, alimentos proibidos, alimentos permitidos, uso de laxantes, diuréticos, vômitos autoinduzidos e atividade física extenuante), a história alimentar familiar, as atividades (profissionais, estudantis e físicas), o hábito intestinal, a diurese, entre outros fatores.

A avaliação inicial pode ser feita usando-se o recordatório de 24 horas, porém, para uma análise mais detalhada da ingestão usual, o questionário de frequência semiquantitativo e o registro alimentar de três dias seguidos são mais adequados.

Diagnóstico diferencial

Na AN, o diagnóstico diferencial é feito com outras enfermidades que levam a perdas de peso importantes, como doenças caquetizantes (câncer, Aids), tumores do sistema nervoso central, infecções agudas ou crônicas, síndrome de má absorção intestinal, diabetes, hipertireoidismo e doenças psiquiátricas como depressão e esquizofrenia. Doença celíaca, acalasia, síndrome da artéria mesentérica superior, doença de Crohn e deficiência de ácido maltase são também algumas outras possíveis doenças. É válido lembrar que comorbidades clínicas podem ocorrer na AN, e que tal possibilidade também deve ser considerada.[4,11]

Na BN o diagnóstico diferencial é feito com a anorexia do tipo compulsivo/purgação, assim como com pacientes que apresentam vômitos psicogênicos, diabetes, hipertireoidismo, tumores hipotalâmicos e epilepsia. Acalasia idiopática, uma doença do trato digestivo alto, com queixas de vômitos e regurgitações, pode confundir-se com BN e ser de difícil diagnóstico se não for realizada uma avaliação nutrológica completa, com solicitação dos estudos de imagem específicos e exames laboratoriais apropriados para o diagnóstico.[11,19]

No TCA, o diagnóstico diferencial deve ser feito com doenças como BN, hipotireoidismo, síndrome do comer noturno, síndrome de Prader-Willi e doenças psiquiátricas, como transtorno depressivo maior.[11]

Nos TA, a ocorrência simultânea com outras condições psiquiátricas (transtorno por abuso de substâncias) ou médicas (diabetes) complica a realização do diagnóstico e do tratamento.

TRATAMENTO

A complexa etiopatogenia multifatorial dos distúrbios alimentares leva à necessidade de uma abordagem integral de tratamento com enfoque multidisciplinar. As áreas de tratamento médico, nutrológico e psicológico integram-se a todo momento e as avaliações nessas áreas devem ser feitas periodicamente, já que configuram doenças evolutivas e de curso crônico (Tabela 1). Considera-se imprescindível que o paciente forme um bom vínculo terapêutico com o profissional, de modo que possa aceitar as orientações em relação ao estado clínico e complicações, bem como aprender a lidar com as expectativas referentes ao tratamento. Assim, até que a boa nutrição seja restabelecida, o paciente pode encontrar dificuldade para assimilar e processar novas informações. Ao ser feito o diagnóstico do TA, o médico deve

Tabela 1 Resumo do tratamento de pacientes com TA

	AN	BN	TCA
Médico	Tratamento das complicações clínicas decorrentes da desnutrição e das comorbidades clínicas como diabete melito tipo 1	Tratamento das complicações clínicas provocadas pelo comportamento purgativo, fundamentado no quadro clínico e resultado de exames	Tratamento das complicações clínicas decorrentes da obesidade, quando presente
	Tratamento das comorbidades psiquiátricas: transtorno depressivo, transtorno obsessivo-compulsivo, entre outros	Tratamento das comorbidades psiquiátricas: transtorno depressivo, transtorno impulsivo, *borderline*, dependência de substâncias, entre outras	Tratamento das comorbidades psiquiátricas: transtorno depressivo, transtorno bipolar, entre outras
Farmacológico	As intervenções farmacológicas apresentam evidências muito limitadas e não devem ser utilizadas como único tratamento na AN Olanzapina: 2,5 a 10 mg/dia em adultos Aripiprazol: 5 a 15 mg/dia Mirtazapina e ISRS nas comorbidades psiquiátricas	Fluoxetina, aprovada pela FDA, na dose de 60 mg/dia Os antidepressivos ISRS são de primeira escolha Anticonvulsivante: topiramato, 25 a 200 mg/dia	Lisdexanfetamina aprovada pela FDA na dose de 70 mg/dia (se não houver contraindicação) Anticonvulsivante: topiramato, 25 a 200 mg/dia Topiramato-fentermina; ISRS (fluoxetina, sertralina), entre muitos outros, testados *off label* e de acordo com as comorbidades psiquiátricas
Nutrológico	Hospitalar: quando existe, entre outros, severa desnutrição (avaliar o peso e a velocidade de sua perda)	Hospitalar (pouco frequente): considerar quando houver, entre outros, consequências dos distúrbios, hidroeletrolíticos pelos comportamentos, purgativos, tentativa de suicídio	Ambulatorial: dietas de muito baixo valor calórico + reeducação alimentar para evitar recaídas. Em pacientes com obesidade grave e por períodos curtos, pode ser necessária a hospitalização (dietas de muito baixo valor calórico)

(continua)

Tabela 1 *(continuação)* Resumo do tratamento de pacientes com TA

	AN	BN	TCA
Nutrológico	Severa deterioração cardiovascular e metabólica Sério risco de autoagressão Pobre resposta ao tratamento ambulatorial Terapia nutrológica: oral, enteral/parenteral* De forma gradual e progressiva para evitar complicações na realimentação com 10 ou 20 kcal/kg/peso em pacientes extremamente desnutridos. De 30 a 40 kcal/kg/peso/dia, adequar para adolescentes e homens, depois manutenção Suplementação de vitaminas e minerais Em crianças, aconselha-se monitoramento cardiovascular à noite O aumento de peso esperado durante a internação é maior que no tratamento ambulatorial (de 0,5 a 1 kg/semana) Durante este processo, recomenda-se monitoração diária de eletrólitos séricos. Ambulatorial: os fundamentos básicos do tratamento nutrológico são os mesmos da abordagem hospitalar, porém o aumento de peso esperado é menor (0,5 kg/semana)	Ambulatorial: não menos que 1.200 kcal/dia e fracionamento das refeições para evitar os episódios de compulsão alimentar + reeducação alimentar + manutenção de um peso saudável após correção dos métodos compensatórios inadequados	Plano alimentar com restrição calórica leve: não menos que 1.500 kcal/dia + reeducação alimentar + manutenção de um peso saudável após o emagrecimento
Psicológico	TCC-TCD Familiar, Maudsley – MANTRA - IPT	TCC individual ou grupal, IPT, autoajuda fundamentada	Grupo de autoajuda, TCC, IPT, TD

*Risco de síndrome de realimentação em paciente muito desnutrido.

IPT: terapia interpessoal; ISRS: inibidores seletivos da recaptação de serotonina; TCC: terapia cognitivo-comportamental; TD: terapia dialética.

avaliar se o paciente está em risco iminente e se requer hospitalização. Embora a maioria dos pacientes possa receber tratamento ambulatorial, alguns podem necessitar de internação hospitalar.

A terapia nutricional não é comumente indicada em pacientes com AN ou BN, a não ser dentro das indicações de hospitalização para AN, em que podem ser considerados pacientes com perda de peso rápida e contínua do peso corporal (mais de 30% em 3 meses), IMC abaixo de 13 kg/m^2, distúrbios do ritmo cardíaco, desidratação, distúrbios dos eletrólitos, hipotensão grave, gravidade do ciclo de voracidade alimentar e purgação, hipopotassemia (K inferior ou igual a 2,5 mEq/L), risco de auto ou heteroagressividade, crianças ou adolescentes com instabilidade metabólica (hipoglicemia, hipotensão arterial, bradicardia), rede de suporte social instável e emergências psiquiátricas.[11,17] Algumas das indicações para internação na BN são as consequências dos distúrbios hidroeletrolíticos provocados pelos sintomas purgativos (arritmia, convulsões etc.) e as tentativas de suicídio, entre outras.[11,17]

De acordo com a diretriz médica brasileira de terapia nutricional no paciente com transtornos alimentares, não existe consenso científico quanto ao parâmetro para indicar a internação hospitalar e a instituição da terapia nutricional enteral (TNE) ou parenteral (TNP) em pacientes com AN. Ambas podem ser ferramentas importantes para a recuperação de peso nesta população, e é necessária equipe multiprofissional de especialistas para sua aplicação especializada, sendo a enteral a primeira opção de escolha.[11] O objetivo da terapia nutricional será a recuperação de peso de forma gradual e progressiva, sendo a meta verificada pelo IMC ou pelo retorno ao peso que permite volumes ovariano e folicular normais avaliado por meio de ultrassonografia pélvica, no caso de mulheres. Para a desospitalização, é importante que o peso esteja próximo do normal (ganho de 0,5 a 1 kg/semana) para garantir manutenção de padrão de alimentação saudável e adesão ao tratamento ambulatorial (ganho de 0,5 kg/semana).

Terapia nutrológica

As estratégias que devem ser utilizadas na terapia nutrológica são a educação alimentar, com a nutroterapia correspondente, e a reabilitação do estado nutricional. A educação alimentar deve ser uma das primeiras estratégias propostas, pois pode regularizar ou atenuar o desequilíbrio hormonal e psicológico que a alimentação caótica produz sobre os sintomas homeostáticos. A alimentação normal e adequada leva à recuperação da função essencial do hipotálamo como transdutor dos estímulos sensoriais e metabólicos, coordenando a resposta em forma de uma conduta alimentar normal.

A nutroterapia deve ser individual, pessoal e adequada a cada paciente. O plano de alimentação depende do tipo de transtorno alimentar, do grau, do momento evolutivo e das complicações ou comorbidades, e auxilia na criação de hábitos alimentares que favoreçam a conservação da saúde.[17]

Anorexia nervosa

Na AN, sempre existe baixo peso, e a avaliação do estado clínico permite decidir se é possível realizar o tratamento ambulatorial, que frequentemente está indicado quando o peso atual do paciente está até 20% abaixo do esperado. Primeiro, é necessário deter o emagrecimento para, depois, ir aumentando gradativamente o peso até um peso saudável e, por último, manter um padrão de alimentação normal.

A educação alimentar compreende:

- conceitos de alimentação saudável, grupos, funções e fontes de alimentos;
- leis da alimentação;
- hábitos alimentares corretos;
- recomendações nutricionais;
- local, situações e acompanhantes;
- erros conceituais e mitos populares relacionados aos alimentos;
- consequências da restrição alimentar, purgações e episódios compulsivos alimentares.

Para facilitar a educação alimentar, utiliza-se a pirâmide alimentar, que auxilia na decisão da escolha dos alimentos (privilegiando os grupos que o paciente precisa incorporar). Os diários alimentares, instrumentos de autoavaliação, auxiliam no início da nutroterapia e são solicitados para avaliar o progresso e o prognóstico dos pacientes. Na reabilitação do estado nutricional, é importante, primeiro, a interrupção da perda de peso. Em seguida, a proposta é de recuperação do peso, evitando-se utilizar os termos "engordar" ou "ganhar peso". Por isso, fala-se da recuperação de "um peso saudável ou normal" em um contexto de melhora geral da saúde. Para adultos, esse peso é definido para o restabelecimento da saúde. Para crianças e adolescentes jovens, é o peso necessário para assegurar a continuidade de seu desenvolvimento normal. Nas pacientes que pararam de menstruar, o peso mínimo aceito é aquele que permite ciclos ovulatórios normais, lembrando-se de que é necessário em torno de 20% de gordura corporal para isso ocorrer.

Quanto ao ganho de peso esperado, este varia entre os diferentes programas e unidades de tratamento, mas considera-se aceitável um aumento de 250 a 450 g/semana em um programa de pacientes externos até a recuperação nutricional para, depois disso, começar com o plano de alimentação para manutenção do peso. Quando for considerado o tratamento nutricional intra-hospitalar, o ganho de peso esperado é maior (1 kg/semana), porém com muito cuidado para evitar a presença de complicações que podem aparecer na síndrome de realimentação.

Quando as metas de ganho de peso não são atingidas, ou os pacientes não conseguem se alimentar por via oral, discute-se sobre a alimentação por sonda, que deve ser reservada a casos mais graves e refratários ao tratamento. Nesses casos, os objetivos se mantêm e os cuidados para não promover ganho excessivo de peso devem estar presentes. Já a nutrição parenteral total é restrita aos casos em que o paciente está em estado nutricional grave, com potencial risco de morte.

Segundo as recomendações da diretriz médica brasileira de terapia nutricional no paciente com transtornos alimentares, o fornecimento energético por meio da TN, na fase inicial de recuperação ponderal em pacientes com AN, deve ser feito de forma gradual e progressiva. Pode-se iniciar com 20 kcal/kg de peso atual/dia ou 10 kcal/kg de peso atual/dia, no caso de pacientes extremamente desnutridos. A fórmula enteral deve ter composição padrão, ser isotônica, com densidade calórica de 1 kcal/mL e, em alguns casos, hipogordurosa e sem fibras. A formulação da TNP em pacientes com AN deve ser individualizada. A implementação da TNE e da TNP em pacientes com AN deve considerar o fornecimento energético e o aporte de micronutrientes e eletrólitos. Não existe recomendação para distribuição específica de macronutrientes para os pacientes com TA.[11]

Na AN, os valores sanguíneos de eletrólitos e minerais podem estar normais, e o quadro de deficiência orgânica aparece somente na realimentação, sendo agravado pela necessidade metabólica aumentada decorrente da alimentação. A reposição desses elementos pode ser feita por via oral e, em casos mais extremos, por via intravenosa. Neste último caso, a monitoração eletrocardiográfica e o acompanhamento contínuo por equipe especializada estão recomendados. É recomendada a monitoração dos níveis séricos de fósforo e suplementação, quando necessária, durante a primeira semana de hospitalização, especialmente nos pacientes gravemente desnutridos.[11]

Uma realimentação rápida por sonda nasogástrica (nutrição enteral) leva à retenção aguda de fluidos e hipofosfatemia com depleção dos depósitos corporais de fósforo, associadas a aumento da demanda metabólica, podendo aparecer situações de maior risco, como arritmia e falha cardíaca. O processo fisiopatológico inclui distúrbios da glicose, desequilíbrio de fluidos e distúrbios eletrolíticos que envolvem principalmente os íons intracelulares fosfato, potássio e magnésio, com maior prevalência de hipofostatemia. Caracteriza-se por desidratação hidroeletrolítica, disfunção hepática, retenção de sódio e água e insuficiência respiratória, entre outros.[11] É importante também observar os níveis de tiamina e vitaminas do complexo B e fazer a reposição adequada.[7]

A síndrome de realimentação é considerada uma das maiores complicações da AN e acontece quando a terapia nutricional é introduzida em pacientes que ficaram muito tempo em jejum, sobretudo nos gravemente desnutridos. Entre as complicações frequentes estão as hematológicas, neurológicas, cardiológicas e, em casos graves, o óbito.[7,11]

A determinação das necessidades nutricionais iniciais pode ser elaborada pelo valor calórico total da ingestão atual do paciente, que pode variar de 300 a 1.000 kcal/dia, aproximadamente. Recomenda-se uma oferta calórica inicial entre 20 e 10 kcal/kg/dia em pacientes muito desnutridos.[11] A seguir, a oferta deve ser aumentada gradativamente até se atingir o peso ideal. Para crianças e adolescentes, valores de 40 a 60 kcal/kg/dia são necessários. Pacientes homens, que têm procurado mais tratamento nos últimos anos, precisam de altos valores calóricos para ganhar peso. Muitas vezes, mesmo após a recuperação do peso, ofertas calóricas altas podem ser necessárias, pois os pacientes mantêm alto consumo energético. As vitaminas e os minerais devem respeitar as *Reference Daily Intakes* (RDI) – recomendações de ingestão diárias, de acordo com o sexo e a faixa etária do paciente. Suplementos alimentares são indicados, principalmente quando bem aceitos e complementam a alimentação, também com aumento do aporte de proteínas, vitaminas e minerais. Níveis séricos de potássio, assim como de outros elementos nutrológicos, devem ser monitorados e, quando necessário, indica-se a reposição. A suplementação com zinco e ácidos graxos ômega-3, comentada mais detalhadamente ao se discutir terapia nutrológica, começa a aparecer como um promissor coadjuvante do tratamento psicofarmacológico. Por fim, os pacientes precisam aprender que, com uma alimentação adequada regida por normas, é possível manter um peso saudável.[3]

Bulimia nervosa

Na BN, os objetivos da terapia nutrológica devem diminuir os episódios de compulsão por meio de educação alimentar, com um padrão regular de refeições e alimentação adequada. Qualquer alteração de peso deve ocorrer como resultado da normalização da alimentação e da eliminação das compulsões.

A nutroterapia deve ser individual, personalizada e adequada a cada paciente. O valor calórico total inicial, em geral, é de 1.200 a 1.500 kcal/dia. As recomendações de macronutrientes, carboidratos, proteínas e gorduras devem ser semelhantes às da população geral, e a reposição de micronutrientes deve ser feita considerando os desequilíbrios hidroeletrolíticos provocados pelos mecanismos de purgação utilizados como conduta compensatória dos episódios de compulsão alimentar. Os pacientes também podem apresentar baixas concentrações de zinco e ferro pelo inadequado consumo de alimentos. Os sintomas de desidratação e do desequilíbrio eletrolítico são tratados por meio de realimentação e hidratação. Suplementos alimentares podem ser utilizados em alguns casos.

Os caracteres físicos da alimentação dependem do momento evolutivo do transtorno e do peso apresentado pelo paciente. O fracionamento da alimentação em seis refeições diárias proporciona saciedade e auxilia na parada da compulsão alimentar periódica. Em relação aos resíduos, é importante aumentar as fibras insolúveis em água para evitar a constipação intestinal. Os produtos *light* ou dietéticos são desaconselhados, sendo importante obter um novo padrão alimentar e sem restrição calórica. Para favorecer a saciedade, são utilizados vegetais crus, que também contêm vitaminas e minerais (Na, K), assim como frutas, que, se consumidas cruas e inteiras, contêm fibras, vitaminas e minerais, além de água.

Aconselha-se o paciente a realizar as refeições em companhia de amigos ou familiares para aprender a comer respeitando horários e evitar as restrições de alimentos. Os diários ou registros alimentares são utilizados para autoavaliação das comidas, dos excessos alimentares periódicos e das condutas compensatórias, das situações que desencadeiam as compulsões e dos pensamentos disfuncionais, assim como do estado emocional. São registrados todos os alimentos ingeridos, a quantidade, as especificações (alimentos *light*, sem glúten), o local, os horários e os sentimentos durante as refeições. É importante também educar os pacientes sobre a ineficácia das purgações para a perda de peso, informando que diuréticos e laxantes só levam à perda de água e que os vômitos não são capazes de eliminar totalmente o alimento ingerido durante a compulsão alimentar.[3]

É interessante combinar com o paciente e sua família que, nessa etapa, serão trabalhadas a reeducação dos comportamentos e as práticas alimentares saudáveis e adequadas, aumentando o consumo de uma variedade de alimentos e minimizando a restrição de comidas. Guias alimentares, roda de alimentos e prato saudável, assim como imagens e figuras com a distribuição dos alimentos, também podem ser de utilidade. Nessa etapa, o paciente também deve aprender a praticar exercícios de forma saudável e não excessiva.[3]

Transtorno da compulsão alimentar

Obesos com TCA são frequentemente encontrados em programas para perda de peso e lá recebem tratamento igual ao de um obeso sem compulsão alimentar. Nesses pacientes, as dietas de muito baixas calorias empregadas junto à terapia de conduta são efetivas em reduzir o episódio de compulsão alimentar durante o período de jejum, porém são menos efetivas durante a realimentação.

Nos últimos anos, apareceram novas alternativas de tratamento para os pacientes com TCA, que não se baseiam na perda de peso como único objetivo, mas em melhores nutrição e saúde, aumento do movimento físico, autoaceitação e melhora da imagem corporal. Pacientes com histórias de perda de peso e ganho posterior ("efeito sanfona"), assim como pacientes cujo quadro de episódios de excessos alimentares começou cedo em suas vidas, podem se beneficiar mais seguindo um programa que focalize a diminuição dos episódios compulsivos, e não a perda de peso.

A orientação é parecida com a da BN que apresenta peso elevado e deve centrar-se, inicialmente, na diminuição da frequência de compulsão alimentar e, posteriormente, no emagrecimento. É importante tomar cuidado ao oferecer planos alimentares com restrições calóricas, porque podem aumentar mais o descontrole.

A base da orientação nutricional deve ordenar e distribuir regularmente as refeições ao longo do dia. No começo, devem-se evitar os alimentos que desencadeiam o ataque ou *binge* (fenômeno de gatilho). Os diários alimentares são utilizados com sucesso na reeducação alimentar. Os pacientes são solicitados a oferecer uma visão de sua ingestão alimentar (quantidade e qualidade), mecanismos de controle compensatórios ou não, cognições e afetos relacionados. Os registros alimentares são uma ferramenta de automonitoramento que possibilita maior consciência do paciente em relação à sua alimentação. Existe um risco elevado de que obesos com esse distúrbio alimentar interrompam o tratamento e ganhem peso quando submetidos a dieta alimentar rigorosa.

O valor calórico total não deve ser inferior a 1.500 kcal (para evitar restrição calórica que levaria a episódios de compulsão alimentar) e, em relação aos macronutrientes, as necessidades devem ser semelhantes às da população geral. Quanto às vitaminas e aos minerais, devem ser respeitadas as RDI, de acordo com o sexo e a idade do indivíduo. É importante que os caracteres físicos da alimentação desses pacientes favoreçam a saciedade, assim como o fracionamento em várias refeições ao dia. Eles devem aprender a fazer uma alimentação saudável.[3]

Elementos nutrológicos

Estudos controlados e randomizados de suplementação de zinco em mulheres com AN sugerem que a terapia com zinco aumenta a recuperação por causa do ganho de peso e da melhora dos níveis de ansiedade e depressão.[20,21] O estado nutricional do paciente com AN pode ser diretamente influenciado pela deficiência de zinco, por contribuir com a relação do comportamento alimentar por meio de alterações no olfato e paladar. A suplementação de zinco pode promover o aumento da massa muscular e a melhora do apetite em pacientes com AN.[21-23]

Considerando-se as evidências e a importância da terapia nutrológica, a Diretriz da Associacao Brasileira de Nutrologia (Abran) sobre a suplementação com zinco no tratamento da AN recomenda, de forma preventiva, administração de 15 mg de zinco elementar e, nos casos em que se demonstrar deficiência por métodos bioquímicos, a dose farmacológica deve ser maior, respeitando a duração mínima de dois meses de tratamento.[24]

Um estudo realizado em pacientes com AN administrou 1 g/dia de ácido eicosapentaenoico (EPA), juntamente com o tratamento médico padrão, durante três meses.

Após esse tempo, 3 pacientes tinham se recuperado e 4 tinham melhorado. As provas foram randomizadas para obter melhor controle da eficácia do EPA.[21] Também foi constatado que pacientes com esse transtorno apresentam déficits de vitaminas, minerais e ácidos graxos essenciais ômega-3, recomendando-se sua utilização como suplemento nutrológico.[25,26]

Além do zinco e dos ácidos graxos essenciais, outros elementos nutrológicos, como ácido fólico, vitamina B12, ferro, selênio, magnésio e aminoácidos (triptofano, tirosina, fenilalanina e metionina), precisam de mais estudos envolvendo pacientes com TA. Acredita-se que, se houver melhora dos elementos nutrológicos cerebrais, também pode ocorrer melhora da eficácia terapêutica antidepressiva e, possivelmente, de outros psicotrópicos.[20]

Terapia farmacológica

A terapia farmacológica, em geral, tem sido utilizada como coadjuvante do tratamento multidisciplinar. Os fármacos também são utilizados com o objetivo de tratar as complicações e comorbidades observadas.

Na AN, muitos sintomas tendem a desaparecer quando o paciente volta a ter um peso normal. Até o momento, não existem agentes farmacológicos aprovados para o tratamento da AN. Os medicamentos psicotrópicos não devem ser utilizados como primeiro ou único tratamento. Todavia, deve-se tomar cuidado ao prescrever medicamentos como antipsicóticos e antidepressivos tricíclicos, pois existe a possibilidade de efeitos colaterais e toxicidade em razão da mudança da composição corporal pela desnutrição presente nesse tipo de paciente.[27,28]

A terapêutica farmacológica é utilizada para o tratamento dos quadros associados, como transtorno de personalidade obsessivo-compulsiva, depressão e transtornos de ansiedade.

Existem evidências, segundo a APA (2006), de que a olanzapina (2,5 a 10 mg/dia), um antipsicótico de segunda geração, pode promover o ganho de peso em adultos, assim como a melhora de outros sintomas associados. A ideia é que, ao se diminuírem as distorções cognitivas e os sintomas de ansiedade, a resistência ao ganho de peso também diminua.[17,28] No entanto, são necessários novos e melhores estudos para avaliar também os efeitos colaterais, como um potencial aumento do intervalo QT com risco de arritmia cardíaca,[7] assim como de provocar hiperglicemia. Outro antipsicótico atípico, o aripiprazol, apresenta evidências de eficácia em adultos e jovens com AN em séries de casos reportados recentemente, facilitando a recuperação e diminuindo o medo de comer.[28,29]

Quando utilizados, outros medicamentos, como a mirtazapina e outros ISRS, devem ter o papel de adjuvantes à psicoterapia, para prevenção de recaídas, e melhora de sintomas como depressão e ansiedade.[28]

Outros medicamentos úteis na sintomatologia digestiva são os procinéticos, direcionados às queixas de empachamento e saciedade precoce, e demonstram melhoras no tempo de esvaziamento gástrico, porém sem efeitos sobre o ganho de peso, como a metoclopramida e a domperidona.[27]

As complexas interações entre anormalidades cerebrais e as mudanças que ocorrem durante a doença, decorrentes da restrição alimentar e da desnutrição, podem estar afetando os resultados dos agentes farmacológicos.[26]

Novas intervenções não farmacológicas têm sido desenvolvidas para manipular e conhecer melhor os neurocircuitos cerebrais. Combinar fármacos com novas técnicas que modulem dopamina, serotonina e outros sistemas de neurotransmissores, como estimulação magnética transcraniana repetitiva (SEMr) ou estimulação cerebral profunda (ECP), poderia melhorar os resultados de alguns pacientes.[26,29]

Uma nova área de investigação é a da microbiota intestinal, com evidências sugerindo que, na AN, a composição bacteriana intestinal está alterada (deficiência severa da diversidade) e que a recuperação do peso está associada com mudanças dessa microbiota.[30]

Futuros estudos podem identificar intervenções farmacológicas que poderiam ser benéficas para a recuperação da AN.[26]

Na BN, várias classes de antidepressivos mostraram-se efetivas em reduzir os sintomas de compulsão alimentar e purgações, entretanto, os ISRS são mais seguros, podendo ser especialmente úteis quando existem sintomas de depressão, ansiedade, obsessões e certos sintomas de distúrbio impulsivo.

A única medicação para BN aprovada pela Food and Drug Administration (FDA) é a fluoxetina, sendo a mais estudada até hoje e com dose efetiva maior que para depressão, de 60 mg/dia em média, em uma única dose na parte da manhã. Deve-se iniciar com a dose mínima e aumentar um comprimido a cada uma ou duas semanas, de acordo com a tolerância e a resposta terapêutica. A fluoxetina age nos sintomas da BN, como episódios de compulsão alimentar, comportamentos compensatórios e diminuição da ansiedade e da depressão. Recomenda-se continuar o tratamento antidepressivo por um mínimo de nove meses e provavelmente por um ano na maioria dos pacientes com BN.[28,29]

Outros antidepressivos ISRS, principalmente a sertralina, também são usados quando a fluoxetina não é eficaz ou bem tolerada. Na fase de manutenção, alguns estudos indicam que a fluoxetina reduz o risco de recaída.[27]

O anticonvulsivante topiramato também pode ser efetivo na redução de sintomas bulímicos e purgação. É administrado em doses de 25 a 100 mg/dia, no período da noite, com doses iniciais de 25 mg e, se necessário, aumentadas progressivamente até 100 mg e, em casos graves, até 200 mg/dia, também pode ser efetivo na redução de sintomas bulímicos e purgação

Por outro lado, o uso da bupropiona na BN encontra-se contraindicado, pelo fato de ela ter sido associada a um risco aumentado de convulsões em pacientes com esse diagnóstico; já os inibidores da monoaminoxidase (IMAO) devem ser evitados em pacientes que apresentam padrão de alimentação e purgação caótico, em virtude dos riscos de complicações clínicas, como crises hipertensivas.[27]

No TCA, a única medicação atualmente aprovada pela FDA e pela Agência Nacional de Vigilância Sanitária (Anvisa) é o dimesilato de lisdexanfetamina para o tratamento de TCA moderado a grave em adultos, com dose de 30 a 70 mg/dia. Esse medicamento psicoestimulante tem ação anorexígena por meio da dopamina, agindo no núcleo lateral do hipotálamo, que demonstrou diminuição na frequência das compulsões alimentares e do peso. É importante não utilizar esse medicamento em pacientes que apresentem problemas cardíacos e psiquiátricos (psicose, mania, transtorno bipolar e depressão), já que é um estimulante do sistema nervoso central. No Brasil, o fármaco é indicado também para o tratamento do transtorno do déficit de atenção e hiperatividade (TDAH).[31] Nos pacientes com TCA, foram utilizados os antidepressivos ISRS, como fluoxetina, fluvoxamina e sertralina, embora os resultados dos estudos, até o momento, demonstrem eficácia apenas nas primeiras semanas de tratamento. Eles promovem uma redução na frequência de compulsão alimentar sem que ocorra perda de peso significativa. É importante destacar também que, nos estudos envolvendo fármacos no tratamento do TCA, foi achada uma resposta muito alta para o placebo (ao redor de 70%).[3]

Outros medicamentos testados e utilizados *off label* para o tratamento do TCA são os ISRS, com redução na frequência das compulsões alimentares, mas pouco ou nenhum resultado no peso, e o topiramato, que apresenta efeito na compulsão alimentar e no peso corporal.

O anticonvulsivante topiramato é uma boa opção se estiver sendo tolerado. É proposta a administração do medicamento à noite, para diminuir os efeitos colaterais (sedação, cognição), sendo a dose utilizada de 25 mg/dia, a ser aumentada lentamente em 25 mg a cada semana, até o máximo de 200 a 400 mg/dia, conforme a resposta. A associação topiramato-fentermina estão entre muitas outras opções de fármacos utilizados *off label*, está atualmente sendo testada para o tratamento farmacológico do TCA.[28,29]

Novas técnicas não farmacológicas para melhorar a neuromodulação na estimulação magnética transcraniana (SEM) repetitiva estão sendo estudadas e poderiam melhorar os resultados dos pacientes com TCA.[28]

Psicoterapia

Anorexia nervosa

É comum pacientes com AN demonstrarem alta negação do transtorno e baixo *insight* sobre seus sintomas. Inclusive os autorrelatos do consumo de alimentos, da restrição alimentar, do peso e da altura podem estar gravemente distorcidos.[4] A desnutrição persistente do paciente com AN pode gerar sintomas psicológicos de natureza orgânica, de modo que muitos transtornos psicológicos podem ser consequência de uma manifestação de fome. Assim, até que a boa nutrição seja restabelecida, o paciente pode encontrar dificuldade para assimilar e processar novas informações da psicoterapia. Propõe-se que a abordagem psicoterápica seja individual e/ou em grupo, com participação ativa da família desde o início do tratamento, incluindo uma combinação de abordagens – técnicas cognitivo-comportamentais (TCC), psicoeducacionais e psicodinâmicas. Recomenda-se trabalhar com a temática da distorção da imagem corporal, a fim de se buscar desenvolver uma nova forma de aceitação em relação ao próprio corpo sem necessidade de descontrole e restrição.[3]

Para adolescentes com AN, a terapia familiar de acordo com o método Maudsley é recomendada atualmente.[6] Para adultos com AN, recomendam-se o método Maudsley modificado (MANTRA) e a terapia de apoio.[32]

Uma recente revisão sistemática sobre intervenções psicossociais na base Cochrane identificou que a abordagem cognitivo-comportamental foi a mais estudada (BN, TCA periódico e síndrome do comer noturno), sendo a abordagem familiar a mais efetiva na AN. Outros tratamentos efetivos encontrados foram: psicoterapia interpessoal, terapia comportamental dialética, terapia de apoio e manuais de autoajuda.[7,8]

Bulimia nervosa

A TCC é a intervenção que tem sido mais estudada e com maiores evidências de eficácia na BN. Ela age no conjunto de crenças distorcidas e disfuncionais determinantes para o desenvolvimento e a manutenção dos transtornos alimentares. Apesar da boa aceitação da TCC, a remissão dos episódios compulsivos alimentares e de purgação ao final do tratamento acontece em 30 a 40% dos casos. Ademais, a combinação de TCC com antidepressivos (tricíclicos ou fluoxetina) não apresentou novas evidências de que isso aumente o efeito da terapia.[2,6] A TCC deve ser considerada intervenção de primeira linha no tratamento da BN. Há manuais de TCC padronizados, que incluem estratégias para abordar o sistema de crenças disfuncionais e os comportamentos inapropriados.[32]

Transtorno da compulsão alimentar

A TCC modificada interpessoal e, mais recentemente, a terapia comportamental dialética foram associadas à redução da frequência dos episódios de compulsão alimentar e abstinência durante o tratamento ativo. No entanto, durante o período de seguimento, os resultados decaem. De modo geral, as intervenções psicológicas não demonstram resultados clinicamente relevantes na perda de peso.[2]

Em relação às novas formas de tratamento para TA, uma recente revisão sistemática das intervenções de autoajuda (manuais e computadorizadas) observou benefícios em BN e TCA, embora algumas dúvidas ainda permaneçam.[6]

PROGNÓSTICO

O curso da AN é prolongado, e as recaídas durante o processo de recuperação são frequentes. Altas taxas de mortalidade, principalmente por suicídio ou complicação cardíaca, são encontradas nos estudos. Elas são estimadas em 5,6% por década e chegam a 20% quando avaliadas em longo prazo ou na AN tardia, de início em maiores de 50 anos de idade.[4,19]

O tratamento da AN realizado cedo e com mais fundamentos tem ajudado a diminuir a mortalidade. Contudo, o prognóstico é variável: apenas 50% dos pacientes se recuperam por completo, voltando a um peso e menstruações normais, 30% apresentam recuperação parcial e 20% terão problemas por toda a vida com dietas irracionais e temores aos alimentos, apresentando 85% menos do peso esperado e amenorreia. Os critérios de recuperação são peso e hábitos alimentares (que incluem as ideias de peso, forma e consumo de alimentos), menstruação e ajuste das atividades sexuais, psicológicas e sociais. Entretanto, existe também a possibilidade de evolução para BN em até 30% dos pacientes restritivos. Há consenso sobre o início precoce do tratamento ser um fator positivo para a recuperação.

Evidências recentes sugerem que mais de 50% das pessoas afetadas com AN ainda atendem aos critérios diagnósticos completos mais de duas décadas após o início da doença.[33]

Entre os casos de BN, 50% dos pacientes se recuperam totalmente em 2 a 4 anos do início do quadro. Contudo, 25% podem sofrer de BN até após mais de 10 anos, indicando alto índice de cronificação, apesar do tratamento. Pacientes com quadro de BN podem evoluir para outro transtorno alimentar, sendo mais frequente o TCA. As taxas de mortalidade são menores que na AN, porém podem estar subestimadas.

Existem poucos estudos de longa duração sobre o TCA.

COMPORTAMENTOS ALIMENTARES DE RISCO

São de suma importância o conhecimento, o estudo e a discussão sobre os novos comportamentos alimentares de risco (ortorexia nervosa, drunkorexia, pregorexia) que foram abordados nos últimos congressos e cursos realizados pela Abran.

A ortorexia nervosa (ON) é caracterizada por uma obsessão patológica por comer saudável, com atitudes específicas em relação ao planejamento, compra, preparo e consumo de alimentos que podem levar a consequências nocivas semelhantes às dos TA em decorrência das restrições adotadas. O termo ortorexia, um neologismo criado a partir das palavras gregas *orthos* (correto) e *orexis* (apetite), que significa apetite correto, foi utilizado por Bratman em 1997 para definir aqueles indivíduos preocupados com a alimentação saudável que se concentram mais na qualidade dos alimentos, limitando a variedade do que ingerem por meio da exclusão de certos grupos, como carnes, laticínios, gorduras, carboidratos, entre outros, e de acordo com as crenças de cada indivíduo. Com o tempo, essa fixação com a pureza da dieta também leva a deficiências nutricionais, complicações médicas e afeta a qualidade de vida da pessoa, acarretando prejuízos pessoais, familiares, sociais, educacionais e ocupacionais.[3] A ON não foi reconhecida no DSM-5 como entidade autônoma, porém é uma área de crescente interesse clínico e de pesquisa para sua classificação. A ortorexia pode ser diferenciada de outros TA na medida em que o foco obsessivo está na qualidade da comida e não na quantidade, como é visto na AN e na BN. A pureza dos alimentos também é de extrema importância. Além disso, a ON não é uma estratégia de perda de peso e não inclui os principais sintomas de AN ou BN, como o medo de ser obeso, uma preocupação excessiva com o corpo e uma percepção distorcida da imagem corporal.[20] Pacientes com quadros graves de ON com perda importante de peso e que dependem de suplementação nutrológica poderiam ser incluídos na mesma categoria do TARE, com critérios já bem definidos dentro do DSM-5.[34]

A drunkorexia refere-se à associação de uma alimentação inadequada e restritiva ao consumo exagerado de bebida alcoólica, frequentemente substituindo-se refeições pela bebida alcoólica ou utilizando-a como anorexígeno. As pessoas com esse transtorno (em geral, mulheres jovens) apresentam graves deficiências nutricionais decorrentes do álcool (deficiência de vitaminas B1, B2, B3, B6, B12, C, A e D, ácido fólico, ferro, zinco e magnésio, entre outras) e podem, ainda, apresentar todas as complicações da AN ou da BN quando esses TCA já estiverem presentes. FAD (*food and alcohol disturbance*) e alcoolimia foram alguns dos nomes utilizados para descrever este fenômeno.[20]

A pregorexia refere-se à moda das mulheres muito magras que evitam o aumento adequado de peso e se exercitam demais na gravidez. Isso traz sérios prejuízos para sua saúde e também à do bebê, podendo, inclusive, levar pessoas vulneráveis a um TA, assim como a morte perinatal e malformações fetais. É importante mencionar que a fertilidade e a maternidade da mulher com AN estão reduzidas.[7,20]

Recém-nascidos de baixo peso são menores em mães com AN e maiores naquelas com BN. O aborto é frequentemente maior nas mulheres com BN, e problemas perinatais e dificuldades na alimentação reduzindo o crescimento da criança também têm sido descritos. Deve-se avaliar a infertilidade das mulheres com TA e, quando estas estiverem grávidas, um tratamento adequado deve ser oferecido para otimizar o cuidado da descendência.[7]

CONCLUSÃO

Conclui-se que o diagnóstico e o tratamento dos TA são complexos e exigem uma abordagem abrangente e essencialmente multidisciplinar. O ideal sempre é a integração dentro de uma equipe multiprofissional. O nutrólogo deve estar preparado para o trabalho em equipe; também deve conseguir identificar as condutas de risco e promover a mudança de comportamento por meio da educação de padrões saudáveis de alimentação e métodos adequados para a estabilização do peso. Pesquisas futuras sobre a ligação entre nutrientes e TA esclarecerão de modo eficiente esse vínculo, para que a suplementação possa ser feita de maneira completa e segura, assim como novas intervenções e fármacos poderão modular melhor os sistemas de neurotransmissores nesses pacientes.

REFERÊNCIAS BIBLIOGRÁFICAS

1. American Psychiatry Association. Diagnostic and Statistical Manual of Mental Disorders (DSM-5). 5. ed. Washington: APA; 2013.
2. World Health Organization. International Statistical Classification of Diseases and Related Health Problems: ICD-11. 11. ed. Genebra: WHO; 2019.
3. Alonso MRZ. Transtornos da conduta alimentar na nutrologia médica. Porto Alegre: Alternativa; 2008.
4. Associação Brasileira de Psiquiatria. Sociedade Brasileira de Endocrinologia e Metabologia. Sociedade de Medicina de Família e Comunidade. Sociedade Brasileira de Nutrição Parenteral e Enteral. Associação Brasileira de Nutrologia. Sociedade Brasileira de Pediatria. Anorexia nervosa: diagnóstico e prognóstico. Projeto Diretrizes, 7/10/2011 [acesso 05 maio 2022]. Disponível em: http://www.sbmfc.org.br/media/file/diretrizes/05anorexia_nervosa_diagnostico_e_prognostico.pdf.
5. Smink FRE, van Hoeken D, Oldehinkel AJ, Hoek HW. Prevalence and severity of DSM-5 eating disorders in a community cohort of adolescents. Int J Eat Disord. 2014;47(6):610-9.
6. Qian J, Hu Q, Wan Y, Li T, Wu M, Ren Z, et al. Prevalence of eating disorders in the general population: a systematic review. Shanghai Arch Psychiatry. 2013;25(4):212-23.
7. Treasure J, Claudino AM, Zucker N. Eating disorders. Lancet. 2010;375:583-93.
8. Kolar DR, Rodriguez DL, Chams MM, Hoek HW. Epidemiology of eating disorders in Latin America: a systematic review and meta-analysis. Curr Opin Psychiatry. 2016;29(6):363-71.
9. Kessler R, Berglund A, Tay W, Deitz A, Hudson J, Shaly V, et al. The prevalence and correlates of binge eating disorder in the World Health Organization World Mental Health Surveys. Biol Psychiatry. 2013;73:904-14.

10. Costa MB, Melnik T. Efetividade de intervenções psicossociais em transtornos alimentares: um panorama das revisões sistemáticas. Cochrane Einstein. 2016;14(2):235-77.
11. Sociedade Brasileira de Nutrição Parenteral e Enteral. Associação Brasileira de Nutrologia. Terapia nutricional no paciente com transtornos alimentares. Projeto Diretrizes, 5/9/2011 [acesso 05 maio 2022]. Disponível em: https://diretrizes.amb.org.br/_BibliotecaAntiga/terapia_nutricional_no_paciente_com_transtornos_alimentares.pdf.
12. Rohde P, Stice E, Marti CN. Development and predictive effects of eating disorder risk factors during adolescence: implications for prevention efforts. Int J Eat Disord. 2015;48(2):187-98.
13. Mountjoy M, Sundgot-Borgen J, Burke L, Carter S, Constantini N, Lebrun C, et al. The IOC consensus statement: beyond the Female Athlete triad – Relative Energy Deficiency in Sport (RED-S). Br J Sports Med. 2014;48:491-7.
14. Sideli L, Lo Coco G, Bonfanti RC, Borsarini B, Fortunato L, Sechi C, Micali N. Effects of COVID-19 lockdown on eating disorders and obesity: a systematic review and meta-analysis. Eur Eat Disord Rev. 2021;29(6):826-41.
15. Claudino AM, Pike KM, Hay P, Keeley JW, Evans SC, Rebello TJ, et al. The classification of feeding and eating disorders in the ICD-11: results of a field study comparing proposed ICD-11 guidelines with existing ICD-10 guidelines. BMC Med. 2019;17(1):93.
16. Reed GM, First MB, Kogan CS, Hyman SE, Gureje O, Gaebel W, et al. Innovations and changes in the ICD-11 classification of mental, behabioural and neurodevelopmental disorders. World Psychiatry. 2019;18;3-19.
17. American Psychiatric Association. Treatment of patients with eating disorders. 3. ed. Am J Psychiatry. 2006:163(7 Suppl):4-54.
18. National Center for Health Statistics (NCHS). Growth charts. Center for Disease Control and Prevention (CDC), 2000 [acesso 01 ago. 2022]. Disponível em: https://www.cdc.gov/growthcharts/clinical_charts.htm.
19. Alonso MDRZ, Silva CF. Idiopathic achalasia primarily diagnosed as bulimia nervosa: the importance of the nutrologist. Int J Nutr. 2011;4(3):46-8 [acesso 05 maio 2022]. Disponível em: http://www.internationaljournalofnutrology.org/.
20. Ribas DF, Lara Neto JÁ, Queroz LR, Alonso MDRZ, Silva CF. Aspectos nutrológicos que influenciam a saúde mental da mulher. In: Rennó Jr. J, Ribeiro HL. Tratado de saúde mental da mulher. São Paulo: Atheneu; 2012.
21. Su JC, Birmingham CL. Zinc supplementation in the treatment of anorexia nervosa. Eat Weight Disord. 2002;7:20-2.
22. Katz RL, Keen CL, Litt IF, Hurley LS, Kellams-Harrison KM, Glader LJ. Zinc deficiency in anorexia nervosa. J Adolesc Health Care. 1987;8:400-6.
23. Birmingham CL, Gritzner S. Hom does zinc supplementation beneficit anorexia nervosa? Eat Weight Disord. 2006;11:109-11.
24. Associação Brasileira de Nutrologia. Suplementação com zinco no tratamento da anorexia nervosa. Rev Assoc Med Bras. 2013;9(4):321-4.

25. Ayton AK, Azaz A, Horrobin DF. A pilot open case series of ethyl-epa supplementation in the treatment of anorexia nervosa. Prostaglandins Leukot Essent Fat Acids. 2004;71:205-9.
26. Laklan SE, Vieira KF. Nutritional therapies for mental disorders. Nutr J. 2008;7:2 [acesso 18 jul. 2017]. Disponível em: http://www.nutritionj.com/content/7/1/2.
27. Appolinario JC, Claudino AM, Bacaltchuk J. O uso de agentes farmacológicos no tratamento dos transtornos alimentares. In: Nunes MA, Appolinario JC, Galvão AL, Coutinho W, organizadores. Transtornos alimentares e obesidade. Porto Alegre: Artmed; 2006.
28. Himmerich H, Kan C, Au K, Treasure J. Pharmacological treatment of eating disorders, comorbid mental health problems, malnutrition and physical health consequences. Pharmacol Ther. 2021;217:107667.
29. Frank GK, Shott ME. Role of psychotropic medications in the management of anorexia nervosa: rationale, evidence and future prospects. CNS Drugs. 2016;30(5):419-42.
30. Butler MJ, Perrini AA, Eckel LA. The role of the gut microbiome, immunity, and neuroinflammation in the pathophysiology of eating disorders. Nutrients. 2021;13(2):500.
31. McElroy SL, Hudson JI, Mitchell JE, Wilfley D, Ferreira-Cornwell MC, Gao J, et al. Efficacy and safety of lisdexanfetamine for treatment of adults with moderate a severe binge-eating disorder: a randomized clinical trial. JAMA Psychiatry. 2015;72(3):235-46.
32. National Guideline Alliance (UK). Eating disorders: recognition and treatment. London: National Institute for Health and Care Excellence (NICE); 2017.
33. Fichter MM, Quadflieg N, Crosby RD, Koch S. Long-term outcome of anorexia nervosa: results from a large clinical longitudinal study. Int J Eat Disord. 2017;50(9):1018-30.
34. Costa CB, Hardan-Khalil K, Gibbs K. Orthorexia nervosa: a review of the literature. Issues Ment. Health Nurs. 2017;38:980-8.

Aspectos nutrológicos na pancreatite crônica

João Damasceno Porto
Durval Ribas-Filho

INTRODUÇÃO

No Brasil e no mundo ocidental, a principal associação de pancreatite crônica é com o alcoolismo. Em alguns países da Ásia e da África, a pancreatite está associada à desnutrição proteico-calórica. No primeiro caso, é denominada pancreatite crônica calcificante; no segundo, pancreatite tropical ou pancreatite nutricional, embora ambas apresentem calcificações em suas fases tardias, de acordo com a classificação de Marseille/Roma.

A pancreatite crônica é uma doença inflamatória irreversível, que provoca substituição do parênquima normal por fibrose e formação de cálculos no interior dos canais pancreáticos. Evolui, inexoravelmente, para insuficiência pancreática exócrina (má absorção) e endócrina (diabetes). O aspecto nutrológico dessa doença envolve tanto sua gênese (alcoolismo e desnutrição) quanto seu tratamento (insuficiência endócrina e exócrina).[1-6]

CLASSIFICAÇÃO E ETIOLOGIA

A associação entre pancreatite e álcool foi estabelecida em 1878. Mais tarde, pancreatite aguda e pancreatite crônica foram tidas como uma mesma doença em estágios evolutivos diferentes, conforme Comfort.[7] Em 1963, em um simpósio realizado em Marselha, França, o grupo liderado por Henri Sarles demonstrou tratar-se de nosologias distintas, quando ele e seu grupo associaram, definitivamente, a pancreatite crônica ao alcoolismo. Nesse simpósio, ficou estabelecido que as pancreatites seriam classificadas em:

- pancreatite aguda;
- pancreatite aguda recidivante;
- pancreatite crônica;
- pancreatite crônica recidivante.

Esses estudiosos constataram que não se tratava de uma mesma doença em estágios diferentes, pois apresentavam etiopatogenias diferentes.[8] Em um novo simpósio, realizado em 1988, em Roma, as pancreatites foram classificadas em:

- pancreatite aguda;
- pancreatite crônica calcificante;
- pancreatite crônica inflamatória;
- pancreatite crônica hereditária;
- pancreatite crônica obstrutiva.

Essa classificação ficou conhecida como Classificação de Marseille/Roma.[5]

A pancreatite crônica autoimune é uma entidade recente. Caracteriza-se por aumento difuso do pâncreas com áreas de estenoses e irregularidades do canal pancreático principal. Os níveis de gamaglobulina estão aumentados e há presença de autoanticorpos. Está associada a outras doenças autoimunes, como colangite esclerosante primária, cirrose biliar primária e síndrome de Sjögren. Do ponto de vista imunológico, apresenta altos níveis de IgG4. Muitos casos anteriormente taxados como pancreatite idiopática eram, na verdade, pancreatite autoimune.[9,10]

As diversas causas de pancreatite crônica estão listadas no Quadro 1. O que há de comum entre elas é o fato de todas evoluírem para a insuficiência pancreática.

EPIDEMIOLOGIA

A pancreatite crônica associada ao alcoolismo é mais frequente no sexo masculino que no feminino, à proporção de 9:1.[11] A prevalência da doença no Brasil é semelhante às prevalências encontradas na França, nos Estados Unidos e na região tropical da Ásia e da África, ou seja, 3 a 4 casos a cada 100.000 habitantes por ano.[1,2,4,5,12] No Estado de Kerala, na Índia, onde a pancreatite crônica tropical é a mais frequente, a prevalência é de 50 casos a cada 100.000 habitantes por ano.[13] Nas pancreatites associadas

Quadro 1 Causas de pancreatite crônica

Causas
Alcoolismo
Cálculos biliares
Cirurgia abdominal
Tabagismo
Fibrose cística
Colangiopancreatografia retrógrada endoscópica
História familiar de pancreatite
Hipercalcemia
Altos níveis do paratormônio
Hipertrigliceridemia
Infecção
Neoplasia pancreática

ao alcoolismo, o consumo médio de ingestão, no Brasil, varia de 220 a 396 g de etanol/dia, com duração média de ingestão de 18 anos.[1-3] Esses valores são superiores aos encontrados na França e na América do Norte.[13,14]

FISIOPATOLOGIA

Existem várias teorias para explicar a patogênese da pancreatite crônica, assim como várias formas de pancreatite crônica, e, possivelmente, todas elas estão corretas, ou seja, são complementares. Na pancreatite crônica associada ao álcool, a teoria de H. Sarles propõe que o álcool causa uma hipersecreção de proteína pela célula acinar, sem aumento de água ou bicarbonato. Isso provoca maior viscosidade do suco pancreático, fazendo com que essas proteínas se precipitem, com a consequente formação de rolhas proteicas. Essas rolhas provocam obstruções dos canais pancreáticos, responsáveis pela dor que surge no início da doença. As rolhas se calcificam em razão da precipitação de carbonato de cálcio. A estase do suco pancreático provoca um processo inflamatório com posterior fibrose do parênquima pericanalicular e acinar com perda da função exócrina. Com a progressão dessa fibrose ocupando não só o parênquima secretor exócrino, mas também as ilhotas de Langerhans, há perda da função endócrina. Dessa forma, ocorre uma insuficiência pancreática caracterizada por esteatorreia e diabetes melito.

A pancreatite crônica nutricional tem a mesma explicação fisiopatológica. Já a pancreatite obstrutiva é causada pela interrupção do fluxo do suco pancreático por tumores, cistos, estenose do canal pancreático pós-traumático e pelo *pancreas divisum*, que é uma malformação do pâncreas causada pela não fusão do pâncreas dorsal com o ventral. A estase do suco leva a um processo inflamatório, culminando com fibrose. A calcificação não ocorre na pancreatite obstrutiva.

Outras teorias fisiopatológicas não serão abordadas neste capítulo, por não serem entendidas como objeto do estudo em pauta.

DIAGNÓSTICO

O diagnóstico da pancreatite crônica associada ao álcool é feito pela clínica, pela epidemiologia, pelos exames de imagem e pelos exames laboratoriais. A história de dor no andar superior do abdome com irradiação para o dorso, geralmente após ingestão de bebida alcoólica ou refeição copiosa, indica, obrigatoriamente, a suspeita de dor pancreática.

A associação dessa dor com dados epidemiológicos, como sexo masculino, idade acima dos 30 anos e ingestão de mais de 50 g de álcool/dia por um período igual ou superior 10 anos, aproxima o diagnóstico de pancreatite crônica insipiente. Em um período mais tardio, outros sinais e sintomas surgirão, como diarreia crônica com esteatorreia e/ou intolerância à glicose ou mesmo diabetes melito e perda de peso.

Exames laboratoriais

Os exames laboratoriais pouco contribuem para o diagnóstico da pancreatite crônica, exceto nas crises agudas que acostumam surgir, sobretudo nas fases iniciais da doença. O hemograma pode demonstrar anemia ferropriva nos estágios tardios ou uma leucocitose com desvio para a esquerda nas crises de agudização. A amilasemia pode aumentar nas crises agudas ou estar baixa nas fases tardias, mas, de modo geral, encontra-se dentro da faixa de normalidade. O mesmo pode acontecer com a lipasemia.

A proteína total pode estar baixa na desnutrição causada pela pancreatite crônica, assim como a albumina. As globulinas estão aumentadas nas pancreatites crônicas autoimunes, especialmente a IgG4, que se encontra bastante aumentada. Outros exames que podem estar alterados são a bilirrubina direta, a gama glutamiltranspeptidase (GGT), as transaminases e a fosfatase alcalina. A prova de função pancreática como teste da secretina/pancreozimina ainda é o padrão de referência no diagnóstico dessa doença, embora não seja realizado rotineiramente, mas apenas em algumas instituições de pesquisa. Esse teste consiste em, após a colocação de uma sonda com duplo canal – um para colher a secreção gástrica que é desprezada e outro para colher a secreção pancreática –, realizar análise da dosagem das enzimas pancreáticas: lipase, amilase, tripsina e quimiotripsina e dosagem do bicarbonato. Na pancreatite crônica, pode-se encontrar uma queda dessas substâncias, mas, na fase inicial da doença, o primeiro que cai em concentração é o bicarbonato, por ser produzido nos dutos acinais do pâncreas.[5]

Outro exame laboratorial importante é a dosagem da gordura nas fezes. Essa dosagem pode ser qualitativa, que consiste na coloração das fezes com o Sudan III, ou quantitativa, feita pelo método de Van der Kamer, o qual consiste na dosagem da gordura em amostra de fezes colhidas durante 72 horas. Essa dosagem é mais útil para o tratamento do que para o diagnóstico, pois determina a quantidade de pancreatina a ser prescrita.

Exames de imagem

Os exames de imagem são fundamentais para o diagnóstico da pancretaite crônica, embora nem todos sejam sempre acessíveis. A radiografia simples do abdome é suficiente para o diagnóstico da pancretatite crônica calcificante, quando a pancreatite crônica já se encontra calcificada. A ultrassonografia é um exame relativamente barato, em comparação a outros métodos como a tomografia computadorizada (TC) e a ressonância nuclear magnética (RNM), e deve ser solicitada na suspeita diagnóstica da pancreatite crônica. Ela pode mostrar, nos estágios iniciais, aumento difuso da glândula, presença de pseudocistos, áreas de necrose parenquimatosa. Nas formas tardias da doença, pode mostrar calcificações e dilatações dos canais pancreáticos.

A TC pouco acrescenta ao exame ultrassonográfico, porém é mais precisa. A RNM e, principalmente, a colangiopancreatografia por ressonância magnética são dois exames que se complementam e que revolucionaram o diagnóstico da pancreatite crônica. A RNM pode mostrar as alterações do parênquima, como aumento e/ou heterogenicidade, assim como calcificações. A colangiopancreatografia por RNM pode substituir a colangiopancreatografia retrógada endoscópica (CPRE) no tocante ao diagnóstico. A CPRE continua sendo importante nos raros casos em que o tratamento endoscópico se impõe, como no da papilotomia e na retirada de calcificações do interior do canal pancreático.

CONDUTA NUTROLÓGICA

A pancreatite crônica é uma doença que cursa com pelo menos duas etapas. A fase inicial é caracterizada por dor, geralmente desencadeada pela ingestão de bebida alcoólica e pelas refeições copiosas. Nessa fase, pode ocorrer perda de peso, decorrente da fobia desencadeada por associação comer/doer. A segunda fase é a fase tardia, quando mais de 90% da glândula se encontra destruída. Nessa fase, predominam a diarreia crônica (esteatorreia) e a insuficiência endócrina (diabetes melito).

Na fase inicial, que pode durar vários anos, é importante a abstinência alcoólica. O fracionamento das refeições é uma medida importante para evitar a dor. De acordo com H. Sarles, a pancreatite crônica calcificante está associada ao alcoolismo e ao teor de proteína ingerida, havendo uma relação linear entre o surgimento da pancreatite crônica calcificante e o teor de proteína nas refeições.[5] Portanto, as proteínas devem ser diminuídas em relação ao fornecimento total de calorias e devem ficar entre 10 e 15% das calorias.

Por se tratar de uma doença altamente catabólica, o paciente com pancreatite crônica deve ter suas necessidades calóricas calculadas pela fórmula de Harris & Benedict, multiplicada pelo fator 1,2 ou 1,3, ou, de forma mais prática, 35 kcal/kg/dia. A quantidade de macronutrientes, por sua vez, deve obedecer aos seguintes cálculos:

- proteínas: 10 a 15% ou de 1 a 1,5 g/kg/dia;
- lipídios: 15 a 30%;
- carboidratos: 55 a 65%.

Esses valores servem para a fase inicial; na fase tardia, quando já está instalado um quadro de insuficiência glandular com esteatorreia e/ou diabetes, os pacientes devem ter um tratamento nutrológico voltado para essas complicações. Na presença de diabetes, os pacientes fazem, com muita frequência, quadros de hipoglicemias alternados por hiperglicemias, pois ocorre uma diminuição tanto da insulina quanto do glucagon, para o que contribui para a má absorção. Deve-se estar atento para tais situações, que nem sempre são de fácil controle, pois não há uma regra para todos os casos. O tratamento nutrológico deve ser individualizado.

O paciente perde peso, no início, pela aversão aos alimentos, porque eles provocam dor; na fase tardia, devido à diarreia crônica (má digestão e má absorção dos nutrientes) e à associação ao diabetes, quando a insuficiência endócrina está presente.

Levando em conta que a ingestão de bebida alcoólica é a principal causa de pancreatite crônica calcificante, a abstinência alcoólica é imperativa. Além disso, o álcool inibe o apetite por ação tóxica e, por ser altamente calórico, induz à ingestão de menos alimentos saudáveis.[15] Quando o diagnóstico é feito precocemente, o paciente pode ter um aporte nutroterápico perto do normal por muitos anos, desde que sem ingestão de bebida alcoólica. Quando a insuficiência pancreática está instalada ou se a ingestão alimentar é baixa, uma suplementação proteica pode ser necessária com proteína ou com peptídeos (Figura 1).[16]

A deficiência dos micronutrientes na pancreatite crônica pode ocorre mesmo que o paciente tenha uma ingestão aparentemente normal.[12] Entre os micronutrientes, as deficiências mais notáveis são as das vitaminas lipossolúveis, como as vitaminas A, D, E e K. Suas deficiências estão associadas à má absorção dos lipídios.[17,18] Além dessas, frequentemente ocorre deficiência da vitamina B12. A suplementação desses micronutrientes tem de ser acrescentada no plano alimentar dos portadores da pancreatite crônica.

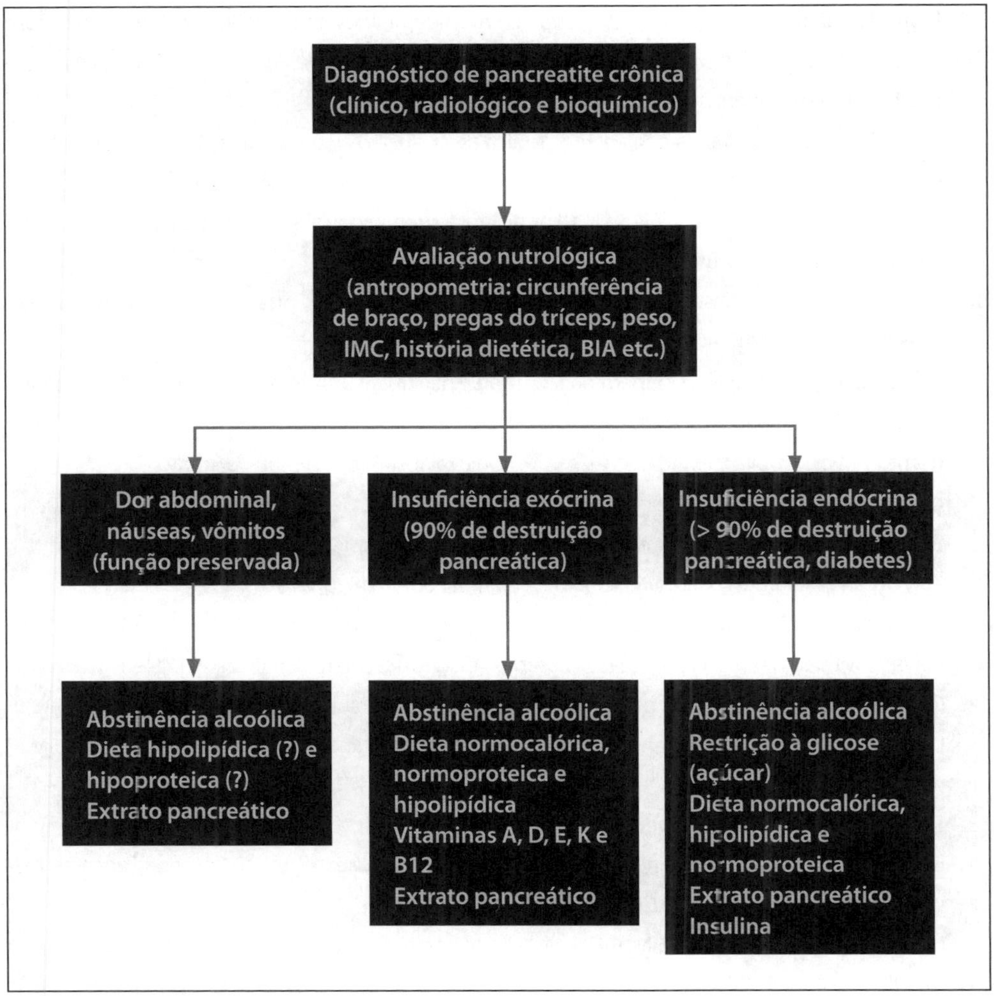

Figura 1 Algoritmo para condução nutrológica na pancreatite crônica.

IMC: índice de massa corporal; BIA: bioimpedância.

A terapia nutrológica enteral (TNE) pode ser instituída quando o paciente não consegue ingerir quantidade suficiente de calorias e quando perde peso, apesar de a ingestão ser aparentemente suficiente, bem como na presença de complicação aguda ou em pré-operatório.[12] A terapia nutrológica parenteral (TNP) pode ser utilizada nas mesmas situações e quando a TNE não for viável.

REFERÊNCIAS BIBLIOGRÁFICAS

1. Dan R, Mott CB, Guarita DR, Nogueira CED. Epidemiology and etiology of chronic pancreatitis in Brazil: a ta e of two cities. Pancreas 1990; 5(4):474-8.

2. Mott CB, Guarita DR, Machado MCC, Bettarello A. Epidemiology and etiology of pancreatitis in São Paulo (Brazil): a prospective study of 200 cases. In: Gyr KE, Singer MV, Sarles H (eds.). Pancreatitis: concepts and classification. Amsterdã: Elsevier Sci Pub, 1984.
3. Porto JD. História natural da pancreatite crônica associada ao álcool: correlação com a quantidade e o tempo de ingestão do álcool. Goiania: Universidade Federal de Goiás, 1996.
4. Porto JD, Torres FA, Aguilar AA, Rosa H. Clinical and epidemiological study of calcifying chronic pancreatitis in Goiânia, GO, Brazil. Arq Gastroenterol 1990; 36:27-31.
5. Sarles H, Bernard J, Johnson C. Pathogenesis and Epidemiology of Chronic Pancreatitis. Annual Review of Medicine 1989; 40:453-68.
6. Marks IN, Bank S, Carey LC, Cooperman M. Chronic pancreatitis. In: Berk JF (ed.). Bokus' Gastroenterology. 4. ed. Filadélfia: Saunders, 1985.
7. Comfort MV, Gambil EE, Baggenstoss AM. Chronic relapsing pancreatitis: a study of 29 cases winthout associed diseases of the biliary or gastrointestinal tract. Gastroenterology 1946; 6:376-408.
8. Sarles H. Pancreatitis: Symposium of Marseille. Basileia: Karger, 1965.
9. Kaw S. Clinical features of autoimmune pancreatitis. 2007; 42(Suppl.18).
10. Kamisawa T, Kim MH, Liao WC, Liu Q, Balakrishnan V, Okazaki K et al. Clinical characteristics of 327 asian patients with autoimmune pancreatitis based on diagnostic criteria. Pancreas 2011; 49:177-336.
11. Cunha MC. Complicações das pancreatites crônicas em São Paulo. [Tese de Doutorado]. 1995.
12. Duggan S, O'Sullivan M, Feehan S, Ridgway R, Coton K. Nutrition Treatment of Deficiency and Malnutrition in Chronic Pancreatitis: A Review. Nutrition in Clinical Practice 2010; 25:362-70.
13. Sarles H. An International Survey on Nutrition and Pancreatitis. Digestion 1974; 9:384-403.
14. Brooks FP. Chronic and relapsing pancreatitis. In: Brooks FF. Diseases of the Exocrine Pancreas. Filadélfia/Londres: W. B. Saunders Company, 1980.
15. Manari AP, Preedy VR, Peter TJ. Nutritionalintake of hazardous drinkers and dependent alcholics in the UK. Addict Biol 2003; 8:201-10.
16. Meier R, Ockenga J, Pertikiewicz M. ESPEN guidelines on enteral nutrition: pancreas. Clin Nutr 2006; 25:275-84.
17. Kalvaria I, Labadarios D, Shephard GS, Visser L, Marks IN. Bioschemical vitamine E deficiency in chronic pancreatitis. Int J Pancreatol 1986; 1:119-28.
18. Nakamura T, Takebe K, Imamura K, Iando Y, Yamada N, Arai Y et al. Fat-soluble vitamins in patients with chronic pancreatitis (pancreatic insufficiency). Acta Gastroenterol Belg 1996; 59:10-4.

Terapia nutrológica na doença pulmonar obstrutiva crônica

Cristiane Maria Mártires de Lima
Vivian Marques Miguel Suen
José Henrique Silvah

INTRODUÇÃO

A prevalência da doença pulmonar obstrutiva crônica (DPOC), a piora na qualidade de vida dos portadores[1] e suas consequências socioeconômicas[2] vêm aumentando com o envelhecimento da sociedade e a maior exposição da população aos fatores de risco, principalmente o tabagismo.[3,4] Desta maneira, a prevenção e o tratamento desta doença são de extrema importância.

A DPOC é reconhecida atualmente como uma doença sistêmica caracterizada por anormalidades nutrológicas que levam à perda de peso. É bem conhecido que a composição corporal alterada é fator independente e determinante para o desfecho da DPOC. Mas qual será o impacto que hábitos dietéticos, o *status* nutricional e as intervenções nutrológicas podem apresentar na incidência e na progressão da DPOC?[5]

DOENÇA PULMONAR OBSTRUTIVA CRÔNICA E ESTADO NUTROLÓGICO

Aproximadamente 50% dos pacientes com DPOC grave e 10 a 15% daqueles com DPOC moderada apresentam perda de peso, possivelmente em decorrência de um estado de hipermetabolismo,[6] uma de suas manifestações extrapulmonares (Tabela 1).[7]

Tabela 1 Efeitos sistêmicos da doença pulmonar obstrutiva crônica

Efeitos sistêmicos
Ativação de células inflamatórias (neutrófilos/linfócitos)
Aumento nos níveis plasmáticos de citocinas e proteínas de fase aguda
Aumento do gasto energético de repouso
Alteração da composição corporal
Alteração do metabolismo de aminoácidos
Limitação ao exercício

Fonte: Agustí et al., 2003.[7]

A diminuição do peso corporal, do índice de massa corporal (IMC) e da massa livre de gordura tem sido associada com maior mortalidade em pacientes com DPOC.[8,9]

A perda ponderal ocorre quando as demandas energéticas aumentadas não são supridas. Enquanto fisiologicamente, na privação de alimentação, há uma redução da taxa metabólica, nos pacientes com DPOC há um aumento do gasto energético,[10] o qual parece ser explicado por três fatores principais:

- drogas utilizadas no tratamento, como beta-2-agonistas;[11]
- inflamação sistêmica evidenciada pela relação direta entre o aumento de citocinas pró-inflamatórias e as alterações metabólicas;[12]
- hipóxia tecidual.[12,13]

Posteriormente, foi evidenciado também aumento da atividade da citocromo-oxidase (enzima mitocondrial que consome oxigênio).[14] Soma-se a isso a maior demanda energética decorrente da mecânica ventilatória anormal desses indivíduos.[15,16]

A anorexia e a diminuição da ingestão alimentar também contribuem para a perda de peso nos pacientes com DPOC.[17,18] O simples ato de se alimentar pode aumentar a dispneia e reduzir a saturação de hemoglobina.[19] Hipogeusia/disgeusia, dentes em mau estado de conservação, questões socioeconômicas e incapacidade de se alimentar são algumas causas a serem consideradas nos pacientes com idade avançada.[20] Durante períodos de agudização da DPOC, a própria hipóxia pode ser responsável pela inapetência em razão das ações neuro-hormonais da leptina e de citocinas[21-23] e da dificuldade para mastigar e deglutir, que pode se acentuar em função da piora respiratória.

Além disso, o papel desempenhado por alterações na composição corporal, como aumento da adiposidade visceral, perda de massa óssea e redução da massa magra livre de gordura na progressão da DPOC, tem sido demonstrado.[5]

AVALIAÇÃO NUTROLÓGICA

A avaliação nutrológica tem por objetivo o diagnóstico do estado nutricional e a classificação do paciente em fenótipos metabólicos.[5] Recentes trabalhos têm identificado esses fenótipos e os riscos clínicos a que estes pacientes estão sujeitos como alvos de intervenções terapêuticas (Tabela 2).[24]

Tabela 2 Fenótipos metabólicos e respectivos riscos clínicos

Fenótipo	Definição	Risco clínico
Obesidade	IMC entre 30 e 35 kg/m²	↑ Risco cardiovascular
Obesidade mórbida	> 35 kg/m²	↑ Risco cardiovascular Desempenho físico prejudicado
Obesidade sarcopênica	IMC entre 30 e 35 kg/m² e SMI < 2 DP da média para grupos de referência de homens e mulheres	↑ Risco cardiovascular Desempenho físico prejudicado
Sarcopenia	SMI < 2 DP da média para grupos de referência de homens e mulheres	↑ Risco de mortalidade Desempenho físico prejudicado
Caquexia	Perda ponderal involuntária > 5% em 6 meses e FFMI < 17 kg kg/m² (homens) e < 15 kg/m² (mulheres)	↑ Risco de mortalidade Desempenho físico prejudicado
Pré-caquexia	Perda ponderal involuntária > 5% em 6 meses	↑ Risco de mortalidade Desempenho físico prejudicado

SMI: índice de musculatura esquelética apendicular (do inglês *skeletal mass index*); FFMI: índice de massa livre de gordura (do inglês *fat free mass index*).

A anamnese deve priorizar a coleta de informações como perda de peso involuntária maior que 5% do peso habitual, além dos fatores anteriormente descritos, que coloquem o doente em risco de redução da ingestão alimentar frente a um ambiente hipermetabólico. Os dados referentes à composição corporal, obtidos por meio do exame físico (antropometria) ou métodos como bioimpedanciometria elétrica, exames de imagem como densitometria por dupla emissão de raios X (DEXA), tomografia computadorizada de alta resolução e ultrassonografia, possibilitam a classificação nos fenótipos metabólicos já descritos (Tabela 2).

TERAPIA NUTROLÓGICA

Os objetivos da terapia nutrológica em pacientes com DPOC são descritos a seguir:

Oferta

Oferta calórica adequada que forneça o gasto energético de repouso e evite a perda de peso. O planejamento alimentar deve conter valor calórico que supere o gasto energético do paciente com o objetivo de evitar a perda e/ou obter ganho ponderal. A realização de pequenas e frequentes refeições com alimentos de alta densidade energética e de preparação rápida e prática, com períodos de descanso antes das refeições, é um dos principais recursos para atingir as metas calóricas e proteicas.[25] É recomendado que a distribuição de macronutrientes ocorra em torno de 20% de proteínas, 45% de lipídios (maior densidade energética) e 35% de carboidratos.

Uso de suplementação oral

Em um estado hipermetabólico como o apresentado por portadores de DPOC, o uso de suplementos se justifica quando a ingestão calórica do paciente não atingir as necessidades energéticas. Mesmo naqueles pacientes com doença pulmonar moderada ou avançada, pode ser usado qualquer tipo de suplemento comercial, uma vez que as evidências são conflitantes em relação à preferência por produtos com maior teor lipídico.[26] A preocupação de que a suplementação de carboidrato aumentaria a produção de CO_2 não tem sido confirmada em recentes estudos, exceto em situações de hiperalimentação[27], o que pode ser evitado em pacientes alimentados exclusivamente via oral com a administração de pequenos volumes de suplemento ao longo do dia.

Estudos documentaram que pacientes com enfisema pulmonar apresentam queda na síntese de proteína muscular e um alto *turnover* proteico no estado pós-absortivo.[28] Os suplementos nutricionais via oral e a nutroterapia enteral podem ser prescritos com o objetivo de, além de complementar as necessidades calóricas, suplementar proteínas.

Terapia nutricional enteral e parenteral

Embora haja limitadas evidências do benefício do uso de terapia nutricional enteral em pacientes com DPOC, a combinação dessa modalidade terapêutica com exercícios e farmacoterapia anabólica pode melhorar o *status* nutricional e a função pulmonar.

Em pacientes estáveis, não há vantagens na utilização de fórmulas com elevado teor de gordura e baixo teor de carboidratos em detrimento de outras hiperproteicas ou hipercalóricas.[29]

Uma vez que não há evidências de prejuízo da função intestinal em pacientes com DPOC, a terapia nutricional parenteral reserva-se como última modalidade terapêutica a ser utilizada. Em pacientes intolerantes à nutrição enteral, a combinação de nutrição parenteral com exercícios e farmacoterapia anabólica pode melhorar o *status* nutricional e a função. Mesmo na doença estável, a composição da solução deve priorizar a utilização de lipídios como fonte energética, uma vez que um maior aporte de carboidratos por esta via pode aumentar a produção de CO_2. Não há uma fonte específica de lipídios a ser recomendada.[30]

Outros nutrientes (vitaminas, creatina e aminoácidos essenciais)

Deficiências de vitamina C, D e E são frequentes na DPOC. A suplementação é recomendada para o tratamento de hipovitaminoses, contudo, até o momento, não há consenso se a doença pode ser prevenida com a administração dessas vitaminas.[31] Estudos com a suplementação de vitamina D não demonstraram benefício evidente.[32-34]

Metanálises não demonstraram efeitos na força muscular e tolerância ao exercício em pacientes suplementados com creatina.[31,35]

Já em relação ao uso de aminoácidos essenciais, em estudo *crossover*, randomizado, houve aumento da síntese corporal de proteína após sua utilização, podendo representar, no futuro, uma recomendação no manejo nutrológico da DPOC.[36]

Medicações

Para os pacientes com perda de peso ou anorexia, pode-se prescrever acetato de megestrol (800 mg, 1 vez/dia). Foi demonstrado benefício em um estudo randomizado, controlado, realizado em 128 voluntários com DPOC com perda de peso (menos de 95% do peso ideal). O tratamento com acetato de megestrol foi associado com ganho médio de peso de 3,2 kg e aumento de apetite. No entanto, não foram observadas alterações na função da musculatura respiratória ou tolerância ao exercício.[37] O esteroide anabólico oxandrolona, na dose de 10 mg, 2 vezes/dia, levou a ganho ponderal de 2,72 kg em dois meses, sem ganhos ponderais adicionais nos quatro meses seguintes.[37,38]

Embora com uma taxa elevada de desistência durante a realização de outro ensaio clínico, a terapia combinada de acetato de megestrol com testosterona produziu aumento de massa magra e reverteu a perda de peso involuntária em pacientes com DPOC.[39,40] O emprego dessas medicações deve sempre considerar possíveis efeitos colaterais e, portanto, a relação custo-benefício. A realização de mais estudos randomizados controlados é necessária.

Diante do conhecimento de que a depleção de massa magra em pacientes com DPOC, até mesmo nos pacientes com peso estável, está relacionada a pior prognóstico, a recuperação de massa magra é um alvo terapêutico importante. A terapia nutrológica poderia ser aplicada não apenas na manutenção do peso corporal, mas também para induzir anabolismo muscular em combinação com exercício e intervenção farmacológica.[39]

REFERÊNCIAS BIBLIOGRÁFICAS

1. Carrasco Garrido P, de Miguel Díez J, Rejas Gutiérrez J, Centeno AM, Gobartt Vázquez E, Gil de Miguel A et al. Negative impact of chronic obstructive pulmonary disease on the health-related quality of life of patients. Results of the EPIDEPOC Study. Health Qual Life Outcomes 2006; 4:31.

2. Nishimura S, Zaher C. Cost impact of COPD in Japan: opportunities and challenges? Respirology 2004; 9:466-73.
3. Mathers CD, Loncar D. Projections of global mortality and burden of disease from 2002 to 2030. PLoS Med 2006; 3:e442.
4. Vogelmeier CF, Criner GJ, Martinez FJ, Anzueto A, Barnes PJ, Bourbeau J et al. Global Strategy for the Diagnosis, Management and Prevention of Chronic Obstructive Lung Disease 2017 Report: GOLD Executive Summary. Respirology 2017; 22(3):575-601.
5. Schols AM, Ferreira IM, Franssen FM, Gosker HR, Janssens W, Muscaritoli M et al. Nutritional assessment and therapy in COPD: a European Respiratory Society statement. Eur Respir J 2014; 44(6):1504-20.
6. Creutzberg EC, Schols AM, Bothmer-Quaedvlieg FC, Wouters EF. Prevalence of an elevated resting energy expenditure in patients with chronic obstructive pulmonary disease in relation to body composition and lung function. Eur J Clin Nutr 1998; 52:396-401.
7. Agustí AGN, Noguera A, Sauleda J, Sala E, Pons J, Busquets X. Systemic effects of chronic obstructive pulmonary disease. Eur Respir J 2003; 21(2):347-60.
8. Landbo C, Prescott E, Lange P, Vestbo J, Almdal TP. Prognostic value of nutritional status in chronic obstructive pulmonary disease. Am J Respir Crit Care Med 1999; 160:1856-61.
9. Prescott E, Almdal T, Mikkelsen KL, Tofteng CL, Vestbo J, Lange P. Prognostic value of weight change in chronic obstructive pulmonary disease: results from the Copenhagen City Heart Study. Eur Respir J 2002; 20(3):539-44.
10. Kao CC, Hsu JW, Bandi V, Hanania NA, Kheradmand F, Jahoor F. Resting energy expenditure and protein turnover are increased in patients with severe chronic obstructive pulmonary disease. Metabolism 2011; 60(10):1449-55.
11. Amoroso P, Wilson SR, Moxham J, Ponte J. Acute effects of inhaled salbutamol on the metabolic rate of normal subjects. Thorax 1993; 48:882-5.
12. Schols AMWJ, Buurman WA, Staal van den Brekel AJ, Dentener MA, Wouters EF. Evidence for a relation between metabolic derangements and increased levels of inflammatory mediators in a subgroup of patients with chronic obstructive pulmonary disease. Thorax 1996; 51:819-24.
13. Sridhar MK. Why do patients with emphysema lose weight? Lancet 1995; 345:1190-1.
14. Sauleda J, García-Palmer FJ, Wiesner R, Tarraga S, Harting I, Tomás P et al. Cytochrome oxidase activity and mitochondrial gene expression in skeletal muscle of patients with chronic obstructive pulmonary disease. Am J Respir Crit Care Med 1998; 157:1413-7.
15. Layec G, Haseler LJ, Hoff J, Richardson RS. Evidence that a higher ATP cost of muscular contraction contributes to the lower mechanical efficiency associated with COPD: preliminary findings. Am J Physiol Regul Integr Comp Physiol 2011; 300:R1142-7.
16. Baarends EM, Schols AM, Pannemans DL, Westerterp KR, Wouters EF. Total free living energy expenditure in patients with severe chronic obstructive pulmonary disease. Am J Respir Crit Care Med 1997; 155:549-54.

17. Schols AM, Wouters EF. Nutritional abnormalities and supplementation in chronic obstructive pulmonary disease. Clin Chest Med 2000; 21:753-62.
18. Thorsdottir I, Gunnarsdottir I, Eriksen B. Screening method evaluated by nutritional status measurements can be used to detect malnourishment in chronic obstructive pulmonary disease. J Am Diet Assoc 2001; 101:648-54.
19. Schols A, Mostert R, Cobben N, Soeters P, Wouters E. Transcutaneous oxygen saturation and carbon dioxide tension during meals in patients with chronic obstructive pulmonary disease. Chest 1991; 100:1287-92.
20. Grönberg AM, Slinde F, Engström CP, Hulthén L, Larsson S. Dietary problems in patients with severe chronic obstructive pulmonary disease. J Hum Nutr Diet 2005; 18:445-52.
21. Schols AM, Creutzberg EC, Buurman WA, Campfield LA, Saris WH, Wouters EF. Plasma leptin is related to proinflammatory status and dietary intake in patients with chronic obstructive pulmonary disease. Am J Respir Crit Care Med 1999; 160:1220-6.
22. Takabatake N, Nakamura H, Minamihaba O, Inage M, Inove S, Kagaya S et al. A novel pathophysiologic phenomenon in cachexic patients with chronic obstructive pulmonary disease: the relationship between the circadian rhythm of circulating leptin and the very low-frequency component of heart rate variability. Am J Respir Crit Care Med 2001; 163:1314-9.
23. Raguso CA, Guinot SL, Janssens JP, Kayser B, Pichard C. Chronic hypoxia: common traits between chronic obstructive pulmonary disease and altitude. Curr Opin Clin Nutr Metab Care 2004; 7:411-7.
24. Muscaritoli M, Anker SD, Argilés J, Aversa Z, Bauer JM, Biolo G et al. Consensus definition of sarcopenia, cachexia and pre-cachexia: joint document elaborated by Special Interest Groups (SIG) 'cachexia-anorexia in chronic wasting diseases' and 'nutrition in geriatrics'. Clin Nutr 2010; 29(2):154-9.
25. Broekhuizen R, Creutzberg EC, Weling-Scheepers CA, Wouters EF, Schols AM. Optimizing oral nutritional drink supplementation in patients with chronic obstructive pulmonary disease. Br J Nutr 2005; 93(6):965-71.
26. Schols A. Nutritional modulation as part of the integrated management of chronic obstructive pulmonary disease. Proc Nutr Soc 2003; 62:783-91.
27. Efthimiou J, Mounsey PJ, Benson DN, Madgwick R, Coles SJ, Benson MK. Effect of carbohydrate rich versus fat rich loads on gas exchange and walking performance in patients with chronic obstructive lung disease. Thorax 1992; 47(6):451-6.
28. Engelen MPKJ, Deutz NEP, Wouters EFM, Schols AMWJ. Enhanced levels of whole body protein turnover in patients with chronic obstructive pulmonary disease. Am J Repir Crit Care Med 2000; 162: 1488-92.
29. Anker SD, John M, Pedersen PU, Raguso C, Cicoira M, Dardai E et al. DGEM. ESPEN Guidelines on Enteral Nutrition: cardiology and pulmonology. Clin Nutr 2006; 25:311-8.
30. Anker SD, Laviano A, Filippatos G, John M, Paccagnella A, Ponikowski P et al. ESPEN Guidelines on Parenteral Nutrition: on cardiology and pneumology. Clin Nutr 2009; 28:455-60.

31. Itoh M, Tsuji T, Nemoto K, Nakamura H, Aoshiba K. Undernutrition in patients with COPD and its treatment. Nutrients 2013; 5:1316-35.
32. Hornikx M, Van Remoortel H, Lehouck A, Mathieu C, Maes K, Gayan-Ramirez G et al. Vitamin D supplementation during rehabilitation in COPD: a secondary analysis of a randomized trial. Respir Res 2012; 13:84.
33. Lehouck A, Mathieu C, Carremans C, Baeke F, Verhaegen J, Van Eldere J et al. High doses of vitamin D to reduce exacerbations in chronic obstructive pulmonary disease: a randomized trial. Ann Intern Med 2012; 156(2):105-14.
34. Bjerk SM, Edgington BD, Rector TS, Kunisaki KM. Supplemental vitamin D and physical performance in COPD: a pilot randomized trial. Int J Chron Obstruct Pulmon Dis 2013; 8:97-104.
35. Al-Ghimlas F, Todd DC. Creatine supplementation for patients with COPD receiving pulmonary rehabilitation: a systematic review and meta-analysis. Respirology 2010; 15:785-95.
36. Jonker R, Deutz NE, Erbland ML, Anderson PJ, Engelen MP. Effectiveness of essential amino acid supplementation in stimulating whole body net protein anabolism is comparable between COPD patients and healthy older adults. Metabolism 2017; 69:120-9.
37. Weisberg J, Wanger J, Olson J, Streit B, Fogarty C, Martin T et al. Megestrol acetate stimulates weight gain and ventilation in underweight COPD patients. Chest 2002; 121:1070-8.
38. Yeh SS, DeGuzman B, Kramer T. M012 Study Group. Reversal of COPD-associated weight loss using the anabolic agent oxandrolone. Chest 2002; 122:421-8.
39. Ferreira IM, Brooks D, White J, Goldstein R. Nutritional supplementation for stable chronic obstructive pulmonary disease. Cochrane Database Syst Rev 2012; 132:532.
40. Casaburi R, Nakata J, Bistrong L, Torres E, Rambod M, Porszasz J. Effect of megestrol acetate and testosterone on body composition and hormonal responses in COPD cachexia. Int J Chron Obstruct Pulmon Dis 2015; 3(1):389-97.

20

Terapia nutrológica nas doenças cardiovasculares

Cristiane Maria Mártires de Lima
José Henrique Silvah
Vivian Marques Miguel Suen

INTRODUÇÃO

A incidência e a prevalência da insuficiência cardíaca (IC) aumentam progressivamente.[1] A mortalidade é elevada nos estágios avançados e pode chegar a 50% nos pacientes com classe funcional IV da New York Heart Association (NYHA) por ano.

Em relação às repercussões no estado nutricional, merece destaque a elevação de citocinas,[2,3] com o achado de níveis maiores de fator de necrose tumoral, interleucina-1, interleucina-6, interferon-gama e endotelinas nas formas mais avançadas da doença.[4-6] Além de monócitos, macrófagos e células endoteliais, o miocárdio, em situações de estresse crônico repetido, tem sido apontado como produtor de citocinas.[7,8]

A elevação dessas citocinas pode contribuir para a caquexia cardíaca, caracterizada por perda ponderal importante. Esse termo data de 2.300 anos, da escola de medicina de Hipócrates (em torno de 460-370 a.C.).[9] Clinicamente, o paciente desenvolve atrofia, fraqueza e fadiga muscular, perda de tecido gorduroso e diminuição da massa óssea.[10] No que diz respeito às anormalidades neuroendócrinas, foi também observado nesses pacientes aumento dos níveis séricos de norepinefrina, epinefrina, aldosterona e cortisol. Essas alterações podem estar relacionadas ao aumento da atividade simpática.[11,12] Tanto a elevação de citocinas e hormônios quanto o aumento das demandas energéticas dos músculos respiratórios, do miocárdio hipertrofiado e do sistema hematopoiético atuam sinergicamente para elevar o gasto energético basal. A resistência a hormônios anabólicos e a má absorção intestinal por congestão também são descritas na IC e contribuem para o desbalanço energético e a perda ponderal.[13]

Por outro lado, modificações hemodinâmicas também são descritas na obesidade, podendo ocorrer mudanças na estrutura e na função do ventrículo, evoluindo para IC.[14-17] Isso é mais pronunciado em obesos graves (índice de massa corporal > 40 kg/m^2).[14,15] O risco de IC associada à obesidade grave (cardiomiopatia da obesidade) começa a aumentar de forma abrupta após 10 anos.[14,17] A maioria dos pacientes tem insuficiência diastólica, mas alguns manifestam disfunção sistólica e diastólica.[14] Muitas das manifestações clínicas e das alterações na estrutura e na função cardíacas são reversíveis com a perda de peso. Ainda não se sabe se a obesidade leva a alterações intrínsecas no miocárdio.[3,14]

TERAPIA NUTROLÓGICA

A terapia nutrológica objetiva a manutenção de peso seco adequado e o tratamento das condições pré-existentes que geraram a doença cardíaca, como aterosclerose associada à dislipidemia, diabetes melito e hipertensão arterial sistêmica.

É de extrema importância na avaliação nutrológica a história cuidadosa de evolução de peso na ausência de edema. A detecção da caquexia cardíaca em pacientes com insuficiência cardíaca crônica (ICC) significa que o paciente tem 50% menos chances de sobrevida em 18 meses. É também fundamental documentar as alterações ponderais durante as internações no momento da alta hospitalar.

Por outro lado, o aumento da prevalência de sobrepeso e obesidade também tem sido notado na população com ICC. Uma metanálise recente mostrou que pacientes obesos com ICC apresentavam menor taxa de mortalidade e menores taxas de hospitalização quando comparados a pacientes com índice de massa corporal (IMC) dentro da faixa de normalidade. Esse fenômeno é conhecido como o paradoxo da obesidade.[18] Por razões ainda não esclarecidas, a obesidade é sinal de ausência de um catabolismo significativo. Recomenda-se, portanto, que se o IMC for maior que 40 kg/m^2, deve-se estimular a perda de peso em indivíduos com ICC. Se o IMC for menor que 30 kg/m^2, a perda de peso não deve ser recomendada. É preciso, no entanto, monitorar rigorosamente perda de apetite, perda de peso involuntária e perda de massa muscular. A justificativa para essa conduta baseia-se no fato de que a perda de peso é uma variável independente que prediz a mortalidade em pacientes com ICC, assim como em pacientes com câncer, doença pulmonar obstrutiva crônica (DPOC) ou insuficiência renal crônica.[19] Contudo, estudos ainda são necessários para esclarecer qual é a melhor faixa de IMC para esses pacientes.

ALIMENTAÇÃO E SUPLEMENTAÇÃO ORAL, TERAPIAS NUTRICIONAIS ENTERAL E PARENTERAL

São esparsas na literatura as recomendações calórico-proteicas para os pacientes com IC. Em doentes estáveis, considerando-se o peso do paciente sem retenção hídrica, recomenda-se a oferta calórica de 28 kcal/kg para aqueles com estado nutricional adequado e de 32 kcal/kg para os depletados.[20] Os carboidratos devem representar de 50 a 60% do valor calórico total, com ingestão diária de 20 a 30 g de fibras e devendo-se recomendar, preferencialmente, carboidratos complexos, visando a uma menor liberação de insulina e consequente retenção hidrossalina. Os lipídios devem constituir 30% do valor calórico total. Deve-se estimular o consumo de gorduras mono e poli-insaturadas e evitar alimentos ricos em gorduras trans e saturadas. Em relação às necessidades proteicas, estudos indicam a ingestão de 1,1 g/kg/dia e entre 1,5 e 2 g/kg/dia de proteínas para pacientes com estado nutricional adequado e depletados ou que apresentem perdas por nefropatia ou má absorção entérica, respectivamente. Deve-se estimular a realização de 6 a 8 refeições diárias.

Embora alguns pequenos trabalhos sugiram que o uso de suplementos com aminoácidos ramificados, arginina e creatina melhorem o estado nutricional ou a condição clínica de pacientes com IC,[21-26] seu uso não é indicado para tratamento de pacientes com sintomas atuais ou anteriores e fração de ejeção do ventrículo esquerdo reduzida.[27]

Na presença de anorexia, o uso de terapia nutricional enteral se justifica. Baseado em aspectos fisiológicos, a nutrição enteral é recomendada também para cessar ou reverter a perda ponderal. No entanto, não há indicação para esta modalidade terapêutica para profilaxia da caquexia cardíaca.[21]

A nutrição parenteral, por sua vez, é indicada na presença de má absorção com o objetivo de cessar ou reverter a perda ponderal. Todavia, não se deve prescrevê-la com intuito de prevenir a caquexia cardíaca. A sobrecarga hídrica é uma preocupação tanto em pacientes em uso de terapia nutricional enteral ou parenteral.[21,28]

VITAMINAS

Exceto nos casos de carências vitamínicas documentadas, estudos randomizados não demonstraram o benefício da suplementação rotineira de vitamina em pacientes com IC.[29]

NUTRIENTES PARA OS QUAIS O NUTRÓLOGO DEVE FICAR ATENTO

Sódio

Na ausência de evidências de estudos clínicos bem desenhados em pacientes com ICC, recomenda-se a ingestão de, no máximo, 2,3 g/dia de sódio. É importante lembrar que o conteúdo de sódio do cloreto de sódio (sal de cozinha) é de aproximadamente 36%. Ressalta-se, no entanto, que as recomendações da ingestão de sódio devem ser individualizadas, de acordo com a gravidade da ICC, os medicamentos em uso e a condição atual do paciente.[30]

Para reduzir a ingestão de sódio, pode ser usado o glutamato monossódico, produto que proporciona o gosto umami (realçador de sabor) e que contém menor conteúdo de sódio em relação ao NaCl. A mistura 1:1 de glutamato monossódico com NaCl (p. ex., meia colher de chá de glutamato monossódico e meia colher de chá de sal de cozinha) resulta em redução da ingestão de sódio em 37% (quando comparada ao NaCl isoladamente) e pode ser usada para temperar todos os alimentos, com bons resultados na aceitação dos pacientes.[31]

Água

A Sociedade Europeia de Cardiologia recomenda que a ingestão de fluidos seja restrita a 1,5 a 2 L/dia em pacientes com sintomas graves e hiponatremia, pois, nesses pacientes, a ativação neuro-hormonal limita a habilidade do organismo de excretar o sódio ingerido e a água. Essa restrição pode minimizar o risco de episódios congestivos agudos.[32]

Álcool

A recomendação atual limita a ingestão a, no máximo, 2 taças de vinho tinto para os homens e 1 taça para as mulheres por dia.[33] Pacientes com miocardiopatia alcoólica não devem ingerir álcool.

REFERÊNCIAS BIBLIOGRÁFICAS

1. Go AS, Mozaffarian D, Roger VL, Benjamin EJ, Berry JD, Blaha MJ et al. Heart disease and stroke statistics –2014 update: a report from the American Heart Association. Circulation 2014; 129:e28–e292.
2. Matsumori A. The use of cytokine inhibitors. A new therapeutic insight into heart failure. Intern J Cardiol 1997; 62(Suppl. I):3-12.
3. Levin ER. Endothelins. N Engl J Med 1995; 333:356-63.
4. Levine B, Kalman J, Mayer L, Fillit HM, Parker M. Elevated circulating levels of tumor necrosis factor in severe chronic heart failure. N Engl J Med 1990; 323:236-41.
5. McMurray J, Abdullah I, Dargie HJ, Shapiro D. Increased concentrations of tumor necrosis factor in "cachectic" patients with severe chronic heart failure. Br Heart J 1991; 66:356-8.

6. Dutka DP, Elborn JS, Delamere F, Shale DJ, Morris GK. Tumor necrosis factor a in severe congestive cardiac failure. Br Heart J 1993; 70:141-3.
7. Torre-Amione G, Kapadia S, Lee J, Bies RD, Lebovitz R, Mann DL. Expression and functional significance of tumor necrosis factor receptors in human myocardium. Circulation 1995; 92:1487-93.
8. Torre-Amione G, Kapadia S, Lee J, Dubrand JB, Bies RD, Young JB et al. Tumor necrosis factor-a and tumor necrosis factor receptors in the failing human heart. Circulation 1996; 93:704-11.
9. Anker SD, Coats AJ. Cardiac cachexia: a syndrome with impaired survival and immune and neuroendocrine activation. Chest 1999; 115:836-47.
10. Anker SD, Clark AL, Teixeira MM, Hellewell PG, Coats AJS. Loss of bone mineral in patients with cachexia due to chronic heart failure. Am J Cardiol 1999; 83:612-5.
11. Anker SD, Chua TP, Swan JW, Harrington D, Swan JW, Kox WJ et al. Hormonal changes and catabolic/anabolic imbalance in chronic heart failure: the importance for cardiac cachexia. Circulation 1997; 96:526-34
12. Anker SD, Clark AL, Kemp M, Salsbury C, Teixeira MM, Hellewell PG et al. Tumor necrosis factor and steroid metabolism in chronic heart failure: possible relation to muscle wasting. J Am Coll Cardiol 1997; 30:997-1001.
13. Sahade V, dos Santos Pereira Montera V. Tratamento nutricional em pacientes com insuficiência cardíaca. Revista de Nutrição 2009; 22:399-408.
14. Wong CY, O'Moore-Sullivan T, Leano R, Byrne N, Beller E, Marwick TH. Alterations of left ventricular myocardial characteristics associated with obesity. Circulation 2004; 110:3081-7.
15. Poirier P, Martin J, Marceau P, Biron S, Marceau S. Impact of bariatric surgery on cardiac structure, function and clinical manifestations in morbid obesity. Expert Rev Cardiovasc Ther 2004; 2:193-201.
16. Alpert MA, Terry BE, Mulekar M, Cohen MV, Massey CV, Fan TM et al. Cardiac morphology and left ventricular function in normotensive morbidly obese patients with and without congestive heart failure, and effect of weight loss. Am J Cardiol 1997; 80:736-40.
17. McTigue K, Larson JC, Valoski A, Burke G, Kotchen J, Lewis CE et al. Mortality and cardiac and vascular outcomes in extremely obese women. JAMA 2006; 296:79-86.
18. Kenchaiah S, Gaziano JM, Vasan RS. Impact of obesity on the risk of heart failure and survival after the onset of heart failure. Med Clin North Am 2004; 88:1273-94.
19. Evans WJ, Morley JE, Argilés J, Bales C, Baracos V, Guttridge D et al. Cachexia: a new definition. Clin Nutr 2008; 27:793–9.
20. Aquilani R, Opasich C, Verri M, Boschi F, Febo O, Pasini E et al. Is nutritional intake adequate in chronic heart failure patients? J Am Coll Cardiol 2003; 42:1218-23.
21. Anker SD, John M, Pedersen PU, Raguso C, Cicoira M, Dardai E et al. ESPEN Guidelines on Enteral Nutrition: cardiology and pulmonology. Clin Nutr 2006; 25:311-8.
22. Kalantar-Zadeh K, Anker SD, Horwich TB, Fonarow GC. Nutritional and anti-inflammatory interventions in chronic heart failure. Am J Cardiol 2008; 101:S89-S103.

23. Chin-Dusting JP, Kaye DM, Lefkovits J, Wong J, Bergin P, Jennings GL. Dietary supplementation with L-arginine fails to restore endothelial function in forearm resistance arteries of patients with severe heart failure. J Am Coll Cardiol 1996; 27:1207-13.
24. Broqvist M, Arnqvist H, Dahlström U, Larsson J, Nylander E, Permert J. Nutritional assessment and muscle energy metabolism in severe chronic congestive heart failure – effects of long-term dietary supplementation. Eur Heart J 1994; 15(12):1641-50.
25. Andrews R, Greenhaff P, Curtis S, Perry A, Cowley AJ. The effect of dietary creatine supplementation on skeletal muscle metabolism in congestive heart failure. Eur Heart J 1998; 19:617-22.
26. Bourdel-Marchasson I, Emeriau JP. Nutritional strategy in the management of heart failure in adults. Am J Cardiovasc Drugs 2001; 1:363-73.
27. Yancy CW, Jessup M, Bozkurt B, Butler J, Casey DE Jr, Colvin MM et al. 2017 ACC/AHA/HFSA Focused Update of the 2013 ACCF/AHA Guideline for the management of heart failure: a report of the American College of Cardiology/American Heart Association Task Force on Clinical Practice Guidelines and the Heart Failure Society of America. J Card Fail 2017; 23:628-51.
28. Anker SD, Laviano A, Filippatos G, John M, Paccagnella A, Ponikowski P et al. ESPEN Guidelines on Parenteral Nutrition: on cardiology and pneumology. Clin Nutr 2009; 28:455-60.
29. Hunt SA, Abraham WT, Chin MH, Feldman AM, Francis GS, Ganiats TG et al. 2009 focused update incorporated into the ACC/AHA 2005 Guidelines for the Diagnosis and Management of Heart Failure in Adults: a report of the American College of Cardiology Foundation/American Heart Association Task Force on Practice Guidelines: developed in collaboration with the International Society for Heart and Lung Transplantation. Circulation 2009; 119(14):e391-479.
30. Riegel B, Moser DK, Anker SD, Appel LJ, Dumbar SB, Grady KL et al. State of the science promoting self-care in persons with heart failure: a scientific statement from the American Heart Association. Circulation 2009; 1141-63.
31. Maluly HDB, Arisseto-Bragotto AP, Reyes FGR. Monosodium glutamate as a tool to reduce sodium in foodstuffs: technological and safety aspects. Food Sci Nutr 2017; 5(6):1039-48.
32. Schrier RW, Abraham WT. Hormones and hemodynamics in heart failure. N Engl J Med 1999; 341: 577-85.
33. Heart Failure Society of America. HFSA 2006 comprehensive heart failure practice guideline. J Card Fail 2006; 12:e1-2.

21

Terapia nutrológica em adultos com lesão renal aguda e doença renal crônica

José Henrique Silvah
Cristiane Maria Mártires de Lima
Julio Sergio Marchini
Carla Barbosa Nonino
Vivian Marques Miguel Suen
Selma Freire de Carvalho da Cunha

DEFINIÇÕES E CLASSIFICAÇÕES

A lesão renal aguda (LRA) é definida como perda abrupta da função renal, resultando em azotemia e desequilíbrio do volume hídrico e eletrolítico.[1] A *The Kidney Disease: Improving Global Outcomes* (KDIGO) define LRA a partir dos seguintes critérios diagnósticos: aumento abrupto (no prazo de 48 horas) na concentração de creatinina sérica maior que 0,3 mg/dL (≥ 26,4 mmol/L), aumento percentual na concentração sérica de creatinina maior ou igual a 50% em relação aos valores basais dos últimos 7 dias ou oligúria inferior a 0,5 mL/kg/hora em 6 horas.[2]

A doença renal crônica[3] (DRC) é definida pela evidência de anormalidades estruturais ou funcionais do rim (urinálise anormal, estudos de imagem ou histologia) que persistem por pelo menos 3 meses,[4] com ou sem diminuição da taxa de filtração glomerular (reduzida quando inferior a 60 mL/min por 1,73 m^2) ou pela diminuição da taxa de filtração glomerular, com ou sem evidência de dano renal.[5]

A Tabela 1 mostra os critérios para classificação dos diferentes estágios da doença renal crônica, de acordo com a taxa de filtração glomerular. A Tabela 2 classifica a albuminúria de acordo com a intensidade da perda urinária de albumina.

Ambas as condições cursam com desequilíbrio metabólico importante e, consequentemente, com distúrbios nutrológicos diversos, como a subnutrição, distúrbios hidreletrolíticos, as dislipidemias e a aterosclerose. Estas duas últimas condi-

Tabela 1 Classificação da doença renal crônica de acordo com a taxa de filtração glomerular (TFG)

Estágio	TFG (mL/min)	Descrição
1	≥ 90	Doença renal com TFG normal ou aumentada
2	60-89	Doença renal com leve redução na TFG
3a	45-59	Redução leve a moderada
3b	30-44	Redução moderada a grave
4	15-29	Doença renal com grave redução na TFG
5	< 15	Falência renal (5 dias, quando em diálise)

Fonte: National Kidney Foundation, 2002[5]; Summary of Recomendation Statments, 2013.[6]

Tabela 2 Classificação da doença renal de acordo com o grau de albuminúria

Estágios da albuminúria	Taxa de excreção de albumina (mg/24hs)	Descrição
A1	< 30	Normal a pouco aumentada
A2	Entre 30 e 300	Moderadamente aumentada
A3	> 300	Gravemente aumentada

Fonte: Summary of Recomendation Statments, 2013.[6]

ções justificam a maior morbimortalidade cardiovascular observada em pacientes renais crônicos.[7] O aumento na incidência de infecções também é relatado.[8] Além disso, muitos pacientes com doença renal crônica submetidos à hemodiálise apresentam ingestão energética e proteica aquém das necessidades. Em geral,[9] a ingestão energética está diminuída em cerca de 30% e a proteica em 15% em relação às recomendações,[10] gerando comprometimento das variáveis antropométricas e do estado nutrológico.[10] Por fim, o comprometimento do estado nutricional constituiu-se em um fator de risco para uma maior morbidade e mortalidade.[11]

A abordagem nutrológica tem uma importante atribuição em casos de doença renal. O papel da nutrologia no tratamento das doenças renais visa a evitar a sua progressão ou agravamento, além da abordagem específica na estabilização e melhora do estado nutrológico, e consequentemente, na qualidade de vida dos pacientes. Além disso, o papel dessa especialidade médica inclui a prevenção das doenças renais por meio da prescrição de hábitos de vida adequados, uso criterioso de medicamentos e suplementos, além do monitoramento clínico dos pacientes. Por exemplo, devido à popularização do uso de suplementos dietéticos com o intuito de causar hipertrofia muscular, vem crescendo o número de casos de LRA.[12] Assim, cabe ao nutrólogo não se distanciar das condutas baseadas em evidência científica mais sólida, bem como discutir com seu paciente as possíveis complicações e monitorar o seu tratamento.

Este capítulo aborda as condutas referentes à atuação do nutrólogo frente aos pacientes com LRA e DRC, com base em conhecimentos científicos atuais.

FISIOPATOLOGIA DAS ALTERAÇÕES NUTRICIONAIS NAS DOENÇAS RENAIS

O catabolismo proteico é marcante na LRA. Alguns aminoácidos considerados não essenciais tornam-se condicionalmente essenciais na doença renal. Ocorrem alterações no conteúdo intra e extracelulares de aminoácidos, bem como a utilização precária dos aminoácidos ingeridos ou fornecidos por outras vias. É comum a ocorrência de hiperglicemia, decorrente da resistência periférica à insulina e da maior gliconeogênese hepática.[13] As alterações no metabolismo lipídico são caracterizadas por hipertrigliceridemia resultante da inibição da lipólise e da redução da depuração lipídica. Além disso, ocorre redução de substâncias com atividade antioxidante, indução de um estado pró-inflamatório e prejuízo da imunocompetência do indivíduo.[14] A concentração plasmática de vitaminas solúveis em água é reduzida e a ativação da vitamina D3 é prejudicada, resultando em hiperparatireoidismo secundário. Pode ser comum o achado de baixos níveis de vitaminas E e A, além do selênio. Deve-se levar em conta que as terapias de substituição renal contínua (hemofiltração e hemodiafiltração) causam perda significativa de substâncias hidrossolúveis de baixo peso molecular, incluindo vários nutrientes. Este processo pode gerar a perda total diária de 10 a 15 g de aminoácidos, bem como de vitaminas.[15] Frequentemente, as terapias de substituição renal contínua induzem aos distúrbios eletrolíticos, como a hipofosfatemia, a hipomagnesemia e a hiponatremia.[16]

A LRA é um fator de risco bem definido para hemorragia gastrointestinal, especialmente a digestiva alta. Por outro lado, a administração de terapia nutrológica enteral exerce efeitos protetores sobre o risco de lesão aguda da mucosa gástrica e da hemorragia digestiva.[17]

A subnutrição é comum em pacientes com DRC avançada.[18] A subnutrição proteica é multifatorial, podendo ser secundária à ingestão insuficiente de alimentos fontes de proteína, além da alteração da motilidade, redução da digestão e da absorção intestinal da proteína dietética, induzidas pela uremia. Adicionalmente, a acidose metabólica causa aumento das perdas de proteínas e o catabolismo proteico.[19] O programa de hemodiálise diária e em sessões curtas parece melhorar a ingestão de alimentos e o estado nutricional.[20] Por outro lado, a hemodiálise resulta em perda de aminoácidos, vitaminas e carnitina, induz o catabolismo e pode aumentar a suscetibilidade às infecções e à amiloidose por mecanismos que incluem o efeito da membrana dialítica e a sobrecarga de alumínio. Enquanto a DRC e a LRA propiciam um estado pró-inflamatório, um estudo conduzido por nosso grupo mostrou que a ingestão de um lanche hiperproteico (29 g de proteína) pode ser benéfico ao paciente, não contribuindo com tal inflamação.[21]

Os pacientes em diálise peritoneal ambulatorial contínua (*Continuous Ambulatory Peritoneal Dialysis* - CAPD) geralmente apresentam melhor função renal residual, sendo as alterações metabólicas menos pronunciadas do que em pacientes sob hemodiálise. No entanto, as perdas peritoneais de proteínas, aminoácidos e micronutrientes pelo dialisato peritoneal são relevantes. Como as soluções peritoneais frequentemente possuem alto teor de glicose, a captação elevada desse carboidrato pode causar ganho ponderal e resultar em sobrepeso/obesidade, hipertrigliceridemia, hiperglicemia, indução ou agravamento do diabetes melito. Tais pacientes apresentam comumente sobrecarga de fluidos, redução da massa magra e da albuminemia, embora um aumento da gordura corporal possa ser observado.

PRINCÍPIOS GERAIS PARA A SELEÇÃO DA TERAPIA NUTROLÓGICA

A escolha da modalidade de terapia nutrológica dentre a suplementação nutricional oral (SNO), terapia nutrológica enteral (TNE), nutrição parenteral intradialítica (NPID) ou parenteral (TNP), deve ser avaliada individualmente. De forma resumida, as diferentes modalidades de terapia nutrológica são indicadas de acordo com a modalidade de tratamento (conservador ou dialítico), o estado nutrológico do paciente e a sua evolução após implementação das diversas medidas terapêuticas especializadas. Define-se subnutrição grave quando o índice de massa corporal (IMC) está abaixo de 20 kg/m^2, ocorre perda de peso corporal superior a 10% no período de 6 meses e há alteração de marcadores bioquímicos de subnutrição, como a albumina sérica inferior a 3,5 g/dL.

Pacientes não dialíticos

Em pacientes não dialíticos, a avaliação nutrológica se faz necessária e, nos casos em que as necessidades nutricionais não são atingidas com a ingestão oral de alimentos, a SNO deve ser prescrita. Nos pacientes em que a via oral não for suficiente (mesmo pela ingestão de alimentos acrescida de SNO), a TNE isolada ou suplementada por TNP ou a TNP isoladamente deve ser instituída, dependendo de cada caso.

Pacientes dialíticos crônicos

- Casos com subnutrição leve e ingestão oral insuficiente: indica-se a avaliação e o aconselhamento dietoterápico e, se necessário, o emprego de SNO.
- Casos com subnutrição grave com ingestão oral maior que 20 kcal/kg/dia: indica-se o aconselhamento dietético e o uso de SNO. Diante da falha na recuperação do estado nutrológico com essa conduta, a NPID pode ser utilizada. A TNE

está indicada quando há resposta insuficiente no emprego da SNO e da NPID.[11] Outros autores recomendam que a TNE sempre seja tentada antes da NPID, devido à escassez de evidência quanto à redução de mortalidade com seu uso.[22]

- Casos com subnutrição grave com ingestão oral menor que 20 kcal/kg/dia: em geral, tais pacientes não se beneficiam com a SNO e a NPID pela incapacidade de atingir oferta nutricional satisfatória por estas vias. Nessa situação, faz-se necessária a avaliação nutrológica diária, sendo que a TNE deve ser a escolha preferencial. Nos casos em que esta não é possível, indica-se a TNP.

TERAPIA NUTROLÓGICA ORAL E ENTERAL

LRA

O comprometimento do estado nutrológico é um importante fator de risco para a morbidade e a mortalidade em pacientes com doença renal aguda ou crônica, independentemente de outras morbidades ou complicações, além de se relacionar com maior tempo de internação. Pacientes críticos com LRA apresentam um estado altamente catabólico, com perda maciça de nutrientes. A subnutrição grave, detectada pela avaliação subjetiva global (ASG), pode estar presente em 42% dos pacientes internados com LRA.[23] De forma sumarizada, as indicações de terapia nutrológica enteral na LRA são mostradas no Quadro 1.[14] Embora seja a principal indicação, a subnutrição não é a única justificativa. Considerando o prognóstico resultante da subnutrição em pacientes com LRA, o seguimento da ingestão de alimentos e dos índices nutricionais devem ser planejados (Tabela 3).

Quadro 1 Indicações de terapia nutrológica enteral na LRA

LRA não complicada: quando a alimentação por via oral ou sua associação com suplemento nutricional não satisfizer às necessidades do paciente
LRA grave, doente crítico: iniciar terapia enteral nas primeiras 24 horas, sempre que possível

Fonte: adaptado de Cano et al., 2009[11]; Cano et al., 2006.[14]

Tabela 3 Necessidades de nutrientes para pacientes com LRA em uso de terapia nutrológica enteral

Energia	20 a 30 kcal/kg/dia*
Carboidratos	3 a 5 (máx. 7) g/kg/dia
Gordura	0,8 a 1,2 (máx. 1,5) g/kg/dia
Proteína (aminoácidos essenciais e não essenciais)	Tratamento conservador: 0,6 a 0,8 (máx. 1 g/kg/dia) Terapia dialítica: 1,1 a 1,5 g/kg/dia Terapia de diálise contínua ou em pacientes hipercatabólicos: até 1,7 g/kg/dia

* Indivíduos obesos e com subnutrição devem ter suas necessidades adaptadas.

Fonte: adaptada de Cano et al., 2009[11]; Cano et al., 2006.[14]

A sonda transnasal em posição gástrica é a via preferencial para fornecimento de TNE nos pacientes críticos com LRA. Em pacientes com gastroparesia (principalmente nos casos de nefropatia diabética) sem resposta ao tratamento com procinéticos, o posicionamento nasojejunal é preferencial. A colocação de gastrostomia ou jejunostomia endoscópica percutânea deve ser considerada para terapia nutrológica enteral de longo prazo em casos selecionados.[24] As fórmulas classificadas como "padrão polimérica" podem ser empregadas na maioria dos pacientes com LRA, não justificando o uso rotineiro de fórmulas modificadas para doenças renais. Quando o intuito da TNE é evitar sobrecarga hídrica, a fórmula padrão com maior densidade energética (1,5 kcal/mL) é adequada para tais pacientes. O emprego de fórmulas modificadas fica reservado para casos específicos que fugirem à regra. No Hospital das Clínicas da Faculdade de Medicina de Ribeirão Preto da Universidade de São Paulo, a indicação de fórmulas especiais destinadas a pacientes nefropatas é feita na vigência de distúrbio eletrolítico grave, especialmente a hipercalemia e a hiperfosfatemia.

DRC

De forma sumarizada, a Tabela 4 mostra as recomendações de nutrientes e energia para pacientes com DRC. É importante mencionar que a elaboração de cardápios adequados às recomendações constitui um desafio mesmo para profissionais experientes. A substituição de grupos de alimentos por outros nem sempre garantirá a oferta de todos os nutrientes necessários às necessidades corporais, ou talvez pior, poderá resultar em oferta excessiva de alguns nutrientes que favorecem a evolução da doença. Dessa forma, é importante o conhecimento das principais fontes alimentares de cada nutriente e as maneiras de modificar a sua oferta. Por exemplo, o uso do glutamato monossódico, produto que proporciona o gosto umami (realçador de sabor) e que contém menor conteúdo de sódio em relação ao NaCl, poderia ser utilizado para temperar os alimentos. A mistura 1:1 de glutamato monossódico com NaCl (por exemplo, meia colher de chá de glutamato monossódico e meia colher de chá de sal de cozinha) resulta em redução de 37% na ingestão de sódio, se comparada ao NaCl isoladamente.[25] Em relação ao potássio, sugere-se ingestão inferior a 70 mEq/dia (3 g/dia). Para alcançar tal meta, certos alimentos devem ser preferidos a outros, embora a forma de preparo também influencie em quanto do nutriente é ofertado (para mais informações, acesse: https://www.alimentarne.com/single-post/sodio-e-potassio).

Do ponto de vista metabólico, os pacientes com DRC ou em hemodiálise que desenvolvem intercorrências agudas são semelhantes aos pacientes com LRA e, portanto, devem receber terapia nutrológica semelhante.

O cálcio e o fósforo são nutrientes cuja oferta exige maior cautela. Na fase não dialítica, dificilmente se atinge a recomendação de cálcio, de forma que a suplementação

Tabela 4 Recomendações nutricionais para pacientes com DRC*

	DRC não dialítica‡	DRC dialítica
Proteína (g/kg/dia)	0,8 a 1,0 (contendo proteína de alto valor biológico)¶	1,2 a 1,3
Energia (kcal/kg/dia)	≥ 35 (se o peso é maior que 120% do normal ou o paciente tem mais de 60 anos de idade, uma menor quantidade pode ser prescrita)	
Gordura (% do valor energético total)	30 a 40	
Relação entre ácidos graxos poli-insaturados/saturados	1 / 1	
Carboidratos	Quantidade necessária para atingir o valor energético total desejado	
Fibra (g/dia)	20 a 25	
Minerais	Recomendação semelhante à população normal	
Sódio (mg/dia)	< 2000	
Potássio (mg/dia)	40 a 70	
Fósforo (mg/dia)#	600 a 800	
Cálcio (mg/dia)	1400 a 1600	
Magnésio (mg/dia)	200 a 300	
Ferro (mg/dia)	>10 a 18ø	
Zinco (mg/dia)	15	
Água (mL/dia)	Até 3000, conforme tolerado	Em geral, 750 a 1500

* Deve ser ajustado conforme necessidades de cada paciente.

‡ Taxa de filtração glomerular < 70 mL/min/1,73 m, com evidência de progressão.

¶ A ingestão de proteína de alto valor biológico deve ser aumentada em 1 g/dia para cada 1g/ dia de perda proteica urinária.

\# Uso de quelantes de fósforo geralmente são necessários para manutenção de valores séricos normais.

ø 10 mg/dia para homens e mulheres amenorreicas, 18 mg/dia para mulheres que menstruam.

Fonte: Cuppari, 2005[26]; Gilbert et al., 2017.[27]

deve ser feita, com monitoramento regular pelos riscos de hipercalcemia e calcificação de partes moles. Como via de regra, o fósforo deve ter sua ingestão reduzida na DRC. Na fase não dialítica, dificilmente ocorre hiperfosfatemia (devido à restrição de fontes de proteína que também são fontes alimentares de fósforo). Contudo, na fase dialítica, sua ingestão acompanha o aumento da ingestão proteica e há risco maior de hiperfosfatemia (acima de 5,5 a 6 mg/dL), uma vez que a remoção de fósforo pela diálise não é eficaz. Por isso, frequentemente são usados quelantes de fósforo, tais como carbonato de cálcio ou acetato de cálcio (acetato tem potencial quelante superior e não oferece risco de hipercalcemia) e, mais recentemente, o cloridrato de sevelamer (Renagel®).

Ferro deve ser suplementado quando as recomendações não forem atingidas após terapia com eritropoetina. Vitaminas também merecem atenção. Durante hemodiálise ou CAPD, recomenda-se a suplementação diária de ácido fólico (1 mg), piridoxina (10 a 20 mg), vitamina C (30 a 60 mg) e vitamina D, em doses de acordo com os níveis séricos de cálcio, fósforo e PTH.[28] Os elementos-traço são pouco afetados pela hemodiálise, de forma que não é necessária sua suplementação na maioria dos casos. No entanto, em pacientes com deficiência, a suplementação de zinco (15 mg/dia) e de selênio (50 a 70 μg/dia) pode ser útil. Alterações eletrolíticas diversas podem ocorrer, o que exige monitoração cautelosa desses nutrientes.[11]

Quadro 2 Indicação de terapia nutrológica enteral para pacientes com DRC e terapia substitutiva renal (hemodiálise ou CAPD)

▪ Subnutrição (IMC < 20 kg/m^2, perda de peso corporal superior a 10% em 6 meses, albumina sérica < 35 g/L (3,5 g/dL) e pré-albumina sérica < 300 mg/L) ▪ Como suplemento oral (2 a 3 horas após as refeições habituais ou durante a sessão de hemodiálise) ▪ Via sonda transnasal quando houver resposta insuficiente à orientação alimentar e/ou ao uso de suplementos e/ou quando o aporte nutricional por via oral não for possível
▪ Pacientes com intercorrências agudas, quando não for possível aporte nutricional por via oral
▪ Pacientes que não possam alcançar a ingestão oral adequada: terapia nutrológica enteral pode ser considerada, a fim de atingir a oferta de nutrientes
▪ Pacientes inconscientes ou com determinadas condições neurológicas ou psiquiátricas incapacitantes de manter a ingestão via oral

CAPD: diálise peritoneal ambulatorial contínua.
Fonte: adaptado de Cano et al., 2009[11]; Cano et al., 2006.[14]

Deve-se considerar que tanto a síndrome urêmica como a terapia substitutiva renal em si são indicativas de estado inflamatório que induzem a ativação persistente do catabolismo proteico. A anorexia pode ser provocada pela diálise insuficiente, o que sugere que a intervenção deve visar a melhora da eficiência da terapia substitutiva renal. Um Kt/V (na fórmula do Kt/V, o (K) é a depuração de ureia do dialisador, multiplicada pelo tempo de tratamento (t) e dividido pelo volume de distribuição de ureia (V) do paciente) de ureia maior que 1,2 por sessão de hemodiálise ou maior que 2 semanalmente nos pacientes em CAPD indicam boa eficiência. Doenças intercorrentes, como as infecções, aumentam o catabolismo e necessitam de correção imediata. Outros fatores para o desenvolvimento de subnutrição que devem ser tratados ou melhorados são: hiperparatireoidismo, acidose (manter bicarbonato acima de 22 mmol/L) e gastroparesia.[29]

O *Espen Guidelines* recomenda que os pacientes com DRC em tratamento conservador recebam dieta enteral específica para essa fase da doença (restrita em proteína e eletrólitos). Contudo, essas fórmulas não devem ser utilizadas em pacientes agudizados, devido à restrição proteica. Além disso, fórmulas específicas para pacientes em terapia substitutiva renal (alto conteúdo proteico) podem ser empregadas nos pacientes situados nessa fase da doença. Pacientes com CAPD podem se beneficiar de fórmulas hiperproteicas e menor conteúdo de carboidratos. O uso diário em 85 pacientes hemodialíticos por 6 meses de uma unidade de suplemento oral, contendo cerca de 17 g de proteína, 23 g de gordura e 53 g de carboidratos, melhorou as concentrações séricas de albumina, a pontuação da ASG e, em menor extensão, o IMC.[30]

TERAPIA NUTROLÓGICA PARENTERAL

De todos os pacientes com doença renal, aqueles com quadro agudizado e em estado crítico são os que, em grande maioria, recebem aporte nutricional artificial. Nesses casos, o emprego da TNP está indicado quando o trato gastrointestinal não pode ser utilizado ou quando a oferta de nutrientes pela via enteral é incapaz de atingir as demandas nutricionais do paciente. Em razão da maior ocorrência de peritonite, as gastrostomias ou jejunostomias são contraindicadas em adultos que realizam CAPD. As necessidades para os pacientes com LRA e DRC em uso de TNP estão resumidas na Tabela 5. Em geral, as necessidades de pacientes com DRC agudizada não diferem daquelas para LRA.

Tabela 5 Recomendações de energia e nutrientes para pacientes com doença renal em uso de terapia nutrológica parenteral

Energia	Agudos e crônicos agudizados: 20 a 30 kcal/dia (energia não proteica) Em crônicos dialíticos ≥ 30-35 kcal/dia (nos pacientes em CAPD, deve-se contabilizar a glicose do dialisato)
Carboidratos	3 a 5 (máx. 7) g/kg/dia
Lipídios	0,8 a 1,2 (máx. 1,5) g/kg/dia
Proteína	Crônicos em tratamento conservador: 0,6 a 0,8 g/kg/dia Crônicos em hemodiálise (HD): 1,2 a 1,4 g/kg/dia LRA ou DRC agudizados em HD: 1,1 a 1,5 g/kg/dia CAPD: 1,2 a 1,5 g/kg/dia Em métodos dialíticos contínuos: até 1,7 g/kg/dia
Fosfato	Agudos: 800 a 1.000 mg /dia Crônicos: 600 a 1.000 mg/dia
Potássio	Agudos: 2 a 2,5 g/dia Crônicos: 1,5 a 2 g/dia
Sódio	Agudos e crônicos: 1,8 a 2,5 g/dia
Piridoxina	10 a 20 mg/dia
Ácido fólico	1 mg/dia
Vitamina C	30 a 50 mg/dia
Tiamina	1 a 5 mg/dia

Fonte: adaptada de Cano et al., 2009[11]; Cano et al., 2006.[14]

Em relação aos micronutrientes, deve-se atentar para deficiência de vitaminas hidrossolúveis, bem como para a possibilidade de intoxicação por vitamina A. A oferta de vitamina C deve limitar-se a 30 a 50 mg/dia, em razão do risco de oxalose. Em pacientes deficientes, a suplementação de zinco (15 mg/dia) e selênio (50 a 70 μg/dia) é necessária. Similar aos pacientes em uso de terapia nutrológica enteral, a vitamina D deve ser prescrita de acordo com os valores séricos de cálcio, fósforo e paratormônio. Deficiências de tiamina e selênio são comuns em pacientes cronicamente submetidos à terapias substitutivas renais.[11] Em pacientes dialíticos, os distúrbios eletrolíticos refletem mais a composição do líquido utilizado na diálise.

Não há dados sobre soluções específicas de TNP que devam ser utilizadas em pacientes com LRA ou DRC em tratamento conservador. Fórmulas padrão, 3-1 (contendo carboidratos, lipídios e aminoácidos) são adequadas. Embora possam ser administradas em veia periférica, a via preferencial de infusão da TNP é a central, devido às restrições de volume necessárias a esses pacientes e às necessidades de energia e nutrientes dificilmente atingidas por via periférica. A suplementação de vitaminas e elementos-traço deve ser realizada quando a TNP for a fonte exclusiva de nutrientes. No entanto, pode ocorrer acúmulo de vitamina A e desses elementos em pacientes que recebem TNP por mais de 2 semanas. No início da administração de TNP, deve-se ter cautela em relação aos distúrbios hidreletrolíticos,[31] muito comuns nessa fase, especialmente a hipopotassemia e a hipofosfatemia.[32] Em situações de distúrbios eletrolíticos, sugere-se TNP 3-1 sem eletrólitos ou a prescrição de TNP individualizada.[11] Em nossa experiência, o emprego da TNP individualizada é forma indispensável para o manejo dos pacientes, quando indicada. Por meio da TNP individualizada, não somente distúrbios hidreletrolíticos são passíveis de resolução, mas também outras alterações metabólicas, como hiperglicemia, colestase, dislipidemia e outros, justificando a presença do médico nutrólogo diariamente no ambiente hospitalar, incluindo o CTI.

Desde os anos 1970,[33] o uso de TNP de forma cíclica (NPID), três vezes por semana, durante a hemodiálise e por meio do acesso vascular associado à hemodiálise tem sido possível. Dessa forma, uma vantagem da NPID é não necessitar de outro acesso além da via existente para hemodiálise, ficando reduzidas as complicações inerentes ao acesso venoso central, principalmente as complicações infecciosas e trombóticas. Outra vantagem diz respeito à menor necessidade de hospitalização e à menor restrição da mobilidade. Além disso, a NPID permite administração de solutos sem sobrecarga hídrica, visto que o excesso de fluido é retirado na diálise. O uso de NPID também está relacionado à melhora do estado nutricional e aumento da albumina sérica e da sobrevida. Quanto mais subnutrido estiver o paciente, maiores as chances de benefício com essa modalidade terapêutica. Os efeitos da NPID não são vistos de imediato e os seus benefícios tornam-se evidentes após um período mínimo de 2 a 3 meses. Pode ser necessário 6 meses para haver mudança significativa nos dados antropométricos.

Como forma alternativa de tratamento, o exercício físico somado à NPID e uso de nandrolona decanoato[34] têm sido relatados como formas de promover aumento de massa corporal magra.[35] Contudo, vale destacar que não se deve indicar NPID para pacientes fora do contexto descrito a seguir.[36]

As seguintes regras técnicas têm sido propostas para garantir a tolerância ideal da NPID:

- em geral, manter a taxa de administração constante durante uma sessão típica de 4 horas de diálise;
- programar aumento progressivo na infusão de 8 mL/kg/NPID (representando 500 mL em um paciente de 60 kg) durante a primeira semana, até um máximo de 16 mL/kg/NPID, sem exceder 1000 mL/hemodiálise;
- associar com ultrafiltração controlada, volume por volume;
- adicionar 75 mmol (75 mEq) de Na/L na NPID para compensar as perdas de sódio decorrentes da ultrafiltração.

Os seguintes critérios internacionais para indicação de NPID têm sido sugeridos:

- média de albumina sérica pré-diálise em 3 meses menor que 3,4 g/dL;
- média de creatinina sérica pré-diálise em 3 meses menor que 8 mg/dL;
- perda de peso maior que 10% do peso corporal ideal ou maior que 20% do peso corporal habitual (sem limite de tempo);
- exame clínico que indica subnutrição moderada ou grave;
- história clínica indicando ingestão de proteínas menor que 0,8 g/kg e consumo reduzido de energia menor que 25 kcal/kg;
- ASG "C", o que define subnutrição grave.

A NPID deve ser considerada quando três desses critérios se associam ao fracasso ou à impossibilidade da terapia nutrológica enteral, seja por suplementação oral ou via sonda. São critérios de suspensão da NPID:

- albumina sérica ≥ a 3,8 g/dL durante 3 meses;
- creatinina sérica ≥ a 10 mg/dL durante 3 meses;
- exame clínico evidenciando melhora do estado nutricional, inclusive do peso seco;

- ASG "A" ou "B", o que define eutrofia ou risco nutricional/subnutrição leve a moderada;
- melhora da ingestão oral (mais de 1 g/kg/dia de proteínas e mais de 30 kcal/kg/dia).

Três ou mais desses critérios ou a não melhora do estado nutricional após 6 meses de tratamento ou ocorrência de complicações/intolerância à NPID indicam sua suspensão. Contudo, se o paciente estável (não agudizado) apresentar nova piora após 1 mês da suspensão, a NPID pode ser reiniciada.[37]

Em relação à composição da NPID, embora haja estudos avaliando apenas a infusão de aminoácidos, a infusão de soluções contendo os três macronutrientes (carboidratos, lipídios e aminoácidos) deve ser encorajada. As soluções de NPID devem conter 500 mL de aminoácidos a 10 a 15%, 250 mL de lipídios a 10 a 20% e 250 mL de dextrose (d-glicose) a 50 a 70%. Se a hemodiálise for feita três vezes por semana, essa composição fornece aproximadamente 25% das necessidades proteicas e energéticas diárias.[38] A quantidade de dextrose deve ser limitada, uma vez que o fígado não consegue metabolizá-la de forma eficaz em taxas de infusão superiores a 4 a 5 mg/kg/min.[39] Cerca de 68% dos aminoácidos infundidos pela NPID são retidos no final da sessão de hemodiálise.[40] Não é contraindicado o acréscimo de vitaminas e minerais, e há soluções padronizadas contendo macro e micronutrientes.[41] Também se aconselha o acréscimo de 75 mmol de sódio à solução. Em um estudo, o cloreto de sódio foi adicionado à solução para evitar câibras musculares.[42]

A solução de NPID deve ser administrada durante toda a sessão de hemodiálise, por meio do uso de uma bomba de infusão contínua (BIC) acoplada à via de saída da máquina de hemodiálise. A velocidade de infusão, em taxa constante (ajustada na BIC), é determinada dividindo-se o volume pelo número de horas da sessão, sendo o máximo recomendado de 350 mL/hora.[43] Como regra, indicam-se as soluções 1 e 2 (Tabela 6) durante a primeira semana, para avaliar a tolerância à infusão (observando-se os eletrólitos e a glicemia). Não havendo intolerância, passa-se à solução 3, que deve fazer parte do esquema de manutenção. Em caso de intolerância aos lipídios (hipertrigliceridemia, reação anafilática) ou algum outro motivo que indique a sua redução, pode-se utilizar o exemplo de solução 4. A insulina pode ser acrescida junto à solução ou aplicada por via subcutânea.

Os principais efeitos adversos da NPID[44] são: hiperglicemia, hipoglicemia reativa após a infusão, possibilidade de contaminação da solução durante a infusão, reações agudas às soluções lipídicas, distúrbios eletrolíticos e aumento da uremia. Dor e câibras no braço da fístula arteriovenosa durante a infusão são relatados e podem obrigar a suspensão da NPID.[45] Embora a hiperglicemia seja causa de preocupação, tal

Tabela 6 Exemplos de soluções de NPID

Solução	Fórmula	Composição
1	250 mL de aminoácidos a 10% 250 mL de glicose a 50% Total: 500 mL	25 g de proteína 125 g de glicose* Total: 525 kcal
2	500 mL de aminoácidos a 10% 250 mL de glicose a 50% Total: 750 mL	50 g de proteína 125 g de glicose* Total: 625 kcal
3	500 mL de aminoácidos a 10% 250 mL de glicose a 50% 250 mL de lipídios a 20% Total: 1.000 mL	50 g de proteína 125 g de glicose* 50 g de lipídio Total: 1.075 kcal
4	500 mL de aminoácidos a 10% 400 mL de glicose a 50% Total: 900 mL	50 g de proteína 200 g de glicose* Total: 880 kcal

NPID: nutrição parenteral intradialítica.
* 1 g de glicose = 3,4 kcal.
Fonte: adaptada de Riella, 2003.[43]

complicação não é descrita rotineiramente. Intolerância aos lipídios pode ocorrer, ainda que as soluções lipídicas que os contêm sejam bem toleradas em geral. Sua infusão não deve ser superior a 12,5 g/hora. Reações alérgicas são descritas, manifestando-se como erupções cutâneas, elevação da temperatura corporal, náuseas, vômitos, sudorese profusa, cefaleia, hipersensibilidade no local da infusão, além de dor no peito e no dorso do tórax. Se houver suspeita de que tais sinais e sintomas sejam provocados pela emulsão lipídica, há indicação de suspensão da NIPD. A trigliceridemia também deve ser monitorada. Pacientes com valores de triglicerídeos séricos superiores a 250 mg/dL previamente à infusão de NPID não devem receber emulsão lipídica. Se a trigliceridemia se elevar para mais de 300 mg/dL após o início de uso da NPID, a quantidade da emulsão lipídica deve ser reduzida até que os níveis retornem aos basais ou aos normais. Por longo período, os efeitos da infusão de lipídios com a NPID podem gerar hepatomegalia, icterícia, leucopenia, esplenomegalia e testes anormais da função hepática. Portanto, devem ser rotineiramente monitorados.

No primeiro dia da infusão, recomenda-se monitorar os níveis de fósforo, magnésio e potássio no período pós-diálise. Nos indivíduos estáveis, sugere-se a avaliação mensal e o controle individualizado para os pacientes depletados desses eletrólitos. Atenção especial deve ser dada aos indivíduos com subnutrição grave, pelo risco da síndrome de realimentação. Aumento da uremia é esperado em níveis aceitáveis e não compromete o tratamento, devendo-se adequar o procedimento dialítico à necessidade do indivíduo no que tange ao controle do estado urêmico.

A nutrição parenteral intraperitoneal (NIP) é outra modalidade de terapia que também pode ser empregada em pacientes em uso de CAPD. A NIP consiste principalmente na administração de solução à base de aminoácidos a 1,1% (p. ex., Nutrineal®), geralmente em 1 ou 2 trocas diárias (começar sempre com 1 infusão/dia). Cerca de 70 a 90% dos aminoácidos administrados podem ser absorvidos em 4 a 6 horas, com variação individual a depender da permeabilidade da membrana peritoneal e do tempo de permanência da solução na cavidade abdominal. Tal terapia tem demonstrado melhora no metabolismo proteico e nos marcadores nutricionais em pacientes estáveis, embora sua capacidade na redução da mortalidade ainda seja questionada. A NIP pode ser usada em pacientes em CAPD que não estejam agudamente enfermos quando as necessidades nutricionais não podem ser asseguradas por via oral e/ou enteral. Em pacientes agudamente enfermos, deve-se preferir a TNP central ou considerar associação desta com a NIP. É importante ressaltar que a NIP não supre toda a necessidade do paciente, de modo que ele deve receber aporte de nutrientes por outra via.

A NIP possui as seguintes vantagens:

- é facilmente administrada, visto que não requer outro acesso para sua infusão, tampouco mudança na rotina da CAPD;
- reduz a carga e, consequentemente, a absorção de glicose, podendo ser uma opção para pacientes diabéticos ou com triglicerídeos elevados;
- compensa as perdas proteicas pelo dialisato e, consequentemente, melhora o estado nutricional.

Sua principal desvantagem é o alto custo da solução. Os aminoácidos podem ser acrescidos à glicose convencional do dialisato (para compensação das perdas proteicas) ou ser utilizados exclusivamente na solução de diálise como agentes osmóticos. Os aminoácidos têm poder osmótico limitado quando comparados à glicose. O uso de soluções de aminoácidos mais concentradas, como a de 2%, está associado a maior ocorrência de complicações e necessidade de trocas. Recomenda-se a administração de 1 a 2 infusões diárias de aminoácidos alternadas com soluções contendo apenas glicose. Para os pacientes com adequada oferta proteica (via oral e/ou enteral), bastaria uma troca diária; naqueles com ingesta proteica insuficiente, por sua vez, podem ser necessárias até duas trocas por dia.

Frequentemente, os efeitos colaterais da NIP são de fácil manejo. O nitrogênio ureico sanguíneo tende a aumentar durante o uso dessa modalidade, conforme alguns estudos.[45] As soluções de aminoácidos com concentração maior ou igual a 2% associam-se à uremia e aos efeitos hiperosmolares. A acidose é outro efeito adverso, mas pode ser evitada com a administração oral de agentes alcalinizantes (bicarbonato de sódio, carbonato ou acetato de cálcio). Deve-se atentar para outras possíveis consequências metabólicas, como a hipofosfatemia e a hipopotassemia decorrente da administração dessas soluções em indivíduos gravemente subnutridos. A hiperglicemia é um efeito colateral comum na NIP, que requer atenção principalmente na primeira semana de infusão (Quadro 3). A glicemia deve ser verificada imediatamente antes, no meio e ao término da infusão da NIP.

Quadro 3 Hiperglicemia: monitoramento e cuidados na administração de NIP

Imediatamente antes do início da infusão: Em pacientes não diabéticos e naqueles que não apresentem hiperglicemia: repetir quinzenalmente Em pacientes diabéticos: dosar glicemia em todas as sessões
Durante a sessão (na metade do período da hemodiálise): Se glicemia > 300 mg/dL: usar insulina 20 UI/L na solução remanescente ou preferencialmente em *bolus* EV, 5 UI de início e aumentar de 2 a 5 UI em cada sessão subsequente, dependendo da resposta, ou SC antes da sessão; Se glicemia > 400 mg/dL: reduzir a taxa de infusão em 50%; Se glicemia < 200 mg/dL: ofertar 30 a 60 g de carboidrato simples nos 30 min finais da sessão, para prevenir hipoglicemia reativa (6 biscoitos e/ou suco de fruta com uma colher de açúcar); Usando insulina, deve-se checar a glicemia a cada 30 min, até que o nível se estabilize (atenção para hipoglicemia) Nos pacientes diabéticos que já usam insulina, preferir a via SC
Pós-sessão: Glicemia entre 200 e 300 mg/dL: razoável Podem ser aceitáveis (como a hiperglicemia é transitória, tais valores são aceitáveis, não representam um problema clínico); 325 a 375 mg/dL nos pacientes não diabéticos assintomáticos; 400 a 500 mg/dL nos pacientes diabéticos que estiverem assintomáticos; Sempre ofertar um lanche ou uma refeição após 1 hora; Se o paciente não puder se alimentar, a infusão da NPID deve ser reduzida em 50% nos 30 min finais; Na 1ª sessão, o paciente deve aguardar por 1 hora em virtude do risco de hipoglicemia

EV: via endovenosa; SC: via subcutânea.

REFERÊNCIAS BIBLIOGRÁFICAS

1. Mehta RL, Chertow GM. Acute renal failure definitions and classification: time for change? J Am Soc Nephrol 2003; 14:2178.
2. Khwaja A. KDIGO clinical practice guidelines for acute kidney injury. Nephron Clin Pract 2012; 120: c179-84.
3. Qaseem A, Hopkins Jr RH, Sweet DE, Starkey M, Shekelle P et al. Screening, monitoring, and treatment of stage 1 to 3 chronic kidney disease: A clinical practice guideline from the American College of Physicians. Ann Intern Med 2013; 159: 835-47.
4. Stevens PE, Levin A. Kidney disease: improving global outcomes chronic kidney disease guideline development work group members. Evaluation and management of chronic kidney disease: synop-

sis of the kidney disease: improving global outcomes 2012 clinical practice guideline. Ann Intern Med 2013; 158:825-30.

5. National Kidney Foundation. K/DOQI clinical practice guidelines for chronic kidney disease: evaluation, classification, and stratification. Am J Kidney Dis 2002; 39:S1.
6. Summary of Recommendation Statements. Kidney Int Suppl 2013; 3:5-14.
7. Sarnak MJ, Levey AS, Schoolwerth AC, Coresh J, Culleton B, Hamm LL et al. Kidney disease as a risk factor for development of cardiovascular disease: a statement from the American Heart Association Councils on Kidney in Cardiovascular Disease, High Blood Pressure Research, Clinical Cardiology, and Epidemiology and Prevention. Circulation 2003; 42:1050-65.
8. James MT, Quan H, Tonelli M, Manns BJ, Faris P, Laupland KB et al. CKD and risk of hospitalization and death with pneumonia. Am J Kidney Dis 2009; 54:24-32.
9. Fausto MA, Gomes JG, Iglesias A, Ferraz A, Marchini JS, Marliére CA. Avaliação nutricional de pacientes com insuficiência renal crônica submetidos à hemodiálise. Alim Nutr 1996; 15-23.
10. Silva LS, Santos R, Souza IM, Costa J, Marchni JS. Nutrition therapy for patients with chronic renal failure. Nutrire 2000; 105-27.
11. Cano NJ, Aparicio M, Brunori G, Carrero JJ, Cianciaruso B, Fiaccadori E et al. ESPEN Guidelines on Parenteral Nutrition: adult renal failure. Clin Nutr 2009; 28:401-14.
12. Almukhtar SE, Abbas AA, Muhealdeen DN, Hughson MD. Acute kidney injury associated with androgenic steroids and nutritional supplements in bodybuilders(†). Clin Kidney J 2015; 8:415-9.
13. Basi S, Pupim LB, Simmons EM, Sezer MT, Shyr Y, Freedman S et al. Insulin resistance in critically ill patients with acute renal failure. Am J Physiol Renal Physiol 2005; 289:F259-64.
14. Cano N, Fiaccadori E, Tesinsky P, Toigo G, Druml W. DGEM (German Society for Nutritional Medicine); ESPEN (European Society for Parenteral and Enteral Nutrition). ESPEN guidelines on enteral nutrition: adult renal failure. Clin Nutr 2006; 25(2):295-310.
15. Bellomo R, Martin H, Parkin G, Love J, Kearley Y, Boyce N. Continuous arteriovenous haemodiafiltration in the critically ill: influence on major nutrient balances. Intensive Care Med 1991; 17:399-402.
16. Spasovski G, Vanholder R, Allolio B, Annane D, Ball S, Bichet D et al. Clinical practice guideline on diagnosis and treatment of hyponatraemia. Eur J Endocrinol 2014; 170:G1-G47.
17. Fiaccadori E, Maggiore U, Clima B, Melfa L, Rotelli C, Borghetti A. Incidence, risk factors, and prognosis of gastrointestinal hemorrhage complicating acute renal failure. Kidney Int 2001; 59:1510-19.
18. Kopple JD, Greene T, Chumlea WC, Hollinger D, Maroni BJ, Merril D et al. Relationship between nutritional status and the glomerular filtration rate: results from the MDRD study. Kidney Int 2000; 57:1688-703.
19. Bammens B, Verbeke K, Vanrenterghem Y, Evenepoel P. Evidence for impaired assimilation of protein in chronic renal failure. Kidney Int 2003; 64:2196-203.
20. Galland R, Traeger J, Arkouche W, Cleaud C, Delawari E, Fouque D. Short daily hemodialysis rapidly improves nutritional status in hemodialysis patients. Kidney Int 2001; 60:1555-60.

21. Maduro IP, Nonino CB, Sakamoto LM, Meirelles MG, Cardeal da Costa JA et al. Red meat snacks for chronic hemodialysis patients: effect on inflammatory activity (a pilot study). Ren Fail 2013; 35:830-4.
22. Brown RO, Compher C, American Society for Parenteral and Enteral Nutrition Board of Directors. A.S.P.E.N. clinical guidelines: nutrition support in adult acute and chronic renal failure. JPEN J Parenter Enteral Nutr 2010; 34:366-77.
23. Fiaccadori E, Lombardi M, Leonardi S, Rotelli CF, Tortorella G, Borghetti A. Prevalence and clinical outcome associated with preexisting malnutrition in acute renal failure: a prospective cohort study. J Am Soc Nephrol 1999; 10:581-93.
24. Van Vlem B, Schoonjans R, Vanholder R, De Vos M, Vandamme W, Van Aecke S et al. Delayed gastric emptying in dyspeptic chronic hemodialysis patients. Am J Kidney Dis 2000; 36:962-8.
25. Maluly HDB, Arisseto-Bragotto AP, Reyes FGR. Monosodium glutamate as a tool to reduce sodium in foodstuffs: technological and safety aspects. Food Sci Nutr 2017; 5:1039-48.
26. Cuppari, L. Guia de nutrição: nutrição clínica no adulto. Barueri: Manole, 2005.
27. Gilbert S, Weiner DE. National Kidney Foundation Primer on Kidney Diseases E-Book. (Elsevier Health Sciences, 2017).
28. Friedman AL, Chesney RW, Gilbert EF, Gilchrist KW, Latorraca R, Segar WE. Secondary oxalosis as a complication of parenteral alimentation in acute renal failure. Am J Nephrol 1983; 3:248-52.
29. Kopple JD. Therapeutic approaches to malnutrition in chronic dialysis patients: the different modalities of nutritional support. Am J Kidney Dis 1999; 33:180-5.
30. Kuhlmann MK, Schmidt F, Kohler H. High protein/energy vs. standard protein/energy nutritional regimen in the treatment of malnourished hemodialysis patients. Miner Electrolyte Metab 1999; 25: 306-10.
31. Duerksen DR, Papineau N. Electrolyte abnormalities in patients with chronic renal failure receiving parenteral nutrition. J Parenter Enteral Nutr 1998; 22:102-4.
32. Druml W, Kleinberger G. Hypophosphatemia in patients with chronic renalfailure during total parenteral nutrition. J Parenter Enteral Nutr 1999; 23:45-6.
33. Heidland A, Kult J. Long - term effects of essential aminoacids supplementation in patients on regular dialysis treatment. Clin Nephrol 1975; 3:234-9.
34. Johansen KL, Mulligan K, Schambelan M. Anabolic effects of nandrolone decanoate in patients receiving dialysis: a randomized controlled trial. J Am Med Assoc 1999; 281:1275-81.
35. Pupim LB, Flakoll PJ, Levenhagen DK, Ikizler TA. Exercise augments the acute anabolic effects of intradialytic parenteral nutrition in chronic hemodialysis patients. Am J Physiol Endocrinol Metab 2004; 286:E589-97.
36. Gottschlich MM (ed.). The ASPEN Nutrition Support Core Curriculum: a case-based approach – The adult patient. Silver Spring: American Society for Parenteral & Enteral Nut, 2007.
37. Lazarus JM. Recommended criteria for initiating and discontinuing intradialytic parenteral nutrition therapy. Am J Kidney Dis 1999; 33(1):211-6.

38. Chertow GM. Modality-specific nutrition support in ESRD: weighing the evidence. Am J Kidney Dis 1999; 33:193-7.
39. Goldstein JD, Strom JA. Intradialytic parenteral nutrition: evolution and current concepts. J Renal Nutr 1991; 1:9-22.
40. Wolfson M, Jones MR, Kopple JD. Amino acid losses during hemodialysis with infusion of amino acids and glucose. Kidney Int 1982; 21(3):500-6.
41. Druml W, Kierdorf HP. Working group for developing the guidelines for parenteral nutrition of The German Association for Nutritional Medicine. Parenteral nutrition in patients with renal failure – Guidelines on Parenteral Nutrition, Chapter 17. Ger Med Sci 2009; 7:Doc11.
42. Mortelmans AK, Duym P, Vandenbroucke J, De Smet R, Dhondt A, Lesaffer G et al. Intradialytic parenteral nutrition in malnourished hemodialysis patients: a prospective long-term study. JPEN J Parenter Enteral Nutr 1999; 23(2):90-5.
43. Riella MC. Princípios de nefrologia e distúrbios hidroeletrolíticos. 4.ed. Rio de Janeiro: Guanabara Koogan, 2003.
44. Wolfson M. IDPN is of no proven benefit in hemodialysis patients. Semin Dial 2007; 6:170-3.
45. Oren A, Wu G, Anderson GH, Marliss E, Khanna R, Petitt J et al. Effective use of amino acid dialysate over four weeks in CAPD patients. Trans Am Soc Artif Intern Organs 1983; 29:604-10.

22

Procedimentos médicos em nutrologia

Julio Sergio Marchini
Fernando Bahdur Chueire
Guilherme Teixeira de Araújo
Vivian Marques Miguel Suen
Selma Freire de Carvalho da Cunha

INTRODUÇÃO

No presente capítulo, o termo "procedimento" é utilizado de forma ampla, a fim de expressar uma série de ações e atitudes que visam à elaboração de hipóteses diagnósticas, à definição do diagnóstico, à indicação da terapia nutrológica específica e às estratégias para monitorar a evolução clínica. Por exemplo, a obtenção da história clínica, a realização do exame físico completo e os testes específicos para fechar um determinado diagnóstico são considerados procedimentos.

Em nutrologia, tanto a deficiência como o excesso de nutrientes podem ser primários ou secundários a distúrbios ou doenças. No primeiro caso, o paciente encontra-se impossibilitado de receber quantidade e/ou qualidade adequada de energia e nutrientes, especialmente por falta de acesso à alimentação ou por indisponibilidade de alimentos, relacionadas à insegurança alimentar. As doenças nutrológicas secundárias resultam da falta, da deficiência ou do excesso de nutrientes em decorrência de uma condição mórbida específica. Como exemplo, cita-se o acúmulo de produtos nitrogenados no organismo em indivíduos com doença renal e a fragilidade óssea pela deficiência crônica da ingestão de cálcio e/ou vitamina D.

Este capítulo descreve uma série de procedimentos médicos relacionados ao excesso e à falta de nutrientes em situações subclínicas ou clínicas. Nesse sentido, serão citados os procedimentos relacionados à propedêutica, o diagnóstico e o monitoramento da eficácia clínica e terapêutica (Tabelas 1 a 3).

Tabela 1 Exemplos de procedimentos propedêuticos nutrológicos realizados com a finalidade de formular hipóteses diagnósticas em paciente com história de mudança de peso ou alteração metabólica envolvendo macro e micronutrientes

Procedimentos	Complemento	Exemplos de aplicação
História da moléstia atual	Identificação	Identificar doenças prevalentes de acordo com sexo, idade, procedência e profissão
	Queixa e duração	Tempo de ganho ou perda de peso
	História da moléstia atual	Descrição organizada e obedecendo a ordem temporal sobre o ganho ou a perda de peso, com resposta aos tratamentos efetuados Incapacidade de se alimentar adequadamente por via oral Fraqueza ou fadiga
	Interrogatório complementar	Relato de queixas associadas às mudanças na ingestão ou no aproveitamento de nutrientes Disfagia e odinofagia Hábito intestinal e aspecto das fezes
	Interrogatório qualitativo da ingestão de alimentos	Frequência da ingestão de grupos de alimentos Ingestão excessiva de doces Ingestão de leite e derivados
	Antecedentes pessoais	Avaliação do grau de atividade física Pesquisa de diabetes e sobrepeso/obesidade prévios
	Antecedentes familiares	Doença cardíaca coronariana Doenças neoplásicas
Exame físico	Geral	Ausência ou excesso de tecido adiposo Hipotrofia muscular Rarefação capilar
	Específico	Alterações de pele e mucosa Presença de edema Hipertensão arterial Língua despapilada[1]
Antropometria	Peso	Cálculo do índice de massa corporal (IMC): Obesidade Baixo peso Marasmo
	Altura	
	Circunferências	Braquial Abdominal Panturrilha
	Estimativa da altura para pacientes acamados	Altura (cm) = 58,6940 – 2,9740 x (sexo, masculino =1 e feminino = 2) - 0,0736 x (idade, anos) + 0,4958 x comprimento do braço, cm) + 1,1320 x (meia envergadura, cm)[2,3]
	Estimativa de peso para pacientes imobilizados	Peso (kg) = 0,5759 x (circunferência do braço, cm) + 0,5263 x (circunferência abdominal, cm) + 1,2452 x (circunferência da panturrilha, cm) – 4,8689 x (sexo, masculino = 1 e feminino = 2) – 32,9241[2,3]

Tabela 2 Exemplos de procedimentos diagnósticos nutrológicos realizados com a finalidade de confirmar uma determinada hipótese diagnóstica

Procedimentos	Complemento	Exemplos de aplicação
Bioimpedância	Quantificar tecido adiposo	Avaliação de pacientes com história de ganho de peso Monitoração da perda ponderal em pessoas sob tratamento da obesidade
	Quantificar massa magra	Avaliação da composicão corporal de atletas Monitoração da massa corporal magra em pessoas sob dieta com restrição energética[4]
	Quantificar água corporal	Monitoração de retenção hídrica em pacientes com subnutrição proteica[5]
Dinamometria	Medidas seriadas da força de preensão palmar	Avaliação em idosos, obesos, subnutridos
Calorimetria indireta[6]	Determinação de VO_2	Gasto energético de repouso
	Determinação de VCO_2	Determinação do gasto energético de repouso após ingestão de alimentos Oxidação de proteína Oxidação de gordura Oxidação de carboidratos
Densidade corporal, pletismografia por deslocamento de ar, absorciometria radiológica de dupla energia	Composição corporal	Quantificar massa magra e adiposa
Exames bioquímicos	Sangue	Proteínas totais e albuminemia Dosagens de vitaminas[7,8] e minerais[9]
	Urina	Determinação do nitrogênio, produtos nitrogenados e aminoácidos
	Fezes, ar expirado	Determinação da capacidade absortiva[10]

VCO_2: produção de dióxido de carbono; VO_2: consumo de oxigênio.

Tabela 3 Exemplos de procedimentos nutrológicos de acompanhamento/evolução clínica realizados com a finalidade de determinar a eficácia do tratamento em determinada doença nutrológica

Procedimentos	Complementos	Exemplos de aplicação
Exames bioquímicos	Proteínas plasmáticas	Evolução de terapia nutrológica
	Vitaminas	Controle de tratamento de deficiência vitamínica
	Minerais	Controle de terapia de reposição de ferro
Equilíbrio acidobásico	Controle da oferta de eletrólitos	Pacientes críticos e aqueles com síndrome do intestino curto
Bioimpedância	Acompanhamento	Paciente obeso e pessoas subnutridas

Embora não seja totalmente abrangente, a Tabela 4 apresenta os procedimentos diagnósticos relacionados à solicitação de exames bioquímicos que podem envolver a atuação do nutrólogo. Em pessoas saudáveis, os procedimentos de prevenção das doenças relacionadas à alimentação e nutrição também têm grande importância e são similares aos descritos nas Tabelas 1 a 3. Essa situação pode ser exemplificada pela orientação de atletas ou mesmo de pessoas eutróficas preocupadas com a manutenção da higidez corporal, mesmo na ausência de doença orgânica.

Tabela 4 Exemplos de procedimentos gerais e bioquímicos aprovados pela AMB e pelo CFM e possíveis de serem utilizados pelo nutrólogo

Consultas	Classificação
Em consultório (no horário normal ou preestabelecido)	1.01.01.01-2
Em domicílio	1.01.01.02-0
Em pronto-socorro	1.01.01.03-9
Visita hospitalar (paciente internado)	1.01.02.01-9
Avaliações/acompanhamento	**Classificação**
Avaliação da composição corporal por antropometria (inclui consulta)	2.01.01.09-0
Avaliação da composição corporal por bioimpedância	2.01.01.10-4
Avaliação da composição corporal por pesagem hidrostática	2.01.01.11-2
Avaliação nutrológica (inclui consulta)	2.01.01.07-4
Avaliação nutrológica pré e pós-cirurgia bariátrica (inclui consulta)	2.01.01.08-2
Avaliação clínica diária enteral	2.02.01.10-9
Avaliação clínica diária parenteral	2.02.01.11-7
Avaliação clínica diária parenteral e enteral	2.02.01.12-5
Diagnóstico e terapêutica	**Classificação**
Implante de cateter venoso central por punção para nutrição parenteral prolongada, QT, hemodepuração ou infusão de soro/drogas	3.09.13.01-2
Dissecção de veia com colocação de cateter venoso	3.09.13.09-8
Implante cirúrgico de cateter de longa duração para nutrição parenteral prolongada	3.09.13.10-1
Colocação de cateter venoso central ou *portocath* por método intervencionista por imagem	4.08.13.23-1
Colocação de banda gástrica	3.10.02.01-3
Colocação de banda gástrica por videolaparoscopia	3.10.02.28-5
Conversão de anastomose gastrojejunal (qualquer técnica)	3.10.02.02-1
Conversão de anastomose gastrojejunal por videolaparoscopia	3.10.02.29-3
Gastroplastia para obesidade mórbida	3.10.02.39-0
Colocação de sonda enteral	3.10.03.20-6
Passagem de sonda nasoenteral por endoscopia intervencionista	4.02.02.53-4

(continua)

Tabela 4 (*continuação*) Exemplos de procedimentos gerais e bioquímicos aprovados pela AMB e pelo CFM e possíveis de serem utilizados pelo nutrólogo

Laboratorial	Classificação
Espirometria para determinação do consumo de O_2, produção de CO_2	4.01.01.06-1
Passagem de sonda nasoenteral	4.02.02.53-4
Ácido ascórbico (vitamina C)	4.03.01.06-0
Ácido fólico, dosagem nos eritrócitos	4.03.01.08-7
Ácidos graxos livres	4.03.01.18-4
Ácidos orgânicos (perfil quantitativo)	4.03.01.19-2
Acilcarnitinas (perfil qualitativo)	4.03.01.20-6
Acilcarnitinas (perfil quantitativo)	4.03.01.21-4
Albumina	4.03.01.22-2
Anfetaminas, dosagem	4.03.01.33-8
Apolipoproteína A (Apo A)	4.03.01.35-4
Apolipoproteína B (Apo B)	4.03.01.36-2
Cálcio	4.03.01.40-0
Cálcio iônico	4.03.01.41-9
Capacidade de fixação de ferro	4.03.01.42-7
Carnitina livre	4.03.01.44-3
Carnitina total e frações	4.03.01.45-1
Caroteno	4.03.01.46-0
Ceruloplasmina	4.03.01.47-8
Cobre	4.03.01.56-7
Colesterol (HDL)	4.03.01.58-3
Colesterol (LDL)	4.03.01.59-1
Colesterol (VLDL)	4.03.02.69-5
Colesterol total	4.03.01.60-5
Cromatografia de aminoácidos (perfil qualitativo)	4.03.01.67-2
Curva glicêmica (4 dosagens) via oral ou endovenosa	4.03.01.68-0
Eletroforese de proteínas	4.03.01.76-1
Eletroforese de lipoproteínas	4.03.01.78-8
Fenilalanina, dosagem	4.03.01.81-8
Ferro sérico	4.03.01.84-2
Fósforo	4.03.01.93-1
Frutose	4.03.01.96-6
Galactose	4.03.01.97-4

(continua)

Tabela 4 (*continuação*) Exemplos de procedimentos gerais e bioquímicos aprovados pela AMB e pelo CFM e possíveis de serem utilizados pelo nutrólogo

Laboratorial	Classificação
Glicose	4.03.02.04-0
Homocisteína	4.03.02.11-3
Lipase lipoproteica	4.03.02.20-2
Lipídios totais	4.03.02.63-6
Lipoproteína A	4.03.02.21-0
Magnésio	4.03.02.23-7
Maltose, teste de tolerância	4.03.02.64-4
Nitrogênio total	4.03.02.26-1
Perfil lipídico/lipidograma (lipídios totais, colesterol, triglicerídeos e eletroforese de lipoproteínas)	4.03.02.75-0
Potássio	4.03.02.31-8
Pré-albumina	4.03.02.32-6
Proteína ligadora do retinol	4.03.02.36-9
Proteínas totais	4.03.02.37-7
Proteínas totais – albumina e globulina	4.03.02.38-5
Sacarose, teste de tolerância	4.03.02.41-5
Sódio	4.03.02.42-3
Succinil acetona	4.03.02.43-1
Teste de tolerância à insulina ou aos hipoglicemiantes orais (até 6 dosagens)	4.03.02.48-2
Teste oral de tolerância à glicose – 2 dosagens	4.03.02.70-9
Tirosina	4.03.02.49-0
Transferrina	4.03.02.52-0
Triglicerídeos	4.03.02.54-7
Ureia	4.03.02.58-0
Vitamina D 25 OH, dosagem (vitamina D3)	4.03.02.83-0
Vitamina A, dosagem	4.03.02.60-1
Vitamina B1, dosagem	4.03.02.78-4
Vitamina B2, dosagem	4.03.02.79-2
Vitamina B3, dosagem	4.03.02.80-6
Vitamina B6, dosagem	4.03.02.81-4
Vitamina D2, dosagem	4.03.02.82-2
Vitamina E	4.03.02.61-0
Vitamina K, dosagem	4.03.02.84-9

(*continua*)

Tabela 4 (*continuação*) Exemplos de procedimentos gerais e bioquímicos aprovados pela AMB e pelo CFM e possíveis de serem utilizados pelo nutrólogo

Laboratorial	Classificação
Gordura fecal, dosagem	4.03.03.05-5
Hemoglobina, dosagem	4.03.04.34-5
1,25-di-hidroxivitamina D	4.03.05.01-5
Catecolaminas	4.03.16.17-3
Cortisol	4.03.16.19-0
Cortisol livre	4.03.05.21-0
Curva glicêmica (6 dosagens)	4.03.05.22-8
Curva insulínica (6 dosagens)	4.03.05.23-6
Ferritina	4.03.16.27-0
Gastrina	4.03.16.29-7
Glucagon, dosagem	4.03.05.36-8
Insulina	4.03.16.36-0
Leptina	4.03.05.42-2
Vitamina B12	4.03.16.57-2
Catecolaminas fracionadas – dopamina, epinefrina, norepinefrina	4.03.11.05-8
Cistina	4.03.11.24-4
Cistinúria, pesquisa	4.03.11.06-6
Corpos cetônicos, pesquisa	4.03.11.08-2
Cromatografia de açúcares	4.03.11.09-0
Cromo	4.03.13.31-0
Etanol	4.03.13.14-0
Metais: Al, As, Cd, Cr, Mn, Hg, Ni, Zn, Co etc., absorção atômica (cada)	4.03.13.19-0
Selênio, dosagem	4.03.13.25-5
Zinco	4.03.13.32-8
Teste de absorção de vitamina B12 com cobalto 57 (teste de Schilling)	4.07.05.06-4
Colocação de cateter venoso central ou *portocath*	4.08.13.23-1
Calorimetria direta	4.13.01.41-2
Calorimetria indireta (ambulatorial), exame	4.13.01.06-4

AMB: Associação Médica Brasileira; CFM: Conselho Federal de Medicina; QT: quimioterapia.
Fonte: Ministério da Saúde, 2016.[11]

RECOMENDAÇÕES SOBRE A UTILIZAÇÃO DE PROCEDIMENTOS ESPECÍFICOS

Assim como em outras especialidades médicas, a anamnese e o exame físico devem ser executados em todos os atendimentos ao paciente. A anamnese e as técnicas semiológicas fornecem subsídios para elucidar a grande maioria dos diagnósticos, embora haja necessidade de exames complementares quando houver indicações específicas. Como o próprio nome refere, os exames complementares devem servir como um elemento adicional à anamnese e ao exame físico, quando estes não forem suficientes para o esclarecimento diagnóstico e/ou monitoramento clínico do paciente. Nesse contexto, citam-se a determinação laboratorial de nutrientes e a quantificação de massa magra e adiposa. A seguir, são apresentadas indicações, instruções, vantagens e desvantagens de cada procedimento envolvido com a nutrologia enquanto especialidade médica.

Anamnese

A história clínica bem conduzida é fundamental para o diagnóstico nutrológico e para nortear a necessidade de exames complementares. A anamnese inicia-se com a identificação do paciente. Segue-se a história da moléstia atual (HMA), com a qual são explorados os detalhes da doença e da evolução ponderal do paciente, assim como os fatores associados. No interrogatório dos diversos aparelhos (IDA), é feita a investigação dos sintomas ou sinais que potencialmente estão associados à moléstia atual.

Os antecedentes familiares podem apontar para causas genéticas das moléstias nutricionais, como a dislipidemia familiar e os erros inatos do metabolismo. Além disso, podem indicar influências ambientais, como em casos de obesidade e de subnutrição primária. A história alimentar visa obter informações sobre o consumo de alimentos atual ou pregresso pela análise da ingestão quantitativa e qualitativa de energia e nutrientes. Tais dados são essenciais no estabelecimento do diagnóstico e no direcionamento do tratamento nutrológico e permitem ajustes necessários durante a evolução da doença atual. O padrão de consumo nutricional habitual permite relacionar tais informações com o surgimento de doenças específicas, por exemplo, a ingestão de colesterol em paciente com doença cardíaca isquêmica. Além disso, a história alimentar serve de base para o planejamento futuro da dieta do paciente, respeitando hábitos e preferências alimentares, sempre que possível.

Exame físico

O exame físico investiga os sinais de deficiência ou excesso de nutrientes. Assim como em outras especialidades médicas, deve ser completo para que seja possível o diagnóstico diferencial das doenças nutrológicas com outras situações não relacionadas à ingestão ou ao aproveitamento de nutrientes. Como exemplo, o edema pode ser causado pela subnutrição proteica grave (*kwashiorkor*) ou por falência cardíaca, renal ou hepática. A Tabela 5 apresenta alguns exemplos de sinais encontrados em doenças nutrológicas.

Tabela 5 Exemplos de sinais clínicos encontrados durante a realização de procedimentos propedêuticos e diagnósticos

	Sinais	Nutrientes associados
Geral	Magreza, diminuição do tecido adiposo subcutâneo	Deficiência de energia
	Hipotrofia muscular, hipotrofia da musculatura temporomandibular	Deficiência de proteínas
	Obesidade, aumento da circunferência abdominal, aumento do tecido adiposo subcutâneo	Excesso de oferta energética
Pele	Hiperceratose	Deficiência de vitamina A
	Petéquias perifoliculares	Deficiência de vitamina C
	Xantomas e xantalesmas	Hiperlipidemias
	Erupção psoriasiforme, eczema descamativo	Deficiência de zinco, vitamina A ou ácidos graxos essenciais
	Palidez	Deficiência de ferro, cobre, folato ou vitamina B12
	Dermatite descamativa	Deficiência de proteína/energia, niacina, riboflavina ou zinco
	Acantose nigricans	Resistência à insulina
	Dermatite fotossensível	Deficiência de niacina
	Dermatose vulvar ou escrotal	Deficiência de riboflavina
Cabelo	Escassos, finos, descamativos e fáceis de arrancar	Deficiência de proteína
	Alopecia	Excesso de selênio
Olhos	Xerose, manchas de Bitot, ceratomalácia	Deficiência de vitamina A
	Vascularização da córnea e conjuntivite	Deficiência de riboflavina
	Descoloração da conjuntiva	Deficiência de ferro, cobre, folato ou vitamina B12
Boca	Glossite	Deficiência de riboflavina, niacina, ácido fólico, vitamina B12 ou piridoxina
	Sangramento gengival	Deficiência de vitamina C ou riboflavina
	Estomatite angular	Deficiência de riboflavina, niacina e piridoxina
	Manchas branco-pérola irregulares sobre a superfície do esmalte dentário	Excesso de flúor

(continua)

Tabela 5 (*continuação*) Exemplos de sinais clínicos encontrados durante a realização de procedimentos propedêuticos e diagnósticos

	Sinais	Nutrientes associados
Pescoço	Aumento da tireoide (bócio)	Deficiência ou excesso de iodo Deficiência de selênio
	Aumento das parótidas	Excesso de álcool ou deficiência de proteínas
Tórax	Rosário torácico	Deficiência de vitamina D
	Aumento cardíaco	Deficiência de tiamina ou selênio
Abdome	Hepatoesplenomegalia, ascite, distensão abdominal	Deficiência de proteína
Membros	Edema e perda muscular	Deficiência de proteína/energia
	Fragilidade óssea	Deficiência de vitamina D ou cálcio Excesso de fósforo ou flúor
	Dor e hipersensibilidade musculares	Deficiência de tiamina
Unhas	Baqueteamento e coiloníquia	Deficiência de ferro
	Linhas transversais	Deficiência de proteína
	Perda de unhas	Excesso de selênio
Neurológicos	Tetania	Deficiência de cálcio ou magnésio
	Parestesia em botas	Deficiência de tiamina, vitamina B12 ou cobre
	Demência, desorientação	Deficiência de niacina
	Ataxia, perda da percepção vibratória e propriocepção	Deficiência de vitamina B12
	Perda dos reflexos, quedas de punho e pé	Deficiência de tiamina

Fonte: adaptada de Goldman e Bennett, 2001;[12] Vannucchi et al., 1996.[13]

Antropometria como procedimento para determinação da composição corporal

Tradicionalmente, a antropometria faz parte do exame físico, sendo comparável à aferição da pressão arterial em consultas com o cardiologista, por exemplo. A avaliação da composição corporal consiste em procedimento complementar básico na avaliação nutrológica. Para tanto, o nutrólogo deve equipar seu consultório com balanças específicas, estadiômetro, adipômetro e fita métrica para medidas corporais, a fim de garantir o mínimo necessário para avaliação inicial e seguimento do paciente/cliente. Com o uso dessas ferramentas e por meio dessas técnicas, o nutrólogo pode traçar o plano terapêutico mais adequado para cada paciente, assim como documentar os resultados obtidos.

CLASSIFICAÇÃO DOS PROCEDIMENTOS EM NUTROLOGIA DE ACORDO COM A AMB/CFM

Em 2016, a AMB publicou a Classificação Brasileira Hierarquizada de Procedimentos Médicos (CBHPM), estabelecidos de acordo com a complexidade, a tecnologia e as técnicas em cada ato das diferentes especialidades médicas. Os procedimentos relacionados ao atendimento nutrológico incluem os apresentados nas Tabelas 1 a 5.

Procedimentos gerais em diferentes cenários

- Consultas em consultórios e clínicas em horário comercial ou preestabelecido;
- consultas domiciliares;
- atendimento em pronto-socorro;
- visitas aos pacientes hospitalizados com a finalidade de emitir parecer especializado, visando ao tratamento e/ou à elaboração do diagnóstico nutrológico;
- atendimento e acompanhamento especializado de pacientes hospitalizados.

Procedimentos clínicos ambulatoriais que compreendem avaliações e/ou acompanhamentos

- Avaliação clínica diária para pacientes recebendo terapia nutrológica enteral;
- avaliação clínica diária para pacientes recebendo terapia nutrológica parenteral;
- avaliação clínica diária para pacientes recebendo associação de terapia nutrológica enteral e parenteral;
- avaliação da composição corporal por antropometria (inclui consulta);
- avaliação da composição corporal por bioimpedanciometria;
- avaliação da composição corporal por pesagem hidrostática;
- avaliação nutrológica (inclui consulta);
- avaliação nutrológica pré e pós-cirurgia bariátrica (inclui consulta).

Procedimentos diagnósticos e terapêuticos (exames específicos)

- Bioimpedância (ambulatorial);
- calorimetria direta;
- calorimetria indireta (ambulatorial).

REFERÊNCIAS BIBLIOGRÁFICAS

1. Cunha SFC, Melo DA, Braga CBM, Vannucchi H, Cunha DF. Papillary atrophy of the tongue and nutritional status of hospitalized alcoholics. Arq Bras Dermatol. 2012;87:84-9.
2. Rabito EI, Vannucchi GB, Suen VMM, Castilho Neto LL, Marchini JS. Weight and height prediction of immobilized patients. Rev Nutr (Campinas). 2006,19:655-61.

3. Rabito EI, Mialich MS, Martinez EZ, Garcia RWD, Jordão Jr AA, Marchini JS. Validation of predictive equations for weight and height using a metric tape. Nutr Hosp. 2008;23:614-8.
4. Fassini PG, Nicoletti CF, Pfrimer K, Nonino CB, Marchini JS, Ferriolli E. Bioelectrical impedance vector analysis as a useful predictor of nutritional status in patients with short bowel syndrome. Clin Nut. 2017;36:1117-21.
5. Furlan AVC, Junqueira-Franco MVM, Oliveira JCS, Favaris JWS, Marchini JS, Cunha SFC. Severe malnutrition after bariatric surgery and clinic manifestations of infection. Rev Assoc Med Bras. 2019;65:1151-5.
6. San Martin R, Brandão CFC, Junqueira-Franco MVM, Junqueira GP, Chueire FB, Oliveira JCS, et al. Concepts of indirect calorimetry on metabolic disorders: a narrative review. Rev Med (São Paulo). 2020;99:581-90.
7. Barbosa KCK, Cunha DF, Jordão Jr AA, Weffort VRS, Cunha SFC. Transient decreased retinol serum levels in children with pneumonia and acute phase response. J Pediatr (Rio J). 2011;87:457-60.
8. Braga CBM, Vannucchi H, Freire CMM, Marchini JS, Jordão Jr AA, Cunha SFC. Serum vitamins in adult patients with short bowel syndrome receiving intermittent parenteral nutrition. JPEN. 2011;35:493-8.
9. Braga CBM, Ferreira IML, Marchini JS, Cunha SFC. Copper and magnesium deficiencies in patients with short bowel syndrome receiving parenteral nutrition or oral feeding. Arq Gastroenterol. 2015;52:94-9.
10. Muniz CK, Santos JS, Pfrimer K, Ferrioli E, Kemp R, Marchini JS, Cunha SFC. Nutritional status, fecal elastase-1, and 13c-labeled mixed triglyceride breath test in the long-term after pancreaticoduodenectomy. Pancreas. 2014;43:445-50.
11. Brasil. Ministério da Saúde. CBHPM 2016. Classificação Brasileira Hierarquizada de Procedimentos Médicos. Brasília: Ministério da Saúde; 2016.
12. Goldman JL, Bennett CC. Tratado de medicina interna. 21. ed. Rio de Janeiro: Guanabara-Koogan; 2001.
13. Vannucchi H, Unamuno MRDLD, Marchini JS. Avaliação do estado nutricional. Medicina (Ribeirão Preto). 1996;29:5-18.

23

Fitoterápicos em nutrologia

Marcella Garcez Duarte
Laura Mariano da Rocha

INTRODUÇÃO

As plantas medicinais têm desempenhado um papel fundamental na saúde do mundo, desde a antiguidade. Apesar dos grandes avanços observados na medicina moderna, nas últimas décadas, os fitoterápicos têm dado uma contribuição importante para a área.

No mundo existem aproximadamente 250 mil espécies vegetais das quais somente 10% foram descritas cientificamente; dentre essas, em torno de 12 mil espécies possuem propriedades medicinais. As plantas medicinais estão distribuídas em todo o mundo, mas são mais abundantes em países tropicais. Nos últimos anos, o interesse por drogas derivadas de plantas aumentou consideravelmente. Estima-se que cerca de 1/4 de todos os medicamentos modernos são direta ou indiretamente derivados de plantas. Em alguns casos particulares, tais como drogas antitumorais e antimicrobianas, cerca de 60% dos medicamentos atualmente disponíveis são derivados de produtos naturais.

Segundo a Organização Mundial da Saúde (OMS), por causa da pobreza e da falta de acesso à medicina moderna, uma grande parcela da população mundial que vive nos países em desenvolvimento depende essencialmente de plantas para a atenção primária à saúde. Atualmente, as grandes companhias farmacêuticas têm demonstrado um grande interesse na investigação de plantas e também no desenvolvimento de extratos padronizados com eficácia comprovada, segurança e qualidade. Os medicamentos fitoterápicos são muito populares nos países em desenvolvimento, que têm longa tradição no uso de plantas medicinais, e também em alguns países desenvolvidos, como Alemanha, França, Itália e Estados Unidos, onde já existem regras próprias e adequadas para o registro e emprego desses medicamentos.

HISTÓRICO

A história da medicina se confunde com a história da fitoterapia, pois, até o início do século passado, os medicamentos eram basicamente formulados a partir de plantas medicinais. As primeiras propriedades curativas das plantas foram descobertas de forma meramente intuitiva ou em virtude da observação de animais enfermos, que buscavam nas ervas cura para suas afecções.[1]

Registros em tratados e debates nas escolas de terapias passaram a existir com a invenção da escrita. Na China e na Índia, existem referências do uso de plantas medicinais para fins terapêuticos há mais de 5.000 anos. Porém, é do Egito o primeiro tratado médico conhecido que contém relatos do emprego de plantas como o sene, a semente de linho e o alho. Cleópatra, com sua conhecida vaidade, motivou a pesquisa cosmética, e um primeiro formulário cosmético foi editado durante seu reinado. Nesse formulário, foram descritos cuidados higiênicos e tratamentos de diversas afecções da pele, pomadas coloridas e linimentos à base de plantas e óleos vegetais, com finalidade terapêutica e cosmética. Os conhecimentos dos egípcios se disseminaram e chegaram à Mesopotâmia.

Os gregos foram os grandes herdeiros dos conhecimentos egípcios. Hipócrates reuniu todo o conhecimento médico de seu tempo no conjunto de tratados, no qual descreveu cada enfermidade com seu medicamento vegetal e o tratamento correspondente. Galeno desenvolveu técnicas onde as plantas passaram a ser elaboradas em preparações, o que até os dias atuais é conhecido como farmácia galênica.

Durante a Idade Média, o conhecimento das plantas medicinais foi preservado nos monastérios. Com o Renascimento, com as grandes viagens para as Índias e a América, iniciou um novo período de exploração e estudos das plantas medicinais e suas aplicações. A partir de século XV houve uma preocupação em catalogar um grande número de vegetais, os identificando e classificando de acordo com a procedência e características dos princípios ativos.[1]

Nos dias atuais, o estudo das plantas com função medicinal está muito difundido, originando o surgimento de diversos centros de pesquisa na área, e a cada dia apresentam-se mais trabalhos científicos sobre as plantas, sua composição e a sua ação terapêutica, bem como a melhor forma galênica de apresentação e utilização. Na Alemanha, 70% da população está optando pelas terapias brandas, entre elas a fitoterapia. Na China, realizam-se cirurgias cardíacas com analgesia induzida por acupuntura e orientação pós-operatória por fitoterapia.[2]

No Brasil, fazem uso das plantas medicinais tanto índios e famílias do interior, bem como classes esclarecidas dos meios urbanos, além de técnicos da área da saúde que questionam a farmacologia industrializada e seus efeitos colaterais. A Central de Medicamentos do Ministério da Saúde coordena pesquisas por meio do Programa de Pesquisa de Plantas Medicinais e a Coordenação Nacional de Fitoterapia tem dispensado esforços para oferecer essa opção farmacológica no Sistema Único de Saúde (SUS). A cada dia, essas experiências se repetem e o uso de fitoterápicos encontra crescente valorização e recentes pesquisas nessa área classificam a fitoterapia como opção terapêutica segura e eficaz.[3]

CARACTERÍSTICAS DOS FITOTERÁPICOS

Os medicamentos fitoterápicos são preparados padronizados de ervas, constituídos por misturas complexas de uma ou mais plantas que são usadas para a gestão de várias doenças. De acordo com a definição da OMS, drogas vegetais contêm partes ativas de ingredientes vegetais ou produtos vegetais em estado bruto ou processados, além de determinados excipientes, ou seja, solventes, diluentes ou conservantes. Geralmente, os princípios ativos responsáveis pela ação farmacológica são desconhecidos. Uma característica básica dos fitoterápicos é o fato de que eles normalmente não possuem uma ação imediata, por este motivo, não são utilizados para tratamentos de emergência. Em contraste com medicamentos sintéticos, os medicamentos fitoterápicos são preferencialmente indicados para tratar doenças crônicas. Outra característica dos medicamentos fitoterápicos é a sua utilização terapêutica ampla e de grande aceitação pela população. Combinações com substâncias ativas sintéticas ou componentes isolados industrialmente deixam de ser consideradas fitoterápicos. Preparados homeopáticos podem frequentemente conter plantas, porém eles também não são considerados medicamentos fitoterápicos.[4]

Até os dias atuais, poucos fitoterápicos foram avaliados cientificamente para comprovar sua segurança, potencial benéfico e eficácia. O conhecimento das fontes das matérias-primas e as boas práticas de processos de fabricação também são passos essenciais para o controle de qualidade dos fitofármacos.

Um medicamento fitoterápico é derivado de plantas medicinais, utilizando-se exclusivamente produtos de droga vegetal, tais como: suco, cera, exsudato, óleo, extrato e tintura. Os medicamentos fitoterápicos são obtidos por tecnologia e industrializados, sujeitos à legislação específica e rigorosa. Em muitas vezes, são uma mistura complexa de substâncias, onde o princípio ativo é desconhecido, e em outras situações, os medicamentos fitoterápicos são conhecidos em sua totalidade. O termo se confunde com fitoterapia ou com plantas medicinais, situações que envolvem o emprego de vegetais no exercício tanto profilático como curativo das mais diversas afecções, porém, não são necessariamente industrializados.[5]

Ao comparar com as drogas sintéticas, medicamentos fitoterápicos apresentam algumas diferenças marcantes:

- dificuldades de disponibilidade e qualidade das matérias-primas;
- princípios ativos frequentemente desconhecidos;
- estabilidade, padronização e controle de qualidade são não facilmente factíveis;
- estudos clínicos e toxicológicos qualificados raros;
- utilização empírica na medicina tradicional;
- ampla variedade terapêutica;
- adequadas para tratamentos de doenças crônicas;
- efeitos colaterais indesejáveis aparentemente menos frequentes;
- menor custo de produção do que drogas sintéticas.

O MERCADO MUNDIAL DE MEDICAMENTOS FITOTERÁPICOS

Durante as últimas décadas, o interesse público em terapias naturais tem aumentado drasticamente, não apenas nos países em desenvolvimento, mas sobretudo nos países industrializados. Isso aumentou o comércio internacional de fitoterápicos e tem atraído a maioria das empresas farmacêuticas, incluindo as multinacionais. Até poucos anos atrás, somente pequenas empresas visavam a comercialização dos fitoterápicos; atualmente, a maioria das grandes empresas multinacionais estão interessadas em comercializá-los.

O banco de dados de ervas medicinais indica que os mercados na Ásia e no Japão são bilionários. Na Europa, há uma importante busca por terapias naturais, em especial na Alemanha, onde grande parte da população faz uso de medicamentos fitoterápicos. No entanto, em nenhum outro país o mercado de fitoterápicos cresceu mais do que nos Estados Unidos. De acordo com uma pesquisa nacional, cerca de 1/3 da população adulta usa fitoterápicos para o tratamento de resfriados, queimaduras, dores de cabeça, alergias, erupções cutâneas, depressão, diarreia e menopausa, entre outros. Essa tendência tem se repetido por vários países, incluindo o Brasil.[6]

Vários fatores importantes contribuíram para o crescimento desse mercado mundial de fitoterápicos, dentre os quais podem ser mencionados:

- preferência dos consumidores por terapias naturais;
- preocupação quanto aos efeitos colaterais indesejáveis dos medicamentos sintéticos;
- grande interesse na medicina alternativa;
- busca por uma medicina preventiva, devido à idade da população crescente;
- crença de que os medicamentos fitoterápicos podem ser indicados no tratamento de certas doenças em que as terapias e os medicamentos convencionais provaram ser ineficazes;
- tendência à automedicação;
- melhoria da qualidade, a prova da eficácia e segurança dos medicamentos fitoterápicos;
- elevado custo no desenvolvimento e na produção dos medicamentos sintéticos.

PADRONIZAÇÃO E QUALIDADE DAS PREPARAÇÕES FITOTERÁPICAS

As plantas contêm centenas de componentes e alguns deles estão presentes em concentrações muito baixas. Apesar da química moderna e dos procedimentos analíticos disponíveis, raramente as investigações fitoquímicas conseguem isolar e caracterizar os metabólitos secundários presentes no extrato das plantas. Constituintes da planta variam consideravelmente dependendo de vários fatores, e este fato prejudica o controle de qualidade de fitoterápicos. O controle de qualidade e padronização de medicamentos fitoterápicos envolve várias etapas. A origem e a qualidade das matérias-primas desempenham um papel crucial na garantia da qualidade e estabilidade das preparações à base de plantas. Outros fatores, como uso de plantas frescas, temperatura, exposição à luz, disponibilidade de água, nutrientes, período e época de coleta, método de coleta, secagem, embalagem, armazenamento e transporte, podem afetar significativamente a qualidade e, consequentemente, o valor terapêutico dos medicamentos fitoterápicos. A padronização adequada e o controle de qualidade de matérias-primas devem ser permanentemente realizados.[6]

SEGURANÇA DOS MEDICAMENTOS FITOTERÁPICOS

Dependendo do país e da legislação em vigor, os produtos vegetais utilizados para o diagnóstico, cura, mitigação, tratamento ou prevenção de doenças normalmente são regulamentados como drogas. Muitos países tratam os preparados de ervas como drogas, que para serem registrados precisam ser testados para comprovar sua eficácia e segurança clínica. Porém, em alguns países, incluindo os Estados Unidos, produtos botânicos são comercializados como suplemento alimentar.

Alguns programas foram criados para estudar a segurança e a eficácia dos medicamentos fitoterápicos, como o originalmente proposto pela OMS para a avaliação de medicamentos fitoterápicos.

Embora os ensaios clínicos com fitoterápicos sejam viáveis, um levantamento da literatura especializada revela que críticas publicadas em importantes revistas médicas são relativamente frequentes e vários fatores podem contribuir para este fato, por exemplo:

- falta de padronização e controle de qualidade dos fitoterápicos utilizados nos ensaios clínicos;
- utilização de diferentes dosagens de fitofármacos nos estudos;
- randomização inadequada e pacientes não selecionados adequadamente;
- número de pacientes insuficiente para a obtenção de uma estatística significativa;
- dificuldades no estabelecimento de placebos apropriados;
- grandes variações na duração dos tratamentos.

Em um futuro próximo, essa situação deve mudar, porque o já mencionado aumento do mercado mundial de plantas medicinais tem atraído a maioria das empresas farmacêuticas, incluindo algumas multinacionais, o que deverá promover o desenvolvimento de novas drogas com a realização de ensaios clínicos.

A ideia de que as drogas à base de plantas são muito seguras e isentas de efeitos colaterais é falsa. As plantas têm centenas de componentes e alguns são muito tóxicos, como as drogas quimioterápicas de origem vegetal, os digitálicos e os alcaloides, entre outros. No entanto, segundo ensaios clínicos comprovados, os efeitos adversos da maioria dos fitoterápicos são relativamente menos frequentes, quando os medicamentos são utilizados de forma adequada, em comparação com as drogas sintéticas, porém ensaios clínicos controlados confirmam que esses efeitos existem.

Muitos casos de reações alérgicas têm sido descritos para os medicamentos fitoterápicos. Por outro lado, a maioria dos efeitos secundários relatados para os medicamentos fitoterápicos está relacionada a problemas de fabricação diversos, tais como erros de identificação de plantas, falta de padronização, falta de boas práticas de fabricação, contaminação, substituição e adulteração de plantas, dosagem de preparações incorretas.[6]

LEGISLAÇÃO

De acordo com a OMS, os medicamentos fitoterápicos são definidos como produtos com fins medicinais que contêm derivado ativo obtido das partes aéreas ou subterrâneas de vegetais ou outro material vegetal. Segundo a Agência Nacional de Vigilância Sanitária (Anvisa), os fitoterápicos ainda são caracterizados pela falta de conhecimento da eficácia e dos riscos de seu uso, assim como pela reprodutibilidade e constância de sua qualidade.[7]

A utilização de extratos vegetais com fins terapêuticos tem sido crescente, como descrito, tanto em países desenvolvidos como em países em desenvolvimento, por meio de uma intensa ascensão da indústria farmacêutica. Esse crescente aumento é devido à utilização de uma medicina humana complementar e alternativa, com a falsa ideia de que plantas medicinais ou medicamentos fitoterápicos não possuem toxicidade. Milhões de pessoas em vários países pobres utilizam um sistema de medicina tradicional, onde o conhecimento a respeito da maioria das plantas medicinais está baseado no uso popular, sem qualquer investigação a respeito de seus constituintes químicos e efeitos biológicos.

Segundo a Resolução RDC n. 14, de 31 de março de 2010, emitida pela Anvisa, que dispõe sobre o registro de medicamentos fitoterápicos, fitoterápico é o medicamento obtido empregando-se exclusivamente matérias-primas ativas vegetais. É caracterizado pelo conhecimento da eficácia e dos riscos de seu uso, assim como pela reprodutibilidade e constância de sua qualidade. Sua eficácia e segurança é validada por meio de levantamentos etnofarmacológicos de utilização, documentações técnicas e científicas em publicações ou ensaios clínicos fase 3. Não se considera medicamento fitoterápico aquele que, na sua composição, inclua substâncias ativas isoladas, de qualquer origem, nem as associações destas com extratos vegetais. Nessa resolução foi acrescentada a forma pela qual a segurança e a eficácia do medicamento fitoterápico devem ser comprovadas. Pela primeira vez, temos a citação de estudos clínicos de fase 3 para a classificação do medicamento. Essa é a definição que está em vigor até os dias de hoje.[8]

Os medicamentos fitoterápicos deverão apresentar segurança quanto ao uso. As plantas que não constam na lista devem seguir a Resolução n. 14/2010 e as indicações terapêuticas devem ser avaliadas por meio de uma das três opções:

1. Atingir no mínimo 6 pontos, com estudos publicados entre as obras da "Lista de Referências Bibliográficas para avaliação de Segurança e Eficácia de Fitoterápicos";
2. Apresentar comprovação de segurança de uso por meio de testes toxicológicos pré-clínico e clínico e ainda de eficácia terapêutica, farmacologia pré-clínica e farmacologia clínica do medicamento;
3. Apresentação de levantamento bibliográfico etnofarmacológico mostrando eficácia e segurança do produto que tenha uso comprovado por um período igual ou superior a 20 anos.

De acordo com a Instrução Normativa n. 5 de 2008, foi criada uma Lista de Registro Simplificado de Fitoterápicos. Nessa lista é encontrada a nomenclatura botânica, o nome popular, a parte utilizada, a padronização, as formas de uso, as indicações e ações terapêuticas assim como a dose diária, via de administração e restrição de uso. As plantas constantes nessa lista, que é atualizada periodicamente, não necessitam validar as indicações terapêuticas e segurança de uso.

Em maio de 2010, a Anvisa, por meio da Coordenação de Fitoterápicos, Dinamizados e Notificados (COFID), elaborou e publicou o consolidado Versão II, reunindo todas as normas que regulamentam os medicamentos fitoterápicos, dinamizados e notificados, simplificando, assim, a consulta sobre a legislação que rege esses medicamentos.[9]

Para regulamentar a comunicação ao usuário, uma resolução da Anvisa em vigor desde março de 2010 padroniza regras para a comercialização de medicamentos fitoterápicos. Cada produto deve indicar para o que serve e seus possíveis efeitos colaterais. Os dados devem estar em um folheto informativo na embalagem ou no invólucro da planta.

ASPECTOS REGULATÓRIOS DOS FITOTERÁPICOS

O processo legal de regulação e legislação de medicamentos fitoterápicos varia de país para país. A OMS publicou diretrizes para a definição de critérios básicos para avaliar a qualidade, a segurança e a eficácia dos medicamentos à base de plantas, destinadas a ajudar as autoridades reguladoras nacionais, as organizações científicas e os fabricantes nessa área em particular.[10]

Os dados até agora são insuficientes para fornecer uma avaliação da qualidade, eficácia e segurança da maioria dos medicamentos fitoterápicos. O mercado de fitoterápicos irá certamente continuar a crescer a taxas elevadas, mas atenção especial deve ser dada aos seguintes aspectos:

A qualidade uniforme de matéria-prima é o primeiro passo essencial no processo de desenvolvimento de fitoterápicos de boa qualidade, evitando erros de identificação, adulteração e contaminação. Produção padronizada, estudos de biotecnologia e melhoramento genético de plantas medicinais são os próximos passos para a evolução da fitoterapia.

Ensaios clínicos bem conduzidos são necessários para comprovar a segurança e a eficácia de medicamentos fitoterápicos. O interesse generalizado em fitoterápicos nos últimos anos tem atraído a atenção das mais importantes empresas farmacêuticas, o que trará controle de qualidade, eficácia e segurança aos fitoterápicos. Os extratos padronizados de qualidade comprovada, eficácia e segurança certamente serão cada vez mais prescritos pelos médicos e dispensados pelo farmacêutico, subsidiados por sistemas de saúde na maioria dos países.[11]

Uma legislação mais detalhada sobre a propriedade intelectual de medicamentos fitoterápicos é necessária, pois as dificuldades relacionadas ao patenteamento de medicamentos fitoterápicos têm impedido os incentivos financeiros.[5]

EMPREGO DE FITOTERÁPICOS EM NUTROLOGIA

O uso dos suplementos e medicamentos fitoterápicos para as mais diversas indicações nutrológicas deve ser feito como terapia complementar, e não de forma alternativa às abordagens terapêuticas convencionais e consagradas.

Em nutrologia, podem ser utilizados tanto medicamentos fitoterápicos como plantas medicinais. Vegetais íntegros e triturados ou pulverizados não são considerados medicamentos fitoterápicos – em outras palavras, uma planta medicinal não é um medicamento fitoterápico. Os chás que podem conter ativos farmacológicos são considerados alimentos e devem estar inseridos dentro da orientação dietética.[4]

Por questões de segurança e estabilidade, as prescrições fitoterápicas em nutrologia são preferencialmente de medicamentos industrializados ou sob a forma de extrato seco padronizado, se a escolha for manipulação magistral. A manipulação magistral traz a possibilidade das associações, porém sua principal vantagem é a individualização das doses. Atualmente existem inúmeros veículos além de cápsulas para manipulação, tais como gomas, pastilhas sublinguais, chocolates, caldas, *shakes*, sopas, entre outros, adequando assim as preferências para cada caso.

Dentre os distúrbios nutrológicos que podem ser tratados com a prescrição complementar de fitoterápicos, estão principalmente a obesidade, as dislipidemias, a hiperglicemia, as disfunções intestinais e, ainda de forma profilática, a síndrome metabólica, além de prevenção das doenças próprias do envelhecimento.

As principais indicações para o tratamento complementar com fitoterápicos são:

- contraindicação de farmacoterapia convencional;
- efeitos colaterais com a farmacoterapia convencional;
- doenças crônicas com resposta insuficiente da terapia convencional;
- possibilidade de associação medicamentosa;
- vontade do paciente.

AGENTES FITOTERÁPICOS

Allium sativum L.

Erva perene da família Alliaceae, caracterizada por crescer em bulbos. O talo nasce a partir dos bulbos, com folhas lineares e flores brancas. Originária da Ásia Central, atualmente é cultivada em quase todo o mundo.

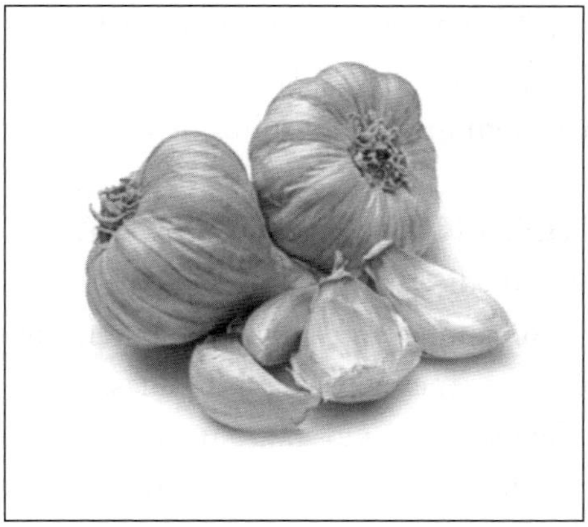

Figura 1 *Allium sativum* L.

O uso do alho como medicamento remonta o início da história da humanidade. Nome de origem celta, há relatos que foi utilizado na antiguidade pelos sumérios, os egípcios e os gregos. Desde então vem sendo empregado pelas mais diversas populações, tanto na culinária como medicina.

A parte utilizada são os bulbos que tem como princípios bioativos:

- compostos sulfurosos, os solúveis em água que são derivados da cisteína (S-alil-cisteína, S-alil-mercaptocisteína, S-metilcisteína e gama-glutamilcisteína) e os solúveis em óleo como alicina, sulfato dialílico, dissulfato dialílico, trissulfato alilmetílico, aliína, ditiína, vinilolditiína e alhoeno;
- compostos não sulfurosos como saponinas, compostos fenólicos, polissacarídeos, mucilágenos, minerais, vitaminas e oligoelementos. Foram descritos mais de 200 componentes do alho, entre eles a alicina ocupou sempre um lugar de destaque como substância mais ativa do ponto de vista terapêutico. Estudos recentes têm demonstrado que os compostos sulfurosos solúveis em água podem ser ainda mais ativos.

Dentre as ações terapêuticas e nutrológicas do *Allium sativum,* destacam-se as propriedades antiparasitárias, hipolipemiantes, hipoglicemiantes, hepatoprotetoras, hipotensoras arteriais, antiagregantes plaquetárias, antimicrobianas, anticarcinogênicas e antioxidantes.[12-14]

Várias pesquisas têm procurado demonstrar o mecanismo de ação dos diferentes extratos de alho, porém ainda existem controvérsias.[15]

Em geral, o alho é bem tolerado, tanto na forma alimentar como medicamentos, exceto em casos de intolerâncias e alergias. Efeitos tóxicos não foram descritos. Não se recomenda o uso de doses suplementares de alho nos casos de gastropatias, lactação – pelo risco de os componentes sulfurosos passarem para o leite, causando recusa da alimentação pelo lactante – e gravidez, mesmo que estudos recentes tenham relatado melhora dos padrões lipídicos em gestantes recebendo extrato de alho suplementar.[16]

Forma alimentar

O alho é um dos principais condimentos utilizados desde os primórdios pelas principais civilizações do mundo. As recomendações diárias são de 1 a 2 dentes de alho ao dia.

Forma magistral

Extrato seco padronizado (5:1) de 200 a 600 mg/dia.

Amorphophallus konjac K.

Planta perene, nativa das regiões tropical e subtropical da Ásia, que cresce a partir de um grande rizoma, tem uma única folha com 1,5 m de diâmetro dividido em folíolos e flores em espata fechada, com um espádice longo roxo escuro de até 50 cm de comprimento. O rizoma seco do Konjac contém 40% de glucomannan.

O glucomannan é um polissacarídeo considerado fibra alimentar, hipocalórico, vastamente utilizado como espessante e emulsificante pela indústria de alimentos e particularmente na culinária oriental.

Estudos clínicos demonstraram que a suplementação da dieta com glucomannan reduz significativamente o colesterol plasmático e melhora o metabolismo de carboidratos, o movimento do intestino e a ecologia do cólon.[17] Também existem evidências de que o glucomannan suplementar promove saciedade gástrica em indivíduos com sobrepeso.[18]

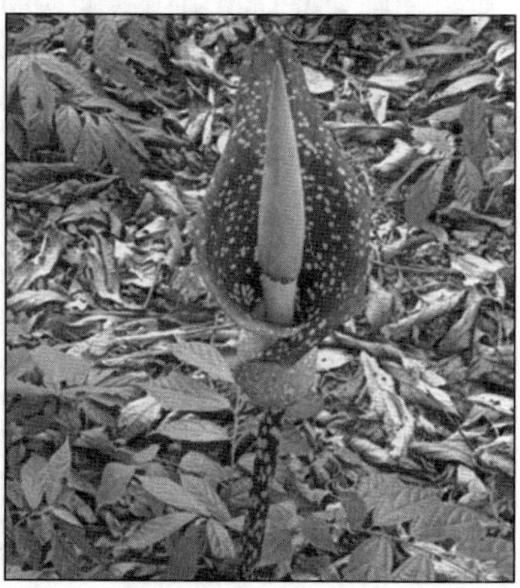

Figura 2 *Amorphophallus konjac* K.

A agência reguladora Health Canada publicou, em janeiro de 2010, uma advertência sobre os riscos de asfixia e obstrução da garganta, esôfago e intestino se cápsulas de glucomannan forem tomadas sem uma adequada quantidade de água e ainda alertou que esses produtos não devem ser ingeridos na hora de deitar.

O glucomannan é uma fibra higroscópica, portanto, sequestra líquido e pode interferir na absorção de medicamentos e nutrientes. Em virtude desse fato, não é indicado o seu consumo próximo à tomada de medicamentos. Pelo mesmo motivo, não deve ser prescrito a gestantes, nutrizes e crianças. Não há relatos de toxicidade.

Forma magistral

Extrato seco padronizado de 1.500 a 3.000 mg/dia, 30 min. antes das refeições, com dois copos cheios de água.

Camellia sinensis L.

Árvore pequena pertencente à família Theaceae, muito ramificada com folhas alternas, escuras, oblongas e lustrosas; as folhas novas são cobertas de pequenos tricomas brancos. As flores brancas de 3 cm com numerosos estames amarelos e os frutos capsulares, raramente aparecem nos cultivos.

A *Camellia sinensis* é originária do sudeste asiático, mas é muito cultivada em países de clima quente e úmido. Os primeiros relatos da utilização da *Camellia sinensis* como chá são de 1400 a.C.; desde então, seu uso como alimento e medicamento tem se disseminado pelo mundo. Essa espécie dá origem a inúmeros tipos de chás, em virtude de diferentes processos de coleta e elaboração:

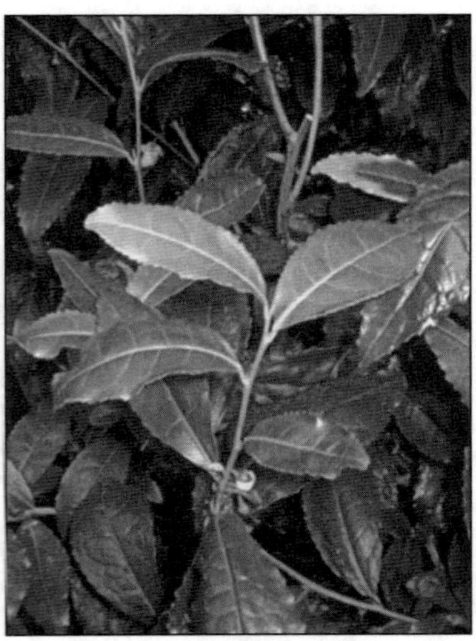

Figura 3 *Camellia sinensis* L.

- chá-verde: produzido a partir de folhas verdes e jovens que passam por um processo de secagem rápida e leve fermentação. Rico em polifenóis e metilxantinas, é o tipo mais consumido no Oriente;
- chá branco: não fermentado e obtido de folhas novas, mais claras e tenras, cultivado na sombra para prevenir a formação de clorofila, o chá branco é o que contém maior concentração de polifenóis e antioxidantes;
- chá amarelo: designação de chás de alta qualidade e título imperial. Cultivado de forma similar ao chá-verde, mas com um processo de secagem mais lento, que faz as folhas amarelarem; não oxidado, com sabor refinado e distinto;
- chá Oolong: obtido por um processo de fermentação e maturação especiais, com coloração intermediária entre o chá-verde e o chá-preto e concentrações próprias de polifenóis e metilxantinas;
- chá-preto: é o tipo de chá mais comum e apreciado no ocidente, produzido por um processo de fermentação e secagem que concentra maiores quantidades de cafeína e sabor característico.

A composição das folhas da *Camellia sinensis* depende de uma variedade de fatores, incluindo clima, estação do ano e processo utilizado na horticultura, além do tipo e idade da planta. O chá-verde contém componentes polifenólicos, que incluem flavanóis, flavonas, flavonoides e ácidos fenólicos, que totalizam cerca de 30% do peso seco das folhas. A maioria dos polifenóis do chá-verde se apresenta como flavanóis, e, dentre estes, predominam as catequinas. As quatro principais catequinas do chá-verde são epicatequina, epicatequina-galato, epigalocatequina e epigalocatequina-galato, além de metilxantinas compostas basicamente de cafeína e pequenas quantidades de teobromina, teofilina, xantina e adenina. Possui, ainda, vitaminas do complexo B e C, que também variam de acordo com o processo de fermentação e secagem.

As reconhecidas propriedades antioxidantes dos polifenóis do chá-verde, em especial da epigalocatequina-galato, são responsáveis por grande parte das atividades antitumoral, hipolipemiante, termogênica, estimulante, antimicrobiana e antioxidante atribuídas a esta infusão. A *Camellia sinensis* é um dos fitoterápicos que apresenta maior comprovação científica de suas propriedades e, em virtude da grande quantidade de compostos bioativos, os ensaios biológicos são realizados de acordo com cada atividade proposta.

Estudos determinaram que os polifenóis e as catequinas do chá-verde formam complexos com as enzimas digestivas, diminuindo a absorção de lipídios e açúcar.[19] Em conjunto com a enzima oximetil-transferase, é responsável pela degradação da adrenalina, de modo que uma maior quantidade de adrenalina circulante favorece a lipólise em adipócitos.[20] Polifenóis do chá-verde demonstraram atividade inibitória sobre a oxidação de lipoproteínas de baixa densidade, reduzindo as taxas plasmáticas de lipídios totais sem afetar os níveis de HDL e triglicerídeos.[21] A cafeína tem atividade inibitória sobre a fosfodiesterase, o que prolonga a vida média do AMPc celular.[22] Demais estudos relatam que a epigalocatequina-galato inibe a síntese de ácidos graxos no hepatócito. Além disso, demonstrou-se que a epigalocatequina-galato pode aumentar a funcionalidade das interleucinas (IL-10), suprimindo NF-kappa-B via de sinalização, por meio de indução de mudanças epigenéticas, em indivíduos obesos.[23] Por fim, estudos descrevem que as saponinas do chá-verde podem exercer um efeito inibitório na atividade da lipase pancreática, o que resultaria em uma menor absorção intestinal de gordura.[24]

Em doses normais, não são relatados efeitos adversos ou toxicidade. Em pessoas sensíveis à cafeína, podem ser registrados efeitos indesejáveis, porém em menor intensidade que os observados com o café.

Devido às concentrações de cafeína, doses excessivas de chá-verde não são recomendadas nos casos de gestação, lactação, hipertensão, insônia, distúrbios gástricos e anemia, pois o chá-verde pode interferir na absorção intestinal de ferro.

Forma alimentar

Inclusão do chá-verde na dieta para ter os efeitos auxiliares no tratamento da obesidade de 3 a 4 xícaras/dia (500 mL), ingeridos logo após o preparo.

Forma galênica

- extrato seco padronizado 3:1 com 90% de polifenóis 600 a 800 mg/dia;
- polifenóis do chá-verde de 300 a 500 mg/dia.

Cassia angustifolia Vahl

Conhecido popularmente como sene, trata-se de um arbusto perene da família Fabaceae, de folhas ovais lanceoladas, flores pequenas e agrupadas de pétalas amarelas e fruto plano leguminoso de 1 a 2 cm, verde que, com o tempo, torna-se marrom. Nativo da Ásia e empregado como medicamento desde o antigo Egito, percorreu diversas civilizações, até os dias atuais.

Os princípios ativos encontram-se nos folíolos e nos frutos leguminosos. As antraquinonas ou derivados antracênicos, entre eles os senosídeos A, B, C e D, as senidinas A e B, o aloe-emodina, o crisofanol, o reina e seus glicosídeos, os mucilágenos, a galactose e o ácido galactulônico, são responsáveis pelos efeitos laxativos. Apresenta flavonoides como o kempferol e a isoramnetina, óleos essenciais, glicosídeos naftalênicos, ácido crisofânico, ácido salicílico, saponina, resina, fitosteróis e minerais. O extrato dos frutos é mais estável e exerce efeito mais suave que o produzido pelo extrato das folhas e folíolos.

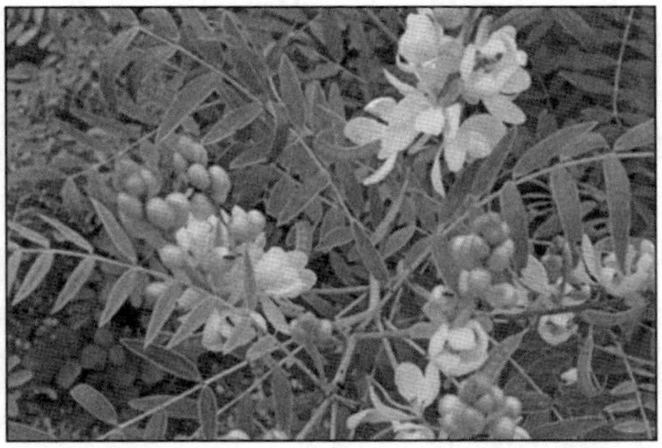

Figura 4 *Cassia angustifolia* Vahl.

As antraquinonas são absorvidas no trato gastrointestinal e liberam agliconas que agem no fluxo intestinal de eletrólitos e água, gerando um aumento na permeabilidade da mucosa, com um gradiente retrógrado. Desse modo, ocorre um aumento coordenado dos movimentos intestinais com uma menor absorção de água e eletrólitos. O efeito laxante ocorre de 10 a 12 horas após a ingesta. O sene apresenta uma baixa concentração de antraquinonas livres, responsáveis pelos efeitos colaterais, por isso é considerado um laxante de contato suave em baixas doses, podendo apresentar efeito purgativo com doses maiores.[25]

O sene pode ocasionar cólicas e espasmos abdominais, alteração na cor da urina e, ainda, o seu uso prolongado geralmente produz uma pigmentação escura no cólon conhecida como pseudomelanose, que desaparece após a suspensão da medicação. Por este motivo, os extratos de sene não devem ser empregados por mais de 10 a 14 dias de uso contínuo.[26,27]

São contraindicações do emprego de sene situações como: obstrução intestinal, íleo paralítico, doença de Crohn, colite ulcerativa, apendicite, abdome agudo, insuficiência hepática e renal, hipopotassemia, hemorroidas, prolapso anal, gestação, lactação e a crianças menores de 10 anos.[28]

O uso excessivo de sene pode alterar a atividade de cardiotônicos e antiarrítmicos, em virtude das perdas de potássio. Essas perdas podem ser exacerbadas pelo uso combinado de diuréticos. A indometacina tem ação inibitória sobre os senosídeos e os heterosídeos antracênicos diminuem a absorção de várias outras drogas.[29]

Forma alimentar

Infusão de 5 a 10 g/L. Tomar uma infusão diária, preferencialmente no período noturno.

Forma magistral

- extrato seco padronizado 4:1 de 100 a 1.000 mg/dia;
- extrato seco de senosídeos A e B de 10 a 40 mg/dia.

Chlorella pyrenoidosa Zeitler&Lund

A *Chlorella* é uma alga unicelular, microscópica, pertencente à família Chlorellaceae. Caracteriza-se por ser uma das espécies mais antigas do planeta. Estima-se que exista desde o período Pré-Cambriano, portanto, há cerca de 2,5 bilhões de anos. Apresenta um corpo simétrico, parede de celulose, membrana celular e núcleo bem definido. Rica em clorofila, carotenoides, fibras, vitamina C, vitamina K, vitaminas B, ácido fólico, fósforo, ferro, magnésio, cálcio, cobre e zinco. Cerca de 60% da *Chlorella* é composta por uma fração proteica na qual se pode isolar aminoácidos como isoleucina, leucina, fenilalanina, tirosina, metionina, cisteína, treonina, valina, triptofano, arginina, histidina, alanina, ácido aspártico, ácido glutâmico, glicina, prolina e serina.

Além da sua rica composição nutricional, a *Chlorella* apresenta atividades hipolipemiante, detoxificante e imunoestimulante. Pesquisas das Universidades de Bonn e Colônia, na Alemanha, determinaram que o valor biológico das proteínas da *Chlorella* é superior a outras proteínas vegetais e também animais. Para permitir melhor digestão e absorção, a alga deve ser utilizada inteira e com suas paredes de celulose abertas.[30]

Estudos recentes demonstraram que uma dieta rica em *Chlorella* pode reduzir com eficácia a adipogênese em adipócitos 3T3-L1 e induzir a apoptose em pré-adipócitos.[31] Demais pesquisas sugerem que um suplemento dietético de *Chlorella* pode ser útil para controlar o peso corporal e melhorar o metabolismo lipídico de mulheres na menopausa.[32]

A atividade hipolipemiante da *Chlorella* foi descrita pela primeira vez na década de 1960, desde então vários ensaios têm relatado os efeitos hipocolesterolemiante, hepatoprotetor e detoxificante.[33] A ingesta de *Chlorella* tem demonstrado ser benéfica para portadores de doenças crônicas como hipertensão arterial, fibromialgia e colite ulcerativa, além de elevar a taxa de anticorpos após uma vacina contra *influenza*.[34]

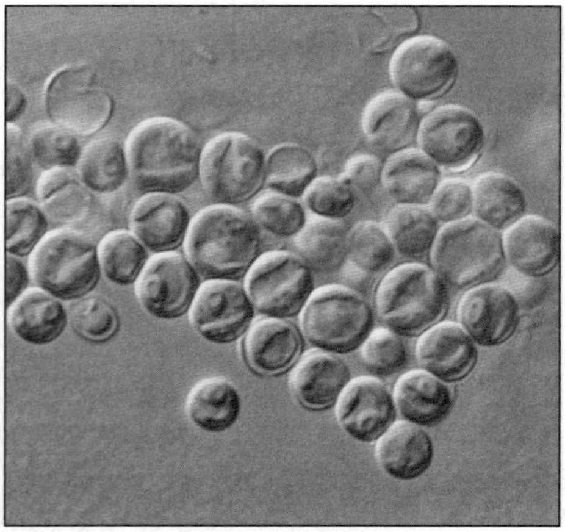

Figura 5 *Chlorella pyrenoidosa* Zeitler&Lund.

O consumo de *Chlorella* dentro das doses recomendadas não costuma apresentar efeitos adversos e a toxicidade relatada faz referência aos herbicidas aplicados no seu cultivo. Até os dias atuais não foram documentadas contraindicações do consumo da alga.[35]

Forma alimentar

O Japan Chlorella Research Center of Kyoto recomenda o consumo de 1 a 10 g/dia.

Forma suplementar

A *Chlorella* pode ser encontrada em cápsulas ou comprimidos de 300 mg/unidade e são recomendadas de 3 a 5 unidades diárias.

Forma magistral

Extrato seco padronizado de 1.000 a 2.000 mg/dia.

Citrus aurantium L.

Árvore sempre verde da família Rutacea, de ramagem abundante, folhas ovaladas, lancetadas e brilhantes, flores aromáticas brancas e fruto globoso com aproximadamente 7 cm de diâmetro e alaranjado quando maduro. A família Rutacea compreende 161 gêneros e 1.600 espécies, a maioria nativa de climas tropicais. O *Citrus aurantium* é oriundo da Ásia e foi introduzido e adaptado na América e Europa. Existem relatos do emprego de *Citrus aurantium* desde a época da antiga Grécia. Trazido pelos navegantes portugueses, foi o primeiro citrus a chegar na América.

Os compostos ativos mais importantes do citrus estão presentes no epicarpo do fruto maduro. Também são encontradas substâncias bioativas nas flores e folhas. As ações farmacológicas do *Citrus aurantium* variam de acordo com a parte da planta empregada, em virtude da grande variedade de substâncias com diversas ações farmacológicas.

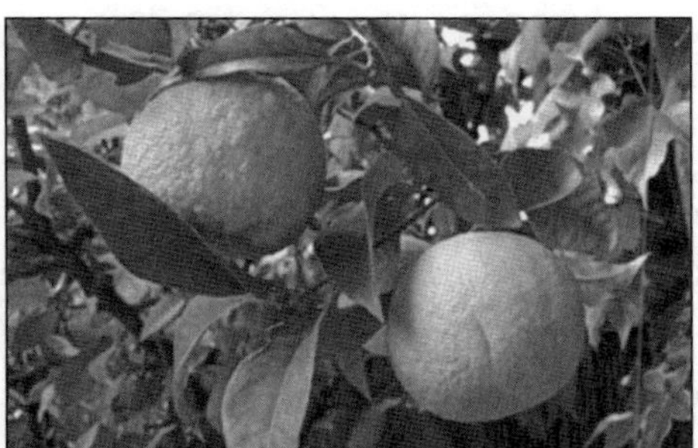

Figura 6 *Citrus aurantium* L.

A extensa composição química do *Citrus aurantium* conta com óleos essenciais como o limoneno, essências aromáticas, vitaminas A, B e principalmente C; minerais como cálcio, fósforo e ferro; carotenoides e flavonoides como a rutina e a hesperidina. Inúmeras ações farmacológicas foram descritas para o *Citrus aurantium,* como a atividade miorrelaxante, diurética, antimicrobiana, antiespasmódica, anticarcinogênica e antioxidante. Porém, um alcaloide chamado sinefrina é o principal ativo com atividade termogênica.[36]

Estudos relatam que a sinefrina e a N-metiltiramina, presentes no epicarpo dos frutos, possui efeito simpaticomimético, lipolítico e incrementador da termogênese.[37] O mecanismo de ação consiste em estimular os receptores beta-3-adrenérgicos, situados principalmente nos adipócitos e hepatócitos, ativando a fosforilase, o metabolismo das gorduras e a performance física sem efeitos cardiovasculares significantes.[38,39]

Efeitos adversos e toxicidade ainda não foram formalmente descritos para os extratos de *Citrus aurantium.* Contraindicações absolutas não são conhecidas, porém existem situações em que a prescrição deve ser evitada, como nos casos de cardiopatia descompensada, gestação e lactação, em virtude da falta de estudos que respaldem a utilização.[40]

Forma magistral

Existem vários extratos padronizados patenteados de *Citrus aurantium,* o mais importante é que o mesmo contenha no mínimo 6% de sinefrina.
Utiliza-se extrato seco padronizado de 300 a 1.800 mg/dia divididos nos momentos de maior termogênese facultativa.

Cordia salicifolia Cham

Árvore pequena de copa alongada, da família Boraginaceae, nativa do Brasil, do Paraguai e da Argentina e conhecida popularmente como Porangaba. Pode atingir a altura média de 10 m, com folhas lisas, flores pequenas e brancas e frutos em bagas avermelhadas. Os compostos bioativos encontram-se nas folhas e nos frutos. Poucas descrições referem a presença de cafeína, potássio, alantoína, carbonato de cálcio, óleos essenciais e taninos, sem especificar a localização desses componentes.[41]

Mesmo sendo uma espécie muito empregada popularmente, existem poucos estudos científicos que descrevam suas ações farmacológicas. A medicina popular atribui à Porangaba efeito antiobesidade, porém a atividade diurética parece ser o principal efeito observado. As presenças de cafeína, potássio e alantoína certamente contribuem para essa ação.[42]

Não existem relatos suficientes acerca de efeitos adversos e toxicidade dessa planta. Diante da falta de estudos que atestem sua inocuidade na gravidez e na lactação, não é recomendável prescrever extratos de Porangaba nessas situações.

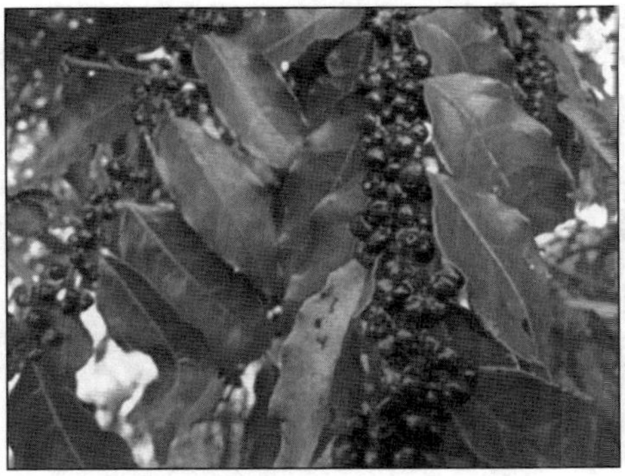

Figura 7 *Cordia salicifolia* Cham.

Pode haver confusões com *Cordia ecalyculata* Vell, que, assim como a Porangaba, é da família das Boragináceas e também conhecida como chá-de-bubre é muito comum no Paraguai. O extrato seco dessa planta também é popularmente indicado como emagrecedor.

Forma alimentar

Infusão de 5 a 10 g de folhas em 500 mL/dia.

Forma magistral

- extrato seco padronizado de *Cordia salicifolia* de 500 a 2.000 mg/dia;
- extrato seco padronizado de *Cordia ecalyculata* Vell (20:1) de 250 a 1.000 mg/dia.

Cynara cardunculus L.

Planta perene da família Asteraceae, caracteriza-se por apresentar, em média, 1,5 m de altura por até 4 m de envergadura, com talo pouco ramificado, grandes folhas verdes e inflorescência composta por um receptáculo carnoso provido de brácteas comestíveis na fase inicial da floração e flores numerosas e violáceas que se implantam sobre os cálices. Originária da África e região do Mediterrâneo, pode ser encontrada em locais de clima temperado e subtropical. Também chamada *Cynara scolymus*, popularmente conhecida como alcachofra.

Os princípios ativos da alcachofra encontram-se nas folhas frescas, preferencialmente as que aparecem no primeiro ano de evolução da planta, das quais se retira o sumo, que é dessecado e convertido em extrato seco. Também podem ser obtidos compostos bioativos das raízes e das folhas secas. Os receptáculos florais surgem a partir do segundo ano e são empregados como alimento.

As folhas da alcachofra são compostas de princípios amargos, como a cinarina, cinaropicrina, cinaratriol, cinarólido, cinarascolosídeos, isoamberboina e aguerina. Pos-

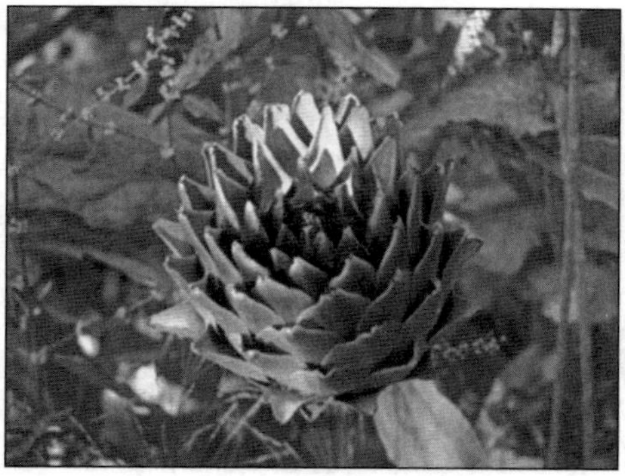

Figura 8 *Cynara cardunculus* L.

sui ácidos fenólicos que se formam principalmente a partir da degradação da cinarina. Compostos alifáticos como os ácidos cítrico, glicérico, fumárico, glicólico, lático, málico, hidroximetilacrílico e succínico, além de flavonoides, enzima, antocianosídeos, inulina, cianidol, mucilágenos, glicosídeos, taninos, óleos essenciais, fitosteróis e pectina também estão presentes.

A flor tem como componentes alimentares, em cada 100 g, 29 kcal, 2,7 g de proteína, 5,9 g de carboidratos, sódio, potássio, fósforo, cálcio, ferro, vitaminas A, C, E, tiamina, niacina e riboflavina.

A alcachofra possui atividades coleréticas, hepatoprotetoras, diuréticas, hipolipemiantes e antioxidantes. A cinarina, que é o principal princípio amargo, é responsável pelas propriedades coleréticas, colagogas e hepatoprotetoras, em sinergia com ácidos fenólicos, flavonoides e demais princípios amargos. Os primeiros estudos com essa planta evidenciaram um aumento da produção e da secreção biliar.[43] Por consequência, ensaios clínicos continuam demonstrando benefícios clinicamente significativos nos casos de dispepsia, meteorismo e distensão abdominal.[44-46]

Estudos demonstraram a atividade antilipemiante decorrente da fração terpênica do extrato metanólico das folhas.[47] Foram descritos efeitos antioxidantes dos extratos etanólicos das folhas da alcachofra, em cultivos de células endoteliais e monócitos, freando a ação oxidativa de mediadores inflamatórios como o fator de necrose tumoral alfa (TNF-alfa) e a oxidação de LDL-colesterol.[48]

Relatos descrevem que a ingesta alimentar de alcachofra, tanto cozida como na forma suplementar de farinha, pode ter efeitos hipoglicemiantes que poderiam proteger indivíduos normais das consequências nocivas da hiperglicemia pós-prandial.[49,50]

A atividade diurética decorrente da ação de sais de potássio, flavonoides, compostos ácidos e inulina, tem sido descrita há muitos anos. Estudos mais recentes demonstraram que o efeito desses componentes é muito pouco significativo quando administrados de forma separada. Seja em administração oral ou parenteral, os extratos de folhas de alcachofra apresentam ação diurética efetiva a partir do segundo dia de tratamento.[11]

Ainda não existem relatos acerca de toxicidade das preparações com infusão de folhas, tinturas e extratos secos. Porém, estudos demonstraram a possibilidade de ocorrer efeitos adversos como intolerância, distensão abdominal e sensação de fome em um percentual de 1,3 a 5% dos pacientes tratados.[51]

Em virtude de os princípios amargos poderem passar para o leite materno, é desaconselhável seu uso durante a lactação. Por causa do efeito vesicular, também não se recomenda usar em casos de obstrução de vias biliares.[39]

Forma alimentar

Infusão de folhas frescas de 10 g/L, para tomar 1 a 2 xícaras antes das refeições.

Forma magistral

Extrato seco (5:1) de 1.000 a 2.000 mg/dia.

Equisetum arvense L.

Planta perene, rizomatosa pertencente à família Equisetaceae, é caracterizada por apresentar dois tipos de caule, o fértil, com uma espiga de esporos, e o estéril, mais longo, que surge no verão e seca no inverno. Nos dois casos, são verdes, ocos e articulados. Como não têm flores, propagam-se por esporos. Originário da Europa, o gênero *Equisetum* encontra-se em todos os continentes, menos na Antártida e na Oceania.

Os compostos bioativos são encontrados nos caules, colhidos no final do verão. A cavalinha, seu nome popular, contém uma grande concentração de silício e compostos hidrossolúveis derivados do silício, representando quase 1/4 de sua composição total. Também é composta de cálcio, potássio, fósforo e magnésio em menor quantidade e contém flavonoides, como quercetina, kaempferol e equisetrina. Ainda são encontrados alcaloides como a nicotina e palustrina, taninos, fitosteróis, equisetonina, saponina, ácidos graxos, ácidos equisético, benzoico, málico, gálico e cítrico, resina, articulina e lignanas.

Das atividades farmacológicas da cavalinha, a ação diurética e o aporte de silício são as mais relevantes. É rica em sais de potássio, que, somados à ação da equisetonina, do ácido do gálico e dos flavonoides, lhe conferem ação sinérgica como diurético suave sem alterar o equilíbrio hidreletrolítico. Assim, pode ser indicada como coadjuvante nos tratamentos da hipertensão arterial e da obesidade.[52]

O silício desempenha um papel fisiológico importante: entre as inúmeras funções, estão a síntese de colágeno e a manutenção da dureza de estruturas como ossos, tendões, unhas, pelos, cartilagens, córneas, entre outras. Além de manter as paredes elás-

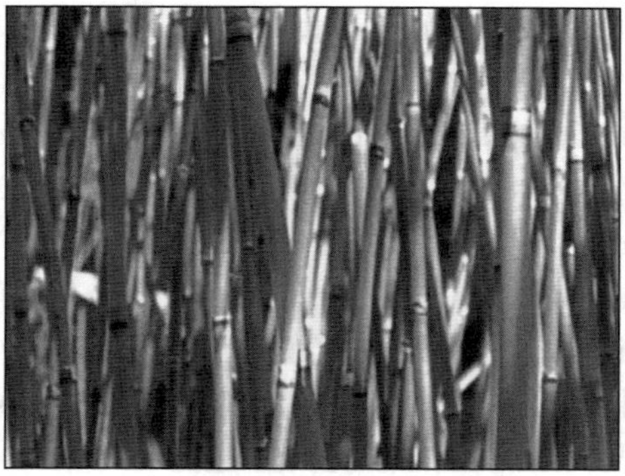

Figura 9 *Equisetum arvense* L.

ticas das artérias, exerce ação antiatreomatosa. Estudos relataram ainda um efeito vasodilatador do *Equisetum arvense*.[53]

Os primeiros relatos sobre a toxicidade do gênero *Equisetum* foram relacionados ao consumo de grandes quantidades por animais como cavalos e animais domésticos, em virtude da presença de tiaminase que altera e desnatura a vitamina B1. Esses efeitos tóxicos não foram observados em humanos, porém o uso prolongado pode provocar cefaleias, tenesmo vesical, anorexia e disfagia, possivelmente devido à presença de alcaloides.[54]

Os alcaloides presentes na cavalinha podem exercer ação anticolinérgica e ocitócica; por este motivo, seu uso deve ser evitado durante a gestação. A presença de nicotina, mesmo que em pequenas quantidades, contraindica o emprego durante a lactação. Pelo mesmo motivo, não se recomenda de forma concomitante com outros medicamentos que incluam nicotina em sua formulação.[52]

Forma alimentar

Decocção de 5 a 10 g em 200 a 500 mL/dia.

Forma magistral

Extrato seco padronizado de 200 a 500 mg, 2 a 4 vezes/dia.

Garcinia cambogia L.

Pequeno arbusto da família das Clusiáceas, caracteriza-se por gerar um fruto grande e globoso. A *Garcinia cambogia* pode ser encontrada na Ásia, no sul da África e na Polinésia, porém 10% da produção mundial está na Índia.

O principal composto bioativo presente na garcínia é o ácido hidroxicítrico, presente na casca do fruto da garcínia. O fruto também é rico em compostos fenólicos e antocianidinas, além de taninos que foram isolados no caule do arbusto.

A garcínia é vastamente utilizada pela indústria farmacêutica na elaboração de suplementos dietéticos emagrecedores, em razão de o ácido hidroxicítrico ter efeito sacietogênico, termogênico, e atuar sobre o metabolismo dos lipídios.[55]

Para entender a atividade do ácido hidroxicítrico sobre o metabolismo dos lipídios, é preciso revisar a fisiologia. O Ciclo de Krebs é o último estágio para a obtenção de energia por meio da oxidação de carboidratos e ácidos graxos, assim como para a síntese de certos aminoácidos. Antes de começar o ciclo, o piruvato, proveniente da glicólise, é convertido dentro da mitocôndria em ácido acético, água e dióxido de carbono. O ácido acético se combina com a coenzima-A para gerar a acetil-coenzima-A, a qual reage com o oxalacetato para, finalmente, formar ácido cítrico. A acetil-coenzima-A é transportada para o citoplasma, onde, convertida em citrato, irá iniciar a síntese de ácido graxo. Uma enzima chamada citrato-liase catalisa a degradação de citrato em acetil-coenzima-A e oxalacetato. Na presença de ácido hidroxicítrico, princípio ativo da garcínia, há a formação de uma menor quantidade de acetil-coenzima-A no citoplasma. Isso se explica por um mecanismo competitivo entre o ácido hidroxicítrico e a citrato-liase, gerando dessa maneira uma menor quantidade de ácidos graxos.[56,57]

Estudos demonstraram que o ácido hidroxicítrico promove maior saciedade do tipo hepática, produto da ativação da enzima piruvato carboxilase, estimulada pela acetil-coenzima-A produzida durante o catabolismo lipídico.[58]

O ácido hidroxicítrico tem ação efetiva na termogênese, por provocar menor produção de malonil-coenzima-A, reduzindo a atividade da carnitina-acil-transferase, enzima encarregada de transportar ácidos graxos para o interior da mitocôndria e de uni-los à L-carnitina. Baixos níveis de malonil-coenzima-A resultam em um processo de maior queima de gordura, tanto no hepatócito como no adipócito.[59,60]

Efeitos adversos, toxicidade e contraindicações da *Garcinia cambogia* ainda não foram documentados, porém, em virtude da falta de estudos que demonstrem inocuidade, a garcínia não deve ser prescrita durante os períodos de gravidez e lactação.

A *Garcinia cambogia* é utilizada pelo mercado farmacêutico como extrato padronizado estabilizado na forma de hidroxicitrato de cálcio, que é não higroscópico e,

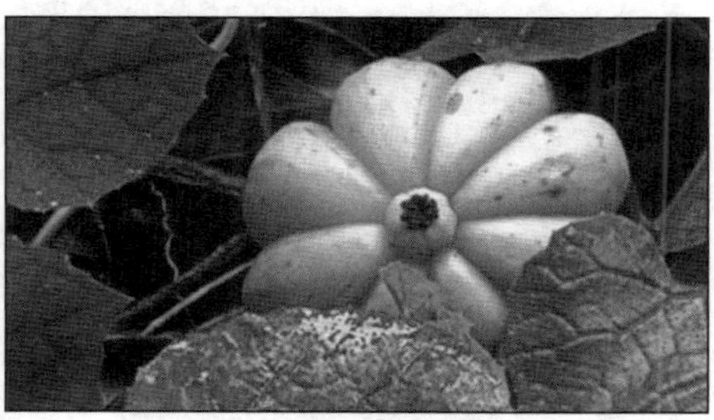

Figura 10 *Garcinia cambogia* L.

portanto, de mais fácil manejo, com aproximadamente 54% de ácido hidroxicítrico. Foi demonstrado que os melhores resultados clínicos foram obtidos com doses equivalentes a 1,5 g de ácido hidroxicítrico ao dia.

Forma magistral

Extrato seco (5:1) de 300 a 500 mg/cápsula, são indicadas 1 a 2 cápulas 30 min antes das principais refeições.

Gymnema sylvestre RetzBr&Schult

Planta trepadeira e lenhosa da família das Asclepiadaceae, caracterizada por apresentar folhas opostas, elípticas, de 3 a 5 cm, com flores pequenas amarelo-esverdeadas; seus frutos são do tipo folicular com sementes brancas, ovaladas. Os compostos bioativos estão presentes nas folhas.

Originária da Índia e do sul da África, seu habitat se estende das regiões tropicais e subtropicais de ambos os continentes, chegando até a Oceania e a América. Com larga tradição de uso na Índia, suas propriedades hipoglicemiantes são conhecidas desde o século VI a.C.

Uma mescla de vários heterosídeos saponínicos do tipo triterpênicos conhecida como ácido gimnêmico é o principal princípio ativo da gimnema. Ácidos orgânicos como o butírico, o fórmico e o tartárico, minerais como alumínio, enxofre, cálcio, fósforo, magnésio, ferro, potássio, manganês, sódio e silício, além de fitosteróis, flavonoides, substâncias nitrogenadas, derivados antraquinônicos e triacetatos gimnêmicos, são encontrados na *Gymnema sylvestre*.[61]

A principal atividade atribuída a essa espécie é seu poder hipoglicemiante, que já foi testato tanto em animais quanto em ensaios clínicos. Um bloqueio gustativo do sabor doce também é um importante coadjuvante em terapias de emagrecimento. Ultimamente, foi reportada uma possível atividade regenerativa sobre as células beta das ilhotas de Langerhans, uma deficiência conhecida nos casos de diabetes do tipo I.[62]

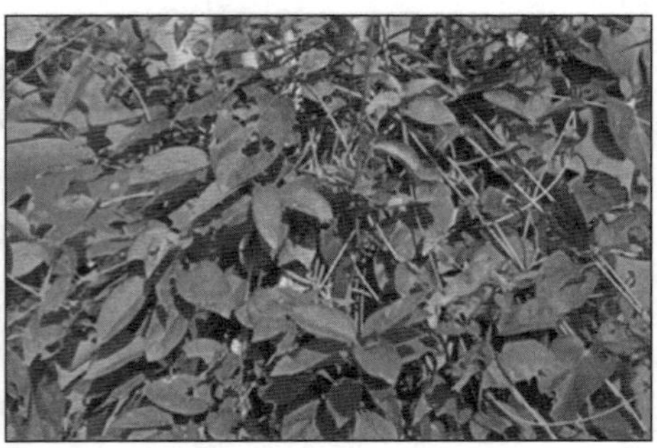

Figura 11 *Gymnema sylvestre* RetzBr&Schult.

O mecanismo de ação hipoglicemiante da gimnema ocorre porque o ácido gimnêmico, por semelhança estrutural, ocupa os receptores da glicose nas membranas celulares do intestino, modificando suas estruturas proteicas e impedindo a absorção da glicose. Do mesmo modo, foi demonstrado que o ácido gimnêmico, dose-dependente e de forma reversível, é capaz de bloquear a absorção de ácido oleico e de açúcares no intestino.[63]

O ácido gimnêmico possui a capacidade de bloquear a sensação gustativa pelos açúcares, carboidratos simples a adoçantes. Peptídeos chamados gumarinas, presentes na gimnema, atuam sobre a parte apical da papila gustativa ligando-se à proteína receptora, bloqueando, assim, a resposta elétrica que transmite a recepção. Esse efeito, aliado à capacidade hipoglicemiante da gimnema, é responsável pela supressão do apetite por doces, relevante para o tratamento complementar da obesidade.[64]

Efeitos adversos e toxicidade não foram relatados nas doses indicadas. Também não existem estudos que formalizem contraindicações, porém, na ausência de trabalhos que comprovem o contrário, a prescrição de gimnema deve ser evitada na gestação e na lactação. Do mesmo modo, recomenda-se especial atenção ao indicar extratos de gimnema para crianças e idosos diabéticos.

Forma galênica

Extrato padronizado de 400 mg/dia, padronizado na proporção 10:3 de ácido gimnêmico.

Hypericum perforatum L.

Planta perene pertencente à família Clusiaceae (*Hypericaceae guttiferae*), aromática que mede até 1 m de altura. Também conhecida como erva-de-são-joão, tem folhas oblongas, opostas e sésseis, com numerosos pontos translúcidos, em virtude dos quais foi dada a denominação *perforatum*. As flores amarelo-douradas possuem pequenos pontos avermelhados de um pigmento chamado hipericina.

Oriunda da Europa, Ásia e norte da África, nos dias de hoje está distribuída em todos os continentes. Habita áreas de bosques pouco densos e semissecos.

Foi utilizada desde a antiga Grécia para várias indicações, porém no século XIX isolou-se um princípio ativo que seria chamado hipericina. A partir de então, começaram os estudos fitoquímicos. Os compostos bioativos estão presentes nas flores, colhidas no período de floração plena.

O hipérico é composto de hidrocarbonetos terpênicos, óleos essenciais e flavonoides, como a hipericina, pigmento avermelhado presente nas flores e folhas, além de flavonóis, flavonas, bioflavonoides, catequinas, hiperina, rutina e proantocianidinas. Ainda são componentes taninos, pectina, colina, compostos fenólicos, álcool cerílico,

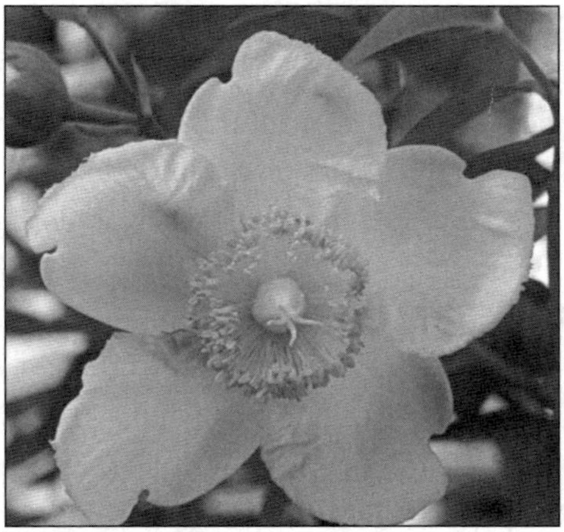

Figura 12 *Hypericum perforatum* L.

carotenoides, fitosteróis, aminoácidos, ácido gama-aminobutírico (Gaba), vitamina C, escopoletina, hiperforina, entre outros.

Dentre as principais atividades farmacológicas do hipérico, a atividade antidepressiva foi demonstrada em inúmeros estudos. A princípio, o mecanismo de ação é relacionado a seus componentes antraquinônicos, como a hipericina, inibindo as enzimas monoaminoxidases, e a hiperforina, como principal componente inibidor da recaptação de serotonina. Outros compostos envolvidos nessa atividade são a biapigenina e o Gaba.[65]

Um estudo que envolveu 2.166 pacientes com depressão leve ou moderada com extrato padronizado de hipérico em doses de 600 a 1.200 mg demonstrou eficácia de 83,7 a 88,6% para 600 mg e 1.200 mg, respectivamente.[66] Do mesmo modo, o hipérico foi relatado como uma alternativa ao antidepressivo-padrão para o tratamento da depressão moderada, especialmente porque é bem tolerado.[67]

Atividades antiviral, antioxidante, anticarcinogênica, anti-inflamatória e cardioprotetora foram descritas para o hipérico.[68]

Por existirem relatos de aumento da tonicidade uterina, o hipérico não é recomendado durante a gestação. Também não é indicado para lactentes e crianças menores de 12 anos.[69] Em pacientes transplantados, não deve ser utilizado.[70]

O hipérico pode provocar hemorragias intermenstruais, o que contraindica seu emprego combinado a contraceptivos orais. Sua prescrição está também contraindicada em conjunto com os inibidores da recaptação da serotonina e com a loperamida, pela possibilidade de gerar transtornos. Dados recentes sugerem que os efeitos antidepressivos são possíveis com doses menores, quando ele é combinado com passiflora.[71]

Forma magistral

Extrato seco padronizado (5:1) de 300 a 1.000 mg/dia.

Ilex paraguariensis ASt&Hill

Árvore dioica da família Aquifoliácia, de rama glabra, folhas perenes, alternas e de coloração verde brilhante, folhas ovais, pequenas flores unissexuais esbranquiçadas, frutos tipo drupa, vermelho-arroxeados ao amadurecer.

Originária da região subtropical da América do Sul. A erva-mate, seu nome popular, cresce em territórios baixos e úmidos, formando o extrato médio de alguns bosques dessa região.

Os compostos bioativos do *Ilex paraguariensis* presentes basicamente nas folhas são:

- metilxantinas: cafeína e teobromina;
- polifenóis: ácidos clorogênico, neoclorogênico, isoclorogênico, ácido cafeico e taninos;
- flavonoides: quercetina, kaempferol e rutina;
- compostos aromáticos: terpenoides, cetonas, alifáticos e aldeídos.

Também estão presentes saponinas, ácido ursacólico, trigonelina, alcaloides, vitaminas e minerais em pequenas quantidades.

O extrato de *Ilex paraguariensis* pode ter efeito protetor contra a obesidade induzida por uma dieta hiperlipídica, por meio de uma expressão maior de proteínas desacopladoras e da fosforilação da enzima AMPK elevada no tecido adiposo visceral, induzindo a termogênese.[72]

Indivíduos obesos tratados com erva-mate apresentaram acentuada redução da adiposidade, uma diminuição da gordura visceral e restauração dos níveis séricos de co-

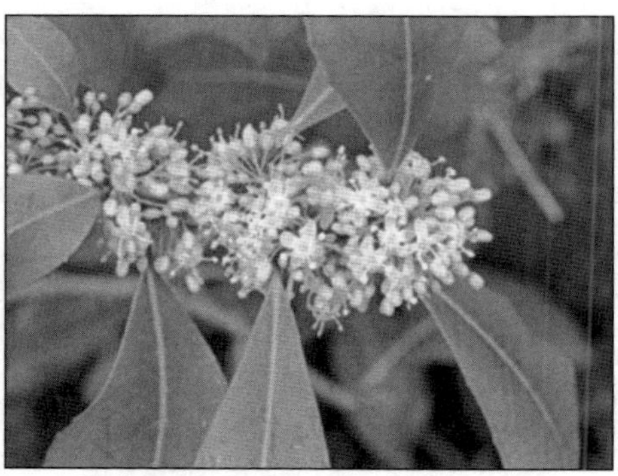

Figura 13 *Ilex paraguariensis* AS&Hill.

lesterol, triglicerídeos, LDL-colesterol e glicose.[73] Além disso, foi demonstrado que a erva-mate pode inibir a TNF-alfa hepática e restaurar insulina muscular e hepática.[74]

O *Ilex paraguariensis* pode reduzir o aumento do peso corporal e diminui os níveis séricos de triglicerídeos, a lipoproteína de baixa densidade, a concentração de colesterol total e, ainda, o teor de lipídios no fígado. Esses resultados sugerem que o *Ilex paraguariensis* pode ser uma alternativa com potencial terapêutico no tratamento da obesidade causada por uma dieta hiperlipídica.[75]

Efeitos adversos e toxicidade via de regra não são observados; porém, em virtude da presença de cafeína, o uso abusivo por pessoas sensíveis pode levar a alterações do sono e distúrbios gástricos. O consumo excessivo deve ser evitado durante a gestação e a lactação e nos primeiros 6 anos de vida.

Forma magistral

Extrato seco padronizado de 100 a 200 mg/dia.

Passiflora incarnata L.

Arbusto enredado e trepadeiro, pertencente à família Passifloraceae, com folhas alternadas de verde-escuras na parte superior e claras na parte inferior. As flores hermafroditas, solitárias, pedunculadas, podem atingir 10 cm de diâmetro e apresentam filamentos na coroa e cores que variam entre branco, amarelo, azul e lilás. O fruto é amarelo, ovoide com aproximadamente 6 cm de diâmetro, com sementes de aspecto gelatinoso e polpa comestível.

O gênero *Passiflora* compreende aproximadamente 400 espécies, a grande maioria de origem americana. Foi introduzida na Europa, a partir do Brasil, no século XVII. A *Passiflora incarnata* é originária dos Estados Unidos e do México, mas atualmente é cultivada também no norte da África, na Itália, na Índia, na Guatemala, na Polônia, em Israel, na Espanha e no sul da França.

As partes utilizadas são as partes aéreas tanto em floração como em frutificação; ocasionalmente, a raiz pode ser empregada.

A maioria dos estudos sobre a composição química da *Passiflora incarnata* faz referência aos alcaloides indólicos, sendo o mais abundante a passiflorina ou harmano, flavonoides, flavonosídeos e fitosteróis, além de maltol, lignanas, aminoácidos, ácidos graxos, polissacarídeos, taninos, óleos essenciais, entre outros. Nas raízes são encontradas cumarinas e, nos frutos, ácido ascórbico, betacaroteno, minerais, vitaminas do complexo B e fibras.[76,77]

A principal atividade da passiflora está vinculada a seu efeito ansiolítico; este ocorre em virtude do flavonoide crisina, presente na planta, que possui uma estrutura quí-

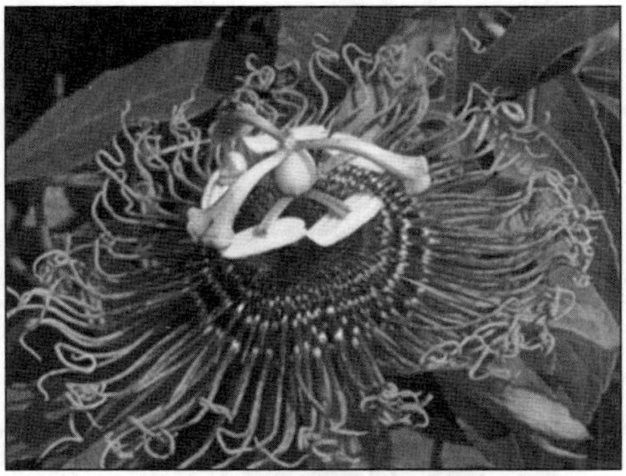

Figura 14 *Passiflora incarnata* L.

mica com afinidade aos receptores Gaba-A, o que leva a um efeito sedante similar ao dos benzodiazepínicos, porém muito menos potente e sem ação miorrelaxante.[78]

As cumarinas presentes nos extratos de passiflora exercem ação relaxante da musculatura lisa e sedante, o que resulta em um efeito antiespasmódico. Ainda foram descritas para a passiflora atividades cardioprotetora, antiagregante plaquetária, antimicrobiana e antitussígena, entre outras.[79]

Geralmente, a passiflora é muito bem tolerada quando administrada em doses apropriadas. Segundo a American Herbal Products Association, é catalogada em Classe 1, portanto de uso medicinal seguro. Doses muito altas podem provocar efeitos adversos como náuseas, cefaleia e alterações na reação a estímulos. Apesar de ter atividade sobre o sistema nervoso central (SNC), seu consumo não causa dependência física. Mesmo assim não é recomendável seu uso contínuo por mais de três meses.

A passiflora não deve ser prescrita nos casos de gravidez em virtude do harmano e da harmalina, presentes na planta, exercerem efeito estimulante uterino. Também não é indicada na lactação e para crianças menores de 12 anos.

O uso concomitante de doses altas de passiflora pode potencializar os inibidores da monoaminoxidase, barbitúricos, morfina, álcool e anti-histamínicos. E ainda pode bloquear a ação de anfetamínicos e concorrer com ansiolíticos.[80]

Forma magistral

Extrato seco padronizado (5:1 a 10:1) administrado 200 a 500 mg/dia.

Plantago ovata Forssk

Planta herbácea anual da família Plantaginaceae com folhas lanceoladas, lineares e dentadas; flores esbranquiçadas reunidas em espigas curtas e cilíndricas; frutos pequenos com sementes verde rosáceas. Também é conhecida como ispágula.

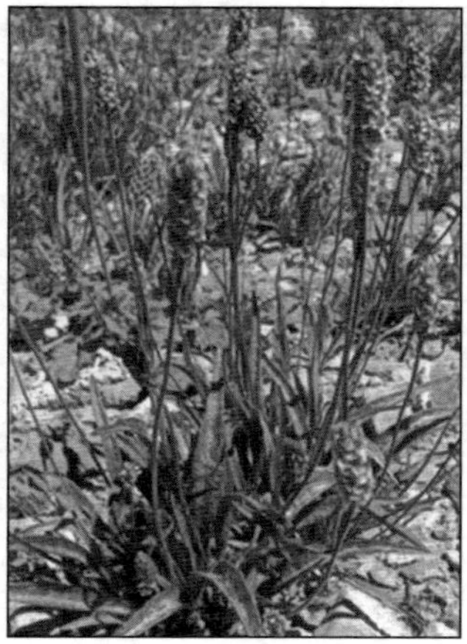

Figura 15 *Plantago ovata* Forssk.

O gênero *Plantago* é originário do Oriente Médio, da Índia e do Paquistão, bem adaptado em regiões tropicais. Compõe-se de aproximadamente 250 espécies entre anuais, bianuais e perenes.

Os componentes bioativos encontram-se nas sementes conhecidas como *Psyllum*, principalmente nas cutículas, onde estão as substâncias mucilágenas, como arabinoxilanos, ácido galacturônico e polissacarídeos. As sementes de sabor insípido apresentam ácidos graxos, proteínas, irinoides, alcaloides, fitosteróis, triterpenos e taninos.

O principal efeito farmacológico do *Psyllum* é como laxativo de volume, que ocorre quando as sementes são ingeridas com uma quantidade adequada de água. Por serem higroscópicas, hidrofílicas e ricas em mucilágenos, elas expandem, produzindo distenção gástrica, intestinal, incremento do peristaltismo e da função intestinal. Pode ser indicado nos casos de diverticulite e cólon irritável.[81,82]

Entre os mecanismos propostos para a atividade hipolipemiante do *Psyllum*, o mais aceito está relacionado com uma interferência na reabsorção dos ácidos biliares, assim como uma interferência do mucilágeno na absorção intestinal de colesterol que promove sua eliminação. Porém, estudos relatam que uma única dose aguda da fibra na forma de suplemento pode modificar as respostas de quilomícrons e ainda propiciar uma redução na atividade de enzimas que participam da síntese do colesterol.[83,84]

Entre o conjunto de mecanismos de ação do *Psyllum*, a modulação de influências sensório-gástricas, promovendo sensação de plenitude, é crucial para o efeito da fibra alimentar como suplemento dietético sacietogênico.[85]

Entre os efeitos colaterais mais comuns, estão a possibilidade de formação de flatulências e a sensação de obstrução esofágica e intestinal, especialmente quando o aporte de líquido é insuficente. O suplemento concomitante de fibras pode interferir na absorção de outros fármacos, por este motivo não deve ser usado junto a outro tratamento.[86]

O *Psyllum* não deve ser administrado na presença ou suspeita de obstruções do aparelho digestivo, porém as sementes podem ser seguramente empregadas durante a gestação e a lactação.

Forma suplementar

Pó das sementes de 5 a 10 g diários, divididos em 2 ou 3 doses com 100 a 200 mL de água. Recomenda-se beber, imediatamente após a ingestão, outros 200 a 300 mL de água.

Rhamnus purshiana DC

Pequena ávore da família Rhamnaceae, de folhas elípticas de 5 a 15 cm de comprimento, agrupadas nos extremos dos ramos, com casca cinza-escuro e levemente rugosa. Apresenta flores branco-esverdeadas que aparecem na primavera e dão origem a frutos negros e globosos, de até 1 cm de diâmetro, com três sementes. Originária da América do Norte, pode ser encontrada na África Oriental.

Os ativos farmacológicos encontram-se no caule e nos galhos, que devem ser cortados, dessecados e armazenados por 1 ano ou envelhecidos artificialmente, pois, em estado fresco, a cáscara sagrada, seu nome popular, é tóxica.

Heterosídeos antraquinônicos que se formam nas folhas e se armazenam no córtex do caule e dos galhos constituem uma mescla de derivados antracênicos, composta de cascarosídeos, cristaloínas, aloínas, glicosídeos e atraquinonas livres. Outros componentes encontrados na cáscara sagrada são taninos, sais minerais, princípios amargos, ácidos graxos e ácido málico, entre outros. A concentração de heterosídeos na cáscara sagrada não deve ser inferior a 7%.[39]

As antraquinonas são classificadas como substâncias laxantes por contato. Atuam no fluxo intestinal de eletrólitos e água, gerando uma maior permeabilidade da mucosa e um gradiente retrógrado de passagem através dela, que leva água e eletrólitos para a luz. Por consequência, ocorre um aumento coordenado nos movimentos peristálticos e diminuição da absorção de água e eletrólitos.[87]

Os efeitos adversos conhecidos das antraquinonas em tratamentos prolongados com doses elevadas podem ser irritabilidade, nefrite, constipação paradoxal e destruição de plexos nervosos intramurais do cólon. O uso abusivo pode levar ao aparecimento de manchas escuras denominadas pseudomelanose do cólon, que concursa com uma maior incidência de carcinoma colorretal.[88]

Algumas antraquinonas são absorvidas depois de hidrolizadas no cólon e a excreção das mesmas se dá por via renal, intestinal e pelo leite materno – por este motivo,

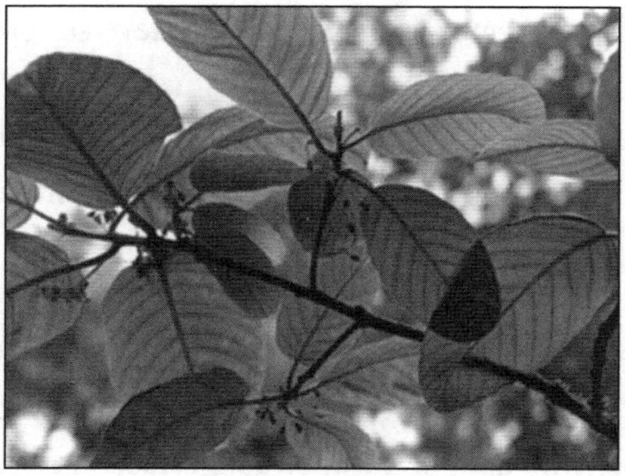

Figura 16 *Rhamnus purshiana* DC.

está contraindicado o seu uso durante a lactação. Em virtude do efeito ocitócico dos derivados antracênicos, a cáscara sagrada é também contraindicada durante a gestação e para crianças menores de 12 anos. É desaconselhado seu uso em processos ulcerosos do trato digestivo, esofagite de refluxo, abdome agudo, cólon irritável, colite ulcerativa, íleo paralítico, diverticulite, doença de Crohn e distúrbios hidreletrolíticos.[54]

Pode haver uma menor absorção de determinadas drogas durante as tomadas de derivados antracênicos.[89] Em decorrência da perda de potássio, a ingesta concomitante de cardiotônicos pode resultar em ação potencializada. Também em virtude da perda de potássio, deve ser evitado seu emprego em conjunto com diuréticos e corticosteroides.[11,39]

Forma magistral

Extrato seco (1:1) de 50 a 100 mg/cápsula, 1 a 2 vezes/dia.

Spirulina maxima Setch&Garner

Alga unicelular microscópica, de cor azul-esverdeada e forma espiralada que tende a formar plâncton em águas doces. Utilizada pelos astecas como fonte de proteína, é encontrada em lagos alcalinos do México, do Japão, da Tailândia e da África. O gênero *Spirulina* compreende 35 espécies.

O teor proteico da *Spirulina* spp. representa em torno de 70% de sua composição, maior que outras fontes naturais como soja e carne de vaca. Com 22 aminoácidos, nove deles são essenciais, sendo o triptofano o mais abundante.

A *Spirulina* spp. contém vitaminas A, E, do complexo B e ainda traços de vitaminas C, D e K, minerais como cálcio, fósforo, ferro, magnésio, manganês, sódio, potássio, selênio, cromo e zinco e, ainda, açúcares, ácidos graxos, mucilágenos, esteróis, ácidos nucleicos, pigmentos como clorofila, carotenoides e antioxidantes.[90]

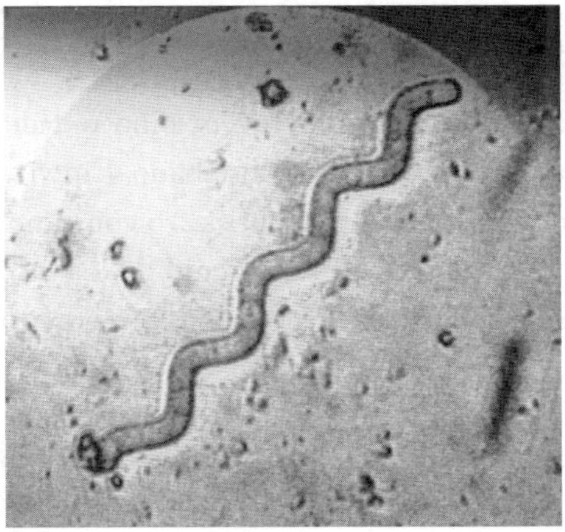

Figura 17 *Spirulina maxima* Setch&Garner.

Ao contrário de outras algas alimentares, como a *Chlorella*, que possuem paredes de substâncias semelhantes à celulose, a *Spirulina* spp. possui membrana plasmática de proteoglicanos, o que facilita sua digestão e seu aproveitamento.

Empregada como fonte suplementar de proteína, a *Spirulina* spp. pode ser utilizada também como fonte suplementar de cálcio, ferro, ácidos graxos poli-insaturados e carotenoides.[52]

É indicada como terapia complementar nos casos de obesidade em virtude de seu conteúdo de proteínas e mucilágenos que proporcionam sensação de plenitude gástrica. Segundo alguns autores, a elevação do nível de aminoácidos plasmáticos, observada após a ingestão de proteínas, estimula a liberação de hormônios anorexígenos e insulina, os quais irão atuar sobre o centro da saciedade, resultando na redução do apetite.[91]

No metabolismo dos lipídios, a *Spirulina* pode ativar a enzima lipase lipoproteica, além de possuir efeito hepatoprotetor, reduzindo as taxas de lipídios e triglicerídeos. Os componentes antioxidantes existentes na *Spirulina* spp. exercem uma importante função na manutenção do metabolismo das gorduras, sendo que impedem o desenvolvimento de complicações.[92]

Os mucilágenos conferem à *Spirulina* spp. efeito mucoprotetor e laxante mecânico e a alta concentração de fibra alimentar e prebiótica, melhora do trânsito intestinal, além de promoverem o aumento do número de bactérias benéficas na flora intestinal.[93]

Relatos descrevem que os polissacarídeos da *Spirulina* spp. são um poderoso complexo imunomodulador, incrementando os níveis de RNA-mensageiro, interleucina 1-beta, fator de necrose tumoral e a citotoxicidade das células *natural killers*.[94] O efeito da *Spirulina* na prevenção de câncer pode ser atribuído à presença de betacaroteno, o qual apresenta capacidade de controlar a diferenciação e a proliferação celulares nos epitélios.[95]

Enquanto não houver estudos que comprovem a inocuidade da *Spirulina* spp. durante a gravidez, seu uso terapêutico é desaconselhado. Em virtude da grande quantidade de ácidos nucleicos com alto teor de purinas, o consumo de *Spirulina* spp. por pacientes com gota e hiperuricemia deve ser evitado.[54] Nos casos de diabetes, os cuidados devem ser redobrados, por causa dos açúcares presentes na *Spirulina*.[96]

Recomendação diária

- Adultos: 3 a 5 g/dia;
- desnutridos: até 15 g/dia.

Forma magistral

Cápsulas de 500 mg, 1 a 3 unidades, 3 vezes/dia.

Nos tratamentos antiobesidade, a *Spirulina* deve ser tomada 30 min antes das refeições, para provocar um efeito sacietogênico.

Valeriana officinalis L.

Planta da família Valerinaceae, de até 1,5 m de altura, apresenta folhas serrilhadas dispostas em pares, flores pequenas e numerosas de cor rosa-arroxeada, fruto seco e pequeno de aproximadamente 3 mm e raízes divergentes, de coloração parda e odor desagradável. Originária da Europa e da Ásia, nos dias de hoje é cultivada em vários países, principalmente em lugares úmidos e sombreados.

Utilizada desde a Grécia Antiga até os dias de hoje, por suas propriedades sedativas. Os compostos bioativos encontram-se na raiz da planta, preferencialmente a partir de exemplares mais velhos, colhidos entre o verão e o outono.

Dentre os compostos presentes na raiz da valeriana, os irinoides, conhecidos valepotriatos, são os responsáveis pela atividade sedativa. Dentre os óleos essenciais, estão os terpenos e o éster de ácido valeriânico, responsável pelo odor característico. Contém alcaloides, ácidos fenólicos, flavonoides, lignanas, taninos, água, glicídios, sais minerais, lipases, oxidases, glicosídeos, colina e aminoácidos.

Os neurônios que contêm receptores Gaba-A são um dos principais substratos celulares para a ação ansiolítica dos extratos de valeriana.[97] Foram descritas também atividades antiespasmódicas, antimicrobiana e cardioprotetora, bem como efeitos imunomoduladores e imunoestimulantes.[98]

Os extratos de valeriana por via oral geralmente são bem tolerados: não existem relatos de efeitos adversos nem de hepatotoxicidade quando empregados nas doses

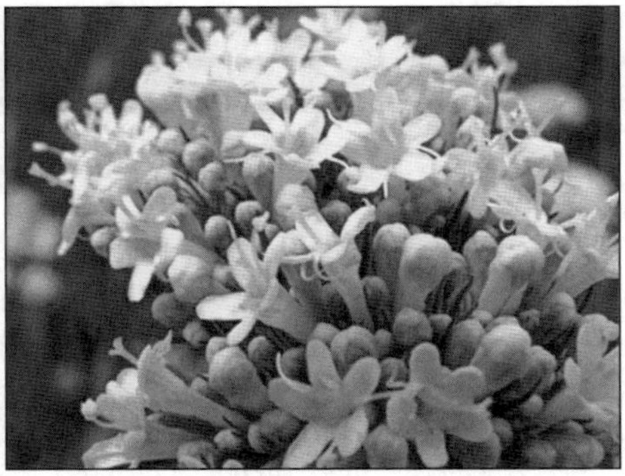

Figura 18 *Valeriana officinalis* L.

usuais.[99] Os valepotriatos não devem ser administrados em conjunto com bebidas acoólicas, benzodiazepínicos e drogas depressoras do SNC. Foi descrito um efeito sinérgico da valeriana com *Piper methysticum* e *Hypericum perforatum*.[100]

A valeriana não é indicada nos períodos da gravidez e da lactação em virtude dos óleos essenciais. Também está contraindicado o uso combinado com outros depressores do SNC e a OMS desaconselha prescrição a menores de 12 anos.[86]

Forma magistral

Extrato seco padronizado (5:1) de 300 a 1.200 mg/dia, divididos em 2 a 3 doses.

ATIVIDADES TERAPÊUTICAS

Inúmeros são os fitofármacos que podem ser utilizados como complementares nos mais diversos distúrbios nutrológicos. A Tabela 1 traz indicações de plantas que contam com ensaios clínicos e relata sua atividade terapêutica.[5]

INTERAÇÃO ENTRE FÁRMACOS SINTÉTICOS E FITOTERÁPICOS

A automedicação é uma prática que vem crescendo assustadoramente, aliada à venda indiscriminada de medicamentos, plantas medicinais e fitoterápicos. A cultura de que fitoterápicos e plantas medicinais não necessitam de prescrição, orientação ou acompanhamento médico torna esses produtos uma terapêutica alternativa ou complementar de fácil acesso, principalmente para doenças crônicas. Segundo dados da OMS, cerca de 80% da população mundial utiliza produtos de origem natural para combater problemas como hipertensão, queimaduras, quadros gripais, tosse, constipação, entre outros.

O uso de plantas medicinais é erroneamente entendido pela população como fitoterapia. Segundo conceito da Anvisa, o medicamento fitoterápico é obtido por meio

Tabela 1 Plantas que possuem ensaios clínicos

Ações terapêuticas	Espécies testadas
Antiespasmódicos	*Atropa belladona, Hyoscyamus niger, Matriciaria recutita, Mentha piperita, Psidium guajava, Rosmarinus officinalis, Salvia officinalis, Tilia cordata, Valeriana officinalis, Verbena officinalis*
Digestivos, eupépticos	*Carum carvi, Cnicus benedictus, Curcuma longa, Cynara scolymus, Drosera rotundifolia, Gentiana lutea, Marrubium vulgare, Mentha piperita, Salvia officinalis*
Colagogos	*Bacharis sp, Chelidonium majus, Curcuma longa, Cynara scolymus, Gentiana lutea, Lavandula officinalis, Taraxacum officinale*
Coleréticos	*Baccharis sp, Calendula officinalis, Chelidonium majus, Curcuma longa, Cynara scolymus, Fumaria officinalis, Ilex paraguariensis, Lavandula officinalis, Peumus boldus, Tanacetum vulgare, Taraxacum officinale, Tilia cordata*
Antidiarreicos	*Ananas sativa, Hidrastis canadensis, Mangifera indica, Matriciaria recutita, Papaver somniferum, Psidium guajava, Quercus robur, Rosa canina, Rosa gallica, Taraxacum officinale, Verbena litoralis*
Hepatoprotetores	*Achilea millefolium, Allium sativum, Angelica sinensis, Brassica campestris, Cichorium intybus, Curcuma longa, Ganoderma lucidum, Grifola frondosa, Lentinus edodes, Morinda citrifolia, Ocimum sanctum, Phyllanthus niruri, Schisandra chinensis, Silybum marianum, Taraxacum officinale*
Laxantes	*Aloe vera, Cassia angustifolia, Cassia occidentalis, Fraxinus ornus, Linum usitatissimum, Plantago major, Plantago ovata, Plantago psyllum, Rhamnus frangula, Rhamnus purshiana, Rheum palmatum, Ricinus comunis*
Anti-hipertensivos	*Allium cepa, Allium sativum, Apium graveolens, Avena sativa, Chlorella pyrenoidosa, Crataegus oxyacantha, Cymbopogon citratus, Hibiscus sabdariffa, Olea eropea, Phillanthus niruri, Rauwolfia serpentina, Tanacetum parthenium, Verbena litoralis*
Ansiolíticos	*Atropa belladona, Humulus lupulus, Lavandula officinalis, Melissa officinalis, Mikania glomerata, Papaver somniferum, Passiflora sp, Piper methysticum, Valeriana officinalis*
Diuréticos	*Apium graveolens, Betula alba, Cynara scolymus, Equisetum arvenses, Equisetum bogotense, Equisetum giganteum, Hibiscus sabdariffa, Juniperus comunis, Mangifera indica, Ortosiphon stamineus, Petroselinum crispum, Polygonum punctatum, Rosmarinus officinalis, Slimax sp, Zea mays*
Hipoglicemiantes (diabetes tipo I)	*Ficus carica, Gymnema sylvestre, Medicago sativa, Momordica charantia, Panax ginseng*
Hipoglicemiantes (diabetes tipo II)	*Allium cepa, Allium sativum, Aloe vera, Althea officinalis, Azadirachta indica, Baccharis genistelloides, Cassia auriculata, Catharanthus roseus, Eugenia jambolana, Laurus nobilis, Momordica charantia, Opuntia ficus indica, Piper nigrum, Psidium guajara, Silybum marianum, Stevia rebaudiana, Trigonella foenum, Zingiber officinale*
Hipolipemiantes	*Allium cepa, Allium sativum, Brassica campestris, Commiphora mukul, Crataegus oxycantha, Curcuma longa, Cymbopogon citratus, Cynara scolymus, Glycine soja, Lentinus edodes, Linum usitatissimum, Medicago sativa, Opuntia ficus indica, Plantago ovata, Saccharum officinale, Sambucus peruvania, Solanum melongena, Camellia sinensis*
Anorexígenos/ Sacietógenos	*Citrus aurantium, Garcinia cambogia, Garcinia kola, Ilex paraguariensis, Paullinia cupana, Plantago ovata, Simmondsia chinensis, Turnera diffusa*
Antianêmicos	*Chlorella pyrenoidosa, Sambucus nigra*
Osteoporose	*Equisetum arvense*

do emprego exclusivo de matérias-primas vegetais, conhecendo-se a eficácia e os riscos de seu uso, assim como a reprodutibilidade e a constância de sua qualidade. Sua eficácia e segurança são validadas por levantamentos farmacológicos de utilização, documentações em publicações científicas ou ensaios clínicos fase 3. Por sua vez, as plantas medicinais possuem substâncias ativas e o conhecimento do processo de coleta, estabilização e secagem é fundamental para sua utilização. Portanto, plantas medicinais seriam todas aquelas silvestres ou cultivadas, utilizadas para prevenir, aliviar, curar ou modificar um processo fisiológico normal ou patológico ou como fonte de fármacos e de seus precursores, enquanto *fitoterápicos* seriam produtos medicinais acabados e etiquetados, cujos componentes ativos são formados por partes aéreas ou subterrâneas de plantas ou outro material vegetal, ou combinações destes em estado bruto ou em formas de preparações vegetais.[86,101]

Diversos estudos mostram que os medicamentos fitoterápicos são amplamente comercializados em muitos países, principalmente nos Estados Unidos, na Europa e no Brasil. Os usuários de medicamentos fitoterápicos são, predominantemente, pessoas adultas e idosas que os utilizam como tratamento principal de doenças crônicas, acreditando que a fitoterapia é isenta de efeitos adversos e/ou incapaz de causar interações medicamentosas. No entanto, estudos científicos mostram que os fitoterápicos podem provocar não só efeitos adversos, como apresentar contraindicações ao uso. Segundo o Sistema de Informações Tóxico-Farmacológicas (Sinitox), no Brasil os medicamentos ocupam o primeiro lugar entre os agentes causadores de intoxicações em seres humanos e o segundo lugar nos registros de mortes por intoxicação está relacionado à ingestão de plantas medicinais, embora não exclusivamente.

O termo interações medicamentosas refere-se à interferência de um fármaco na ação de outro ou de um alimento ou nutriente na ação de medicamentos. Existem interações medicamentosas benéficas ou desejáveis, que têm por objetivo tratar doenças concomitantes, reduzir efeitos adversos, prolongar a duração do efeito, aumentar a adesão ao tratamento, incrementar a eficácia ou permitir a redução de dose. As interações indesejáveis são as que causam diminuição do efeito ou resultado contrário ao esperado, aumento na incidência e na gama de efeitos adversos e no custo da terapia, sem incremento no benefício terapêutico. As interações que resultam em redução da atividade do medicamento e consequentemente na perda de sua eficácia são difíceis de serem detectadas e podem ser responsáveis pelo fracasso da terapia ou progressão da doença. Os fatores genéticos, idade, condições gerais de saúde, funções renal e hepática, consumo de álcool, tabagismo, dieta, assim como fatores ambientais, influenciam a suscetibilidade para interações medicamentosas.

As interações entre fármacos e medicamentos fitoterápicos podem causar alterações nas concentrações plasmáticas desses fármacos, acarretando em mudanças na sua eficácia e/ou segurança. Essas interações podem ser classificadas em farmacocinéticas e farmacodinâmicas. Nas primeiras, os processos de absorção, distribuição, metabolismo e excreção do fármaco podem ser afetados, produzindo um aumento ou redução dos efeitos terapêuticos. A administração simultânea de fármacos e medicamentos fitoterápicos pode alterar os níveis de resposta aos receptores específicos aos quais o fármaco deve ligar-se para produzir seus efeitos, provocando um aumento ou redução do efeito farmacológico esperado, seja por sinergismo ou antagonismo.

Tabela 2 Interações com *Allium sativum* L. (alho)

Classe farmacológica	Fármaco	Mecanismo	Possível efeito
Antirretrovirais inibidores da protease	Saquinavir Ritonavir	Inibição e/ou indução de enzimas do complexo CYP P450 hepático e da glicoproteína-P intestinal	↓ e/ou ↑ biodisponibilidade do fármaco
Anticoagulantes orais	Varfarina	Sinergismo ou adição	↑ risco de hemorragia, sangramentos espontâneos e desordens plaquetárias
Anti-hipertensivos inibidores da ECA	Lisinopril	Adição	↑ efeito hipotensor do fármaco
Analgésicos e antitérmicos	Paracetamol	Não estabelecido	Alterações nos perfis farmacocinéticos do fármaco
Hipoglicemiantes	Clorpropamida	Sinergismo ou adição	Hipoglicemia
Relaxantes musculares	Clorzoxazona	Inibição da isoforma CYP3E1	↑ biodisponibilidade do fármaco

Tabela 3 Interações com *Cynara scolymus* L. (alcachofra)

Classe farmacológica	Fármaco	Mecanismo	Possível efeito
Diuréticos	Furosemida Clortalidona Hidroclorotiazida Indapamida	Adição	Quedas de pressão arterial por hipovolemia, incluindo a excreção de potássio, gerando hipopotassemia

Tabela 4 Interações com *Hypericum perforatum* L. (erva-de-são-joão)

Classe farmacológica	Fármaco	Mecanismo	Possível efeito
Contraceptivos orais		Ocupa os receptores estrogênicos	Sangramentos ou gravidez indesejada
Inibidores da monoamino-oxidase		Potencializa	Hipertensão sanguínea
Antiestrogênicos	Tamoxifeno	Potencializa	
Antidepressivos tricíclios	Amitriptilina, nortriptilina	Potencializa	Síndrome serotoninérgica
Inibidores da recaptação de serotonina	Fluoxetina, paroxetina, fluvoxamina, sertralina, venlafaxina, citalopram		
Inibidores da MAO	Moclobemida, tranilcipromina, fenelzina, isocarboxazida, linezolida		
Inibidores de apetite	Sibutramina, anfepramona, femproporex, mazindol		
Antienxaquequosos (agonistas serotoninérgicos e alcaloides do ergot)	Sumatriptana, naratriptana, zomitriptana, ergotamina, diidroergotamina, metisergida		
Broncodilatadores	Teofilina, aminofilina		
Antirretrovirais	Indinavir, nelfinavir, ritonavir e saquinavir	Diminui a concentração plasmática	Tratamento inadequado
Imunossupressores	Ciclosporina		Rejeição de transplantes
Glicosídeos cardiotônicos	Digoxina		Altera o funcionamento cardíaco
Dislipidêmicos	Sinvastatina		

Tabela 5 Interações com *Rhamnus purshiana* D.C. (cáscara sagrada)

Classe farmacológica	Fármaco	Mecanismo	Possível efeito
Diuréticos tiazídicos	Hidroclorotiazida	Adição	Hipopotassemia
Glicosídeos cardiotônicos	Digoxina	Adição	Desequilíbrio de eletrólitos

CONSIDERAÇÕES FINAIS

A fitoterapia pode ser uma importante ferramenta auxiliar no combate de inúmeros transtornos nutrológicos, em especial aqueles que necessitam de tratamento crônico. Como qualquer prescrição médica, deve estar cercada de cuidados clínicos básicos como anamnese, diagnóstico, avaliação bioquímica e indicação farmacológica. Sempre é preciso lembrar que a fitoterapia em nutrologia tem função complementar e não alternativa.

O profissional prescritor de fitoterápicos deve estar atento à legislação e à comprovação científica referente a esse tema; é necessário, ainda, prescrever de acordo com as regras de farmacotécnica, respeitando as doses efetivas, horários adequados e, sempre que possível, evitar formulações extensas.

REFERÊNCIAS BIBLIOGRÁFICAS

1. ABIFISA. Associação Brasileira das Empresas do Setor Fitoterápico, Suplemento Alimentar e Promoção da Saúde. Disponível em: http://www.abifisa.org.br/saibamais_historico.asp. Acessado em: 15/12/2010.
2. ABFIT. Associação Brasileira de Fitoterapia. Disponível em: http://www.abfit.org.br.
3. BRASIL. Ministério da Saúde. A Fitoterapia no SUS e o Programa de Pesquisas de Plantas Medicinais da Central de Medicamentos (CEME). Disponível em: http://bvsms.saude.gov.br/bvs/publicacoes/fitoterapia_no_sus.pdf.
4. Toledo ACO, Hirata LL, Buffon MCM, Miguel MD, Miguel OG. Fitoterápicos: uma abordagem farmacotécnica. Revista Lecta, Bragança Paulista 2003; 21(1-2): 7-13.
5. Alonso J. Tratado de Fitofármacos y Nutracêuticos. 2.ed. Rosario: Corpus Editorial, 2007.
6. Calixto JB et al. Efficacy, safety, quality control, marketing and regulatory guidelines for herbal medicines (phytotherapeutic agents). Braz J Med Biol Res 2000; 33(2):179-89.
7. BRASIL. Ministério da Saúde. Agência Nacional de Vigilância Sanitária. Medicamento fitoterápico. Normas vigentes: RDC nº 14, de 31/03/2010: Dispõe sobre o registro de medicamentos fitoterápicos. RE nº 90, de 16/03/2004: Guia para a realização de estudos de toxicidade pré-clínica de fitoterápicos. RE nº 91, de 16/03/2004: Guia para realização de alterações, inclusões, notificações e cancelamentos pós-registro de fitoterápicos. IN nº 5, de 11/12/2008: Lista de medicamentos fitoterápicos de registro simplificado. IN nº 5, de 31/03/2010: Lista de referências bibliográficas para avaliação de segurança e eficácia de fitoterápicos. Textos orientativos sobre medicamentos fitoterápicos. Posicionamentos da Câmara Técnica da Fitoterápicos (CATEF) quanto ao registro de medicamentos fitoterápicos. Controle de qualidade de extratos vegetais e fitoterápicos. Orientações sobre tradicionalidade de uso.
8. BRASIL. Agência Nacional de Vigilância Sanitária. Resolução da Diretoria Colegiada. Dispõe sobre o registro de medicamentos fitoterápicos. Diário Oficial da União. Resolução nº. 63 em 31 de março de 2010.
9. BRASIL. Agência Nacional de Vigilância Sanitária. Consolidado de normas da COFID. Coordenação de Fitoterápicos, Dinamizados e Notificados (COFID). Gerência de Tecnologia Farmacêutica (GTFAR). Gerência Geral de Medicamentos (GGMED). Disponível em: http://www.anvisa.gov.br/divulga/noticias/2009/pdf/051109_normas.pdf.

10. BRASIL. Ministério da Saúde. Programa Nacional de Plantas Medicinais e Fitoterápicos. Disponível em: http://portal.saude.gov.br/portal/arquivos/pdf/plantas_medicinais.pdf.
11. Alonso J. Tratado de Fitomedicina Bases Clinicas y Farmacológicas. Buenos Aires: Isis Edic, 1998.
12. Arhan M, Öztürk HS, Turhan N, Aytac B, Güven MC, Olcay E et al. Hepatic oxidant/antioxidant status in cholesterol-fed rabbits: effects of garlic extract. Hepatology Research 2009; 39(1):70-7.
13. Aziz HA, Tan YTF, Peh KK, Yam MF. Direct effect of khat and garlic extracts on blood lipids contents: preliminary in vitro study. Obesity Research & Clinical Practice 2010; 4(4):e247.
14. Kwon K, Yoo S, Ryu D, Yang J, Rho H, Kim J et al. Induction of apoptosis by diallyl disulfide through activation of caspase-3 in human leukemia HL-60 cells. Biochem Pharmacol 2002; 63(1):41-7.
15. Pittler MH, Ernst E. Clinical effectiveness of garlic (Allium sativum). Molecular Nutrition & Food Research 2007; 51(11):1382-5.
16. El-Sayyad HI, Abou-El-Naga AM, Gadallah AA, Bakr IH. Protective effects of Allium sativum against defects of hypercholesterolemia on pregnant rats and their offspring. International Journal of Clinical and Experimental Medicine 2010; 3(2):152-63.
17. Chua M, Baldwin TC, Hocking TJ, Chan K. Traditional uses and potential health benefits of Amorphophallus konjac K. Journal of Ethnopharmacology 2010; 128(2):268-78.
18. Keithley J, Swanson B. Glucomannan and obesity: a critical review. Alternative therapies in health and medicine Nov 2005; 11(6):30-4.
19. Grove KA, Lambert JD. Laboratory, epidemiological, and human intervention studies show that tea (Camellia sinensis) may be useful in the prevention of obesity. The Journal of Nutrition 2010; 140(3): 446-53.
20. Sae-Tan S, Grove KA, Lambert JD. Laboratory studies on weight control and prevention of metabolic syndrome by green tea. Pharmacol Res 2011; 64(2):146-54.
21. Batista GAP, Cunha CL, Pereira SM, von der Heyde R, Bitencourt MG et al. Estudio prospectivo, doble ciego y cruzado de la Camellia sinensis (té verde) en las dislipidemias. Arq Bras Cardiol 2009; 93(2): 128-34.
22. Rains TM, Agarwal S, Maki KC. Antiobesity effects of green tea catechins: a mechanistic review. The Journal of Nutritional Biochemistry 2011;22(1):1.
23. Yun J, Jialal I, Devaraj S. Effects of epigallocatechin gallate on regulatory T cell number and function in obese v. lean volunteers. The British Journal of Nutrition 2010; 103(12):1771-7.
24. Han L, Kimura Y, Kawashima M, Takaku T, Taniyama T. Anti-obesity effects in roedents of dietari teasaponin, a lipase inhibitor. Int J Obes Relat Metab Disord 2001;25(10):1459-64.
25. Wang X, Zhong Y, Lan M, Zhang Z, Shi Y, Lu J et al. Screeening and identification of proteins mediating senna induced gastrointestinal mobility enhancement in mouse colon. World J Gastroenterol 2002; 8(1):162-7.
26. Kune G, Kune S, Field B, Watson L. The role of chronic constipation, diarrhea, and laxative use in the etiology of large bowel cancer. Dis Colon Rectun 1988; 31:507-12.

27. Morales MA, Hernández D, Bustamante S, Bachiller I, Rojas A. Is senna laxative use associated to cathartic colon, genotoxicity, or carcinogenicity? J Toxicol 2009; 2008:287247.
28. Newall C, Anderson L, Phillipson J. Herbal medicines. Londres: The Pharmaceutical Press, 1996.
29. Brinker F. Herb contraindications and drug interactions. 2.ed. Sandy: Eclectic Medical, 1998.
30. Fink H. The protein quality off single celled algae and their effectiveness in preventing liver necrosis. Bonn University. Health World 1989.
31. Chon J, Sung J, Hwang E, Park Y. Chlorella methanol extract reduces lipid accumulation in and increases the number of apoptotic 3T3-L1 cells. Annals of the New York Academy of Sciences Aug 2009; 1171:183-9.
32. Hidaka S, Okamoto Y, Arita M. A hot water extract of Chlorella pyrenoidosa reduces body weight and serum lipids in ovariectomized rats. Phytotherapy research: PTR 2004; 18(2):164-8.
33. Shibata S, Oda K, Onodera MN, Matsubara S, Kikuchi HH, Ishikawa F et al. Hypocholesterolemic effect of indigestable fraction of Chlorella regularis in cholesterol-fed rats. J Nutr Sci Vitaminol Tokio 2001; 47(6):373-7.
34. Halperin S, Smith B, Nolan C, Shay J, Kralovec J. Safety and immunoenhancing effect of Chlorella-derived dietary supplement in healthly adults undergoing influenza vaccination: randomized, double-blind, placebo-controled trial. CMAJ 2003; 169(2):111-7.
35. Ma J, Liang W. Acute of 12 herbicides to the green algae Chlorella pyrenoidosa and Scenadesmus obliquus. Bull Environ Contam Toxicol 2001; 67(3):347-51.
36. Allison DB, Cutter G, Poehlman ET, Moore DR, Barnes S. Exactly which synephrine alkaloids does citrus aurantium (bitter orange) contain? Int J Obesity 2005; 29:443-6.
37. Carvalho-Freitas MIR, Costa M. Anxiolytic and sedative effects of extracts and essential oil from citrus aurantium L. Biol Pharm Bull 2002; 25(12):1629-33.
38. Pellati F, Benvenuti S, Melegari M, Firenzuoli F. Determination of adrenergic agonists fron extracts and herbal products of Citrus aurantium L. var. amara by LC. Pharm Biomed Anal 2002; 29(6):1113-9.
39. Blumenthal M, Goldberg A, Brinckmann J. Herbal Medicine. Expanded Commission E Monographs. American Botanical Council USA 2000.
40. Calapai G, Firenzuoli F, Saitta A, Squadrito F, Arlotta M, Constantino G et al. Antiobesity and cardiovascular toxic effects of Citrus aurantiun extracts in the rat: a preliminary report. Fitoterapia 1999; 70:586-92.
41. Oliveira F, Akisue G, Akisue MK. Farmacognosia. São Paulo: Atheneu, 1998.
42. Cruz G. Dicionário das plantas úteis do Brasil. 5.ed. Rio de Janeiro: Bertrand, 1995.
43. Chabrol C, Waitz M. Action coleretique du Cynara scolymus. Comptes Rendus de la Societé de Biologie. Paris, Dec 5; 1931.
44. Piñeros CJ, Garcia BH, Barrera M. Extractos Naturales de Plantas Medicinales. Bogotá: Fondo Editorial Universitario, Escuela de Medicina Juan N. Corpas, 1988.
45. Kirchhoff R, Beckers C, Kirchhoff G, Trinczek-Gartner H, Petrowicz O, Reimann H. Increase in choleresis by means of artichoke extract. Phytomedicine 1994; 1:107-15.

46. Sáenz Rodríguez T, García Giménez D, Puerta Vázquez R. Choleretic activity and biliary elimination of lipids and bile acids induced by an artichoke leaf extract in rats. Phytomedicine 2002; 9(8):687-93.
47. Shimoda H, Ninomiya K, Nishida N, Yoshino T, Morikawa T, Matsuda H et al. Anti-hyperlipidemic sesquiterpenes and new sesquiterpene glycosides fron leaves of artichoke (Cynara scolymus L): structure requirement and mode of action. Bioorg Med Chem Lett 2003; 13(2):223-8.
48. Zapolska DD, Zapolska DA, Naruszewicz M, Siennicka A, Krasnodebska B, Kolodziej B. Protective properties of artichoke (Cynara scolymus L) against oxidative stress induced in cultured endothelial cells and monocytes. Life Scie 2002; 71(24):2897-8.
49. Nomikos T, Detopoulou P, Fragopoulou E, Pliakis E, Antonopoulou S. Boiled wild artichoke reduces postprandial glycemic and insulinemic responses in normal subjects but has no effect on metabolic syndrome patients. Nutrition Research 2007; 27(12):741.
50. Gumy C, Thurnbichler C, Aubry EM, Balazs Z, Pfisterer P, Baumgartner LSH et al. Inhibition of 11β-hydroxysteroid dehydrogenase type 1 by plant extracts used as traditional antidiabetic medicines. Fitoterapia 2009; 80(3):200.
51. Wegener T, Fintelmann V. Pharmacological properties and therapeutic profile of artichoke. Wien Med Wochenschr 1999; 149(8-10):241-7.
52. Fetrow C, Avila JJ. Professional's handbook of complementary and alternative medicines. 2.ed. Philadelphia: Springhouse, 2001.
53. Sakurai N, Tizuka T, Nakayama S, Funayama H, Noguchi M, Nagai M. Vasorelaxant activity of caffeic acid derivatives from Cichorium intybus and Equisetum arvense. Yakugaku Zasshi 2003; 123(7): 593-8.
54. Arteche García A, Vanaclocha B (ed.). Fitoterapia: Vademécum de Prescripción. 3.ed. Barcelona: Masson, 1998.
55. Anno T, Oono H, Tomi H. Effects of long-term ingestion of jelly drink containing garcinia cambogia extract and partially hydrolized guar gum on obesity. J Oleo Sci 2004; 53(4):197-205.
56. Koshy A, Vijayalakshmi N. Impact of certain flavonoids on lipid profiles, potential action of Garcinia cambogia flavonoids. Phytother 2001; 15(5):395-400.
57. Jena B, Jayaprakasha G, Singh R, Sakariah K. Chemistry and biochemistry of hydroxycitric acid from Garcinia. J Agric Food Chem 2002; 50(1):10-22.
58. Moro C, Basile G. Obesity and medicinal plants. Fitoterapia 2000; 71:73-82.
59. Heymsfield S, Allison D, Vaselli J, Pietrobelli A, Greenfield D, Nuñez C. Garcinia cambogia as a potential antiobesity agent: a randomized controlled trial. JAMA 1998; 280(18):1596-600.
60. Firenzuoli F, Gori L. Garcinia cambogia for weight loss. JAMA 1999; 282(3):234.
61. Pitchai D. James E, Majeed MFKA. A novel dihydroxy gymnemic triacetate isolated from Gymnema sylvestre possessing normoglycemic and hypolipidemic activity on STZ-induced diabetic rats. Journal of Ethnopharmacology 2009; 126(2):339.
62. Ahmed ABA, Rao AS, Rao MV. In vitro callus and in vivo leaf extract of Gymnema sylvestre stimulate β-cells regeneration and anti-diabetic activity in Wistar rats. Phytomedicine 2010; 17(13):1033.

63. Shimizu K, Ozeki M, Tanaka K, Itoh K, Nakajyo S, Urakawa N et al. Structure-activity relationships of triterpenoid derivatives extracted from Gymnema inodorum leaves on glucose absorption. Jpn J Pharmacol 2001; 86(2):223-9.
64. Katsukawa H, Imoto T, Ninomiya Y. Induction of salivary gurmarin-binding proteins in rats fed gymnema cantaining diets. Chem Senses 1999; 24(4):387-92.
65. Butterweck V, Bockers T, Korte B, Wittkowski W, Winterhoff H. Long-term effects of St. John's wort and hypericin on monoamine levels in rat hypothalamus and hippocampus. Brain Res 2002; 930(1-2): 21-9.
66. Rychlik R, Siedentop H, Von Den Driesch V, Kasper S. St John's wort extract WS-5572 in minor to moderately depression. Effectiveness and tolerance of 600 and 1200mg active ingredient daily. Fortschr Med Orig 2001; 119(3-4): 119-28.
67. Wheatley D. Medicinal plants for insomnia: a review of their pharmacology, efficacy and tolerability. J Psychopharmacology 2005; 19(4):414-21.
68. Pabuçcuo A, Konyallo S, Bas M, Gozde E. The in vitro effects of Hypericun species on human leukocyte myeloperoxidase activity. J Ethnopharmacol 2003; 87(1):89-92.
69. Klier C, Schafer M, Schm d-Siegel B, Lenz G, Mannel R. St John's wort (Hypericum perforatum) is a safe during breastfeeding? Pharmacopsychiatry 2002; 35(1):29-30.
70. Turton Weeks S, Barone G, Gurley B, Ketel B, Lightfoot M. Abul-Ezz S St. John's wort: a hidden risk for trasplant patients. Progress in Trasplantation 2001; 11(2):116-20.
71. Fiebich BL, Knörle R, Appel K, Kammler T, Weiss G. Pharmacological studies in an herbal drug combination of St. John's Wort (Hypericum perforatum) and passion flower (Passiflora incarnata): in vitro and in vivo evidence of synergy between Hypericum and Passiflora in antidepressant pharmacological models. Fitoterapia 2011; 82(3):474.
72. Pang J, Choi Y, Park T. Ilex paraguariensis extract ameliorates obesity induced by high-fat diet: Potential role of AMPK in the visceral adipose tissue. Archives of Biochemistry and Biophysics 2008; 476(2):178.
73. Arçari DP, Bartchewsky JW, Santos TW, Oliveira KA, Funck A, Pedrazzoli J. Antiobesity effects of yerba maté extract (Ilex paraguariensis) in high-fat diet-induced obese mice. Obesity 2009; 17(12):2127-33.
74. Arçari DP, Bartchewsky JW, Santos TW, Oliveira KA, Oliveira CC, Gotardo EM. Anti-inflammatory effects of yerba maté extract (Ilex paraguariensis) ameliorate insulin resistance in mice with high fat diet-induced obesity. Molecular and Cellular Endocrinology 2011; 335(2):110.
75. Martins F, Noso TM, Porto VB, Curiel A, Gambero A, Bastos DHM et al. Maté tea inhibits in vitro pancreatic lipase activity and has hypolipidemic effect on high-fat diet-induced obese mice. Obesity 2010; 18(1):42-7.
76. Dhawan K, Kumar S, Sharma A. Anxiolytic activity of aerial and underground parts of Passiflora incarnata. Fitoterapia Dez 2001; 72(8): 922-6.
77. Wohlmuth H, Penman KG, Pearson T, Lehmann RP. Pharmacognosy and chemotypes of passionflower (Passiflora incarnata L). Biological & Pharmaceutical Bulletin 2010; 33(6):1015-8.

78. Lolli LF, Sato CM, Romanini CV, Villas-Boas LB, Santos CAM, Oliveira RMW. Possible involvement of GABAA-benzodiazepine receptor in the anxiolytic-like effect induced by Passiflora actinia extracts in mice. Journal of Ethnopharmacology 2007; 111(2):308.
79. Dhawan K, Dhawan S, Sharma A. Passiflora: a review update. Journal of Ethnopharmacology 2004; 94(1):1.
80. Brown E, Hurd NS, Mccall S, Ceremuga TE. Evaluation of the anxiolytic effects of chrysin, a Passiflora incarnata extract, in the laboratory rat. AANA Journal 2007; 75(5):333-7.
81. Voderholzer W, Schatke W, Muhldorfer B, Klauser A, Birkner B, Muller LS. Clinical response to dietary fiber treatment of chronic constipation. Am J Gastroenterol 1997; 92(1):95-8.
82. Dinning PG, Jones M, Fuentealba SE, Talley NJ, Cook IJ. In patients with severe constipation, can we predict delayed colonic transit on the basis of symptoms? Gastroenterology 2008; 134 (4 Supp 1):A-216.
83. Romero A, West K, Zern T, Fernández M. The seeds from Plantago ovata lower plasma lipids by altering hepatic and bile acid metabolism in guinea pigs. J Nutr 2002; 132(6):1194-8.
84. Khossousi A, Binns CW, Dhaliwal SS, Pal S. The acute effects of psyllium on postprandial lipaemia and thermogenesis in overweight and obese men. The British Journal of Nutrition 2008; 99(5):1068-75.
85. Papathanasopoulos A, Camilleri M. Dietary fiber supplements: effects in obesity and metabolic syndrome and relationship to gastrointestinal functions. Gastroenterology 2010; 138(1):65.
86. OMS: WHO monographs on selected medicinal plants. Semen plantaginis, Fasc 1, pp 202-11; 2000.
87. Elvin-Lewis M. Memory. Should we be concerned about herbal remedies. Journal of Ethnopharmacology 2001; 75(2-3):141.
88. Morales MA, Hernández D, Bustamante S, Bachiller I, Rojas A. Is senna laxative use associated to cathartic colon, genotoxicity, or carcinogenicity? Journal of Toxicology 2009. Disponível em: DOI: 10.1155/2009/287247.
89. Fugh Berman A. Herb drug interactions. Lancet 2000; 355(9198):134-8.
90. Ponce-Canchihuamán JC, Pérez-Méndez O, Hernández-Muñoz R, Torres-Durán PV, Juárez-Oropeza MA. Protective effects of Spirulina maxima on hyperlipidemia and oxidative-stress induced by lead acetate in the liver and kidney. Lipids in Health and Disease 2010; 9(1):35.
91. Ambrosi MA, Reinehr CO, Bertolin TE, Costa JAV, Colla LM. Propriedades de saúde de Spirulina spp. Rev Ciênc Farm Básica Apl 2008; 29:(2):109-17.
92. Torres-Duran PV, Ferreira-Hermosillo A, Juarez-Oropeza MA. Antihyperlipemic and antihypertensive effects of Spirulina maxima in an open sample of Mexican population: a preliminary report. Lipids in Health and Disease 2007; 6:33.
93. Blinkova L, Gorobets O, Baturo A. Biological activity of Spirulina. Zh Mikrobiol Epidemiol Immunobiol 2001; 2:114-8.
94. Hirahashi T, Matsumoto M, Hazeki K, Saeki Y, Ui M, Seya T. Activation of the human innate immune system by spirulina. Int Immunopharmacol 2002; 2(4):423-34.

95. Brunton LL, Lazo JS, Parker KL (eds). Goodman & Gilman: as bases farmacológicas da terapêutica. 11.ed. Rio de Janeiro: McGraw Hill, 2006. 1821p.
96. Emerich M, Bertani E. Algae may be full of nutrition. Herbs for Health 1998; pp 70-1.
97. Benke D, Barberis A, Kopp S, Altmann K, Schubiger M, Vogt KE et al. GABAA receptors as in vivo substrate for the anxiolytic action of valerenic acid, a major constituent of valerian root extracts. Neuropharmacology 2009; 56(1):174.
98. Ebringerova A, Kardosova A, Hromadkova Z, Hribalova V. Mitogenic and comitogenic activities of polisacharides from some European herbaceous plants. Fitoterapia 2003; 74(1-2):52-61.
99. Hadley S, Petry J. Valerian. Ann Farm Physician 2003; 67(8):1755-8.
100. Spinella M. The importance of pharmacological synergy in psychoative herbal medicines. Altern Med Rev 2002; 7(2):130-7.
101. Rates SMK. Plants as source of drugs. Toxicon 2001; 39: 603-13.

Nutrologia e cirurgia bariátrica: pré e pós-operatório

Reginaldo Ceneviva
Camila Scalassara Campos-Rodrigues
Daniel Martone
João Almiro Ferreira Filho

INTRODUÇÃO

A obesidade é uma doença crônica e universal que alcançou proporções epidêmicas globais. No mínimo 2,8 milhões de pessoas no mundo morrem a cada ano por complicações de sobrepeso e de obesidade.[1] A ocorrência de obesidade mostrou aumento exponencial nos últimos anos universalmente. A prevalência na Europa varia de 10 a 20% nos homens e 15 a 25% nas mulheres, enquanto nos Estados Unidos em adultos alcançou 28% nos homens e 34% nas mulheres.[2] Em 2019, a Pesquisa Nacional de Saúde contabilizou que 60,3% da população brasileira apresentava excesso de peso, maior no sexo feminino, com 62,6% e 57,5% no sexo masculino. Já a obesidade acomete 26,8% da população, vista em 21,8% dos homens e 29,5% das mulheres.[3]

No Brasil, em um conjunto de 27 cidades pesquisadas, a frequência de excesso de peso foi de 57,5%, com maior ocorrência entre os homens (58,9%) do que entre as mulheres (56,2%). Com relação à obesidade, a frequência de adultos obesos foi de 21,5%, também maior nas mulheres (22,6%) que nos homens (20,3%).[4]

Esse problema é um dos dez maiores riscos para a saúde que podem ser evitados. A obesidade grau III, também chamada obesidade grave ou mórbida, caracterizada por índice de massa corporal (IMC) maior que 40 kg/m^2, é uma doença que se associa com frequência a doenças que reduzem a qualidade e a expectativa de vida.[5]

A obesidade predispõe a uma série grande de problemas que incluem hipertensão arterial sistêmica (HAS), diabete melito tipo 2 (DM2), doença cardiovascular, síndrome da apneia/hipopneia obstrutiva do sono (SAHOS), dislipidemia, doença do refluxo gastroesofágico (DRGE), colelitíase, doença articular degenerativa, varizes dos membros inferiores, doenças psiquiátricas, aumento da prevalência de certos tipos de câncer, desajustes psicológicos, isolamento social e discriminação, além de maior risco cirúrgico.

O tratamento conservador dos pacientes com obesidade grau III, que envolve dieta, exercícios físicos, medicamentos e psicoterapia, resulta em perda de peso limitada e com alta taxa de reganho de peso.

O prejuízo à saúde, a redução da qualidade de vida e da perspectiva de duração da vida, associados à falha de tratamentos conservadores para obesidade grave, favorecem a indicação da terapêutica cirúrgica em casos selecionados. A cirurgia bariátrica é o tratamento mais eficaz para redução e manutenção da perda de peso em longo prazo, promovendo melhora das comorbidades e da qualidade de vida e aumento da sobrevida.[6]

Procedimentos cirúrgicos aceitos[7]

Procedimentos não derivativos (restritivos)

Banda gástrica ajustável

A banda gástrica ajustável (BGA) é uma prótese de silicone colocada em torno do estômago proximal com o propósito de criar duas câmaras gástricas intercomunicantes pelo orifício que resulta do estreitamento conferido pela insuflação da banda e cujo diâmetro é ajustável pela maior ou menor insuflação com soro fisiológico através de extensão que liga a banda a um reservatório colocado no tecido subcutâneo (Figura 1).

A distensão da pequena câmara gástrica proximal pelos alimentos ingeridos, mediante mecanismos neurais e hormonais, favorece saciedade precoce e menor ingestão; o estreitamento conferido pela banda retarda o esvaziamento gástrico e aumenta o tempo entre os episódios de fome.

Tem os inconvenientes de incidência de vômitos e perda de peso razoável, mas que geralmente não se mantém em longo prazo,[8,9] sobretudo em pacientes que passam a ingerir líquidos hipercalóricos. É um método pouco agressivo e reversível, porém com possibilidade de complicações com o reservatório, além de outras como migração intragástrica e deslizamento da banda. A longo prazo, os resultados da BGA são pobres e o índice de reoperação é alto, motivo pelo qual o Conselho Federal de Medicina recomenda que esse procedimento somente seja realizado em casos excepcionais.[7]

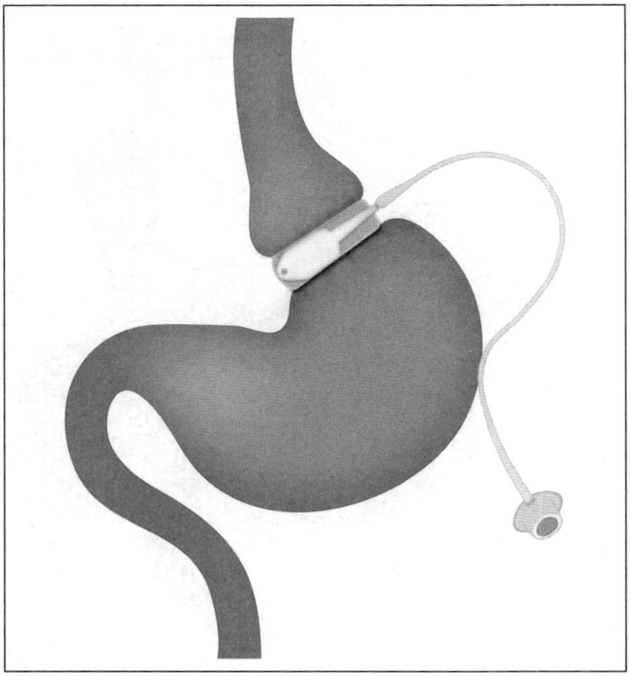

Figura 1 Banda gástrica ajustável.

Gastrectomia vertical

A gastrectomia vertical (GV), também chamada gastrectomia em manga, consiste na remoção, por secção vertical e paralela à curvatura menor, de parte do estômago que envolve parcela significativa do fundo e do corpo gástricos: 65 a 70% (Figura 2).

Foi, a princípio, utilizada apenas como componente restritivo da derivação biliopancreática, realizada em um único tempo pela técnica de Marceau-Hess (*duodenal switch*); posteriormente, passou a ser usada como o primeiro tempo dessa derivação biliopancreática em pacientes superobesos (IMC ≥ a 50 kg/m^2) e em pacientes com mau risco cirúrgico. Os bons resultados da GV isolada, com perda maior e sustentada por mais tempo que dos demais procedimentos puramente restritivos, fizeram com que passasse também a ser utilizada como procedimento bariátrico único. A redução do peso, porém, é menor que a dos procedimentos derivativos. É um método irreversível e apresenta incidência alta de refluxo gastroesofágico (RGE). Laffin et al., em revisão da literatura, encontraram referência de RGE em larga faixa de variação, de 2,1 a 47,2%.[10]

A exposição esofágica ao ácido aumenta significativamente após GV: de 5,1 a 12,6% (p = 0,003), as contrações distais do esôfago diminuem e a pressão do esfíncter inferior do esôfago diminui de 18,3 para 11,0 mmHg (p = 0,02).[11]

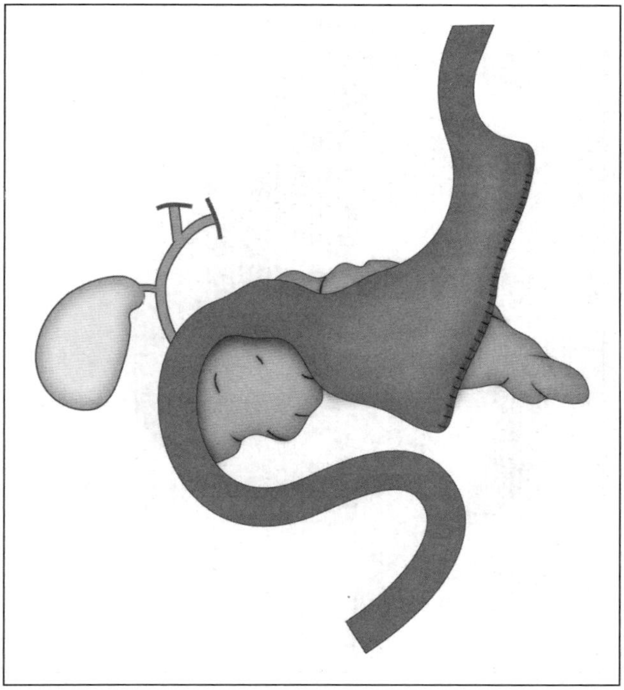

Figura 2 Gastrectomia vertical.

É uma operação relativamente nova, resulta em diminuição da capacidade do estômago e na redução da grelina, com consequente diminuição da ingestão alimentar. Em relação às cirurgias mistas, possui como vantagem a manutenção do duodeno no trânsito e a diminuição da incidência das deficiências nutricionais, porque mantém a integridade anatômica do intestino, com preservação dos sítios de absorção dos nutrientes. Não interfere na absorção de ferro, cálcio, zinco e vitaminas do complexo B; pode ser transformada, em caso de insucesso, em qualquer outra técnica bariátrica regulamentada; permite o acesso às vias biliares e pancreáticas por métodos endoscópicos habituais.

Tem angariado número crescente de adeptos e atualmente é o procedimento mais realizado no mundo, mas há necessidade de dados em seguimentos mais longos, sobretudo relacionados à manutenção do peso perdido e à prevalência da DRGE.[8,9,12]

Procedimentos derivativos (mistos)

As técnicas mistas principais são: predominantemente restritivas (derivação gástrica em Y de Roux, também chamada operação de Fobi-Capella); e predominantemente disabsortivas (derivações biliopancreáticas – de Scopinaro e sua variante Marceau-Hess); e conseguem redução grande do peso corporal, sustentada por longo tempo.

Derivação gástrica em Y de Roux

A derivação gástrica em Y de Roux (DGYR) é a cirurgia mais realizada no Brasil e a segunda mais realizada no mundo; envolve gastroplastia vertical (componente restritivo) e derivação gastrojejunal em Y de Roux (componente disabsortivo) (Figura 3). O uso do anel de contenção foi praticamente abolido.

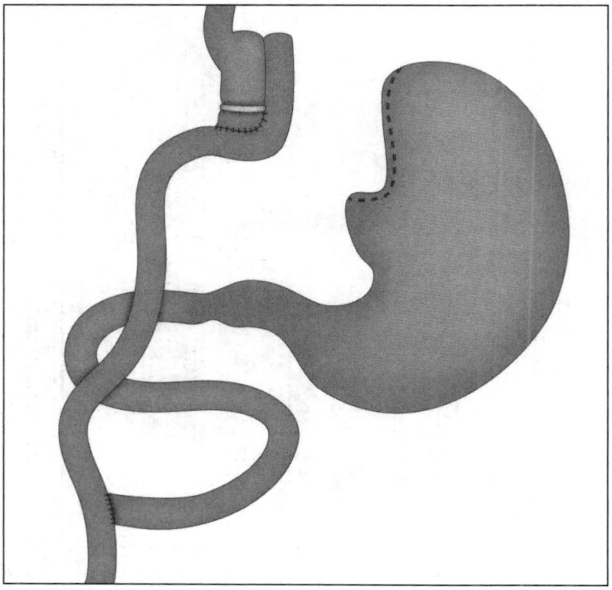

Figura 3 Derivação gástrica em Y de Roux.

O estômago que permanece no trânsito alimentar fica reduzido a uma bolsa com cerca de 30 mL, pequena o suficiente para induzir saciedade precoce para pequenas porções de alimento ingerido. A disabsorção decorre da exclusão do duodeno e de um segmento de 50 a 70 cm do jejuno proximal (alça biliopancreática) e de um segmento de 100 cm do jejuno entre o estômago e a anastomose jejunojejunal (alça alimentar). A perda de peso original é de 30 a 40% e a de excesso de peso é de 70 a 75%, 1 a 2 anos após a cirurgia.[13] É tecnicamente mais complexa, com acesso limitado ao estômago excluído e ao duodeno por métodos radiológicos e endoscópicos, e tem maiores chances de deficiências proteicas e anemia do que as cirurgias puramente restritivas.

Derivação biliopancreática com gastrectomia distal

A derivação biliopancreática pela técnica de Scopinaro (DBP) envolve hemigastrectomia distal com anastomose gastroileal em Y de Roux. Após a gastrectomia, o íleo é seccionado a 250 cm da válvula ileocecal. O estômago remanescente, com capacidade para 200 a 500 mL, é anastomosado ao segmento distal do íleo (alça alimentar) e o segmento proximal do íleo é anastomosado ao íleo terminal a 50 cm da válvula ileocecal (alça biliopancreática). O segmento do íleo, distal à anastomose ileoileal e até a válvula ileocecal, é chamado de canal comum (Figura 4).

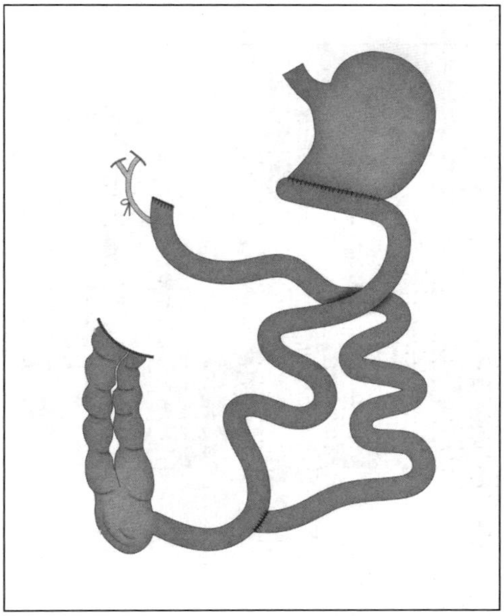

Figura 4 Derivação biliopancreática com gastrectomia distal.

Derivação biliopancreática com gastrectomia vertical e preservação do piloro

A derivação biliopancreática pela técnica de Marceau-Hess, também chamada de *duodenal switch* (DBP/DS), consiste em uma modificação da operação de Scopinaro, envolvendo gastrectomia vertical, com conservação do piloro, secção do íleo a 200 cm da válvula ileocecal, anastomose duodenoileal e enteroanastomose a 100 cm da válvula ileocecal (Figura 5).

Nas derivações biliopancreáticas (DBP), a ressecção parcial do estômago é responsável pelo componente restritivo transitório e pela consequente diminuição da ingestão, sobretudo no pós-operatório precoce e que, geralmente, desaparece com o tempo, persistindo o componente disabsortivo, sobretudo para gorduras e carboidratos. A perda de peso original é de 35 a 40% e a do excesso de peso é de 65 a 84%, 1 a 3 anos após a cirurgia.[14,15]

Todas as operações bariátricas podem ser feitas por laparotomia ou por laparoscopia. Considera-se eficaz a cirurgia que consegue perda maior que 50% do excesso de peso, em princípio não obtida com operações puramente restritivas.[13]

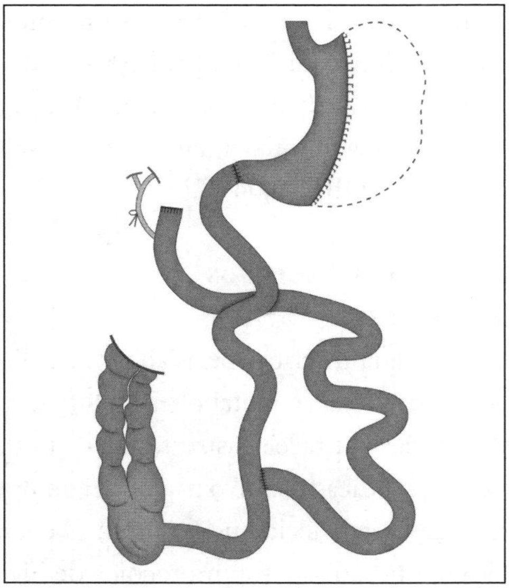

Figura 5 Derivação biliopancreática com gastrectomia vertical e *duodenal switch*.

As DBP são indicadas principalmente para pacientes com IMC muito alto (> 60 kg/m²), em virtude da perda de peso grande e duradoura. A disabsorção e a liberação aumentada de hormônios intestinais com efeito incretínico (GLP-1) e sacietógeno (GLP-1 e PYY), mais acentuadas que na DGYR, são responsáveis pela maior perda de peso e melhora mais acentuada do DM2. A disabsorção, sobretudo de gorduras, é responsável também por efeitos colaterais que limitam seu uso: aumento do número de evacuações diárias, com fezes e flatos fétidos, deficiências nutricionais e alterações metabólicas mais frequentes e maior mortalidade do que nos procedimentos alternativos.[8,9] O reservatório gástrico é completamente acessível aos métodos de investigação radiológica e endoscópica.

As desvantagens referem-se a complicações nutricionais e metabólicas mais frequentes que da DGYR, como deficiência de vitaminas lipossolúveis, deficiência de vitamina B12, cálcio e ferro, desmineralização óssea e úlcera de boca anastomótica, geralmente de controle mais complexo.

A DGYR, procedimento mais aceito no Brasil, promove saciedade precoce e diminuição da fome pela redução da capacidade gástrica e de alterações hormonais que envolvem redução dos níveis de grelina (hormônio orexígeno) e aumento dos níveis de GLP-1 e de PYY (hormônios sacietógenos), o que resulta em perda de peso duradoura. Auxilia na cura ou no controle das comorbidades em longo prazo, apresenta risco maior de deficiências nutricionais que as cirurgias puramente restritivas e menor que as derivações biliopancreáticas.[8,9]

Scott et al. observaram que nos Estados Unidos a proporção de GV variou de 39 a 63%, enquanto a da DGYR diminuiu de 44 para 30% e a da BGA diminuiu de 13 para 2% no período de 2012 a 2015.[16] De acordo com Welbourn et al., a DGYR foi a operação bariátrica mais realizada universalmente (49,4%), seguida por GV (40,7%), BGA (2,0%) DBP/DS (0,6%) e DBP (0,04%).[17]

Procedimentos puramente disabsortivos

Derivação jejunoileal e variantes

Atualmente, essas cirurgias estão proscritas, pelas altas taxas de complicações em longo prazo, principalmente nutricionais e metabólicas.[8,9] Quaisquer propostas cirúrgicas que não sejam banda gástrica ajustável, gastrectomia vertical, DGYR e DBP (Scopinaro ou DS) não devem ser indicadas, salvo as que sejam operações experimentais que tiverem sua normatização estabelecida no Conselho Federal de Medicina e Comissão Nacional de Ética em Pesquisa e sob protocolos de investigação científica.[7]

INDICAÇÕES CIRÚRGICAS E CONTRAINDICAÇÕES

O tratamento cirúrgico visa primordialmente à resolução das comorbidades e está indicado, sobretudo, para a obesidade grau III. O IMC, calculado pela razão peso/altura^2, define os vários graus de obesidade e o correspondente risco de doenças associadas.

Indicações

- Pacientes com IMC $\geq$ 50 kg/m^2;
- pacientes com obesidade grau III (IMC $\geq$ 40 kg/m^2) com ou sem comorbidades, sem sucesso no tratamento conservador longitudinal (dieta, exercícios físicos, psicoterapia) realizado na Atenção Básica e/ou na Atenção Ambulatorial Especializada, durante pelo menos dois anos sob orientação adequada e que tenham seguido protocolos clínicos;
- pacientes com obesidade grau II (IMC = 35 a 39,9 kg/m^2) com comorbidades (doenças crônicas desencadeadas ou agravadas pela obesidade), como alto risco cardiovascular, DM2 e/ou HAS de difícil controle, apneia do sono, doenças articulares degenerativas, sem sucesso no tratamento conservador longitudinal (dieta, exercícios físicos, psicoterapia) realizado durante pelo menos dois anos sob orientação adequada e que tenham seguido protocolos clínicos.[7,18]

A relação das doenças e problemas associados à obesidade que podem favorecer as indicações cirúrgicas para pacientes com IMC acima de 35 kg/m^2 é extensa: HAS, DM2, doença cardiovascular (doença arterial coronariana, infarto do miocárdio, angina, insuficiência cardíaca congestiva, acidente vascular cerebral, hipertensão arterial, fibrilação atrial, cardiopatia com dilatação cardíaca, *cor pulmonale* e síndrome de hipoventilação), osteoartrose, hérnias discais, SAHOS, asma grave não controlada, dislipidemia, DRGE com indicação cirúrgica, colelitíase, pancreatite aguda de repetição, esteatose hepática, incontinência urinária de esforço na mulher, infertilidade (masculina e feminina), disfunção erétil, síndrome dos ovários policísticos, doença articular degenerativa, varizes de membros inferiores e doença hemorroidária, hipertensão intracraniana idiopática (pseudotumor cerebral), aumento da prevalência de certos tipos de câncer, estigmatização social e desajustes psicológicos.[18]

Critérios que devem ser observados:

- o tratamento clínico longitudinal inclui orientação e apoio para mudança de hábitos, dieta, atenção psicológica, atividade física e, se necessário, farmacoterapia;
- os limites clínicos de acordo com a idade devem ser respeitados. Nos jovens entre 16 e 18 anos, poderá ser indicado o tratamento cirúrgico nos que apresentarem o escore-z maior que +4 na análise do IMC por idade, porém o tratamento cirúrgico não deve ser realizado antes da consolidação das epífises de crescimento. A avaliação clínica do jovem necessita constar em prontuário e deve incluir a análise da idade óssea e avaliação criteriosa do risco-benefício, realizada por equipe multiprofissional com participação de dois profissionais médicos especialistas na área. Nos adultos com idade acima de 65 anos, deve ser realizada avaliação individual por equipe multiprofissional, considerando a avaliação criteriosa do risco-benefício, risco cirúrgico, presença de comorbidades, expectativa de vida e benefícios do emagrecimento;
- compromisso consciente do paciente em participar de todas as etapas da programação, com avaliação pré-operatória rigorosa (psicológica, nutricional, clínica, cardiológica, endocrinológica, pulmonar, gastroenterológica, anestésica);
- o paciente e seus responsáveis devem compreender e assumir o compromisso com o seguimento pós-operatório, que deve ser mantido por tempo a ser determinado pela equipe.[7,18]

Contraindicações

- Limitação da capacidade intelectual, sem condições de compreender todos os aspectos do tratamento, sobretudo se não tiver suporte familiar adequado;
- transtorno psiquiátrico não controlado, incluindo uso de álcool ou de drogas ilícitas, ou ainda história recente de tentativa de suicídio; no entanto, quadros psiquiátricos graves sob controle não são contraindicações obrigatórias da cirurgia;
- doença grave e descompensada, como doença cardiopulmonar, renal e hepática, que agrave a relação risco-benefício;

- hipertensão portal, com varizes esofagogástricas, doenças imunológicas ou inflamatórias do trato digestivo superior que predisponham o paciente a sangramento digestivo ou outras condições de risco;
- síndrome de Cushing decorrente de hiperplasia da suprarrenal não tratada e tumores endócrinos;
- doença neoplásica, infecciosa e inflamatória em atividade.

A avaliação clínico-laboratorial e a orientação terapêutica pré e pós-operatória do obeso, de acordo com as particularidades da apresentação clínica da obesidade e de suas comorbidades, exigem o trabalho conjunto de equipe multiprofissional e transdisciplinar, composta por especialistas de diferentes áreas: cirurgião bariátrico, nutrólogo/nutricionista, endocrinologista, fisioterapeuta, psicólogo/psiquiatra e assistente social.

PRÉ-OPERATÓRIO

Nos obesos, a maior incidência de doenças associadas, abrangendo diversos aparelhos e sistemas, favorece situação clínica que, se não for bem controlada, determina maior taxa de mortalidade e morbidade pela cirurgia bariátrica. Os portadores de comorbidades, sobretudo os com obesidade grave, necessitam de bom preparo para a cirurgia, sob os cuidados da equipe multiprofissional para o bom atendimento às múltiplas facetas da apresentação clínica da obesidade. Os Centros de Assistência de Alta Complexidade ao Paciente Portador de Obesidade Grave, credenciados pelo Ministério da Saúde, devem contar com equipe coordenada por cirurgião bariátrico e composta pelos demais especialistas citados, além da disponibilidade de cardiologista, pneumologista, enfermeiros e outros profissionais.

Avaliação e preparo pré-operatórios

A avaliação global do paciente, abrangendo saúde física, hábitos de vida (história alimentar, condição social e suporte familiar) e estrutura psicológica, é fundamental.[19] Um dos objetivos principais da avaliação pré-operatória é identificar fatores de risco, incluindo risco operatório, que possam interferir no curso da evolução intra e pós-operatória.

Avaliação clínica e laboratorial

Na avaliação inicial, de preferência feita por cirurgião e/ou nutrólogo, faz-se a observação clínica completa, com anamnese e exame físico adequados e, de maneira específica e pormenorizada, registram-se o histórico da obesidade, incluindo tempo de obesidade, tratamentos conservadores prévios e resultados obtidos, preferências e hábitos alimentares, prática de atividades físicas ou sedentarismo, tabagismo, alcoolismo ou outras dependências químicas, além da existência de comorbidades orgânicas e psicológicas, bem como antecedentes patológicos pessoais e familiares.

O exame físico geral e específico permite quantificar o grau da obesidade, suas consequências orgânicas e gravidade. O exame físico deve incluir a antropometria e, além da tomada de medidas como peso corporal, estatura, circunferência abdominal, do quadril e do pescoço, é interessante a avaliação pré-operatória da composição corporal, mediante impedância bioelétrica, importante também como controle no seguimento pós-operatório. É aconselhável que a observação clínica seja complementada por explicação criteriosa para o paciente sobre o tratamento cirúrgico e suas bases lógicas, potenciais complicações operatórias e pós-operatórias e as medidas que devem ser adotadas para evitá-las. É fundamental que, em reuniões dos membros da equipe com grupos de pacientes, estes tomem consciência da necessidade de mudança no estilo de vida, aceitação de medidas dietéticas e da prática de atividade física, importantes para o êxito do tratamento. Parentes, responsáveis ou amigos devem estar presentes e ser estimulados a participar desses encontros do paciente com os membros da equipe que o atende.[8,9]

Na eventualidade da presença de comorbidades mais graves, a avaliação e a orientação do respectivo tratamento, além da definição do risco cirúrgico e de eventuais contraindicações, deverão ser feitas por profissionais como cardiologista, pneumologista, endocrinologista, cirurgião vascular, psiquiatra ou outros, além, evidentemente, do nutrólogo, de acordo com o tipo de especialidade envolvida.

São avaliações mandatórias:

- Avaliação e preparo psicológicos: transtornos do humor, do comportamento alimentar e outros relevantes para o tratamento cirúrgico da obesidade devem ser abordados e tratados, se presentes;
- avaliação odontológica: pode definir a necessidade de tratamento de problemas dentários no pré-operatório para eliminar eventuais focos de infecção e/ou garantir condições de boa mastigação dos alimentos;
- avaliação cardiológica: eletrocardiograma como exame de rotina e, quando houver necessidade, ecocardiograma e/ou outros exames devem ser solicitados;
- avaliação respiratória: radiografia simples de tórax e prova de função respiratória. Nos pacientes com apneia do sono grave, recomenda-se a polissonografia para avaliação objetiva da gravidade, orientação do tratamento e como auxílio na indicação do uso de suporte respiratório. Pacientes fumantes exigem atenção especial: devem receber orientação de abolição do fumo pelo menos dois meses antes do procedimento cirúrgico. O anestesista pode prever dificuldade na intubação orotraqueal de pacientes com SAHOS, especialmente os com aumento significativo

da circunferência do pescoço, que também estão mais predispostos a apresentar hipercarbia após a desintubação, e deve tomar os devidos cuidados para que todo o processo transcorra sem complicações;

- avaliação endoscópica: a endoscopia digestiva alta é indispensável para o diagnóstico de doenças esofagogastroduodenais e para a pesquisa de infecção pelo *Helicobacter pylori* que, se diagnosticada, deve ser erradicada no pré-operatório;
- avaliação ultrassonográfica do abdome: indicada sobretudo para a investigação de colelitíase e esteatose hepática, ambas frequentes nos obesos, e para o exame de órgãos pélvicos nas mulheres. Se houver antecedentes de trombose venosa profunda, tromboembolismo pulmonar ou insuficiência venosa grave, está indicada ultrassonografia com Doppler dos membros inferiores, com necessidade eventual de orientação do cirurgião vascular;
- avaliação laboratorial: envolve exames para investigação funcional renal, hepática e tireoidiana, gasometria arterial, pesquisa de doenças infecciosas como hepatites B e C, sífilis, síndrome da imunodeficiência adquirida, avaliação metabólica e nutricional, envolvendo dosagem de vitaminas, eletrólitos e minerais.[19] O teste de gravidez (beta-HCG sanguíneo) deve ser realizado em todas as mulheres em idade fértil, em princípio, quando já internadas para o procedimento cirúrgico. Os exames laboratoriais geralmente feitos como rotina estão relacionados na Tabela 1.

Tabela 1 Exames laboratoriais para avaliação pré-operatória

Hemograma	Triglicerídeos	Transferases (transaminases)
TP/INR e TTPA	Colesterol total e frações	Fosfatase alcalina, gama GT
Ferro sérico	Proteínas totais e frações	TSH
Ferritina	Urina	T3 e T4 (se necessário)
Transferrina	Ureia, creatinina, ácido úrico	Proteína C-reativa
UIBC	Eletrólitos (Na^+ e K^+)	Beta-HCG sanguíneo
Ácido fólico	Cálcio total e iônico	Parasitológico de fezes
Vitamina B12	Calciúria de 24 horas	Gasometria arterial
Glisose de jejum	Fósforo, magnésio	Sorologia para hepatites B e C
Hemoglobina glicada	Zinco, cobre	Sorologia para HIV
Lipidograma	Vitaminas A, C e betacaroteno	Sorologia para sífilis

UIBC (do inglês *unsaturated iron-binding capacity*): capacidade latente de ligação do ferro.

A avaliação de doenças sexualmente transmissíveis inclui sorologias para hepatites B e C, HIV e sífilis. A densitometria óssea pode ser realizada no antebraço, caso o aparelho disponível não suporte peso. No pré-operatório, é indicada para a avaliação de massa óssea previamente à intervenção cirúrgica, como outros exames, podendo ser útil também como controle no seguimento dos pacientes no pós-operatório.

Preparo pré-operatório

O preparo pré-operatório tem como objetivo a melhora das condições físicas e psíquicas do paciente, proporcionando no pós-operatório, entre outras vantagens, a redução das taxas de morbidade e mortalidade, além de recuperação mais rápida. Envolve a compensação de eventuais distúrbios funcionais e metabólicos, como apneia do sono grave e diabetes descompensado, o que oferece melhora da reserva funcional cardiorrespiratória, mediante terapêutica específica; fisioterapia e emagrecimento.

Vários centros de cirurgia bariátrica incluem no preparo a perda de 10 a 15% do peso corpóreo, sobretudo para pacientes superobesos (IMC ≥ 50 kg/m^2). Tarnoff et al. referem as seguintes vantagens com a perda de 10 a 15% de peso durante o período de preparo para a cirurgia: facilitação do acesso cirúrgico, com redução do sangramento, do tempo operatório, do número de complicações e do período de hospitalização, e recuperação mais precoce, além da perda maior de peso após a cirurgia.[20] Carlin et al. verificaram que pacientes com IMC menor e pacientes mais jovens apresentaram maior perda de peso, mas não confirmaram a perda de peso pré-operatória como fator preditor da perda após a cirurgia.[21]

O preparo pré-operatório pode incluir, eventualmente, a utilização do balão intragástrico para favorecer a perda de peso, particularmente em pacientes superobesos com IMC maior que 60 kg/m^2 e/ou com comorbidades descompensadas e dificuldade para emagrecer.

É interessante iniciar no pré-operatório a mudança do estilo de vida que se pretende consolidar após a cirurgia. Reeducação alimentar e atividade física regular são bases fundamentais do novo estilo de vida em substituição a hábitos alimentares inadequados, com dieta geralmente hipercalórica, e ao sedentarismo.

Terapia nutrológica

A terapia nutrológica pré-operatória visa estimular a aquisição, pelo paciente, de hábitos saudáveis na alimentação, corrigir adequadamente eventuais deficiências nutricionais decorrentes de hábitos alimentares incorretos não raramente presentes nos obesos e, ainda, contribuir para a perda de peso como preparo para a cirurgia. A orientação sobre a dieta é função do nutrólogo e nutricionista e envolve programa de reeducação alimentar, constante do projeto de mudança de estilo de vida, no qual conta com o apoio dos demais membros da equipe.

Na Tabela 2, estão relacionadas algumas deficiências observadas em obesos mórbidos.[22-25]

Tabela 2 Deficiências nutricionais em obesos mórbidos

Deficiências	Prevalência (%)
Vitamina A	7 a 32
Vitamina B1 (tiamina)	15 a 29
Vitamina B12	5 a 25
Vitamina C	36
Vitamina D	21 a 80
Folato	2 a 7
Selênio	14 a 58
Ferro	3 a 49
Ferritina	6 a 24
Cálcio	0 a 14
Zinco	28 a 74

Também foram observadas baixa ingestão de magnésio em 27% dos obesos e diminuição dos valores séricos das vitaminas A, C e E com o aumento do IMC[22,23] e da albumina (15,5%).[24,25]

Asghari et al., na análise de 2.008 candidatos à cirurgia bariátrica, encontraram deficiências de vitamina D (53,6%), vitamina B12 (34,4%) e ferro sérico (10,2%), além de baixos níveis de hemoglobina (16,6%). Outras deficiências estiveram presentes em menos de 10% dos pacientes. O IMC teve uma correlação negativa com ferro, cálcio, vitamina B12 e 25(OH) D e foi correlacionado positivamente com o cobre.[26]

Algumas orientações gerais relacionadas às refeições auxiliam na perda de peso antes da cirurgia e devem ser continuadas no pós-operatório, como:

- não beber durante as refeições;
- comer lentamente/mastigar bem os alimentos;
- evitar bebidas gaseificadas, açucaradas e álcool;
- parar de comer quando já houver saciedade.

Avaliação psicológica individual

Todos os pacientes devem ser avaliados individualmente antes da cirurgia, mediante entrevista e aplicação de testes psicológicos. Se houver necessidade, o paciente será assistido com psicoterapia durante o preparo.

A avaliação psicológica permite diagnosticar e avaliar distúrbios psicológicos ou psiquiátricos que possam, eventualmente, contraindicar a cirurgia e, até certo ponto, favorecer possíveis complicações no pós-operatório.[27]

Atividade física

O desenvolvimento de atividades físicas é importante como preparo para a cirurgia e no pós-operatório, devendo ser incluído como prática regular no novo estilo de vida. Auxilia na perda de gordura com preservação da massa muscular, favorece a melhora do desempenho físico e a melhora e prevenção de comorbidades. Para os obesos, geralmente sedentários, as atividades físicas devem ser orientadas e frequentemente monitoradas por fisioterapeutas, selecionadas e com progressão gradual de acordo com avaliação médica, que pode incluir exames cardiológicos especializados.

Vários esquemas para perder ou para manter peso têm sido propostos. A Organização Mundial da Saúde (OMS) recomenda atividade física moderada por 30 a 60 minutos por dia, 3 vezes por semana para manter, e 5 ou mais vezes por semana para perder peso.[28]

As recomendações de atividade física atuais do Colégio Americano de Medicina Esportiva para manter a saúde e promover perda de peso podem ser assim resumidas:

- manutenção e melhora da saúde: 150 minutos por semana;
- prevenção de ganho de peso: 150 a 250 minutos por semana;
- promoção de perda de peso clinicamente significativa: 225 a 420 minutos por semana;
- prevenção de ganho de peso após perda de peso: 200 a 300 minutos por semana.[29,30]

Conscientização para cirurgia

Reuniões da equipe multidisciplinar com grupos de pacientes têm como objetivo a conscientização sobre a obesidade e o tratamento cirúrgico. Os profissionais da equipe informam sobre aspectos anatômicos e fisiopatológicos fundamentais da cirurgia, resultados e possíveis complicações, e orientam os pacientes para comportamento alimentar e hábitos de vida adequados.[7]

Os pacientes são obrigados a participar das reuniões de conscientização, pelo menos uma vez por mês, para assistir a palestras proferidas pelos diversos membros da equipe, receber orientação sobre todas as fases do tratamento, tomar ciência dos possíveis resultados favoráveis e desfavoráveis e ter esclarecidas eventuais dúvidas. Nas reuniões, também é obrigatória a presença de um familiar ou cuidador para auxiliar o paciente antes e após o tratamento cirúrgico, sobretudo favorecendo sua adesão às orientações da equipe multiprofissional.

O tempo de preparo varia de acordo com as condições físicas e psíquicas e o grau de engajamento do paciente, podendo durar poucos ou vários meses.

O paciente, quando convenientemente preparado, e um familiar deverão assinar termo de consentimento esclarecido e informado antes do procedimento cirúrgico.

Cerca de 12 horas antes do início do procedimento cirúrgico, inicia-se profilaxia de trombose venosa profunda com 60 mg de enoxaparina sódica subcutânea, que continua por até 10 dias de pós-operatório, na dose de 40 mg por dia.

PÓS-OPERATÓRIO

Desde que não haja qualquer complicação, os pacientes operados recebem alta hospitalar geralmente em poucos dias, em média um pouco mais precoce no procedimento laparoscópico (2 ou 3 dias) que no laparotômico (3 a 4 dias). Atualmente quase todas as operações bariátricas são realizadas por laparoscopia, sendo exceção a abordagem por laparotomia.

Em princípio, os pacientes submetidos à cirurgia bariátrica, sobretudo pelas técnicas mistas, necessitam, principalmente pelo componente disabsortivo, de controle periódico por tempo indeterminado. De maneira geral, programa-se seguimento clínico e/ou laboratorial com intervalos curtos no início, mas que podem aumentar se a evolução for evidentemente favorável.

No primeiro mês, são necessários retornos semanais ou quinzenais para avaliação clínica, retirada de pontos de sutura e, eventualmente, de drenos e sonda nasoentérica. O uso da sonda nasoentérica é opcional; colocada logo após terminada a cirurgia bariátrica e antes do fechamento da parede abdominal, tem, em princípio, o mesmo propósito da gastrostomia feita por diversos serviços, isto é, permitir alimentação enteral no pós-operatório na eventualidade do desenvolvimento de fístula, no estômago ou na gastrojejunostomia, mas que contraindica a ingestão de alimentos por via oral.

Por ocasião da alta hospitalar, o paciente recebe orientação de que pode e deve usar meia elástica por 30 dias e cinta de contenção por 45 dias, e tomar inibidor de bomba protônica por 12 meses.

Nutroterapia

Tão logo o paciente seja liberado do jejum, geralmente no primeiro dia após a cirurgia, inicia-se a dieta líquida, primeiro composta por água e chá em uma fase de adaptação, com introdução gradual de sucos, sopa e leite; e orientação para ingerir pequenas porções (poucos mililitros) por vez. Por ocasião da alta hospitalar, geralmente nos primeiros dias de pós-operatório, o paciente deve estar recebendo dieta líquida fracionada (15 vezes/dia), com cerca de 1.000 kcal/dia e, a princípio, deverá mantê-la durante aproximadamente 15 dias após a cirurgia.[31]

A seguir, faz-se a transição para dieta pastosa e, após o primeiro mês, para dieta geral, fracionada em 6 a 7 refeições por dia, de acordo com a tolerância e as necessidades individuais. A introdução é gradual e variável de acordo com cada paciente e com diferentes serviços. Há serviços que iniciam a oferta de líquidos no dia da intervenção cirúrgica, desde que o paciente esteja bem consciente, e há serviços que usam intervalos menores de um mês para a transição entre as dietas líquida, pastosa e sólida. A evolução de cada paciente é variável e a escolha de cada alimento deve ser acompanhada cuidadosamente, para evitar desconforto digestivo como dor, náuseas e vômitos.

Deve-se enfatizar, para cada paciente, a importância do fracionamento da dieta e da mastigação exaustiva dos alimentos.[26]

Suplementação

Suplementação de vitaminas e minerais deve ser feita, como rotina, para todos os pacientes, mediante a tomada diária de produto comercial que contenha esses micronutrientes em quantidade adequada para complementar a dieta alimentar. Após a DGYR, a prescrição prevê as seguintes dosagens: ferro (45 a 60 mg/dia), cálcio (1.200 a 1.500 mg divididos em 2 a 3 vezes/dia), vitamina D3 (colecalciferol) (2.000 a 3.000 U/dia ou mais; titulação deve ser feita para alcançar concentração normal de 30 ng/mL), e vitamina B12 (250 a 350 mcg/dia ou 1.000 mcg/semana sublingual ou 3.000 mcg intramuscular a cada 6 meses). Vitamina B1 (tiamina), ácido fólico (400 mcg/dia), vitaminas lipossolúveis (vitamina A 6.000 UI/dia), zinco, cobre e vitamina C também devem ser recomendados.[32] Nas cirurgias predominantemente disabsortivas, recomendam-se vitamina A (10.000 UI/dia), vitamina E (400 UI/dia), vitamina K (300 mcg/dia) e cálcio (1.800 a 2.400 mg divididos em 2 a 3 vezes/dia).

Seguimento pós-operatório

No pós-operatório tardio, por ocasião dos retornos programados como rotina ou de retornos adicionais, se necessários, repetem-se as avaliações clínica e laboratorial do estado nutricional, de modo a promover alimentação saudável, bem como diagnosticar e corrigir eventuais intolerâncias alimentares e deficiências. Dez dias antes de cada retorno são solicitados exames laboratoriais de rotina para controle (Tabela 3). Outros exames laboratoriais, incluindo os de imagem, podem ser solicitados, de acordo com a evolução de cada paciente.

Tabela 3 Exames laboratoriais para avaliação pós-operatória

Hemograma	Fósforo
Albumina	Magnésio
Cálcio total	Sódio e potássio
Cálcio iônico	Glicose
Calciúria de 24 horas	Triglicerídeos
TGO e TGP	Colesterol total e frações
Fosfatase alcalina e gama GT	Ácido úrico

No seguimento, após o primeiro mês, os retornos são programados, no mínimo, para os 3, 6, 9, 12, 18 e 24 meses após a cirurgia e, a partir daí, a cada 12 meses se a evolução for favorável.

A reavaliação periódica é indispensável, com monitoramento do peso, dos hábitos alimentares e do desenvolvimento de atividades físicas, com avaliação clínica e laboratorial, e aplicação de testes para avaliação da qualidade de vida.

Os exames laboratoriais envolvem avaliação do estado nutricional, perfil metabólico, dosagem de eletrólitos, minerais e vitaminas. Embora os pacientes recebam suplementação de vitaminas e minerais durante o período pós-operatório, eles têm algumas deficiências, com alta prevalência a partir, geralmente, dos três meses após a cirurgia. A previsão do suplemento necessário ideal é difícil, motivo pelo qual é mandatório monitorar os pacientes mediante exames laboratoriais periódicos para prescrição individualizada de formas farmacêuticas apropriadas para prevenir e tratar deficiências nutricionais.[25]

O controle pós-operatório também inclui a realização de densitometria óssea, ultrassonografia do abdome e endoscopia digestiva alta, visando ao diagnóstico de eventuais alterações como osteoporose e colelitíase, e à verificação das condições do esôfago e da bolsa gástrica.

RESULTADOS CLÍNICOS

As cirurgias mistas promovem profundas alterações anatômicas, das quais resultam alterações fisiopatológicas significativas e responsáveis por aspectos favoráveis e desejados, resultantes da redução de peso grande e duradoura e, possivelmente, de alterações na produção de hormônios do trato gastrointestinal, com efeito sacietógeno e/ou incretínico.

A DGYR reúne grande número de adeptos porque apresenta resultados favoráveis semelhantes aos das DBP, mas com menor prevalência de deficiências nutricionais e de distúrbios metabólicos.

Aspectos favoráveis

Entre os aspectos favoráveis, destacam-se a perda de peso, a melhora clínica e laboratorial de comorbidades e a redução da mortalidade.

Perda de peso

Poucos estudos sobre cirurgia bariátrica relatam resultados a longo prazo com suficiente seguimento pós-operatório para minimizar conclusões viciadas.

Metanálise realizada por Buchwald et al. envolvendo 91 estudos e o total de 22.094 pacientes demonstrou perda de peso, em percentual dos valores pré-operatórios, de

12, 24, 35 e 39, respectivamente, para os pacientes submetidos a BGA, GV, DGYR e DBP, comprovando, assim, maior perda de peso após as cirurgias mistas.[5]

Kruseman et al. obtiveram, em estudos com 80 mulheres, bons resultados na perda de peso 8 anos após DGYR, e encontraram como fatores associados aos melhores resultados idade menor, maior porcentagem de massa magra após 1 ano de cirurgia e diminuição da ingestão calórica.[27]

Sjostrom et al. estudaram prospectivamente 2.010 pacientes submetidos à cirurgia bariátrica, tendo como controle 2.037 pacientes obesos que receberam tratamento conservador convencional. A média de variação do peso no grupo controle foi 2% para mais ou para menos durante o período de 15 anos de seguimento. A perda máxima de peso verificada da no grupo cirúrgico foi observada após 1 a 2 anos: 32% para a DGYR, 25% para a GV e 20% para a BGA. Quinze anos após a cirurgia, a perda de peso correspondente foi de 27% para a DGYR, 18% para a GV e 13% para a BGA, mantendo perda satisfatória particularmente com a DGYR.[33]

Revisão sistemática realizada por Puzziferri et al. demonstrou perda do excesso de peso de 65,7% após DGYR (3.544 pacientes), comparada com 45% após BGA (4.109 pacientes) e em amostra menor (115 pacientes) de 64,5% para a GV, 2 a 3 anos após cirurgia.[34]

Melhora e cura de comorbidades

A resolução ou melhora das comorbidades após cirurgia bariátrica ocorre em 75 a 95% dos pacientes, particularmente para resistência insulínica, hipertensão arterial e distúrbios respiratórios. A remissão de DM2, HAS, SAHOS e hiperlipidemia foi demonstrada como proporcional à redução do peso corporal. Observa-se melhora em mais de 85% na hipercolesterolemia e na hipertrigliceridemia e em taxas maiores que 80% na SAHOS, com diminuição dos roncos, da sonolência diurna e do índice de apneia.[5]

Alguns autores observam melhora acentuada do diabetes antes de haver perda significativa de peso. Maior produção de incretinas, estimulando liberação de insulina pelo pâncreas, retardo do esvaziamento gástrico, diminuição do apetite, inibição do glucagon e melhora da sensibilidade à insulina, promovem melhora do diabetes como mecanismo adicional à perda de peso.[5] O aumento dos níveis de adiponectina tem sido citado como coparticipante da melhora do DM2, por promover aumento da oxidação de ácidos graxos livres e redução da liberação da glicose hepática, além da diminuição da resistência à insulina nos músculos esqueléticos e no fígado.

A remissão das comorbidades tem sido demonstrada também no pós-operatório tardio. Pajecki et al. demonstraram cura ou melhora das comorbidades na maioria dos pacientes de 5 a 9 anos após DGYR: cura em 76,5% e melhora em 23,5% dos pacientes com DM2, cura em 37,2% e melhora em 33,3% dos pacientes com HAS e cura em 93,5% e melhora em 6,5% dos pacientes com SAHOS.[13]

Há sugestões da existência de associação da esteatose hepática com a resistência insulínica e a síndrome metabólica. Redução da prevalência e da gravidade da esteatose hepática com melhora da sensibilidade à insulina tem sido achado frequente após a cirurgia bariátrica. Os benefícios da perda de peso relativos à diminuição da esteatose estão documentados em diversos estudos, porém a perda rápida e maciça de peso também pode piorar a esteatose e a esteato-hepatite e resultar em falência hepática. Embora esse tipo de evolução seja remoto, a profilaxia é importante por meio da prevenção de emagrecimento rápido e exagerado após a cirurgia, com investigação da causa, tratamento de vômitos, que são frequentes, e fazendo-se a oferta adequada dos alimentos, além da abstinência de bebidas alcoólicas.

A síndrome metabólica, com alta prevalência nos obesos mórbidos e reconhecida como fator de risco cardiovascular, pode se reverter em até 98% dos pacientes em um ano após a cirurgia bariátrica.[35]

Em revisão sistemática envolvendo 7.971 pacientes, Puzziferri et al. encontraram que, comparada à BGA, a longo prazo a DGYR obteve melhores resultados relacionados à perda de peso, controle e remissão do DM2, HAS e hiperlipidemia. Os autores concluem também que não existe ainda evidência suficiente em relação à evolução a longo prazo da GV.[34]

A remissão das comorbidades reflete-se na melhora da saúde, no aumento da qualidade de vida e na redução da mortalidade.

Redução da mortalidade

Poucas pesquisas avaliaram o índice de mortalidade a longo prazo de pacientes submetidos à cirurgia bariátrica, em confronto com o de pacientes com obesidade grave não operados.

Sjostrom et al. verificaram, pesquisa multicêntrica prospectiva avaliando a perda de peso e a mortalidade em grande número de pacientes submetidos à cirurgia bariátrica e em número semelhante de pacientes obesos tratados conservadoramente, em seguimento de 10,9 anos, e concluíram que a cirurgia bariátrica resulta em decréscimo significativo da mortalidade global.[33]

Adams et al. verificaram, em 2007, em estudo multicêntrico retrospectivo com seguimento de 7,1 anos, decréscimo da mortalidade global de 40% no grupo de 7.925 pacientes submetidos à DGYR, em comparação com um grupo de 7.925 pacientes obesos não operados; a mortalidade por coronariopatia caiu 56%, por diabetes, 92% e por câncer, 60%. Mortes não causadas pela doença, entretanto, como acidentes e suicídios, foram mais frequentes no grupo cirúrgico.[36]

Melhora da qualidade de vida

Numerosos estudos têm avaliado a mudança na qualidade de vida e sua relação com a evolução geral do paciente após a cirurgia bariátrica. A maior dificuldade na avaliação dos resultados do tratamento cirúrgico é a falta de uniformidade na análise dos resultados. Para sanar esse problema, foram criados diversos sistemas de análise. O sistema *Bariatric Analysis and Reporting Outcome System* (BAROS) utiliza para a avaliação global dos resultados critérios objetivos, investigados pelo médico (perda de excesso de peso e evolução das comorbidades), e critérios subjetivos, informados pelo paciente (mudanças em autoestima, atividade física, relacionamento social, disposição para o trabalho e atividade sexual). Na avaliação global dos resultados, pelo BAROS, Baumgarten encontrou em 45 pacientes, um ano após DGYR, resultados excelentes e bons, tomados em conjunto, mais frequentes no grupo que praticou exercícios físicos (68,2%) do que no que se limitou às recomendações referentes à dieta (39,2%), embora a perda de peso tenha sido semelhante nos dois grupos.[37]

No pós-operatório tardio os pacientes, na grande maioria, relatam estar satisfeitos com a intervenção cirúrgica.[27] É evidente a melhora física, social e emocional, na vitalidade, na saúde mental e geral, com diminuição significativa no uso de medicações.

Aspectos desfavoráveis

Intercorrências desfavoráveis são comuns e podem ser graves se negligenciadas e não tratadas adequadamente.

Complicações cirúrgicas

As complicações mais temíveis do período pós-operatório imediato, embora pouco frequentes, são fístula digestiva e trombose venosa profunda, possível causa do tromboembolismo pulmonar, entidade clínica de gravidade maior. Essas complicações podem acontecer em pacientes que se submetem a cirurgias do trato gastrointestinal de grande porte não bariátricas, mas são mais frequentes nos obesos.

No pós-operatório tardio, as complicações relacionadas diretamente ao procedimento cirúrgico são as hérnias incisionais, que na cirurgia laparotômica chegam a atingir 30% dos pacientes operados; sua incidência é baixa, quase nula, nos pacientes operados com abordagem laparoscópica.

Complicações nutrológicas

Após a cirurgia, podem ocorrer efeitos colaterais como náuseas, vômitos, constipação e dor abdominal, proporcionais ao tipo de técnica utilizada. A intolerância alimentar é quase uma constante.

Vômitos ocasionais são muito frequentes e decorrentes, na maioria dos pacientes, da ingestão rápida de alimentos, sem mastigação adequada e em quantidade maior do que o estômago reduzido pode comportar. Pacientes com vômitos frequentes e mantidos, agravando o estado geral e resultando em emagrecimento exagerado, devem ser logo investigados com estudo radiológico contrastado do estômago e endoscopia digestiva alta, pela possibilidade de suboclusão mecânica por deslizamento do anel de restrição ou por estenose da anastomose gastrointestinal.

As alterações anatômicas impostas pelas operações bariátricas podem levar à redução dramática da quantidade de nutrientes disponíveis para os pacientes, proporcional ao tipo de procedimento. A redução na ingestão dos alimentos decorrente do componente restritivo, mais acentuado na DGYR, e sobretudo a disabsorção decorrente da derivação gastrointestinal, mais acentuada nas DBP, podem levar a complicações nutricionais e metabólicas, principalmente se a suplementação nutricional for inadequada.

Após a DGYR, são incomuns deficiências de macronutrientes, mas acontecem frequentemente deficiências de algumas vitaminas e minerais. A suplementação profilática rotineira de polivitamínico e minerais pode ser insuficiente para alguns pacientes, os quais requerem atenção especial, com investigação da causa e correção adequada da deficiência com o ajuste necessário da suplementação.

A cirurgia de Fobi-Capella é a operação bariátrica mais utilizada universalmente e, por isso, a mais bem estudada. Complicações como desnutrição grave, má absorção de gorduras, deficiência de folato e de vitaminas lipossolúveis são pouco frequentes, mas deficiência de vitamina B12, de ferro, de cálcio e de tiamina, além de doença óssea metabólica e colelitíase, são comuns após esse tipo de cirurgia.

Bavaresco et al. avaliaram 48 pacientes com IMC médio de 51,9 kg/m^2 um ano após DGYR e encontraram redução média de 35% no peso e 46% na gordura corporal. A ingestão calórica foi reduzida, variando, em média, entre 773 e 1.035 kcal durante o estudo. A ingestão de proteínas permaneceu abaixo dos valores recomendados, correspondendo a 0,5 g/kg de peso corporal atual por dia no fim do estudo. A porcentagem de 15,6% de pacientes com deficiência de albumina no início caiu para 8,9% no fim do estudo. O colesterol total, o colesterol LDL e a glicemia diminuíram significativamente. A presença da deficiência de cálcio e de ferro aumentou, respectivamente, de 3,4 para 16,7% e de 12,2 para 14,6%.[24]

Vitamina B12

No estômago normal, o ácido e a pepsina favorecem a liberação da vitamina B12 dos alimentos; no duodeno, a vitamina B12 liga-se ao fator intrínseco, liberado pelas células parietais. O complexo vitamina B12-fator intrínseco é absorvido no íleo terminal. Na cirurgia de Fobi-Capella, a redução do estômago, com consequente diminuição de ácido, de pepsina e a exclusão do duodeno, contribuem para a redução da biodisponibilidade de vitamina B12, com mais de 30% dos pacientes desenvolvendo deficiência após 1 a 9 anos.[38]

Ferro

A acidez do estômago solubiliza o ferro, reduzindo-o do estado férrico para ferroso para absorção no duodeno e no jejuno proximal. A fisiopatologia de sua deficiência está relacionada com a ingestão reduzida do ferro orgânico (heme) e com a exclusão do meio ácido do estômago e da superfície absortiva do duodeno e do jejuno proximal. A deficiência de ferro é relatada em 20 a 49% dos pacientes após a derivação gástrica, com maior incidência em mulheres que menstruam.[39]

Cálcio

O cálcio dos alimentos é absorvido principalmente no duodeno e no jejuno proximal mediante processo ativo saturável mediado pela vitamina D. A exclusão desses segmentos do intestino delgado, associada à ingestão deficiente de cálcio e de vitamina D, pode levar à deficiência de cálcio. Assim, a doença metabólica óssea é um fator de risco em longo prazo da DGYR. A hipocalcemia também pode levar ao desenvolvimento de hiperparatireoidismo secundário.

A deficiência de vitamina D é mais comum após as DBP, em decorrência da má absorção das gorduras.

Tiamina

A tiamina é absorvida no intestino delgado, sobretudo no jejuno e no íleo. A DGYR tem sido associada à deficiência de tiamina por ingestão insuficiente, geralmente por vômitos, e não à má absorção.

Das deficiências citadas após a operação de Fobi-Capella, a de vitamina B12, ferro e cálcio, e também a colelitíase, têm como causa, ao menos em parte, a exclusão do duodeno e da porção proximal do jejuno.

Gasteyger et al. observaram, dois anos após DGYR, deficiência de vitamina B12 em até 80% dos pacientes, de ferro em 60%, de cálcio e vitamina D em 60%, de ácido fólico em 45% dos pacientes e, em menor porcentagem, deficiência de vitamina B1, vitamina B6, zinco e magnésio.[39]

Colelitíase

A calculose da vesícula biliar é mais frequente nos obesos do que nos não obesos. A cirurgia bariátrica aumenta a possibilidade de colelitíase.

A estase biliar e a alteração da composição da bile, por quebra da proporção ótima de seus componentes (sais biliares/colesterol > 11/1), favorecem a litogênese biliar. Após as cirurgias bariátricas mistas, a diminuição acentuada da ingestão alimentar e/ou a exclusão do duodeno resultam em menor secreção da colecistocinina e, consequentemente, favorecem a estase biliar. A derivação gastrojejunal pode levar à disabsorção de sais biliares, com prejuízo na sua circulação êntero-hepática e consequente saturação da bile com colesterol. A perda rápida e intensa de peso, pela mobilização do colesterol do tecido adiposo, é causa eventual do aumento de saturação da bile com colesterol. Essas alterações, somadas a fatores de nucleação (mucina, cálcio e estase biliar), aumentam a prevalência de colelitíase. Após a DGYR, a prevalência de colelitíase tem sido referida entre 24 e 52%.[38]

A prevalência de colelitíase após a DBP é maior ainda, o que faz com que a colecistectomia profilática seja complemento obrigatório dessa operação.

ASPECTOS GERAIS DOS PROCEDIMENTOS CIRÚRGICOS

Técnicas não derivativas (restritivas)

Banda gástrica ajustável

- Simplicidade técnica, com baixo índice de complicações e de mortalidade (0,1%);
- vômitos e RGE;
- perda de peso (20 a 25%) e resolução de comorbidades de início satisfatórias, mas com manutenção improvável;
- necessidade de colaboração maior dos pacientes.

Gastrectomia vertical

- Simplicidade técnica maior que das cirurgias mistas;
- vômitos e RGE mais frequentes que das cirurgias mistas;
- perda de peso (25 a 35%) e solução de comorbidades satisfatórias, mas necessita de evidência de resultados mantidos a longo prazo;
- mortalidade: baixa, não bem definida.

Técnicas derivativas

Derivação gástrica em Y de Roux

- Perda de peso satisfatória (30 a 40%), geralmente sustentada;
- mortalidade de 0,5 a 1%;
- alta taxa de resolução de comorbidades;
- deficiências nutricionais específicas, geralmente de fácil controle.

Derivações biliopancreáticas

- Perda de peso maior (35 a 40%), geralmente sustentada;
- mortalidade de 1 a 1,5%;
- alta taxa de resolução de comorbidades;
- deficiências nutricionais e distúrbios metabólicos mais frequentes, ocasionalmente de difícil controle.

CONCLUSÃO

A cirurgia bariátrica é o método mais eficaz no tratamento da obesidade mórbida, por conseguir melhora significativa das comorbidades, redução da mortalidade e melhora na qualidade de vida. Não cura a obesidade e não é isenta de complicações. Os pacientes bariátricos, sobretudo os submetidos a cirurgias mistas, necessitam de seguimento periódico, com orientação, monitoramento clínico e laboratorial e suplementação de vitaminas e minerais, essenciais para prevenir, diagnosticar e tratar precocemente eventuais deficiências nutricionais.

REFERÊNCIAS BIBLIOGRÁFICAS

1. Masters RK, Reither EN, Powers DA, Yang YC, Burger AE, Link BG. The impact of obesity on US mortality levels: the importance of age and cohort factors in population estimates. Am J Public Health. 2013;103(10):1895-901.
2. Hainer V, Toplak H, Mitrakou A. Treatment modalities of obesity: what fits whom? Diabetes care. 2008;31(Suppl 2):269-77.
3. IBGE. Pesquisa Nacional de Saúde 2019: atenção primaria à saúde e informações antropométricas: Brasil. Rio de Janeiro: IBGE; 2020.
4. Ministério da Saúde. Secretaria de Vigilância em Saúde. Vigitel Brasil 2020: vigilância de fatores de risco e proteção para doenças crônicas por inquérito telefônico. Brasília: Ministério da Saúde; 2021. 126p.
5. Buchwald H, Avidor Y, Braunwald E, Jensen MD, Pories W, Fahrbach K, et al. Bariatric surgery: a systematic review and meta-analysis. JAMA. 2004;292:1724-37.
6. Santos LMP, Oliveira IV, Peters LR, Conde WL. Trends in morbid obesity and bariatric surgeries covered by Brazilian public health system. Obes Surg. 2010;20(7):943-8.
7. Conselho Federal de Medicina. Resolução n. 2.131, de 2015. Diário Oficial da União, 2016.
8. Conselho Federal de Medicina. Anexo da Resolução n. 1.492, de 2010. Diário Oficial da União, 2010.
9. Ministério da Saúde. Secretaria de Atenção à Saúde. Portaria n. 492, de 31 de agosto de 2007. Brasília: Ministério da Saúde; 2007.
10. Laffin M, Chau J, Gill RS, Birch DW, Karmali S. Sleeve gastrectomy and gastroesophageal reflux disease. J Obes. 2013;2013:741097.

11. Burgerhart JS, Schotborgh CA, Schoon EJ, Smulders JF, van de Meeberg PC, Siersema PD, et al. Effect of sleeve gastrectomy on gastroesophageal reflux. Obes Surg. 2014;24(9):1436-41.
12. Stenard F, Iannelli A. Laparoscopic sleeve gastrectomy and gastroesophageal reflux. World J Gastroenterol 2015; 21(36):10348-57.
13. Pajecki D, Dalcanalle L, Oliveira CPMS, Zilberstein B, Halpern A, Garrido Jr AB, et al. Follow-up of Roux-en-Y gastric bypass patients at 5 or more years postoperatively. Obes Surg. 2007;17(5):601-7.
14. Sethi M, Chau E, Youn A, Jiang Y, Fielding G, Ren-Fielding C. Long-term outcomes after biliopancreatic diversion with and without duodenal switch: 2-, 5-, and 10-year data. Surg Obes Relat Dis. 2016; 12(9):1697-705.
15. Topart P, Becouarn G, Ritz P. Weight loss is more sustained after biliopancreatic diversion with duodenal switch than Roux-en-Y gastric bypass in superobese patients. Surg Obes Relat Dis. 2013;9(4): 526-30.
16. Scott K, Jahansouz C, Downey MC, Hevelone N, Ikramuddin S, Leslie D. National trends in bariatric surgery 2012-15: demographics, procedure selection, readmissions, and cost. Obes Surg. 2017;27:2933-9.
17. Welbourn R, Pournaras DJ, Dixon J, Higa K, Kinsman R, Ottosson J, et al. Bariatric surgery worldwide: baseline demographic description and one-year outcomes from the second IFSO Global Registry Report 2013-2015. Obes Surg. 2018;28(2):313-22.
18. Ministério da Saúde. Atenção Especializada e Hospitalar. Indicações para Cirurgia Bariátrica. Brasília: Ministério da Saúde; 2017.
19. Mechanick JI, Apovian C, Brethauer S, Garvey WT, Jofe AM, Kim J, et al. Clinical practice guidelines for the perioperative nutrition, metabolic, and nonsurgical support of patients undergoing bariatric procedures – 2019 update: cosponsored by American Association of Clinical Endocrinologists/American College of Endocrinology, the Obesity Society, American Society for Metabolic & Bariatric Surgery, Obesity Medicine Association, and American Society of Anesthesiologists, Executive Summary. Endocr Pract. 2019;25(12):1346-59.
20. Tarnoff M, Lee M, Shikora S. An evidenced-based assessment of preoperative weight loss in bariatric surgery. Obes Surg. 2008;8(9):1059-61.
21. Carlin AM, O'Connor EA, Genaw JA, Kawar S. Preoperative weight loss is not a predictor of postoperative weight loss after laparoscopic Roux-en-Y gastric bypass. Surg Obes Relat Dis. 2008;4:481-5.
22. Kaidar-Person O, Person B, Szomstein S, Rosenthal RJ. Nutritional deficiencies in morbidly obese patients: a new form of malnutritional? Part A: vitamins. Obes Surg. 2008;18(7):870-6.
23. Kaidar-Person O, Person B, Szomstein S, Rosenthal RJ. Nutritional deficiencies in morbidly obese patients: a new form of malnutritional? Part B: minerals. Obes Surg. 2008;18(8):1028-34.
24. Bavaresco M, Paganini S, Lima TP, Salgado Jr W, Ceneviva R, Dos Santos JE, et al. Nutritional course of patients submitted to bariatric surgery. Obes Surg. 2010;20:716-21.
25. Donadelli SP, Junqueira-Franco MVM, Donadelli CA, Salgado W Jr, Ceneviva R, Marchini JS, et al. Daily vitamin supplementation and hypovitaminosis after obesity surgery. Nutrition. 2011;28(4):391-6.

26. Asghari G, Khalaj A, Ghadimi M, Mahdavi M, Farhadnejad H, Valizadeh M, et al. Prevalence of micronutrient deficiencies prior to bariatric surgery: Tehran Obesity Treatment Study (TOTS). Obes Surg. 2018;28(8):2465-72.
27. Kruseman M, Leimgruber A, Zumbach F, Golay A. Dietary, weight, and psychological changes among patients with obesity, 8 years after gastric bypass. J Am Diet Assoc. 2010;110(4):527-34.
28. Taranto G. Diretrizes do ACSM para os testes de esforço e sua prescrição, American College of Sports Medicine. Rio de Janeiro: Guanabara Koogan; 2007.
29. Swift DL, Johannsen NM, Lavie CJ, Earnest CP, Church TS. The role of exercise and physical activity in weight loss and maintenance. Progress Cardiovasc Dis. 2014;56:441-7.
30. Donnelly JE, Blair SN, Jakicic JM, Manore M, Rankin JW, Smith BK, et al. Appropriate physical activity intervention strategies for weight loss and prevention of weight regain for adults. Med Sci Sports Exerc. 2009;41:459-71.
31. Nonino-Borges CB, Bavaresco M, Erdmann A, Borges RM. Acompanhamento nutricional na cirurgia bariátrica. In: Moreira EAM, Chiarello PG, editores. Nutrição e metabolismo. Atenção nutricional, abordagem dietoterápica no adulto. Rio de Janeiro: Guanabara Koogan; 2008. p. 195-204.
32. Dagan SS, Goldenshluger A, Globus I, Schweiger C, Kessler Y, Sandbank GK, et al. Nutritional recommendations for adult bariatric surgery patients: clinical practice. Adv Nutr. 2017;8:382-94.
33. Sjostrom L, Narbro K, Sjostrom CD, Karason K, Larsson B, Wedel H, et al. Effects of bariatric surgery on mortality in swedish obese subjects. N Engl J Med. 2007;357(8):741-52.
34. Puzziferri N, Roshek TB, Mayo HG, Gallagher R, Belle SH, Livingston EH. Long term follow-up after bariatric surgery. A systematic review. JAMA. 2014;312(9):934-42.
35. Sugerman H, Wolfe L, Sica D. Diabetes and hypertension in severe obesity and effects of gastric bypass-induced weight loss. Ann Surg. 2003;237:751-8.
36. Adams TD, Gress RE, Smith SC, Halverson RC, Simper SC, Rosamond WD, et al. Long-term mortality after gastric bypass surgery. N Engl J Med. 2007;357(8):753-61.
37. Baumgartner LBB. O papel do exercício físico na evolução do estado de saúde e da qualidade de vida através do método BAROS após a derivação gástrica em Y de Roux [Tese]. São Paulo: Faculdade de Medicina da Universidade de São Paulo; 2013.
38. Malinowski SS. Nutritional and metabolic complications of bariatric surgery. Am J Med Sci. 2006; 331:219-25.
39. Gasteyger C, Suter M, Gaillard RC, Giusti V. Nutritional deficiencies after Roux-en-Y gastric bypass for morbid obesity often cannot be prevented by standard multivitamin supplementation. Am J Clin Nutr. 2008;87:1128-33.

Terapia nutrológica no paciente com câncer

Alexandre Nogueira Matos
Eclebismar Peixoto Matos Filho

INTRODUÇÃO

A doença oncológica é a segunda maior causa de morte no mundo, e sabe-se que a desnutrição é responsável diretamente por 10 a 20% dessas mortes.[1] A caquexia oncológica ocorre quando há perda de massa magra e/ou massa gorda em pacientes com distúrbios metabólicos e inflamação em decorrência do tumor. Ela pode acometer 50% dos pacientes, chegando a 80% quando se trata de casos avançados,[2] variando de acordo com a idade, o tipo e o estágio da doença,[3] o que afeta sobremaneira a sobrevida e a qualidade de vida.

O acompanhamento nutrológico deve ser iniciado com o diagnóstico do câncer, pois o paciente oncológico desnutrido interrompe mais o tratamento e tolera menos os efeitos colaterais das medicações.[4] De forma semelhante, sempre que há uma proposta de terapêutica oncológica, há uma proposta de abordagem nutrológica, visto que andam em paralelo.[5]

A terapia nutrológica influencia os resultados do tratamento, tem impactos na morbidade e mortalidade, no tempo de internamento e na qualidade de vida.[6] O paciente deve seguir em acompanhamento com nutrólogo e nutricionista por todo o curso da doença e, em muitos casos, após a recuperação.

As opções de intervenção nutrológica são bem amplas, abrangendo da orientação dietética que todo paciente deve receber[1,7] até a indicação de vias alternativas – como enteral e parenteral – e uso de fármacos orexígenos e/ou com potencial anabólico, assim como manejo de diarreia, débito de ostomias e complicações do tratamento oncológico que afetam a absorção.

Deve-se lembrar ainda que a perda de peso não intencional pode ser o sinal a partir do qual se desenvolve uma averiguação para neoplasias.[5]

TRIAGEM E DIAGNÓSTICO

Deve-se triar todo paciente oncológico e submetê-lo a ferramentas diagnósticas com a finalidade de indicar medidas de suporte e/ou recuperação do estado nutricional. Pacientes sem risco nutricional e não desnutridos devem ser reavaliados a cada consulta, pela grande incidência de desnutrição e, se internado, semanalmente ou de acordo com o protocolo de reavaliação de cada hospital.

Deve-se salientar que, para neoplasias do trato gastrointestinal, a desnutrição ocorre de forma mais precoce quanto mais proximal a localização do tumor. Além disso, sabe-se que alguns tumores são mais hipermetabólicos, provocando maior grau de desnutrição, como no caso dos tumores de pâncreas e pulmão.[5]

É necessário acompanhar a ingestão do paciente e as variações de peso, juntamente com a avaliação antropométrica.[1]

Avaliação subjetiva global produzida pelo próprio paciente

Avaliação subjetiva global produzida pelo próprio paciente (ASG-PPP) é uma adaptação da avaliação subjetiva global (ASG) para uso em pacientes oncológicos. O paciente responderá a um questionário no qual se avaliará, além de perda de peso e redução de ingestão, a presença de sinais e sintomas, assim como a perda de função e atividade. Uma parte do questionário será aplicada pelo profissional e consistirá em informações do exame físico e informações relativas à atividade metabólica da doença. O paciente será classificado como estágio A, B ou C, cuja sequência representa o grau crescente de comprometimento nutricional e funcional.[8]

NRS-2002

O NRS-2002 é uma ferramenta validada para uso intra-hospitalar que avalia o risco nutricional a partir de variáveis como ingestão, perda de peso, índice de massa corporal (IMC) e grau de catabolismo da doença. Quando o paciente obtém pontuação maior que 3, é considerado de risco.

Global Leadership Initiative on Malnutrition

O GLIM (*Global Leadership Initiative on Malnutrition*) é uma ferramenta para diagnóstico de desnutrição, e atualmente há diversos estudos sobre sua aplicação em diferentes doenças. No GLIM, para definir o paciente como desnutrido, basta encontrar 1 critério etiológico e 1 critério fenotípico, como a seguir:

- Critério etiológico (basta 1):
  - baixa ingestão (< 50% nos últimos 7 dias) ou assimilação;
  - inflamação.
- Critério fenotípico (basta 1 e define gravidade):
  - perda de peso (%):
    - mais de 5% em 6 meses (desnutrição moderada);
    - mais de 5% em 3 meses (desnutrição grave);
  - baixo IMC (kg/m^2):
    - < 20 se < 70 anos ou < 22 se > 70 anos;
    - para asiáticos: < 18,5 se < 70 anos ou < 20 se > 70 anos;
  - redução de massa magra.

Para a avaliação de massa muscular (MM), alguns exames/procedimentos estão disponíveis, como resumido a seguir:[9]

- quantidade muscular:
  - tomografia computadorizada/ressonância magnética:
    - avaliação de massa esquelética total ou da área do psoas (no L3);
    - padrão-ouro;
  - Exame de composição corporal (DEXA, do inglês *dual-energy X-ray absorptiometry)*:
    - MM apendicular;
  - bioimpedância;
- qualidade muscular:
  - Tomografia computadorizada (TC): radiodensidade muscular;
  - Ressonância magnética (RM): gordura intramuscular;
  - Ultrassonografia: ecogenicidade;
- força/função:
  - dinamometria;
  - velocidade de caminhada;
  - *Timed Up and Go* (TUG);
  - levantar-se da cadeira.

VIAS DE ALIMENTAÇÃO

É difícil definir o quanto a nutrição afeta a qualidade de vida de pacientes com doenças oncológicas terminais. Pacientes recém-diagnosticados com câncer avançado, com instituição de paliação precoce (até 8 semanas do diagnóstico), podem receber suporte nutrológico com intenção suportiva maior do que paliativa.[10]

É importante dividir o paciente oncológico em duas categorias: candidatos à terapia oncológica e não candidatos/incuráveis. Se são passíveis de alguma terapia, a função da nutrição é manter o estado geral para tolerá-la. A indicação da nutrição nesses pacientes corre em paralelo com a indicação do tratamento oncológico. Se há uma proposta de terapia paliativa, de modo a melhorar a qualidade de vida (QV), também deve haver uma proposta de nutrir o paciente.[10]

Em doentes terminais com caquexia, frequentemente há uma demanda familiar pelo uso de dieta enteral ou parenteral.[11]

A decisão nesse momento deve ser tomada em conjunto com a equipe assistente e os familiares. Sabemos da importância do alimento para o bem-estar familiar e por isso sua opinião deve ser levada em consideração. Deve-se lembrar ainda do conceito de futilidade na paliação e, uma vez que a proposta possa trazer prejuízos ao paciente, o médico deve recorrer ao lema primordial da medicina: *primum non nocere.*

Via oral

A dieta oral deve ser oferecida preferencialmente,[12] desde que não haja disfagia ou impossibilidade de uso do trato gastrointestinal. Caso o paciente consiga ingerir o equivalente a 60% do valor energético total (VET) por via oral, a suplementação oral já satisfaz o alcance da meta. Deve-se dar preferência para suplementos de maior densidade energético-proteica e atentar para distúrbios da percepção do paladar, como disgeusia, assim como distúrbios próprios do tratamento quimio ou radioterápico que possam comprometer a ingestão, como xerostomia ou mucosite. Estratégias para favorecer a via oral incluem ajuste de cardápio, gastronomia hospitalar, apresentação do prato, conservação de temperatura, evitar condimentos que possam levar a náuseas e vômitos e/ou fracionar a refeição.

Via enteral

A indicação de um acesso enteral é feita quando o paciente não é capaz de se alimentar por via oral ou quando somente pode ingerir uma fração < 60% do VET. Desse modo, há diversas indicações para a passagem de uma sonda enteral no paciente oncológico, além da disfagia. A posição gástrica da sonda de alimentação já satisfaz a proposta enteral na grande maioria dos casos. Pacientes com gastroparesia ou neoplasias em sítio gástrico ou duodenal podem requerer a passagem endoscópica de uma sonda em posição jejunal.

Uma gastrostomia ou jejunostomia pode ser indicada nos casos em que se preveja uso de sonda nasoenteral (SNE) por mais de 4 a 8 semanas. Para pacientes com comprometimento gástrico mais intenso, podem ser necessários jejunostomia e gastrostomia descompressiva.

A escolha do desenho da fórmula enteral deve priorizar uma dieta que seja polimérica, hipercalórica e hiperproteica. Em alguns casos, podem-se utilizar fórmulas oligoméricas, como na disabsorção ou comprometimento de digestibilidade.

Via parenteral

A nutrição parenteral é uma via alternativa de oferta de nutrientes para os pacientes que não podem receber parcial ou integralmente a dieta pelo trato gastrointestinal.

A indicação deve ser feita dentro da janela de jejum de 3 a 7 dias, sempre de forma individualizada. Antecipa-se a prescrição de dieta parenteral dentro dessa janela para pacientes desnutridos e adia-se para pacientes com bom estado nutricional.

A nutrição parenteral deve oferecer 100% do VET para aqueles cujo uso do trato gastrointestinal está impedido, como nos casos de falência intestinal tipos II e III. Para aqueles com aporte parcial, porém que apresentam sinais de intolerância (dor, náusea, distensão, vômito ou diarreia)[13] ao evoluir o aporte, a nutrição parenteral suplementar deve ser instituída para suprir as necessidades.

Algumas sociedades questionam a indicação de parenteral em pacientes desnutridos e hipofágicos cuja expectativa de vida não supere dois meses.[14] Por isso, a indicação de nutrição parenteral a esses pacientes deve sempre ser discutida com familiares e médicos assistentes e deve considerar prognóstico e qualidade de vida.

As indicações de acesso venoso seguem as indicações gerais para o uso de via parenteral, a qual muitas vezes o paciente pode já utilizar, em decorrência do uso de quimioterapia, cateter central de inserção periférica (PICC, do inglês *peripherally inserted central catheter*) ou cateter implantável. Estes podem ser utilizados para infusão da nutrição parenteral, porém a equipe de oncologistas precisa estar de acordo.

Como toda via alternativa, o cálculo total é realizado e inicia-se com 50% do VET, evoluindo para 75% no segundo dia e 100% no terceiro dia, desde que não haja distúrbios eletrolíticos. Em pacientes desnutridos graves ou em jejum maior do que 7 dias, assim como naqueles com distúrbios hidroeletrolíticos, recomenda-se iniciar com 30% do VET e evoluir gradativamente, atingindo a meta em 5 a 7 dias.

A via parenteral suplementar (PS) pode ser uma opção em pacientes com toxicidade gastrointestinal por quimioterápicos, apesar de não mostrar melhora na QV, nem impacto importante no desfecho em pacientes desnutridos e hipofágicos. Quando há uma deprivação total de macronutrientes, a nutrição parental total (NPT) pode ter benefício na mortalidade.[15]

Deve-se atentar ainda ao fato de que a decisão sobre o início da nutrição parenteral em paciente no final de vida traz algumas dificuldades, e sua retirada pode ser outro ponto de impasse entre equipe médica e familiares.[16]

Mecanismos de desnutrição

De modo geral, a desnutrição oncológica ocorre a partir de quatro mecanismos: baixa ingestão, distúrbios metabólicos, aumento de gasto e/ou disabsorção.[2,3] Na caquexia oncológica as perdas se devem principalmente aos dois primeiros mecanismos.[2]

Causas de baixa ingestão:[2]

- depressão;
- estresse;
- dor;
- quimioterapia;
- radioterapia;
- queda de *status*;
- cirurgia em cabeça e pescoço;
- desbalanço entre estímulos orexígenos e anorexígenos.

Distúrbios metabólicos/hipermetabolismo:[2]

- citocinas pró-inflamatórias;
- desvio no metabolismo de nutrientes.

Influenciam o aumento do gasto:[17]

- carga tumoral/tempo de doença;
- localização;
- composição corporal;
- grau de inflamação.

A calorimetria indireta (CI) é o padrão-ouro para determinar o gasto energético basal. Alguns estudos mostraram que nem sempre a doença neoplásica se apresenta com hipermetabolismo, com os gastos podendo estar ainda normais ou reduzidos, a depender do câncer, em relação à população geral.[1] Lundholm observou que cerca de

50% dos pacientes com câncer que perderam peso eram hipermetabólicos, somente 47% deles recém-diagnosticados. Porém, quando se faz a razão do gasto energético pela massa magra, essa relação era maior em pacientes oncológicos do que na população geral, o que tem relação com a compensação pelo estado inflamatório. Esses dados apresentados referem-se ao gasto energético em repouso, porém o gasto energético total pode ser menor em pacientes com câncer quando há restrição da atividade física.

METAS CALÓRICO-PROTEICAS

Como visto, nem toda neoplasia leva a um aumento do gasto energético. Em razão da indisponibilidade de CI, é possível realizar a estimativa a partir de fórmulas de bolso.

De modo geral, as orientações para pacientes oncológicos são: 25 a 30 kcal/kg/dia e 1,2 a 1,5 g/kg/dia de proteína,[1,2] oferecendo preferencialmente próximo a 1,5 g/kg/dia.[19]

– Balanço energético: em alguns casos, o paciente oncológico pode ter um aumento do gasto energético de 100 a 300 kcal, o que pode contribuir para uma perda de 500 a 100 gramas de gordura por mês ou 1 a 2,3 kg de músculo por mês.[5]

O hipermetabolismo em alguns casos pode dever-se a um aumento da atividade do ciclo de Cori (este aumento, para restabelecer a glicose após a glicólise em anaerobiose do tumor, recebe o nome de "ciclo fútil"), ao efeito Warburg,[17] assim como a um desvio do metabolismo de carboidratos para vias lipogênicas e um aumento do *turnover* proteico.[5]

Algumas alterações metabólicas devem-se à liberação pelo tumor de (fator indutor de proteólise) e do fator mobilizador de lipídio (MLF, do inglês *lipid mobilizing factor*); e pelo sistema imune de TNF-alfa, IL-6 e INF-gama e IL-1.[17]

– TNF-alfa: leva à degradação de proteínas e de reservas de gordura e de carboidratos e reduz a produção dessas reservas.[5]

– IL-1: aumenta a síntese proteica hepática e a gliconeogênese. Aumenta a disponibilização de lipídios e reduz sua reserva.[5]

– IL-6: aumenta a síntese proteica hepática. Aumenta a disponibilização de lipídios e reduz sua reserva.[5] A IL-6 tem a particularidade de levar à síntese proteica muscular em uma das raras situações na qual sua ocorrência se eleva desproporcionalmente em relação ao TNF-alfa: o exercício. Em inflamação e câncer, porém, a ocorrência de IL-6 em conjunto com TNF-alfa leva ao catabolismo.[19]

Deve-se entender que o paciente pode, a depender do grau de catabolismo e das perdas de compartimentos já apresentadas, demandar uma recuperação nutricional, com necessidade de aumento da oferta. Com isso, pode haver demanda por aumento da oferta energética total e da meta proteica.

– Proporção de macronutrientes: em pacientes com resistência à insulina (RI), a European Society for Clinical Nutrition and Metabolism (Espen) recomenda aumentar a proporção de lipídios para aumentar a densidade da dieta e reduzir a carga glicêmica; além disso, como há um comprometimento da oxidação de carboidratos, a oxidação de lipídios está preservada.[1]

Alguns estudos sugerem que a síntese proteica no paciente oncológico pode estar mantida, em alguns casos com necessidade de quantidades apenas um pouco mais elevadas de aminoácidos.[1] Em pacientes com doenças avançadas, porém, sabe-se que a resistência anabólica pode comprometer a formação de massa magra.

Quanto à oferta de micronutrientes, se não há evidências de deficiência, deve-se evitar ofertar altas doses profilaticamente.[1]

SÍNDROME DE REALIMENTAÇÃO NO PACIENTE ONCOLÓGICO

Pacientes oncológicos e já desnutridos apresentam risco elevado de síndrome de realimentação (SRA). Caso haja uma baixa ingestão prolongada nesses pacientes, ao reiniciar a terapia nutrológica, deve-se considerar o início lento com evolução gradual, a partir de 5 a 10 kcal/kg/dia, até 25 a 30 kcal/kg/dia, almejando a meta em 5 a 7 dias e não em 3 dias, como é feito na população geral. A partir daí, havendo necessidade de reajuste de meta, indo além das 30 kcal/kg/dia, pode-se proceder ao aumento da oferta. Em muitos casos, pode ser necessária a oferta preventiva de 100 mg de tiamina, a cada 8 horas, de preferência venosa. Deve-se monitorar fósforo, potássio e magnésio diariamente nos primeiros dias da terapia nutrológica desses pacientes, assim como monitorar sinais de encefalopatia de Wernicke (ataxia, oftalmoplegia e confusão mental).

A hipofosfatemia representa, em termos gerais, a SRA, mas ainda pode haver: desbalanço hídrico, distúrbios do sódio, alterações no metabolismo de carboidratos, lipídios e proteínas, assim como deficiência de tiamina, hipocalemia e hipomagnesemia. A reposição diária de 200 a 300 mg de tiamina por dia é aconselhada.[1,2]

PERIOPERATÓRIO

Os pacientes devem ser manejados de acordo com o protocolo ERAS (*enhanced recovery after surgery*), sendo triados e recebendo suporte nutricional sempre que indicado. O ERAS estabelece diretrizes gerais e nutricionais, como a indicação de imunonutrição, a redução do jejum perioperatório, a prevenção à sobrecarga hídrica, a carga de carboidrato e o início precoce de dieta oral no pós-operatório imediato.[1]

IMUNONUTRIÇÃO

Pacientes oncológicos em pré-operatório, assim como pré-quimioterapia ou radioterapia, devem receber imunonutrição de 5 a 14 dias antes de cada procedimento, sendo possível manter à imunonutrição por até 7 dias do pós-operatório, caso haja estabilidade clínica e não haja sinais evidentes de descompensação metabólica.

A imunonutrição visa à redução do risco metabólico, reduzindo o impacto da resposta endócrino, metabólica e imunológica ao trauma (Remit). São imunonutrientes: arginina, nucleotídeos e ômega-3, algumas fontes incluem ainda a glutamina, que age como precursor de nucleotídeos.

Pacientes com neoplasia avançada sob quimioterapia, com risco de desnutrição ou já desnutridos, devem receber suplementação de ômega-3 para melhorar ou manter massa magra, peso, ingestão oral e apetite.[1] Estudos recentes ainda mostram que triglicerídeos de cadeia longa (TCL) podem melhorar, além do apetite e massa magra, o peso, reduzir morbidade e melhorar a qualidade de vida nos pacientes desnutridos.[1]

Em cirurgias para ressecção de tumores de abdome superior, indica-se ainda imunonutrição.[1]

DIETAS

Não se devem realizar dietas com restrição calórica em pacientes desnutridos ou sob risco. Não há dieta que leve à cura do câncer ou que evite sua recorrência, assim como não há evidência de que se deve consumir alguma dieta específica antes de tratamentos oncológicos. Não há estudos que comprovem benefícios da dieta cetogênica nessa população. Uma observação em relação à dieta cetogênica é que sua palatabilidade pode comprometer a ingestão calórica e levar à perda de peso.[1]

EXERCÍCIO

Os exercícios de resistência devem ser individualizados, para manter massa magra e força, assim como o exercício aeróbico, e devem ser mantidos durante todo o tratamento oncológico.[1,2]

O protocolo multimodal aceleração da recuperação total pós-operatória (Acerto) sugere o uso da escala de percepção de esforço de Borg, mantendo sempre níveis de percepção intermediários.[20]

GLUTAMINA

Não há dados suficientes para recomendar a glutamina na prevenção de enterite e diarreia produzidas por radioterapia, assim como na prevenção de estomatite, esofagite ou toxicidade cutânea.[1]

SOBREVIVENTE DO CÂNCER

O sobrevivente do câncer deve realizar atividade física. De preferência, manter um peso saudável (IMC entre 18,5 e 25 kg/m^2) e manter um estilo de vida saudável com dietas à base de vegetais, frutas, grãos integrais e com controle na ingestão de gordura saturada, carne vermelha e álcool.[1]

TERAPIA NUTROLÓGICA NA PALIAÇÃO

O paciente sob paliação deve ter sua conduta nutrológica individualizada. Devem-se considerar o grau de paliação, a sobrevida, a qualidade de vida e a funcionalidade. Além disso, a opinião de familiares torna-se um fator importante na decisão, visto que o alimento em muitos casos tem valor de conforto para a família e sua falta pode causar sofrimento.

Pacientes com doença terminal, sem *status* funcional, em caquexia refratária, podem necessitar apenas de uma dieta para conforto, com oferta do que for solicitado, mesmo que sejam apenas líquidos para aplacar a sede. A família precisa ser orientada da necessidade de evitar obstinações por metas nutricionais, em razão da refratariedade da doença avançada.

Em paciente com quadro de proporcionalidade ainda sob definição, principalmente se houver uma sobrevida maior que 8 a 12 semanas, pode-se considerar passagem de sonda nasoenteral para oferta nutricional, assim como hidratação e medicações.

Para a indicação de terapia nutrológica (TN) parenteral, devem-se considerar, além do grau de investimento e funcionalidade/qualidade de vida, a sobrevida (se maior que 8 a 12 semanas) e a natureza transitória ou definitiva da falência intestinal. Por exemplo, um paciente com neoplasia de pâncreas, sem obstrução, com íleo adinâmico por opioide, pode usar uma TN parenteral como terapia-ponte até sua melhora, visto que o fator causal é transitório. Já um paciente com neoplasia de pâncreas e obstrução maligna por carcinomatose, em virtude da natureza irreversível de sua falência intestinal, pode não se beneficiar da TN parenteral. Deve-se considerar, porém, se há justificativa na sobrevida ou na qualidade de vida e lembrar sempre que a indicação é individualizada e inclui a opinião do paciente, dos familiares e do médico oncologista.

Desse modo, a TN no fim de vida é uma decisão individualizada, que visa nutrir e/ou confortar o paciente e familiares[1] e pode variar desde a oferta de líquidos *ad libitum* à nutrição parenteral domiciliar.

REFERÊNCIAS BIBLIOGRÁFICAS

1. Muscaritoli M, Arends J, Bachmann P, Baracos V, Barthelemy N. ESPEN practical guideline: clinical nutrition in cancer. Clin Nutr. 2021;40:2898-913.
2. Stubbinsa R, Bernickera EH, Quigleyb EMM. Cancer cachexia: a multifactoral disease that needs a multimodal approach. Curr Opin Gastroenterol. 2020;36(2):141-6.
3. Arends J, Baracos V, Bertz H, Bozzetti F, Calder PC. ESPEN expert group recommendations for action against cancer related malnutrition. Clin Nutr. 2017;36:1187-96.
4. Perez-Pitarch A, Guglieri-Lopez B, Nachera A, Merino V, Merino-Sanjuana M. Impact of undernutrition on the pharmacokinetics and pharmacodynamics of anticancer drugs: a literature review. Nutr Cancer. 2017;69(4):555-63.

5. Bozzetti F. Basics in clinical nutrition: nutritional support in cancer. Eur J Clin Nutr. 2010; e148-e152.
6. Morais SR, Bezerra AN, de Carvalho NA, Viana ACC. Nutrition, quality of life and palliative care: integrative review. Rev Dor. 2016;17(2):136-40.
7. Platek ME. The role of dietary counseling and nutrition support in head and neck cancer patients. Curr Opin Support Palliat Care. 2012;6:438-45.
8. Gonzalez MC, Borges MR, Silveira DH, Assunção MCF, Orlandi SP. Validação da versão em português da avaliação subjetiva global produzida pelo paciente. Rev Bras Nutr Clin. 2010;25(2):102-8.
9. Fayha APT, de Sousa IM, Gonzalez MC. New insights on how and where to measure muscle mass. Curr Opin Support Palliat Care. 2020;14:316-23.
10. Bozzetti F. Is there a place for nutrition in palliative care? Support Care Cancer. 2020;28(9):4069-75.
11. Dev R, Dalal S, Bruera E. Is there a role for parenteral nutrition or hydration at the end of life? Curr Opin Support Palliat Care. 2012;6:365-70.
12. Corrêa PH, Shibuya E. Administração da terapia nutricional em cuidados paliativos. Rev Bras Cancerol. 2007;53(3):317-23.
13. Blaser AR, Malbrain MLNG, Starkopf J, Fruhwald S, Jakob SM. Gastrointestinal function in intensive care patients: terminology, definitions and management. Recommendations of the ESICM Working Group on Abdominal Problems. Intensive Care Med. 2012;38:384-94.
14. Pazart L, Cretin E, Grodard G, Cornet C, Mathieu-Nicot F. Parenteral nutrition at the palliative phase of advanced cancer: the ALIM-K study protocol for a randomized controlled trial. Trials. 2014;15:370.
15. Bozzetti F. Supplemental parenteral nutritionin patients with cancer. Oncologist. 2021;26:e518.
16. Baumstarck K, Boyer L, Pauly V, Orleans V, Marin A. Use of artificial nutrition near the end of life: results from a french national population-based study of hospitalized cancer patients. Cancer Med. 2020;9:530-40.
17. Tüccar TB, Tek NA. Determining the factors affecting energy metabolism and energy requirement in cancer patients. J Res Med Sci. 2021;26:124.
18. Bozzetti F. Parenteral nutrition: review article. Nutrition. 2019;66:101-7.
19. Di Girolamo FG, Situlin R, Biolo G. What factors influence protein synthesis and degradation in critical illness? Curr Opin Clin Nutr Metab Care. 2017;20:124-30.
20. De Aguilar-Nascimento JE. ACERTO: acelerando a recuperação total pós-operatória. 4. ed. Rio de Janeiro: Rubio; 2020.

Nutrologia e estresse oxidativo

Ana Lúcia dos Anjos Ferreira
Artur Junio Togneri Ferron
Koody Andre Hassemi Kitawara
Carol Cristina Vágula de Almeida Silva
Fernando Moreto
Camila Renata Corrêa
Eline de Almeida Soriano

INTRODUÇÃO

O estresse oxidativo está envolvido no processo de uma série de eventos e doenças, como envelhecimento, doenças neurodegenerativas (doença de Alzheimer, mal de Parkinson, síndrome demencial, degeneração macular, catarata, aterosclerose), câncer, infecção, diabetes melito, síndrome metabólica, artrite reumatoide, doenças autoimunes, obesidade, síndrome de isquemia/reperfusão (artérias coronarianas/esqueléticas, renais, intestinais), hemocromatose transfusional, lesão por toxicidade de O_2 em retina e pulmão, lesão pulmonar aguda, silicose, asbestose, exposição a xenobióticos, disfunção renal pós-transplante, síndrome de Down e propagação de aids em pacientes soropositivos.[1] A ingestão de frutas e vegetais ricos em antioxidantes polifenóis, bem como de vitamina C e de carotenoides, por sua vez, é correlacionada com a redução do risco de algumas doenças. Dada a importância do estresse oxidativo como mecanismo envolvido na patogênese de várias doenças, torna-se necessária a compreensão de conceitos para a elaboração criteriosa de estratégias terapêuticas.

DEFINIÇÕES

O estresse oxidativo corresponde ao evento resultante do desequilíbrio entre o sistema de defesa antioxidante e a geração de espécies reativas do oxigênio (ROS) ou do nitrogênio (RNS). Tal desequilíbrio resulta na oxidação de importantes biomoléculas, como lipídios (cadeias de ácidos graxos insaturados de membranas), proteínas (p. ex., grupos tióis) e bases de ácido nucleico em DNA. Ambas as substâncias (espécies reativas e antioxidantes) são geradas em um cenário de reações de oxidorredução, em que a oxidação implica ganho de elétron e, a redução, perda. Visto que a geração e a ação de substâncias oxidantes e antioxidantes dependem desse sistema de oxidorredução, muitos autores têm usado o termo "desequilíbrio do sistema *redox*" para se referir ao estresse oxidativo.[1]

Espécies reativas

As espécies reativas estão presentes em um grande número de processos fisiológicos essenciais, como os mecanismos de defesa celular (sinalização celular, fagocitose, respiração mitocondrial) e as ações moduladoras em vasos (crescimento de células endoteliais, relaxamento/contração de musculatura lisa de vasos). Contudo, também são envolvidas nos processos não fisiológicos, tanto durante a iniciação como na progressão de doenças.

Também denominadas radicais livres, as espécies reativas são altamente reagentes e incluem, dentre outros, o peroxinitrito (ONOO-), hidroxil (•HO), superóxido (O_2^-•), peróxido de hidrogênio (H_2O_2), *singlet* oxigênio ($^1O_2$), óxido nítrico (•NO), ácido hipocloroso (HOCl), radical hidroperoxil (HO•), radical alcoxil (LO•), radical lipoperoxil (LOO•) e hidroperóxido [L(R)OOH]. O termo radical livre corresponde a átomo (ou molécula) portador de elétrons não pareados (número ímpar de elétrons) em seu orbital mais externo, fato que determina sua alta reatividade. Essa terminologia não é adequada, porque nem sempre o agente oxidante é, por definição, um radical livre. Por exemplo, o H_2O_2, peroxinitrito, ácido hipocloroso, *singlet* oxigênio e hidroperóxido não possuem o elétron solitário no orbital mais externo, mas são espécies altamente oxidantes. As fontes geradoras de espécies reativas são: mitocôndria (na redução incompleta do O_2), macrófagos e neutrófilos, endotélio, epitélio, sistemas enzimáticos (mieloperoxidase, xantina oxidase, NADPH-oxidase, NADPH-citocromo P450 redutase, ciclo-oxigenase, óxido nítrico-sintetase), reações com metal (ferro e cobre) via reação de Fenton e de Haber-Weiss e reação não enzimática entre os radicais superóxido e óxido nítrico, resultando na geração de peroxinitrito.[1,2]

Mecanismos de lesão

Como mencionado, o estresse oxidativo ocorre quando a magnitude da produção de espécies reativas supera a capacidade antioxidante, o que resulta em oxidação de lipídios (lipoperoxidação), proteínas (carbonilação e/ou nitração), carboidratos (carbonilação) e DNA (oxidação de bases nitrogenadas). A lesão desses importantes componentes celulares leva à alteração da estrutura química e da função e à morte celular.

A lipoperoxidação corresponde a uma reação autolimitada composta por etapas de iniciação, propagação e terminação (Figura 1).[1] Contudo, o exagero de espécies reativas pode reiniciar o processo, resultando em descontrole e geração de produtos citotóxicos, como o malondialdeído (MDA). A lesão oxidativa em DNA pode ocorrer em bases nitrogenadas (púricas e pirimídicas) na presença de radical hidroxil, o qual retira um átomo de hidrogênio das ligações C-H (carboidrato-hidrogênio), e resulta na geração de falsas bases (chamadas *aducts* de bases de DNA) que podem ser produzidas na presença ou na ausência de O_2. As bases falsas geradas podem atuar como oxidantes ou redutoras (dependendo do local onde foi retirado o átomo de hidrogênio) e comprometem a replicação e a transcrição, o que, consequentemente, leva ao prejuízo da transmissão de informação genética, uma das principais funções do DNA.[3]

Reagentes		Produtos	Etapa
LH + [•HO; $CONO^-$; LO•; $^1O_2$]	→	L• + H_2O (LOH) [LOOH]	Iniciação
L• + O_2	→	LOO•	Propagação
LH + LOO•	→	L• + LOOH	Propagação
LOO• + L•	→	LOOL	Terminação
LOO• + LOO•	→	LOOL + O_2	Terminação

Figura 1 Lipoperoxidação não enzimática.

LH: ácido graxo poli-insaturado; •HO: radical hidroxil; $OONO^-$: radical peroxinitrito; LO•: radical alkoxil; $^1O_2$: *singlet* oxigênio; L•: radical lipídico; LOO•: radical peroxil; LOOH: lipídio hidroperóxido.
Fonte: Halliwell e Gutteridge, 2015.[1]

Há de se destacar também a importância das reações de nitração e de carbonilação. A nitração de proteínas é resultado da ação indesejável do peroxinitrito, levando ao prejuízo da função da proteína em questão. O peroxinitrito, produto da reação não enzimática entre óxido nítrico e superóxido, é também um potente oxidante de DNA, lipídio, mitocôndria e do ambiente intracelular. A nitração de proteína é especialmente importante na obesidade e na síndrome metabólica e é também relevante nas doenças neurodegenerativas. A neurotransmissão ocorre via dopa, que é sintetizada a partir do aminoácido tirosina via reação enzimática (tirosina hidroxilase). Essa enzima (abundante no sistema nervoso central e na medula suprarrenal) atua em razão da conversão de tetraidrobiopterina (BH_4) em di-idrobiopterina (BH_2) na presença de O_2 (que, por sua vez, se converte em H_2O). A síntese de dopa é sensivelmente diminuída quando há nitração da tirosina. A nitração ocorre por meio da modificação covalente do aminoácido tirosina resultante de uma adição do grupo nitro (-NO_2) adjacente ao grupo hidroxil presente no anel aromático dos resíduos da tirosina. A nitração da tirosina altera a estrutura e a função da proteína, o que resulta em geração de epítopos antigênicos, alterações na atividade catalítica de enzimas (como a superóxido dismutase) e alteração da organização do citoesqueleto. Além disso, o peroxinitrito ativa a enzima nuclear poli (ADP-ribose) polimerase (PARP), que resulta em inflamação, quebra do DNA e morte celular e tissular. Nos níveis lipídico e intracelular, o peroxinitrito resulta em iniciação da lipoperoxidação e depleção de glutationa (antioxidante endógeno potente), respectivamente. No nível mitocondrial, o peroxinitrito reage com CO_2, o que aumenta a geração de radicais CO_3 e NO_2.[4]

A carbonilação de proteínas ocorre como resultado da ação de compostos carbonila [produtos da lipoxidação avançada (MDA, glioxal, acroleína e 4-hidroxi-nonenal) e da glicação avançada (glioxal e metilglioxal)] sobre os sítios nucleofílicos de proteínas, peptídeos (cisteína, lisina e histidina), aminofosfolipídios e DNA. Tal agressão gera a carbonilação irreversível, que leva à disfunção de moléculas, células, tecido e órgãos. O destaque dessa reação corresponde ao prejuízo da função da insulina, glicose 6-fosfato desidrogenase (G6PD) e da função endotelial (Figura 2).[5]

É importante salientar que, diferente das espécies reativas, os produtos da lipoxidação avançada são compostos estáveis e, por essa razão, são capazes de se difundir dentro da célula e também de acometer sítios distantes daquele onde foram gerados, comportando-se, assim, como propagadores de lesão tissular.[5]

Sistema de defesa antioxidante

É denominado antioxidante todo composto capaz de inibir a reação oxidativa. O sistema de defesa antioxidante é constituído por vários antioxidantes endógenos e exógenos. Os endógenos incluem glutationa reduzida (GSH), glutationa-peroxidase (GSH -Px), glutationa-redutase (GSH-Rd), superóxido dismutase (SOD), catalase, ácido úrico, albumina, bilirrubina e proteínas que atenuam a disponibilidade de íons ferro e cobre (hemoglobina, transferrina, ferritina, metalotioneina, haptoglobina). Os antioxidantes exógenos clássicos são vitamina E (principalmente alfatocoferol), carotenoides (betacaroteno, alfacaroteno, licopeno, luteína, zeaxantina, astaxantina, cataxantina), vitamina C, flavonoides, dialilildissulfito (alho), resveratrol (amendoim, uva, morango, cereja, amora, framboesa), quercitina (cebola, vinho, chás), derivados tuméricos (açafrão), quelantes de metal (desferoxamina), manitol, entre outros. Ainda existem outros, como taurina, melatonina e carnosina, que são compostos endógenos, mas que podem ser administrados como suplementos. A dieta é importante fonte de antioxidantes: mesmo para os da categoria "endógenos", é fonte de nutrientes que funcionam como cofatores de antioxidantes (ou parte integrante do antioxidante).[2] Exemplos clássicos são os constituintes de pimentão vermelho (cisteína), castanha-do-pará (selênio) e ostra (zinco), importantes para a função do GSH, do GSH-Px e do Zn-SOD, respectivamente (Tabela 1).

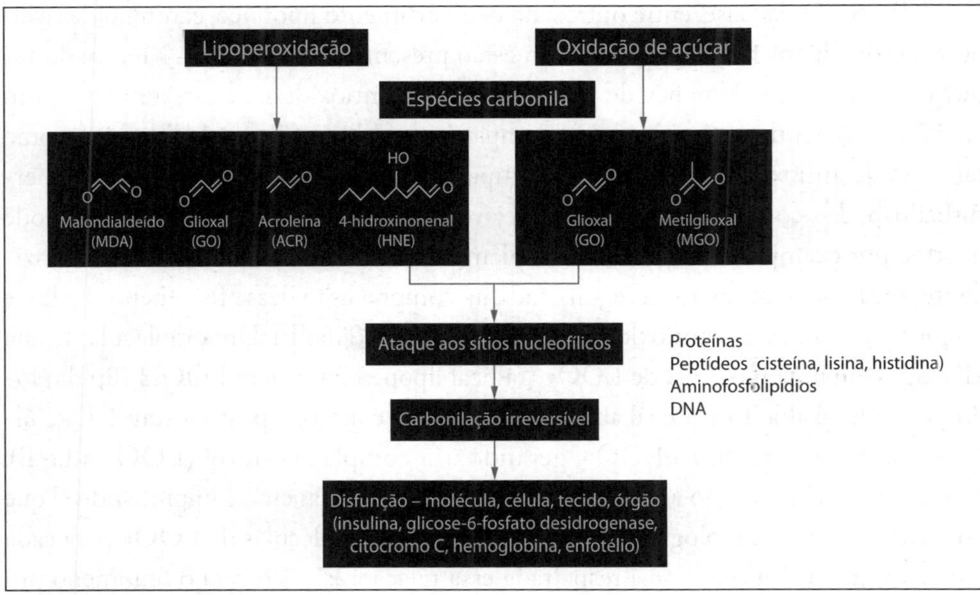

Figura 2 Carbonilação.

Fonte: adaptada de Aldini et al., 2007.[5]

Tabela 1 Fontes e alvos de componentes do sistema de defesa antioxidante

Antioxidante	Fonte	Alvo
GSH	Cisteína: alho, cebola, pimentão	Lipoperoxidação, peroxinitrito, O_2 hiperbárico, hiperóxia, ozone, xenobióticos, radiação
GSH-Px	Selênio: castanhas em geral, especialmente a do Pará	Lipoperoxidação, H_2O_2
GSH-Rd	NADPH: *shunt* das pentoses	Glutationa oxidada
SOD	Zinco: ostra, fígado Manganês: sementes, folhas, chá	O_2^-•
Catalase	Ferro: fígado	Lipoperoxidação, H_2O_2
Vitamina C*	Frutas e vegetais (145 a 150 mg/dia)	Hiperóxia; O_2^-•, peroxinitrito
Flavonoides	Frutas, vegetais, chá, vinho, chocolate, azeite de oliva	O_2^-•, •HO
Vitamina E*	Óleo vegetal, sementes, grãos (20 a 60 mg/dia)	Peroxil, $^1O_2$, peroxinitrito
Carotenoides*	Frutas e vegetais	Peroxil, $^1O_2$

GSH: glutationa reduzida; GSH-Px: glutationa-peroxidase; GSH-Rd: glutationa-redutase; SOD: superóxido dismutase.
* Podem ser pró-oxidantes.

Além da classificação que diferencia antioxidantes endógenos dos exógenos, há, também, a importante classificação que enfatiza o compartimento hidrofílico e o lipofílico presentes em qualquer amostra biológica. No compartimento hidrofílico (aquoso), estão presentes ácido úrico, ascorbato, flavonoides, albumina, bilirrubina, GSH, GSH-Px, SOD, catalase, entre outros; no compartimento lipofílico, carotenoides e alfatocoferol (alguns flavonoides também estão presentes no lipofílico). Merece destaque o fato de a ação benéfica de um determinado antioxidante ser resultado de um equilíbrio fino entre antioxidantes do compartimento hidrofílico e do lipofílico, como também de antioxidantes do mesmo compartimento. Caso esse equilíbrio seja perturbado, pode ocorrer o fenômeno indesejável denominado pró-oxidante.[6] Isso pode ocorrer, por exemplo, na vigência da suplementação isolada com um único antioxidante. A reação apresentada a seguir ajuda na compreensão desse fenômeno. Trata-se do mecanismo de ação antioxidante do alfatocoferol (alfa-T). Uma molécula de alfa -T reage com uma molécula de LOO• (radical lipoperoxil) e gera LOOH (lipídio hidroperóxido) e alfa-T• (radical alfatocoferoxil), que é um composto instável. Este último reage com um outro LOO•, gerando um complexo estável (LOO- alfa-T), completando assim a ação antioxidante do alfa-T. Desta maneira, é imprescindível que no mesmo ambiente biológico estejam presentes duas moléculas de LOO• para cada molécula alfa-T. Caso não seja respeitada essa relação 2:1, ocorrerá o fenômeno pró -oxidante do alfa-T, tendo em vista o poder oxidante do alfa-T•, mesmo sendo considerado menos reativo que o LOO•.[7] É importante destacar que esta potencial ação pró-oxidante não é exclusiva do alfatocoferol. De fato, existem evidências de ação pró -oxidante de carotenoides, ascorbato e flavonoides.[8]

Reação antioxidante do alfatocoferol:

alfa-T + LOO• → LOOH + alfa-T• (instável)

alfa-T• + LOO• → LOO- alfa-T (estável)

Felizmente, nosso sistema de defesa antioxidante possui estabilizadores de alfa-T• capazes de eliminar esta paradoxal ação oxidante dos antioxidantes. Os exemplos clássicos de estabilizadores de alfa-T• são carotenoides, ascorbato e polifenóis. Da mesma forma, existem estabilizadores para os radicais indesejáveis gerados durante a ação antioxidante de carotenoides, ascorbato e flavonoides. Esses estabilizadores estão presentes nos compartimentos hidrofílico e lipofílico. Diante desse fato, poderíamos imaginar que uma mistura de antioxidantes hidrossolúveis e lipossolúveis (ingeridos simultaneamente) evitaria a possível ação indesejável pró-oxidante. Contudo, apesar de grandes esforços na área, é desconhecida a composição ideal e a dose adequada para cada antioxidante presente nessa mistura.[8]

Marcadores do estresse oxidativo

Os principais marcadores do estresse oxidativo são:

- detectores da lipoperoxidação – pelo teste do TBARS (substâncias reativas ao ácido tiobarbitúrico, entre elas o malondialdeído [MDA]), que pode ser realizado por espectrofotometria, mas é considerado de melhor sensibilidade quando executado por sistema de cromatografia líquida de alta eficiência; pela detecção da prostaglandina (F_2-isoprostanos) por meio de cromatografia gasosa associada à espectrometria de massa (teste considerado padrão-ouro para lipoperoxidação);
- detectores de carbonilação (*aducts* de Michael, como o 4-hidroxinonenal, identificados por sistema de cromatografia líquida de alta eficiência associada à espectrometria de massa);
- detectores de nitração [eletroforese pela técnica de imunorreatividade *Western blot* associada à quimioluminescência; 3-nitrotirosina (3-NO2-Tyr) por sistema de cromatografia líquida de alta eficiência, com detecção eletroquímica];
- detecção de lesão oxidativa de bases nitrogenadas do DNA [8-Oxo-dGuo (guanina oxidada), ensaio Cometa associado à coloração pela formanodipirimidina-DNA glicosilase que identifica oxidação de purinas e à coloração pela endonuclease III que detecta oxidação de pirimidinas];
- detectores de componentes individualizados do sistema de defesa antioxidante (GSH, GSH-Px, GSH-Rd, SOD, catalase, carotenoides, tocoferois, vitamina C etc., que são acuradamente identificados por sistema de cromatografia líquida de alta eficiência);
- detectores do conjunto de antioxidantes presentes no compartimento hidrofílico (métodos: *total radical-trapping antioxidant parameter* (TRAP), *oxygen-radical absorbancy capacity* (ORAC), *ferric-reducing ability of plasma* (FRAP), *trolox equivalent antioxidant capacity* (TEAC ou ABTS);
- detector do conjunto de antioxidantes presentes no compartimento hidrofílico e no lipofílico (TAP – *total antioxidant performance*).[8]

ESTRESSE OXIDATIVO E DOENÇAS HUMANAS

Doença cardiovascular (DCV) representa a maior causa de óbito no mundo. Embora ainda seja motivo de debate, o estresse oxidativo parece desempenhar importante papel no desenvolvimento da DCV. O principal processo patológico que leva à DCV é a aterosclerose, que está associada a vários fatores de risco (história familiar, tabagismo, hipertensão arterial sistêmica, diabetes melito, obesidade, sedentarismo) e culmina com a oclusão parcial ou total da artéria. O desenvolvimento da aterosclerose é processo complexo composto por múltiplas etapas. Existe um número de fatores genéticos, metabólicos e ambientais envolvidos na formação da placa aterosclerótica; contudo, a oxidação da lipoproteína de baixa densidade (LDL) e o processo oxidativo em geral ocupam importante papel no processo. As células da parede arterial (células endoteliais, monócitos/macrófago, células da camada muscular lisa) são aptas a promover modificação oxidativa do LDL. O centro da partícula LDL é composto por éster de colesteril e triglicerídeos. A camada externa é composta por ácidos graxos e fosfolipídios. Cerca de metade desses ácidos graxos são PUFA (ou seja, vulneráveis à lipoperoxidação). A apolipoproteína B (apo-B), proteína sinalizadora dos receptores de LDL normal, está embebida nesta camada externa. Durante o processo de modificação oxidativa do LDL para LDL oxidado (oLDL), a apo-B é também quimicamente modificada e não mais reconhece a lipoproteína. Quando isso ocorre, outros receptores (acetil-LDL) assumem o papel de captura do oLDL, porém não possuem o mesmo mecanismo de regulação dos receptores normais de LDL. Situações como hipercolesterolemia intracelular (que seriam bem controladas pelo receptor normal) induzem aumento da sequência, acúmulo de oLDL em macrófagos, conversão de LDL em células espumosas e necrose das células espumosas com liberação de conteúdos tóxicos (oLDL, aldeídos, espécies reativas de oxigênio) para dentro da camada íntima, estimulando o processo inflamatório no qual são recrutados neutrófilos e macrófagos. O oLDL lesa a integridade das células endoteliais e estimula a liberação de citocinas e fatores quimiotáticos (que induzem a formação de molécula de adesão de leucócito endotelial e levam à migração de macrófagos para dentro do espaço subendotelial).

Outro prejuízo corresponde à inibição da ação do fator relaxador derivado do endotélio induzida pelo LDL. A prevenção da oxidação do LDL pode ter papel significativo tanto na prevenção como no desenvolvimento de placas ateroscleróticas e, consequentemente, na redução do risco de DCV. Para prevenir a auto-oxidação dos PUFA, existe um número de antioxidantes dentro da partícula de LDL. Os mais importantes são retinol, betacaroteno, alfacaroteno, alfatocoferol e gamatocoferol.[9]

Há evidências de que o estresse oxidativo contribui para o mecanismo de lesão de isquemia/reperfusão (IR) de músculo esquelético, músculo cardíaco, pulmão, rim, intestino e fígado. As espécies reativas podem surgir durante a IR e são originadas da cadeia transportadora de elétrons na mitocôndria, reação xantina/xantina oxidase e reação óxido nítrico-sintetase (NOS). Muitas lesões de isquemia estão associadas à progressão do processo aterosclerótico, como detalhado anteriormente. Durante o processo de isquemia, ocorre diminuição de ATP, aumento da concentração de cálcio no citosol e acidemia. A diminuição de ATP leva à formação de hipoxantina, ao passo que o aumento do cálcio e da acidemia estimulam a protease que converte a xantina desidrogenase em xantina oxidase, a qual converte a hipoxantina em xantina. A lesão de reperfusão é iniciada com a introdução do O_2, o que aumenta a atividade da xantina oxidase e, consequentemente, a produção de xantina. Ao ativar a xantina oxidase, o O_2 é convertido em radical superóxido. A presença de superóxido pode estimular a ferritina a liberar íons Fe^{+++} que, via reação de Haber-Weiss, sofre geração de radical hidroxil (potente indutor de lipoperoxidação). O superóxido ainda pode ser originado de neutrófilos (presentes no tecido isquemiado) e estimular a mieloperoxidase a gerar ácido hipocloroso (indutor de lipoperoxidação). O superóxido ainda pode ser reduzido pela superóxido dismutase e gerar H_2O_2 (indutor de lipoperoxidação).

Além da lipoperoxidação, tem sido mostrada a importância da nitração de tirosina em isquemia miocárdica e aterosclerose.[4] A reação de nitração depende da presença do peroxinitrito, que é um produto da reação entre superóxido e óxido nítrico (a ocorrência de óxido nítrico durante a reperfusão tem sido demonstrada em músculo esquelético animal[10]). De fato, deve ser destacado o papel do sistema enzimático NOS em situações de isquemia, bem como em aterosclerose, choque, hipertensão arterial sistêmica (HAS), diabetes melito do tipo 2 (DM2), síndrome metabólica e hiper-homocisteinemia. Como mencionado, o NOS é importante fonte de espécies reativas. Fisiologicamente, o NOS converte a L-arginina (aminoácido semiessencial) em óxido nítrico, resultando em controle (relaxamento) do tônus da musculatura vascular. Essa reação ocorre na presença de tetraidrobiopterina (BH_4), que se converte a di-idrobiopterina (BH_2) às custas da redução de O_2 a H_2O. Em condições patológicas, como na deficiência de substrato (L-arginina) ou de BH_4, o O_2 não é reduzido completamente a H_2O (a deficiência de BH4 e L-arginina tem sido demonstrada em tecidos não perfundidos durante choque ou isquemia). Essa redução incompleta gera radical superóxido. O exagero de superóxido estimula o desacoplamento da enzima NOS (eNOS), que leva à contração do vaso. Também tem sido descrito que a geração exagerada de superóxido pode aumentar a atividade da NADPH-oxidase, o que resulta em oxidação do BH_4, com comprometimento de sua função como cofator. A eNOS tem sido demonstrada em aterosclerose, DM2, HAS e hiper-homocisteinemia.[4]

Tem destacada relevância o estresse oxidativo na disfunção endotelial presente na HAS e na síndrome metabólica. A habitual elevação do nível de angiotensina-II de indivíduos hipertensos resulta em aumento da atividade da enzima NADPH-oxidase e da concentração de endotelina, condições que resultam em geração de superóxido. O aumento de superóxido resulta em diminuição da disponibilidade de óxido nítrico, fato que contribui para a vasoconstrição e o aumento da resistência vascular periférica. Estudos *in vivo* e *in vitro* também mostraram que o aumento da pressão intraluminal e do estresse de cisalhamento está associado ao aumento do estresse oxidativo. Além disso, o aumento do peroxinitrito tem sido demonstrado em vasos de ratos espontaneamente hipertensos (SHR) e em modelo experimental de síndrome metabólica.[4]

O acúmulo de tecido adiposo (obesidade e síndrome metabólica) também tem sido associado ao estresse oxidativo. É relatado que o aumento de ácidos graxos livres estimula a NADPH-oxidase a produzir superóxido. A obesidade abdominal, por sua vez, está associada à inflamação, que é condição ativadora de neutrófilos, o que resulta na geração de superóxido. Além disso, a leptina é uma adipocina que desempenha papel importante na obesidade, visto que é dipeptídeo liberado pelo tecido adiposo e possui funções de diminuir o apetite e a massa corporal e aumentar a termogênese via hipotálamo – a maioria dos obesos possui altos níveis de leptina, mas esse dipeptídeo não é funcionante. A obesidade está associada ao aumento da concentração desse dipeptídeo e ao aumento da expressão de genes endoteliais responsáveis por sua geração. A consequência disso é que o aumento de leptina no endotélio ativa o sistema nervoso simpático, resultando no aumento da geração de superóxido, da agregação plaquetária e da angiogênese. O estado de hiperglicemia corresponde a outro importante evento associado ao estresse oxidativo. A hiperglicemia depleta BH_4, resultando em diminuição de óxido nítrico (via NOS) com consequente vasoconstrição. O aumento da concentração de glicose induz a oxidação da própria glicose, gerando glioxal e metilglioxal (via glicação), que agridem sítios nucleofílicos de importantes constituintes celulares, levando à carbonilação irreversível e comprometendo a estrutura e função de insulina, G6PD, citocromo C e célula endotelial (Figura 2). A hiperglicemia também exacerba a modificação química de proteínas mediada pela lipoperoxidação. Além disso, níveis elevados de glicose ativam a enzima ciclo-oxigenase (via lipoperoxidação enzimática), o que aumenta a geração do superóxido. A hiperglicemia induz geração de peroxinitrito, que ativa a PARP (enzima poli[ADPribose]polimerase), que, consequentemente, resulta em quebra de DNA.[4] Tem sido mostrado que o aumento da concentração de glicose induz a formação de nitrotirosina (via nitração) na parede de artéria de macacos e em pacientes diabéticos durante o período pós-prandial.[4]

A geração de um produto final da lipoperoxidação e da glicação avançadas (EAGLE) pode resultar do aumento da concentração de glicose (Figura 2). É relatado, em especial, que um dos EAGLE {CMC [S-(carboximetil)cisteína]} está aumentado em cultura de células sob hiperglicemia. O CMC é resultado da reação do glioxal com cisteína e é um análogo do bem estabelecido EAGLE.

O estresse oxidativo está também associado à RI, o que ocorre via peroxinitrito, angiotensina II (angio-II), Fe^{+++} e adiponectina. A produção exagerada do peroxinitrito, presente na síndrome metabólica, pode desencadear lipoperoxidação. A RI está relacionada ao aumento dos estoques de ferritina (Fe^{+++}) que, via Haber-Weiss, gera hidroxil e, consequentemente, lipoperoxidação. A RI também é acompanhada pela diminuição da adiponectina, uma citocina antiaterogênica e amplificadora da sensibilidade à insulina. Paralelo a isso, o aumento da angiotensina-II, já demonstrado nos estados de RI, desempenha papel importante. Tal aumento resulta em hiperatividade de NADPH-oxidase, diminuição da sinalização de insulina e incremento da produção de endotelina. De fato, tem sido identificado que a infusão de angiotensina-II em animais compromete a sinalização à insulina e induz RI. Essa afirmação pode ser confirmada pelo bloqueio farmacológico da angiotensina-II, que resulta em melhora da sensibilidade à insulina.

Além de a angiotensina-II estimular a enzima NADPH-oxidase endotelial a produzir superóxido, ela também ativa a produção de endotelina. Por sua vez, níveis elevados de endotelina inibem a sinalização da insulina e estimulam a NADPH-oxidase endotelial a produzir adicional superóxido. Além disso, a resistência insulínica induzida pelo aumento da enzima NOS pode estar relacionada à S-nitrosação de proteínas envolvidas com etapas iniciais da sinalização da insulina e de seu próprio receptor. O comprometimento da insulina também é associado ao estresse oxidativo. A concentração de insulina pode ser afetada pelo Fe^{+++}. A alta concentração nos estoques de Fe^{+++} pode diminuir a extração hepática de insulina e resultar na produção de •OH (via Haber-Weiss, a qual é iniciada com Fe^{+++}), que viabiliza a lipoperoxidação (Figura 1).

Tem sido mostrado, também, que a insulina pode modificar-se estruturalmente pelo peroxinitrito via nitração da insulina, o que compromete sua ligação com o receptor e, consequentemente, resulta em RI. Além da modificação estrutural da insulina, o peroxinitrito pode também nitrar o receptor de insulina (pertencente à família tirosina-quinase), que é uma glicoproteína constituída por tirosina, a qual pode ser nitrada em decorrência da ação do peroxinitrito.[4] A nitração da insulina também pode ocorrer porque condições de hiperglicemia induzem diminuição de BH_4 (elemento-chave para a manutenção da integridade e função de proteínas compostas por tirosina, como é o caso de insulina, superóxido dismutase, dopa), o que resulta em deformação e disfunção da insulina.[4]

A carcinogênese é um processo complexo e multifatorial para a maioria dos tumores. Apenas 5 a 10% de todos os casos de câncer podem ser atribuídos a defeitos genéticos, enquanto 90 a 95% são associados ao ambiente e estilo de vida (dieta, 30 a 35%; tabaco, 25 a 30%; infecção, 15 a 20%; obesidade, 10 a 20%; álcool, 4 a 6%; outros, 10 a 15%).[11] Várias evidências apontam para a importância das espécies reativas (superóxido, hidroxil, H_2O_2) na carcinogênese. O aumento das espécies reativas na inflamação e a exposição a poluentes, tabaco, algumas drogas e radiação estão associados a fatores (mutação, oxidação de proteínas/lipídios/bases de DNA, alteração sinalização celular, alteração proliferação de células do sistema imunológico) que podem induzir ou aumentar o risco de câncer.

As espécies reativas podem atuar como iniciadoras e promotoras de tumores. DNA é provavelmente o alvo biologicamente mais importante do estresse oxidativo na carcinogênese. Embora o DNA seja uma molécula estável e bem protegida, as espécies reativas podem interagir com ele e causar vários tipos de lesão. Existem muitas evidências de que o ataque oxidativo contínuo no DNA representa significativa contribuição para o desenvolvimento de cânceres relacionados ao envelhecimento, como o câncer de cólon, mama, reto e próstata. A lesão oxidativa de bases (purinas, pirimidinas) do DNA é provavelmente a fonte mais importante de alterações mutagênicas, mas existem também outros tipos de lesão de DNA mediadas por estresse oxidativo, como alquilação de bases, exposição de luz ultravioleta (UV)-tipo B, UV-tipo A, irradiação por ionização (raios cósmicos, raios X, radioterapia), rotura térmica (alta temperatura), exposição a agentes químicos industriais (ácido nitroso, dimetilsulfato, cloreto de vinil, H_2O_2) etc.

USO DE SUPLEMENTOS ANTIOXIDANTES – MEDICINA BASEADA EM EVIDÊNCIAS

A dieta em geral fornece numerosos nutrientes antioxidantes essenciais à saúde. Como o organismo humano não os sintetiza, seu consumo é obrigatório. Estudos observacionais têm indicado correlação positiva entre alto consumo de frutas e vegetais e retardo do envelhecimento, redução do risco de câncer e de doenças cardiovasculares.[8] Apesar de grande esforço em pesquisas, ainda não está claro quais constituintes das frutas e vegetais são de fato benéficos. É provável que antioxidantes presentes na dieta, como polifenóis, carotenoides e vitamina C, possam prevenir a lesão induzida por espécies reativas, as quais são produzidas continuamente no organismo ou originadas de fontes externas.

O possível efeito protetor de antioxidantes contra as espécies reativas tem convencido a população a consumir suplementos antioxidantes, como betacaroteno, alfatocoferol, vitamina C e/ou multivitamínicos. Dessa maneira, não é surpresa notar que mais de 11% da população norte-americana acima de 20 anos de idade consome diariamente no mínimo 400 UI de vitamina E[12] e que 1/3 das populações de alta renda consome antioxidantes na forma de suplemento, mesmo sabendo-se que a dieta norte-americana fornece 120% do recomendado (RDA) para betacaroteno, vitamina A e vitamina C e, ainda, que jamais tenha sido relatada deficiência de vitamina E.[13] Entretanto, estudos de intervenção não têm mostrado efeito benéfico consistente da suplementação com vitamina E ou betacaroteno contra doenças crônicas.[8]

É interessante notar que a suplementação por 7,5 anos com uma combinação de antioxidantes (vitamina C, betacaroteno, zinco e selênio) não modificou o risco de síndrome metabólica em população bem nutrida.[8] É provável que uma população bem nutrida mantenha um nível ótimo de antioxidantes originados de uma dieta bem balanceada. Contudo, a intromissão de altas doses de um único elemento ou de uma limitada mistura de suplementos antioxidantes pode resultar em um desequilíbrio na prévia interação dos componentes do sistema antioxidante e possivelmente levar ao indesejável efeito pró-oxidante, já bem explanado neste capítulo.

Um estudo prospectivo mostrando uma associação inversa entre concentração plasmática de antioxidantes e risco de doenças (cardiovascular e câncer) também sustenta a afirmação do efeito benéfico de uma dieta bem balanceada em antioxidantes.[8] O benefício da dieta antioxidante no risco de doença coronariana também foi confirmado por metanálise. Foram incluídos apenas estudos de coorte que forneceram risco relativo e correspondente intervalo de confiança de 95%. Foram identificados 15 estudos (374.488 participantes, 7.415 casos de aparecimento de doença coronariana) e o tempo de seguimento foi de 15, 10 e 8,5 anos para ingestão de betacaroteno, vitamina C e vitamina E, respectivamente. Os resultados mostraram associação inversa entre risco de doença coronariana e ingestão dietética de vitamina C e vitamina E. Avaliando isoladamente o efeito de suplementos, o estudo não identificou associação significativa com vitamina C, mas verificou uma associação inversa (preventiva) com vitamina E.[14]

O efeito de suplementação de vitamina E também foi avaliado por metanálise que objetivou estudar a associação entre dose da vitamina e mortalidade. Um total de 135.967 pacientes (19 estudos) recebeu suplemento de vitamina E (9 estudos) e vitamina E combinada com outras vitaminas e minerais (10 estudos). O estudo identificou que a dose superior a 150 UI/dia (com ou sem a combinação com outras vitaminas e nutrientes) foi associada ao aumento de mortalidade (todas as causas), resultado com óbvia importância para a saúde pública. O estudo também mostrou que baixas doses de vitamina E podem ser benéficas, mas esse resultado deve ser interpretado com cautela, uma vez que as populações que utilizaram a baixa dose eram desnutridas ou faziam uso de outras vitaminas ou minerais em combinação com a vitamina E.[15] Adotando outro objetivo, prévia metanálise mostrou algum efeito benéfico da suplementação individual com vitamina E (400-800 UI/d) na prevenção de infarto do miocárdico (redução do evento: grupo controle, 3%; grupo suplementado, 3,4%).[16] Como mencionado anteriormente, a patogênese da hipertensão arterial sistêmica está envolvida com estresse oxidativo. Prévias metanálises mostraram efeito benéfico na pressão arterial sisto-diastólica com a suplementação com L-arginina (4-21 g/dia por período superior a 4 semanas)[17] e na melhora da velocidade do fluxo endotelial mediada pela vasodilatação (6 a 12 g/dia por aproximadamente 3 semanas)[18] em pacientes não usuários de anti-hipertensivos. Sendo L-arginina importante aminoácido no controle do relaxamento vascular, a estratégia apontada por tais estudos é relevante. Contudo, estudos recentes destacam que o efeito benéfico da L-arginina ocorre apenas em indivíduos portadores de disfunção endotelial associada à deficiência do aminoácido. Além disso, enfatizam a contraindicação de tal suplementação na insuficiência renal.[19,20]

Importante revisão sistemática[21] avaliou o efeito de suplementação com antioxidantes na mortalidade de todas as causas de adultos que participaram de 68 estudos randomizados (232.606 participantes, total de 385 publicações). Um grupo de indivíduos que fez uso de suplemento antioxidante (individual ou multivitamínico) foi comparado a um grupo placebo (ou com grupo que não foi suplementado), avaliando-se betacaroteno, vitamina A, vitamina C (ácido ascórbico), vitamina E e selênio. Os resultados mostraram que ocorreu aumento de risco relativo de morte nos casos de suplementação com betacaroteno, vitamina A e vitamina E, após exclusão de estudos que apresentavam fatores confundidores, isto é, que causavam dúvidas quanto a randomização, seguimento e conhecimento pelo indivíduo sobre sua suplementação (Tabela 2).

Tabela 2 Risco relativo de morte de todas as causas com o uso de suplemento antioxidante

Antioxidantes	RR mortalidade	IC 95%
Todos os estudos (n = 68); todos os agentes	1,02	0,98 a 1,06
Estudos de baixo confundidores (n = 47); todos os agentes	1,05*	1,02 a 1,08
Após exclusão de estudos com alto risco de fatores confundidores e de estudos com selênio		
Betacaroteno	1,07*	1,02 a 1,11
Vitamina A	1,16*	1,10 a 1,24
Vitamina E	1,04*	1,01 a 1,24
Vitamina C	1,06	0,94 a 1,20
Selênio	0,90	0,80 a 1,02

RR: risco relativo; IC : intervalo de confiança; agentes: suplementos antioxidantes; baixo confundidores: estudos com baixo risco de fatores confundidores.

* Aumento significativo da mortalidade.

Fonte: adaptada de Bjelakovic et al., 2007.[21]

Outra revisão sistemática[22] também avaliou o efeito de suplementação com antioxidantes na prevenção de cânceres (esôfago, estômago, intestino delgado, colorretal, pâncreas, fígado, vias biliares) em 20 estudos randomizados (211.818 participantes). Betacaroteno, vitamina A, vitamina C, vitamina E e selênio foram os antioxidantes avaliados. Os resultados mostraram que não há evidências para afirmar que suplementação com os antioxidantes (individual ou mistura) previne o aparecimento de câncer. Ao contrário, foi verificado que a suplementação aumentou significantemente a mortalidade em estudos nos quais a suplementação com betacaroteno foi associada tanto à vitamina A (RR 1,16; IC 1,09 a 1,23) quanto à vitamina E (RR 1,06; IC 1,02 a 1,11).

Contudo, aparentemente, a suplementação com selênio mostrou proteção significante na ocorrência do câncer gastrointestinal (RR 0,59; IC 0,46 a 0,75). O efeito benéfico do selênio foi também identificado em outro estudo (revisão sistemática e metanálise) com a redução da incidência de câncer em homens (RR 0,77; IC 0,64 a 0,92).[23]

Recente estudo (revisão sistemática e metanálise) mostrou aumento da mortalidade por câncer quando utilizado como prevenção o betacaroteno (< 30 ou ≥ 30 mg/d), vitamina A (≥ 25000 UI/d) e com a associação de vitamina A, vitamina E e outros antioxidantes (qualquer dose).[24] Estudo prospectivo observacional avaliou 295.344 homens (livres de qualquer tipo de câncer no início do estudo) e identificou que o consumo de multivitamínicos dobrou o risco (RR 1,98; IC 1,07 a 3,66) de aparecimento de câncer fatal de próstata.[25] Apesar das limitações de um estudo observacional, o grande número de participantes e a boa qualidade de condução do estudo citado[25] também sustentam a afirmação da possibilidade do perigo associado ao aumento do uso de suplementos. Entretanto, antioxidantes dietéticos têm mostrado resultados mais promissores.

Estudo prospectivo coorte avaliou 47.367 homens (livres de qualquer tipo de câncer no início do estudo, seguimento por 12 anos) e mostrou que o aumento da frequência do uso de molho de tomate foi inversamente associado ao aparecimento de câncer de próstata (localizado, avançado ou metastático) em homens de idade inferior a 65 anos. Foi também identificado que o resultado independeu do tipo de óleo utilizado na preparação do molho. Os autores enfatizaram que o benefício pode estar associado ao licopeno (1.240 mg/g de tomate) e a outros importantes antioxidantes presentes no tomate, como betacaroteno (280 mg/g de tomate) e polifenóis (130 mg/g de tomate).[26] O uso de tomate cru ou cozido (e derivados) também protegeu contra o risco de câncer de próstata em estudo de revisão sistemática e metanálise.[27]

A associação entre frequência da dieta antioxidante e incidência de câncer também foi avaliada recentemente em estudo prospectivo de coorte realizado em 35.159 mulheres (livres de qualquer tipo de câncer no início do estudo, seguimento por 19 anos). Foi verificada associação inversa entre aparecimento de linfoma não Hodgkin e ingestão dietética de manganês, vitamina C, alfacaroteno, proantocianina (presente em frutas vermelhas, uvas, vegetais escuros), frutas e vegetais em geral, frutas e vegetais de cores amarela e laranja, crucíferos em geral (confirmado também individualmente para brócolis), sucos cítricos e de maçã.[28]

A associação entre câncer de pulmão e suplementação com antioxidantes é de especial preocupação. Por meio de revisão sistemática e metanálise, verificou-se que a suplementação com betacaroteno pode aumentar o risco de câncer associado ao hábito de fumar (pulmão, cabeça/pescoço, trato gastrointestinal alto) e pode aumentar a mortalidade.[23] De fato, além de a suplementação com betacaroteno não reduzir o risco de desenvolvimento do câncer de pulmão, pode também aumentá-lo naqueles indivíduos com alto risco. O estudo ATBC (29.133 participantes, homens de 50 a 69 anos fumantes sem problemas médicos) mostrou que aqueles que receberam betacaroteno (20 mg/dia) apresentaram aumento (18%) na incidência de câncer de pulmão.[29] Utilizando população de 18.314 pessoas (fumantes ou sob exposição ao asbesto), outro estudo (CARET) foi interrompido em decorrência do aumento (28%) na incidência de câncer de pulmão naqueles que receberam associação de betacaroteno (30 mg/dia) e retinol (25.000 UI/dia).[30] Por outro lado, o antioxidante via dieta mostrou proteção contra o risco de câncer de pulmão em recente estudo (revisão sistemática e metanálise). A proteção foi observada com a alta ingestão de frutas (> 400 g/d), vegetais (> 400 g/d) ou da associação de frutas (> 400 g/d) e vegetais (> 400 g/d). No subgrupo "tabagistas atuais", foi verificada a proteção com alta ingestão de frutas (> 400 g/d) apenas.[31] Por outro lado, avaliando a vitamina E dietética e risco de câncer de pulmão, recente estudo (revisão sistemática e metanálise) mostrou proteção em indivíduos fumantes e ausência de evidências nos que apresentavam ou não história de uso de tabaco.[32]

A prevenção do câncer de bexiga com o uso de antioxidantes tem sido examinada em estudos de revisão sistemática com metanálise. Enquanto os suplementos não dietéticos (betacaroteno, vitaminas C, E, A e selênio) aumentaram o risco,[33] os antioxidantes dietéticos protegeram contra o aparecimento do câncer de bexiga.[34] Os dietéticos destacados no estudo foram vitamina A (fígado, gema de ovo, óleo de peixe, frutas e hortaliças amarelas ou verde-escuras), vitamina E (cereal integral, óleo vegetal, gema, fígado), frutas em geral, frutas cítricas, vegetas crucíferos (couve-flor, espinafre, brócolis) e chá-preto.[34] Abordando ainda prevenção e suplementação não dietética, outro estudo recente mostrou efeito prejudicial com a suplementação com betacaroteno (20-30 e 75 mg/dia) e ausência de efeito com vitamina A (25.000 a 40.000 UI/d), vitamina C (50 a 400 mg/dia) e vitamina E (50 a 400 mg/d).[35]

A fibrilação atrial (FA) e suplementação com vitamina C não dietética foi tema de recente revisão sistemática com metanálise. Foram identificados 15 estudos que avaliaram a prevenção de FA em pacientes de alto risco (5 dos Estados Unidos, 5 do Irã, 3 da Grécia, 1 da Eslovênia, 1 da Rússia). Ausência de prevenção com vitamina C na recorrência de FA em pacientes submetidos à cirurgia cardíaca foi verificada nos 5 estudos norte-americanos. Por outro lado, a suplementação com o antioxidante diminuiu a incidência [RR = 0,56 (95% CI: 0,47 a 0,67)] de FA em 9 estudos conduzidos fora dos Estados Unidos. A maioria dos estudos que avaliou FA em pós-operatório de cirurgia cardíaca utilizou 2 g de vitamina C antes da cirurgia (dentro de 12 h) e 1 a 2 g/dia, 5 dias após a cirurgia. Por sua vez, estudos que avaliaram a recorrência da FA após cardioversão utilizaram 2 g de vitamina C antes e 1 g/dia, 7 dias após o procedimento.[36]

Recente revisão sistemática com metanálise mostrou que N-acetilcisteína (< 300 ou > 600 mg/d) melhorou a prevalência de exacerbação, mas não mostrou evidência na melhora da capacidade vital forçada, do volume expirado forçado e da taxa de exacerbação em portadores de DPOC.[37] Prévio estudo avaliou o efeito do uso de suplemento de vitamina C (≥ 0,2 g/dia) na prevenção do resfriado comum em 11.350 participantes (30 estudos controlados com placebo) e na duração do evento em 9.676 episódios respiratórios (30 estudos controlados com placebo). Não se identificou efeito do suplemento na prevenção, mas verificou-se benefício na redução da duração do resfriado (8% em adultos e 13,6% em crianças). Ausência de diferença em relação ao grupo placebo foi identificada quando estudada a gravidade do resfriado (4 estudos, 2.753 episódios respiratórios) e quando avaliado o efeito do suplemento iniciado após a instalação dos sintomas (7 estudos, 3.294 episódios respiratórios).[38] Ausência de efeito da suplementação com vitamina E (qualquer dose) na prevenção ou no tratamento de portadores de doença de Alzheimer e de comprometimento cognitivo leve foi identificada em revisão sistemática.[39] A ingestão dietética de vitamina E (mas não vitamina C ou betacaroteno) foi associada a efeito atenuador (neuroprotetor) do risco de doença de Parkinson em estudo que utilizou revisão sistemática e metanálise.[40] A associação entre o efeito de suplemento antioxidante (usado por período superior a 1 ano) e a degeneração macular associada à idade foi investigada por meio de revisão sistemática (23.099 participantes, 3 estudos randomizados controlados). O estudo concluiu que não há evidência para o uso de suplemento com antioxidantes vitamínicos (ou mineral) com o objetivo de prevenir ou retardar a doença instalada.[41] Por outro lado, avaliando ingestão dietética de luteína e zeaxantina, prévia metanálise mostrou benefício de tais carotenoides na degeneração macular tardia (mas não na precoce).[42] A suplementação com luteína sintética (10 mg/dia) foi também associada à melhora da densidade macular do pigmento ótico e da acuidade visual em metanálise.[43]

Outra revisão sistemática (566 gestantes de alto risco ou com doença instalada, 4 estudos) mostrou que a suplementação com vitamina E (individual ou em combinação com outros suplementos) foi associada a diminuição do risco de desenvolvimento de pré-eclâmpsia. Contudo, os autores concluem que os dados são limitados para tal afirmação.[44]

Como mencionado anteriormente, a correlação positiva entre alto consumo de frutas/vegetais e risco de doenças crônicas identificadas em estudos observacionais não tem sido amplamente confirmada por estudos de intervenção com antioxidantes sintéticos. Além das razões citadas, destaca-se a possibilidade da ocorrência de polimorfismo genético (variações gênicas) interpessoais de antioxidantes endógenos da população estudada. Pacientes diabéticos portadores do genótipo haptoglobina 2-2 suplementados com 400 UI de vitamina E mostraram proteção contra eventos cardiovasculares. É provável que esses pacientes tenham sido beneficiados pela suplementação porque os produtos proteicos haptoglobina 2-2 são considerados antioxidantes inferiores quando comparados ao da haptoglobina 1-1.[45] Outro estudo indicou que genótipos da glutationa S-transferase podem comprometer a capacidade antioxidante da vitamina C dietética.[46] A interação entre gene e nutriente também foi mostrada por meio da melhora da capacidade de reparo do nucleotídeo em portadores de polimorfismo XPA G23A após suplementação dietética antioxidante (mistura de suco de maçã e *blueberry*).[47] Portanto, a biodisponibilidade de antioxidantes, a resposta à suplementação com antioxidantes e o estresse oxidativo associado à instabilidade genômica podem ser afetados pela variabilidade genética individual.[8]

CONSIDERAÇÕES FINAIS

O estresse oxidativo é evento associado à patogênese de uma série de eventos e doenças humanas. Existem evidências originadas de estudos observacionais que sugerem que a frequente ingestão de frutas e vegetais está associada a um menor risco de doenças crônicas. É possível que antioxidantes, como polifenóis, vitamina C, vitamina E e carotenoides, presentes nas frutas e vegetais, possam prevenir ou reduzir a lesão provocada pela excessiva quantidade de espécies reativas do metabolismo de oxigênio e de nitrogênio (radicais livres) produzida pelo organismo. Entretanto, estudos usando intervenção com altas doses de suplementos antioxidantes não dietéticos têm fracassado em mostrar um efeito benéfico consistente contra doenças crônicas. Uma possível explicação para essa aparente contradição é que o sistema antioxidante *in vivo* (o qual é finamente balanceado) requer uma quantidade adequada de antioxidantes lipofílicos e de antioxidantes hidrofílicos para que possa trabalhar apropriadamente. Embora seja ainda desconhecida, a concentração ótima de antioxidantes poderia ser alcançada via ingestão dietética (balanceada) de frutas e vegetais, mas não por meio de alta dose de um único ou uma limitada mistura de suplementos antioxidantes, o que poderia causar um desequilíbrio na "maquinaria" antioxidante, resultando em efeito pró-oxidante em alguns casos. Além disso, outros fitoquímicos abundantes em frutas e vegetais podem não apenas exercer uma única função biológica, como interagir sinergicamente com os antioxidantes já consagrados como promotores do efeito antioxidante.

A eficácia do sistema antioxidante depende não apenas de um único antioxidante, mas do sinergismo e/ou da interação de vários antioxidantes. Esse fato limita a interpretação de resultados de exames que aferem individualmente componentes do sistema antioxidante. De fato, um valor de um antioxidante X abaixo do recomendado pode não necessariamente refletir uma deficiência daquele antioxidante X, mas pode resultar de sua depleção em função de sua cooperação com outro antioxidante Y, por exemplo. Uma inadvertida (mas muito comum) administração do suplemento antioxidante

X poderia desequilibrar o desempenho do sistema de defesa antioxidante. Recentemente, vários pesquisadores têm concentrado esforços no desenvolvimento de biomarcadores para determinar a capacidade antioxidante total em sistemas biológicos, como o biomarcador denominado TAP (*total antioxidant performance*), que afere o resultado final da interação e o sinergismo entre todos os componentes antioxidantes.

Portanto, são necessárias mais pesquisas que tenham como objetivo elucidar a conduta a ser tomada para melhorar o sistema de defesa antioxidante contra a lesão oxidativa. É de igual importância que se concentrem esforços no desenvolvimento de marcadores apropriados para avaliar o sistema antioxidante como um todo, incluindo antioxidantes hidro e lipossolúveis, bem como suas interações no sistema biológico. Além disso, mais estudos na área de polimorfismo e consequentemente as interações gene-nutriente poderão fornecer uma pista para os resultados inconscientes dos vários estudos de intervenção com antioxidantes em diversas doenças. Finalmente, deve ser destacada a cautela aos profissionais na prescrição de antioxidantes, especialmente os de origem não dietética. Estudos que utilizam revisão sistemática com metanálise correspondem a um dos melhores instrumentos para acurácia do diagnóstico e tratamento e, portanto, devem nortear as condutas do nutrólogo.

REFERÊNCIAS BIBLIOGRÁFICAS

1. Halliwell B, Gutteridge JMC. Free radical in biology and medicine. Oxford: Oxford University Press, 2015.
2. Ferreira ALA, Matsubara LS. Radicais livres: conceitos, doenças relacionadas. Sistema de defesa e estresse oxidativo. Rev Assoc Med Bras 1997; 43(1):61-8.
3. Cooke MS, Evans MD, Dizdaroglu M, Lunec J. Oxidative DNA damage: mechanisms, mutation, and disease. FASEB J 2003; 17:1195-214.
4. Pacher P, Beckman JS, Liaudet L. Nitric oxide and peroxynitrite in health and disease. Physiol Rev 2007; 87(1):315-424.
5. Aldini G, Dalle-Donne I, Maffei Facino R, Milzani A, Carini M. Intervention strategies to inhibit protein carbonylation by lipoxidation-derived reactive carbonyls. Med Res Rev 2007; 27(6):817-68.
6. Nascimento MCM, Matsubara BB, Matsubara LS, Correa CR, Pereira EJ, Moreira PL et al. Pharmacological dose of alpha-tocopherol induces cardiotoxicity in Wistar rats determined by echocardiography and histology. Hum Exp Toxicol 2011; 30:1540-8.
7. Upston JM, Terentis AC, Stocker R. Tocopherol-mediated peroxidation (TMP) of lipoproteins: implications for vitamin E as a potential antiatherogenic supplement. FASEB J 1999; 13:977-94.
8. Aldini G, Yeum K-J, Niki E, Russell RM. Biomarkers for antioxidant defense and oxidative damage. Wiley and Sons, 2011.
9. Esterbauer H, Wag G, Puhl H. Lipid peroxidation and its role in atherosclerosis. Br Med Bull 1993; 49:566-76.

10. Zimiani K, Guarnier FA, Miranda HC, Watanabe MA, Cecchini R. Nitric oxide mediated oxidative stress injury in rat skeletal muscle subjected to ischemia/reperfusion as evaluated by chemiluminescence. Nitric Oxide 2005; 13:196-203.
11. Anand P, Kunnumakara AB, Sundaram C, Harikumar KB, Tharakan ST, Lai OS et al. Cancer is a preventable disease that requires major lifestyle changes. Pharm Res 2008; 25(9). Disponível em: DOI: 10.1007/s11095-008-9661-9.
12. Ford ES, Ajani UA, Mokdad AH. Brief communication: the prevalence of high intake of vitamin E from the use of supplements among U.S. adults. Ann Intern Med 2005; 143(2):116-20.
13. Bjelakovic G, Gluud C. Surviving antioxidant supplements. J Natl Cancer Inst 2007; 99(10):742-3.
14. Ye Z, Song H. Antioxidant vitamins intake and the risk of coronary heart disease: meta-analysis of cohort studies. Eur J Cardiovasc Prev Rehabil 2008; 15(1):26-34.
15. Miller ERR, Pastor-Barriuso R, Dalal D, Riemersma RA, Appel LJ, Guallar E. Meta-analysis: high dosage vitamin E supplementation may increase all-cause mortality. Ann Intern Med 2005; 142:37-46.
16. Loffredo L, Perri L, Di Castelnuovo A, Iacoviello L, De Gaetano G, Violi F. Supplementation with vitamin E alone is associated with reduced myocardial infarction: a meta-analysis. Nutr Metab Cardiovasc Dis 2015; 25(4):354-63.
17. Dong JY, Qin LQ, Zhang Z, Zhao Y, Wang J, Arigoni F et al. Effect of oral L-arginine supplementation on blood pressure: a meta-analysis of randomized, double-blind, placebo-controlled trials. Am Heart J 2011; 162:959-65.
18. Bai Y, Sun L, Yang T, Sun K, Chen J, Hui R. Increase in fasting vascular endothelial function after short-term oral L-arginine is effective when baseline flow-mediated dilation is low: a meta-analysis of randomized controlled trials. The Am J Clin Nutr 2009; 89(1):77-84.
19. Heffernan KS, Fahs CA, Ranadive SM, Patvardhan EA. Review article: L-arginine as a nutritional prophylaxis against vascular endothelial dysfunction with aging. J Cardiovasc Pharmacol Ther 2010; 15:17-23.
20. Escudero A, Moreno J, Acurio J, Escudero C. L-arginine-enriched apples and diabetic control. in l-arginine in clinical nutrition. Hum Press, Cham 2017: 419-32.
21. Bjelakovic G, Nikolova D, Gluud LL, Simonetti RG, Gluud C. Mortality in randomized trials of antioxidant supplements for primary and secondary prevention: systematic review and meta-analysis. JAMA 2007; 297(8):842-57.
22. Bjelakovic G, Nikolova D, Simonetti RG, Gluud C. Antioxidant supplements for preventing gastrointestinal cancers. Cochrane Database Systematic Review 2008; 3: art. n.:CD004183.
23. Bardia A, Tleyjeh IM, Cerhan JR, Sood AK, Limburg PJ, Erwin PJ et al. Efficacy of antioxidant supplementation in reducing primary cancer incidence and mortality: systematic review and meta-analysis. Mayo Clin Proc 2008; 83(1):23-34.
24. Schwingshackl L, Boeing H, Stelmach-Mardas M, Gottschald M, Dietrich S, Hoffmann G et al. A dietary supplements and risk of cause- specific death, cardiovascular disease, and cancer: a systematic review and meta-analysis of primary prevention trials. Adv Nutr 2017; 8:27-39.

25. Lawson KA, Wright ME, Subar A, Mouw T, Schatzkin A, Leitzmann MF. Multivitamin use and risk of prostate cancer in the National Institutes of Health – AARP Diet and Health Study. J Natl Cancer Inst 2007; 99:754-54.
26. Giovannucci E, Rimm EB, Liu Y, Stampfer MJ, Willet WC. A prospective study of tomatoproducts, lycopene, and prostate cancer risk. J Natl Cancer Inst 2002; 94:391-8.
27. Chen J, Song Y, Zhang L. Lycopene/tomato consumption and the risk of prostate cancer: a systematic review and meta-analysis of prospective studies. J Nutr Sci Vitaminol 2013; 59:213-23.
28. Thompson CA, Habermann TM, Wang AH, Vierkant RA, Folsom AR, Ross JA et al. Antioxidant intake from fruits, vegetables and other sources and risk of non-Hodgkinís lymphoma: the Iowa Women's Health Study. Int J Cancer 2010; 126:992-1003.
29. The Alpha-Tocopherol, Beta Carotene Cancer Prevention Study Group. The effect of vitamin E and beta carotene on the incidence of lung cancer and other cancers in male smokers. N Engl J Med 1994; 330:1029-35.
30. Omenn GS, Goodman GE, Thornquist MD, Balmes J, Cullen MR, Glass A et al. Effects of a combination of beta carotene and vitamin A on lung cancer and cardiovascular disease. N Engl J Med 1996; 334(18):1150-5.
31. Vieira AR, Abar L, Vingeliene S, Chan DSM, Aune D, Navarro-Rosenblatt D et al. Fruits, vegetables and lung cancer risk: a systematic review and meta-analysis. Ann Oncol 2016; 27(1):81-96.
32. Zhu YJ, Bo YC, Liu XX, Qiu CG. Association of dietary vitamin E intake with risk of lung cancer: a dose-response meta-analysis. Asia Pac J Clin Nutr 2017; 26:271-7.
33. Myung SK, Kim Y, Ju W, Choi HJ, Bae WK. Effects of antioxidant supplements on cancer prevention: meta-analysis of randomized controlled trials. Ann Oncol 2010; 21:166-79.
34. Al-Zalabari AH, Stewart KF, Wesselius A, Schols AM, Zeegers MP. Modifiable risk factors for the prevention of bladder cancer: a systematic review of meta-analyses. Eur J Epidemiol 2016; 31:811-51.
35. Park SJ, Myung SK, Lee Y, Lee YJ. Effects of vitamin and antioxidant supplements in prevention of bladder cancer: a meta-analysis of randomized controlled trials. J Korean Med Sci 2017; 32(4):628-35.
36. Hemilä H, Suonsyrja T. Vitamin C for preventing atrial fibrillation in high risk patients: a systematic review and meta-analysis. BMC Cardiovasc Disord 2017;17(1):49. Disponível em: DOI: 10.1186/s12872-017-0478-5.
37. Fowdar K, Chen H, He Z, Zhang J, Zhong X, Zhang J et al. The effect of N-acetylcysteine on exacerbations of chronic obstructive pulmonary disease: a meta-analysis and systematic review. Heart Lung 2017; 46(2):120-8.
38. Hemila H, Chalker E. Vitamin C for preventing and treating the common cold. The Cochrane Library 2013. Disponível em: DOI: 10.1002/14651858.CD000980.pub4.
39. Isaac MGEKN, Quinn R, Tabet N. Vitamin E for Alzheimer's disease and mild cognitive impairment. Cochrane Database Systematic Review 2008; 3:art. n.:CD002854.
40. Etminan M, Gill SS, Samii A. Intake of vitamin E, vitamin C, and carotenoids and the risk of Parkinson's disease: a meta-analysis. Lancet Neurol 2005; 4(6):362-5.

41. Evans JR, Henshaw KS. Antioxidant vitamin and mineral supplements for preventing age-related macular degeneration. Cochrane Database Systematic Review 2009: art. n.:CD000253.
42. Ma L, Dou HL, Wu YQ, Huang YM, Huang YB, Xu XR et al. Lutein and zeaxanthin intake and the risk of age-related macular degeneration: a systematic review and meta-analysis. Br J Nutr 2012; 107:350-9.
43. Wang X, Jiang C, Zhang Y, Gong Y, Chen X, Zhang M. Role of lutein supplementation in the management of age-related macular degeneration: meta-analysis of randomized controlled trials. Ophthalmic Res 2014; 52:198-205.
44. Rumbold A, Crowther CA. Vitamin E supplementation in pregnancy. Cochrane Database Systematic Review 2008: art. n.:CD004069.
45. Milman U, Blum S, Shapira C, Aronson D, Miller-Lotan R, Alshiek J et al. Vitamin E supplementation reduces cardiovascular events in a subgroup of middle-aged individuals with both type 2 diabetes mellitus and the haptoglobin 2-2 genotype: a prospective double-blinded clinical trial. Arterioscler Thromb Vasc Biol 2008; 28:341-7.
46. Cahill LE, Fontaine-Bisson B, El-Sohemy A. Functional genetic variants of glutathione S-transferase protect against serum ascorbic acid deficiency. Am J Clin Nutr 2009; 90:1411-7.
47. Langie SA, Wilms LC, Hämäläinen S, Kleinjans JC, Godschalk R W, van Schooten FJ. Modulation of nucleotide excision repair in human lymphocytes by genetic and dietary factors. Br J Nutr 2010; 103: 490-501.

Diabetes melito: abordagem nutrológica

Maria Cristina Foss-Freitas
Milton Cesar Foss
Norma Tiraboschi Foss

CONCEITO, DIAGNÓSTICO E CLASSIFICAÇÃO

Diabetes melito (DM) é uma síndrome clínica heterogênea caracterizada por anormalidades endócrino-metabólicas que alteram a homeostase metabólica no organismo humano. As anormalidades endócrinas têm como elemento fundamental uma deficiência insulínica absoluta ou relativa que se manifesta por uma deficiente função secretora de insulina pelo pâncreas e/ou por uma alteração periférica na relação insulina-receptor e eventos pós-receptor.[1,2] As anormalidades metabólicas envolvem importantes transtornos no metabolismo de carboidratos, lipídios e proteínas do organismo, caracterizando-se, historicamente, nas alterações do metabolismo de glicose com a bem conhecida hiperglicemia e suas consequências.

Se, por um lado, a descoberta da insulina e seu uso terapêutico possibilitaram uma diminuição significativa nas complicações agudas do diabetes, particularmente a cetoacidose, por outro, a evolução crônica do diabetes tem se apresentado com uma prevalência crescente de complicações macro e microvasculares. Essas complicações degenerativas da síndrome diabética, notadamente a lesão aterosclerótica e o risco cardiovascular, as complicações microvasculares de retina e rins e a neuropatia, vêm se colocando como um sério problema de saúde pública, pois pioram a qualidade de vida do diabético, além de serem incapacitantes e importante causa de mortalidade. A base etiopatogênica dessa síndrome envolve fatores genéticos e ambientais.[3-5]

Poliúria, polidipsia, polifagia e emagrecimento são sinais e sintomas típicos da síndrome diabética, que delineiam o quadro clínico mais característico e induzem à suspeita diagnóstica. Entretanto, a hipótese diagnóstica de DM frequentemente surge não por causa desses sintomas e sinais principais da síndrome, mas por manifestações inespecíficas, como cansaço fácil, sensação de desânimo, sonolência, dores difusas, alterações visuais ou sensações parestésicas, principalmente de extremidades. Outras vezes, surgem sintomas ou sinais de complicações do diabetes que levam o paciente ao médico, como infecções cutâneas e genitais recidivantes, impotência, alterações visuais, renais ou neurológicas. Os antecedentes pessoais, como gestação com criança macrossômica (com mais de 4.300 g), abortos ou natimortos, e os familiares podem, algumas vezes, justificar a investigação do diabetes.

A partir da suspeita clínica, a investigação laboratorial de DM tem como elemento mais simples e eficiente a determinação da glicemia de jejum em condições adequadamente padronizadas, tendo como nível crítico dessa determinação em soro ou plasma para diagnóstico de diabetes o valor de 126 mg/dL, segundo a Organização Mundial da Saúde (OMS), a American Diabetes Association (ADA) e a Sociedade Brasileira de Diabetes (SBD).[6-9] Desse modo, na maioria dos casos, o diagnóstico definitivo de DM em indivíduos adultos não gestantes é estabelecido nas seguintes circunstâncias:

- presença de sintomas e sinais clínicos clássicos de diabetes e aumento significativo de glicemia casual acima de 200 mg/dL – entende-se como glicemia casual aquela realizada a qualquer hora do dia, independentemente do horário das refeições;
- presença ou não dos sintomas e sinais clínicos mais típicos, mas níveis glicêmicos de jejum aumentados em mais de uma determinação (superiores a 126 mg/dL);
- glicemia de jejum abaixo de 126 e maior que 100 mg/dL, mas níveis de glicemia acima de 200 mg/dL no tempo de 2 horas do teste de tolerância à glicose (TTG – 75 g via oral [VO]).

Glicemia de jejum abaixo de 100 mg/dL e de 2 horas após 75 g de glicose VO abaixo de 140 mg/dL são consideradas normais.

A utilização para diagnóstico de DM das glicemias de jejum e em resposta a uma dose oral de glicose tem limitações bem conhecidas e deve ser feita em condições adequadamente padronizadas. Dieta pobre em carboidratos (menos de 150 g/dia), inatividade física, uso de certas drogas (diuréticos tiazídicos, corticosteroides, anticoncepcionais etc.), períodos curtos de jejum (menos de 10 horas) ou muito prolongados (mais de 16 horas) podem determinar alterações nos níveis glicêmicos basais ou durante os testes de estímulo com glicose. Durante um TTG, alguns pacientes não apresentam curva glicêmica definitivamente alterada, como indicado anteriormente para o diagnóstico de DM, nem demonstram uma resposta completamente normal a esse estímulo, que corresponde à glicemia de 2 horas pós-glicose menor que 140 mg/dL. Nesses casos, caracteriza-se uma situação de tolerância diminuída à glicose, que, então, é diagnosticada da seguinte forma: glicemia de jejum entre 100 e 126 mg/dL e glicemia de 2 horas entre 140 e 200 mg/dL. Quando a glicemia de jejum está entre 100 e 126 mg/dL, caracteriza-se um estado de anormalidade glicêmica, denominado glicemia de jejum alterada.

Para diagnóstico de diabetes em pacientes gestantes, recomenda-se a realização de rastreamento com glicemia de jejum superior a 85 mg/dL (rastreamento positivo), indicando-se, a seguir, a realização de TTG (75 g VO), quando a glicose estiver entre 85 e 109 mg/dL. Para glicemia de jejum confirmadamente acima de 110 mg/dL, o diagnóstico de diabetes gestacional está definido. Quando realizado o TTG – 75 g, glicemia de 2 horas pós-glicose acima de 140 mg/dL também confirma o diagnóstico de diabetes melito gestacional (DMG). Em criança, na grande maioria das vezes, o diagnóstico de diabetes é feito baseado em quadro clínico exuberante e níveis significativamente elevados de glicemia. Entretanto, em casos esporádicos de manifestações discretas, faz-se necessária a realização de TTG, nos quais a dose de glicose recomendada é de 1,75 g/kg de peso corporal ideal até um máximo de 75 g. Os critérios de interpretação da normalidade, da intolerância à glicose e de DM são iguais aos de adultos não gestantes.

Estabelecido o diagnóstico, a preocupação que surge a seguir é a de classificar os pacientes por critérios os mais abrangentes possíveis, procurando, assim, reunir elementos clínicos, etiopatogênicos, fisiopatológicos e evolutivos da síndrome diabética.

As classes clínicas de DM segundo a classificação atual (OMS, ADA, SBD)[6-9] são apresentadas a seguir.

Diabetes melito tipo 1

O diabetes melito tipo 1 (DM1) abrange 5 a 10% do total de casos. Os pacientes diabéticos desse grupo têm deficiência insulínica acentuada, com marcante tendência à cetoacidose, dada, na maioria dos casos, por lesão autoimune da célula beta pancreática. Geralmente, o início da doença ocorre na infância ou juventude, mas não se exclui a possibilidade de aparecimento do diabetes em idades mais avançadas, quando se caracteriza uma forma lentamente progressiva, referida como LADA (*latent autoimmune diabetes in adults*). Frequentemente, anticorpos contra célula beta ou insulina são detectados ao diagnóstico desse tipo de diabetes (anti-GAD65 e IA2). Nos pacientes em que não se evidencia autoimunidade, é referida a forma idiopática. Habitualmente, o diagnóstico é feito com base no início abrupto de quadro clínico exuberante e níveis significativamente aumentados de glicemia.

Diabetes melito tipo 2

O diabetes melito tipo 2 (DM2) abrange 90 a 95% do total de casos. O início do diabetes nesse grupo geralmente é insidioso, apresentando-se com poucos ou sem os sintomas e sinais clínicos típicos das anormalidades metabólicas. Não há tendência à cetoacidose. É mais comum incidir na idade adulta com aumento progressivo em relação à maturidade e ao envelhecimento. A etiopatogênese do diabetes desse grupo envolve múltiplos fatores, destacando-se uma base genética, provavelmente mais forte que no grupo anterior, evidenciada pelo frequente padrão familiar de ocorrência. Fatores ambientais, como ingestão excessiva de calorias, com ganho de peso e obesidade, estão frequentemente presentes nesses diabéticos (60 a 90%). Resistência à insulina e defeitos de secreção podem ser evidenciados na fase hiperglicêmica, geralmente com predominância de um deles.

O diagnóstico de diabetes nesse grupo geralmente requer uma investigação laboratorial, com a evidenciação do aumento confirmado da glicemia de jejum ou alterações na resposta a TTG.

Outros tipos específicos de diabetes

Geralmente, são associados a certas condições ou síndromes, como doença pancreática primária, endocrinopatias, uso de drogas diabetogênicas, anormalidade de receptores à insulina e síndromes genéticas raras. Nesse variado grupo de diabéticos, a doença pode surgir por:

- lesão direta do pâncreas, como na pancreatite crônica ou pela remoção cirúrgica por neoplasias etc.;
- aumento de hormônios antagonistas à insulina, como em acromegalia, síndrome ou doença de Cushing, feocromocitoma, glucagonoma, somatostatinoma ou hiperaldosteronismo primário;
- uso de certos hormônios, como corticosteroides e anovulatórios, e inúmeras drogas, como os diuréticos tiazídicos e outros agentes químicos;
- associação a defeitos genéticos de função da célula beta ou de ação insulínica e uma variedade de síndromes genéticas.

O diagnóstico desse tipo de diabetes geralmente se faz pela sintomatologia presente com confirmação laboratorial, associada às condições anteriormente consideradas precipitantes ou causais.

Diabetes melito gestacional

Caracteriza-se pela presença de tolerância diminuída à glicose, de magnitude variável, com diagnóstico durante a gestação. O DMG está relacionado tanto à resistência insulínica, associada ao aumento de hormônios próprios da gravidez (estrogênio, progesterona, prolactina etc.), quanto à diminuição de função das células beta. O DMG ocorre em 1 a 4% do total das gestações e é associado a aumento da morbidade e mortalidade perinatal.

TRATAMENTO

Apesar de toda a discussão atual, considera-se o paciente diabético em bom controle metabólico quando apresenta hemoglobina glicada (HbA1c) abaixo de 7%, glicemia capilar pré-prandial entre 70 e 130 mg/dL e glicemia capilar pós-prandial inferior a 180 mg/dL,[10] podendo-se adotar critérios mais rigorosos, como HbA1c menor que 6,5%, glicemia pré-prandial abaixo de 110 mg/dL e glicemia pós-prandial abaixo de 180 mg/dL para pacientes que não apresentem risco importante de hipoglicemia.[11]

A orientação nutricional e a eliminação do sedentarismo com um programa de atividade física são as bases terapêuticas do DM.

Educação nutricional

A adoção de plano alimentar saudável é um aspecto fundamental no tratamento do diabetes, sendo terapia de primeira escolha a orientação nutricional associada à mudança no estilo de vida. A composição do plano alimentar para o paciente diabético vem sofrendo modificações importantes ao longo do tempo. A conduta nutricional para a prescrição do plano alimentar deve ser individualizada em cada fase da vida, tendo como bases o diagnóstico nutricional, a idade, os hábitos alimentares e socioculturais e a disponibilidade de alimentos, não diferindo de parâmetros estabelecidos para população em geral, como exemplificado na Tabela 1.[12] A prioridade é integrar a orientação nutricional ao estilo de vida do paciente e, com as diversas opções de esquemas terapêuticos atualmente disponíveis, é possível desenhar algo que se adapte à rotina diária do indivíduo, respeitando as escolhas alimentares, a prática de atividade física e as demais situações que envolvem seu dia a dia.

Nas orientações aos pacientes diabéticos tipo 2, existe uma tendência de se recomendar a adoção do modelo Dietary Approaches to Stop Hypertension (DASH) que, em associação a um estilo de vida mais saudável, pode promover aumento da sensibilidade à insulina.[13] Nesse modelo, estimula-se o consumo de alimentos naturais com consequente redução de industrializados, o que se traduz em menor consumo lipídico, principalmente de ácidos graxos saturados e na forma trans, assim como reduz o teor de sódio da dieta, mas também incentiva maior consumo de alimentos de origem vegetal, incluindo hortaliças, frutas, cereais pouco refinados e leguminosos, incrementando o consumo de fibras, vitaminas, minerais e substâncias antioxidantes. Independentemente da terapia medicamentosa, a alimentação deve ser fracionada em intervalos regulares, de forma a reduzir o volume de alimentos em cada refeição e não permitir grandes intervalos entre elas, o que desfavorece grandes oscilações da glicemia.

A intervenção nutricional direcionada às pessoas com DM1 aponta a importância de integrar insulina, dieta e atividade física, reforçando o ajuste da terapia insulínica ao plano alimentar individualizado como elemento fundamental para o adequado controle metabólico. Em especial para crianças e adolescentes com DM1, a nutrição deve também promover o crescimento e o desenvolvimento adequados, não diferindo da população geral.[14]

Tabela 1 Composição da alimentação recomendada para pessoas com DM

Nutrientes	Ingestão recomendada
VET	De acordo com as necessidades individuais
CHO totais	45 a 60%
Sacarose	Não recomendada ou até 10%
Frutose	Não é recomendada a adição nos alimentos
Fibra alimentar	Mínimo de 20 g/dia
Gordura total	Aproximadamente 30% do VET
Ácido graxo saturado	< 7% do VET
Ácido graxo poli-insaturado	Até 10% do VET
Ácido graxo monoinsaturado	Completar de forma individualizada
Colesterol	< 200 mg/dia
Proteína	15 a 20% do VET

DM: diabetes melito; VET: valor energético total; CHO: carboidratos.
Fonte: modificada de Diretrizes SBD, 2009.[9]

Programa de atividade física

A indicação da atividade física como parte do esquema terapêutico do paciente diabético tipo 1 ou 2 deve ser individualizada, uma vez que diversos aspectos devem ser considerados, como o tipo de diabetes, a idade, os objetivos do programa de atividade física e a presença de complicações crônicas e comorbidades. Os principais benefícios da atividade física no tratamento do paciente diabético são: auxiliar na manutenção do peso, aumentar a sensibilidade à insulina, reduzir os níveis pressóricos, aumentar os níveis de HDL-colesterol, contribuir para o desenvolvimento e a manutenção dos tecidos muscular e ósseo, reduzir a depressão e promover ou contribuir para o bem-estar do paciente.[9] Vários estudos têm apontado que o exercício aeróbio ou anaeróbio (resistido) são benéficos no controle metabólico do pacientes diabéticos[15], porém é sempre necessária uma avaliação clínica cuidadosa associada a exames subsidiários para minimizar as consequências adversas da atividade física praticada sem orientação, como a exacerbação ou o desencadeamento de eventos macro ou microvasculares decorrentes da elevação dos níveis pressóricos durante os exercícios de resistência ou lesões em membros inferiores, especialmente em neuropatas, durante atividades físicas de impacto. Por isso, muitas vezes é necessária a presença de um educador físico na equipe multidisciplinar para a elaboração de um programa de atividade física individualizado e supervisionado.

Drogas antidiabéticas orais

Com a grande variedade de opções farmacológicas para o controle da hiperglicemia no DM, é cada vez mais difícil para o médico definir qual é a melhor conduta terapêutica e quais são as alternativas quando o esquema inicial não permitir que as metas sejam atingidas. A maioria dos esquemas terapêuticos preconiza o início do tratamento medicamentoso com drogas sensibilizadoras da ação insulínica, como a metformina, principalmente se o paciente for obeso. Naqueles pacientes que apresentam perda de peso associada a hiperglicemia ou níveis de glicemia plasmática elevados (superiores a 150 mg/dL), é indicado o início de drogas que aumentam a secreção de insulina, como sulfonilureias ou glinidas. Os inibidores da DPP-4 ou análogos do GLP-1 podem ser utilizados desde fases precoces, quando a quantidade de células beta é capaz de responder ao GLP-1, até em fases avançadas do DM, em função de seu benefício na redução dos níveis de glucagon. Para pacientes com glicemia de jejum normal ou próxima do normal, mas com HbA1c acima do desejado, podem ser utilizadas drogas com efeitos maiores na glicemia pós-prandial, como a acarbose.

Com a evolução do diabetes e a progressiva redução na capacidade secretória de insulina pelas células beta, a monoterapia pode falhar na manutenção do bom controle, havendo a necessidade de combinar medicamentos, idealmente com mecanismos de ação diferentes. Portanto, é fundamental que o médico conheça o perfil terapêutico dos fármacos mais comumente utilizados, bem como seus respectivos potenciais de redução da HbA1c, para a adequada escolha terapêutica.

Insulinoterapia

As preparações de insulina são classificadas como de ação curta, longa ou intermediária, quando são injetadas por via subcutânea. O perfil farmacocinético dessas preparações é que determina seu papel na prática clínica e têm o objetivo de substituir um determinado componente da secreção fisiológica da insulina, o basal ou o rápido (pós-alimentar). Insulinas rápidas ou de ação curta devem ser empregadas para diminuir a elevação da glicemia pós-prandial, e as de ação longa pretendem substituir a insulinemia basal e visam principalmente a controlar a hiperglicemia noturna e de jejum.

A insulinoterapia é o tratamento de escolha para o paciente com DM1. Em fases iniciais do DM, em que ainda há reserva pancreática para produção de insulina, os esquemas de uma única administração desse hormônio ao dia podem funcionar, mas é possível que esse procedimento acelere a exaustão das ilhotas pancreáticas. Provavelmente, desde o início, pelo menos duas administrações de insulina ao dia são recomendáveis. A terapia intensiva de insulina é recomendada para todos os pacientes com DM1, mas é necessário que o paciente tenha boa capacidade de entendimento da proposta do tratamento, independentemente do nível de escolaridade, e que ele e sua família estejam dispostos a seguir o tratamento e tenham acompanhamento de um médico ou, preferencialmente, uma equipe de saúde com suficiente entusiasmo.

Em relação às necessidades diárias de insulina, esta deve ser individualizada e ajustada com base na monitoração glicêmica. No início do quadro de DM, a necessidade diária de insulina está em torno de 0,8 U/kg. Após a estabilização inicial, em virtude de uma produção residual de insulina pela célula beta pancreática, essa necessidade pode reduzir-se a 0,4 a 0,6 U/kg/dia. Ao final do primeiro ano de DM, em geral, a necessidade é de 1 U/kg/dia e, na puberdade, há um novo aumento da necessidade graças à ação de hormônios sexuais (contrarreguladores e antagonistas da ação da insulina), o que pode elevar a dose diária para 1,5 U/kg. Passada a puberdade, novo declínio tende a ocorrer.[9]

No tratamento do DM2, deve-se utilizar o tratamento insulínico tão logo seja constatado um descontrole metabólico com HbA1c acima de 7% a despeito de terapia com múltiplos antidiabéticos orais, caracterizando a insulinoterapia oportuna do DM2. O esquema de insulinização mais preconizado nessa fase é o basal, com a aplicação de uma única dose de insulina NPH (0,2 U/kg/dia) ou análogo de ação lenta ao deitar e a manutenção das medicações orais.[16] Quando se opta pela insulinização plena com o esquema basal em bolo, recomenda-se suspender as drogas secretagogas e manter as drogas sensibilizadoras. O cálculo da dose de insulina total geralmente é de 0,5 a 1 U/kg/dia, sendo 40 a 50% da dose de insulina basal, e o restante (50 a 60%) de insulina de ação rápida (insulina em bolo).

No entanto, pacientes com DM2, mesmo que recém-diagnosticados, podem necessitar de insulinoterapia temporária quando os níveis glicêmicos estão muito elevados, geralmente acima de 250 mg/dL, em associação a sintomas importantes de descompensação metabólica.

As insulinas são aplicadas no tecido subcutâneo, com o auxílio de seringas ou canetas, ou por meio de bombas de infusão contínua de insulina subcutânea (CSII). A CSII é feita com um pequeno aparelho capaz de injetar a insulina de forma programável para liberar um análogo segundo as necessidades basais ou em bolo. O CSII representa o padrão de referência do tratamento intensivo de insulina porque mimetiza, com maior fidelidade, a secreção fisiológica. Embora o CSII seja mais flexível e consistente no que diz respeito à administração de insulina, seus resultados em relação ao controle glicêmico são comparáveis aos esquemas de tratamento intensivo.[17,18]

Automonitoração glicêmica

A automonitoração glicêmica é uma ferramenta cada vez mais importante no seguimento dos pacientes diabéticos, sobretudo aqueles em uso de insulinoterapia. Idealmente, deve-se realizar a medida de 6 a 8 vezes/dia, tanto no pré quanto no pós-prandial e, ocasionalmente, na madrugada. Como alternativa, essa frequência de testes pode ser feita por períodos de alguns dias, intercalando-se períodos com menor número de medidas (2 a 3 vezes/dia, sem excluir o pós-prandial).[9]

COMPLICAÇÕES AGUDAS

Hipoglicemia

A hipoglicemia é a complicação aguda mais frequente no tratamento do DM. Sua ocorrência é de extrema importância, tanto pelos efeitos clínicos agudos e sua potencial gravidade quanto pelas possíveis sequelas neurológicas decorrentes de casos graves e repetidos. A hipoglicemia é a principal barreira para obtenção de um bom controle e níveis permanentemente baixos de hemoglobina glicada. Atualmente, as metas de controle metabólico no tratamento do DM aproximam-se muito do limiar de hipoglicemia, tornando esse ajuste extremamente difícil.[19] O nível de glicemia para caracterizar hipoglicemia varia na literatura, mas, em geral, utiliza-se o valor de 50 mg/dL como um número consensual, já que glicemias abaixo desse valor já estão associadas a sintomas de hipoglicemia e prejuízo da função cerebral.[20] Classicamente, a hipoglicemia é identificada pela tríade de Whipple, descrita em 1938, que consiste em sinais e sintomas de hipoglicemia, glicemia abaixo de 40 mg/dL e melhora da sintomatologia após administração de glicose.[21] Os sintomas podem ser decorrentes da resposta autonômica por aumento de catecolaminas, que inclui palidez, sudorese, tremores e taquicardia, ou da neuroglicopenia, que se manifesta por fome, tontura, confusão mental, convulsões e coma. Alterações de humor e da personalidade podem ocorrer, constituindo sinal de alerta para um episódio de hipoglicemia. Todo paciente diabético com sintomas de hipoglicemia deve ter a medida da glicemia realizada para confirmação.

Diante de um paciente hipoglicêmico, a conduta depende da gravidade do quadro clínico. Hipoglicemias leves caracterizadas por fome, tremor, nervosismo, ansiedade, sudorese, palidez, taquicardia, deficit de atenção e comprometimento cognitivo leve – ou assintomáticas – devem ser tratadas com 15 g de carboidrato, preferencialmente glicose, ou 1 colher de sopa de açúcar ou mel, 150 mL de suco de laranja ou 150 mL de refrigerante comum. Nos casos moderados a graves com cefaleia, agressividade, visão turva, confusão, tontura, dificuldade para falar ou midríase, deve-se oferecer imediatamente 30 g de carboidrato (açúcar ou glicose) por via oral. Se o paciente estiver inconsciente ou apresentando convulsões, o tratamento extra-hospitalar de escolha é o glucagon na dose de 0,5 mg (subcutâneo) em menores de 5 anos e de 1 mg em maiores de 5 anos, podendo ser repetido em 10 minutos se não houver resposta. O tratamento hospitalar consiste em *flush* venoso de glicose 0,3 a 0,5 mg/kg, seguido por glicose intravenosa de manutenção.

Todo evento de hipoglicemia deve ser seguido por monitoração frequente e um lanche ou refeição com alimentos ricos em carboidratos, já que o efeito da glicose é rápido.[22] Apesar da necessidade do tratamento imediato e eficaz, é importante evitar hiperglicemia de rebote. Alimentos ricos em gordura, como doces e chocolate, devem ser evitados como tratamento, pois têm um início de ação mais lento e provocam efeito hiperglicêmico prolongado.

Cetoacidose diabética

A cetoacidose diabética (CAD) é uma complicação aguda hiperglicêmica típica do DM1 e desenvolve-se em casos de deficiência insulínica grave ou absoluta, comumente associada a situações estressantes, como tratamento inadequado ou processos infecciosos, que levam ao aumento dos hormônios contrarreguladores. O aumento da atividade cetogênica é um componente fisiopatológico marcante dessa situação clínica.[23]

O diagnóstico de cetoacidose é definido por glicemia acima de 300 mg/dL, pH inferior a 7,3 e bicarbonato abaixo de 15 mEq/L, cetonemia e/ou cetonúria. Os sintomas iniciais são poliúria, polidipsia e polifagia. O quadro pode evoluir com náuseas, vômitos e dor abdominal. Consequentemente, desenvolvem-se desidratação, alteração do nível de consciência e coma. O agravamento da acidose leva à respiração característica de Kussmaul. O primeiro objetivo diante de um paciente em cetoacidose é restabelecer as condições básicas de vida. Depois do suporte básico à vida, a hidratação e a correção da acidose devem ser feitas lentamente para minimizar o risco de complicações.

O tratamento da CAD fundamenta-se na correção dos distúrbios endócrino-metabólicos, hidreletrolíticos e acidobásicos do paciente.[24]

COMPLICAÇÕES CRÔNICAS

Os pacientes diabéticos, em sua evolução a longo prazo com a doença, podem apresentar complicações vasculares (macro ou microvasculares) e neurológicas, que representam um sério problema de saúde pública, pois são uma importante causa de mortalidade e morbidade, frequentemente incapacitantes e pioram a qualidade de vida dos pacientes. O desenvolvimento dessas alterações patológicas parece estar diretamente relacionado à duração do DM e ao grau de controle metabólico. Vários estudos prospectivos de longa duração e com grande número de pacientes (DCCT, UKPDS)[25,26] apontam nessa direção, especialmente considerando as complicações microvasculares e neurológicas. As evidências que implicam um papel causal à hiperglicemia crônica no desenvolvimento das complicações macrovasculares são menos conclusivas, mas dados sugerem que a hiperglicemia crônica associada a outros fatores de risco, como hipertensão e dislipidemia, está relacionada ao aumento de 2 a 4 vezes na frequência de eventos isquêmicos coronarianos e mortalidade entre pacientes diabéticos do tipo 2.

Vários mecanismos patológicos têm sido implicados na patogênese dessas complicações, como aumento da glicação não enzimática de proteínas intracelulares com formação de produtos finais de glicação avançados (AGE), aumento do fluxo pela via dos polióis (aldose redutase), aumento de diacilglicerol (DAG) com ativação da enzima proteína quinase C (PKC) e fluxo aumentado pela via das hexosaminas, provavelmente tendo como elemento básico um estado de estresse oxidativo celular, com maior produção de espécies reativas de oxigênio que ativam esses mecanismos fisiopatológicos.[27]

Macroangiopatias

A lesão macrovascular do diabetes é uma doença aterosclerótica que também está presente na população geral, mas é mais precoce, mais intensa e mais grave no paciente diabético, sendo a principal causa de mortalidade para esse grupo populacional.[28] A prevenção primária da doença macrovascular implica a prevenção de um conjunto de fatores de risco cardiovascular muito frequentemente observados na população, como hipertensão, obesidade, dislipidemia, tabagismo e sedentarismo, incluindo o diabetes.[9] A prevenção secundária significa o tratamento adequado e o controle rigoroso tanto da hiperglicemia como das alterações lipídicas e de pressão arterial. Dessa forma, a intervenção não medicamentosa com mudança no estilo de vida (aumento de atividade física, reeducação nutricional com busca do peso ideal, eliminação do tabagismo e de condições estressantes etc.) é sempre benéfica. Intervenção farmacológica tem sido preconizada para se atingirem metas ideais de controle de hipertensão, dislipidemia e coagulação sanguínea, além do diabetes.

Hipertensão arterial

A meta ideal para o diabético é: pressão arterial igual ou superior a 130/80 mmHg (ADA, IDF, SBD, SBH)[29,30], tratamento não medicamentoso (perda de peso, atividade física, controle de ingestão de sal e de bebidas alcoólicas, abolir tabagismo) e tratamento medicamentoso, quando necessário, com todos os medicamentos anti-hipertensivos, em monoterapia ou em combinação – inibidores da enzima conversora da angiotensina (IECA), bloqueadores do receptor AT1 de angiotensina II (BRAII), antagonistas de renina plasmática, diuréticos, bloqueadores de canais de cálcio, betabloqueadores e alfabloqueadores adrenérgicos e vasodilatadores.

Dislipidemia[31]

A meta ideal para o diabético é: colesterol total inferior a 200 mg/dL, triglicerídeos inferiores a 150 mg/dL, LDL-colesterol inferior a 100 mg/dL e HDL-colesterol superior a 40 mg/dL em homens e superior a 50 mg/dL em mulheres (ADA, SBD, SBC), tratamento não medicamentoso (idem HAS) e tratamento medicamentoso (estatinas, fibratos, ácido nicotínico e ezetimibe).

Coagulação sanguínea[9]

O tratamento medicamentoso (ADA, SBD) é feito com aspirina, clopidogrel e ticlopidina.

Estudos (UKPDS e STOP-NIDDM) têm demonstrado que o tratamento do diabetes com metformina e acarbose pode trazer benefício na prevenção de doença cardiovascular.

Neuropatia

Neuropatia diabética é o distúrbio neurológico demonstrável clinicamente ou por métodos laboratoriais em pacientes diabéticos, excluindo-se outras causas de neuropatia.[32-34] A prevalência da neuropatia diabética atinge níveis elevados com a evolução temporal do diabetes, chegando geralmente a frequências de 50% de lesão neuropática em diferentes grupos de pacientes. Na maioria dos casos, o acometimento patológico na neuropatia diabética é amplo no organismo, apresentando-se de duas formas principais: polineuropatia sensitiva/motora simétrica e neuropatia autonômica (cardiovascular, respiratório, digestivo, geniturinário). Menos frequentemente, a lesão neuropática é mais localizada, apresentando-se nas formas de mononeuropatia focal (tibiais, medianos, pares cranianos III, IV, VI e VII), neuropatia multifocal radicular (geralmente intercostal, toracoabdominal e lombar), neuropatia multifocal multiplexos (localização variada) e plexopatia ou amiotrofia.[35-37]

O diagnóstico das formas mais frequentes de neuropatia diabética baseia-se na caracterização do quadro clínico com os sintomas e sinais clínicos mais típicos e na realização de testes neurológicos. Os testes neurológicos básicos envolvem a avaliação de sensibilidade, a pesquisa de reflexos tendinosos e medidas de pressão arterial (deitado e em pé) e de frequência cardíaca. O tratamento da neuropatia diabética envolve três principais componentes:[9]

- controle metabólico: o bom controle metabólico do diabetes é, sem dúvida, o principal fator preventivo da neuropatia, tanto prevenindo o aparecimento de lesão como agindo em sua intensidade e extensão. Alguns estudos (p. ex., DCCT) também sugerem que o bom controle metabólico pode ainda melhorar a neuropatia já estabelecida. Além do controle metabólico, a indicação de outras medidas terapêuticas, como o uso de inibidores da aldose redutase ou de IECA, não tem efeitos benéficos bem confirmados;
- tratamento de sintomas (parestesias) e sinais da neuropatia sensitivo-motora, especialmente da dor neuropática. Além da acupuntura, as principais opções são:
  - drogas antidepressivas tricíclicas: amitriptilina (25 a 150 mg), imipramina (25 a 150 mg), nortriptilina (10 a 150 mg) por dia, VO;
  - drogas anticonvulsivantes: carbamazepina (200 a 800 mg), gabapentina (900 a 1.800 mg) por dia, VO;
  - capsaicina (0,075%) creme – uso tópico;
  - mexiletina (300 a 400 mg/dia, VO);
  - flufenazina (1 a 6 mg/dia, VO);
  - clonidina (0,1 a 0,3 mg/dia);
  - duloxetina (60 a 120 mg/dia);
- tratamento de sintomas e sinais de neuropatia autonômica:
  - disautonomia cardiovascular/hipotensão postural: evitar mudanças posturais bruscas, usar meias ou calças compressivas, elevar a cabeceira do leito (30 cm) e, quando necessário, fazer uso de fludrocortisona 0,1 a 0,4 mg/dia, VO;
  - disautonomia gastrointestinal/gastroesofágica: metoclopramida, cisaprida e domperidona;
  - disautonomia intestinal (diarreia/constipação): antibiótico de amplo espectro e loperamida/aumento da fibra alimentar;
  - disautonomia geniturinária/bexiga neurogênica: treinamento para esvaziamento vesical programado (esvaziamento vesical completo com manobras de compressão abdominal e autossondagem);
  - antibioticoterapia nas infecções urinárias e em sua prevenção, cloridrato de betanecol em caso de volume residual pós-miccional significativo (superior a 100 mL);
  - impotência sexual: atualmente, a primeira escolha inclui as drogas do grupo dos inibidores da fosfodiesterase (sildenafil, vardenafil e tadalafil); também são utilizadas drogas de uso intracavernoso ou intrauretral (papaverina, fentolamina e prostaglandinas), prótese peniana e dispositivos a vácuo.

Nefropatia

A nefropatia diabética é uma complicação microvascular do diabetes, sendo apresentada atualmente como a principal causa de insuficiência renal crônica em pacientes que necessitam entrar em programas de diálise e transplante renal. As evidências atuais indicam risco de lesão renal similar para diabéticos do tipo 1 ou 2. A nefropatia diabética está diretamente relacionada a aumento da mortalidade, principalmente por doença cardiovascular. A microalbuminúria é o estágio inicial da lesão renal no paciente diabético (nefropatia incipiente), evoluindo em fases mais avançadas para proteinúria (macroalbuminúria) ou nefropatia clínica, com redução progressiva da filtração glomerular. Anormalidades patológicas estão presentes nos glomérulos de pacientes diabéticos, como expansão mesangial, espessamento de membrana basal glomerular e glomerulosclerose. Essas lesões têm processos patogênicos distintos, envolvendo hiperfiltração, AGE, citocinas e aumento de atividade de renina. Fatores de risco para lesão inicial e progressão da nefropatia incluem suscetibilidade genética, descontrole glicêmico e de pressão arterial, idade, etnia, obesidade e tabagismo. A avaliação da função renal é feita com determinação de albuminúria (N ≤ 30 mg/dL; microproteinúria de 30 a 299 mg/24 horas; macroalbuminúria+ > 300 mg/24 horas) ou proteinúria (> 500 mg/24 horas), estimativa da taxa de filtração glomerular e posterior determinação da concentração sérica de creatinina. O tratamento da nefropatia envolve, além do controle glicêmico e do controle intensivo de pressão arterial, o uso de IECA II, BRA II, antagonista de renina plasmática, intervenção dietética com restrição de proteínas e controle de dislipidemia e anemia.[9,38]

Retinopatia – doença oftalmológica

A retinopatia é a principal causa de cegueira adquirida. O risco de perda visual e cegueira é significativamente reduzido com a detecção precoce, quando alterações irreversíveis retinianas ainda não estão presentes, e o rápido acesso ao tratamento. O risco de retinopatia aumenta com o mau controle glicêmico e de pressão arterial, assim como se agrava em estados anêmicos, hiperlipidêmicos e durante a gravidez.

A retinopatia diabética tem duas fases evolutivas: não proliferativa e proliferativa. Na primeira, ocorrem alterações vasculares (microaneurismas, hemorragias, extravazamentos) que prejudicam a nutrição e a oxigenação da retina. Na fase proliferativa, a neovascularização em resposta à hipóxia agrava a situação, levando a maiores hemorragias, fibrose e descolamento de retina.

O exame de fundo de olho deve ser feito de forma rotineira com periodicidade anual, podendo ser menor, dependendo do grau de retinopatia ou durante período gestacional. A fotocoagulação de lesões com *laser* é benéfica para a preservação da visão, seja aplicada de forma generalizada (panfotocoagulação) na fase proliferativa sem maculopatia ou de forma focal no edema macular. A vitrectomia pode ser realizada em situações mais graves.[9,39]

Alterações dermatológicas, musculoesqueléticas e infecciosas

As alterações cutâneas mais frequentes do DM são as ulcerações cutâneas e a dificuldade de cicatrização, acompanhadas ou não de processos infecciosos bacterianos ou fúngicos. As alterações musculoesqueléticas podem ocorrer em membros superiores (mãos e ombros; síndrome do túnel do carpo, contraturas e bursites) e membros inferiores (artropatia neuropática, osteoartrite e desmineralização óssea/fraturas). Os pacientes diabéticos também apresentam suscetibilidade a infecções, localizadas ou sistêmicas, com alterações nos mecanismos de defesa imunológica a agentes agressores/infecciosos.

O pé diabético[9], com lesões em pés e membros inferiores decorrentes de úlceras, infecções e gangrenas, representa a mais mutilante complicação crônica do DM, com forte impacto social e econômico. As afecções de membros inferiores no paciente diabético envolvem a neuropatia e as lesões vasculares (macro e microvasculares), o que determina uma situação de vulnerabilidade a traumas, ulcerações e infecções que podem progredir para gangrenas e necessidade de amputação. O rastreamento de risco, com testes neurológicos e biomecânicos e avaliação de doença arterial, é fator importante na prevenção de lesões ulceradas, que geralmente são de difícil cicatrização.

REFERÊNCIAS BIBLIOGRÁFICAS

1. Bennett PH, Knowler WC. Definition, diagnosis and classification of diabetes mellitus and glucose homeostasis. In: Khan CR, Weir GC, King GL, Jacobson AM, Moses AC, Smith RJ (eds.). Joslin's diabetes mellitus. 14.ed. Filadélfia: Lippincott Williams and Wilkins, 2005.
2. Saad MJA. Classificação do diabetes melito e critérios diagnósticos In: Saad MJA, Maciel RMB, Mendonça BB (eds.). Endocrinologia. São Paulo: Atheneu, 2007.
3. Eisenbarth GS. Type 1 diabetes mellitus: a chronic autoimmune disease. N Eng J Med 1986; 314:1360-8.
4. DeFronzo RA. The triumvirate: β cell, muscle, liver. A collusion responsible for NIDDM. Diabetes 1988; 37:667-87.
5. Courtney CH, Olefsky JM. Type 2 diabetes mellitus: etiology, pathogenesis and natural history. In: DeGroot LJ, Jameson JL (eds.). Endocrinology. 5.ed. Filadélfia: Elservier Saunders, 2006.
6. Report of Expert Committee on the Diagnosis and Classification of Diabetes Mellitus. Diabetes Care 1997; 20:1183-97.
7. The Expert Committee on the Diagnosis and Classification of Diabetes Mellitus. Follow-up report on the diagnosis of diabetes mellitus. Diabetes Care 2003; 26:3160-7.

8. Alberti KGMM, Zimmet PZ, World Health Organization Consultation. Definition, diagnosis and classification of diabetes mellitus and its complications. Part 1: diagnosis and classification of diabetes mellitus. Report of a WHO Consultation. Genebra: WHO, 1999.
9. Sociedade Brasileira de Diabetes. Tratamento e acompanhamento do diabetes mellitus. Diretrizes da SBD 2009.
10. American Diabetes Association. Clinical Practice Recommendations 2009. Diabetes Care 2009; 32(S1):S17-28.
11. American Association of Clincal Endocrinologists. Diabetes Mellitus Clinical Practice Guidelines Task Force. Medical guidelines for clinical practice for the management of diabetes mellitus. Endocrine Practice 2007; 13(S1):3-68.
12. Franz MJ, Bantel JP, Beebe CA, Brunzell JD, Chiasson J, Garg A et al. Evidence-based nutrition principles and recommendation for the treatment and prevention of diabetes and related complications. Diabetes Care 2002; 25:148-98.
13. Leslie AD, Nichols M, Sun X, D'Agostino RB, Haffner SM. Adherence to the DASH diet is inversely associated with incidence of type 2 diabetes: the insulin resistance atherosclerosis study. Diabetes Care 2009 (Epub ahead of print).
14. American Dietetic Association. Position of the American Dietetic Association: dietary guidance for healthy children ages 2 to 11 years. J Am Diet Assoc 2004; 104:660-77.
15. Devlin JT, Ruderman N. Diabetes and exercise: the risk-benefit profile revisited. In: Ruderman N, Devlin JT, Schneider SH, Kriska A (eds.). Handbook of exercise in diabetes. Alexandria: American Diabetes Association, 2002.
16. Riddle MC. Timely initiation of basal insulin. Am J Med 2004; 116(Suppl. 3A):35-95.
17. Porcellati F, Rossetti P, Pampanelli S, Fanelli CG, Torlone E, Scionti L et al. Better long term glycemic control with the basal insulin glargine as compared with NPH in patients with type 1 diabetes mellitus given meal-time lispro insulin. Diabetic Medicine 2004; 21:1213-20.
18. Weissberg-Benchel J, Antisdel-Lomaglio J, Seshadri R. Insulin pump therapy: a meta-analysis. Diabetes Care 2003; 26:1079-87.
19. Sartorio RL. Hipoglicemias. In: Longui CA, Monte O. Endocrinologia para o pediatra. São Paulo: Atheneu, 1998.
20. Lteif AN, Schwenk WF. Hypoglycemia in infants and children. Endocrinology and Metabolism Clinics 1999; 28:619-43.
21. Whipple AO. The surgical therapy of hyperinsulinism. J Int Chir 1938; 3:237.
22. Ryan CM, Becker DJ. Hypoglycemia in children with type 1 diabetes mellitus. Risk factors, cognitive function and management. Endocrinology and Metabolism Clinics 1999; 28(4):1-18.
23. Kitabchi AE, Umpierrez GE, Murphy MB, Barrett EJ, Kreisberg RA, Mallone JI et al. Hyperglycemic crisis in diabetes. Diabetes Care 2004; 27(S1):S94-102.
24. Foss-Freitas MC, Foss MC. Cetoacidose diabética e estado hiperglicêmico hiperosmolar. Medicina, Ribeirão Preto 2003; 36:389-93.

25. The Diabetes Control and Complications Trial Research Group (DCCT). The effect of intensive treatment of diabetes on the development and progression of long-term complications in insulin-dependent diabetes mellitus. N Engl J Med 1993; 329:977-86.
26. UK Prospective Diabetes Study (UKPDS) Group. Intensive blood glucose control with sulphonylureas or insulin compared with conventional treatment and risk of complications in patients with type 2 diabetes. Lancet 1998; 352:837-53.
27. Saad MJA. Mecanismos moleculares das complicações crônicas do diabetes melito (DM). In: Saad MJA, Maciel RMB, Mendonça BB (eds.). Endocrinologia São Paulo: Atheneu, 2007.
28. Grundy SM, Benjamin JJ, Burke GL, Chait A, Eckel RH, Howard BV et al. Diabetes and cardiovascular disease: a statement for healthcare professionals from the American Heart Association. Circulation 1999; 100:1134-46.
29. V Diretrizes Brasileiras de Hipertensão Arterial. Rev Bras Hipertens 2006; 13(4):256-312.
30. The Task Force for the Management of Arterial Hypertension of the European Society of Hypertension (ESH) and of the European Society of Cardiology (ESC). Guidelines for the management of arterial hypertension. Journal of Hypertension 2007; 25:1105-87.
31. Sociedade Brasileira de Cardiologia. IV Diretriz Brasileira sobre dislipidemias e prevenção de aterosclerose. Arquivos Brasileiros Cardiologia 2007; 88(S1):3-19.
32. Boulton AJ, Vinik AI, Arezzo JC, Bril V, Feldman EL, Freeman R et al. Diabetic neuropathies: a statement by the American Diabetes Association. Diabetes Care 2005; 28:956.
33. Dyck PJ, Kratz KM, Lehman KA. The Rochester Diabetic Neuropathy Study: design, criteria for types of neuropathy, selection bias, and reproducibility of neuropathic tests. Neurology 1991; 41:799.
34. England JD, Gronseth GS, Franklin G, Miller RG, Asbury AK, Carter GT et al. Distal symmetric polyneuropathy: a definition for clinical research. Report of the American Academy of Neurology, the American Association of Electrodiagnostic Medicine, and the American Academy of Physical Medicine and Rehabilitation. Neurology 2005; 64:199.
35. Malik RA. The pathology of human diabetic neuropathy. Diabetes 1997; 46(Suppl. 2):S50.
36. Maser RE, Mitchell BD, Vinik AI, Freeman R. The association between cardiovascular autonomic neuropathy and mortality in individuals with diabetes: a meta-analysis. Diabetes Care 2003; 26:1895.
37. Stevens MJ, Feldman EL, Greene DA. The aetiology of diabetic neuropathy: the combined roles of metabolic and vascular defects. Diabet Med 1995; 12:566.
38. Gross JL, Azevedo MJ, Silverio SP, Canani LH, Caramori ML, Zelmanovitz T. Nefropatia diabética. In: Saad MJA, Maciel RMB, Mendonça BB (eds.). Endocrinologia. São Paulo: Atheneu, 2007.
39. Faria JML. Faria JBL. Retinopatia. In: Saad MJA, Maciel RMB, Mendonça BB (eds.). Endocrinologia. São Paulo: Atheneu, 2007.

28

Conhecimentos fundamentais em oncologia para a tomada de decisão em nutrologia

Lorena Alves Teixeira
Fernanda Maris Peria
Selma Freire de Carvalho da Cunha

INTRODUÇÃO

O câncer é um conjunto de doenças relacionadas que se inicia pelo crescimento e pela divisão desordenados de células, resultantes da quebra dos mecanismos reguladores responsáveis por proliferação, diferenciação e sobrevivência celulares normais. As células sadias tornam-se cancerosas em razão do dano no DNA por meio de mutações genéticas, anomalias citogenéticas, alterações epigenéticas e moleculares. Por essa característica etiológica, o câncer é considerado essencialmente uma doença genética. Há um acúmulo de alterações moleculares e celulares, gerando instabilidade genômica e cromossômica. Esse processo de alta complexidade leva à carcinogênese, com células anormais que adquirem a capacidade de invadir tecidos adjacentes, disseminar-se por via linfática e hematogênica, atingir linfonodos regionais e órgãos distantes, resultando em uma doença ameaçadora à vida.[1,2]

Previamente à era genômica, os tumores eram classificados de acordo com a localização primária e sua caracterização histológica. Tais critérios determinavam o prognóstico e direcionavam os tratamentos. Entretanto, a evolução clínica era distinta, mesmo em casos em que os tumores apresentavam características histológicas similares e os pacientes recebiam terapia antineoplásica e nutrológica semelhantes. Com o avanço das pesquisas e dos conhecimentos, os pesquisadores e especialistas em oncologia passaram a utilizar uma nova nomenclatura direcionada à análise molecular.[2,3] Atualmente, sabe-se que os cânceres são complexos, com heterogeneidade do microambiente intratumoral (áreas distintas no mesmo tumor) e com diferentes perfis genéticos.[4]

A evolução taxonômica modificou as formas de tratamento oncológico, a resposta às terapias e o prognóstico.[5] Consequentemente, tornou-se possível direcionar a conduta nutrológica a fim de modificar o estado nutrológico e a eficácia da terapia antineoplásica nos pacientes com câncer. Este capítulo aborda conceitos fundamentais imprescindíveis para que o nutrólogo possa tomar as decisões no seu campo de atuação baseado em condutas éticas, adequadas e eficazes.

EPIDEMIOLOGIA DO CÂNCER NO MUNDO E NO BRASIL

O câncer tornou-se o maior problema de saúde pública mundial, em virtude do aumento da incidência das neoplasias malignas associado à redução na mortalidade por doenças cardiovasculares, ao envelhecimento populacional, ao uso do tabaco, à exposição a agentes infecciosos e à mudança no estilo e no hábito de vida. Nesse contexto, a ingestão de alimentação rica em lipídios e com baixo teor de fibras, a obesidade, o sedentarismo, o consumo abusivo de bebidas alcoólicas e as exposições ambientais e ocupacionais resultam em acúmulo de mutações genéticas que causam dano ao DNA. O projeto Globocan 2012 estimou uma incidência de 14,1 milhões de casos de câncer e mortalidade de 8,2 milhões mundialmente (12% dos casos), constituindo-se a segunda principal causa de óbito em muitos países.[6] Nos Estados Unidos, a incidência de câncer estimada para 2017 foi de 1,7 milhão de casos, com mortalidade de 601 mil casos.[7] No Brasil, segundo a estimativa do Instituto Nacional do Câncer (Inca) para 2017, excluindo-se os cânceres de pele não melanoma, a incidência foi de 420 mil casos, sendo que, em homens, os tipos mais frequentes são próstata (28,6%), pulmão (8,1%), cólon e reto (7,8%), estômago (6%), cavidade oral (5,2%) e esôfago (3,7%). Em mulheres, os tipos mais frequentes são o câncer de mama (28,1%), cólon e reto (8,6%), colo de útero (7,9%), pulmão (5,3%), estômago (3,7%) e corpo do útero (3,4%), sendo que o câncer de mama é a principal causa de óbito por neoplasia entre as mulheres.[8]

ASPECTOS FUNDAMENTAIS NA AVALIAÇÃO ONCOLÓGICA E NUTROLÓGICA DOS PACIENTES E OS FATORES CONSIDERADOS NA DETERMINAÇÃO DO PROGNÓSTICO

A avaliação do prognóstico individualizado é imprescindível para a tomada de decisão tanto em oncologia como em nutrologia. Os principais fatores que influenciam o prognóstico oncológico são o sítio primário do câncer, as características sociodemográficas do paciente, as comorbidades, o estado nutrológico, o estadiamento clínico/

patológico da neoplasia na ocasião do diagnóstico, as características biológicas do tumor e o planejamento terapêutico. Além disso, o estado geral do paciente deve ser avaliado, incluindo a avaliação de funcionalidade. Cada um desses fatores será detalhado a seguir.

Diagnóstico

Quanto mais precoce for o diagnóstico do câncer, melhor será o prognóstico. O médico deve solicitar o rastreamento periódico, conforme protocolos mundiais. Além disso, é essencial identificar sinais e sintomas decorrentes da doença avançada, assim como do tratamento oncológico prévio. Os sinais e sintomas do câncer variam de acordo com o estádio em que a doença se encontra, as características de cada tipo de tumor, a localização da neoplasia e a idade do surgimento da lesão.

A realização de biópsia da lesão é necessária para a confirmação diagnóstica, a partir da análise anatomopatológica realizada por patologista experiente, que disponibilizará as informações histológicas aos profissionais envolvidos no tratamento do paciente. Os patologistas podem também analisar a citologia, a imuno-histoquímica e a imunologia para auxiliar no diagnóstico.

Graduação histopatológica

A graduação dos tumores[9] baseia-se no grau de diferenciação das células tumorais e no número de mitoses após a ressecção do tumor primário, avaliada pelo patologista. A escala descritiva refere-se ao grau de semelhança das células tumorais em relação às normais que lhe deram origem. Quanto menor o grau (baixo grau), maior a semelhança entre as células, tendência ao crescimento mais lento e melhor prognóstico. À medida que as células tumorais se diferenciam, maior é o grau e a diferença entre as células (alto grau), sendo maior a velocidade de crescimento e pior o prognóstico. A Tabela 1 mostra a graduação histopatológica para a maioria dos tumores primários, que representa a estratificação do tumor de acordo com a diferenciação celular.

Tabela 1 Grau histopatológico do tumor

Grau	Diferenciação
GX	Não pode ser avaliado
G1	Bem diferenciado
G2	Moderadamente diferenciado
G3	Pouco diferenciado
G4	Indiferenciado

Dependendo da localização do tumor e do tipo histológico, esta graduação pode ser classificada de forma diferente, como ocorre com os sarcomas, que são divididos em baixo grau (G1 e G2) e alto grau (G3 e G4), ou como os cânceres de ovário, que são classificados em baixo grau (G1) ou alto grau (G2 e G3).

Estadiamento oncológico

Após a avaliação clínica, o paciente deve ser submetido ao estadiamento oncológico para a tomada de decisão em oncologia. Nessa fase, os exames complementares visam à confirmação do diagnóstico de câncer e incluem biópsia, exames laboratoriais, de imagem e dosagens dos marcadores tumorais. O estadiamento oncológico[9] descreve a localização do tumor e determina a extensão do câncer no organismo. O objetivo do estadiamento é auxiliar e direcionar o planejamento terapêutico, obter informações para se estimar o prognóstico do paciente e do comportamento biológico do tumor, auxiliar na avaliação da resposta terapêutica e prever complicações.[2] Além disso, as normas do estadiamento possibilitam a comparação dos casos por agrupamentos em estádios, uma vez que uniformizam mundialmente a linguagem para cada tipo de câncer. Essa padronização amplia o conhecimento contínuo da medicina baseada em evidência, que é desenvolvida em diferentes regiões, cenários, períodos e populações mundiais, permitindo a publicação dos resultados e a troca de informações baseadas em regras.[2]

O local onde surge o câncer é denominado sítio primário. O estadiamento do tumor baseia-se nessa topografia e deve ser realizado no momento do diagnóstico da neoplasia. O estadiamento anatômico pode ser clínico ou cirúrgico (patológico) e varia entre os diferentes tipos de cânceres. Refere-se a um sistema de classificação baseado em normas preestabelecidas. O sistema de classificação mais amplamente utilizado é o TNM (Tabela 2), que periodicamente sofre alterações conforme os avanços na oncologia.[9]

Tabela 2 Classificação do tumor pelo sistema TNM

Sistema TNM	Significado
T	Tamanho do tumor primário
N	Linfonodos regionais
M	Metástase a distância

O **T** fornece informações relacionadas ao tamanho do tumor primário, à localização e ao nível de invasão em tecidos adjacentes. Pode ser medido em milímetros ou centímetros. Quando for representado como TX, significa que o tumor primário não pode ser avaliado; T0, que não foi encontrado, como no caso dos primários ocultos; T*is* significa *in situ*, ou seja, sem invasão tecidual profunda. De acordo com o tamanho do tumor, o T pode ser representado por T1, T2, T3 e T4. Cada T pode aparecer acompanhado de uma letra minúscula (a, b, c ou d), subdividindo a classificação. Quanto maior o valor de T, maior o tamanho do tumor.

O **N** categoriza o número e a localização de linfonodos acometidos pelo câncer. NX indica que não pode ser avaliado; N0 significa ausência de metástases em linfonodos regionais e N1, 2 ou 3 refere-se ao acometimento de modo crescente dos linfonodos.

O **M** representa a presença ou ausência de metástases a distância. MX significa metástase a distância que não pode ser avaliada; M0, ausência de metástase a distância; e M1, presença de metástase a distância.

Dessa forma, a combinação das subcategorias do TNM determina os estádios clínicos que podem ser 0 (*in situ*), I (invasão local inicial), II (tumor primário limitado ou invasão linfática regional mínima), III (tumor localmente avançado ou invasão linfática regional extensa) ou IV (presença de metástase a distância) na maior parte dos casos. Existem exceções, por exemplo, o tumor de testículo em que o estádio varia de I a III.

Os símbolos adicionais ao estadiamento permitem ampliar a compreensão sobre o tipo de tratamento a ser implementado. A letra **c** (minúscula) que precede o TNM significa que o estadiamento é clínico, ou seja, foi realizado com base na avaliação clínica e radiológica antes da cirurgia ou do tratamento definitivo. A letra **p** (minúscula) que precede o TNM significa que o estadiamento é patológico, ou seja, foi baseado nos achados cirúrgicos ou após a análise anatomopatológica da peça operatória. A letra **y** (minúscula) significa que o estadiamento foi realizado durante ou após o tratamento multimodal no momento do exame de reestadiamento. Pode aparecer como ycTNM ou ypTNM.

Quando houver um intervalo livre de doença e surgir uma recidiva tumoral, o paciente será reestadiado e a classificação TNM poderá vir precedida pela letra **r** (minúscula). Contudo, esse tipo de classificação ocorre na minoria dos casos. Geralmente, o registro do estadiamento feito na ocasião do diagnóstico do tumor primário se mantém *a posteriori*. Se houver recidiva ou progressão da doença durante ou após o tratamento, relata-se como progressão da doença e informa-se o período em que ocorreu e qual o intervalo livre de doença.

Há outra categoria utilizada para a cirurgia oncológica que classifica o tumor residual (**R**) com relação à presença de células neoplásicas ou tumores macroscópicos (Tabela 3). Serve para auxiliar na decisão terapêutica subsequente e é fator prognóstico.

Portanto, o estadiamento refere-se sempre ao estadiamento inicial, ou seja, no momento do diagnóstico. Após a terapia instituída, o reestadiamento será determinado se houver progressão da doença, resposta parcial, resposta completa ou recidiva da doença após período de remissão.

Tabela 3 Classificação para tumor residual

R	Tumor residual
RX	Não pode ser avaliado
R0	Ausente
R1	Microscópico
R2	Macroscópico

Marcadores tumorais

O raciocínio clínico precede a solicitação de marcadores tumorais ou marcadores biológicos que podem estar presentes no tumor, no sangue ou em líquidos biológicos. Auxiliam no diagnóstico, no estadiamento, na avaliação de resposta ao tratamento, na detecção de recidivas e podem ser interpretados como marcadores prognósticos. Os principais marcadores são: alfafetoproteína (AFP), betagonadotrofina coriônica humana (beta-HCG), beta-2-microglobulina, antígeno tumoral da bexiga (BTA), CA125, CA15-3, CA19-9, CA27-29, CA50, CA72-4, calcitonina, catepsina D, antígeno carcinoembrionário (CEA), C-ErbB2 (oncogenes), cromogranina A, K-ras (oncogene), desidrogenase lática (LDH), proteína da matriz nuclear (NMP 22), gene supressor de tumor (p53), fosfatase ácida prostática (PAP), antígeno prostático específico (PSA) total e telomerase.

Avaliação de funcionalidade

Uma das formas de avaliação das condições clínicas dos pacientes oncológicos e da funcionalidade diária baseia-se na aplicação de escalas e índices que avaliam o desempenho e o estado dos pacientes. Os mais utilizados são o índice de Karnofsky (KPS) e o *Eastern Cooperative Oncology Group* (ECOG). O KPS varia de 0 a 100, conforme nível de atividade realizada e independência; a escala ECOG avalia o desempenho funcional e varia de 0 a 5. Os dados comparativos são apresentados na Tabela 4.

Tabela 4 Escalas de desempenho pelo índice de Karnofsky (KPS) e *Eastern Cooperative Oncology Group* (ECOG)

KPS		ECOG / *Performance status* (PS)	
100	Assintomático, sem evidência de doença	0	Completamente ativo, capaz de realizar todas as atividades de antes da doença sem restrições
90	Capaz de realizar atividades normais, poucos sinais ou sintomas de doença		
80	Atividade normal com esforço, alguns sinais ou sintomas de doença	1	Restrição a atividades físicas rigorosas, capaz de realizar trabalho leve e de natureza sedentária
70	Capaz de cuidar de si mesmo, mas incapaz de realizar trabalho ativo ou seguir com atividades normais		

(continua)

Tabela 4 *(continuação)* Escalas de desempenho pelo índice de Karnofsky (KPS) e *Eastern Cooperative Oncology Group* (ECOG)

KPS		ECOG / *Performance status* (PS)	
60	Requer assistência ocasional, porém é capaz de cuidar de muitas das necessidades pessoais	2	Capaz de realizar autocuidado, mas incapaz de trabalhar, fica até 50% do tempo em pé
50	Requer assistência considerável e cuidado médico frequente		
40	Incapacitado; requer cuidado e assistência médica especiais	3	Capaz de realizar autocuidados limitados, confinado no leito ou na cadeira por mais de 50% do tempo
30	Severamente incapacitado, necessita de hospitalização, morte não iminente		
20	Muito enfermo, necessita de suporte e hospitalização	4	Completamente incapaz, não realiza autocuidado básico, totalmente confinado ao leito ou cadeira
10	Moribundo, processo de fatalidade progredindo rapidamente		
0	Óbito	5	Óbito

Todas essas características descritas podem ser objetivamente mensuradas como indicadores clínicos, biológicos e patológicos e funcionam também como métodos de avaliação de resposta ao tratamento.

OBJETIVOS DO TRATAMENTO ONCOLÓGICO

A terapia antineoplásica deve ser individualizada e conduzida por especialista na área, integrada com a equipe multiprofissional. Os objetivos do tratamento oncológico visam a: possibilitar a cura ou induzir a remissão da doença pelo maior tempo possível, reduzir a morbimortalidade, preservar órgãos, aumentar a sobrevida global do paciente e melhorar a qualidade de vida.

Os objetivos do tratamento podem ser divididos em três categoriais:

1. Curativo: quando há chance de cura potencial; esta possibilidade ocorre quando o diagnóstico do câncer é precoce, de modo que as chances de cura aumentam.
2. Remissão da doença: após o término do tratamento, refere-se ao período em que o paciente permanece sem evidência de doença, sem efeitos colaterais da neoplasia.
3. Cuidados paliativos: quando se busca o controle de sinais e sintomas da doença e a melhora da qualidade de vida.

MODALIDADES DE TRATAMENTO ONCOLÓGICO

Basicamente, há três principais modalidades de tratamento oncológico[2]: cirurgia, radioterapia e quimioterapia. Esses tratamentos podem ser aplicados de forma isolada ou associada. Entretanto, há outras opções de tratamento, como hormonioterapia, imunoterapia, terapia-alvo e transplante de medula óssea. As modalidades de tratamento oncológico podem ser divididas em três categorias:

- locorregional: cirurgia oncológica e radioterapia;
- sistêmica: quimioterapia (sistêmica e locorregional), hormonioterapia, imunoterapia, terapia-alvo e transplante de medula óssea;
- reabilitação: física e psíquica.

Cirurgia

O tratamento oncológico cirúrgico é o tipo mais antigo dentre as três categorias. Quando há a intenção curativa, essa modalidade de terapia visa a ressecar o tumor primário com margens de segurança adequadas, podendo ser ampliada para a drenagem linfática locorregional. Por outro lado, a cirurgia oncológica com intenção paliativa pode ser realizada com as finalidades de alívio da dor; solução de quadros obstrutivos ou hemorrágicos; redução da população de células neoplásicas; ressecção de metástases; redução de estímulo hormonal; função higiênica ou reconstrutora; laserterapia, criocirurgia, implante de cateter venoso central ou peritoneal. Além disso, o procedimento oncológico cirúrgico pode ter finalidade diagnóstica (biópsia), de estadiamento ("scopias") ou preventiva.[10]

A cirurgia oncológica primária é a definitiva. A cirurgia citorredutora (citorredução) é realizada para reduzir o volume tumoral, seja ele primário, regional ou metastático, a fim de aumentar a resposta ao tratamento complementar. A cirurgia paliativa fornece uma opção de controle da doença e melhora da qualidade de vida na ausência de possibilidade de cura.

Radioterapia

A radioterapia (RT) é outra modalidade de tratamento, que ocorre pela exposição do tumor à radiação ionizante de alta energia de forma controlada e direcional, resultando na liberação de elétrons e produção de radicais livres. Consequentemente, há quebra das ligações químicas, desestabilização do DNA celular e destruição das células neoplásicas. A RT visa a atingir ao máximo o tecido tumoral e preservar os tecidos sadios, com intenção curativa ou paliativa. A RT pode ser utilizada como tratamento multimodal quando associada a cirurgia, quimioterapia ou imunoterapia. No que diz respeito às técnicas, a RT pode ser convencional, conformacional tridimensional (3D), com intensidade modulada (IMRT), guiada por imagem (IGRT), radiocirurgia (SRS), corporal estereotáxica (SBRT) e braquiterapia.

Durante a fase aguda (até 2 semanas após o tratamento) da RT de tumores que apresentam alta divisão celular, a mucosite é um dos principais efeitos colaterais que impactam no aporte nutrológico dos pacientes. Na fase tardia (a partir de 6 meses após o tratamento), quando a RT é direcionada aos órgãos do trato digestivo alto ou cabeça e pescoço, por exemplo, o prejuízo no aporte nutrológico decorre do desenvolvimento de fibrose, fístula e até dano permanente do órgão, secundários ao dano microvascular e direto ao parênquima tecidual.

Quimioterapia

As drogas quimioterápicas são denominadas agentes citotóxicos, por agirem em nível celular. A quimioterapia (QT) é o tratamento sistêmico da neoplasia, agindo em todas as células em fase de divisão e multiplicação celular. A situação ideal seria que a QT atingisse somente as células anormais. Entretanto, as drogas atuam também nas células normais, podendo causar muitos efeitos colaterais indesejáveis.

Quando combinados, os quimioterápicos promovem uma maior interação das diferentes classes de drogas, facilitando a atuação no microambiente tumoral heterogêneo.[4] Tais estratégias precisam ser baseadas em ensaios clínicos para avaliar o emprego isolado ou combinado de agentes antineoplásicos, a fim de garantir a eficácia máxima e a toxicidade aceitável.[2,11]

Em 2011, surgiram novas abordagens de terapias antineoplásicas[2,5,11] como a imunoterapia, também denominada terapia biológica. A imunoterapia consiste no tratamento oncológico responsável por auxiliar o sistema imune do organismo a lutar contra o câncer, em vez de combatê-lo diretamente, como na QT citotóxica. A imunoterapia pode ser classificada como terapia-alvo, direcionada a alvos específicos (ataca antígenos tumorais que são produzidos pelas células malignas) ou alvos moleculares (atuam em antígenos tumorais específicos desencadeando uma resposta imunológica), apresentando maior tolerância ao tratamento em virtude do menor efeito colateral. Os anticorpos monoclonais (alvo na porção extracelular dos receptores na maioria dos casos) são imunoglobulinas que podem ser de origem murina, quimérica, humanizada ou humana. As reações de hipersensibilidade durante a infusão são os principais efeitos colaterais associados. Quanto mais humanizado, menores as chances dos efeitos indesejáveis.[2,11] Há também a hormonioterapia, que visa a inibir a ação hormonal dos tumores produtores de hormônios, levando à supressão hormonal e bloqueando seus efeitos sobre o órgão-alvo.

O cuidado total do paciente, que inclui as dimensões física, psíquica, social e espiritual, constitui um grande desafio do tratamento oncológico. Além da cura e/ou do controle da doença, o objetivo é reduzir a dor, o sofrimento e os efeitos colaterais dos tratamentos e melhorar a qualidade de vida, o que só é possível se as condutas forem feitas de forma integrada, envolvendo equipe multiprofissional.

A Tabela 5 a seguir classifica e engloba as três modalidades de tratamento oncológico.

Tabela 5 Classificação do tratamento oncológico, características e aplicabilidade clínica

Classificação	Características e aplicabilidade clínica do tratamento
Neoadjuvante	Tratamento primário prévio ou citorredutor, indicado à doença localmente avançada. Realizado antes do tratamento definitivo, que, na maioria das vezes, é a cirurgia oncológica. Reduz a lesão primária para otimizar os resultados do tratamento definitivo, elevar o controle local da doença, ampliar a chance de preservação de órgãos e verificar previamente a resposta do tumor ao tratamento
Adjuvante	Tratamento complementar do câncer em fase inicial após realização da terapia local definitiva. Administrado após o tratamento definitivo com o objetivo de exterminar células residuais locais ou sistêmicas e que não são identificadas por exame físico e pelos métodos diagnósticos tradicionais. Visa também a melhorar o controle local
Radiossensibilizante ou concomitante	Tratamentos simultâneos que potencializam o efeito de um em relação ao outro, como a radioterapia associada à quimioterapia
Curativo	Resposta completa do tumor após o tratamento, como no caso de leucemias e linfomas. Pode ser baseado em modalidades combinadas, como no caso do carcinoma epidermoide do canal anal
Instilação direta	Instilação direta de quimioterapia no local acometido pelo câncer
Conversão	Precede o tratamento de doença metastática, visando a tornar o tumor ressecável
Paliativo	Tratamento indicado para a doença avançada. Visa a reduzir sinais e sintomas, controlar a doença e melhorar a qualidade de vida
Profilático	Visa a prevenir o surgimento de lesão primária ou metastática

PRINCIPAIS EFEITOS COLATERAIS DECORRENTES DO TRATAMENTO ONCOLÓGICO QUE INTERFEREM NO ESTADO NUTROLÓGICO DO PACIENTE

Náuseas e vômitos

São os efeitos colaterais mais comuns durante a QT sistêmica, podendo levar a distúrbio hidreletrolítico e deficiências nutricionais isoladas ou associadas. As náuseas e os vômitos podem ser agudos (num período de 24 horas), tardios (após 24 horas) ou mesmo antecipatórios (antes da administração do quimioterápico). Tais sintomas causam grande impacto na qualidade de vida do paciente e dos acompanhantes/familiares. É fundamental que o paciente seja orientado a fazer uso das medicações antieméticas de forma regular, e não somente na ocorrência dos sintomas. Em tais situações, a avaliação nutrológica deve incluir a observação criteriosa do grau de hidratação, as possíveis alterações no perfil eletrolítico e na função renal, além da investigação de deficiência subclínica de micronutrientes. É fundamental que o especialista monitore as medidas antropométricas, a fim de prevenir perdas ponderais maiores que 5% em relação ao peso habitual, o que constitui um fator de risco adicional em tais casos. Alguns pacientes requerem intervenção especializada, com terapia nutrológica enteral ou, excepcionalmente, nutrição parenteral.

Mucosite

A mucosite ocorre por inflamação tóxica das membranas das mucosas no trato gastrointestinal, da boca ao ânus, podendo ocorrer por exposição a agentes quimioterápicos, radioterápicos e por reações de hipersensibilidade. Pode desencadear ulceração, dor, dificuldade de fala e prejuízo na ingestão alimentar, necessitando, muitas vezes, de administração de analgésicos potentes e laserterapia. Por limitar a ingestão alimentar, a orientação dietética é fundamental para adequação da consistência dos alimentos, de acordo com o grau e a extensão da mucosite.

Diarreia

As células do trato gastrointestinal estão em constante divisão, sendo alvo de ação das drogas antineoplásicas. A descamação, a irritação, a inflamação e as alterações funcionais das células do trato gastrointestinal resultam em diarreia. Se esse efeito colateral não for tratado, há risco de desidratação, desequilíbrio hidreletrolítico, astenia, lesão da pele e mucosa da região anal, diminuição da absorção de macro e micronutrientes, perda ponderal e até mesmo óbito. Por esse motivo, é fundamental a avaliação do nutrólogo para adequar a dieta do paciente de acordo com suas preferências, quadro clínico, tipo e objetivo do tratamento e tipo de neoplasia. Não é incomum que os pacientes apresentem diarreia e mucosite concomitantemente.

Anorexia

A anorexia[12] decorrente do tratamento ou da própria doença pode levar à caquexia, por causa da redução da ingestão alimentar por mucosite, náuseas, vômitos, perversão do paladar, semioclusão ou oclusão do trato gastrointestinal por obstrução mecânica. O estado nutrológico do paciente é de extrema importância para o tratamento oncológico, em razão de sua participação no processo de cicatrização, na competência imunológica e na intolerância ao tratamento.

AVALIAÇÃO DE RESPOSTA AO TRATAMENTO E CRITÉRIOS DE CURA DO CÂNCER

Os critérios de cura do câncer variam de acordo com as características tumorais e moleculares e o estadiamento inicial. Quanto mais precoce o diagnóstico da neoplasia maligna, maiores as chances de cura. Por exemplo, um câncer de cólon pode ser curado se diagnosticado em estádio inicial, pela ressecção do pólipo acometido por tumor, por meio da colonoscopia.

Um dos critérios mais utilizado no mundo para avaliação de resposta radiológica ao tratamento oncológico dos tumores sólidos é o RECIST 1.1 (*Response Criteria Evaluation in Solid Tumors*). A resposta completa (RC) ocorre quando há desaparecimento completo das lesões-alvo (lesões mensuráveis que medem 10 mm ou mais no maior eixo por meio de tomografia computadorizada [TC] ou ressonância magnética [RM]). Para serem considerados lesões-alvo, os linfonodos devem, quando medidos no menor eixo, ter ≥ 15 mm. A resposta parcial (RP) ocorre quando há redução ≥ 30% do somatório das lesões-alvo em relação ao exame de base, presença de estabilidade das lesões não alvo e ausência de novas lesões ao exame radiológico. As RC e RP são classificadas como resposta objetiva. A doença estável (DE) se dá por ausência de redução ≥ 30% ou de aumento ≥ 20% do somatório das lesões-alvo, estabilidade das lesões não alvo e ausência de novas lesões. A progressão de doença (PD) é caracterizada pelo aumento ≥ 20% do somatório das lesões-alvo, progressão inequívoca de lesões não alvo ou aparecimento de pelo menos uma nova lesão.[13]

A maioria dos tumores poderia entrar em remissão completa se os diagnósticos fossem precoces e com tratamento adequado. Entretanto, em nosso país, a maioria dos cânceres ainda é diagnosticada em fase avançada. Isso se deve principalmente à escassez de sintomas nas lesões iniciais, à falta de informação sobre o câncer, ao acesso limitado aos serviços de saúde e à capacitação inadequada de profissionais de saúde. O diagnóstico tardio repercute em menores taxas de controle da doença, menor sobrevida global, maior morbidade, menor qualidade de vida e aumento dos gastos em saúde.

CUIDADOS PALIATIVOS E TERMINALIDADE

Os cuidados paliativos em oncologia são indicados para os pacientes que não têm uma forma de tratamento curativo, seja por diagnóstico da doença já em fase avançada, metastática, por falha de tratamento ou recidiva tumoral. De acordo com características clínicas, tumorais e desempenho do paciente, poderão ser realizados novos tratamentos a fim de controlar a doença, reduzir sinais e sintomas e melhorar a qualidade de vida.

Todavia, o câncer pode evoluir de forma progressiva e inversamente proporcional à condição clínica e à capacidade funcional do paciente, com evolução no período de fase final da vida. Tal condição requer atenção especial, vigilância e tratamentos direcionados ao alívio dos sintomas, sem causar sofrimento e mantendo todo o conforto aos pacientes e familiares. Devem-se evitar as terapêuticas fúteis que causam sofrimento, com resultados ineficazes.

Terminalidade refere-se à fase final da vida em que o processo da doença avança de forma irreversível e o prognóstico de vida pode ser definido em dias ou semanas.

CONSIDERAÇÕES FINAIS

O conhecimento dos princípios fundamentais em oncologia é essencial para que o nutrólogo possa avaliar o paciente de forma adequada e individualizada, de acordo com cada doença e tratamento, a fim de contribuir na promoção, na preservação e na recuperação da saúde e da qualidade de vida. Os pacientes podem sofrer com os efeitos colaterais decorrentes dos mais variados tipos de tratamento, mas também por características intrínsecas tumorais e do volume de doença, que se referem à quantidade de tumor no organismo.

A abordagem nutrológica em oncologia apresenta-se como um grande desafio aos profissionais de saúde e, a cada dia, mostra a importância de se ampliar as investigações e as pesquisas integradas nesta área de conhecimento. Há evidências de que a conduta nutrológica interfere na manutenção e na recuperação do estado nutrológico. Além da melhor capacidade funcional, a abordagem nutrológica favorece a cicatrização, preserva a função imunológica, melhora a resposta terapêutica oncológica e o prognóstico, além de resultar em benefício relevante na qualidade de vida.

REFERÊNCIAS BIBLIOGRÁFICAS

1. Hanahan D, Weinberg RA. Hallmarks of cancer: the next generation. Cell 2011; 144(5):646-74.
2. Hajdu SI, Vadmal M, Tang P. A note from history: landmarks in history of cancer, part 7: Landmarks in History of Cancer, Part 7. Cancer 2015; 121(15):2480-513.
3. Bleeker FE, Bardelli A. Genomic landscapes of cancers: prospects for targeted therapies. Pharmacogenomics 2007; 8(12):1629-33.
4. Gerlinger M, Rowan AJ, Horswell S, Larkin J, Endesfelder D, Gronroos E et al. Intratumor heterogeneity and branched evolution revealed by multiregion sequencing. N Engl J Med 2012; 366(10): 883-92.
5. Vogelstein B, Papadopoulos N, Velculescu VE, Zhou S, Diaz LA, Kinzler KW. Cancer genome landscapes. Science 2013; 339(6127):1546-58.
6. Ferlay J, Soerjomataram I, Ervik M, Dikshit R, Eser S, Mathers C et al. GLOBOCAN 2012 v1.0, Cancer incidence and mortality worldwide: IARC CancerBase No. 11 [Internet]. Lyon, France: International Agency for Research on Cancer; 2013. Disponível em: http://globocan.iarc.fr, accessed on day/month/year. Acessado em: 10/03/2017.

7. Siegel RL, Miller KD, Jemal A. Cancer statistics, 2017. CA Cancer J Clin 2017; 67(1):7-30.
8. Instituto Nacional do Câncer (Inca). Estimativa 2016-2017 [Internet]. Disponível em: http://www.inca.gov.br/estimativa/2016/estimativa-2016-v11.pdf. Acessado em: 10/3/2017.
9. Edge SB, American Joint Committee on Cancer, American Cancer Society (eds.). AJCC cancer staging handbook: from the AJCC cancer staging manual. 7.ed. New York: Springer, 2010. 718p.
10. Bartlett EK, Simmons KD, Wachtel H, Roses RE, Fraker DL, Kelz RR et al. The rise in metastasectomy across cancer types over the past decade. Cancer 2015; 121(5):747-57.
11. Barnes TA, Amir E, Templeton AJ, Gomez-Garcia S, Navarro B, Seruga B et al. Efficacy, safety, tolerability and price of newly approved drugs in solid tumors. Cancer Treat Rev 2017; 56:1-7.
12. Aapro M, Arends J, Bozzetti F, Fearon K, Grunberg SM, Herrstedt J et al. Early recognition of malnutrition and cachexia in the cancer patient: a position paper of a European School of Oncology Task Force. Ann Oncol 2014; 25(8):1492-9.
13. Eisenhauer EA, Therasse P, Bogaerts J, Schwartz LH, Sargent D, Ford R et al. New response evaluation criteria in solid tumours: revised RECIST guideline (version 1.1). Eur J Cancer 2009; 45(2):228-47.

Diabetes e obesidade – nutroprevenção e nutroterapia

Eugenio Cersosimo

HISTÓRIA NATURAL DO DIABETES TIPO 2

O diabetes melito do tipo 2 (DM2) é uma doença crônica, nutrometabólica, que se manifesta sobretudo na vida adulta, acometendo em geral indivíduos acima dos 40 anos de idade.[1] Mais recentemente, jovens com idade inferior a 30 anos e até alguns adolescentes têm sido diagnosticados com diabetes considerado do tipo 2, uma condição conhecida como "diabetes tipo 2 do jovem".[2,3] A história natural do DM2 foi elaborada com base em inúmeros estudos e observações clínicas,[4-6] considerações fisiológicas, patológicas[7,8] e levantamentos epidemiológicos.[9,10] A sequência de eventos na evolução da doença foi confirmada com conhecimento adquirido em registros de famílias e de povoados norte-americanos nativos e hispânicos mesclados, na maioria residentes da América do Norte.[4,5] A Figura 1 resume as principais alterações metabólicas e hormonais que caracterizam o período que precede o aparecimento da hiperglicemia e de progressão clínica do DM2.

O critério atual de diagnóstico do DM2 divulgado pela Associação Americana de Diabetes em conjunto com a Sociedade Europeia de Diabetes e a Federação Internacional de Diabetes tem apoio da Organização Mundial da Saúde (OMS).[6-8] Para ser considerado portador de DM2, um ou mais dos requisitos a seguir são necessários.

1. Sintomas clássicos de hiperglicemia (desidratação, poliúria, polidipsia etc.) concomitantes com valor de glicose plasmática igual ou acima de 200 mg/dL (11,1 mmol > l).
2. Valor da glicose plasmática de jejum (mínimo de 8 horas) acima de 126 mg/dL (7 mmol/L).
3. Valor da glicose plasmática 2 horas após ingestão de 75 g de glicose (teste de tolerância à glicose) igual ou acima de 200 mg/dL (11,1 mmol/L).
4. Valor da hemoglobina glicada (HbA1c) igual ou acima de 6,5% (ou 48 mmol/mol).

A linha vertical pontilhada na Figura 1 destaca o momento do diagnóstico do DM2. No diagrama superior, nota-se que a hiperglicemia pós-prandial precede a hiperglicemia de jejum. Por este motivo, o teste de tolerância à glicose é comumente indicado no rastreamento de indivíduos de alto risco e naqueles com história familiar positiva de diabetes. Ainda na Figura 1, no diagrama inferior, vê-se que a resistência tissular à ação da insulina atinge valor máximo próximo ao diagnóstico. A partir daí, a perda progressiva da secreção de insulina nas células beta pancreáticas passa a ser fator fundamental na evolução e no agravamento da doença.[9] A disfunção das células beta pancreáticas já se torna evidente cerca de 5 a 10 anos antes do diagnóstico, quando a resistência insulínica começa a se manifestar. Em resposta, há um aumento inicial proporcional na secreção pancreática de insulina à resistência hormonal tissular. Assim, uma maior quantidade de insulina na circulação atinge os tecidos e supera temporariamente a resistência à ação do hormônio.[9,10] Em consequência, os níveis de glicose no plasma se mantêm dentro de valores normais. A hiperinsulinemia secundária representa uma disfunção precoce do pâncreas endócrino, que pode vir a ser útil clinicamente no acompanhamento da progressão do estado de pré-diabetes para o diabetes. Entretanto, é necessário muito cuidado e deve-se sempre analisar os resultados dos valores da insulina e da glicose simultaneamente, para evitar erros de interpretação. A partir da hiperglicemia, o declínio na secreção de insulina pelas células beta pancreáticas passa a ser mais rápido e a doença segue seu curso inexorável, com complicações metabólicas e cardiovasculares.[11-13]

A falência da função endócrina pancreática não é um fenômeno universal, pois vários indivíduos com resistência insulínica são capazes de preservar níveis de glicemia dentro da normalidade por tempo prolongado, evitando, assim, o aparecimento do DM2. Nestes casos, a hiperinsulinemia é um índice de uma capacidade beta pancreática robusta e inesgotável, que, em algumas pessoas, pode compensar a resistência dos tecidos à ação da insulina. O resultado é que não haverá evolução do estado de pré-diabetes com resistência insulínica para o de diabetes clínico.[14-16] Hoje, sabe-se que somente aqueles predispostos geneticamente com traços hereditários de resistência insulínica, e que possivelmente também têm defeitos inatos das células beta pancreá-

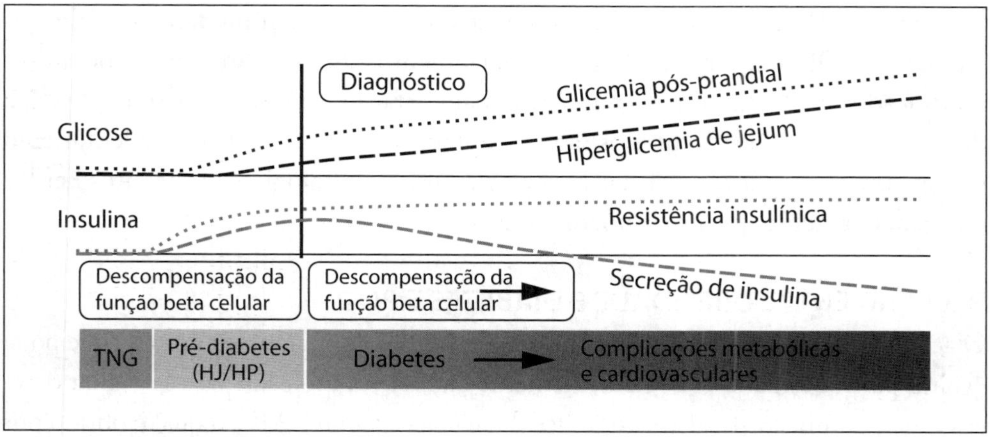

Figura 1 História natural do diabetes melito tipo 2. A linha vertical representa o momento do diagnóstico clínico do DM2. A parte superior da figura demonstra a elevação inicial da glicemia pós-prandial (linha pontilhada preta), seguida da hiperglicemia de jejum (linha tracejada preta), que caracteriza o estado clínico de diabetes. Na parte inferior da figura, a resistência insulínica (linha pontilhada cinza) atinge nível máximo no diagnóstico da doença. A secreção de insulina pelas células beta pancreáticas (linha tracejada cinza) cresce como resposta à resistência tissular à ação da insulina. Nesse período, denominado pré-diabetes, a hiperinsulinemia já indica um grau de disfunção do pâncreas endócrino. Na evolução natural, o indivíduo passa, então, de um estado de TNG para o de "disglicemia" com intolerância à glicose (HJ ou HP). Com o passar do tempo, a secreção de insulina diminui e a reserva pancreática se esgota, razão pela qual a hiperglicemia crônica se manifesta. A partir daí, a perda de secreção de insulina nas células beta pancreáticas torna-se mais rápida e a doença evolui com hiperglicemia severa e complicações metabólicas e cardiovasculares.

TNG: tolerância normal à glicose; HJ: hiperglicemia de jejum; HP: hiperglicemia pós-prandial.
Fonte: modificada de Rickheim et al., 2004.[14]

ticas com secreção hormonal insuficiente, desenvolverão hiperglicemia com diabetes clínico. Nessas pessoas suscetíveis, a secreção aumentada de insulina é transitória e incapaz de compensar a resistência tissular à ação do hormônio por tempo prolongado e, portanto, a hiperglicemia sobrevém. Embora os fatores genéticos que facilitam o desenvolvimento do DM2 ainda não estejam completamente esclarecidos,[17-19] tudo indica que o DM2 é uma doença poligênica que afeta mais frequentemente parentes de 1º grau (pais, avós, filhos e netos) de uma mesma família. A composição genética, então, forma a base sobre a qual fatores ambientais adversos promovem o aparecimento da doença. Como ainda não há uma "cura genética" para o DM2, todos os esforços têm se concentrado em mudanças de fatores ambientais. Diferentemente da genética, elementos do meio ambiente podem ser modificados e adaptados para retardar a manifestação e alterar o curso do DM2 e de suas complicações. Dentre os fatores ambientais, a obesidade e o sedentarismo são os principais responsáveis pela expressão clínico-patológica dos defeitos herdados geneticamente que predispõem ao DM2.

RELAÇÃO ENTRE OBESIDADE E DIABETES TIPO 2

O acúmulo de gordura no organismo gera a condição de sobrepeso corporal, que pode evoluir para obesidade. Independentemente da métrica utilizada para se avaliar o excesso de gordura corporal, seja o índice de massa corporal (IMC, o qual é obtido por meio da divisão do peso em quilogramas pela altura em metros elevada ao quadrado), a espessura do tecido celular subcutâneo ou a circunferência abdominal, a obesidade representa hoje uma pandemia global, característica da sociedade moderna. Análises epidemiológicas recentes indicam que 1 em cada 10 pessoas em todo o mundo é considerada obesa, e acredita-se que 2,2 bilhões de indivíduos têm excesso de peso.[20-22] Dentre os países com maior densidade demográfica, a taxa de obesidade em crianças e adultos jovens é mais alta na América do Norte, Austrália e Arábia Saudita, com cerca de 25% da população na faixa de obesidade.[23,24] As taxas mais baixas de obesidade em adultos têm sido registradas em Bangladesh e Vietnã, ambas em cerca de 1%. A China e a Índia têm o maior número de crianças obesas – 15,3 e 14,4 milhões, respectivamente.[23] Ainda em relação à obesidade nos adultos, Estados Unidos e China registram as maiores taxas, com 79,4 e 57,3 milhões de pessoas, respectivamente. Um dado preocupante e recentemente constatado é que triplicou o número de obesos, na maioria adultos jovens, que residem na China, no Brasil e na Indonésia.[24,25] Esse surgimento da obesidade global certamente tem contribuído para a alta incidência cumulativa de DM2 observada nos últimos anos. Levantamento de dados em diversas regiões do mundo indica que a prevalência de DM2 afeta de 9 a 12% da população da América do Norte e da América do Sul, com índices no Brasil, em 2017, em torno de 9% da população.[25] Também é elevada a ocorrência de DM2 nas regiões do Oriente Médio e Norte-Asiáticas, onde se destacam a Índia e a China.[24] Uma análise minuciosa não deixa dúvida de que as regiões com maior prevalência de taxas de obesidade são também aquelas com maior número de casos de DM2. Esses achados reforçam a ideia de que a obesidade promove e acelera o desenvolvimento do diabetes em indivíduos geneticamente predispostos.

Conforme discutido anteriormente, a obesidade, por si só, não causa diabetes, mas contribui enormemente. Todas as ações nutropreventivas e nutroterapêuticas que tendem a diminuir o sobrepeso e a obesidade são, portanto, fundamentais no combate à epidemia de diabetes. Entretanto, é importante destacar que tais medidas somente auxiliam e retardam o início do DM2 em indivíduos suscetíves portadores de alterações herdadas geneticamente. Não há dúvida de que a implantação de medidas para prevenir e tratar a obesidade sempre gera benefícios, que vão além da prevenção do DM2.

No mundo ocidental, os indivíduos geralmente são caracterizados como obesos quando o IMC é igual ou superior a 30 kg/m^2. Pessoas com sobrepeso são aquelas com IMC entre 25 e 29,9 kg/m^2. O valor da circunferência abdominal, medida na altura do umbigo, acima de 88 cm em mulheres e acima de 102 cm em homens também reflete excesso de gordura corporal. Neste caso, a gordura se concentra predominantemente na região abdominal. O fato alarmante é que cerca de 107,7 milhões de crianças e 603,7 milhões de adultos em todo o mundo são obesos, o que representa uma perturbadora e crescente crise global de saúde pública.[20-24] O excesso de peso e de gordura corporal está associado a taxas elevadas de doenças cardiovasculares, diabetes e alguns tipos de câncer.[26] Curiosamente, embora a condição de obesidade tenha consumido recursos públicos nas áreas de epidemiologia, prevenção e diversos programas de saúde pública, no que diz respeito ao desenvolvimento DM2 na população, somente uma minoria dos obesos (estimada em 20 a 25% do total nos Estados Unidos) corre risco de desenvolver diabetes.[22,24,26] A explicação óbvia para esta observação discrepante é que, como mencionado anteriormente, a presença de alterações genéticas é essencial para que o DM2 se manifeste.

A obesidade contribui para piorar a resistência tissular à ação da insulina, um defeito em nível molecular herdado geneticamente. O ganho de peso com acúmulo de gordura corporal em áreas ectópicas, aquelas distantes do tecido adiposo celular subcutâneo, agrava estado de resistência insulínica em indivíduos com predisposição genética. Desse modo, a resistência insulínica tissular hereditária agravada pela obesidade cria uma demanda maior de secreção pancreática de insulina. Assim, nos indivíduos predispostos que se tornam obesos, a hiperinsulinemia resultante não consegue superar o bloqueio hormonal insulino-dependente dos tecidos. Para metabolizar a glicose e preservar reservas de energia do organismo, é necessária a ação eficaz tissular da insulina, porém ela está prejudicada. Nota-se, na Figura 1, que, depois de um período de 5 a 10 anos,[9-11] nos indivíduos predispostos geneticamente (cerca de 20 a 25% dos obesos), há uma perda substancial na capacidade das células beta pancreáticas de secretar insulina. Ao longo dos anos, após ter o diagnóstico clínico confirmado de DM2 e com hiperglicemia crônica sustentada, a disponibilidade de insulina das células beta pancreáticas se reduz ainda mais e, eventualmente, a reserva se esgota. Com essas alterações fisiopatológicas, principalmente a falência na secreção endócrina de insulina, o diabetes evolui, a hiperglicemia se torna mais difícil de ser controlada e complicações sobrevêm.

PATOGÊNESE DA HIPERGLICEMIA NO DIABETES

A alteração clínica que define o diagnóstico de diabetes melito é a hiperglicemia, que decorre de uma série de distúrbios nutrometabólicos e hormonais. A elevação crônica da glicose na circulação é, a princípio, uma consequência da combinação da resistência tissular à ação da insulina com uma deficiência na secreção de insulina pelas células beta pancreáticas. A entrada de glicose nas células do tecido muscular e adiposo é um processo ativo que depende da ação da insulina. Nos pacientes diabéticos, este processo de transporte se torna lento e ineficaz. A mobilização de transportadores específicos de glicose, situados na membrana citoplasmática, que acelera o fluxo de glicose do espaço extra para o intracelular, está prejudicada. Seguindo as vias metabólicas normais, a glicose dentro das células musculares, que deveria ser armazenada como glicogênio muscular ou ser parcial ou completamente oxidada para gerar energia, não consegue avançar. Dessa forma, tanto a reserva de glicogênio muscular como a oxidação de glicose no músculo estão reduzidas nos pacientes com DM2.[27,28] No tecido adiposo, a captação de glicose, que também exige a presença de insulina, é degradada para liberar o glicerol utilizado na síntese e no armazenamento de triglicerídeos, que constituem cerca de 90% da reserva energética do organismo. O processo inverso de lipólise, que promove a mobilização de ácidos graxos oriundos dos triglicerídeos, é também controlado pela ação da insulina. Com a resistência insulínica, a liberação de ácidos graxos derivados da hidrólise de triglicerídeos pelo tecido adiposo fica parcialmente desbloqueada. Com a elevação de ácidos graxos livres na circulação, estabelece-se uma competição direta que impede e reduz a utilização muscular de glicose. Todas essas alterações metabólicas favorecem a retenção de glicose no sangue, estabelecendo a hiperglicemia.

A ação da insulina no fígado se concentra na preservação do glicogênio hepático, que se acumula após a ingestão de carboidratos no período pós-prandial. A produção e a liberação endógena de glicose proveniente da gliconeogênese hepática estão sob o controle da insulina. Nos pacientes diabéticos, a resistência insulínica no fígado, juntamente com a relativa insuficiência de secreção de insulina na veia porta, não consegue frear a liberação hepática descontrolada de glicose na circulação. Tanto a degradação de glicogênio como a formação exagerada de glicose a partir da gliconeogênese levam a um maior acúmulo de glicose livre nos hepatócitos. Sendo assim, a glicose acaba sendo liberada na circulação periférica de forma anormal e exagerada nos pacientes diabéticos. A concentração de glicose no sangue tende, então, a aumentar ainda mais após as refeições. A redução na capacidade de secreção de insulina pelas células beta pancreáticas é, portanto, o elemento fisiopatológico essencial para o desenvolvimento da hiperglicemia crônica nos pacientes diabéticos. A secreção inadequada de insulina, por não superar a resistência insulínica tissular, contribui para a elevação da glicose na circulação por meio de:

- entrada insuficiente de glicose no tecido muscular e adiposo em virtude de baixa quantidade circulante de insulina, incapaz de vencer a resistência à ação tissular do hormônio;
- reduzida utilização de glicose pelos tecidos periféricos, secundária à competição com a disponibilidade abundante de ácidos graxos liberados por deficiência relativa de insulina;
- aumento descontrolado na liberação hepática de glicose na circulação, também facilitada pela falta de compensação secretória de insulina.

Todas essas são alterações metabólicas e hormonais que consolidam o aparecimento e a manutenção da hiperglicemia crônica do DM2.

Outros fatores patogenéticos adicionais responsáveis, direta ou indiretamente, pelo aumento e pela sustentação dos níveis de glicemia acima de valores normais foram recentemente identificados.[28] A descoberta mais relevante diz respeito às alterações na secreção e na ação de hormônios gastrointestinais, chamados de incretinas. Esses defeitos ocorrem precocemente e já foram observados em pessoas com alto risco de desenvolver diabetes.[29] Normalmente, no período pós-prandial, há um aumento dos níveis de hormônios gastrointestinais em resposta à presença de nutrientes no tubo digestivo. As incretinas são secretadas diretamente no sistema porta hepático e, eventualmente, atingem a circulação periférica. No pâncreas endócrino, esses peptídeos hormonais se ligam a receptores da membrana citoplasmática das células alfa e beta pancreáticas, amplificando a secreção de insulina (células beta) e reduzindo a de glucagon (células alfa) simultaneamente. Como resultado, as incretinas, por meio da elevação de insulina com queda no glucagon, promovem maior eficiência na utilização e no armazenamento da glicose nos tecidos muscular e adiposo, com bloqueio completo e eficiente na liberação de glicose endógena, hepática e renal no período pós-alimentar. O ciclo se completa com a mobilização fisiológica de glicose endógena armazenada que ocorre naturalmente nos períodos entre refeições e de jejum noturno. O peptídeo semelhante a glucagon 1 (GLP-1, do inglês *glucagon-like peptide*) e o peptídeo inibidor gástrico (GIP, do inglês *glucose-dependent insulinotropic peptide*) representam cerca de 60% de toda a secreção de hormônios gastrointestinais após refeições e, em conjunto, são responsáveis por cerca de 80% do chamado "efeito incretina",[29] nome que deriva do fato de hormônios gastrointestinais "incrementarem" a resposta hormonal pancreática no período pós-prandial. Esse efeito tem papel fundamental na manutenção da homeostase da glicose do organismo. Em pacientes diabéticos, há uma deficiência básica tanto na secreção como na ação pancreática desses hormônios gastrointestinais. A resistência das ilhotas pancreáticas à ação das incretinas dificulta sobremaneira a ação fisiológica anabólica da insulina no período pós-alimentar. Esse distúrbio hormonal do eixo gastrointestinal-pancreático é conhecido como "deficiência de incretinas" e está descrito precocemente na evolução natural do diabetes.[28,29]

A reabsorção renal exagerada de glicose e a hiperatividade simpaticomimética com origem no sistema nervoso central (SNC) são dois elementos adicionais que contribuem para a manutenção da hiperglicemia crônica do DM2. No rim, toda a carga de glicose filtrada pelo glomérulo (cerca de 180 g/dia) é completamente reabsorvida nos túbulos renais proximais. Em pacientes diabéticos, esta função tubular aumentada[30-32] representa uma má adaptação e, com a reabsorção renal elevada de glicose, a hiperglicemia crônica dos pacientes com DM2 se preserva e se amplia.[32] O SNC tem participação no transtorno metabólico-hormonal do DM2 por meio de uma baixa secreção do neurotransmissor dopamina nas regiões hipotalâmicas,[33] que se manifesta com aumento na atividade do sistema nervoso simpático periférico. Essa hiperatividade simpática é acompanhada de vários distúrbios cardiovasculares e metabólicos, como o estímulo à produção de glicose endógena e o aumento na liberação de ácidos graxos livres na circulação. Essa secreção deficiente de dopamina nas áreas hipotalâmicas já foi identificada em humanos e animais[34-36] e parece ter participação importante na elevação da glicemia do DM2.[34-36]

A presença de hiperglicemia crônica juntamente com altos níveis de ácidos graxos circulantes no diabetes gera um ambiente tóxico ao organismo. Dentre as consequências deletérias, além das complicações metabólicas, micro e macrovasculares[28] em curto e longo prazos, há uma inibição com perda ainda maior na capacidade de secreção de insulina. A resistência tissular hepática, muscular e do tecido adiposo à ação da insulina também deteriora com a hiperglicemia e a elevação de ácidos graxos circulantes. A maioria dos defeitos que favorecem a hiperglicemia dos pacientes diabéticos pode ser controlada com medicamentos, adequada manipulação nutricional e mudanças no estilo de vida. Uma variedade de intervenções nutrológicas, cujo objetivo é retardar e reverter a perda da secreção pancreática de insulina, pode ser empregada para prevenir a progressão da doença. Restrições calóricas, manipulações nutricionais e atividade física regular, associadas a medicamentos antidiabéticos, podem corrigir o metabolismo da glicose e de gorduras dos pacientes diabéticos. As seguintes intervenções têm demonstrado eficácia em retardar o início do DM2:

- controle de peso e gordura corporal;
- ingesta seletiva e balanceada de nutrientes com baixo teor de carboidratos simples;
- exercício físico com treinamento regular.

Todas essas são mudanças que auxiliam na preservação da capacidade de secreção de insulina pancreática, na diminuição da resistência insulínica e facilitam o retardo do início e da progressão das complicações do diabetes.[1]

A Figura 2 resume os vários fatores envolvidos na perda progressiva da função beta pancreática, que representa o elemento fisiopatológico central no desenvolvimento da hiperglicemia crônica do DM2. A deficiente secreção de insulina ocorre naturalmente com o envelhecimento e é determinada parcialmente pela constituição genética de cada indivíduo, em cada família. Assim, ao longo da vida, há uma diminuição gradativa na reserva e na capacidade secretória do pâncreas endócrino. Com o advento do sobrepeso e da obesidade, a necessidade de secreção da insulina aumenta. A demanda é cada vez maior, pois é preciso atender a uma área maior de tecido adiposo e de superfície corporal. Nas pessoas com tendência ao diabetes, a produção gastrointestinal de incretinas está diminuída e a resposta das células das ilhotas pancreáticas está alterada. Em consequência, o processo de armazenamento da glicose e de gorduras provenientes das refeições está prejudicado. Na ausência de uma quantidade adequada de insulina e com excesso de glucagon, a glicose derivada dos carboidratos da dieta, que deveria ser extraída e armazenada no fígado e captada no músculo para a síntese de glicogênio

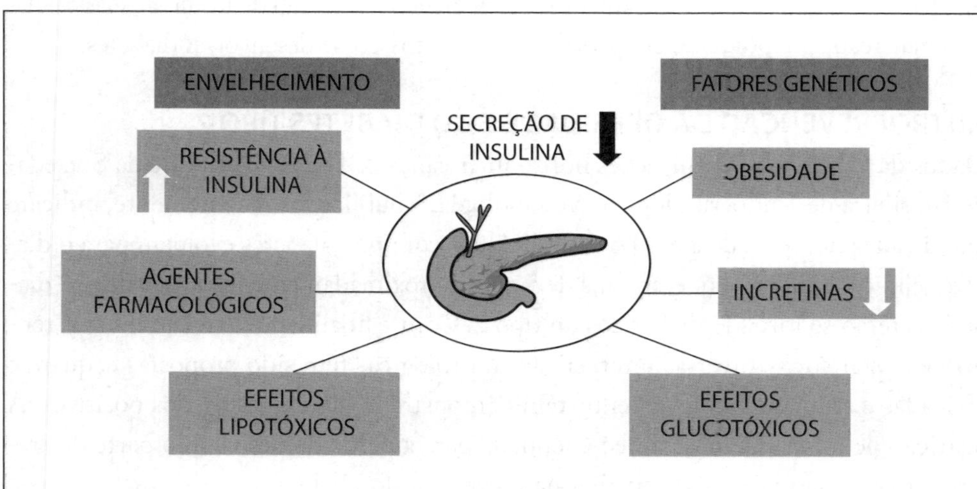

Figura 2 Principais causas da perda da função das células beta pancreáticas nos pacientes com diabetes tipo 2.

e oxidação, passa diretamente à circulação, onde se acumula. A presença de glucagon e o baixo teor de insulina ao redor dos hepatócitos facilitam a produção contínua e a liberação inapropriada de glicose pelo fígado na circulação periférica. Com a subsequente elevação de glicose e dos níveis de ácidos graxos na circulação, a secreção de insulina fica ainda mais limitada, efeitos conhecidos como de "glicotoxicidade" e "lipotoxicidade". Vários agentes farmacológicos, como imunossupressores, bloqueadores beta-adrenérgicos e até sulfonilureias, têm sido descritos em associação com queda na secreção insulínica. A própria resistência periférica à ação da insulina gera demanda aumentada e favorece, por mecanismos ainda não devidamente esclarecidos, a diminuição com eventual exaustão da secreção de insulina pancreática.

Nem o envelhecimento do organismo nem a composição genética individual podem ser alterados e, portanto, essas não representam áreas passíveis de intervenção no DM2. Por outro lado, medidas nutropreventivas que atenuam o ganho de peso corporal e que reduzem o acúmulo de gordura podem ser implementadas. A finalidade dessas intervenções nutricionais é, entre outras, retardar a falência das células beta pancreáticas para evitar a hiperglicemia. A perda e/ou a manutenção do peso corporal estabiliza e tende a reduzir a demanda por secreção de insulina. Assim, o esforço para prevenir ganho de peso e acúmulo de gordura corporal é fundamental em qualquer estratégia de nutroprevenção e nutroterapia da hiperglicemia do DM2.

Outro fator passível de correção é a deficiência de incretinas, que pode vir a melhorar com medicamentos específicos, determinados ajustes alimentares e, até mesmo, procedimentos cirúrgicos. Visto que em indivíduos propensos a reserva de insulina do pâncreas endócrino é limitada, o consumo de nutrientes que demandam menor secreção insulínica é recomendado. Evitar medicamentos que reduzam a secreção de insulina pelas células beta pancreáticas é prudente em pessoas com maior risco de desenvolver diabetes.

NUTROPREVENÇÃO DA OBESIDADE E DO DIABETES TIPO 2

Dados da OMS,[8] de organizações norte-americanas (CDC e NIH)[20,21] e da Sociedade Brasileira de Endocrinologia e Metabologia,[25] publicados recentemente, indicam que, a cada ano, cerca de 8 a 10% de indivíduos com pré-diabetes evoluem para o diabetes clínico. Estima-se que, ao final de 5 anos, aproximadamente 50 a 75% de pré-diabéticos terão se tornado diabéticos do tipo 2. Com a finalidade de reverter essas tendências estatísticas, diversas intervenções nutrológicas têm sido propostas e, quando aplicadas e seguidas rigorosamente, têm demonstrado alguns resultados positivos. A restrição de calorias, em geral recomendada para a perda de peso como parte do tratamento da obesidade, pode auxiliar na prevenção do DM2.

Um trabalho recente de Tuomilehto et al., na Escandinávia,[37] demonstrou que, com dietas hipocalóricas diversas e redução no peso corporal, o aparecimento do DM2 pode ser retardado. Esse estudo incluiu 522 pessoas obesas não diabéticas, com intolerância à glicose (pré-diabetes) que foram instruídas a seguir uma dieta de restrição calórica com aumento no consumo de fibras e redução no consumo de gorduras saturadas (de origem animal). O grupo controle seguiu uma dieta normal. Todos receberam instruções para manter atividade física regular, ou seja, caminhadas de 30 a 60 minutos pelo menos 3 vezes/semana. Ao final de 3 anos de observação, o grupo com restrição calórica perdeu de 3 a 4,2 kg, equivalente a uma queda de 5% do peso corporal inicial. Em contraste, no mesmo período de observação, o grupo controle apresentou aumentou de peso.

Resultados idênticos foram registrados em um trabalho semelhante conduzido nos Estados Unidos e publicado no ano seguinte.[38] Neste estudo prospectivo, 3 mil obesos com hiperglicemia de jejum ou com intolerância à glicose (pré-diabetes) foram divididos aleatoriamente em dois grupos: Grupo I (ingesta regular, porém com redução de 600 calorias/dia, usando critério pessoal) e Grupo II (controle, que seguiu uma dieta regular sem redução na ingesta total diária de calorias). A atividade física em ambos os grupos permaneceu inalterada. Depois de 3 anos de adesão às dietas, a observação clínica foi de que o Grupo I perdeu de 4 a 7 kg, o equivalente a uma média de 7% do peso corporal inicial.

Tanto no estudo escandinavo[37] como no estudo norte-americano[38] houve uma redução importante na conversão anual de pré-diabetes para diabetes clínico, que variou de 2,8 a 4,8% naqueles obesos com pré-diabetes que perderam peso. Em contraste, os obesos que não seguiram restrição calórica e, portanto, não perderam peso, tiveram índice de conversão anual de pré-diabetes para o diabetes de 11% no mesmo período. Em conjunto, esses resultados demonstram que perda de peso sustentável por pelo menos 3 anos é capaz de retardar o aparecimento de DM2.

Alguns estudos sugerem que, além da diminuição sustentada de massa gordurosa que reflete perda de peso corporal, regimes dietéticos com redução específica de carboidratos simples podem ter benefícios adicionais quanto à prevenção do diabetes e suas complicações.[37-40] Um trabalho recente[39] comparou regimes dietéticos variados e confirmou que, no que diz respeito à perda de peso corporal, não há grandes diferenças entre dietas com baixo teor de gordura, com pouco conteúdo de carboidratos e dietas hipocalóricas ricas em gorduras vegetais (óleo vegetal, azeites, nozes, castanhas), denominada "dieta mediterrânea". Entretanto, quando se consideram os benefícios metabólicos e hormonais, a evolução do quadro clínico de diabetes e complicações cardiovasculares, as dietas pobres em carboidratos simples e aquelas que se aproximam da dieta mediterrânea têm vantagens adicionais.[39,40] A dieta ocidental, em geral, contém alimentos que agradam ao paladar doce, mas são de alta densidade calórica, o que favorece o ganho de peso corporal.

Estima-se que um indivíduo ganha, em média, 9 kg entre os 25 e 55 anos de idade, consequência de um desequilíbrio no balanço energético de apenas 0,3% de calorias ingeridas em excesso por ano.[41] As consequências são catastróficas e bem conhecidas e incluem hiperinsulinemia, exaustão da reserva pancreática, hiperglicemia e aumento de partículas de lipídios aterogênicos na circulação. Um aspecto muito importante decorrente do regime que limita o consumo de carboidratos simples é a queda dos níveis circulantes de insulina, preservando, assim, a capacidade de secreção de insulina pelas células beta pancreáticas. Esse efeito explica, em parte, como a restrição de carboidratos simples na dieta pode ajudar a reduzir o índice de conversão de pré-diabetes em DM2, alterando, assim, a progressão natural da doença. Além de preservar a reserva beta pancreática e evitar a hiperglicemia, a redução da hiperinsulinemia pode também estar ligada ao risco de arteriosclerose.[42,43] A relação entre hiperinsulinemia, síndrome cardiometabólica e risco aumentado de arteriosclerose será discutida mais adiante.

Essas observações confirmam que regimes dietéticos focados na redução absoluta na quantidade diária total de açúcares simples, os quais devem ser substituídos por frutas e vegetais frescos, nozes, castanhas e leite magro, além do consumo limitado de carnes e produtos industrializados, formam a base da nutroprevenção e da nutroterapia da obesidade e diabetes.

Consumo de carboidratos simples

Em 2015, a OMS publicou uma nota oficial contendo uma importante revisão e recomendações sobre o consumo de carboidratos simples.[44] O documento sugere que todos os adultos e crianças adotem uma redução no consumo de açúcares simples (mono e dissacarídios), tanto na forma isolada como combinados com outros alimentos e bebidas. A nota da OMS salienta que o consumo de açúcares naturais, por exemplo, mel, xaropes, sucos de frutas e concentrados, também deve ser limitado. A OMS defende que a ingesta de carboidratos simples seja de, no máximo, 10% da energia calórica diária individual. O consumo total de açúcares simples não deve ultrapassar 200 a 300 calorias/dia em média, cerca de 50 a 75 g/dia. Uma restrição ainda maior é recomendada a pessoas obesas e com DM, que devem consumir um máximo de 5% da energia calórica sob a forma de açúcares simples. Essas novas diretrizes são baseadas em dados científicos concretos com evidência clínico-epidemiológica publicada nos últimos anos, que aponta para um crescente e exagerado consumo de carboidratos simples na população em geral, mais especificamente em jovens.[44] Esses estudos estabelecem uma relação direta entre a ingesta excessiva de açúcares simples e o desenvolvimento da obesidade. O pronunciamento oficial da OMS serve, portanto, como alerta para os riscos associados ao uso indiscriminado de alimentos e bebidas com adição de açúcares refinados.

Recomendações semelhantes da OMS no passado, fixando o uso de gorduras saturadas de origem animal em 7% do valor calórico diário ou reduzindo o consumo de sal de cozinha ao máximo de 2 g/dia, entre outras, foram muito bem recebidas e incorporadas no cotidiano. Todas elas são fundamentadas em observações clínicas meticulosas, estudos populacionais e levantamentos epidemiológicos.[44] Uma vez avaliada a viabilidade na implementação, o conteúdo da informação foi considerado de suprema utilidade pública, com potencial para surtir efeitos na geração atual e nas futuras. O objetivo primordial é prevenir o avanço da obesidade global e diminuir a incidência de cáries dentárias e, secundariamente, minimizar o desenvolvimento de doenças crônicas comuns, como DM, hipertensão arterial e arteriosclerose. Espera-se que, no médio e no longo prazos, a implantação dessas mudanças alimentares venha reduzir a incidência dessas enfermidades e suas complicações.

O comunicado oficial da OMS apresenta algumas alternativas para substituir o consumo de açúcares simples por nutrientes e fontes calóricas mais saudáveis, as quais têm menor impacto no estado nutrometabólico. Para atender aos requerimentos mínimos diários de energia do organismo, sugere-se que pessoas obesas, particularmente as pré-diabéticas e as diabéticas, substituam a ingesta de carboidratos simples por alimentos com fontes naturais de carboidratos. Vegetais variados, frutas e legumes frescos, cereais e grãos de trigo integrais e produtos laticínios desnatados são alguns exemplos. Esses alimentos contêm carboidratos complexos com alto teor de fibras solúveis e baixo índice glicêmico. A nota propõe que açúcares refinados devam constituir apenas 5 a 10% das calorias diárias ingeridas, porém, os valores percentuais de 45 a 60% de carboidratos da dieta convencional são mantidos. Desta forma, deve-se enfatizar a utilização de alimentos contendo carboidratos naturais (frutas e verduras) em vez de produtos processados com adição de sacarose ou frutose, como sorvetes, doces, bolos, bebidas e refrigerantes açucarados. Nesta mesma linha de raciocínio, o consumo de sucos de fruta ou concentrados, que, em geral, têm adição de açúcar refinado, deve ser limitado.

Em substituição ao açúcar refinado para satisfazer as necessidades neurofisiológicas e socioculturais do paladar doce, o uso de adoçantes não calóricos tem aumentado de forma significativa. Esperava-se que a procura por alimentos e bebidas ricos em calorias provenientes da adição de açúcar refinado fosse, então, reduzida, mas isso não aconteceu, pois o consumo exclusivo e exagerado de adoçantes não calóricos não é capaz de atender à demanda do organismo por carboidratos simples.[45,46] Isso é parcialmente explicado pela descoberta recente da presença de "receptores do paladar" em células especiais do epitélio que reveste a luz intestinal. O paladar doce é detectado na orofaringe. Para ser plenamente satisfeito e saciado, é necessário que uma certa quantidade de mono e dissacarídios ingeridos alcancem o tubo digestivo. Depois de absorvidos, esses açúcares são metabolizados por tais receptores presentes nas células intestinais e, com a liberação intracelular de moléculas derivadas da degradação da glicose, completam o circuito neurofisiológico e produzem a satisfação definitiva no desejo de "consumir doce".[45-48] Por não conseguirem suprir esta etapa metabólica do processo, os adoçantes não calóricos reduzem apenas parcial e temporariamente a necessidade de ingesta de carboidratos simples.

Por outro lado, o uso de adoçantes não calóricos tem sido útil para indivíduos pré-diabéticos e pacientes com DM2 na medida em que diminui o consumo exagerado de açúcar. Assim, protege-se a secreção pancreática de insulina, que se torna mais lenta e gradual, e repercute num controle glicêmico mais adequado.[49,50] A médio e longo prazos, porém, ainda não há relatos de sucesso com perda de peso e redução de gordura corporal.[49] Os adoçantes não calóricos disponíveis no mercado já foram testados e aprovados para consumo humano em estudos de animais de laboratório e ensaios clínicos.[48-50] Os efeitos adversos mais comuns descritos até o momento são leves ou moderados e inteiramente reversíveis com a suspenção do uso do produto. As áreas mais afetadas são tubo digestivo, fígado, rim e sistema nervoso, com raros casos de câncer em animais descritos com uso de altas doses de alguns adoçantes.[48-51] Estudos adicionais são imprescindíveis para ampliar ainda mais o conhecimento sobre esses produtos. Vale ressaltar, entretanto, que o uso abusivo e compulsivo de alimentos e bebidas açucaradas e o consumo indiscriminado de açúcar refinado têm sido responsabilizados diretamente pela pandemia da obesidade, pela epidemia global de diabetes e pela altíssima incidência de cárie dentária na população.[44]

Implementação prática das recomendações da OMS

As recomendações da OMS já estão sendo implementadas em países diversos, seguindo a orientação básica de incentivar a diminuição do consumo de alimentos e bebidas com adição de açúcar refinado. A meta é tentar reverter ou diminuir, de forma significativa, a tendência e o hábito de jovens e adolescentes que se utilizam de bebidas e refrigerantes açucarados como principal fonte de energia. Os responsáveis pela educação nutricional de jovens nas escolas primárias e secundárias, e também pais e adultos em casa, ao tomarem conhecimento destas novas diretrizes, devem adotá-las da melhor maneira possível. Em geral, as pessoas entendem que a oferta de alimentos e bebidas com açúcar refinado deve ser limitada. Assim, por exemplo, é preferível tomar uma bola de sorvete em vez de duas, beber uma unidade menor de refrigerante (100 mL em vez de 200 mL), tomar café ou chá sem açúcar, servir-se de apenas metade da sobremesa etc. Esses ajustes nos hábitos alimentares devem ser incorporados na rotina individual e repassados para os mais jovens para se alcançar a meta de consumir, no máximo, 50 g de carboidratos simples por dia. Mudanças mais radicais, como uso exclusivo de frutas como sobremesa em substituição aos doces nas refeições comuns, maior consumo de castanhas e nozes e de alimentos ricos em óleos vegetais e ainda a substituição de sucos e refrigerantes por leite, água, café e chá sem adição de açúcar, podem ser incorporadas mais lentamente. A procura por produtos doces, bolos, alimentos e bebidas açucarados deve ser limitada a ocasiões raras, como festas e celebrações, apenas algumas vezes por ano. Em mercados, feiras e lojas de venda de alimentos, é sempre útil ler e rever as indicações nutricionais afixadas no rótulo de cada produto. Na mesa, é muito importante levar em consideração o índice glicêmico das frutas e dar preferência para aquelas com menor índice glicêmico, como pera, maçã, melão e tomate. Frutas com alto índice glicêmico, como banana, laranja, uva e abacaxi, assim como sucos de fruta açucarados, devem ser consumidas em menor quantidade e com menor frequência. Esses ajustes na alimentação devem ser instituídos precocemente na rotina dos jovens, de preferência nos primeiros anos de vida e na idade escolar.

Ao se estabelecer esses novos paradigmas de hábitos alimentares, espera-se, ao longo dos anos, que o ganho de peso e a composição corporal da população mais jovem sejam mais adequados. Acredita-se que, com essas mudanças, o metabolismo dos nutrientes no organismo seja mais fisiológico, atendendo a necessidades essenciais e promovendo um estado físico mais saudável.

Diversos órgãos do governo nas áreas de educação e saúde pública, organizações e sociedades médicas e grupos independentes em alguns países já tomaram iniciativa para implementar programas segundo a nova orientação da OMS. Certas medidas colocadas em prática procuram divulgar a informação e facilitar a implementação destas novas diretrizes nutricionais. A indústria e empresas responsáveis pela distribuição e comercialização de alimentos também vêm se adaptando com renovação e reformulação de produtos oferecidos à população.

No México, na Inglaterra e nos Estados Unidos, programas de reeducação nutricional contendo dados novos publicados pela OMS estão sendo introduzidos no currículo escolar. Uma ampla revisão do conteúdo das merendas escolares distribuídas nas escolas primárias da rede pública foi encomendada e está sendo implantada. Assim, por exemplo, a presença de refrigerantes e de sucos de fruta com adição de açúcar não é permitida no perímetro das escolas. Água, leite e sucos naturais são as alternativas oferecidas, e a venda e o consumo de doces e balas no período de aulas estão terminantemente proibidos. Professores, educadores e administradores de escolas públicas são instruídos a colocar mais ênfase nos ensinamentos teóricos sobre os malefícios associados com exageros na ingesta de alimentos com açúcar refinado. Paralelamente, o consumo de refeições e merendas escolares com produtos mais saudáveis, como sucos naturais, leite, frutas e vegetais frescos e cereais integrais sem adição de açúcar, tem sido incentivado. A intensificação da propaganda nas escolas para o consumo preferencial de alimentos mais saudáveis e naturais se opõe frontal e radicalmente às campanhas maciças comerciais dos chamados restaurantes de *fast-food*, que decididamente atingem os mais jovens.

Com o objetivo de conter a venda de alimentos e bebidas com adição de açúcar, taxas sobre todos os produtos com adição de açúcar refinado foram propostas e, em alguns países, já foram implantadas. A tarifa é proporcional à quantidade de açúcar presente na composição de cada alimento ou bebida. A imposição dessa sobretaxa tem base nas mesmas justificativas utilizadas para se taxar a venda de produtos com álcool ou tabaco. Segundo os governos desses países, os valores provenientes desta nova "taxa do açúcar" serão destinados à reeducação alimentar e a novas pesquisas nas áreas de nutrição e saúde. A meta principal é desviar e minimizar a atração de jovens para o uso de produtos açucarados como fonte única de calorias. Especificamente, a sobretaxa procura reduzir de maneira substancial o consumo alarmante de bebidas e refrigerantes ricos em carboidratos simples.[52-54] Embora ainda se discuta se haverá ou não benefícios a médio e longo prazos com a introdução dessa "taxa do açúcar", resultados preliminares já publicados são promissores. O programa implantado no México há cerca de 2 anos impôs o aumento no preço de 1 peso mexicano para cada grama de açúcar nas bebidas comercializadas.[52] A avalição de resultados durante os primeiros anos de funcionamento do programa indica que houve uma queda na venda de bebidas açucaradas, enquanto a de água, leite e sucos naturais não açucarados teve um ligeiro aumento.[52] Resultados idênticos foram descritos em programas recentes implantados em alguns estados dos Estados Unidos, como Califórnia, Colorado e Pensilvânia, onde se adicionou um centavo de dólar para cada grama de açúcar acrescido a bebidas.[53] A imposição dessa "taxa do açúcar" está, no presente momento, sendo debatida também na Inglaterra, onde deverá ser aprovada muito em breve.[54] Ainda não há evidência sólida de que essas sobretaxas com ou sem outros projetos com intenção similar afetem a obesidade infantojuvenil. Os estudiosos do assunto, porém, concordam que são tentativas iniciais válidas e justificadas e que há esperança de que alguns efeitos clínico-nutricionais benéficos ocorrerão no futuro.

A indústria de alimentos já percebeu que este movimento ganha força e que ajustes na composição de produtos ricos em carboidratos simples precisam ser promovidos. Uma variedade de produtos disponíveis no mercado com pouco ou mesmo sem nenhuma adição de açúcar, em embalagens menores e com opções mais saudáveis para o consumidor, já está sendo introduzida. Quase todos os produtos alimentares têm rótulo com o valor total em gramas e o percentual de cada nutriente referente às calorias diárias recomendadas para adultos, em média. A quantidade de carboidratos totais e de açúcares adicionados por porção também é divulgada. Essa informação nutricional cumpre exigências do governo, tem vigilância rígida e auxilia os consumidores na escolha e na decisão na hora de comprar alimentos. As iniciativas do governo, juntamente com algumas adaptações implementadas pela indústria de alimentos, seguindo orientação da OMS, começam a demonstrar um redirecionamento com formação de novos hábitos alimentares na população. Acredita-se que, eventualmente, essas mudanças venham a reduzir a obesidade infantojuvenil com índices menores de DM e de outras complicações clínico-metabólicas ligadas ao consumo exagerado de açúcares refinados. As propostas em andamento representam apenas um começo e, certamente, será necessário um esforço comunitário ainda maior, com a participação de profissionais e órgãos públicos da área de saúde e educação no combate à obesidade.

Sedentarismo *versus* atividade física

Um aspecto fundamental no combate à obesidade e na prevenção do DM é a atividade física com exercícios programados e regulares. Além de uma nutrição natural e balanceada, é necessário estimular o consumo de energia do organismo. Diversos trabalhos científicos já demonstraram que a prática regular e repetida do exercício físico (treinamento) melhora o quadro clínico-psicológico, o estado nutricional e metabólico e o condicionamento cardiovascular.[54-58] Recomendações específicas de se manter uma rotina de atividade física variam conforme a faixa etária, o histórico prévio de exercícios, o condicionamento cardiovascular e respiratório e a capacidade neuromuscular e articular de cada indivíduo. Os objetivos a serem alcançados também são diferentes e vão desde a preservação do estado de saúde, manutenção do peso e da composição corporal até a recuperação e a reabilitação de pacientes com deficiências físicas decorrentes de enfermidades crônicas. O tipo de exercício ou atividade prescrito é mais intenso para um jovem adulto, com ou sem DM, do que para um idoso com limitações cardiovasculares ou respiratórias.[57,58] Diversos órgãos governamentais têm se empenhado em facilitar a prática de exercícios regulares nas comunidades com a execução de projetos públicos visando a incentivar o esporte e o lazer. A ampliação da rede de passarelas e ciclovias e a construção de piscinas públicas e outras áreas são medidas que têm sido tomadas para que jovens, adultos e idosos possam usufruir de um ambiente saudável praticando atividade física. Também há interesse em se promover uma reestruturação do currículo nas escolas primárias e secundárias para que aulas de ginástica voltem a fazer parte da rotina.

O tempo e a intensidade de cada atividade, conforme já mencionado, depende da capacidade individual e dos objetivos estabelecidos para cada caso. As pessoas com sobrepeso ou obesas, e também pacientes com DM, devem passar por avaliação clínica cardiovascular antes de iniciar um programa de exercício físico regular. Depois de estabelecida a capacidade e traçadas as metas do programa, independentemente da rotina de treinamento, a repetição se torna essencial para garantir maior eficiência quanto ao condicionamento cardiometabólico e à estabilidade emocional e psicológica.[58] Para indivíduos com histórico familiar e suscetíveis ao desenvolvimento de DM2, a atividade física regular tem dois objetivos principais: perda com manutenção de peso corporal e fortalecimento da massa muscular, que facilita a ação tissular de insulina. A consequente menor demanda de insulina com exercício rotineiro, além de prevenir e prolongar o início da doença nos indivíduos com pré-diabetes, traz benefícios cardiovasculares e psicológicos. Os idosos podem se exercitar com caminhadas de 30 a 45 minutos, 3 a 4 vezes/semana, sempre respeitando períodos de repouso entre as caminhadas e procurando fazer alongamentos musculoarticulares pré e pós-exercício. Exercícios aquáticos, bicicletas ergométricas, entre outros, são alternativas que podem substituir as caminhadas, e a escolha depende exclusivamente da capacidade física individual e de preferências pessoais.

O gasto energético resultante da prática de esportes se adiciona a exercícios regulares sem necessariamente substituí-los, ampliando, assim, os benefícios à saúde. O mesmo acontece com a adoção de hábitos saudáveis no dia a dia, por exemplo: fazer caminhadas mais longas para o trabalho, para a escola ou nas atividades de lazer; preferir o uso de escadas, evitando, sempre que possível, o uso de elevadores ou escadas rolantes; carregar seus próprios pertences, como bolsas, malas etc., sem o auxílio de artefatos ou de carrinhos com rodas; procurar ficar em pé por mais tempo. Esses exemplos e sugestões de hábitos cotidianos saudáveis podem ser praticados e se somam aos programas de exercício físico regular. Entretanto, a atividade física, mesmo intensa, não é capaz, por si só, de induzir perda de peso, visto que há um aumento gradativo no apetite. É necessário associar a atividade física a um regime de restrição calórica adequado. A prática rotineira de exercícios e a atividade física regular combatem o sedentarismo, um dos maiores vilões da vida moderna e que recebe pouca atenção nos programas de combate à obesidade e prevenção do DM2.

A experiência indica que a prática de exercícios com movimentos aeróbicos (corrida, ciclismo, natação, caminhadas etc.), alternada com anaeróbicos (levantamento de peso, extensão/flexão repetidas, uso de força para vencer resistência e obstáculos etc.) gera resultados superiores. Teoricamente, o exercício anaeróbico requer contração e relaxamento de grupos da musculatura esquelética e consome exclusivamente glicogênio muscular na fase inicial. Com a continuidade, a energia necessária para sustentar o trabalho muscular passa a depender cada vez mais da captação de glicose e de ácidos graxos livres provenientes do sangue circulante. Por esta razão, o débito cardíaco aumenta e o fluxo sanguíneo regional é redirecionado para atender áreas prioritárias com músculos ativos, em contração.[59] Nesta segunda etapa do exercício físico, manifesta-se a taquicardia e a sudorese, indicando a liberação de catecolaminas na circulação. Consequentemente, há um aumento na degradação de triglicerídeos armazenados no tecido adiposo (lipólise) mediado pela ação direta das catecolaminas. O volume de tecido adiposo, então, encolhe-se e, com o tempo, há uma tendência à perda de gordura corporal. Se esse tipo de treinamento físico se torna regular e é repetido várias vezes, estabelece-se uma forma de treinamento. Com o passar do tempo, o volume de massa muscular aumenta enquanto a massa gordurosa diminui. A composição corporal com maior percentual de massa magra e menor conteúdo de massa gorda induz uma melhora significativa de sensibilidade à ação tissular de insulina. No longo prazo, além de manter o peso ideal, alterações hormonais e metabólicas auxiliam na prevenção do DM2. Sempre que possível, recomenda-se que exercícios anaeróbicos precedam os aeróbicos, pois o glicogênio intramuscular se esgota com o término do período anaeróbico e a lipólise com mobilização de ácidos graxos do tecido adiposo se inicia mais naturalmente em seguida. Caso contrário, se o exercício físico aeróbico precede o anaeróbico, a exaustão do glicogênio intramuscular ocorre de forma rápida e precoce (durante a fase aeróbica) e, consequentemente, não haverá demanda para o estímulo com aumento da lipólise nas fases seguintes. Se o objetivo é perder peso e gordura corporal, melhores resultados advêm com exercícios aeróbicos por último, ou seja, sempre após atividade anaeróbica.[58]

Mecanismos de prevenção do diabetes tipo 2

A insulina tem papel fundamental no metabolismo dos carboidratos e das gorduras e é o principal hormônio responsável pelo armazenamento e mobilização de substratos do organismo. A fase inicial e rápida de secreção de insulina (5 a 30 minutos) na veia porta que irriga os hepatócitos tem como principal função reter a glicose ingerida no fígado, favorecendo, assim, o acúmulo de glicogênio hepático. Simultaneamente, há uma inibição da gliconeogênese e, como resultado, a glicose é preservada e armazenada no fígado. A ação anabólica da insulina no período pós-prandial imediato serve para preservar as reservas de glicose no fígado, que serão mobilizadas durante períodos entre refeições e no jejum noturno.[59,60] A segunda etapa de secreção pós-prandial de insulina é mais lenta e gradual (30 a 120 minutos) e tem a função de facilitar a entrada de glicose nos tecidos muscular e adiposo. No músculo, sob a ação da insulina, a glicose é transportada ativamente para o espaço intracelular e direcionada para a síntese e o armazenamento do glicogênio muscular. Nas células do tecido adiposo, além de participar da captação ativa da glicose, a insulina propicia sua oxidação parcial com formação de glicerol, que é utilizado na síntese de triglicerídeos.[59,60] Estes se acumulam nos adipócitos e representam uma importante reserva energética do organismo. A insulina circulante também tem a função de suprimir a degradação dos triglicerídeos com mobilização de ácidos graxos (lipólise). Quando um indivíduo desenvolve resistência insulínica, a liberação de glicose endógena e de ácidos graxos livres na circulação se descontrola. A hiperglicemia se estabelece e a elevação de ácidos graxos no plasma favorece a deposição de gordura ectópica, ou seja, na região intra-abdominal visceral, em diversos órgãos, inclusive pâncreas, fígado, musculatura cardíaca e esquelética, e também facilita a formação de partículas de gorduras aterogênicas.[60] A capacidade de secreção pancreática de insulina piora ainda mais, assim como a ação tissular da insulina, estabelecendo-se, assim, um ciclo vicioso. A nutroprevenção do diabetes, baseada na redução drástica do consumo de carboidratos simples,[37-40] é direcionada no sentido de restaurar a perda na secreção pancreática e melhorar a resistência tissular à ação da insulina, que são os fatores essenciais responsáveis pela progressão do DM2.[60]

Com o passar dos anos, menor atividade física associada a maior consumo de calorias gera excesso de gordura e ganho de peso. Além do processo natural de envelhecimento, o sedentarismo e pouca atividade física contribuem para o acúmulo exagerado de gorduras. Não é possível reverter os efeitos do envelhecimento nem alterar a genética de cada indivíduo. Todavia, aqueles que são propensos à obesidade e ao diabetes podem modificar seus hábitos com manipulações de nutrientes e maior incentivo à atividade física. A diminuição no consumo diário de calorias com redução da quantidade de carboidratos simples é a dieta mais eficaz recomendada na atualidade para se controlar a obesidade e prevenir o DM2.[61-63] Recomenda-se que a ingesta, mesmo que reduzida, de açúcares simples seja misturada com a ingesta de alimentos ricos em proteínas ou gorduras vegetais. Desta forma, a digestão e a absorção intestinal de carboidratos simples ingeridos é mais lenta, o que leva a uma entrada mais gradual de glicose na circulação. Assim, a demanda na secreção de insulina rápida, que ocorre nos 30 minutos iniciais do período pós-prandial, diminui. Essa redução propicia maior reserva beta pancreática de insulina e, com simultânea menor resistência à ação da insulina nos tecidos, os índices de conversão do estado de pré-diabetes para o de DM2 diminuem. Sabe-se que nos indivíduos predispostos geneticamente, a médio e longo prazos, as dietas hipocalóricas com baixo teor de açúcar refinado retardam o início da doença. Conforme já discutido, qualquer regime com manipulação de calorias e de nutrientes que resulte em perda de peso sustentada e diminuição e/ou redistribuição de gordura corporal terá efeito semelhante, porém em graus variados.[62,63] Quando as manipulações nutricionais se acompanham de programas de treinamento físico, os resultados benéficos são mais duradouras.[64-66] Essas considerações teóricas são úteis para orientar os profissionais da área de saúde no acompanhamento de indivíduos obesos com alto risco de desenvolver DM2. Na prática, porém, a implementação e, principalmente, a manutenção de regimes dietéticos e programas de exercícios físicos rotineiros, no longo prazo, têm se mostrado tarefa muito difícil.

NUTROTERAPIA DA OBESIDADE E DIABETES TIPO 2

Aproximadamente 90% dos pacientes com diagnóstico de DM2 têm sobrepeso ou obesidade, portanto, o tratamento das duas entidades está interligado e ambas merecem a mesma atenção.[1,21,28] A nutroterapia só será completamente eficaz nos pacientes com diabetes se houver concomitante perda de massa gordurosa e manutenção do peso corporal próximo do ideal. Igualmente, a redução de peso, que é o objetivo prioritário do tratamento de pessoas obesas, representa uma importante meta a ser alcançada nos indivíduos com pré-diabetes e pacientes com DM2. Os mesmos princípios da nutroprevenção se aplicam aos obesos com pré-diabetes ou com diabetes.[37-40] Essas recomendações se baseiam em evidência científica obtida em vários ensaios clínicos e estudos prospectivos e retrospectivos,[37-40,62,67] que demostram que qualquer regime dietético com perda de peso corporal melhora o quadro clínico-nutricional e metabólico. Não há nenhum estudo que demonstre superioridade de qualquer tipo de regime alimentar no que diz respeito à perda de peso corporal. Dietas hipocalóricas em geral, seja com baixo teor de carboidratos, menor quantidade de gorduras e até mesmo as chamadas "dietas mediterrâneas" (ricas em óleo e gorduras vegetais e com pouco conteúdo de gordura animal), tendem a diminuir o excesso de gordura do organismo. O intuito do regime alimentar é simplesmente forçar um balanço energético negativo para induzir perda sustentada de peso com redistribuição de gordura. A escolha do conteúdo e a forma como a dieta hipocalórica deve ser planejada são pessoais, o que representa um fator crítico na adesão ao regime. Uma vez estabelecida a preferência dietética, um plano de atividade física realista e apropriado deve ser traçado, com metas específicas e ajustes periódicos. As dietas com restrição absoluta de açúcar refinado (máximo de 50 g/dia) em pacientes obesos diabéticos, embora menos prazerosas, devem ser enfaticamente promovidas. Elas têm efeito superior na redução de massa de gordura corporal e oferecem maior proteção ao pâncreas endócrino, com preservação da capacidade de secreção de insulina.[62,63] Além disso, com a correção da hiperglicemia crônica do diabetes facilitada por esses regimes dietéticos, o processo progressivo de perda da secreção beta pancreática de insulina também desacelera.

O modo mais simples, eficaz e que oferece resultados mais imediatos (semanas a meses) de se colocar em prática qualquer dieta hipocalórica é com a diminuição do tamanho das porções de cada refeição. Diversas fórmulas e estratégias já foram e continuam sendo empregadas, algumas até com pequenas vantagens sobre outras, mas o desfecho é invariavelmente decepcionante. Dentre vários regimes dietéticos propostos para se tentar reduzir o peso e a gordura corporal, é preciso que a quantidade total de calorias ingeridas nas refeições diárias, seja de alimentos com densidade calórica alta ou baixa, ricos em gordura de origem animal ou vegetal, ou mesmo com açúcares em excesso com ou sem adoçantes não calóricos, não supere o gasto energético do indivíduo no mesmo período de 24 horas. Em geral, a quantidade de calorias consumidas a cada refeição é motivada pelo simples prazer de comer, atende a satisfação pessoal e social e ajuda a amenizar a tensão (estresse) de cada dia. A grande maioria das pessoas não consegue distinguir a necessidade básica de nutrição e hidratação dos impulsos neuropsicossociais e, por vezes, exageram e ultrapassam a saciedade natural do gosto e do paladar e do preenchimento do estômago. A título de curiosidade, para controlar esses impulsos, no passado se usou um procedimento cirúrgico de reduzir a abertura da boca com sutura e fixação parcial da mandíbula, deixando apenas um orifício para entrada de líquidos. Uma medida drástica que funcionava temporariamente e criava uma infelicidade insuportável. Hoje, são utilizados recursos cirúrgicos e endoscópicos de redução do estômago, como a gastroplastia e procedimentos similares, e os resultados são menos frustrantes. É fato incontestável que a cirurgia bariátrica evoluiu bastante nos últimos anos e tem sido registrada perda substancial de peso com diminuição enorme da gordura corporal em indivíduos obesos diabéticos.[68-70] Entretanto, a cirurgia bariátrica é um procedimento extremo e reservado a raros pacientes com obesidade mórbida ou obesos com doenças crônicas mais severas. Independentemente de indicação clínico-cirúrgica e de resultados promissores, todos os pacientes obesos, com ou sem diabetes, inclusive aqueles com obesidade mórbida avançada, necessitam de reeducação com reformulação do planejamento alimentar. Todos devem ser instruídos quanto aos valores nutritivos dos diversos alimentos, e os benefícios clínicos e metabólicos dos regimes dietéticos escolhidos devem ser enfatizados. Portanto, diminuir (ou forçar a redução com ato cirúrgico) o tamanho das porções de cada refeição é assunto prioritário e inegociável na discussão com os pacientes que pretendem perder peso.

A proposta de mudanças de hábitos alimentares nos pacientes obesos diabéticos, antes de ser implementada, deve incluir membros da família e/ou companheiro(a)s coabitantes, porque alterações na rotina e no conteúdo das refeições que são sugeridas a um paciente certamente afetam toda a família. Os programas devem ser individualizados, levando-se em consideração a rotina e o ambiente de trabalho de cada um, as preferências étnicas e culturais e também os recursos disponíveis para que o plano seja bem-sucedido e para obter maior adesão aos novos hábitos. O plano original deve sempre ser atualizado, sofrer reajustes e revisões periódicas durante os contatos e visitas clínicas. Deve-se avaliar tanto o progresso quanto as dificuldades com a nova rotina, para redefinir e redirecionar as metas iniciais. A manutenção de mudanças no regime alimentar no médio e longo prazos é sempre um desafio, pois pacientes costumam resistir e não conseguem se abster de determinados alimentos. É útil sugerir alternativas e estimular a criação de novas preferências por alimentos que tenham textura e/ou sabor semelhantes, mas com valor calórico reduzido. Ocasionalmente (não mais do que 1 vez/mês), como "prêmio de consolação", deve-se permitir que aqueles pacientes que aderem ao regime dietético de maneira mais rigorosa tenham liberdade para escolher produtos de preferência pessoal. Todavia, exageros não devem ser tolerados, visto que desvios prolongados do plano de mudanças levam a uma perda rápida dos benefícios já alcançados. Neste particular, membros da família, coabitantes e colegas de trabalho podem auxiliar com suporte emocional e de policiamento para que o sucesso no médio e longo prazos não seja completamente desperdiçado.

Pacientes obesos com diabetes devem desenvolver atividades físicas regulares para complementar o esforço dietético. Aqueles com hiperglicemia descontrolada necessitam de ajustes de medicamentos antes de iniciar qualquer atividade física regular. Por vezes, uma nutroterapia mais agressiva é necessária para impor regimes temporários e intercalados de jejum absoluto ou semijejum com conteúdo extremamente baixo de calorias (cerca de 600 calorias/dia). Nestes casos, a redução mais rápida de peso e gordura corporal é acompanhada de queda dos níveis plasmáticos de glicose e uma recuperação mais satisfatória se segue. As dietas com diminuição calórica extrema têm seus riscos, como desequilíbrio hidreletrolítico, desidratação, hipovolemia, hipotensão arterial e cetoacidose, e não devem ser praticadas por períodos muito longos. Por outro lado, existe uma corrente de estudiosos que defende que a perda de peso corporal sustentada pode ser alcançada com períodos intermitentes de jejum completo, alternados com dietas isocalóricas. Alguns estudos iniciais têm demonstrado bons resultados preliminares com esta estratégia, e estudos de duração mais longa estão sendo aguardados.[71-73]

O controle mais fácil da hiperglicemia crônica em indivíduos é um importante benefício do regime alimentar que preconiza a redução na ingesta de carboidratos simples. As complicações que tipicamente acometem estes pacientes,[74-78] como a retinopatia, a nefropatia e a neuropatia somatossensorial e autonômica, ocorrem com menor frequência quando a glicemia se mantém próxima de valores normais. As manifestações de doenças microvasculares que afetam exclusivamente os pacientes diabéticos são diretamente proporcionais ao período de duração da hiperglicemia crônica. Quanto mais altos os níveis de glicose na circulação, maior a chance e a gravidade dessas lesões. A retinopatia diabética compromete principalmente vasos capilares da retina e evolui com micro-hemorragias, edema e descolamento tecidual com sangramento vítreo, que pode levar à cegueira. Estima-se que o percentual de novos casos de cegueira decorrente do diabetes na população entre 45 e 75 anos de idade chegue a quase 20% do total a cada ano.[75] A nefropatia diabética se apresenta inicialmente com microalbuminúria e progride para macroproteinúria até atingir a fase de perda total na capacidade de filtração glomerular.[76,78] Uma vez estabelecida a insuficiência renal terminal, os pacientes necessitam de diálise crônica para reposição funcional do rim e entram automaticamente na lista de transplante renal. A nefropatia diabética é, hoje, responsável por mais de 50% dos pacientes em programas de hemodiálise crônica; são números alarmantes e que cresceram muito ultimamente.[76] A neuropatia somatossensorial e a neuropatia autonômica, que afetam pacientes com DM2 e hiperglicêmicos, contribuem enormemente para a morbidade e a baixa qualidade de vida. Procedimentos cirúrgicos extremos, como amputações não traumáticas de membros inferiores, são frequentes, em particular neste grupo de doentes. Estima-se que cerca de 1/3 de todas as amputações de membros inferiores sejam atribuídas à presença de DM2.[74] A combinação de neuropatia somatossensorial com doença micro e/ou macrovascular periférica predispõe a infecções com necrose e gangrena que precedem a necessidade de amputação.

Com base em três estudos clínicos independentes, sabe-se que qualquer queda na hemoglobina glicada é acompanhada de ocorrência menor e menos severa de retinopatia, nefropatia e neuropatia diabética.[64-66] Para cada 1% de queda na hemoglobina glicada, a retinopatia se reduz em torno de 31 a 38%; a microalbuminúria, marcador de disfunção vascular endotelial, lesão pré-aterosclerótica e também precursora da insuficiência renal, diminui entre 21 e 32%, e a macroproteinúria cai cerca de 28 a 34%. A frequência com que esses pacientes diabéticos desenvolvem neuropatia periférica, com sintomas de hiperestesia e parestesia, se reduz de 28 a 57%, e há um notável aumento na velocidade de condução nervosa. Estima-se que uma queda de 1% no valor da hemoglobina glicada corresponde, em média, a uma redução de aproximadamente 30 mg/dL nos níveis plasmáticos de glicose. Assim, a redução na ingesta de carboidratos simples auxilia no controle da glicemia de pacientes obesos diabéticos e torna-se uma medida adicional na prevenção primária das complicações microvasculares típicas do DM2.

Doenças cardiovasculares, em especial a arteriosclerose coronariana, cerebrovascular e periférica, são responsáveis por cerca de 80% da morbidade e mortalidade dos pacientes obesos diabéticos.[79-81] A restrição simples de calorias – com consumo limitado de carboidratos e de gorduras de origem animal, que devem ser substituídos por carboidratos complexos com fibras solúveis e ricos em óleos vegetais (frutas, azeite de oliva, castanhas, nozes etc.) – tem demonstrado eficiência superior na prevenção de eventos cardíacos e vasculares.[39,43,79-81] Sabe-se que indivíduos que seguiram por 5 anos uma dieta rica em óleos vegetais, frutas e nozes, com restrição de carboidratos simples e de carne vermelha, tiveram uma diminuição de cerca de 30% na incidência de infarto agudo do miocárdio, acidentes cerebrovasculares e na mortalidade cardiovascular; a mortalidade global diminuiu em aproximadamente 19%.[39] A melhora do quadro clínico nos pacientes obesos diabéticos que aderiram a mudanças no regime alimentar semelhantes àquelas descritas na dieta mediterrânea deve-se aos efeitos somados da redução do excesso de gordura corporal, perda de peso, melhor controle da pressão arterial e diminuição de partículas de lipídios aterogênicos circulantes, ricas em colesterol.[39,80,81]

O consumo limitado do sal de cozinha, que não deve ultrapassar 2 a 3 g/dia, também contribui para o controle da hipertensão arterial, sendo, portanto, responsável por uma grande parcela da redução da morbidade cardiovascular dos pacientes obesos diabéticos.[79-81] Por outro lado, a melhora da hiperglicemia, embora fundamental e indispensável na profilaxia e no tratamento de complicações microvasculares (retinopatia, nefropatia e neuropatias), tem importância menor no que diz respeito às doenças macrovasculares.[79] Alterações de lipídios e hemodinâmicas, comuns em pacientes obesos diabéticos, têm papel preponderante no desenvolvimento de doenças cardiovasculares. A prevalência de doença coronariana, angina e infarto do miocárdio é de 4 a 6 vezes maior em pacientes diabéticos do que em não diabéticos. O diagnóstico de insuficiência cardíaca e episódios de acidentes cerebrovasculares e de doenças secundárias a lesões vasculares periféricas são muito mais comuns em pacientes diabéticos do que na população em geral.[81]

A síndrome cardiometabólica, também conhecida como síndrome metabólica ou de resistência insulínica, representa o conglomerado de vários fatores de risco e condições clínicas. Sabe-se que, nessa síndrome, a incidência de eventos cardiovasculares é amplificada e supera o risco de cada entidade isolada. O elo comum a todos esses fatores de risco é a presença de resistência insulínica e a hiperinsulinemia compensatória. Acredita-se que defeitos moleculares ligados a anomalias das vias metabólicas, que traduzem a mensagem intracelular da insulina, são responsáveis pelo estímulo desenfreado de fatores pró-inflamatórios, proliferação e migração celular que facilitam a formação de placas de ateroma e aceleram o processo de arteriosclerose.[42,43] Se esta hipótese vier a ser confirmada, todas as manipulações de calorias e nutrientes que melhorem a resistência tissular à ação da insulina deverão também reduzir a incidência e a evolução da arteriosclerose nos pacientes obesos diabéticos.

CONSIDERAÇÕES FINAIS

A história natural do DM2 ensina que é necessária a combinação de fatores genéticos hereditários e do meio ambiente para o desenvolvimento e a progressão da doença. A predisposição é transmitida pela presença de alterações moleculares que geram resistência tissular à ação da insulina e concomitante disfunção e falência precoce das ilhotas pancreáticas. O acúmulo de gordura corporal (obesidade) e a inatividade física (sedentarismo) representam os principais fatores ambientais que propiciam e facilitam o aparecimento do DM2. Enquanto as alterações de ordem genética não são passíveis de reparo ou tratamento, o impacto do meio ambiente na incidência de DM2 pode ser modificado.

Para evitar ganho de peso e de gordura corporal e, consequentemente, conseguir retardar a conversão do pré-diabetes em diabetes clínico e hiperglicemia, diversas manipulações com redução na ingesta de calorias e mudanças no consumo de alguns nutrientes têm sido propostas. Essas modificações, consideradas medidas nutropreventivas e nutroterapêuticas, formam a base essencial do acompanhamento de pacientes obesos com pré-diabetes ou diabetes. Melhores resultados têm sido obtidos com dietas hipocalóricas com restrição de carboidratos simples e ingesta limitada de gorduras de origem animal, como a carne vermelha. Em substituição, recomenda-se ingesta de alimentos com baixo índice glicêmico, ricos em fibras e consumo preferencial de leite magro e derivados, além de frutas e vegetais frescos. As dietas com maior consumo de óleos de origem vegetal, como azeite de oliva, nozes, castanhas etc. – as chamadas dietas com características mediterrâneas – estão associadas com diminuição na incidência de doenças cardiovasculares, comuns aos pacientes obesos e diabéticos.

Paralelamente, para se combater o sedentarismo em indivíduos de alto risco, especialmente obesos com história familiar de DM2, a atividade física regular deve ser incentivada. Além de melhorar o estado nutricional e metabólico, a prática frequente do exercício promove condicionamento cardiovascular, fortalecimento musculoesquelético e bem-estar psicossocial. A atividade física regular também auxilia na perda de massa gordurosa e na manutenção do peso corporal próximo do ideal, apesar de aumentar o apetite. O treinamento físico está diretamente relacionado com preservação da capacidade de secreção beta pancreática e a ação tissular da insulina. Desta forma, retarda-se o início da hiperglicemia crônica e das complicações que acometem pacientes com DM.

Na atualidade, há uma disseminação maciça e incontrolável de dados e informações sobre dietas consideradas superiores. No que diz respeito à obesidade e ao diabetes, a evidência científica aponta na direção de regimes hipocalóricos com redução no tamanho das porções de cada refeição, restrição absoluta de açúcares refinados e, ocasionalmente, períodos de jejum ou semijejum. A Tabela 1 resume as diversas intervenções nutricionais recomendadas; a magnitude dos efeitos na obesidade e no diabetes está representada pelo número de símbolos positivos. Aspectos adicionais da nutroprevenção e da nutroterapia na obesidade e no diabetes continuam sendo investigados para que, no futuro, entenda-se mais precisamente quais são as manipulações de fontes calóricas e de nutrientes que têm maior impacto na preservação da saúde humana.

Tabela 1 Nutroprevenção e nutroterapia da obesidade e do DM2

Intervenções recomendadas	Sobrepeso e obesidade	Pré-diabetes e diabetes tipo 2*
Redução no consumo global de calorias	+++	+++
Ingesta inferior a 50 a 75 g/dia de carboidratos simples (açúcar refinado)	++	+++
Aumento no consumo de fibras e carboidratos complexos (pouco refinados)	++	+++
Treinamento e exercício físico regular (aeróbico e anaeróbico)[&]	++	++
Porções alimentares pequenas	+++	+++
Guia e utilização de rótulos de produtos alimentares	++	++
Aumento no consumo de óleos e gorduras de origem vegetal[#]	++	++
Ingesta limitada de carnes e alimentos processados[#]	+++	++
Uso controlado do sal de cozinha (cloreto de sódio)[^]	+	+
Consumo máximo de 150 a 300 mL/dia de bebidas alcoólicas	+++	+

* Indivíduos com predisposição genética.

[&] Importante na manutenção da perda de peso e no condicionamento cardiovascular.

[#] Reduz eventos cardiovasculares.

[^] Controle de pressão arterial e paladar alterado, com redução de apetite.

REFERÊNCIAS BIBLIOGRÁFICAS

1. Burant CF, Young LA (eds.). Medical management of type 2 diabetes. 7.ed. Alexandria: American Diabetes Association, 2018.
2. Rosenbloom AL, Joe JR, Young RS, Winter WE. Emerging epidemic of type II diabetes in youth. Diabetes Care 1999; 22:345-54.
3. Dabelea D, Mayer-Davis EJ, Saydah S, Imperatore G, Linder B, Divers J et al. SEARCH for Diabetes in Youth Study. Prevalence of type 1 and type 2 diabetes among children and adolescents from 2001 to 2009. JAMA 2014; 311:1778-86.
4. Lilliojan S, Mott DM, Spraul M, Ferraro R, Foley JE, Ravussin E et al. Insulin resistance and insulin secretory dysfunction as precursors of non-insulin-dependent diabetes mellitus: prospective studies of Pima Indians. N Engl J Med 1993; 329:1988-92.
5. Weyer C, Bogardus C, Mott DM, Pratley RE. The natural history of insulin secretory dysfunction and insulin resistance in the pathogenesis of type 2 diabetes mellitus. J Clin Invest 1999; 104:787-94.
6. Inzucchi SE, Bergenstal RM, Buse JB, Diamant M, Ferrannini E, Nauck M et al. Management of hyperglycemia in type 2 diabetes: a patient-centered approach. Position statement of the American Diabetes Association (ADA) and the European Association for the Study of Diabetes (EASD). Diabetes Care 2012; 35(6):1364-79.
7. Alberti KG, Eckel RH, Grundy SM, Zimmet PZ, Cleeman JI, Donato KA et al. Harmonizing the metabolic syndrome: a joint interim statement of the International Diabetes Federation Task Force on Epi-

demiology and Prevention; National Heart, Lung, and Blood Institute; American Heart Association; World Heart Federation; International Atherosclerosis Society; and International Association for the Study of Obesity. Circulation 2009; 120(16):1640-5.

8. World Health Organization (WHO). National Diabetes Statistics Report, 2017. Estimates of Diabetes and Its Burden in the United States. Disponível em: https://forum.tudiabetes.org/t/national-diabetes-statistics-report-2017/62742/2. Acessado em: 12/3/2018.
9. DeFronzo RA, Bonadonna RC, Ferrannini E. Pathogenesis of NIDDM: a balanced overview. Diabetes Care 1992; 15: 318-68.
10. Alberti KG, Zimmet PZ. Definition, diagnosis and classification of diabetes mellitus and its complications. Part 1 – Diagnosis and classification of diabetes mellitus provisional report of a WHO consultation. Diabetic Med 1998; 15:539-53.
11. Zimmet P, Alberti KG, Shaw J. Global and societal implications of the diabetes epidemic. Nature 2001; 414:782-7.
12. Butler AE, Janson J, Bonner-Weir S, Ritzel R, Rizza RA, Butler PC. Beta-cell deficit and increased beta-cell apoptosis in humans with type 2 diabetes. Diabetes 2003; 52:102-10.
13. Kahn SE. The relative contributions of insulin resistance and beta-cell dysfunction to the pathophysiology of type 2 diabetes. Diabetologia 2003; 46:3-19.
14. Rickheim P, Flader J, Carstensen K. Type 2 Diabetes BASICS: a complete curriculum for diabetes education. 2.ed. Minneapolis: International Diabetes Center, 2004.
15. Reaven GM. Role of insulin resistance in human disease. Diabetes 1988; 37:1595-607.
16. Porte D. Mechanisms for hyperglycemia in the metabolic syndrome. The key role of beta-cell dysfunction. Ann NY Acad Sci 1999; 892:73-83.
17. Beck-Nielsen H, Groop LC. Metabolic and genetic characterization of prediabetic states: sequence of events leading to non-insulin-dependent diabetes mellitus. J Clin Invest 1994; 94:1714-21.
18. Gerich JE. The genetic basis of type II diabetes mellitus: impaired insulin secretion versus impaired insulin sensitivity. Endocrine Reviews 1998; 19:491-501.
19. Bell GI, Polonsky KS. Diabetes mellitus and genetically programmed defects in beta-cell function. Nature 2001; 414:788-91.
20. Centers for Disease Control and Prevention. Overweight & Obesity. Disponível em: http://www.cdc.gov/obesity/index.htmL. Acessado em: 25/7/2017.
21. National Heart, Lung, and Blood Institute, National Institutes of Health. Clinical guidelines on the identification, evaluation, and treatment of overweight and obesity in adults: the evidence report. Disponível em: http://www.nhlbi.nih.gov/health-pro/guidelines/archive/clinical-guidelines-obesity-adults-evidence-report. Acessado em: 27/7/2017.
22. Mokdad AH, Bowman BA, Ford ES, Vinicor F, Marks JS, Koplan JP. The continuing epidemics of obesity and diabetes in the United States. JAMA 2001; 286(10):1195-200.

23. Ng M, Fleming T, Robinson M, Thomson B, Graetz N, Margono C et al. Global, regional, and national prevalence of overweight and obesity in children and adults during 1980-2013: a systematic analysis for the Global Burden of Disease Study 2013. Lancet 2014; 384(9945):766-81.
24. World Health Organization Report. Disponível em: http://www.who.int/mediacentre/factsheets/fs311/en/. Acessado em: 15/3/2018.
25. Sociedade Brasileira de Endocrinologia e Metabologia. Números da obesidade no Brasil. Disponível em: http://www.endocrino.org.br/numeros-da-obesidade-no-brasil/. Acessado em: 20/3/2018.
26. Chan JM, Rimm EB, Colditz GA, Stampfer MJ, Willett WC. Obesity, fat distribution, and weight gain as risk factors for clinical diabetes in men. Diabetes Care 1994; 17:961-9.
27. Saltiel AR, Kahn CR. Insulin signaling and the regulation of glucose and lipid metabolism. Nature 2001; 414:799-806.
28. DeFronzo RA. From the triumvirate to the ominous octet: a new paradigm for the treatment of type 2 diabetes mellitus. Diabetes 2009; 58(4):773-95.
29. Nauck M, Stöckmann F, Ebert R, Creutzfeldt W. Reduced incretin effect in type 2 (non-insulin-dependent) diabetes. Diabetologia 1986; 29:46-52.
30. Rosetti L, Smith D, Shulman GI, Papachristou D, DeFronzo RA. Correction of hyperglycemia with phlorizin normalizes tissue sensitivity to insulin in diabetic rats. J Clin Invest 1987; 80:1037-44.
31. Rahmoune H, Thompson PW, Ward JM, Smith CD, Hong G, Brown J. Glucose transporters in human renal proximal tubular cells isolated from the urine of patients with non-insulin-dependent diabetes. Diabetes 2005; 54(12):3427-34.
32. Cersosimo E, Solis-Herrera C, Triplitt C. Inhibition of renal glucose reabsorption as a novel treatment for diabetes patients. Jornal Brasileiro de Nefrologia 2014; 36(1):80-92.
33. Shimazu T. Neuronal regulation of hepatic glucose metabolism in mammals. Diabetes Metab Rev 1987; 3:185-206.
34. Scislowski PWD, Tozzo E, Zhang Y, Phaneuf S, Prevelige R, Cincotta AH. Biochemical mechanisms responsible for the attenuation of diabetic and obese conditions in ob/ob mice treated with dopaminergic agonists. International Journal of Obesity 1999; 23:425-31.
35. Nonogaki K. New insights into sympathetic regulation of glucose and fat metabolism. Diabetologia 2000; 43(5):533-49.
36. Luo S, Zhang Y, Ezrokhi M, Li Y, Tsai T-H, Cincotta AH. Circadian peak dopaminergic activity response at the biological clock pacemaker (suprachiasmatic nucleus) area mediates the metabolic responsiveness to a high fat diet. J Neuroendocrinol 2018;30. doi.org/10.1111/jne.12563.
37. Tuomilehto J, Lindström J, Eriksson JG, Valle TT, Hämäläinen H, Ilanne-Parikka P et al. Prevention of type 2 diabetes mellitus by changes in lifestyle among subjects with impaired glucose tolerance. N Engl J Med 2001; 344:1343-50.
38. Knowler WC, Barrett-Connor E, Fowler SE, Hamman RF, Lachin JM, Walker EA et al. Reduction in the incidence of type 2 diabetes with lifestyle intervention or metformin. N Engl J Med 2002; 346(6): 393-403.

39. Estruch R, Ros E, Salas-Salvadó J, Covas MI, Corella D, Arós F et al. Primary prevention of cardiovascular disease with a Mediterranean diet. N Engl J Med 2013; 368(14):1279-90.
40. Tay J, Luscombe-Marsh ND, Thompson CH, Noakes M, Buckley JD, Wittert GA et al. A very low-carbohydrate, low-saturated fat diet for T2DM management: a randomized trial. Diabetes Care 2014; 37(11):2909-18.
41. Karasu RS, Karasu, TB. Gravity of weight: a clinical guide to weight loss and maintenance. Arlington: American Psychiatric Publishing, 2010.
42. Cersosimo E, DeFronzo RA. Insulin resistance and endothelial dysfunction: the road map for cardiovascular diseases. Diabetes Metab Res Rev 2006; 22:423-36.
43. Low Wang CC, Hess CN, Hiatt WR, Goldfine AB. Clinical update: cardiovascular disease in diabetes mellitus atherosclerotic cardiovascular disease and heart failure in type 2 diabetes mellitus – Mechanisms, management, and clinical considerations. Circulation 2016; 133(24):2459-502.
44. WHO Recommendations. Sugar intake for adults and children. Disponível em: http://apps.who.int/iris/bitstream/10665149782/1/9789241549028_eng.pdf.
45. de Araujo IE. Sweet taste signaling and formation of memories of energy sources. Front Syst Neurosci 2011; 5:99.
46. Fernstrom JD, Munger SD, Sclafani A, de Araujo IE, Roberts A, Molinary S. Mechanisms for sweetness. J Nutr 2012; 142(6):1134S-41S.
47. Bellisle F, Drewnowski A, Anderson GH, Westerterp-Plantenga M, Martin CK. Sweetness, satiation, and satiety. J Nutr 2012; 142(6):1149S-1154S.
48. Chattopadhyay S, Raychaudhuri U, Chakraborty R. Artificial sweeteners – a review. J Food Sci Technol 2014; 51(4):611-21.
49. Te Morenga L, Mallard S, Mann J. Dietary sugars and body weight: systematic review and meta-analyses of randomised controlled trials and cohort studies. BMJ 2012; 346:e7492.
50. Tandel KR. Sugar substitutes: health controversy over perceived benefits. J Pharmacol Pharmacother 2011; 2(4):236-43.
51. Pepino MY, Bourne C. Non-nutritive sweeteners, energy balance, and glucose homeostasis. Curr Opin Clin Nutr Metab Care 2011; 14(4):391-5.
52. Colchero MA, Rivera-Dommarco J, Popkin BM, Ng SW. In Mexico, evidence of sustained consumer response two years after implementing a sugar-sweetened beverage tax. Health Aff (Millwood) 2017; 36(3):564-71.
53. Falbe J, Thompson HR, Becker CM, Rojas N, McCulloch CE, Madsen KA. Impact of the Berkeley excise tax on sugar-sweetened beverage consumption. Am J Public Health 2016; 106(10):1865-71.
54. Euromonitor International. Global insight for organisational growth. Londres: Euromonitor International's Passport, 2017. Disponível em: http://go.euromonitor.com/passport.html. Acessado em: 15/02/2018.
55. Schneider SH, Ruderman NB. Exercise and NIDDM. Diabetes Care 1990; 13:785-9.

56. Centers for Disease Control and Prevention and the American College of Sports Medicine. Physical activity and public health: a recommendation. JAMA 1995; 273:402-7.
57. Diabetes Prevention Program Research Group. Reduction in the incidence of type 2 diabetes with lifestyle intervention or metformin. N Engl J Med 2002; 346:393-403.
58. Nelson ME, Rejeski WJ, Blair SN, Duncan PW, Judge JO, King AC et al. Physical activity and public health in older adults: recommendation from the American College of Sports Medicine and the American Heart Association. Med Sci Sports Exerc 2007; 39:1435-45.
59. Cersosimo E. Fisiologia da nutrição. Rio de Janeiro: Cultura Médica, 1987.
60. Cersosimo E, Mandarino L, DeFronzo RA. Diabetes pathophysiology. In: De Groot Textbook of Diabetes. Disponível em: https://www.us.elsevierhealth.com/endocrinology-adult-and-pediatric-2-volume-set-9780323189071.html. Acessado em: 15/02/2018.
61. Ogden CL, Carroll MD, Curtin LR, McDowell MA, Tabak CJ, Flegal KM. Prevalence of overweight and obesity in the United States, 1999-2004. JAMA 2006; 295(13):1549-55.
62. Wheeler ML, Dunbar SA, Jaacks LM, Karmally W, Mayer-Davis EJ, Wylie-Rosett J et al. Macronutrients, food groups, and eating patterns in the management of diabetes: a systematic review of the literature, 2010. Diabetes Care 2012; 35(2):434-45.
63. Ajala O, English P, Pinkney J. Systematic review and meta-analysis of different dietary approaches to the management of type 2 diabetes. Am J Clin Nutr 2013; 97(3):505-16.
64. Nathan DM, Cleary PA, Backlund JY, Genuth SM, Lachin JM, Orchard TJ et al. Diabetes Control and Complications Trial/Epidemiology of Diabetes Interventions and Complications (DCCT/EDIC) Study Research Group. N Engl J Med 2005; 353(25):2643-53.
65. Ohkuboa Y, Kishikawa H, Araki E, Miyata T, Isami S, Motoyoshi S et al. Intensive insulin therapy prevents the progression of diabetic microvascular complications in Japanese patients with non-insulin-dependent diabetes mellitus: a randomized prospective 6-year study. Diabetes Research and Clinical Practice 1995; 28(2):103-17.
66. Turner RC, Cull CA, Frighi V, Holman RR for the UK Prospective Diabetes Study (UKPDS) Group. Glycemic control with diet, sulfonylurea, metformin, or insulin in patients with type 2 diabetes mellitus progressive requirement for multiple therapies (UKPDS 49). JAMA 1999; 281(21):2005-12.
67. American Diabetes Association Position Statement. Obesity management for the treatment of type 2 diabetes: standards of medical care in diabetes – 2018. Diabetes Care 2018; 41(Suppl 1):S65-S72.
68. Sjöström L, Lindroos AK, Peltonen M, Torgerson J, Bouchard C, Carlsson B et al. Lifestyle, diabetes, and cardiovascular risk factors 10 years after bariatric surgery. N Engl J Med 2004; 351(26):2683-93.
69. Ribaric G, Buchwald JN, McGlennon TW. Diabetes and weight in comparative studies of bariatric surgery vs conventional medical therapy: a systematic review and meta-analysis. Obesity Surgery 2014; 24(3):437-55.
70. Hopkins JC, Howes N, Chalmers K, Savovic J, Whale K, Coulman KD et al. Outcome reporting in bariatric surgery: an in-depth analysis to inform the development of a core outcome set, the BARIACT Study. Obes Rev 2015; 16(1):88-106.

71. Horne BD, Muhlestein JB, Anderson JL. Health effects of intermittent fasting: hormesis or harm? A systematic review. Am J Clin Nutr 2015; 102(2):464-70.
72. Tinsley GM, La Bounty PM. Effects of intermittent fasting on body composition and clinical health markers in humans. Nutrition Reviews 2015; 73(10):661-74.
73. Harvie M, Howell A. Potential benefits and harms of intermittent energy restriction and intermittent fasting amongst obese, overweight and normal weight subjects — A narrative review of human and animal evidence. Behavioral Sciences 2017; 7(1):4.
74. Skyler JS. Diabetic complications: glucose control is important. Endocrinol Metab Clin North Am 1996; 25:243-54.
75. Neely KA, Quillen DA, Schachat AP, Gardner TW, Blankenship GW. Diabetic retinopathy. Med Clin North Am 1998; 82:847-76.
76. Marks JB, Raskin P. Nephropathy and hypertension in diabetes. Med Clin North Am 1998; 82:877-907.
77. Carrington AL, Litchfield JE. The aldose reductase pathway and nonenzymatic glycation in the pathogenesis of diabetic neuropathy: a critical review for the end of the 20th century. Diabetes Rev 1999; 7:275-99.
78. Mogensen CE. Microalbuminuria, blood pressure and diabetic renal disease: origin and development of ideas. Diabetologia 1999; 42:263-85.
79. Stratton IM, AdLer AI, Neil HA, Matthews DR, Manley SE, Cull CA et al. Association of glycaemia with macrovascular and microvascular complications of type II diabetes (UKPDS 35): prospective observational study. Br Med J 2000; 321:405-12.
80. Ford ES. Risks for all-cause mortality, cardiovascular disease, and diabetes associated with the metabolic syndrome. Diabetes Care 2005; 28(7):1769-78.
81. Fox CS, Coady S, Sorlie PD, D'Agostino RB Sr, Pencina MJ, Vasan RS Increasing cardiovascular disease burden due to diabetes mellitus: the Framingham Heart Study. Circulation 2007; 115(12):1544-50.

Vegetarianismo: conceitos e aspectos nutrológicos

Fernanda de Luca

INTRODUÇÃO

O número de vegetarianos aumenta a cada dia no Brasil e uma queda no consumo de alimentos de origem animal vem sendo observada mesmo entre as pessoas que não são vegetarianas, fazendo surgir uma maior necessidade de conhecer as principais particularidades da alimentação vegetariana.

O objetivo deste capítulo é mostrar quais são os cuidados que o nutrólogo deve ter ao atender um paciente vegetariano, quais aspectos nutricionais merecem maior atenção e como uma alimentação vegetariana estrita bem planejada pode ser uma ótima opção para a prevenção e o tratamento das principais doenças crônicas não transmissíveis (DCNT): obesidade, diabetes, síndrome metabólica e doenças cardiovasculares, entre outras.

DEFINIÇÕES

Atualmente existe um grande número de dietas com maior ênfase no consumo de alimentos de origem vegetal, variando desde diminuição do consumo de determinadas fontes de proteína animal até a exclusão completa dos alimentos de origem animal.[1] Um padrão alimentar com predomínio de fontes alimentares de origem vegetal vem sendo proposto por diferentes guias alimentares e instituições ao redor do mundo, como forma de prevenção e controle das doenças cardiovasculares, diabetes tipo 2, obesidade e muitas outras DCNT.[2-4]

Por definição, dizemos que uma alimentação é vegetariana quando exclui todos os tipos de carne (vermelha, frango, porco, peixe, frutos do mar), mas na literatura científica podemos encontrar o termo "pesco-vegetariano" referindo-se a pessoas que fazem o consumo de peixes na alimentação.

Flexitarianismo é outro termo encontrado e significa consumo esporádico de qualquer tipo de carne, referindo-se muitas vezes a um padrão alimentar de transição para uma alimentação vegetariana.

Entre os vegetarianos, há aqueles que optam por consumir leite, laticínios e ovos (ovolactovegetarianos), os que consomem leite e derivados, mas não consomem ovos (lactovegetarianos) e os que consomem ovos, mas não consomem laticínios (ovovegetarianos).

Os vegetarianos que além de não consumirem nenhum tipo de carne também não consomem nenhum alimento de origem animal são chamados de vegetarianos estritos (e não "restritos"), termo comumente substituído por vegano, embora o veganismo englobe, além de uma alimentação vegetariana estrita, uma postura de ética e respeito animal que se estende ao não consumo de qualquer produto ou serviço que explore animais (uso de roupas com matéria-prima animal, como couro, seda e lã; uso de produtos testados em animais; uso de produtos que contenham substâncias de origem animal, como xampus, maquiagem, amaciantes de roupas; frequentar locais que utilizam animais como forma de diversão e entretenimento, como circos, zoológicos e aquários).

Há ainda o termo *whole-food plant-based*, que significa uma alimentação vegetariana estrita baseada em alimentos naturais e integrais com uma quantidade mínima ou ausente de produtos processados. O termo *plant-based diet* muitas vezes é utilizado na literatura científica para se referir a uma alimentação predominantemente, mas não exclusivamente vegetal, podendo considerar o consumo de pequenas quantidades de carnes, laticínios e ovos.

ALIMENTAÇÃO VEGETARIANA É SEMPRE SAUDÁVEL?

Um aumento no consumo de alimentos de origem vegetal, especialmente, frutas, verduras, legumes e oleaginosas, vem sendo preconizado pela maioria dos guias alimentares existentes, mas até que ponto uma dieta sem nenhum alimento de origem animal é benéfica à saúde? Será que consumir alimentos de origem vegetal é sempre sinônimo de alimentação saudável? Até que ponto o consumo de carne, leite, laticínios e ovos promove saúde e previne doenças?

A Academia Americana de Nutrição e Dietética atesta desde 1987 que uma dieta vegetariana estrita bem planejada é saudável, nutricionalmente adequada e pode ser adotada em todas as fases da vida, incluindo lactação, infância, gestação e velhice.[5]

Mas o que seria uma "alimentação vegetariana bem planejada"? Será que a simples exclusão de alimentos de origem animal e o aumento no consumo de vegetais é suficiente para tornar uma dieta saudável? O que seria uma "dieta saudável", então?

Do ponto de vista semântico, saudável é tudo aquilo que promove saúde, o que torna a definição bastante abrangente e abre um campo para algumas reflexões sobre o real significado de saúde.

De acordo com a Organização Mundial da Saúde (OMS), saúde é "um estado de completo bem-estar físico, mental e social e não apenas a ausência de doença".

Uma dieta saudável então deverá ser composta por alimentos que promovam esse bem-estar e não contribuam para o desenvolvimento de doenças. Um alimento associado a um maior risco de se desenvolver câncer colorretal, segundo um relatório da própria OMS, poderia então ser considerado saudável e "essencial" só por conter um nutriente ausente nos vegetais?[6] E se esse alimento também estiver associado a um maior risco de se desenvolver doenças cardiovasculares e diabetes?

A carne vermelha, uma das principais fontes de vitamina B12, é também rica em gordura, saturada associada a um maior risco de se desenvolver diversas DCNT.

Por outro lado, a exclusão total ou parcial das carnes de uma alimentação pode trazer algumas consequências desfavoráveis se não houver uma orientação adequada, provocando desde deficiências a excessos nutricionais, dependendo das substituições realizadas e dos alimentos consumidos.

Uma alimentação sem nenhum tipo de carne, mas rica em carboidratos refinados, açúcares e alimentos processados, não trará benefícios à saúde e é bastante comum nos depararmos com vegetarianos com excesso de peso e desnutridos por fazerem escolhas alimentares equivocadas e sem orientação profissional.

Uma alimentação vegetariana, para ser benéfica à saúde, precisa contemplar diversos grupos alimentares (hortaliças, leguminosas, gorduras de boa qualidade, frutas, cereais e tubérculos) e priorizar alimentos naturais e integrais, restringindo ao máximo o consumo de alimentos industrializados, refinados e ultraprocessados. Além disso, alimentos ricos em cálcio (leguminosas, couve, brócolis, gergelim, tahine, amêndoas, entre outros) e ômega-3 (óleo de linhaça, sementes de linhaça e chia) precisam ser consumidos diariamente e doses de vitamina D deverão ser garantidos por meio de exposição solar adequada (15 a 30 minutos/dia).

A vitamina B12, nutriente presente apenas nos alimentos de origem animal, requer uma atenção especial e não poderá ser negligenciada na dieta vegetariana, sendo necessária sua suplementação mesmo em dietas que contemplem ovos, leite e laticínios.[5,7]

Adequação nutricional

Para promover saúde e prevenir doenças, uma dieta precisa contemplar alimentos capazes de fornecer os nutrientes de que o corpo precisa para manutenção das suas funções biológicas e reações metabólicas. Além disso, alimentos que contribuem para prejuízos a essas funções e provocam danos aos processos celulares deverão ser restringidos ao máximo.

Ao atender a um paciente que deseja diminuir o consumo de carne e/ou outros alimentos de origem animal ou se tornar vegetariano, o médico deverá estar familiarizado com os diferentes tipos de vegetarianismo e com os nutrientes presentes nos vegetais, pois só assim conseguirá adequar a escolha alimentar do paciente às suas demandas nutricionais, fazendo substituições alimentares corretamente, sem provocar déficits nutricionais.

Uma dieta saudável, vegetariana ou não, prioriza o consumo de alimentos vegetais de alta densidade nutricional (frutas, legumes, verduras, grãos e cereais integrais, leguminosas e oleaginosas) e restringe o consumo de alimentos açucarados, ricos em gorduras saturadas, ultra processados e carboidratos refinados.

Muitas pessoas acreditam que a alimentação vegetariana pode levar a um ganho ponderal acentuado, pelo alto teor de carboidratos normalmente consumidos nas dietas sem carne, mas na verdade os estudos populacionais mostram que os vegetarianos tendem a ter menor IMC quando comparados a não vegetarianos[8,9] e que dietas vegetarianas bem planejadas são bastante eficazes na perda de peso.[5,10-19] Além disso, sobrepeso e obesidade estão relacionados a um estilo de vida inadequado, que inclui escolhas alimentares equivocadas e um alto consumo de alimentos calóricos, mas pobres em nutrientes. Qualquer dieta mal planejada e seguida sem orientação de um profissional qualificado pode levar a excessos ou déficits nutricionais, e esse risco não existe somente nas dietas vegetarianas.

Carboidratos

A dieta vegetariana é rica em carboidratos e, embora vegetarianos consumam maior quantidade de carboidratos do que os não vegetarianos, estudos populacionais mostram que esse consumo não excede as recomendações. Nesses estudos, vegetarianos consumiram 51 a 62,7% do valor energético total (VET) sob a forma de carboidratos, enquanto o consumo por onívoros variou entre 43,5 e 58%.[8,17,20] Essa diferença pode ser explicada porque os alimentos de origem vegetal são ricos em carboidratos e até mesmo as maiores fontes proteicas vegetais apresentam uma grande quantidade de carboidratos, diferente dos alimentos de origem animal, que são pobres em carboidratos.

Uma alimentação com alto teor de carboidratos nem sempre é sinônimo de uma alimentação ruim, desde que os carboidratos ingeridos sejam predominantemente integrais, a ingestão calórica total não seja alta e a quantidade de gorduras consumidas seja baixa. O tipo de carboidrato consumido é determinante de um padrão alimentar vegetariano saudável e carboidratos refinados e açúcares deverão ser restringidos ou até mesmo excluídos em qualquer dieta que promova a saúde.[21-23]

Ao orientar um paciente vegetariano, o nutrólogo deverá estar atento ao tipo de carboidrato consumido, enfatizando a importância de se consumir carboidratos ricos em fibras e assegurando escolhas por alimentos naturais e integrais em vez de refinados e ricos em açúcares.

As fibras são carboidratos não digeríveis e só estão presentes em alimentos de origem vegetal. Nos EUA, apenas 5% da população consome a quantidade de fibras recomendada, de 25 g/dia para mulheres e 38 g/dia para homens,[24] e um maior consumo de fibras e grãos integrais está associado com inúmeros desfechos cardiometabólicos positivos.[7,13,22-24]

Dietas vegetarianas estritas com alto teor de carboidratos e pobres em gorduras têm se mostrado bastante eficazes na perda de peso, redução da gordura visceral e melhora na resistência insulínica, comprovando assim que a qualidade da dieta e dos macronutrientes, e não a quantidade de carboidrato ingerida, é preponderante para desfechos clínicos favoráveis.[15,16]

A alimentação vegetariana bem planejada é naturalmente rica em fibras e, quanto melhor a qualidade dos carboidratos consumidos, maior será a quantidade de fibras na alimentação.

Gorduras

Diversas publicações apontam que vegetarianos têm uma menor ingestão de gorduras totais, gorduras saturadas e colesterol quando comparados a não vegetarianos[5,10,17,20]. Um estudo de coorte envolvendo cerca de 30 mil participantes mostrou que os veganos têm um consumo de ácidos graxos poli-insaturados (PUFA) 45% maior do que os não vegetarianos. No mesmo estudo, o consumo de gorduras saturadas por onívoros ultrapassou as recomendações atuais de até 10% do VET.[15,25]

Dentre as gorduras, os ácidos graxos essenciais merecem uma atenção especial com destaque para o ácido alfa-linolênico (ALA), da família ômega-3 e o ácido linoleico (LA), da família ômega-6.

O ácido docosa-hexaenoico (DHA) e o ácido eicosapentaenoico (EPA) são as formas ativas do ALA e estão presentes em peixes de águas frias e profundas, frutos do mar e em alguns tipos específicos de algas. Vegetarianos não consomem fontes diretas de DHA e EPA, que então serão obtidos pela conversão do ALA, em um processo dependente de enzimas que também são responsáveis pela conversão de LA em AA (ácido araquidônico) (Figura 1). As principais fontes alimentares de ALA são o óleo, as sementes de linhaça, a chia e as nozes.

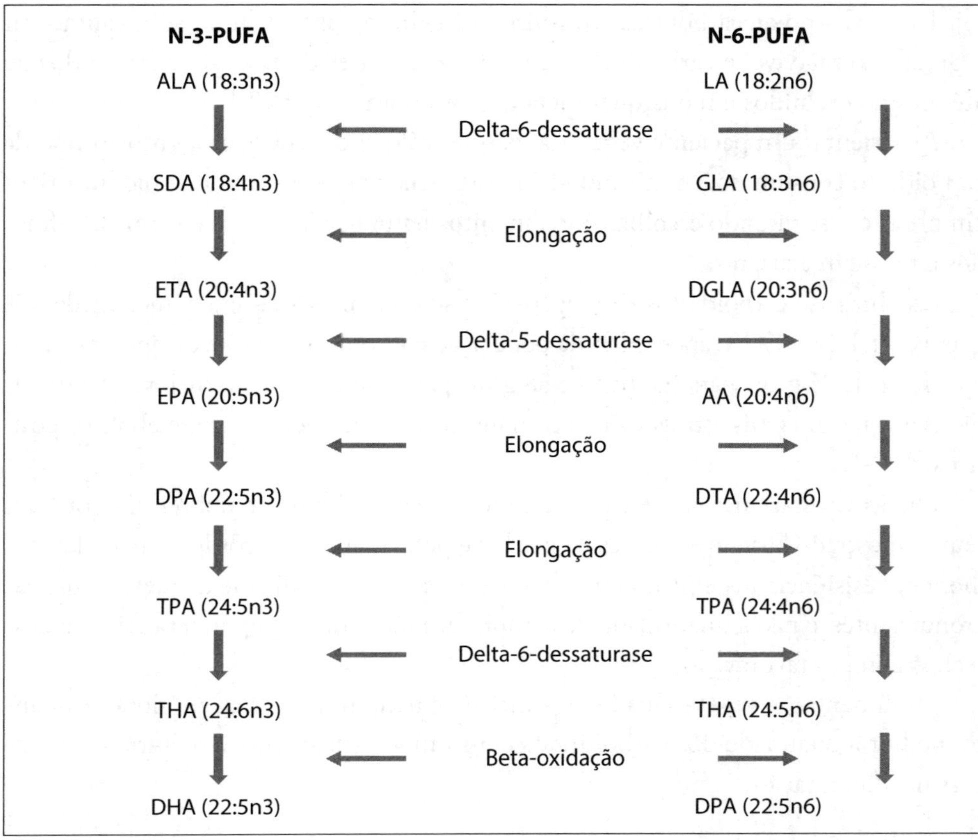

Figura 1 Processos de elongação e dessaturação das famílias W-3 e W-6.

AA: ácido araquidônico; DGLA: ácido di-homo-gama-linolênico; DHA: ácido docosa-hexaenoico; DPA: ácido docosapentaenoico; DTA: ácido docosatetraenoico; EPA: ácido eicosapentaenoico; ETA: ácido eicotetraeinoico; GLA: ácido gama-linolênico; LA: ácido linoleico; SDA: ácido estearidônico; TPA: ácido tetracosapentaenoico; THA: ácido tetracosa-hexaenoico.
Fonte: adaptada de Burns-Whitmore, et al., 2019.[26]

Recomendações mais atuais sugerem que vegetarianos tenham uma ingestão de 2,2 a 4,4 g de ALA por dia (ou 1,1 g/dia/1.000 kcal).[26] Além disso, é importante limitar o consumo de fontes de LA (óleos de soja e milho, alimentos processados e ultra processados), já que as enzimas que convertem o ALA em DHA e EPA são também responsáveis pela conversão do LA em AA e se houver muita quantidade de LA na dieta essa conversão ficará prejudicada (Figura 1). A proporção ideal de ômega-6 e ômega-3 para uma conversão satisfatória deve ser de 2-4:1.[26]

Vegetarianos e veganos que consomem apenas ALA e não consomem algas nem suplementam DHA apresentam nível sanguíneo de DHA 30 a 40% menor do que onívoros, mas ter níveis mais baixos não significa ter níveis insuficientes e a conversão de ALA em EPA e DHA, embora seja baixa, se mantém estável mesmo após vários anos de dieta vegetariana estrita.[27-29]

EPA e DHA são nutrientes considerados importantes para a saúde cardiovascular e inúmeros estudos mostram que as dietas vegetarianas apresentam melhores desfechos cardiovasculares quando comparadas a outras dietas.[7,9,11-16,18,19]

Carnes e queijos são alimentos ricos em gorduras saturadas e o consumo de gorduras poli-insaturadas em substituição às saturadas reduz em 30% a incidência de doenças cardiovasculares (DCV), efeito semelhante ao obtido com o uso das estatinas.[25] A alimentação vegetariana estrita é naturalmente pobre em gorduras saturadas e isenta de colesterol, constituindo-se assim em ótima opção para o tratamento de dislipidemias, especialmente em pacientes que não toleram o uso das estatinas.

Proteínas

O consumo de proteínas e sua adequação em uma alimentação vegetariana têm sido temas de muitas controvérsias e indagações ao longo dos anos. Questiona-se a qualidade da proteína vegetal, seu teor de aminoácidos, sua digestibilidade, valor biológico e se uma dieta sem proteína animal é capaz de fornecer uma nutrição adequada.

O atual conceito de qualidade proteica está relacionado ao teor de aminoácidos essenciais e sua digestibilidade e considera a proteína animal como de alta qualidade e "superior" à vegetal, sugerindo que fontes proteicas vegetais não são capazes de suprir as demandas nutricionais de aminoácidos essenciais e desconsiderando o impacto da fonte proteica consumida (animal *vs.* vegetal) na saúde.

Fontes proteicas de alta qualidade deveriam melhorar a saúde e reduzir o risco de doenças (obesidade, diabetes, síndrome metabólica, DCV e câncer), mas não é isso que a literatura científica nos vem mostrando nos últimos anos.[2-4,6,9,25,30,31]

Ainda hoje existe o mito de que as proteínas animais são superiores às vegetais por serem "completas" e apresentarem maior digestibilidade.

Uma proteína é considerada completa quando apresenta todos os aminoácidos essenciais e as proteínas vegetais são muitas vezes erroneamente citadas como "incompletas", por apresentarem quantidades menores de determinados aminoácidos essenciais quando em comparação à proteína do ovo, escolhida como padrão de proteína de alta qualidade.

Todos os alimentos de origem vegetal contêm todos os 20 aminoácidos, incluindo os 9 essenciais. Em nenhum alimento vegetal há falta de algum aminoácido essencial, mas os cereais apresentam baixo teor de lisina e as leguminosas, baixo teor de aminoácidos sulfurados (metionina e cisteína). Essa aparente deficiência só terá real importância se o único alimento ingerido ao longo dos dias for arroz ou feijão, por exemplo.[30-32] De modo semelhante, se considerarmos uma dieta que inclua apenas carne, também teremos déficits nutricionais importantes (carnes não fornecem fibras nem vitamina C).

Todas as necessidades nutricionais de aminoácidos essenciais são supridas em uma dieta vegetariana composta de diferentes grupos alimentares e com valor calórico adequado. Sendo assim, a antiga recomendação da ingestão de fontes proteicas com perfil de aminoácidos complementares para que a demanda nutricional seja atingida é meramente precaução excessiva e desnecessária em uma dieta variada.[5,32]

Muitos equívocos envolvendo a dieta vegetariana ocorrem quando a dieta em questão não é avaliada atentamente, mostrando que na verdade a inadequação e decorrente de baixa ingestão calórica e/ou pouca ou nenhuma variedade alimentar. Qualquer dieta sem carne pode ser chamada de vegetariana, por isso é muito importante saber avaliar cada caso.

A digestibilidade das proteínas vegetais também é outro ponto de discussão e pode ser avaliada por diversos métodos: escore de aminoácidos corrigido pela digestibilidade proteica (PDCAAS, do inglês *protein digestibility-corrected amino acid score*), escore de aminoácidos indispensáveis digeríveis (DIAAS, do inglês *digestible indispensible amino acid score*) e taxa de eficiência proteica (PER, do inglês *protein efficiency ratio*).

De acordo com esses métodos, as proteínas vegetais apresentam menor digestibilidade e por isso vegetarianos precisariam ingerir uma quantidade maior de proteínas. No entanto, todos esses métodos avaliam o alimento isoladamente, não refletindo a realidade de uma dieta, na qual vários grupos alimentares estão presentes. Além disso, evidências atuais mostram que as diferenças de digestibilidade entre proteínas animais e vegetais encontradas utilizando-se esses métodos não são significativas em uma dieta variada e, portanto, não representam nenhum risco de haver uma absorção insuficiente de aminoácidos.[31,32]

O valor biológico é a diferença entre o nitrogênio absorvido e excretado na urina, mas também avalia alimentos isoladamente e não a soma dos alimentos em uma refeição, nem a quantidade total ingerida na dieta ao longo do dia.

As maiores fontes proteicas vegetais são as leguminosas (feijões, grão-de-bico, ervilha, lentilha e soja e seus derivados, como o tofu e o tempeh) e as oleaginosas (castanhas, amêndoas e nozes). As oleaginosas, embora sejam ótimas fontes de proteínas, são bastante calóricas, o que pode ser positivo ou negativo de acordo com as necessidades energéticas do paciente.

Os cereais também representam uma boa fonte proteica, embora forneçam uma menor quantidade de proteínas comparativamente.

Para vegetarianos que consomem leite e derivados e ovos, esses alimentos também servem como fontes proteicas, mas deve-se tomar cuidado, pois são ricos em gorduras saturadas e colesterol, devendo-se nesses casos orientar o consumo das versões com menor teor de gorduras e sem exageros. Pacientes em transição para o vegetarianismo tendem a substituir as carnes pelos queijos, o que pode contribuir para aumento de peso e fazer surgir sintomas de intolerância à lactose pelo consumo excessivo de produtos lácteos.

É ainda bastante comum a ideia de que o consumo das carnes é essencial e que a ingestão exclusiva de fontes proteicas vegetais não é suficiente para suprir as demandas nutricionais de proteínas. No entanto, estudos populacionais mostram que, embora vegetarianos estritos consumam menor quantidade de proteínas do que não vegetarianos, ainda assim essa ingestão está dentro da faixa recomendada, variando entre 11,1 e 13,8%.[8,17,20,32]

Vegetarianos têm as mesmas necessidades proteicas que não vegetarianos, em uma dieta composta por diferentes grupos alimentares. Em uma dieta balanceada e planejada para suprir as demandas nutricionais de micronutrientes, os requerimentos proteicos são facilmente alcançados. O risco de deficiência proteica só ocorre quando há uma ingestão calórica inadequada.[30-32]

O conceito de que as proteínas vegetais são incompletas e que as proteínas animais são superiores precisa ser "modernizado", de forma a correlacionar os desfechos clínicos com o tipo de proteína consumida.[30] As fontes proteicas vegetais apresentam inúmeras vantagens quando comparadas às animais: menor teor de gorduras saturadas, ausência de colesterol, além da presença de fibras, fitoquímicos, antioxidantes e vitamina C.

Diversos são os estudos que mostram benefícios à saúde quando a proteína animal é substituída pela vegetal e uma relação inversa entre o consumo de proteínas vegetais e o risco de mortalidade cardiovascular e por todas as causas.[2,4,33,34] A simples substituição de 3% do VET de proteína animal por vegetal reduz em 10% o risco de mortalidade por todas as causas, sendo os efeitos mais significativos quando essa substituição é feita trocando-se ovos e carnes vermelhas por fontes proteicas vegetais.[34]

COMO MONTAR UMA REFEIÇÃO VEGETARIANA ESTRITA

O esquema mostrado na Figura 2 foi elaborado a partir de dados do programa americano MyPlate e tem por objetivo facilitar a montagem de uma refeição principal (almoço ou jantar) utilizando-se unicamente alimentos de origem vegetal.[35]

O prato foi dividido ao meio; metade deve conter frutas, legumes e verduras, e a outra metade, também dividida ao meio, devendo ser composta por ¼ de carboidratos e o outro ¼, proteínas vegetais.

Além disso, não podemos nos esquecer de adicionar fontes de gorduras boas: azeite, oleaginosas, abacate, sementes de chia, por exemplo. Entre as gorduras, duas porções de fontes de ômega-3 deverão estar presentes ao longo do dia ou incluídas nas refeições principais: 60 g de nozes, 3 colheres de sopa de sementes de chia ou 1 colher de sopa de óleo de linhaça.

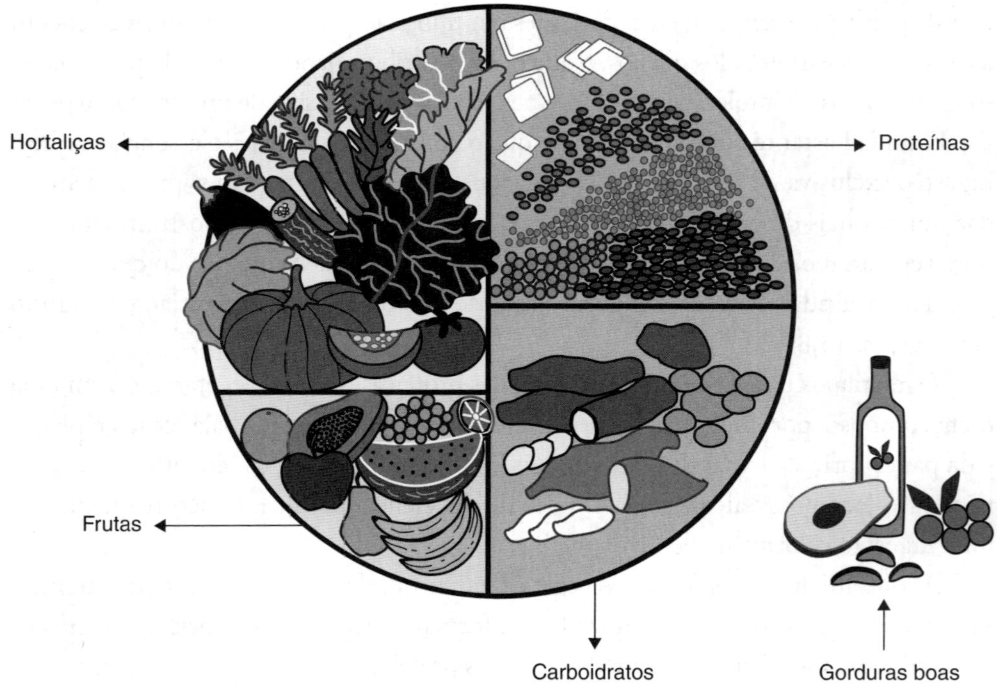

Figura 2 Refeição vegetariana estrita – modelo esquemático.

No grupo das hortaliças (verduras e legumes), consideramos 1 porção = 1 xícara do alimento cozido ou 2 xícaras do alimento cru. Cada porção de fruta equivale a 1 fruta inteira fresca (banana, maçã ou pera) ou 1 xícara de frutas fatiadas ou picadas. Cogumelos não são boas fontes proteicas, mas são ricos em micronutrientes e antioxidantes e por isso entrarão nesse grupo (1 porção = 1 xícara).

No grupo dos carboidratos estarão os cereais (arroz, aveia, milho, quinoa), os tubérculos (batatas, aipim e inhame) e o macarrão. Deve-se enfatizar a escolha por alimentos integrais e pelo menos metade da quantidade de porções sugeridas deverá ser consumida com esses alimentos. Neste grupo, 1 porção equivale a meia xícara de arroz, quinoa ou macarrão; 1 xícara de tubérculos; 1 fatia de pão; 3 xícaras de pipoca; 1 pão francês.

O grupo das proteínas será preenchido com as leguminosas: feijões (todos os tipos), lentilhas, ervilha, grão-de-bico e a soja e seus derivados, como o tofu e o tempeh. Aqui podem entrar também as sementes (chia, linhaça e girassol) e as oleaginosas. Considera-se 1 porção de proteínas: 4 colheres de sopa de leguminosas, 60 g de tofu, 30 g de sementes ou 30 g de oleaginosas (atenção para o alto valor calórico). Para os pacientes ovolacto ou ovovegetarianos, podemos considerar também 1 ovo inteiro como 1 porção de proteínas.

A Tabela 1 mostra a quantidade de porções que deverá ser consumida ao longo de um dia.

Tabela 1 Número de porções por dia

	Idade	Frutas	Hortaliças	Carboidratos	Proteínas
Mulheres	19 a 30	1½ a 2	2½ a 3	6 a 8	5 a 6½
	31 a 60	1½ a 2	2 a 3	5 a 7	5 a 6
	> 60	1½ a 2	2 a 3	5 a 7	5 a 6
Homens	19 a 30	2 a 2½	3 a 4	6 a 10	6½ a 7
	31 a 60	2 a 2½	3 a 4	7 a 10	6 a 7
	> 60	2	2½ a 3½	6 a 9	5½ a 6½

Fonte: adaptada de US Department of Agriculture.[35]

Importante lembrar que fontes de cálcio deverão estar distribuídas no café da manhã, lanche da tarde e ceia (quando presente). Nesse grupo, recomenda-se a ingestão diária de 3 porções, cada porção correspondendo a 200 mL de leite vegetal enriquecido. Demais fontes de cálcio, como brócolis, agrião, oleaginosas ou tahine, quando presentes, poderão ser descontadas nesse cálculo (considerar 1 porção = 200 g de verduras ricas em cálcio).

SUPLEMENTAÇÃO NO PACIENTE VEGETARIANO

As necessidades nutricionais dos pacientes vegetarianos são exatamente as mesmas de um paciente que come carne, com exceção da vitamina B12, que precisará ser avaliada com maiores atenção e cuidado.

Muitos dos nutrientes considerados de maior risco nutricional para vegetarianos são, na verdade, críticos em qualquer alimentação mal planejada. Um estudo realizado no Brasil revelou ingestão insuficiente de diversos micronutrientes (vitaminas A, C e E, zinco, cobre, manganês e selênio) em grande parte da população brasileira, mostrando que riscos nutricionais existem em todo tipo de alimentação, inclusive nas dietas com carne, como o estudo mostrou.[36]

Vitamina B12

A vitamina B12 só está presente em alimentos de origem animal. Espirulina, algas e cogumelos, embora possam conter alguma quantidade de B12, não são consideradas fontes seguras.[5,37]

Por outro lado, consumir carne e outros alimentos de origem animal pode não ser suficiente para manter níveis ótimos de B12, pois existem alguns fatores que diminuem sua absorção e precisam ser considerados: ingestão de medicamentos (inibidores da bomba de prótons, metformina, levodopa e inibidores da enzima conversora de angiotensina [ECA]), afecções gastrointestinais (doença de Crohn, doença celíaca e infecção por *Helicobacter pylori*) e cirurgia bariátrica, por exemplo. Idosos também têm menor absorção por uma menor produção do fator intrínseco.

A deficiência de B12 na população dos EUA varia de 2,8 a 25,6%, de acordo com o ponto de corte utilizado.[38] No Brasil, quase 25% da população apresenta níveis de B12 inferiores a 300 pg/mL, e um estudo envolvendo crianças entre 11 e 15 meses revelou deficiência de B12 em 15% dos participantes, considerando-se níveis inferiores a 200 pg/mL como ponto de corte.[39,40]

Ingestão, absorção e biodisponibilidade

As doses diárias recomendadas (RDA) de B12 são 2,4 mcg para adultos, 2,6 mcg para gestantes e 2,8 mcg para lactantes, mas na prática clínica observamos uma necessidade bem maior para manutenção dos níveis ótimos e funções cerebrais.[38,41]

A biodisponibilidade da B12 nos alimentos fica em torno de 50% considerando-se adultos saudáveis, com função absortiva normal. Nos suplementos e alimentos fortificados, essa biodisponibilidade varia de 55 a 74%.[41]

A maior parte da absorção da B12 ocorre de forma ativa, mas 1 a 2% se dá de forma passiva, representando a maior parte da B12 absorvida em uma suplementação, já que os receptores de B12 ficam saturados com doses bem baixas (< 5 mcg por refeição). Após ingestão de 1 mcg, apenas 50% da vitamina é absorvida e acima de 25 mcg, somente 5%. A absorção passiva permite que mesmo pessoas com problemas de absorção e/ou deficiência do fator intrínseco (FI) absorvam a B12 suplementada por via oral.[38,41,42]

Após a absorção, grande parte da B12 é armazenada no fígado e outra parte é excretada na bile e participa do ciclo êntero-hepático. O fígado é capaz de estocar de 2 a 5 mg de vitamina B12 e cerca de 1 a 10 mcg de B12 são excretados na bile diariamente, sendo 50% reabsorvida.[38,41] Esse mecanismo de reabsorção pode conservar os estoques corporais de B12 por alguns meses apenas, e em condições que provoquem má absorção de B12, a depleção desses estoques e a deficiência de B12 podem acontecer ainda mais rapidamente, sendo, portanto, recomendada avaliação regular em pacientes com dietas que limitem ou excluam alimentos de origem animal.[41]

Quem precisa suplementar a dieta

Uma avaliação adequada dos níveis da B12 e uma anamnese detalhada abordando sintomas clínicos e hábitos alimentares do paciente são recomendadas para uma orientação correta, mas em algumas situações pode ser indicado iniciar a suplementação mesmo sem uma avaliação laboratorial inicial.

Pacientes vegetarianos estritos só ingerem B12 por meio do consumo de alimentos industrializados fortificados e deverão receber suplementação de rotina.

Embora ovos e leites sejam fontes desse nutriente, pacientes ovolactovegetarianos, lactovegetarianos e ovovegetarianos também deverão receber suplementação regular, já que esses alimentos não fornecem quantidades suficientes desse micronutriente.[41]

Como avaliar a B12

O diagnóstico precoce da deficiência de B12 é extremamente importante, pois certas alterações neurológicas podem ser irreversíveis. A avaliação da vitamina B12 deveria, idealmente, ser feita em todos os pacientes, independentemente da dieta adotada, visto que grande parcela da população apresenta níveis insuficientes.[39,40]

Existem quatro marcadores biológicos da deficiência de B12: holotranscobalamina II (HTC II), B12 sérica, homocisteína (HCY) e ácido metilmalônico (MMA).[38,41-43]

A HTC II é o marcador mais precoce. Representa a B12 funcionalmente ativa e a redução nos níveis desse marcador indica apenas depleção (e não deficiência) dos estoques. Nessa fase, os sintomas clínicos ainda não apareceram e os níveis séricos de B12, HCY e MMA ainda estão normais. A HCT II começa a se alterar após quatro semanas de baixa ingestão de B12.[43]

A dosagem sérica da B12 reflete a B12 ligada a seus transportadores (HTC II e HC), sendo dois deles (as haptocorrinas I e III) transportadores das formas inativas (corrinoides) de B12, podendo mascarar uma real deficiência.[38]

A HCY e o MMA são marcadores funcionais da B12, mas a HCY também se eleva quando há deficiência de B6 (piridoxina) e B9 (ácido fólico). O MMA é bem mais específico e sensível, mas seu custo é elevado e sua dosagem não está indicada rotineiramente.[38,41]

A literatura científica ainda hoje não apresenta um consenso sobre valores ótimos para os níveis séricos da B12. As dosagens de HTC II e MMA, embora sejam mais adequadas para avaliação, nem sempre estão disponíveis.

Em geral, os valores de referência dos laboratórios brasileiros consideram níveis de B12 adequados entre 200 e 980 pg/mL, no entanto estudos indicam elevação do MMA, refletindo assim inadequação quando os níveis estão abaixo de 390 pg/mL.[38]

Um estudo correlacionou os níveis séricos da B12 com os níveis de HCY e MMA, sugerindo níveis acima de 490 pg/mL como ponto de corte quando não for possível a dosagem do MMA.[44] Para a detecção de deficiência de B12, os autores consideram níveis adequados de HCY abaixo de 8 mmol/L e níveis de MMA abaixo de 0,27 mmol/L.[44]

Uma publicação mais recente sugeriu a revisão dos valores tradicionais de corte para deficiência de B12, com base na avaliação de sinais e sintomas relacionados à deficiência de B12 e correlação com níveis de HCY e MMA. Os autores sugerem considerar

542 pg/mL como indicativo de repleção dos estoques de B12 e o tratamento de pacientes que apresentem sintomas com níveis na faixa de 200 a 400 pg/mL.[45]

Dessa forma, para uma avaliação mais precisa do *status* da vitamina B12, recomenda-se a dosagem dos níveis séricos desse nutriente em conjunto com os níveis sanguíneos de HCY e/ou MMA, além da dosagem do ácido fólico e da piridoxina, quando possível. Na impossibilidade de uma avaliação mais completa, sugere-se considerar níveis acima de 490 pg/mL como adequados.[44]

Deficiência de B12

A deficiência de B12 apresenta quatro estágios de evolução e os sinais clínicos só começam a aparecer tardiamente. As manifestações neurológicas podem estar presentes antes mesmo das alterações hematológicas (anemia, aumento de volume corpuscular médio [VCM]), portanto não devemos esperar sintomatologia para iniciar uma avaliação.

No 1º estágio (deficiência subclínica), observa-se apenas uma depleção dos estoques celulares e plasmáticos decorrente de um balanço negativo da B12. Essa fase pode ser identificada apenas pela dosagem sérica da HTC II. No 2º estágio, também há diminuição das HC, podendo já aparecer alguns sinais clínicos, como tonturas, cansaço, perda de apetite e náuseas. No 3º estágio, a eritropoiese começa a falhar, há aumento dos níveis sanguíneos de HCY e MMA e começam a surgir alguns sintomas neurológicos potencialmente reversíveis: dormência e formigamento nas mãos e nos pés, ataxia, fraqueza muscular, depressão e psicose. No último estágio, ocorrem alterações hematológicas com aumento do VCM e diminuição da hemoglobina (Hb). Nesse estágio alguns sintomas neurológicos já são irreversíveis.[41,44]

Além dos sintomas citados, podem-se observar também dificuldade de concentração e diminuição da memória, alterações na pele com hiperpigmentação, secura e inflamação na língua.

Tratamento e doses de manutenção

A vitamina B12 dos suplementos é obtida por meio de cultura de bactérias em laboratório e, ao prescrever o suplemento para manipulação, o médico deverá explicitar que seja feita em cápsulas vegetais.

A vitamina B12 está disponível no Brasil para suplementação nas formas cianocobalamina, metilcobalamina e hidroxicobalamina, podendo ser utilizadas as vias oral, sublingual e intramuscular, com resultados e biodisponibilidade semelhantes.[41,46]

A cianocobalamina é a forma mais estável para armazenamento e de menor custo, mas requer metabolização para as formas ativas, metilcobalamina e deoxiadenosilcobalamina. A metilcobalamina tem maior retenção tecidual e melhor utilização bioquímica (maior redução nos níveis de HCY).

O tratamento de uma deficiência de B12 decorrente de má absorção requer doses bem superiores às utilizadas quando a deficiência ocorre por baixa ingestão alimentar. Como em qualquer deficiência de micronutrientes, o tratamento não deverá ser feito por meio de dieta, pois não será suficiente para a reposição dos estoques, devendo ser realizado por suplementação em altas doses (> 500 mcg/dia).

A literatura aponta diversos esquemas terapêuticos para a correção dos níveis séricos da B12 e as vias oral e intramuscular se mostraram igualmente eficazes na normalização clínica e laboratorial mesmo em pacientes com distúrbios absortivos.[38,41,46] O uso da via intramuscular deve ser reservado aos casos de alterações neurológicas graves.[46]

As doses orais usualmente preconizadas para tratamento variam de 500 a 2.000 mcg/dia até a normalização dos níveis séricos, quando uma dose de manutenção deverá ser iniciada.[5,38,41]

Para manutenção, doses entre 50 e 150 mcg/dia ou 2.000 mcg/semana mostraram-se suficientes para atender às necessidades de 2,4 mcg/dia para vegetarianos, devendo-se monitorar os níveis sanguíneos por meio de exames laboratoriais a cada 6 meses ou no máximo 1x/ano.[41,46]

Ferro

Anemia por deficiência de ferro é um problema de saúde mundial, acometendo principalmente mulheres em idade fértil, crianças e idosos.

O ferro é um nutriente essencial, com diversas funções no organismo humano: participa do transporte e da utilização de oxigênio; atua como cofator de inúmeras reações enzimáticas; síntese de hormônios tireoidianos e destruição de patógenos.

A deficiência de ferro provoca cansaço, fadiga, fraqueza muscular, diminuição da imunidade, déficit cognitivo e anemia. Por outro lado, o ferro é um mineral tóxico quando em excesso, contribuindo para a geração de espécies reativas de oxigênio (ROS) que promovem peroxidação lipídica e causam danos oxidativos ao DNA. O ferro heme presente nas carnes parece também estar envolvido na formação de compostos nitrogenados que são carcinogênicos e no desenvolvimento de diabetes tipo 2 e síndrome metabólica.[47,48]

A dieta ocidental fornece cerca de 10 a 20 mg de ferro, mas somente uma pequena quantidade desse ferro é absorvida.[47] A quantidade de ferro absorvido em uma refeição depende do *status* corporal do ferro e da presença de fatores estimulantes e inibitórios. Estima-se que em uma dieta mista a absorção do ferro seja em torno de 18% e na dieta vegetariana, cerca de 10%.[47,48]

Existem duas formas de ferro nos alimentos: heme e não heme. O ferro heme está presente somente nos alimentos de origem animal e em maior quantidade nas carnes vermelhas, sendo um ferro de melhor absorção do que o ferro não heme. O ferro não heme corresponde a 100% do ferro vegetal, tem menor biodisponibilidade e sua absorção é influenciada por fatores inibitórios e estimulantes, sendo também autorregulada de acordo com os estoques corporais: quanto menor o estoque, maior sua absorção e vice-versa.[49]

Os principais fatores estimulantes da absorção do ferro não heme são a vitamina C, os aminoácidos sulfurados, a carne e os ácidos orgânicos. O consumo de 50 mg de vitamina C é capaz de aumentar de 3 a 6 vezes a absorção do ferro em uma refeição. Entre os fatores inibitórios estão os fitatos, os oxalatos, os polifenóis, a caseína e o cálcio (também inibe a absorção do ferro heme).[49,50]

Em uma refeição rica em fitatos, é muito importante orientar o consumo de alimentos ricos em vitamina C para contrapor os efeitos inibitórios dos anti nutrientes e garantir, assim, uma melhor absorção do ferro. A germinação e o demolho dos grãos, trocando-se a água para o cozimento, também são técnicas importantes para melhorar a absorção do ferro vegetal, pois diminuem o teor de fitatos dos alimentos.

Durante muito tempo acreditou-se que a proteína da soja inibia a absorção do ferro, mas pesquisas recentes mostraram que o ferro da soja está presente sob a forma de ferritina, com alta biodisponibilidade e absorção semelhante à do sulfato ferroso.[50]

Uma revisão sistemática que avaliou a absorção do ferro ao longo do dia, e não apenas em uma refeição, mostrou que a absorção do ferro pode variar desde 10,8% em indivíduos com baixos estoques (ferritina sérica < 12 mcg/L) consumindo uma dieta padrão (fatores inibitórios e estimulantes presentes) até 13,8% em uma dieta com alta biodisponibilidade (com muitos fatores estimulantes e sem fatores inibitórios) e 8,4% em uma dieta com baixa biodisponibilidade (com muitos fatores inibitórios presentes) de ferro.[49] Quando os níveis de ferritina estão em torno de 100 mcg/L, a absorção do ferro não heme varia desde 1,8% em uma dieta com baixa biodisponibilidade até 3,0% em uma dieta com alta biodisponibilidade, mostrando assim o papel dos estoques corporais de ferro em determinar maior ou menor absorção desse nutriente.[49]

A avaliação dos estoques de ferro no paciente vegetariano deverá ser feita da mesma maneira como é feita no paciente que consome carne: dosagens da Hb, ferritina e proteína C-reativa ultrassensível (PCR-US). Os níveis de ferritina também aumentam quando há inflamação e uma deficiência de ferro pode ser observada mesmo com valores de ferritina de até 100 mcg/L.[48]

Vegetarianos em geral apresentam níveis de ferritina mais baixos do que não vegetarianos, o que talvez possa ser atribuído a um estado metabólico de baixa inflamação e não necessariamente indique deficiência nutricional, já que os estudos comparativos entre vegetarianos e não vegetarianos não avaliaram o grau de inflamação dos participantes.[48,51-53]

Nas mulheres em idade fértil, as perdas menstruais, mais do que fatores dietéticos, contribuem para níveis mais baixos de ferritina e uma maior incidência de deficiência de ferro e anemia ferropriva quando em comparação com mulheres na pós-menopausa e homens adultos.[50]

Dietas vegetarianas tendem a apresentar grandes quantidades de ferro e vitamina C, mas em razão da menor biodisponibilidade do ferro vegetal, recomenda-se uma ingestão de ferro 80% maior para vegetarianos, conduta essa questionável por alguns autores, já que a absorção do ferro é regulada pelo organismo de acordo com os estoques corporais, e níveis elevados de ferritina estão relacionados a um maior risco de se desenvolver diabetes, síndrome metabólica e alguns tipos de câncer.[5,47,48,50,54]

Cálcio

O corpo humano contém cerca de 1.200 g de cálcio, a maior parte (99%) encontrada nos ossos e dentes e o restante distribuído no sangue, fluido extracelular, músculos e demais tecidos.[55]

O cálcio é necessário para o crescimento e desenvolvimento normais do esqueleto, onde se acumula em uma taxa de 150 mg por dia durante os 20 primeiros anos de vida. Na idade adulta, o cálcio está em equilíbrio no organismo (e nos ossos), mas a partir dos 50 anos começa a haver um balanço negativo, levando a uma perda óssea em todo o esqueleto.[55]

A absorção de cálcio ocorre na mucosa intestinal por transporte ativo, dependente de vitamina D, e por transporte passivo. Um aumento no consumo dietético de cálcio é seguido por um aumento proporcional na quantidade absorvida desse nutriente, mas a absorção ativa é saturável (limitada) e, uma vez que os receptores fiquem repletos, começa a haver menor absorção do cálcio ingerido. Por outro lado, quando a ingestão é baixa, há uma melhora nessa capacidade de absorção. Além disso, sem vitamina D, somente 10 a 15% do cálcio consumido é absorvido.[56,57]

Embora o cálcio seja considerado um mineral essencial para a manutenção da saúde óssea, estudos mostram que aumentar o consumo desse nutriente não implica necessariamente prevenção de fraturas e osteoporose. Paradoxalmente, os países com maiores taxas de ingestão de leite de vaca e cálcio são os que apresentam as maiores taxas de fraturas de quadril e osteoporose.[58] Estudos mostram que um maior consumo de cálcio e leite não se associa a uma diminuição no risco de fraturas.[59,60]

Fatores genéticos são responsáveis por determinar de 60 a 80% da densidade mineral óssea, mas outros fatores também são importantes: nutrição adequada, atividade física, exposição solar (e níveis de vitamina D), tabagismo, doenças crônicas e uso de hormônios.[61]

A baixa ingestão de cálcio é um problema em diversos países ao redor do mundo e em uma dieta vegetariana que inclua leite e derivados, a orientação nutricional será exatamente a mesma feita para os pacientes que comem carne.[62]

A recomendação atual de consumo de produtos lácteos como forma de suprir as demandas de cálcio do organismo tem sido questionada, já que o consumo de leite e laticínios está associado ao desenvolvimento de alguns tipos de câncer e esses alimentos também fornecem grandes quantidades de gordura saturada, cujo consumo associa-se a diversas DCNT (DCV, diabetes, síndrome metabólica).[58,60,63] Tem sido sugerido um aumento no consumo das fontes vegetais de cálcio como forma de obter o cálcio necessário ao organismo em detrimento do aumento no consumo de fontes lácteas.[58]

Para os pacientes vegetarianos estritos, a adequação do cálcio na dieta requer um pouco mais de atenção e é importante realizar um inquérito alimentar detalhado para o cálculo da estimativa de consumo diário desse nutriente.

As principais fontes vegetais de cálcio são as sementes de gergelim (e o tahine), o brócolis, o agrião, a couve, as amêndoas, as nozes, a rúcula, o grão-de-bico, os feijões, a soja e o tofu. Esses alimentos devem estar presentes na dieta vegetariana estrita todos os dias em quantidades suficientes para atender às recomendações diárias de ingestão (RDA), podendo em alguns casos ser necessária a ajuda de um nutricionista para adequação da dieta.

Uma opção segura para atingir as demandas nutricionais de cálcio nesses pacientes e até mesmo nos pacientes onívoros que optarem por não consumir laticínios é o consumo de algum leite vegetal industrializado que seja enriquecido com cálcio. A biodisponibilidade do cálcio em leites vegetais é semelhante à do leite de vaca (em torno de 30%) e a quantidade de cálcio em uma mesma porção chega a ser superior à do leite de vaca em algumas marcas.

Em 2020, um estudo concluiu que vegetarianos e veganos têm maior risco de sofrer fraturas; no entanto, ao avaliar o material suplementar, verifica-se que as dietas vegetariana e vegana seguidas pelos participantes apresentavam cerca de 20 a 25 g de fibras, quantidade bem menor do que a encontrada em uma dieta vegetariana saudável, na qual se obtém no mínimo 40 g de fibras por dia. Esse aparente detalhe mostra que os vegetarianos e veganos avaliados tinham um consumo alto de alimentos processados, prejudicando a qualidade nutricional da dieta, o que contribuiu para os desfechos desfavoráveis do estudo.[64]

Vitamina D

A maior fonte de vitamina D é a exposição solar. Fontes alimentares fornecem no máximo 10% das nossas necessidades diárias e não são consumidas rotineiramente: salmão selvagem, óleo de fígado de bacalhau, cogumelos desidratados ao sol.[57]

A avaliação do estado nutricional da vitamina D poderá ser feita pela dosagem dos níveis séricos da 25(OH)D e a indicação de suplementação em vegetarianos e veganos deverá seguir os mesmos critérios e doses preconizados para pacientes onívoros.

A vitamina D3 rotineiramente usada é obtida da gordura extraída da lã da ovelha (lanolina) e o paciente vegetariano ou vegano pode não concordar com essa forma de suplementação. Nesses casos, estão disponíveis no mercado a vitamina D3 vegana oriunda de liquens e a vitamina D2 (ergocalciferol).[65]

Ômega-3

A suplementação de DHA e/ou EPA em vegetarianos e veganos não está indicada como medida rotineira, mas o consumo de alimentos ricos em ômega-3 (sementes de linhaça e chia, óleo de linhaça, nozes) deve ser avaliado e estimulado, assim como a redução na ingestão de fontes de ômega-6 (óleos vegetais e alimentos processados), já que uma alta ingestão de fontes de ômega-6 atrapalha a conversão de ômega-3 em seus metabólitos ativos EPA e DHA.[26]

A recomendação da ingestão de ALA para vegetarianos é 2,2 g/dia, o dobro da quantidade recomendada para onívoros. O consumo de duas colheres de sopa de chia (20 g) fornece 3,56 g de ALA e 11,7 g de LA, sendo uma ótima opção para atingir as necessidades de ingestão diária, desde que o consumo de fontes de LA não ultrapasse 1 a 2% do VET da dieta.[26] O óleo de linhaça também seria uma opção (10 mL fornecem 5,4 g de ALA e 14,2 g de LA), mas seu forte sabor amargo pode não agradar.

Gestantes e lactantes, em virtude de uma maior demanda nessas fases da vida, deverão receber suplementação de 200 mg de DHA/dia proveniente de algas, independentemente da dieta adotada, para evitar o risco de contaminação por metais pesados.[66]

A Sociedade Cardiovascular Canadense não recomenda a suplementação de DHA para redução do risco cardiovascular (recomendação forte, evidência de alta qualidade).[67]

Para vegetarianos e veganos, a suplementação de DHA e/ou EPA, quando indicada, deverá ser feita com suplementos à base de algas.

Zinco

As necessidades de zinco devem ser supridas regularmente por meio da alimentação, pois não existe reserva funcional nem estoque corporal desse mineral.[68] As principais fontes de zinco na alimentação vegetariana são os grãos, cereais integrais, leguminosas e oleaginosas (castanhas de caju e do Brasil, amêndoas, nozes), mas o alto teor de fitatos e fibras presentes nesses alimentos diminui sua absorção.[5]

A absorção do zinco ocorre em todo o intestino delgado, mas a maior quantidade é absorvida no duodeno por transporte ativo, saturável, e passivamente quando uma grande quantidade de zinco é ingerida.[68] A homeostase corporal do zinco é feita pelo aumento de sua eliminação nas fezes quando a ingestão é alta.

O principal fator que afeta a biodisponibilidade do zinco é o ácido fítico, que se liga ao zinco no lúmen intestinal, formando um complexo insolúvel que não pode ser digerido nem absorvido.

A deficiência de zinco acomete 17% da população mundial e ainda hoje não existe um consenso sobre sua RDA.[68]

A OMS recomenda a ingestão diária de acordo com a biodisponibilidade do zinco na dieta consumida: 3,2 mg para mulheres e 4,2 mg para homens quando a dieta for de alta biodisponibilidade (50% de absorção); 4,9 mg para mulheres e 7,0 mg para homens em uma dieta com moderada biodisponibilidade (30% de absorção); 9,8 mg para mulheres e 14 mg para homens em uma dieta com baixa biodisponibilidade (15% de absorção).[69]

A National Academy of Medicine (NAM) recomenda a ingestão diária de zinco de 8 mg para mulheres e 11 mg para homens, considerando uma dieta mista, e sugere que vegetarianos tenham uma ingestão 50% maior por sua dieta com ingestão de alto teor de fitato.[68,69]

Para aumentar a biodisponibilidade do zinco na alimentação vegetariana, podem-se utilizar as mesmas técnicas empregadas para aumentar a absorção do ferro: deixar as leguminosas de molho e trocar a água para o cozimento, germinar grãos, consumir fontes de vitamina C na refeição.[5]

Apesar da biodisponibilidade reduzida do zinco nas dietas vegetarianas e o menor nível de zinco em vegetarianos, nenhuma consequência negativa tem sido observada em adultos, sugerindo a existência de um mecanismo de homeostase que aumenta a eficiência na utilização do zinco ingerido em uma dieta vegetariana seguida a longo prazo.[70]

A avaliação do *status* do zinco em vegetarianos deverá ser feita por intermédio de um inquérito alimentar detalhado e dosagem sérica ou plasmática dos níveis desse mineral.[68]

CONSIDERAÇÕES FINAIS

Dietas vegetarianas, incluindo as veganas, bem planejadas e orientadas adequadamente, são saudáveis e constituem-se em uma ótima alternativa terapêutica para melhorar a qualidade nutricional das dietas convencionais e controlar os principais fatores de risco associados às DCNT.

A qualidade nutricional de uma dieta vegetariana dependerá principalmente das substituições escolhidas para a proteína animal e o nutrólogo deve estar apto a orientar escolhas saudáveis, priorizando alimentos integrais e o consumo de leguminosas em substituição às carnes. O consumo de análogos da carne e queijo e de alimentos ultraprocessados é uma decisão pessoal (e cultural), não sendo necessário, muito menos obrigatório, para suprir as demandas nutricionais dos vegetarianos. Esses alimentos tendem a ser ricos em gorduras saturadas e sódio e seu consumo deve ser desestimulado.

Riscos nutricionais e erros alimentares estarão presentes em qualquer dieta que não seja orientada por um profissional qualificado e é preciso muito cuidado para não comparar dietas vegetarianas divulgadas nas mídias sociais por "blogueiros" com dietas tradicionais com carne, elaboradas por profissionais competentes. Uma dieta vegetariana planejada e orientada adequadamente é capaz de suprir todas as demandas nutricionais e não oferece riscos à saúde, mas o desconhecimento de determinados aspectos (substituição das fontes proteicas, suplementação de B12, avaliação do cálcio, ingestão calórica total) pode levar a erros graves.

Uma dieta vegetariana estrita com redução calórica, exclusão de um ou mais grupos alimentares, sem suplementação de vitamina B12 e sem avaliação dos nutrientes considerados de maior risco de deficiência não pode ser considerada bem planejada nem adequada, podendo trazer inúmeros prejuízos à saúde.

O consumo de frutas, verduras, legumes, grãos e cereais integrais, leguminosas e oleaginosas é essencial para a saúde, pois previne diversas doenças crônicas, promove qualidade de vida e uma maior longevidade. Esses alimentos são abundantes em uma dieta vegetariana bem planejada e precisam fazer parte de toda dieta, com ou sem carne.

A suplementação em pacientes vegetarianos deverá seguir os mesmos critérios utilizados para pacientes não vegetarianos, com uma atenção especial à vitamina B12, que pode estar deficiente mesmo em onívoros e não deve ser negligenciada em nenhum paciente, vegetariano ou não.

Ao atender um paciente vegetariano, o nutrólogo deverá ser capaz de apoiá-lo e respeitá-lo em sua escolha, orientando quais alimentos deverão ser consumidos e quais deverão ser evitados, avaliar seu estado nutricional sem preconceitos e pre-julgamentos e fazer as suplementações indicadas.

Uma alimentação sem alimentos de origem animal traz inúmeros benefícios à saúde, não devendo ser desestimulada em nenhuma situação, nem considerada "arriscada" e restritiva simplesmente por não conter um grupo alimentar cujos nutrientes podem ser facilmente substituídos e encontrados nos alimentos de origem vegetal. Além disso, quando comparadas às dietas com carne, as dietas vegetarianas apresentam menor teor de gorduras saturadas e citocinas inflamatórias e maiores quantidades de fitoquímicos, polifenóis e fibras, contribuindo para a prevenção das DCV, obesidade, síndrome metabólica, diabetes tipo 2 e alguns tipos de câncer.

REFERÊNCIAS BIBLIOGRÁFICAS

1. Hu FB. Nutrient supplementation no substitute for healthy diets. Nat Rev Cardiol. 2019;16(2):77-9.
2. Lichtenstein AH, Appel LJ, Vadiveloo M, Hu FB, Kris-Etherton PM, Rebholz CM, et al. 2021 Dietary Guidance to Improve Cardiovascular Health: A Scientific Statement From the American Heart Association. Circulation. 2021;144(23):e472-e487.
3. Willett W, Rockstrom J, Loken B, Springmann M, Lang T, Vermeulen S, et al. Food in the Anthropocene: the EAT-Lancet Commission on healthy diets from sustainable food systems. Lancet. 2019; 393(10170):447-92.
4. Fegers-Wustrow I, Gianos E, Halle M, Yang E. Comparison of American and European Guidelines for Primary Prevention of Cardiovascular Disease: JACC Guideline Comparison. J Am Coll Cardiol. 2022; 79(13):1304-13.
5. Melina V, Craig W, Levin S. Position of the Academy of Nutrition and Dietetics: Vegetarian Diets. J Acad Nutr Diet. 2016;116(12):1970-80.
6. IARC Working Group on the Evaluation of Carcinogenic Risks to Humans. Red Meat and Processed Meat. IARC Monographs on the Evaluation of Carcinogenic Risks to Humans, No. 114. Lyon: IARC; 2018.
7. Oussalah A, Levy J, Berthezène C, Alpers DH, Guéant JL. Health outcomes associated with vegetarian diets: an umbrella review of systematic reviews and meta-analyses. Clin Nutr. 2020;39(11):3283-307.
8. Spencer EA, Appleby PN, Davey GK, Key TJ. Diet and body mass index in 38000 EPIC-Oxford meat-eaters, fish-eaters, vegetarians and vegans. Int J Obes Relat Metab Disord. 2003.27(6):728-34.
9. Micha R, Peñalvo JL, Cudhea F, Imamura F, Rehm CD, Mozaffarian D. Association between dietary factors and mortality from heart disease, stroke, and type 2 diabetes in the United States. JAMA. 2017; 317:912-24.
10. Sabaté J, Wien M. Vegetarian diets and childhood obesity prevention. Am J Clin Nutr. 2010;91(suppl): 1525S-9S.
11. Garousi N, Tamizifar B, Pourmasoumi M, Feizi A, Askari G, Clark CCT, et al. Effects of lacto-ovo-vegetarian diet vs. standard-weight-loss diet on obese and overweight adults with non-alcoholic fatty liver disease: a randomised clinical trial. Arch Physiol Biochem. 2021;1-9.
12. Toumpanakis A, Turnbull T, Alba-Barba I. Effectiveness of plant-based diets in promoting well-being in the management of type 2 diabetes: a systematic review. BMJ Open Diab Res Care. 2018;6:e00053.
13. Kahleova H, Rembert E, Alwarith J, Yonas WN, Tura A, Holubkov R, et al. Effects of a low-fat vegan diet on gut microbiota in overweight individuals and relationships with body weight, body composition, and insulin sensitivity. A randomized clinical trial. Nutrients. 2020;12(10):E2917.
14. Sofi F, Dinu M, Pagliai G, Cesari F, Gori AM, Sereni A, et al. Low-calorie vegetarian versus mediterranean diets for reducing body weight and improving cardiovascular risk profile: CARDIVEG Study (Cardiovascular Prevention With Vegetarian Diet). Circulation. 2018;137(11):1103-13.
15. Kahleova H, Dort S, Holubkov R, Barnard ND. A plant-based high-carbohydrate, low-fat diet in overweight individuals in a 16-week randomized clinical trial: the role of carbohydrates. Nutrients. 2018;10(9):1302.

16. Hall KD, Guo J, Courville AB, Boring J, Brychta R, Chen KY, et al. Effect of a plant-based, low-fat diet versus an animal-based, ketogenic diet on ad libitum energy intake. Nat Med. 2021;27(2):344-53.
17. Davey GK, Spencer EA, Appleby PN, Allen NE, Knox KH, Key TJ. EPIC-Oxford: lifestyle characteristics and nutrient intakes in a cohort of 33 883 meat-eaters and 31 546 non meat-eaters in the UK. Public Health Nutr. 2003.6(3):259-69.
18. Barnard ND, Alwarith J, Rembert E, Brandon L, Nguyen M, Goergen A, et al. A Mediterranean diet and low-fat vegan diet to improve body weight and cardiometabolic risk factors: a randomized, crossover trial. J Am Coll Nutr. 2021;1-13.
19. Morin É, Michaud-Létourneau I, Couturier Y, Roy M. A whole-food, plant-based nutrition program: evaluation of cardiovascular outcomes and exploration of food choices determinants. Nutrition. 2019;66:54-61.
20. Haddad EH, Tanzman JS. What do vegetarians in the United States eat? Am J Clin Nutr. 2003;78(3 Suppl):626S-32S.
21. Hemler EC, Hu FB. Plant-based diets for cardiovascular disease prevention: all plant foods are not created equal. Curr Atheroscler Rep. 2019;21(5):18.
22. Reynolds A, Mann J, Cummings J, Winter N, Mete E, Te Morenga L. Carbohydrate quality and human health: a series of systematic reviews and meta-analyses. Lancet. 2019;393(10170):434-45.
23. Blaak EE, Riccardi G, Cho L. Carbohydrates: Separating fact from fiction. Atherosclerosis. 2021;328: 114-23.
24. Dahl WJ, Stewart ML. Position of the academy of nutrition and dietetics: health implications of dietary fiber. J Acad Nutr Diet. 2015;115(11):1861-70.
25. Sacks FM, Lichtenstein AH, Wu JHY, Appel LJ, Creager MA, Kris-Etherton PM, et al. Dietary fats and cardiovascular disease: a presidential advisory from the American Heart Association. [published correction appears in Circulation. 2017; 136(10):e195]. Circulation. 2017;136(3):e1-e23.
26. Burns-Whitmore B, Froyen E, Heskey C, Parker T, San Pablo G. Alpha-linolenic and linoleic fatty acids in the vegan diet: do they require dietary reference intake/adequate intake special consideration? Nutrients. 2019;11(10):2365.
27. Rosell MS, Lloyd-Wright Z, Appleby PN, Sanders TAB, Allen NE, Key TJ. Long-chain n-3 polyunsaturated fatty acids in plasma in British meat-eating, vegetarian, and vegan men. Am J Clin Nutr. 2005; 82(2):327-34.
28. Welch AA, Shakya-Shrestha S, Lentjes MAH, Wareham NJ, Khaw KT. Dietary intake and status of n-3 polyunsaturated fatty acids in a population of fish-eating and non-fish-eating meat-eaters, vegetarians, and vegans and the product-precursor ratio [corrected] of alpha-linolenic acid to long-chain n-3 polyunsaturated fatty acids: results from the EPIC-Norfolk cohort. Am J Clin Nutr. 2010;92(5):1040-51.
29. Mann N, Pirotta Y, O'Connell S, Li D, Kelly F, Sinclair A. Fatty acid composition of habitual omnivore and vegetarian diets. Lipids, 2006;41(7):637-46.
30. Katz DL, Doughty KN, Geagan K, Jenkins DA, Gardner CD. Perspective: the public health case for modernizing the definition of protein quality. Adv Nutr. 2019;10(5):755-64.

31. Gardner CD, Hartle JC, Garrett RD, Offringa LC, Wasserman AS. Maximizing the intersection of human health and the health of the environment with regard to the amount and type of protein produced and consumed in the United States. Nutr Rev. 2019;77(4):197-215.
32. Mariotti F, Gardner CD. Dietary protein and amino acids in vegetarian diets – a review. Nutrients. 2019;11(11):2661.
33. Naghshi S, Sadeghi O, Willett WC, Esmaillzadeh A. Dietary intake of total, animal, and plant proteins and risk of all cause, cardiovascular, and cancer mortality: systematic review and dose-response meta-analysis of prospective cohort studies. BMJ. 2020;370:m2412.
34. Huang J, Liao LM, Weinstein SJ, Sinha R, Graubard BI, Albanes D. Association between plant and animal protein intake and overall and cause-specific mortality. JAMA Intern Med. 2020;180(9):1173-84.
35. U.S. Department of Agriculture. MyPlate [acesso 23 jun. 2022]. Disponível em: https://www.myplate.gov.
36. Tureck C, Locateli G, Corrêa VG, Koehnlein EA. Evaluation of the Brazilian population's intake of antioxidant nutrients and their relation with the nutritional status. Rev Bras de Epidemiol. 2017;20(1):30-42.
37. Watanabe F, Yabuta Y, Bito T, Teng F. Vitamin B_{12}-containing plant food sources for vegetarians. Nutrients. 2014;6(5):1861-73.
38. Allen LH, Miller JW, Groot L, Rosenberg IH, Smith AD, Refsum H, et al. Biomarkers of nutrition for development (BOND): vitamin B-12 review. J Nutr. 2018;148(suppl_4):1995S-2027S.
39. Barnabé A, Aléssio AC, Bittar LF, Mazetto BM, Bicudo AM, Paula EV, et al. Folate, vitamin B12 and homocysteine status in the post-folic acid fortification era in different subgroups of the Brazilian population attended to at a public health care center. Nutr J. 2015;14:19.
40. Silva LL, Fawzi WW, Cardoso MA, ENFAC Working Group. Serum folate and vitamin B12 status in young Brazilian children. Public Health Nutr. 2019;22(7):1223-31.
41. Sobczyńska-Malefora A, Delvin E, McCaddon A, Ahmadi KR, Harrington DJ. Vitamin B12 status in health and disease: a critical review. Diagnosis of deficiency and insufficiency – clinical and laboratory pitfalls. Crit Rev Clin Lab Sci. 2021;58(6):399-429.
42. Obeid R, Heil SG, Verhoeven MMA, van den Heuvel EGHM, de Groot LCPGM, Eussen SJPM. Vitamin B12 intake from animal foods, biomarkers, and health aspects. Front Nutr. 2019;6:93.
43. Lederer AK, Hannibal L, Hettich M, Behringer S, Spiekerkoetter U, Steinborn C, et al. Vitamin B12 status upon short-term intervention with a vegan diet-a randomized controlled trial in healthy participants. Nutrients. 2019;11(11):2815.
44. Herrmann W, Geisel J. Vegetarian lifestyle and monitoring of vitamin B-12 status. Clin Chim Acta. 2002;326(1-2):47-59.
45. Smith AD, Refsum H. Do we need to reconsider the desirable blood level of vitamin B12? J Intern Med. 2012;271(2):179-82.
46. Green R, Allen LH, Bjørke-Monsen AL, Brito A, Guéant JL, Miller JW, et al. Vitamin B12 deficiency [published correction appears in Nat Rev Dis Primers. 2017;3:17054]. Nat Rev Dis Primers. 2017;3:17040.

47. Fonseca-Nunes A, Jakszyn P, Agudo A. Iron and cancer risk – a systematic review and meta-analysis of the epidemiological evidence. Cancer Epidemiol Biomarkers Prev. 2014;23(1):12-31.
48. Haider LM, Schwingshackl L, Hoffmann G, Ekmekcioglu C. The effect of vegetarian diets on iron status in adults: a systematic review and meta-analysis. Crit Rev Food Sci Nutr. 2018;58(8):1359-74.
49. Collings R, Harvey LJ, Hooper L, Hurst R, Brown TJ, Ansett J, et al. The absorption of iron from whole diets: a systematic review. Am J Clin Nutr. 2013;98(1):65-81.
50. Saunders AV, Craig WJ, Baines SK, Posen JS. Iron and vegetarian diets. Med J Aust. 2013;199(S4): S11-S16.
51. Alexander D, Ball MJ, Mann J. Nutrient intake and haematological status of vegetarians and age-sex matched omnivores. Eur J Clin Nutr. 1994;48(8):538-46.
52. Wilson AK, Ball MJ. Nutrient intake and iron status of Australian male vegetarians. Eur J Clin Nutr. 1999;53(3):189-94.
53. Li D, Sinclair AJ, Mann NJ, Turner A, Ball MJ. Selected micronutrient intake and status in men with differing meat intakes, vegetarians and vegans. Asia Pac J Clin Nutr, 2000;9(1):18-23.
54. Agarwal U. Rethinking red meat as a prevention strategy for iron deficiency. Infant Child Adolesc Nutr. 2013;5(4):231-5.
55. Cashman KD. Calcium intake, calcium bioavailability and bone health. Br J Nutr. 2002;87 (Suppl 2):S169-S177.
56. Buzinaro E, Almeida R, Mazeto G. Biodisponibilidade do cálcio dietético. Arq Bras Endocrinol Metab. 2006;50(5):852-61.
57. Sociedade Brasileira de Pediatria. Departamento de Nutrologia. Deficiência de vitamina D em crianças e adolescentes. Documento Científico. São Paulo: SBP; 2015.
58. Willett WC, Ludwig DS. Milk and health. N Engl J Med. 2020;382(7):644-54.
59. Feskanich D, Willett WC, Colditz GA. Calcium, vitamin D, milk consumption, and hip fractures: a prospective study among postmenopausal women. Am J Clin Nutr. 2003;77(2):504-11.
60. Michaëlsson K, Wolk A, Langenskiöld S, Basu S, Lemming EW, Melhus H, Byberg L. Milk intake and risk of mortality and fractures in women and men: cohort studies. BMJ. 2014;349:g6015.
61. Cosman F. Beur SJ, LeBoff MS, Lewiecki EM, Tanner B, Randall S, et al. The clinician's guide to prevention and treatment of osteoporosis. Osteoporos Int. 2014;25(10): 2359-81.
62. Balk EM, Adam GP, Langberg VN, Earley A, Clark P, Ebeling PR, et al. Global dietary calcium intake among adults: a systematic review. Osteoporos Int. 2017;28(12):3315-24.
63. Kakkoura MG, Du H, Guo Y, Yu C, Yang L, Pei P, et al. Dairy consumption and risks of total and site-specific cancers in Chinese adults: an 11-year prospective study of 0 5 million people. BMC Med. 2022;20(1):134.
64. Tong TYN, Appleby PN, Armstrong MEG, Fensom GK, Knuppel A, Papier K, et al. Vegetarian and vegan diets and risks of total and site-specific fractures: results from the prospective EPIC-Oxford study. BMC Med. 2020;18:353.
65. Mangels AR. Bone nutrients for vegetarians. Am J Clin Nutr. 2014;100(Suppl1):469S-75S.

66. Almeida CAN, Ribas-Filho D, Mello ED, Bertolucci PHF, Falcão MC. Consenso da Associação Brasileira de Nutrologia sobre Recomendações de DHA durante a Gestação, Lactação e Infância. Int J Nutr. 2014;7(3).
67. Pearson GJ, Thanassoulis G, Anderson TJ, Barry AR, Couture P, Dayan N, et al. Canadian Cardiovascular Society Guidelines for the Management of Dyslipidemia for the Prevention of Cardiovascular Disease in Adults. Can J Cardiol. 2021;37(8):1129-50.
68. King JC, Brown KH, Gibson RS, Krebs NF, Lowe NM, Siekmann JH, Raiten DJ. Biomarkers of Nutrition for Development (BOND)-Zinc Review. J Nutr. 2015;145(4):858S-885S.
69. Gibson RS, King JC, Lowe N. A review of dietary zinc recommendations. Food Nutr Bull. 2016;37(4): 443-60.
70. Foster M, Samman S. Vegetarian diets across the lifecycle: impact on zinc intake and status. Adv Food Nutr Res. 2015;74:93-131.

Nutrologia e cosmiatria

Giseli Albach Lenz
André Silveira Pinho

INTRODUÇÃO

A nutrologia vem se relacionando de forma muito próxima com a cosmiatria nas últimas décadas. O envelhecimento cutâneo acontece de forma inexorável no organismo e, ao ocorrer de forma acelerada ou precoce, pode ser modulado com o estudo e o uso de nutricosméticos, os quais não atuam de forma direta no rejuvenescimento, mas auxiliam na desaceleração do envelhecimento precoce ou acelerado. Dessa forma, constituem-se em estratégias terapêuticas que, quando associadas a um estilo de vida e alimentação saudável, promovem benefícios à pele e aos anexos cutâneos.

As definições e os termos necessários para a compreensão e consequente utilização adequada são apresentadas a seguir:

- nutracêutico: alimento ou parte de um alimento que proporciona benefícios à saúde, incluindo prevenção e tratamento de doenças. Nutriente isolado, suplemento nutricional, alimento modificado, fitoquímico;[1]
- alimento funcional: alimento natural ou enriquecido que, além das funções nutricionais, possui efeitos que produzem benefícios metabólicos e fisiológicos à saúde, além de redução do risco de doenças, quando associados a um hábito alimentar equilibrado, variado e natural;[2]

- compostos bioativos: fibras dietéticas, ácidos graxos poli-insaturados, proteínas, aminoácidos, vitaminas, minerais, antioxidantes;[3]
- nutricosmético: produto para administração oral, formulado e comercializado especificamente para propósitos de beleza, podendo ser apresentado na forma de pílulas, alimentos, líquidos, sachês ou comprimidos;[4]
- cosmecêutico: cosmético para uso tópico que contém compostos bioativos com propriedades terapêuticas ou preventivas.[5]

A apresentação de Mellage localiza os nutricosméticos na intersecção das indústrias de cosméticos e de alimentos (Figura 1). Também são apresentadas outras intersecções, como os cosmecêuticos, formados pelas indústrias de cosméticos e medicamentos, e os nutracêuticos, resultado da convergência das indústrias de medicamentos e alimentos.[6]

- Alimentos modificados: produtos alimentícios que possuem ativos a eles adicionados, os quais apresentam propriedades cosméticas, que trazem benefícios à pele.

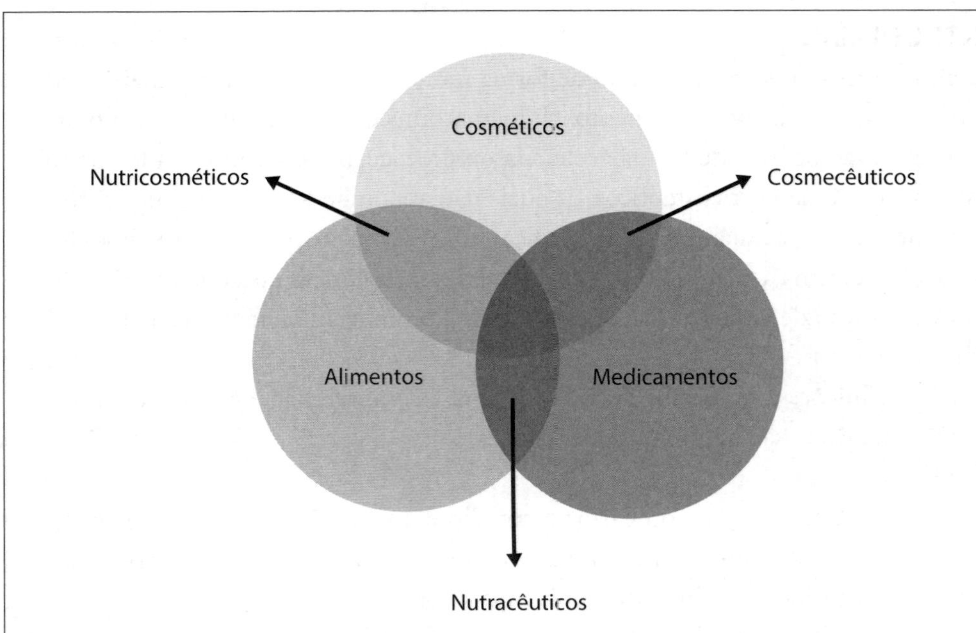

Figura 1 Nutricosméticos, nutracêuticos e cosmecêuticos resultantes da convergência interindustrial.

Fonte: adaptada de Mellage, 2008.[4]

ENVELHECIMENTO CUTÂNEO

A média de idade populacional se mantém em gradativa ascensão entre os diversos países e com ela segue o processo de envelhecimento mais acentuado e maior exposição cutânea à radiação UV. Essa situação carrega um risco maior de fotocarcinogênese pelas reações inflamatórias, danos ao DNA e imunossupressão associada.[7]

O objetivo das substâncias nutricosméticas é atuar na fotoproteção, na resposta imune e na qualidade e tônus da pele, modulando as redes de citocinas e as vias de sinalização que auxiliam no retardo do fotoenvelhecimento e na melhora da resposta imunológica.[7]

O envelhecimento cutâneo ocorre em decorrência de fatores associados, os quais podem ser classificados em fatores intrínsecos e extrínsecos.

O envelhecimento relacionado a fatores intrínsecos, que sofre variações conforme a genética individual e acontece ao longo do tempo, é considerado aparentemente pouco modulado pelo comportamento humano. No entanto, nas últimas décadas, alguns autores têm estudado e avaliado se o envelhecimento intrínseco pode ser alguma forma modulado.[8]

Acredita-se que o envelhecimento intrínseco esteja relacionado ao encurtamento dos telômeros, estruturas finais dos cromossomas que diminuem a cada replicação celular, o que pode favorecer a senescência até a apoptose celular. Esse encurtamento ocorre durante a replicação celular normal, em que a enzima DNA polimerase não consegue finalizar a replicação de forma completa. Acredita-se também que outros fatores estão relacionados com o encurtamento dos telômeros, como as espécies reativas de oxigênio (ERO), a radiação ultravioleta e alguns químicos (Figura 2).[8,9]

O envelhecimento extrínseco está relacionado com fatores originados externamente, como poluição, fumaça, consumo de álcool e tabaco; fatores nutrológicos como nutrição deficiente, e exposição ao sol de forma crônica. Dentre os fatores extrínsecos relacionados ao envelhecimento, a exposição solar é a mais deletéria no processo de fotoenvelhecimento cutâneo.[10]

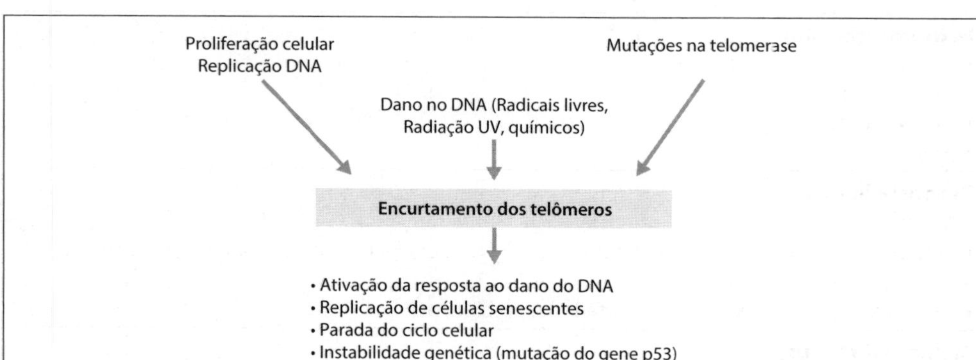

Figura 2 Encurtamento dos telômeros e fatores associados.

A radiação UVA (320 a 400 nm) é considerada o principal causador de fotoenvelhecimento, pois penetra profundamente a pele, alcançando a derme. Os sinais visíveis de envelhecimento cutâneo aparecem tardiamente, após anos de exposição, manifestados por aparecimento de rugas, perda de elasticidade e de volume, e risco para câncer de pele.[10]

Dentre os demais fatores associados ao envelhecimento cutâneo estão o aumento do estresse oxidativo e a diminuição na capacidade antioxidante do organismo. A glicação tomou importância nos últimos anos no processo de fisiopatologia do envelhecimento, e estudos apontam o impacto dos produtos finais da glicação avançada (AGE) em alterações estruturais, bem como resposta inflamatória e de apoptose no organismo.[11]

Assim, a pele é uma das estruturas que se afetam nesse processo de estresse oxidativo e glicação. Os AGE modificam a estrutura do colágeno, alterando sua função de sustentação.[12]

Um dos principais fatores associados à glicação avançada e seus produtos finais é a hiperglicemia crônica, por meio do mecanismo de carbonilação. As espécies ERO formadas após o influxo de glicose oxidada, que chega em excesso à mitocôndria, geram a molécula de metilglioxal, que é altamente reativa e, ao se conjugar com aminoácidos, formam os AGE.[13]

Ao diminuir o consumo de produtos com índice glicêmico elevado, controlam-se os níveis de glicemia e reduz-se o processo de glicação e formação de AGE.[13] Assim, o uso de nutricosméticos de forma a trazer benefícios para a pele e retardar seu envelhecimento deve estar associado a padrões de alimentação saudável e adequado à fase de vida do indivíduo.

NUTRICOSMÉTICOS E SUAS FUNÇÕES

Podemos agrupar e classificar os nutricosméticos segundo suas principais ações no organismo, como apresentado no Quadro 1.

Quadro 1 Classificação dos nutricosméticos

Fotoproteção oral
▪ Carotenoides ▪ Pycnogenol® ▪ Hidoxitirosol ▪ *Polypodium leucotomos*
Resposta imune
▪ Vitaminas: C e E ▪ Antioxidantes: carotenoides, polifenóis, ácidos graxos essenciais, ácido alfalipoico, coenzima Q10 ▪ Minerais: cobre, selênio, zinco ▪ Probióticos (lactobacilos e bifidobactérias) e prebióticos
Melhora do tônus
▪ Colágeno ▪ Silício

Essa divisão segue um padrão mais didático, uma vez que diversos nutricosméticos apresentam múltiplas ações na pele, como a vitamina C, que atua na resposta imune e auxilia na fotoproteção e melhora do tônus pela adjuvância na produção de colágeno.

CAROTENOIDES

Os carotenoides e, em especial, o betacaroteno, vem sendo estudados há muitos anos pelo seu potencial de fotoproteção oral na proteção contra o eritema pós-exposição solar. Diversos estudos demonstram os benefícios do betacaroteno na fotoproteção da pele. Estudo realizado com suplementação de alfa e betacaroteno na dose inicial de 30 mg/dia até 90 mg/dia por um período de 24 semanas concluiu que a suplementação de carotenoides promove proteção, ainda que discreta, ao eritema induzido pela radiação UV, bem como diminuição da peroxidação lipídica.[14]

Uma metanálise avaliou a proteção contra queimaduras solares com o uso de betacaroteno e o tempo de duração do tratamento para que houvesse relação positiva na fotoproteção; concluíram que, para a proteção adequada, necessitava-se de um período de dez semanas de uso da suplementação e, apesar de o tempo de uso para a fotoproteção ser maior, apresenta como vantagem a fotoproteção homogênea sobre a pele. Assim, a fotoproteção oral e a fotoproteção de uso tópico se complementam. A fotoproteção tópica com efeito imediato sobre a pele e a fotoproteção oral com betacaroteno apresentam evidências a mais longo prazo, porém sistêmicas.[15]

PYCNOGENOL®

O Pycnogenol® é um extrato padronizado da casca do pinheiro marítimo francês (*Pinus pinaster*), um conhecido e potente antioxidante. Estudos *in vitro* mostram que Pycnogenol® é várias vezes mais potente que a vitamina E e a vitamina C. É rico em proantocianidinas (65 a 75%), com propriedades antioxidantes, anti-inflamatórias e inibidoras da tirosinase, podendo ser utilizado como fotoprotetor a partir de doses de 100 mg/dia e adjuvante em tratamentos de hiperpigmentação como melasma. Um estudo avaliou a suplementação e parâmetros de redução na área e na intensidade da pigmentação do melasma, encontrando benefício significativo em ambos os parâmetros após tratamento por 30 dias na dose de 75 mg/dia de Pycnogenol®, distribuída nas principais refeições (25 mg, 3×/dia).[16]

HIDROXITIROSOL

O hidroxitirosol é extraído do extrato da polpa da oliveira, possui efeito fotoprotetor, é um potente antioxidante e inibidor da melanogênese.

Utilizado na forma de extrato padronizado (EP) 10%, 100 mg/dia.[17]

POLYPODIUM LEUCOTOMOS

O *Polypodium leucotomos* (PL) é um tipo de samambaia natural das Américas. Possui potente efeito fotoprotetor potente e é antioxidante.[18]

Em um estudo, foi avaliada a capacidade de fotoproteção oral do PL. Os indivíduos com pele tipos II a III foram expostos a doses de radiação UV artificial prévias e, em seguida, receberam a administração oral de PL na dose de 7,5 mg/kg. Em 24 horas após a exposição, a reação de eritema foi avaliada e amostras de biópsia pareadas foram obtidas de pele tratada com PL e não tratada. Constatou-se uma diminuição significativa no eritema na pele tratada com PL; assim, o PL é um agente quimiofotoprotetor sistêmico eficaz, levando a uma proteção significativa da pele contra a radiação ultravioleta.[18]

Em outro estudo, o PL demonstrou apresentar propriedades antioxidantes e anti-inflamatórias interessantes, bem como propriedades fotoprotetoras contra o estresse foto-oxidativo envolvendo a geração de radicais livres do oxigênio e peroxidação lipídica em reações *in vitro*, bem como em condições experimentais *in vivo*. O mecanismo fotoprotetor do PL envolvendo interação com ERO ou radicais livres parece ter potencial utilidade clínica na prevenção de queimaduras solares e inibição da reação fototóxica.[19]

Deve ser utilizado na dose de extrato seco 50:1.240 mg/manhã ou 2×/dia se houver maior exposição ao sol.

VITAMINA C

O corpo humano não é capaz de produzir vitamina C, por isso deve ser obtida de forma externa. Essa vitamina é absorvida majoritariamente no duodeno e na parte proximal do intestino delgado e estocada em diferentes órgãos, como fígado, pâncreas, pulmões, cérebro e glândulas adrenais, além da pele, cuja concentração é maior do que em outros tecidos. A dose diária recomendada de vitamina C para adultos é de 75 a 90 mg/dia. Na pele, a vitamina C desempenha um papel importante na proteção contra oxidação, promovendo a formação da barreira epidérmica e de colágeno na derme, o que auxilia no combate ao envelhecimento da pele. Sabe-se também que a vitamina C aumenta a diferenciação de queratinócitos que mantém a integridade da barreira da pele, o que ajuda a prevenir a perda hídrica. Ainda na pele, a vitamina C atua nas vias de sinalização de crescimento e diferenciação celular, fatores ligados à ocorrência de diferentes doenças de pele.[20]

Uma função bastante conhecida e importante da vitamina C na pele é relacionada à conversão de procolágeno em colágeno por meio de seu papel na hidroxilação da prolina e resíduos de lisina em hidroxiprolina e hidroxilisina, responsáveis pela estrutura terciária do colágeno. A vitamina C também promove a expressão de genes de colágeno e atua na proliferação e migração de fibroblastos da pele. Todas essas funções se refletem em proteção da pele, especialmente a epiderme, contra oxidantes gerados pela radiação ultravioleta e por outros fatores ambientais. A eficácia fotoprotetora da vitamina C é reforçada pela associação com a vitamina E, especialmente a proteção relacionada à irradiação UVB.[12,20]

A vitamina C também tem seu papel na inibição da melanogênese, contribuindo para a redução de doenças hiperpigmentadas e, em associação com a vitamina E, ocorre uma potencialização desse efeito, podendo ser usada para tratar manchas solares ou melasma, por exemplo.[12]

A vitamina C e seu potencial de tratamento de diversas condições de pele, como dermatite atópica, melanoma maligno, herpes-zóster e neuralgia pós-herpética, acne, cicatrizes de acne, dermatose purpúrica pigmentada progressiva psoriática (PPPD), herpes genital e vitiligo, são motivos de muitos estudos científicos.[12] Ainda não há, no entanto, estudos que determinem a dosagem ideal da vitamina para o máximo benefício cutâneo.

VITAMINA E

A vitamina E é sintetizada exclusivamente pelas plantas, sendo encontrada em alimentos como óleos vegetais (trigo, amêndoas, girassol, gergelim, soja, milho, semente de algodão, pistache e palma), produtos à base de cereais e nozes. São compostos lipofílicos, sendo o alfa tocoferol a forma mais abundante e a principal utilizada pelo corpo humano.[12,21]

A vitamina E possui importantes propriedades antioxidantes e de eliminação de radicais livres, protegendo o corpo contra a peroxidação lipídica, além de proteger a epiderme e derme contra o estresse oxidativo induzido por fatores ambientais e reduzir danos ao DNA induzidos por radicais superóxidos, retardando o processo de envelhecimento cutâneo e o desenvolvimento de câncer de pele.[21]

Como mencionado anteriormente, a vitamina E, especialmente em associação com a vitamina C, pode ser útil no tratamento de condições relacionadas à hiperpigmentação, como manchas solares, melasma e sequelas de acne. Existem trabalhos indicando também um papel relevante na fotoproteção contra UVB e propriedades hidratantes, além de melhorar a elasticidade e a estrutura da epiderme e derme.[21]

Apesar dos inúmeros benefícios dessa vitamina no organismo, deve-se permanecer atento às doses de suplementação, pelo risco maior de alterações na coagulação e chance de hemorragia.

POLIFENÓIS

Os polifenóis são compostos químicos orgânicos amplamente estudados por suas propriedades anti-inflamatórias e antioxidantes. Eles são derivados de plantas (hortelã, alecrim, cravo, orégano e tomilho), de frutas (ameixa, cereja, morango, mirtilo, framboesa, uva, maçã, pêssego, damasco e pera), sementes e nozes (soja, linhaça, castanhas, amêndoas, nozes e avelãs) e vegetais (azeitonas, brócolis, espinafre, cebola, alface, aspargos e alcachofra).[22]

Existe uma infinidade de compostos fenólicos, que podem ser divididos a partir da estrutura química em ácidos fenólicos, flavonoides, taninos, estilbenos e diferuloilmetano.[12,22]

Os polifenóis, com suas propriedades anti-inflamatórias e antioxidantes, são capazes de transformar radicais livres, como superóxidos, peróxidos e alcoxilas, em compostos menos reativos. Eles também atuam quelando cátions de metais, como o Cu^{2+} e Fe^{2+}, inibindo algumas atividades enzimáticas envolvidas na formação de radicais livres (lipoxigenase, xantina oxidase e proteína quinase).[22]

Com relação à atuação cutânea, os polifenóis são capazes de inibir a atividade da colagenase, elastase e hialuronidase, enzimas que atuam na hidrólise das fibras de colágeno, elastina e ácido hialurônico, respectivamente. Essa atividade é capaz de acelerar a regeneração da epiderme, melhorar a microcirculação e a elasticidade na pele, e consequentemente proteger contra raios UV. Todos esses efeitos estão diretamente relacionados à biodisponibilidade dos polifenóis, que depende de diversos fatores, como estrutura química do ativo, quantidade de nutrientes absorvidos via oral e utilizados nos processos metabólicos.[22]

Observa-se sinergia de efeito de alguns polifenóis com outras substâncias antioxidantes, como a vitamina C, a vitamina E e o pignogenol na prevenção de rugas induzidas por UVB e no aumento da síntese de colágeno, podendo, portanto, serem associados em formulações orais antienvelhecimento.[12]

Polifenóis muito utilizados na dieta incluem a curcumina, derivado do açafrão, o resveratrol, obtido da casca da uva, a ginesteína, originária da soja e a silimarina, presente nas sementes de cardo mariano, além da romã (antocianinas e taninos) e do chá-verde (galato de epigalocatequina).[12]

ÁCIDOS GRAXOS ESSENCIAIS

Os ácidos graxos essenciais são conhecidos pelos seus inúmeros benefícios à saúde humana. Eles são divididos em ômega-3 e ômega-6, a depender de sua origem, se do ácido linolênico (ômega-3) ou do ácido linoleico (ômega-6). Os ácidos ômega-3 mais comuns são o ácido alfalinolênico (ALA), o ácido eicosapentaenoico (EPA) e o ácido docosa-hexaenoico (DHA), enquanto o ácido linoleico (LA), o ácido gama-linolênico (GLA) e o ácido araquidônico (AA) são os três ômega-6 mais comuns.[23]

Os ácidos graxos essenciais devem ser fornecidos pela dieta, uma vez que não são sintetizados pelo corpo. Os óleos vegetais são uma fonte importante desses ácidos, incluindo gérmen de trigo, soja, semente de girassol e óleo de semente de gergelim, ricos em LA, além de óleos das sementes de borragem, prímula ou groselha, fontes de GLA. Os ácidos ômega-3 EPA e DHA são obtidos do óleo de peixe.[23]

São de importância dietética e cosmética significativa, atuando na profilaxia de doenças cardiovasculares e condições inflamatórias, além de desempenhar papel importante na estrutura e função do tecido cutâneo.[12]

Em relação à atuação na pele, os ácidos graxos essenciais, em combinação com outros lipídeos, funcionam como barreira protetora limitante da perda de água transepidérmica, o que confere, além de adequada hidratação, proteção contra fatores externos. Os ácidos ômega-3 também possuem atividade anti-inflamatória e imunomoduladora, reduzindo a formação de citocinas pró-inflamatórias, como as interleucinas 6 e 12, prostaglandinas, leucotrienos e o fator de necrose tumoral alfa (TNF-α). Estudos demonstram atuação na redução do eritema ocasionado pelos raios UV e possível diminuição na expressão da proteína p53, marcador relacionado a maior risco de câncer de pele.[12,23]

A deficiência de ácidos graxos pode causar disfunção das barreiras de proteção da pele, sendo clinicamente observada como desidratação cutânea, descamação, deficiência na cicatrização, inflamação e irritação epidérmica, podendo evoluir para atrofia de pele. Podem também evoluir com obstrução das glândulas sebáceas por baixa fluidez das secreções, precipitando cravos e espinhas.[12]

Ainda não dispomos de estudos que determinem a dosagem diária de ácidos graxos essenciais para alcançar o benefício máximo à pele.

ÁCIDO ALFA LIPOICO

O ácido alfa lipoico (ALA) é um potente antioxidante que pode neutralizar compostos químicos altamente instáveis e reativos, chamados ERO e espécies reativas de nitrogênio (ERN). O ALA atua na desintoxicação do corpo quelando metais pesados, como o mercúrio, o que previne a formação de radicais livres e danos oxidativos. Essas atividades previnem o envelhecimento e auxiliam na proteção de tecidos, como o neurológico e o cardíaco.[24]

COENZIMA Q10

A coenzima Q10 (CoQ10) é uma molécula encontrada na carne bovina, sardinha, espinafre e amendoim. É um composto naturalmente lipofílico, com atividade antioxidante e antienvelhecimento que atua na respiração aeróbica mitocondrial, diretamente envolvida no metabolismo energético e na produção de adenosina trifosfato, aumentando a eficiência da utilização do oxigênio e reduzindo o estresse oxidativo. Estudos mostram possíveis efeitos de melhora do humor, habilidades motoras e cognitivas, além de efeito redutor de interleucina-6 (marcador inflamatório) e de alguns sinais visíveis de envelhecimento, como rugas e linhas superficiais.[12]

Apesar de haver mais de 25 mil artigos relacionados ao tema, faltam estudos sobre a dose recomendada para atuação máxima cutânea. A concentração recomendada varia de 20 a 200 mg/dia, com metade da dose após o almoço e metade após o jantar, já que é uma substância lipossolúvel e, dessa forma, aumenta a capacidade absortiva.

COBRE

O cobre é naturalmente encontrado em diversas fontes alimentares, como fígado, frutos do mar, ostras, nozes, sementes, alguns grãos integrais e cacau. No organismo humano, o oligoelemento pode ser encontrado em ossos, músculos, pele, medula óssea, fígado e cérebro. É um cofator da superóxido dismutase (SOD), enzima envolvida na prevenção de danos oxidativos às membranas celulares e proteção da pele contra os efeitos nocivos dos radicais livres. É também um cofator da tirosinase, a principal enzima envolvida na síntese cutânea de melanina.[12,25]

O cobre atua na pele estimulando a proliferação de fibroblastos dérmicos e está envolvido na síntese e estabilização de proteínas da matriz da pele e na angiogênese. Essas atividades estão envolvidas no processo de rejuvenescimento cutâneo e reparo de feridas, pelas suas propriedades de reticulação de colágeno e ampla atividade antimicrobiana contra Gram-positivos (*Staphylococcus aureus*, *Enterococcus faecalis*, *Clostridium difficile*), Gram-negativos (*Escherichia coli*, *Pseudomonas aeruginosa* e *Klebsiella pneumoniae*), fungos (*Candida albicans* e *Aspergillus brasiliensis*) e vírus (adenovírus, norovírus e poliovírus).[12]

Ainda não existem estudos que determinem a dose diária ideal desse oligoelemento para o máximo benefício cutâneo.

SELÊNIO

O selênio (Se) é um importante oligoelemento, encontrado em alimentos de origem tanto animal (atum, sardinha, carnes, aves, ovos e laticínios) quanto vegetal (castanha-do-brasil, sal marinho, cereais, brócolis, repolho, aspargos, couve, alho, cebola e legumes), além dos cogumelos. Ele atua na proteção contra danos ao DNA e na eliminação de radicais livres por meio de suas propriedades antioxidantes, auxiliando na imunidade mediada por células T e protegendo queratinócitos jovens, maduros e suas células-tronco contra o estresse oxidativo induzido pela radiação UV. Essa proteção acontece pelo estímulo à atividade de enzimas antioxidantes dependentes de selênio, como glutationa peroxidase e tioredoxina redutase.[12,25]

Por essas propriedades antioxidantes e protetivas associadas à melhora da síntese de colágeno e à proliferação de fibroblastos cutâneos, a suplementação de selênio pode ser uma nova estratégia no antienvelhecimento, auxiliando na redução do aparecimento de rugas. A recomendação diária de selênio para adultos é na faixa de 50 a 400 mcg, sem estudo no momento sobre a dose máxima benéfica à pele.[12]

ZINCO

O zinco é um oligoelemento presente em diferentes partes do corpo, como músculos, ossos, fígado, cérebro, rins, pâncreas, baço e tecido cutâneo. A pele é o terceiro tecido mais abundante deste elemento no corpo, com quantidades maiores na epiderme do que na derme. Na epiderme é mais abundante no estrato espinhoso, e na derme é mais relevante nas porções mais superficiais.[25,26]

A ingestão adequada de zinco é necessária para apoiar muitas funções corporais, como metabolismo proteico, síntese e função do DNA, desenvolvimento de órgãos sexuais, ossificação e cicatrização de feridas, além de melhora da função imunológica, atividade insulínica, estruturação e função da membrana celular e prevenção de dano oxidativo às células. Essas funções desempenham papéis importantes na diferenciação, apoptose e antienvelhecimento.[12]

Com relação à pele, o zinco participa da mitose e diferenciação das células basais e membranas celulares, além de atuar via proteína transportadora de zinco ZIP2, na diferenciação dos queratinócitos e no processo regenerativo-cicatricial. Com relação à função imunológica cutânea, o zinco modula a função de macrófagos e neutrófilos, atuando na atividade fagocítica e em diferentes citocinas inflamatórias, influenciando na prevenção dos danos induzidos pela radiação UV e no metabolismo do colágeno, além de atividade antiandrogênica (modulação da atividade da 5a-redutase) e lipogênica.[12,26]

Estudos estão em andamento para determinar a dose diária ideal de zinco para alcançar o benefício máximo à pele. Na prática clínica, a administração oral ou tópica de zinco demonstrou atuar na redução de rugas cutâneas, no tratamento de melasma, eczema, ceratose actínica, rosácea, xeroderma pigmentoso e alopecia areata, podendo ser um importante adjuvante no tratamento dessas condições.[12,26]

PREBIÓTICOS E PROBIÓTICOS

Os probióticos e prebióticos podem apresentar efeitos sinérgicos preventivos ou terapêuticos tanto na pele alterada quanto na saudável, reduzindo a sensibilidade local e melhorando a função imune. Dentre os benefícios do uso de probióticos na saúde cutânea, destacam-se a possível proteção e recuperação do sistema imune da pele contra as agressões UV, redução da inflamação cutânea, controle da homeostase e melhora da resposta dos tecidos periféricos ao estresse oxidativo, além de proteção contra o crescimento desordenado de bactérias prejudiciais à saúde cutânea.[27]

Destaque também para a possível produção pelas bifidobactérias de vitamina B2 (riboflavina), coenzima atuante na atividade antioxidante e regeneração celular. Ainda relacionado à pele, o uso de probióticos tem atividade terapêutica relacionada ao tratamento adjuvante de acne, prevenção de agravo do eczema e da dermatite atópica.[28]

Algumas cepas de *Lactococcus* estão associadas diretamente à melhora da qualidade da pele, como os *Lactobacillus reuteri* e *rhamnosus*, que aumentam a formação de melanina e minimizam a perda hídrica cutânea, e o *Lactococcus lactis*, que atua na melhora dos folículos capilares, na elasticidade e na hidratação da pele.[27,28]

O uso de prebióticos (oligossacarídeos, oligofrutose), carboidratos alimentares não digeríveis que atuam como suplemento nutricional para estimular o crescimento de determinadas bactérias intestinais, também tem associação positiva com a melhora da hidratação da pele, da proteção cutânea e diferenciação de queratinócitos.[28]

COLÁGENO

O colágeno é uma proteína estrutural formada por sequências de três aminoácidos (glicina, prolina e hidroxilprolina). Essa proteína é componente importante de diversos tecidos, como pele, cartilagens, cabelos, unhas, tendões e ossos, sendo produzida no tecido conjuntivo por fibroblastos e em diferentes células epiteliais, atuando na manutenção desses tecidos.[29]

Suplementações de colágeno são historicamente utilizadas com o intuito de melhora da qualidade de pele, cabelos e unhas, aumentando a hidratação e a elasticidade cutânea. Muitos estudos experimentais e controlados randomizados foram realizados nos últimos anos com o intuito de avaliar os efeitos do colágeno na saúde da pele. Ensaios envolvendo colágeno hidrolisado e peptídeos de colágeno mostraram efeitos benéficos da suplementação na redução do envelhecimento da pele e melhora da imunidade.[29,30]

Observou-se que os peptídeos de colágeno podem induzir as células T reguladoras a suprimir a resposta imune contra o colágeno endógeno, além de poder induzir a síntese de matriz extracelular, estabilizando estruturalmente os tecidos e fortalecendo as barreiras de proteção física. Essas funções têm efeito clínico na hidratação cutânea e na redução de rugas, contribuindo para o antienvelhecimento.[29]

Entre os peptídeos bioativos de colágeno mais estudados, observamos o Verisol®, cujos peptídeos específicos são mais biodisponíveis e obtidos a partir de um processo tecnológico para atuar nas células dérmicas, estimulando e melhorando a elasticidade e os sinais de envelhecimento.[29] Cartidyss® é outro peptídeo, constituído de uma combinação de 60% de peptídeos de colágeno marinho com 40% de polissacarídeos, que apresenta alta biodisponibilidade e atua em nível dérmico na melhora da sustentação, elasticidade e firmeza, além de ter importante poder hidratante para a pele.

O Collyss® é um peptídeo de colágeno marinho hidrolisado tipo I, também com alta biodisponibilidade, indicado para aumentar a densidade do colágeno e de fibroblastos cutâneos, atuando também na diminuição de rugas e na melhora da resistência da pele.[30]

SILÍCIO ORGÂNICO

O silício é o segundo elemento mais abundante na Terra e o terceiro oligoelemento mais abundante no corpo humano, estando presente em fontes hídricas, vegetais e animais. Atua em diferentes processos do corpo e seus níveis corporais tendem a se reduzir progressivamente com a idade, sendo motivo de pesquisa da indústria farmacêutica.[12,30]

Atualmente é um nutracêutico bastante utilizado na prevenção e no tratamento do processo de envelhecimento cutâneo, por melhorar o tônus, a proteção e a hidratação da pele, sendo um mineral essencial na formação estrutural da porção dérmica da pele, aumentando a síntese de colágeno e elastina e estabilizando glicosaminoglicanos.[12]

Fatores como desidratação, exposição excessiva ao sol e o próprio processo de envelhecimento acarretam perda tecidual de silício, o que se reflete em progressiva desestruturação do tecido conjuntivo. A reposição de silício, tanto na forma oral quanto na forma tópica, atua no reforço da membrana celular, promovendo melhora do aspecto físico da pele e reduzindo a atuação dos radiais livres que aceleram o processo de envelhecimento sistêmico. Tal reposição também auxilia na normalização do teor hídrico cutâneo.[12,30]

O mercado brasileiro dispõe de diferentes opções de silício que atuam em sinergia com outros nutracêuticos.

O Exsynutriment®, conhecido como silício orgânico hidrossolúvel, é composto por ácido ortosilícico e hidrolisado de colágeno marinho, sendo esta combinação a razão da alta biodisponibilidade do produto, diferente da disponibilidade via alimentos. Essa fabricação patenteada assegura a biodisponibilidade do silício orgânico no corpo, promovendo síntese e estabilização de colágeno e elastina, aumentando a expressão de colágeno tipo I e propiciando alta hidratação cutânea, além de promover estabilidade e resistência de unhas e cabelos por ligação com a queratina. Esses efeitos no organismo se refletem em maior firmeza e sustentação cutânea e impacto positivo na cicatrização de feridas e na modulação da inflamação, além de estimular a reposição de cabelos e unhas mais estáveis e resistentes, quando estão mais frágeis e quebradiços.[30]

O Nutricolin® é um silício estabilizado em colina, formando um complexo estável de ácido ortossilícico e colina, o que confere maior biodisponibilidade do silício no organismo. Ele atua no aumento da síntese de colágeno, elastina e queratina e na estabilização e aumento das glicosaminoglicanas, proporcionando manutenção de elasticidade e firmeza da pele, unhas e cabelos mais resistentes, melhora da hidratação, sustentação e preenchimento cutâneo, com diminuição de rugas e linhas finas. O Nutricolin® pode ser usado em associação com outros ativos, na concentração de 50 a 300 mg/dia, ou isoladamente, na dose recomendada de 300 a 600 mg/dia, com ingestão longe das refeições.[30]

O Biosil®, assim como o Nutricolin®, é um complexo de ácido ortosilícico estabilizado em colina. Também porporciona benefícios para pele, unha e cabelos, reduz ritides mais profundas, atua na hidratação e auxilia na sustentação e elasticidade cutânea. A dosagem recomendada do produto é de 520 mg/dia.[30]

REFERÊNCIAS BIBLIOGRÁFICAS

1. Defelice SL. Foundation for innovation in medicine rationale and proposed guidelines for the nutraceutical research and education act. Nutraceuticals Funct & Med Foods. 2000; 2(1):43-52.
2. Shimizu T. Health claims on functional foods: the Japanese regulations and an international comparison. Nutr Res Rev. 2003;16:241-52.
3. Weststrate JA, van Poppel G, Verschuren PM. Functional foods, trends and future. Br J Nutr. 2002;88 (Suppl 2):S233-5.
4. Mellage C. Nutricosmetics, decoding the convergence of beauty and healthcare. In-Cosmetics. 2008.
5. Zettersten EM, Ghadially R, Feingold KR, Crumrine D, Elias PM. Optimal ratios of topical stratum corneum lipids improve barrier recovery in chronologically aged skin. J Am Acad Dermatol. 1997; 37(3Pt1):403-8.
6. Anunciato T. Nutricosméticos [Tese]. São Paulo: Universidade de São Paulo; 2011.
7. Goukassian DA, Gilchrest BA. The interdependence of skin aging, skin cancer, and DNA repair capacity: a novel perspective with therapeutic implications. Rejuvenation Res. 2004;7(3):175-85.
8. Buckingham EM, Klingelhutz AJ. The role of telomeres in the ageing of human skin. Exp Dermatol. 2011;20(4):297-302.
9. Rochette PJ, Brash DE. Human telomeres are hypersensitive to UV-induced DNA damage and refractory to repair. PLoS Genet. 2010;6(4):e1000926.
10. Grundmann JU, Gollnick H. Präventivmassnahmen gegen UV-Lichtschäden: äusserer und innerer Lichtschutz [Prevention of ultraviolet ray damage: external and internal sunscreens]. Ther Umsch. 1999;56(4):225-32.
11. Luevano-Contreras C, Chapman-Novakofski K. Dietary advanced glycation end products and aging. Nutrients. 2010;2(12):1247-65.
12. Michalak M, Pierzak M, Kręcisz B, Suliga E. Bioactive compounds for skin health: a review. Nutrients. 2021;13(1):203.
13. Barbosa JHP, Barbosa JHP, Oliveira SL, Seara LT. Produtos da glicação avançada dietéticos e as complicações crônicas do diabetes. Rev Nutr. 2009;22(1):113-24.

14. Lee J, Jiang S, Levine N, Watson RR. Carotenoid supplementation reduces erythema in human skin after simulated solar radiation exposure. Proc Soc Exp Biol Med. 2000;223(2) 170-4.
15. Kopcke W, Krutmann J. Protection fron sunburn with β-Carotene – a meta-analysis. Photochem Photobiol. 2008;84(2):284-8.
16. Rona C, Berardesca E. Aging skin and food supplements: the myth and the truth. Clin Dermatol. 2008;26(6):641-7.
17. D'Angelo S, Ingrosso D, Migliardi V, Sorrentino A, Donnarumma G, Baroni A, et al. Hydroxytyrosol, a natural antioxidant from olive oil, prevents protein damage induced by long-wave ultraviolet radiation in melanoma cells. Free Radic Biol Med. 2005;38(7):908-19.
18. Middelkamp-Hup MA, Pathak MA, Parrado C, Goukassian D, Rius-Díaz F, Mihm MC, et al. Oral Polypodium leucotomos extract decreases ultraviolet-induced damage of human skin. J Am Acad Dermatol. 2004;51(6):910-8.
19. González S, Pathak MA. Inhibition of ultraviolet-induced formation of reactive oxygen species, lipid peroxidation, erythema and skin photosensitization by polypodium leucotomos. Photodermatol Photoimmunol Photomed. 1996;12(2):45-56.
20. Wang K, Jiang H, Li W, Qiang M, Dong T, Li H. Role of vitamin c in skin diseases. Front Physiol. 2018;9:819.
21. Manela-Azulay M, Bagatin E. Cosmeceuticals vitamins. Clin Dermatol. 2009;27(5):469-74.
22. Bravo L. Polyphenols: chemistry, dietary sources, metabolism, and nutritional significance. Nutr Rev. 1998;56(11):317-33.
23. Michalak M, Kiełtyka-Dadasiewicz A. Oils from fruit seeds and their dietetic and cosmetic significance. Herba Pol. 2018;64:63-70.
24. Smith AR, Shenvi SV, Widlansky M, Suh JH, Hagen TM. Lipoic acid as a potential therapy for chronic diseases associated with oxidative stress. Curr Med Chem. 2004;11(9):1135-46.
25. Godswill AG, Somtochukwu IV, Ikechukwu AO, Kate EC. Health benefits of micronutrients (vitamins and minerals) and their associated deficiency diseases: a systematic review. Int J Food Sci. 2020;3:1-32.
26. Ogawa Y, Kinoshita M, Shimada S, Kawamura T. Zinc and skin disorders. Nutrients. 2018;10(2):199.
27. Roudsari MR, Karimi R, Sohrabvandi S, Mortazavian AM. Health effects of probiotics on the skin. Crit Rev Food Sci Nutr. 2015;55(9):1219-40.
28. Lolou V, Panayiotidis MI. Functional role of probiotics and prebiotics on skin health and disease. Fermentation. 2019;5:41.
29. Barati M, Jabbari M, Navekar R, Farahmand F, Zeinalian R, Salehi-Sahlabadi A, et al. Collagen supplementation for skin health: a mechanistic systematic review. J Cosmet Dermatol. 2020;19(11):2820-9.
30. Bisson MP. Nutracêutica clínica, estética, esportiva e prescrição de fitoterápicos. Barueri: Manole; 2020.

Nutrologia e microbioma

Rômulo Bagano Meneses

INTRODUÇÃO

O termo microbioma designa o conjunto de microrganismos presentes em todos os ecossistemas do corpo humano e seus genes, que podem interagir com nosso próprio genoma. Diversas comunidades de microrganismos estão localizadas ao longo do corpo, como no intestino, pulmões, tratos vaginal e urinário e pele. E a microbiota é composta por vários microrganismos, como bactérias, arqueobactérias, vírus, protozoários, leveduras e fungos.[1] Os seres humanos coevoluíram constantemente na presença desses microrganismos, estabelecendo assim relações simbióticas. Inúmeras evidências científicas sugerem que esses microrganismos têm interações importantes com o ser humano em que residem, usualmente referido como anfitrião.

O corpo humano carrega aproximadamente $3{,}9 \times 10^{13}$ células bacterianas, com a maior quantidade residindo no intestino grosso: 10^{11} bactérias células/g^{-1} de fezes úmidas.[2] Na estimativa mais recente, quase 10 milhões de genes microbianos foram identificados em um intestino humano. Esse número é 150 vezes maior do que o número de genes no genoma humano.[3] Portanto, a capacidade metabólica da microbiota intestinal excede muito a capacidade metabólica das células humanas.

FORMAÇÃO E DESENVOLVIMENTO DO MICROBIOMA

A microbiota no indivíduo começa a se formar no ato da concepção até os dois primeiros anos de idade: o bebê passa por grandes mudanças no desenvolvimento de seus órgãos, principalmente no trato gastrointestinal. As bactérias colonizadoras e seus metabólitos interagem com o desenvolvimento das vias do sistema imunológico, endócrino e metabólico como uma forma de *imprinting* do microbioma – podendo ter efeitos a longo prazo sobre como a criança e o adulto respondem a estímulos ambientais.[4] Ademais, estudos recentes indicam inclusive que via do parto, forma de alimentação (leite materno ou fórmula infantil) e exposição a medicamentos podem alterar a microbiota intestinal e favorecer o aparecimento de alguns tipos de doenças. A exposição a antibióticos pode ter forte influência no estabelecimento da microbiota intestinal. Nesse sentido, um estudo demonstrou que ciclos repetidos de antibióticos utilizados durante os primeiros anos de vida afetam a microbiota intestinal das crianças aumentando o risco de inúmeras comorbidades, como asma, alergias, obesidade ou até mesmo diabetes tipo 2. Todas as comorbidades supracitadas possuem em comum um perfil de inflamação de baixo grau por diversas vezes associado a um perfil microbiano pró-inflamatório, inclusive na vigência de disbiose (inflamação intestinal de baixo grau).[5]

Ainda nesse contexto, após o nascimento, o tipo de alimentação será o grande responsável pela diversidade e composição da microbiota intestinal, sendo o leite materno uma excelente fonte de agentes probióticos e prebióticos. O leite materno contém carboidratos complexos (oligossacarídeos sintetizados nas glândulas mamárias) que atuam como prebióticos para as bactérias comensais inibindo a aderência de patógenos no epitélio intestinal modulando a resposta imunológica do órgão.[6] O leite materno também é fonte de inúmeros probióticos que compõem um microbioma saudável. Em recente estudo, pesquisadores encontraram a relação entre a composição da microbiota intestinal de bebês saudáveis e amamentação: o leite materno foi responsável por 67,7% das bactérias presentes na microbiota dos bebês nos primeiros seis dias após o parto. A colonização do intestino em neonatos é caracterizada por alta dominância de *Lactobacillus* spp., *Bifidobacterium* spp., *Enterobacteriaceae, Bacteroides* spp. e outras bactérias que podem ser transmitidas ao lactente de maneira direta pela amamentação, contribuindo para adequada formação do microbioma, além de poder prevenir infecções, alergias, cólicas e distúrbios metabólicos tardios.[7]

O desenvolvimento de um microbioma saudável ao longo dos anos ainda é algo desafiador a ser estudado pela comunidade científica. Por definição de estudos anteriores, a estabilidade da microbiota intestinal é obtida a partir dos três anos de idade. Entretanto, um estudo sueco observou que a diversidade da microbiota intestinal aumenta significativamente com a idade, com ganho médio de 4 unidades/mês. A composição do microbioma de crianças com 5 anos ainda foi significativamente diferente em comparação com a das mães e adultos saudáveis[8] (Figura 1).

Durante a vida adulta, o microbioma se diferencia e se mantém distinto, podendo sofrer alterações, porém em um ritmo mais lento que na primeira infância. Já na senescência as comunidades intestinais ficam substancialmente diferentes e menores do que em adultos mais jovens (Figura 1). Diante do exposto, evidencia-se que existe uma "janela de oportunidade" no início da vida, durante a qual intervenções que modulam o microbioma podem induzir benefícios a longo prazo. Isto porque, ao longo dos primeiros cinco anos de vida, o microbioma evolui de maneira simples, aumentando progressivamente em diversidade, para atingir no estado adulto uma condição mais complexa e estável.

O PAPEL DA MICROBIOTA INTESTINAL

A microbiota intestinal tem a capacidade de fermentação de substratos não digeríveis como fibras dietéticas e muco intestinal endógeno. Os produtos dessa fermentação são os ácidos graxos de cadeia curta (AGCC) e gases. Os principais AGCC são acetato, propionato e butirato. O butirato é a principal fonte de energia para colonócitos humanos; pode induzir apoptose de células neoplásicas de cólon, ativar gliconeogênese intestinal e criar efeitos benéficos sobre a glicose e a homeostase energética. Além disso, é essencial para células epiteliais para consumir grandes quantidades de oxigênio por meio da betaoxidação, gerando um estado de hipóxia que mantém o equilíbrio de oxigênio no intestino, impedindo a disbiose intestinal. O propionato é transferido para o fígado, onde regula a gliconeogênese e faz a sinalização de saciedade pela interação com os receptores

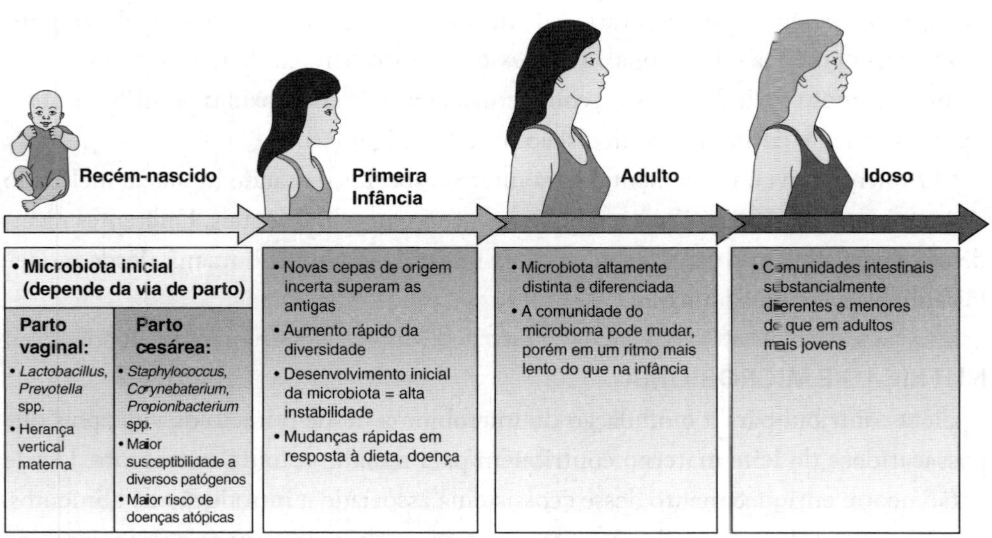

Figura 1 Desenvolvimento da microbiota ao longo da vida.

Fonte: adaptado de Dominguez-Bello et al., 2011.[28]

de ácidos graxos intestinais. E o acetato é o aminoácido de cadeia curta mais abundante e um metabólito essencial para o crescimento de outras espécies de bactérias – atinge a periferia dos tecidos, onde é usado para o metabolismo da lipogênese, desempenhando também um papel na regulação central do apetite. Ensaios controlados randomizados mostraram que a maior produção de AGCC se correlaciona inversamente com obesidade induzida por dieta e positivamente com redução da resistência à insulina.[9]

Enzimas microbianas intestinais contribuem para o metabolismo dos ácidos biliares, gerando ácidos biliares não conjugados que atuam como moléculas sinalizadoras e reguladores do metabolismo de diferentes vias metabólicas. Outros produtos específicos da microbiota intestinal têm sido implicados diretamente na saúde humana, como, trimetilamina e ácido indolpropiônico. A produção de trimetilamina a partir de fosfatidilcolina dietética e carnitina (de carne e laticínios) depende do microbioma individual e, portanto, sua quantidade sérica varia entre as pessoas. A trimetilamina é oxidada no fígado em trimetilamina oxidada (TMAO), que está positivamente associada com risco aumentado de aterosclerose, doenças cardiovasculares e eventos cardiovasculares adversos maiores.[10] O ácido indolpropiônico é altamente correlacionado com a ingestão de fibra alimentar e tem potente atividade de eliminação de radicais livres *in vitro*, o que parece reduzir o risco de incidência de diabetes tipo 2.[11] Nesse contexto, ainda se cita o lipopolissacarídeo (LPS), um componente da membrana externa de bactérias Gram-negativas do microbioma que, quando se desprendem, são capazes de gerar um processo inflamatório subclínico, com endotoxemia metabólica – sendo um componente muito importante na gênese da disbiose intestinal.

A disbiose muito provavelmente promove a obesidade induzida pela dieta e complicações metabólicas por uma variedade de mecanismos, incluindo desregulação imunológica, energética e hormonal. Todo esse contexto fisiopatológico se dá em razão de mecanismos pró-inflamatórios, como cruzamento de endotoxinas de LPS pela barreira intestinal e entrando na circulação portal[12] (Figura 2).

O microbioma é fundamental para muitos aspectos da saúde humana, incluindo sistema imune, características metabólicas e neurocomportamentais. Diferentes níveis de evidência apoiam o papel da microbiota intestinal na saúde humana, desde modelos animais a estudos humanos.

NUTRIÇÃO E MICROBIOMA

A dieta contribui para a modulação do microbioma desde o início da vida, pois oligossacarídeos do leite materno contribuem para a maturação da microbiota. Desde então ocorre enriquecimento desse ecossistema associado à introdução de alimentos. Em contrapartida, no envelhecimento acontece redução da riqueza desse microbioma, em virtude da inflamação e provável diminuição da variedade alimentar.[13]

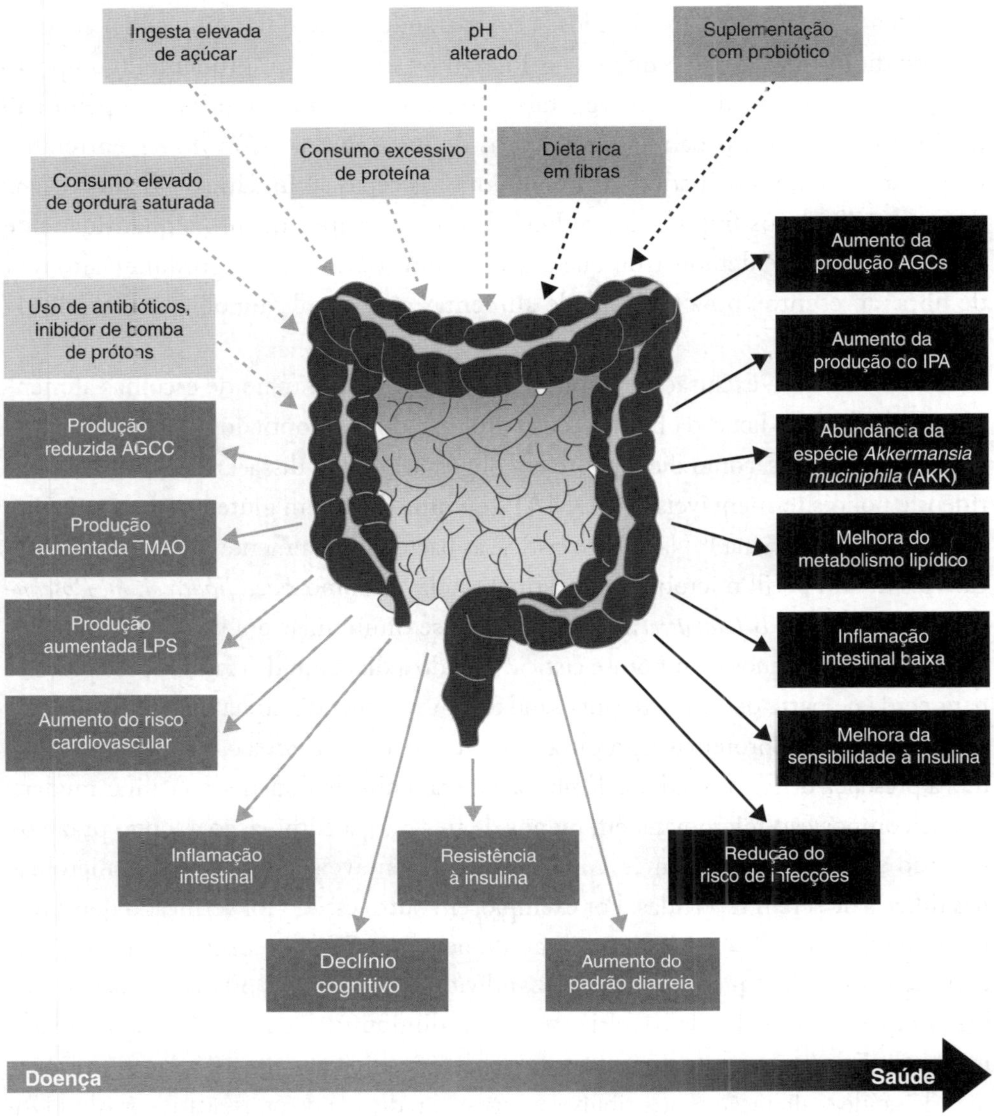

Figura 2 Representação esquemática do papel da microbiota intestinal na saúde e no surgimento de doenças. Alguns exemplos de fatores positivos e negativos.

AGCC: ácidos graxos de cadeia curta; DCV: doença cardiovascular; IPA: ácido indolepropiônico; LPS: lipopolissacarídeo; TMAO: trimetilamina oxidada.

Fonte: adaptado de Valdes et al., 2018.[29]

Existem estudos que correlacionam a microbiota intestinal com o padrão de alimentação de determinadas populações, o que pode auxiliar na análise sobre a riqueza e a diversidade do microbioma, pois são os inquéritos alimentares que representam mais de perto a ingestão alimentar habitual de longo prazo de um indivíduo.

Estudo americano com 517 idosos comparando a microbiota intestinal em grupos divididos por padrão alimentar ocidental ou um padrão "prudente" (composto por porções maiores de frutas, vegetais, nozes, peixe, frango e peru sem pele) não demonstrou mudanças na relação de cepas de *Bacteroidetes* e *Firmicutes*, entretanto houve uma melhora no padrão da microbiota nas cepas secundárias.[14] Estudo irlandês com 178 idosos fragmentou a dieta de quatro grupos quanto à quantidade de fibras e gorduras, e demonstrou que o grupo com "baixo teor de gordura e alto teor de fibra" apresentou uma diversidade alimentar com perfil microbiano mais diversificado.[15]

Ao contrário, a exclusão de um nutriente essencial por meio de escolhas alimentares baseadas em dietas da moda ou uso prolongado inapropriado de estratégias dietéticas terapêuticas, como dieta pobre em oligossacarídeos, dissacarídeos, monossacarídeos e polióis fermentáveis (FODMAP) ou uma dieta sem glúten podem reduzir a diversidade microbiana.[16] Na fibrose cística, as bactérias geralmente consideradas marcadores de um perfil microbiano intestinal saudável, como *Faecalibacterium, Roseburia, Akkermansia e Bifidobacterium*, mostraram-se diminuídas em um estudo unicêntrico em 43 indivíduos com fibrose cística[17], sendo a dieta um dos fatores precipitantes para perda de parte dessa microbiota saudável. A recomendação na fibrose cística é de uma dieta rica em proteínas e gorduras com tendência *low-carb*, o que por si só já reduz a presença de fibras na dieta. Embora a dieta tenha demonstrado facilitar mudanças na composição microbiana em menos de três dias, a eliminação a longo prazo ou redução excessiva de nutrientes, como fibras fermentáveis, produz perdas microbianas difíceis de serem revertidas. Por exemplo, em outro estudo foi verificado que a restrição da fibra foi observada indiretamente pela investigação sobre o efeito de uma dieta sem glúten no microbioma de dez indivíduos ao longo de 30 dias.[18] Eles descobriram que quantidades de bactérias benéficas diminuíram, em paralelo com um aumento de *E. coli e Enterobacteriaceae* total – bactérias tipicamente associadas a problemas de saúde – alteração essa atribuível à ingestão reduzida de polissacarídeos (de 117 g para 63 g em média).[18] Da mesma forma, uma dieta ocidentalizada é caracterizada pela diversidade dietética limitada, associada a uma baixa ingestão de fibras e tem sido muito associada a disbiose e alteração da microbiota intestinal. A dieta ocidental tem sido fortemente associada à obesidade e a doenças crônicas não transmissíveis (DCNT), podendo ser resultado do aumento dos níveis de bactérias produtoras de endotoxinas e citocinas pró-inflamatórias, levando à endotoxemia metabólica. Esse estado pró-inflamatório, anteriormente muito correlacionado apenas a uma dieta rica em gordura, tem sido cada vez mais correlacionado à falta de fibra fermentável em detrimento do teor de gordura da dieta.

A dieta rica em açúcar acarreta prejuízos mediados em parte pela microbiota intestinal. A composição, funcionalidade e produtos metabólicos finais da microbiota intestinal respondem às mudanças dietéticas. Por exemplo, a alta ingestão de açúcares aumenta a abundância relativa de *Proteobacteria* no intestino, ao mesmo tempo que diminui a abundância de *bacteroidetes*, podendo promover endotoxemia metabólica, inflamação sistêmica de baixo grau e o desenvolvimento de desregulação metabólica, por meio da modulação da microbiota intestinal.[19] Adoçantes também podem inibir seletivamente ou aumentar o crescimento de algumas bactérias, alterando assim o equilíbrio da microbiota intestinal, além de afetar a quebra de polissacarídeos e sua atuação em processos que facilitam a absorção de nutrientes.[20]

O elevado consumo de carne vermelha é frequentemente associado ao risco cardiovascular. Além de a carne vermelha ser rica em gordura saturada, a ingestão desse grupo alimentar favorece o aumento de TMAO no sangue, molécula produzida pelas bactérias intestinais da microbiota. Modular a dieta, ao reduzir o consumo de carne vermelha, pode ser uma maneira simples de preservar o microbioma e evitar risco cardiovascular.[21]

Quanto ao estilo de vida e microbiota, estudos experimentais em humanos apontam o consumo crônico de álcool associado a alterações não desejáveis em comunidades microbianas e supercrescimento bacteriano no intestino delgado (SIBO). Dentre os principais desequilíbrios microbianos do consumo de álcool, destaca-se a redução do filo *Firmicutes* – em especial bactérias produtoras de butirato – e do gênero *Lactobacillus*, com aumento dos gêneros *Enterococcus* e *Corynebacterium*. Além de mudanças quantitativas na microbiota, o consumo de álcool também afeta a saúde intestinal ao reduzir acentuadamente o metabolismo de aminoácidos, reduzir os níveis intestinais de AGCC e perturbar o metabolismo de esteroides, lipídios, carnitina e ácido biliar. Diversos estudos também apontam baixos níveis de beta-hidroxibutirato no plasma de alcoolistas, associados a níveis mais elevados de ansiedade social, depressão e desejo por álcool.[22]

Diante do exposto, a ingestão dietética habitual deve ser levada em consideração em intervenções dietéticas agudas, considerando o papel duradouro do microbioma; simples hábitos podem moldar positivamente a microbiota e proteger a saúde do indivíduo.

PREBIÓTICOS, PROBIÓTICOS, SIMBIÓTICOS E PÓS-BIÓTICOS

Probióticos por definição são microrganismos vivos que, quando administrados em quantidades adequadas, conferem benefícios à saúde do hospedeiro. Precisam estar vivos para exercer sua função. Conforme supracitado, muitos probióticos vêm do leite e têm o papel de colonizar nosso intestino agindo favoravelmente no microbioma e depois podem morrer; não necessariamente continuam no intestino após o consumo.[23]

No lúmen do intestino existem os *Lactobacillus* endógenos, que não são bactérias probióticas, já que probiótico, por definição, deve ser administrado. Existem também outras bactérias benéficas que habitam o intestino além dos *Lactobacillus*, chamadas de bactérias comensais.[23]

A maior parte dos probióticos comerciais são cepas específicas de bactérias ou fungos dos gêneros *Lactobacillus, Bifidobacterium e Saccharomyces*, e os menos comuns são os *Bacillus, Propionibacterium, Enterococcus, Pesicocus, Streptococcus e Escherichia* (Figura 3).

Uma exceção à regra citada anteriormente são os probióticos de segunda geração como a *Akkermansia muciniphila* (AKK), uma bactéria Gram-negativa comensal responsável por 1 a 5% do total de bactérias. Paradoxalmente por ser Gram-negativa, contém LPS em sua membrana plasmática e ainda assim é extremamente benéfica à saúde do hospedeiro. Isso acontece porque a AKK degrada constantemente a camada mucoide do intestino. Essa degradação constante estimula a produção de mucina, aumentando a espessura da camada de muco e protegendo a integridade da barreira intestinal. A presença de AKK sinaliza positivamente a expressão do gene GLP, aumentando a saciedade e lentificando o esvaziamento gástrico, além de estimular a síntese de peptídeo YY (PYY) inibindo o apetite e estimulando o gasto energético. A abundância de AKK é inversamente proporcional à presença de obesidade, diabetes e inflamação.[24] A AKK já está disponível para suplementação.

Nesse contexto ainda existem algumas variações do termo probiótico:

- psicobióticos: microrganismos que, quando administrados em quantidades adequadas conferem benefícios, à saúde mental de pacientes com doenças psiquiátricas ou neurodegenerativas;
- paraprobióticos: não são considerados probióticos, pois são fragmentos de parede celular de bactérias ou bactérias mortas que são ingeridos logo, sua função não é colonizar, tampouco se multiplicar no intestino. A principal função dos paraprobióticos é modular a inflamação via estímulo de receptores específicos no intestino, como TLR5, ou acelerar a resposta anti-inflamatória com o material genético proveniente dos paraprobióticos – responsável por efeitos anti-inflamatórios ao aumentar a síntese da citocina anti-inflamatória IL-10, em uma clara modulação da imunidade inata;
- simbióticos: junção dos probióticos com prébioticos em um único produto, é uma mistura que compreende microrganismos vivos e substratos utilizados seletivamente por microrganismos hospedeiros, que confere um benefício à saúde do hospedeiro;
- pós-bióticos derivados dos AGCC: são resultado do processo de fermentação dos probióticos no intestino. À medida que os probióticos se alimentam das fibras fermentativas (prebióticos), os pós-bióticos são produzidos. Logo, os pós-bióticos

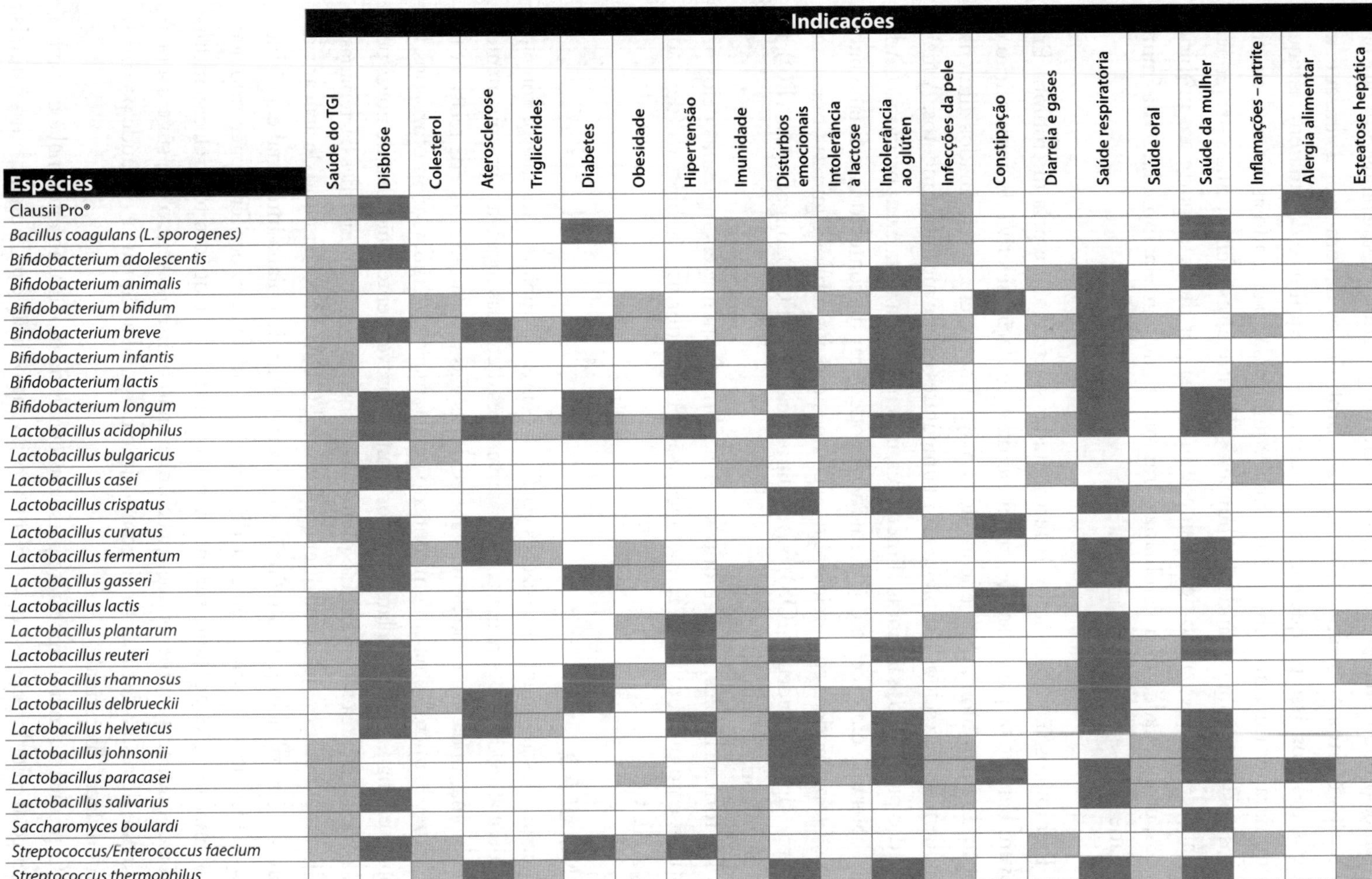

Figura 3 Tabela de correlação entre cepas de probióticos e doenças em que cada cepa tem ação terapêutica.

TGI: trato gastrointestinal.

são os produtos da fermentação das bactérias. Estudos recentes mostram que parte dos efeitos positivos atribuídos aos probióticos devem-se, na verdade, aos pós-bióticos. Isso porque eles contribuem para o equilíbrio do ambiente adequado para ter uma microbiota intestinal equilibrada, exercendo assim muitos efeitos positivos sobre a saúde dos humanos. Dentre esses efeitos, citam-se: redução da glicemia; prevenção de obesidade induzida por dieta;[9] suporte aos probióticos; propriedades antimicrobianas; tratamento de diarreia; modulação da imunidade inata e redução da inflamação.[25]

Prebióticos são fibras solúveis fermentadas seletivamente pela microbiota. Promovem benefícios para a saúde, por meio da modulação seletiva de composição ou função do microbioma. São encontrados naturalmente em determinados alimentos ou podem ser acrescidos a suplementos alimentares ou até mesmo alimentos. A maior parte dos prebióticos são fibras alimentares, mas nem toda fibra é um prebiótico. Ademais, consumo em excesso dos prebióticos pode gerar desconforto intestinal e flatulência. Os prebióticos comerciais têm na composição dos rótulos algumas fibras, como galacto-oligossacarídeo (GOS), fruto-oligossacarídeo (FOS), oligofrutose (FO), fibra de chicória e inulina.[26]

De forma simples, os prebióticos são as fibras fermentáveis ingeridas pelos probióticos, e no produto dessa fermentação são produzidos os pós-bióticos (derivados dos AGCC).

CONCLUSÃO

Ainda que existam muitas associações verificadas entre microbiota intestinal, dietoterapia e saúde, e as evidências sinalizem que intervenções dietéticas modulam positivamente o microbioma, ainda não estão bem estabelecidas as vias fisiopatológicas e de relação causa-efeito e do microbioma em um contexto geral (arqueobactérias, vírus, protozoários, leveduras e fungos). Esses esclarecimentos muito provavelmente serão alvo de novas pesquisas, pois a ciência tem avançado muito nas pesquisas com comunidades bacterianas.

Padrão dietético ocidental, dieta pobre em FODMAPS, consumo de açúcar e alcoolismo contribuem para a redução da diversidade microbiana intestinal e a disbiose, o que facilita a translocação de LPS aumenta a inflamação periférica, gerando neuroinflamação e alterações no sistema nervoso central. Esse quadro tem relação íntima com a obesidade e inúmeras doenças crônicas não transmissíveis, o que sugere a possibilidade de restabelecimento da composição corporal adequada e da saúde por meio da modulação intestinal.

O primeiro e mais importante passo das etapas da modulação intestinal é o manejo dietético, facilitado pelo uso dos suplementos. A maior lição é ingerir alimentos naturais e inúmeros vegetais, preferencialmente crus. Cada caso deve ser avaliado individualmente para formular um planejamento personalizado de suplementação com prebióticos, probióticos, simbióticos e pós-bióticos, seguido pelo acompanhamento periódico.[27]

REFERÊNCIAS BIBLIOGRÁFICAS

1. Cani PD. Human gut microbiome: hopes, threats and promises. Gut. 2018;67:1716-25.
2. Sender R, Fuchs S, Milo R. Are we really vastly outnumbered? Revisiting the ratio of bacterial to host cells in humans. Cell. 2016;164:337-40.
3. Qin J, Li F, Raes J, Arumugam M, Burgdorf KS, Manichanh C, et al. A human gut microbial gene catalogue established by metagenomic sequencing. Nature. 2010;464:59-65.
4. Van der Beek E. Nutritional programming and later life: the role of macronutrient quality during the first 1,000 days. Sight & Life E-magazine. 2018;32(1):46-52.
5. Cho I, Yamanishi S, Cox L, Methé BA, Zavadil J, Li K, et al. Antibiotics in early life alter the murine colonic microbiome and adiposity. Nature. 2012;488:621-6.
6. Doare KL, Holder B, Bassett A, Pannaraj PS. Mother's milk: a purposeful contribution to the development of the infant microbiota and immunity. Front Immunol. 2018;28;9:361.
7. Layuk N, Sinrang AW, Asad S. Early initiation of breastfeeding and gut microbiota of neonates: a literature review. Medicina Clínica Práctica. 2021;4(1).
8. Roswall J, Olsson LM, Kovatcheva-Datchary P, Nilsson S, Tremaroli V, Simon MC, et al. Developmental trajectory of the healthy human gut microbiota during the first 5 years of life. Cell Host Microbe. 2021;23:S1931-3128(21)00100-1.
9. Lin HV, Frassetto A, Kowalik EJ Jr, Nawrocki AR, Lu MM, Kosinski JR, et al. Butyrate and propionate protect against diet-induced obesity and regulate gut hormones via free fatty acid receptor 3-independent mechanisms. PLoS One. 2012;7:e35240.
10. Tang WH, Wang Z, Levison BS, Koeth RA, Britt EB, Fu X, et al. Intestinal microbial metabolism of phosphatidylcholine and cardiovascular risk. N Engl J Med. 2013;368:1575-84.
11. de Mello VD, Paananen J, Lindström J, Lankinen MA, Shi L, Kuusisto J, et al. Indolepropionic acid and novel lipid metabolites are associated with a lower risk of type 2 diabetes in the Finnish Diabetes Prevention Study. Sci Rep. 2017;7:46337.
12. Baothman OA, Zamzami MA, Taher I, Abubaker J, Abu-Farha M. The role of gut microbiota in the development of obesity and diabetes. Lipids Health Dis. 2016;15:108.
13. Kolodziejczyk AA, Zheng D, Elinav E. Diet-microbiota interactions and personalized nutrition. Nat Rev Microbiol. 2019;17(12):742-53.
14. Shikany JM, Demmer RT, Johnson AJ, Fino NF, Meyer K, Ensrud KE, et al. Association of dietary patterns with the gut microbiota in older, community-dwelling men. Am J Clin Nutr. 2019;110:1003-14.
15. Claesson MJ, Jeery IB, Conde S, Power SE, O'Connor EM, Cusack S, et al. Gut microbiota composition correlates with diet and health in the elderly. Nature. 2012;488:178-84.

16. Reddel S, Putignani L, Del Chierico F. The impact of low-FODMAPs, gluten-free, and ketogenic diets on gut microbiota modulation in pathological conditions. Nutrients. 2019;11:373.
17. Burke DG, Fouhy F, Harrison MJ, Rea MC, Cotter PD, O'Sullivan O, et al. The altered gut microbiota in adults with cystic fibrosis. BMC Microbiol. 2017;17:58.
18. Sanz Y. Efects of a gluten-free diet on gut microbiota and immune function in healthy adult humans. Gut Microbes. 2010;1:135-7.
19. Satokari R. High intake of sugar and the balance between pro- and anti-inflammatory gut bacteria. Nutrients. 2020;12(5):1348.
20. Sanyaolu A, Okorie C, Abbasi AF, Marinkovic A, Prakash S, Patidar R, et al. Effect of artificial sweeteners on the gut microbiome. SCIOL Biomed. 2021;4:179-83.
21. Wang Z, Bergeron N, Levison BS, Li XS, Chiu S, Jia X, et al. Impact of chronic dietary red meat, white meat, or non-meat protein on trimethylamine N-oxide metabolism and renal excretion in healthy men and women. Eur Heart J. 2019;40(7):583-94.
22. Leclercq S, Le Roy T, Furgiuele S, Coste V, Bindels LB, Leyrolle Q, et al. Gut microbiota-induced changes in β-hydroxybutyrate metabolism are linked to altered sociability and depression in alcohol use disorder. Cell Rep. 2020;33(2):108238.
23. Suez J, Zmora N, Segal E, Elinav E. The pros, cons, and many unknowns of probiotics. Nat Med. 2019;25(5):716-29.
24. Zou Y, Chen T. Engineered Akkermansia muciniphila: a promising agent against diseases (review). Exp Ther Med. 2020;20(6):285.
25. Żółkiewicz J, Marzec A, Ruszczyński M, Feleszko W. Postbiotics – a step beyond pre-and probiotics. Nutrients. 2020;12(8):2189.
26. Davani-Davari D, Negahdaripour M, Karimzadeh I, Seifan M, Mohkam M, Masoumi SJ, et al. Prebiotics: definition, types, sources, mechanisms, and clinical applications. Foods. 2019;8(3):92.
27. Ribas-Filho D, Nogueira CAA. Livro-texto de obesidade. Barueri: Manole; 2021.
28. Dominguez-Bello MG, Blaser MJ, Ley RE, Knight R. Development of the human gastrointestinal microbiota and insights from high-throughput sequencing. Gastroenterology. 2011 May;140(6):1713-9. doi: 10.1053/j.gastro.2011.02.011. PMID: 21530737.
29. Valdes AM, Walter J, Segal E, Spector TD. Role of the gut microbiota in nutrition and health *BMJ* 2018; 361:k2179 doi:10.1136/bmj.k2179.

33

Nutrologia oncológica

Pedro Paulo Dal Bello
Aritana Alves Pereira

INTRODUÇÃO

É bem estabelecido que a subnutrição piora a qualidade de vida, intensifica os efeitos colaterais do tratamento oncológico sistêmico, predispõe ao aparecimento de complicações metabólicas e infecciosas, retarda a cicatrização de feridas e induz a interrupção parcial ou permanente do uso da terapia antineoplásica. Além disso, as deficiências nutricionais são diretamente responsáveis por 10 a 20% dos óbitos em pacientes com câncer.[1] Tal cenário revela a importância da abordagem nutricional no cuidado multimodal do paciente oncológico no ambiente hospitalar e, em especial, no cenário domiciliar, onde os pacientes permanecem a maior parte do tempo após a definição do diagnóstico e das linhas de tratamento.

Em relação ao atendimento hospitalar, o acompanhamento ambulatorial representa uma alternativa à desospitalização para pacientes oncológicos, permite sua reintegração ao convívio familiar, proporciona redução dos gastos do sistema de saúde, seja ele público, seja privado. Além disso, a terapia nutrológica domiciliar reduz os riscos das complicações relacionadas às internações prolongadas, como as infecções.[2] Seguindo os mesmos princípios básicos da terapia nutrológica hospitalar, a abordagem do paciente oncológico no domicílio deve ser precoce, respeitando uma sequência racional de condutas, que incluem o aconselhamento nutricional, o uso de suplementos orais, a nutrição enteral e a nutrição parenteral.

PREVALÊNCIA DE DEFICIÊNCIAS NUTRICIONAIS EM PACIENTES ONCOLÓGICOS

A prevalência das alterações do estado nutricional em pacientes oncológicos varia entre 30 e 80%,[3] de acordo com os diversos instrumentos de avaliação. Mesmo em países desenvolvidos, a subnutrição relacionada ao câncer foi identificada pela equipe médica em 40% dos casos, embora 52% dos pacientes apresentassem subnutrição moderada ou grave.[4] Entre 576 pacientes oncológicos internados em diversas enfermarias de hospital terciário brasileiro, 13% eram subnutridos graves, enquanto o risco nutricional/subnutrição moderada foi documentado em 49% dos pacientes; a subnutrição grave foi mais prevalente em pacientes com neoplasia de cabeça e pescoço (25%), trato digestivo superior (22%) e nos tumores ósseos e de partes moles (18%).[5] A falta do diagnóstico implica inadequação da conduta nutricional.[4] Estudo multicêntrico conduzido em hospitais franceses constatou que entre os pacientes oncológicos subnutridos, apenas 57,8% recebiam suporte nutricional por suplementação oral, nutrição enteral ou nutrição parenteral.[6]

Alguns estudos que avaliam a prevalência de risco nutricional/subnutrição foram conduzidos com pacientes em acompanhamento ambulatorial. Em serviço de oncologia clínica ligado a um hospital universitário brasileiro, documentou-se alta prevalência de risco nutricional moderado e grave já no início da quimioterapia (80%) e da radioterapia (64%).[7]

ETIOLOGIA DAS DEFICIÊNCIAS NUTRICIONAIS EM PACIENTES ONCOLÓGICOS

O risco nutricional depende de inúmeros fatores, entre eles a localização e o tipo de tumor, além da modalidade de tratamento oncológico.[8] Os tumores de cabeça e pescoço e do trato digestivo podem resultar em disfagia, odinofagia, saciedade precoce e sinais e sintomas de obstrução intestinal, que implicam redução na ingestão de alimentos, com consequente restrição de energia e de nutrientes. Algumas neoplasias malignas, como câncer de estômago, de pulmão, de pâncreas e os sarcomas, podem causar hipermetabolismo como resultado da produção elevada de compostos tumorais, das citocinas inflamatórias e de alterações endócrinas. Além do estresse inflamatório induzido pela própria doença, quimioterapia, radioterapia, cirurgia e imunoterapia são responsáveis por diversos efeitos colaterais, com destaque para náuseas, vômitos, diarreia, mucosite, xerostomia e disgeusia, piorando ainda mais o estado nutricional dos pacientes.[9,10]

TRIAGEM E AVALIAÇÃO NUTRICIONAL

Para os pacientes adultos sob acompanhamento ambulatorial, tem sido recomendada a aplicação seriada de protocolos de identificação de risco nutricional e de subnutrição mesmo quando o estado nutricional é adequado no início da terapia oncológica.

Na ausência de risco nutricional na alta hospitalar, tem sido sugerida a aplicação de protocolos de triagem nutricional em até 30 dias de acompanhamento ambulatorial; para aqueles que já apresentam risco de subnutrição, a triagem nutricional deve ser repetida em até 15 dias após a alta hospitalar.[11] Essa conduta visa identificar os pacientes candidatos à terapia nutricional.[11]

As informações mais utilizadas nos protocolos de triagem nutricional incluem a mudança quantitativa do padrão de ingestão alimentar em relação ao habitual, o cálculo do índice de massa corpórea (IMC) e a evolução ponderal, expressa pela percentagem de perda de peso nos últimos 3 a 6 meses. Existem inúmeras ferramentas para triagem nutricional de fácil aplicabilidade, cujos resultados são confiáveis e reprodutíveis. Para pacientes oncológicos, os instrumentos mais utilizados são o *Nutritional Risk Screening*, 2002 (NRS-2002) e o *Malnutrition Universal Screening Tool* (MUST).[12,13] A Avaliação Subjetiva Global Produzida pelo Próprio Paciente (ASG-PPP), que integra os parâmetros nutricionais com o perfil clínico e a capacidade funcional, é validada para pacientes oncológicos.[14] Em 2010, uma versão traduzida para a língua portuguesa foi apresentada e validada como método de avaliação nutricional.[15] Por sua sensibilidade e predição de complicações, o Serviço de Nutrição e Dietética do Instituto Nacional de Câncer José Alencar Gomes da Silva (INCA) sugere a ASG-PPP como ferramenta de avaliação nutricional para pacientes oncológicos.[11]

Não existe informação na literatura médica quanto à periodicidade de consultas e exames laboratoriais para pacientes em terapia nutrológica oncológica. Cada caso deve ser individualizado. Pacientes com instabilidade das condições clínicas e nutricionais devem ser avaliados com frequência semanal ou quinzenal. Para os pacientes com suporte nutricional já otimizado e estabilidade clínico-antropométrica, as consultas trimestrais podem ser adequadas, considerando a probabilidade e a necessidade de ajustes na oferta nutricional.

O monitoramento do paciente em terapia nutrológica não se restringe à avaliação antropométrica e ao registro da oferta nutricional. Trata-se de um cenário que requer um atendimento multiprofissional integrado, em que o médico é responsável pela avaliação clínica do paciente. Sua avaliação e parecer interferem diretamente na tomada de decisão de condutas nutricionais futuras. A cada consulta, o monitoramento antropométrico deve incluir o peso corporal, o cálculo do IMC, a medida de circunferência braquial e da panturrilha, aferição da prega cutânea tricipital e o cálculo da circunferência muscular do braço. Recomenda-se também, se disponível, o uso de equipamentos para análise de composição corporal, como bioimpedância elétrica, dexaimpedanciometria ou tomografia computadorizada.[12]

Em situações em que há perda de peso progressiva, a equipe deve verificar se a oferta nutricional está sendo insuficiente por erro no cálculo da prescrição dietética, no preparo ou na administração das dietas enterais ou mesmo dos suplementos orais prescritos. Além disso, cabe ao médico pesquisar doenças que cursam com o aumento das necessidades nutricionais, incluindo a progressão da doença neoplásica. O exame físico geral e especializado pode evidenciar alterações indicativas tanto de deficiências vitamínicas como de sinais clínicos que interferem diretamente na terapia nutrológica: desidratação, dor e distensão abdominal, hepatomegalia, febre, entre outros.

Os exames laboratoriais devem incluir glicemia, hemograma, provas de função renal (ureia e creatinina) e hepática (aminotransferases, gama-glutamil transferase, fosfatase alcalina, bilirrubinas e tempo de protrombina), eletrólitos (sódio, potássio, fósforo, magnésio e cálcio) e proteínas de fase aguda (proteína C-reativa e ferritina). A avaliação laboratorial nutricional deve incluir as dosagens de proteínas circulantes (proteínas totais, albumina, transferrina), lipidograma, minerais (ferro, zinco e cobre), além das vitaminas A, C, D, B_{12} e ácido fólico. Mesmo que se tenha garantia de que a dieta via oral ou enteral forneça quantidades de vitaminas e minerais de acordo com as recomendações, muitos pacientes apresentam deficiências prévias de micronutrientes. Além disso, pode haver prejuízo na absorção de nutrientes, perdas urinárias e por fístulas ou drenos, além da possibilidade de interação entre fármacos e nutrientes, desencadeando quadros de deficiência nutricional. Assim, muitos pacientes necessitam de reposição vitamínica e/ou mineral por via oral, intramuscular ou endovenosa a fim de normalizar a concentração sérica de micronutrientes.

RECOMENDAÇÕES NUTRICIONAIS

Recomendação da *European Society for Clinical Nutrition and Metabolism* (ESPEN)[12] sugere a realização de calorimetria indireta na determinação do gasto energético basal em pacientes oncológicos. Entretanto, como a maioria dos serviços de saúde não dispõe desse equipamento, a ESPEN recomenda oferta diária de energia entre 25 e 30 Kcal/Kg. A Sociedade Brasileira de Nutrição Enteral e Parenteral (BRASPEN) segue a mesma linha da ESPEN e recomenda oferta energética entre 25 e 30 Kcal/Kg/dia para pacientes adultos e idosos em tratamento antineoplásico, destacando também a oferta de 20 a 25 Kcal/Kg/dia para pacientes com câncer e obesidade (Tabela 1).[13] Devemos lembrar que diretrizes são importantes para a uniformização de condutas, mas cada caso deverá ser individualizado quanto à oferta nutricional. Pacientes acamados, estáveis e em cuidados paliativos podem precisar de apenas 15 Kcal/Kg, enquanto pacientes altamente catabólicos, com doença oncológica em atividade e realizando tratamento podem precisar de 40 Kcal/Kg ou mais, por exemplo.

A ESPEN recomenda que a oferta de proteínas seja superior a 1 g/Kg/dia, se possível até 1,5 g/Kg/dia, podendo chegar em 2 g/Kg/dia, especialmente nos pacientes com inflamação sistêmica.[12] Para pacientes com idade acima de 65 anos e para os

Tabela 1 Recomendações de oferta energética para pacientes com câncer

Paciente com câncer adulto e idoso, em tratamento oncológico	25-30 Kcal/Kg/dia
Paciente com câncer em tratamento paliativo	Considerar a mesma recomendação para o paciente com câncer adulto e idoso em tratamento, mas, na impossibilidade de atingir a meta, adequar a oferta calórica que melhor conforte o paciente
Paciente com câncer e obesidade	20-25 Kcal/Kg/dia

Fonte: adaptada da Diretriz da Sociedade Brasileira de Nutrição Enteral e Parenteral para pacientes com câncer.[13]

com doenças crônicas, tem sido sugerida oferta proteica entre 1,2 e 1,5 g/Kg/dia (Tabela 2).[16] Para pessoas com função renal normal, a oferta proteica de 2 g/Kg/dia tem se mostrado segura;[17] para pacientes com doença renal aguda ou crônica em tratamento conservador, a oferta proteica não deve exceder 1,2 g/Kg/dia.[18]

Tabela 2 Recomendações de oferta proteica para pacientes com câncer

Paciente com câncer adulto e idoso em tratamento oncológico	Considerar oferta proteica acima de 1 g/Kg/dia e, se a inflamação sistêmica estiver presente, considerar 1,2-2 g/Kg/dia. Para pacientes com algum grau de desnutrição, ofertar de 1,2-1,5 g/Kg/dia
Paciente com câncer paliativo	Considerar a mesma recomendação para o paciente com câncer adulto e idoso em tratamento, mas, na impossibilidade de atingir a meta, adequar a oferta proteica que melhor conforte o paciente

Fonte: adaptada da Diretriz Sociedade Brasileira de Nutrição Enteral e Parenteral para pacientes com câncer.[13]

OBJETIVOS DA TERAPIA NUTROLÓGICA

No perioperatório de ressecção tumoral

A terapia nutrológica pode ser uma importante ferramenta no tratamento perioperatório de ressecções tumorais, seja para recuperação, seja para manutenção do estado nutricional ou minimização do estresse inflamatório decorrente do procedimento cirúrgico. Estudo realizado em hospital do Distrito Federal mostrou que 73% dos pacientes que seriam submetidos a cirurgias oncológicas apresentavam-se subnutridos pelos critérios da Avaliação Subjetiva Global.[19] Para cânceres de cabeça e pescoço, sugere-se atrasar a cirurgia em 10 a 14 dias quando o paciente se encontra subnutrido ou em risco de subnutrição.[20] Extrapola-se essa recomendação para outros tipos de câncer, após uma discussão clara entre o nutrólogo, o cirurgião oncológico e o oncologista clínico sobre os riscos e benefícios do retardo do procedimento cirúrgico. Embora seja inviável a recuperação do peso perdido, a abordagem nutrológica no pré-operatório visa à correção de distúrbios hidroeletrolíticos e das deficiências de micronutrientes (vitaminas e minerais); à otimização da oferta energética e proteica; e à melhora inflamatória do tecido peritumoral.

As condutas no pré-operatório incluem abreviar o jejum por meio da oferta de solução hídrica contendo carboidratos duas horas antes da cirurgia, exceto quando houver retardo no esvaziamento gástrico. Além disso, tem sido recomendado reiniciar a dieta oral/enteral no primeiro dia do pós-operatório.[12] No momento da alta hospitalar, o paciente que for submetido à ressecção tumoral deve receber terapia nutrológica (suplementos orais ou nutrição enteral) caso haja risco de subnutrição ou subnutrição clínica definida.[12]

Existe forte recomendação, durante o perioperatório de tumores do trato gastrointestinal alto, que os pacientes recebam suplementos orais ou dietas enterais contendo imunomoduladores (arginina, ácidos graxos ômega-3 e nucleotídeos), com o objetivo de reduzir as complicações infecciosas e não infecciosas, além do tempo de internação hospitalar.[12]

Durante o tratamento oncológico sistêmico

Conforme abordado anteriormente, o tratamento oncológico sistêmico causa toxicidade, com destaque para mucosite, xerostomia, disfagia, odinofagia e disgeusia, limitando a ingestão e levando os pacientes à subnutrição. O uso de suplementos orais está indicado se o paciente estiver consumindo menos de 75% do recomendado.[21] Já a terapia nutrológica enteral está indicada para pacientes sob tratamento neoplásico que apresentem inadequação na ingestão oral, ou seja, se o paciente estiver consumindo menos de 60% do recomendado para o seu caso.[21]

Tem sido discutido se a nutrição enteral (por sonda transnasal ou ostomias) deve ser iniciada quando o paciente com câncer de cabeça e pescoço em quimiorradioterapia já estiver com uma ingestão inadequada ou se o seu início deve ser precoce, antes do aparecimento de disfagia, odinofagia e anorexia. Um estudo italiano propôs comparar a abordagem dietética com a terapia nutrológica enteral precoce em pacientes com câncer de cabeça e pescoço sob quimiorradioterapia que apresentassem:[22]

1. ingestão inadequada por mais de 5 dias; ou
2. IMC < 18,5 kg/m^2; ou
3. perda de peso > 10% nos últimos 3 a 6 meses; ou
4. perda de peso > 5% e IMC < 20 kg/m^2.

Tais pacientes foram divididos em:

- grupo intervenção (n = 33), que recebeu suplementação oral (40%) ou nutrição enteral (60%);
- grupo controle (n = 33), que recebeu apenas o aconselhamento dietético.

O grupo intervenção apresentou menos interrupções do tratamento e menor necessidade de internações por mucosite.[22]

Estudo de revisão mostrou que o início da nutrição enteral antes da quimiorradioterapia favorece a funcionalidade e a qualidade de vida de pacientes sob quimiorradioterapia para neoplasias de cabeça e pescoço.[23] Resultado semelhante foi mostrado em um estudo retrospectivo que demonstrou que o inicio profilático da terapia enteral resultou em menor número de interrupções do tratamento (1 *vs.* 23%), quando comparado com o início da terapia enteral durante o tratamento.[24] Mesmo com esses estudos, ainda não há uma recomendação forte sobre o fato de iniciar a terapia nutrológica enteral de forma preventiva ou reativa, ou seja, cada caso deverá ser individualizado.

Pacientes em cuidados paliativos

De acordo com os princípios básicos do cuidado paliativo, a terapia nutrológica deve fazer parte da abordagem multiprofissional abrangente, contribuindo para "colocar ênfase na vida que ainda pode ser vivida".[25] Dentro desses princípios, todos os recursos diagnósticos e terapêuticos específicos da Nutrologia devem ser disponibilizados ao paciente, utilizados de forma hierarquizada, ponderando-se os riscos e benefícios de cada conduta.[26]

Nessa categoria, podemos encontrar pacientes com boa capacidade funcional, recebendo tratamento oncológico ativo, sem restrições em relação à avaliação e ao suporte nutricional. Em tal situação, a terapia nutrológica plena pode trazer benefícios aos pacientes, sendo seu objetivo prover a oferta de energia e nutrientes a fim de recuperar e/ou manter o estado nutricional adequado, à semelhança do que se propõe em outras situações clínicas não oncológicas. Por outro lado, podemos deparar com pacientes com expectativa de vida inferior a três meses ou mesmo aqueles com risco iminente de morte. Nessas situações, a terapia nutrológica visa ao bem-estar do paciente, sem expectativa em relação à correção de eventual subnutrição ou de distúrbios nutricionais, lembrando apenas de manter um estado hídrico adequado, mesmo em fases avançadas da doença.

Cada caso deve ser individualizado, considerando as particularidades emocionais e espirituais do paciente e de seus familiares.[27] Enquanto houver a capacidade de decisão do paciente, sua autonomia deve ser respeitada. Em caso de incapacidade de decisão do paciente, família assume a responsabilidade das decisões relacionadas ao tratamento. Neste contexto, o médico deve ter uma relação cada vez mais horizontal com pacientes e familiares, fornecendo informações pertinentes para a tomada de decisão.

NUTRIENTES ESPECÍFICOS EM ONCOLOGIA

Há uma carência na literatura médica sobre o uso de nutrientes específicos em oncologia. Não há evidências robustas de benefícios do uso de diversos suplementos, como será demonstrado a seguir, apesar de a grande maioria deles ter um bom perfil de segurança.[28]

Creatina

A creatina é um tripeptídeo formado por arginina, metionina e glicina, com diversos estudos positivos tanto na população idosa saudável quanto em atletas.[29,30]

Estudo randomizado duplo-cego envolvendo pacientes com câncer colorretal estágios III e IV selecionou 30 pacientes para receber placebo ou creatina (5 g, 4x/dia, por 7 dias, seguidos por 2,5 g, 2x/dia, por 7 semanas).[31] O grupo intervenção melhorou o ângulo de fase medido pela bioimpedância e obteve melhora da força muscular no final do estudo. Por outro lado, estudo envolvendo pacientes com diversos tipos de câncer em estágio avançado não obteve melhora em composição corporal depois de um mês de suplementação de creatina.[32]

Os trabalhos científicos usando creatina em pacientes com câncer ainda são pequenos e com protocolos heterogêneos e, portanto, mais estudos são necessários para que tenhamos certeza de sua eficácia no ganho de massa muscular.[28]

Beta-hidroxi-beta-metilbutirato

O beta-hidroxi-beta-metilbutirato (HMB) é um metabólito da leucina e possui várias funções no organismo, como ativação da via m-Tor (via metabólica de construção muscular), inibição da via da ubiquitinina-proteassoma (via de degradação muscular) e modulação da inflamação.[33]

Revisão sistemática recente mostrou que a suplementação de 1,5 g/dia de Ca-HMB (a dose habitual utilizada em 80% dos trabalhos foi de 3 g/dia) possui evidência científica para construção de massa muscular e melhora da função muscular dos pacientes, além de melhorar os desfechos intra-hospitalares e garantir maior sobrevida.[34]

Glutamina

Apesar de alguns trabalhos científicos mostrarem benefícios do uso da glutamina para recuperação muscular e diminuição da toxicidade quimioterápica, principalmente mucosite, outros estudos mostram dados inconsistentes e, por isso, não podemos fazer, até o momento, uma recomendação forte sobre o uso de glutamina durante o tratamento oncológico.[12] Estudo randomizado de 2002 com 40 pacientes submetidos a transplante hematopoiético autólogo evidenciou pior sobrevida livre de progressão no grupo que recebeu glutamina parenteral.[35] Por esses motivos, conclui-se que precisamos de mais trabalhos científicos para garantir a segurança e o benefício da glutamina em oncologia.

Probióticos

Muito tem se discutido sobre a influência da microbiota intestinal na taxa de resposta de pacientes recebendo imunoterapia.[36] Metanálise e revisão sistemática recente mostrou que o uso de antibióticos próximo da infusão da imunoterapia piora sobrevida dos pacientes.[37] A principal hipótese é que o antibiótico causa disbiose intestinal e, por esse motivo, reduz a eficácia do imunoterápico.

Os resultados dos trabalhos científicos que tentaram demonstrar a segurança e os benefícios dos probióticos durante quimioterapia, imunoterapia ou radioterapia são inconsistentes, não permitindo uma recomendação para a prescrição. Fora do contexto do tratamento oncológico ativo, cada caso deverá ser individualizado quanto à prescrição de probióticos.

Antioxidantes

O uso de antioxidantes não deve ser estimulado durante o tratamento oncológico ativo. Trabalho científico envolvendo 1.134 pacientes submetidas à quimioterapia para câncer de mama evidenciou que aquelas que consumiam antioxidantes como vitaminas A, C e E, carotenoides e coenzima Q-10 tiveram 41% mais chances de recorrência da doença e 40% mais chances de mortalidade.[38] Piores desfechos também foram observados em pacientes que suplementaram ferro e vitamina B12 durante o tratamento.[38] A hipótese é que o uso de antioxidantes pode ser um fator contrário ao efeito terapêutico oxidante da quimioterapia. A recomendação, portanto, é que os pacientes evitem o uso de suplementos vitamínicos durante o tratamento. Em casos selecionados, em que a suplementação seja realmente necessária, a prescrição deve ser discutida com o oncologista clínico assistente.

Whey protein

Estudos têm mostrado que a suplementação com *whey protein* (WP) é benéfica em pacientes com câncer, em virtude do catabolismo proteico aumentado na doença e da associação existente entre redução de massa magra e aumento da toxicidade à quimioterapia.[39]

O WP representa a classe solúvel das proteínas derivadas do leite e a sua suplementação pode induzir maior síntese proteica do que outras fontes de proteína, uma vez que a sua digestão é mais fácil, com um aumento mais rápido nos níveis plasmáticos de aminoácidos, particularmente os aminoácidos essenciais, como a leucina.[40-43]

O WP também é rico em cisteína, substrato essencial para a síntese de glutationa, que tem um papel protetor nas células sob condições de alto estresse oxidativo, como o que ocorre na quimioterapia.[44-47]

Em um trabalho recente, 166 pacientes desnutridos com câncer avançado por tipos variados de tumor, candidatos ou submetidos à quimioterapia, foram designados aleatoriamente para receber, durante três meses, aconselhamento nutricional e suplementação de WP com 20 g/dia de proteína (n = 82); o grupo controle (n = 84) recebeu apenas o aconselhamento nutricional. O desfecho primário foi a mudança no ângulo de fase (PhA).[48] O estudo concluiu que pacientes desnutridos, com câncer avançado submetidos à quimioterapia, recebendo aconselhamento nutricional e suplementação de três meses com WP, apresentaram melhora da composição corporal, da força muscular e do peso corporal, além de menor toxicidade pela quimioterapia.[48]

Diante do exposto, pode-se concluir que o WP é uma importante fonte de alimento para favorecer o anabolismo muscular ao otimizar o aporte proteico adequado no paciente com câncer.

Ômega-3

O ácido eicosapentaenoico (EPA), um ácido graxo poli-insaturado que não pode ser sintetizado pelo corpo,[49] reduz a produção de citocinas inflamatórias, como IL-6 e TNF-alfa, e diminui a atividade de fatores indutores de proteólise (FIP).[50,51] Existem vários estudos que indicam o EPA como uma modalidade eficaz para reduzir a inflamação sistêmica, induzir ganho de peso e aumentar a ingestão alimentar em pacientes oncológicos[52] e, assim, ter um efeito na caquexia do câncer, prevenindo o catabolismo muscular.[53]

Um estudo randomizou pacientes com câncer de pulmão em estágios III a IV para receber óleo de peixe (2,2 g EPA/dia) ou tratamento padrão.[54] Durante a quimioterapia, aproximadamente 69% dos pacientes que tomaram óleo de peixe mantiveram ou ganharam músculo esquelético (medido por tomografia computadorizada), em comparação com 29% dos pacientes que receberam tratamento padrão.[54]

A ESPEN recomenda a suplementação com ômega-3 em pacientes com câncer avançado, em quimioterapia, desnutridos ou que estejam em risco de perda de peso, para estabilizar ou melhorar o apetite, manter a ingestão alimentar, a massa magra e o peso corporal.[12] Desde que seja tomado adequadamente, a possibilidade de efeitos colaterais graves é considerada baixa. A quantidade de EPA a ser ingerida deve ser de 2 g/dia por aproximadamente 4 a 12 semanas.[53] Recentemente, o ibrutinibe (medicamento utilizado para algumas neoplasias hematológicas) tem sido associado à epistaxe em pacientes em uso de suplementos de óleo de peixe; portanto, os pacientes que recebem ibrutinibe devem ser aconselhados a não fazer uso de ômega-3.[12]

Vitamina D

A vitamina D é uma vitamina lipossolúvel produzida primariamente na pele ao ser exposta aos raios solares ultravioleta B.[55] Ela influencia diferentes regiões no corpo, como coração, sistema muscular esquelético, pulmões, intestino e até as glândulas mamárias,[56] ao agir como um hormônio por intermédio de um receptor nuclear.[57]

A deficiência de vitamina D é frequentemente observada no câncer[58] e pacientes submetidos à quimioterapia podem evoluir com uma deficiência mais grave da vitamina.[59,60] Dado que a hipovitaminose D tem sido associada a um pior prognóstico nesse cenário,[61] a sua suplementação pode ser benéfica em pacientes selecionados,[62] como naqueles com sarcopenia.

A baixa massa muscular é prevalente em pacientes oncológicos[63] e está associada a desfechos ruins, como toxicidade mais grave à quimioterapia, maior tempo de internação hospitalar e maior mortalidade.[64,65]

Além disso, a literatura já demonstrou uma correlação positiva entre a concentração sérica de vitamina D e a função muscular[66], estudos com suplementação de vitamina D mostraram aumento da força.[55] Portanto, a suplementação de vitamina D de acordo com a recomendação dietética de 600 a 800 UI para indivíduos com câncer – especialmente aqueles em risco de desnutrição – pode ser vantajosa tanto na prevenção como no tratamento da baixa massa magra.[28]

EXERCÍCIO FÍSICO NO CÂNCER

Dada a importância da massa muscular em relação à mortalidade no câncer, terapias que preservem a massa e a função musculares podem ser eficazes para melhorar a sobrevida do paciente.[67] Nesse contexto, o exercício físico pode reduzir a inflamação,[68] sendo descrito como uma importante abordagem não farmacológica para o manejo do câncer, melhorando a resposta à quimioterapia, o prognóstico e, por fim, a sobrevida.[69-72]

A ESPEN recomenda a manutenção ou o aumento do nível de atividade física em pacientes com câncer, a fim de manter massa muscular e funcionalidade.[12]

Cada vez mais estudos mostram que a atividade física é bem tolerada e segura em diferentes estágios do câncer, inclusive em pacientes com estágios mais avançados da doença.[73,74] Uma recente metanálise concluiu que o exercício físico resistido é eficaz em aumentar a força muscular nos membros inferiores, aumentar a massa magra e diminuir o percentual de gordura corporal em pacientes com câncer de mama e de próstata submetidos a terapia neoadjuvante e adjuvante.[75]

A atividade física também é importante para os pacientes sobreviventes ao câncer. Estudos mostram que a obesidade e a inatividade física são fatores de risco para o surgimento e a recorrência do câncer de mama.[76-78]

Diante disso, o Colégio Americano de Medicina do Esporte desenvolveu diretrizes de exercícios para o paciente com câncer[79] (Tabela 3).

Os programas de exercícios devem ser adaptados com base no estado de saúde do indivíduo, na história do tratamento e na trajetória antecipada da doença.[79]

Tabela 3 Recomendações para realização de exercícios em pacientes com câncer

Exercícios aeróbios	Exercícios de força	Exercícios de flexibilidade
150 min/semana de moderada intensidade ou;	Atividades que envolvam musculação > 2x/semana	Alongar músculos e tendões nos dias em que os outros exercícios forem realizados
75 min/semana de alta intensidade ou;		
Combinação equivalente		

Fonte: adaptada do Consenso do Colégio Americano de Medicina do Esporte.[79]

No entanto, se não houver contraindicações, e desde que consigam realizar atividade física, é recomendado que os pacientes com câncer realizem os mesmos exercícios indicados para indivíduos saudáveis.[79]

Assim, o médico deverá manter-se como estimulador contínuo à prática de exercícios físicos durante toda a trajetória do paciente com câncer, sempre de forma individualizada e orientada.

CONSIDERAÇÕES FINAIS

A terapia nutrológica em oncologia surge como uma modalidade terapêutica visando à melhora clínica e nutricional do paciente com câncer. Garantir um estado nutricional adequado durante o tratamento oncológico melhora a qualidade de vida e, possivelmente, a sobrevida global dos pacientes.

Já existem diversos trabalhos na literatura médica mostrando que pacientes subnutridos internam-se mais, atrasam mais o tratamento e, invariavelmente, morrem mais.[80,81] Portanto, garantir triagem, avaliação e assistência nutrológica para todo paciente com câncer pode fazer toda a diferença.

REFERÊNCIAS BIBLIOGRÁFICAS

1. Pressoir M, Desne S, Berchery D, Rossignol G, Poiree B, Meslier M, et al. Prevalence, risk factors and clinical implications of malnutrition in French Comprehensive Cancer Centres. Br J Cancer. 2010;102:966-71.
2. Moreira SPL, Galvão NRL, Fortes RC. Terapia de nutrição enteral domiciliar: principais implicações dessa modalidade terapêutica. Com Ciências Saúde. 2010;21:309-18.
3. Barthelemy N, Streel S, Donneau AF, Coucke P, Albert A, Guillaume M. Screening for malnutrition in lung cancer patients undergoing radiotherapy. Support Care Cancer. 2014;22:1531-6.
4. Attar A, Malka D, Sabate JM, Bonnetain F, Lecomte T, Aparicio T, et al. Malnutrition is high and underestimated during chemotherapy in gastrointestinal cancer: an AGEO prospective cross-sectional multicenter study. Nutr Cancer. 2012;64:535-42.
5. Cunha SFC, Tanaka LS, Salomão RG, Macedo DM, Santos TD, Peria FM. Nutritional screening in a University Hospital: comparison between oncologic and non-oncologic patients. Food Nutr Sci. 2015; 6:75-82.

6. Hebuterne X, Lemarie E, Michallet M, Montreuil CB, Schneider SM, Goldwasser F. Prevalence of malnutrition and current use of nutrition support in patients with cancer. J Parenter Enteral Nutr. 2014; 38:196-204.
7. Mastelaro I, Pupin MP, Ribeiro SM, Oliveira HF, Peria FM, Cunha SFC. Longitudinal assessment of nutritional risk in patients under chemo or radiotherapy. Rev Assoc Med Bras. 2016;62:659-63.
8. Pinho NB. Consenso nacional de nutrição oncológica. Instituto Nacional de Câncer José Alencar Gomes da Silva. 2. ed. rev. ampl. atual. Rio de Janeiro: INCA; 2015. 182 p.
9. Davidson W, Teleni L, Muller J, Ferguson M, McCarthy AL, Vick J, et al. Malnutrition and chemotherapy-induced nausea and vomiting: implications for practice. Oncol Nurs Forum. 2012;39(4):340-5.
10. Vandebroek AJV, Schrijvers D. Nutritional issues in anti-cancer treatment. Ann Oncol. 2008;19(Suppl 5):52-5.
11. Instituto Nacional de Câncer José Alencar Gomes da Silva (INCA). Inquérito brasileiro de nutrição oncológica. D'Almeida CA, Pinho NB, organizadores. Rio de Janeiro: INCA; 2013. 136 p.
12. Arends J, Bachmann P, Vickie Baracos V, Barthelemy N, Bertz H, Bozzetti F, et al. Espen Guidelines on nutrition in cancer patients. Clin Nutr. 2017;36:11-48.
13. Horie LM. Diretriz Braspen de Terapia Nutricional no Paciente com Câncer e BRASPEN recomenda: indicadores de qualidade em terapia nutricional. BRASPEN J. 2019;34 (Supl 1):1-3.
14. Bauer J, Capra S, Ferguson M. Use of the scored Patient-Generated Subjective Global Assessment (PG-SGA) as a nutrition assessment tool in patients with cancer. Eur J Clin Nutr. 2002;56:779-85.
15. Gonzalez MC, Borges LR, Silveira DH, Assunção MCF, Orlandi SP. Validação da versão em português da avaliação subjetiva global produzida pelo paciente. Rev Bras Nutr Clin. 2010;25:102-8.
16. Bauer J, Biolo G, Cederholm T, Cesari M, Cruz-Jentoft AJ, Morley JE, et al. Evidence-based recommendations for optimal dietary protein intake in older people: a position paper from the PROT-AGE study group. J Am Med Dir Assoc. 2013;14:542-59.
17. Martin WF, Armstrong LE, Rodriguez NR. Dietary protein intake and renal function. Nutr Metab Lond. 2005;2:25.
18. Cano N, Fiaccadori E, Tesinsky P, Toigo G, Druml W, DGEM (German Society for Nutritional Medicine), et al. ESPEN guidelines on enteral nutrition: adult renal failure. Clin Nutr. 2006;25:295-310.
19. Castioni MF, Garcia PPC, Sousa AS. Perfil nutricional em pacientes oncológicos no período pré-operatório em uma unidade hospitalar da rede pública do Distrito Federal. Ensaios e Ciência Ciências Biológicas, Agrárias e da Saúde. 2010;14:29-40.
20. Varkey P, Tang WR, Tan NC. Nutrition in head and neck cancer patients. Semin Plast Surg. 2010;24:325-30.
21. Waitzberg DL, Fadul RA, Aanholt DPJV, Plopper C, Terra RM. Indicações e técnicas de ministração em nutrição enteral. In: Waitzberg DL. 5. ed. Nutrição oral, enteral e parenteral na prática clínica. São Paulo: Atheneu; 2017. p. 897-906.
22. Paccagnella A, Morello M, Da Mosto MC, Baruffi C, Marcon ML, Gava A, et al. Early nutritional intervention improves treatment tolerance and outcomes in head and neck cancer patients undergoing concurrent chemoradiotherapy. Support Care Cancer. 2010;18:837-45.

23. Bishop S, Reed WM. The provision of enteral nutritional support during definitive chemoradiotherapy in head and neck cancer patients. J Med Radiat Sci. 2015;62:267-76.
24. Baschnagel AM, Yadav S, Marina O, Parzuchowski A, Lanni Jr TB, Warner JN, et al. Toxicities and costs of placing prophylactic and reactive percutaneous gastrostomy tubes in patients with locally advanced head and neck cancers treated with chemoradiotherapy. Head Neck. 2014;36:1155-61.
25. Carvalho RT, Parsons HA. Manual de cuidados paliativos ampliado e atualizado da Academia Nacional de Cuidados Paliativos (ANCP). 2. ed. São Paulo: Academia Nacional de Cuidados Paliativos; 2012.
26. Maciel MGS. Definições e princípios. Cuidado paliativo CREMESP. 2008;1:18-21.
27. Loyolla VCL, Pessini L, Bottoni A, Serrano SC, Teodoro AL, Bottoni A. Terapia nutricional enteral em pacientes oncológicos sob cuidados paliativos: uma análise da bioética. Saúde Ética Justiça. 2011; 16:47-59.
28. Prado CM, Purcell SA, Laviano A. Nutrition interventions to treat low muscle mass in cancer. J Cachexia Sarcopenia Muscle. 2020;11:366-80.
29. Santos EEP, Araújo RC, Candow DG, Forbes SC, Guijo JA, Santana CCA, et al. Efficacy of creatine supplementation combined with resistance training on muscle strength and muscle mass in older females: a systematic review and meta-analysis. Nutrients. 2021;13(11):3757.
30. Wu SH, Chen KL, Hsu C, Chen HC, Chen JY, Yu SY, et al. Creatine supplementation for muscle growth: a scoping review of randomized clinical trials from 2012 to 2021. Nutrients. 2022;14(6):1255.
31. Norman K, Stübler D, Baier P, Schütz T, Ocran K, Holm E, et al. Effects of creatine supplementation on nutritional status, muscle function and quality of life in patients with colorectal cancer – a double blind randomised controlled trial. Clin Nutr. 2006;25:596-605.
32. Jatoi A, Steen PD, Atherton PJ, Moore DF, Rowland KM, Le-Lindqwister NA, et al. A double-blind, placebo-controlled randomized trial of creatine for the cancer anorexia/weight loss syndrome (N02C4): an Alliance trial. Ann Oncol Off J Eur Soc Med Oncol. 2017;28:1957-63.
33. Holeček M. Beta-hydroxy-beta-methylbutyrate supplementation and skeletal muscle in healthy and muscle-wasting conditions. J Cachexia Sarcopenia Muscle. 2017;8(4):529-41.
34. Prado CM, Orsso CE, Pereira SL, Atherton PJ, Deutz NEP. Effects of β-hydroxy β-methylbutyrate (HMB) supplementation on muscle mass, function, and other outcomes in patients with cancer: a systematic review. J Cachexia Sarcopenia Muscle. 2022;13(3):1623-41.
35. Plytlíc R, Benes P, Patorková M, Chocenská E, Gregora E, Procházka B, et al. Standardized parenteral alanyl-glutamine dipeptide supplementation is not beneficial in autologous transplant patients: a randomized, double-blind, placebo controlled study. Bone Marrow Transplant. 2002;30(12): 953-61.
36. Wan X, Song M, Wang A, Zhao Y, Wei Z, Lu Y. Microbiome crosstalk in immunotherapy and antiangiogenesis therapy. Front Immunol. 2021;12:747914.
37. Tsikala-Vafea M, Belani N, Vieira K, Khan H, Farmakiotis D. Use of antibiotics is associated with worse clinical outcomes in patients with cancer treated with immune checkpoint inhibitors: a systematic review and meta-analysis. Int J Infect Dis. 2021;106:142-54.

38. Ambrosone CB, Zirpoli GR, Hutson AD, McCann WE, McCann SE, Barlow WE, et al. Dietary supplement use during chemotherapy and survival outcomes of patients with breast cancer enrolled in a cooperative group clinical trial (SWOG S0221). J Clin Oncol. 38:804-14.
39. Prado CM, Antoun S, Sawyer MB, Baracos VE. Two faces of drug therapy in cancer: drug-related lean tissue loss and its adverse consequences to survival and toxicity. Curr Opin Clin Nutr Metab Care. 2011;14:250-4.
40. Miralles B, Bartolome B, Amigo L, Ramos M. Comparison of three methods to determine the whey protein to total milk protein in milk. J Dairy Sci. 2000;83:2759-65.
41. Devries MC, Phillips SM. Supplemental protein in support of muscle mass and health: advantage whey. J Food Sci. 2015;80(S1):A8-A15.
42. Bauer JM, Verlaan S, Bautmans I, Brandt K, Donini LM, Maggio M, et al. Effects of a vitamin D and leucine-enriched whey protein nutritional supplement on measures of sarcopenia in older adults, the PROVIDE study: a randomized, double-blind, placebo-controlled trial. J Am Med Dir Assoc. 2015;16:740-47.
43. Rondanelli M, Klersy C, Terracol G, Talluri J, Maugeri R, Guido D, et al. Whey protein, amino acids, and vitamin D supplementation with physical activity increases fat-free mass and strength, functionality, and quality of life and decreases inflammation in sarcopenic elderly. Am J Clin Nutr. 2016;103: 830-40.
44. Verreijen AM, Verlaan S, Engberink MF, Swinkels S, de Vogel-van den Bosch J, Weijs P. A high whey protein, leucine-, and vitamin D-enriched supplement preserves muscle mass during intentional weight loss in obese older adults: a double-blind randomized controlled trial. Am J Clin Nutr. 2015; 101:279-86.
45. Bounous G, Batist G, Gold P. The immunoenhancing property of dietary whey protein in mice: role of glutathione. Clin Invest Med. 1989;12:154-61.
46. Bounous G, Batist G, Gold P. Whey proteins in cancer prevention. Cancer Lett. 1991;57:91-4.
47. Ortega AL, Mena S, Estrela JM. Glutathione in cancer cell death. Cancers. 2011;3:1285-310.
48. Cereda E, Turri A, Klersy C, Cappello S, Ferrari A, Filippi AR, et al. Whey protein isolate supplementation improves body composition, muscle strength, and treatment tolerance in malnourished advanced cancer patients undergoing chemotherapy. Cancer Med. 2019;8(16):6923-32.
49. Japan. Ministry of Health, Labour and Welfare. Dietary reference intakes for Japanese. Tokyo: Ministry of Health, Labour and Welfare; 2020.
50. Jho D, Babcock TA, Helton WS, Espat NJ. Omega-3 fatty acids: implications for the treatment of tumor-associated inflammation. Am Surg. 2003;69:32-6.
51. Simopoulos AP. Omega-3 fatty acids in inflammation and autoimmune diseases. J Am Coll Nutr. 2002;21 495-505.
52. Pappalardo G, Almeida A, Ravasco P. Eicosapentaenoic acid in cancer improves body composition and modulates metabolism. Nutrition. 2015;31:549-55.
53. Tanaka K, Nakamura S, Narimatsu H. Nutritional approach to cancer cachexia: a proposal for dietitians. Nutrients. 2022;14(2):345.

54. Murphy RA, Mourtzakis M, Chu QS, Baracos VE, Reiman T, Mazurak VC. Nutritional intervention with fish oil provides a benefit over standard of care for weight and skeletal muscle mass in patients with nonsmall cell lung cancer receiving chemotherapy. Cancer. 2011;117:1775-82.
55. Uchitomi R, Oyabu M, Kamei Y. Vitamin D and sarcopenia: potential of vitamin D supplementation in sarcopenia prevention and treatment. Nutrients. 2020;12(10):3189.
56. Hossain S, Beydoun MA, Beydoun HA, Chen X, Zonderman AB, Wood RJ. Vitamin D and breast cancer: a systematic review and meta-analysis of observational studies. Clin Nutr ESPEN. 2019; 30:170-84.
57. Deluca HF. History of the discovery of vitamin D and its active metabolites. Bonekey Rep. 2014;3:479.
58. Strohle A, Zanker K, Hahn A. Nutrition in oncology: the case of micronutrients (review). Oncol Rep. 2010;24:815-28.
59. Crew KD, Shane E, Cremers S, McMahon DJ, Irani D, et al. High prevalence of vitamin D deficiency despite supplementation in premenopausal women with breast cancer undergoing adjuvant chemotherapy. J Clin Oncol. 2009;27:2151-6.
60. Fakih MG, Trump DL, Johnson CS, Tian L, Muindi J, Sunga AY. Chemotherapy is linked to severe vitamin D deficiency in patients with colorectal cancer. Int J Colorectal Dis. 2009;24:219-24.
61. Drake MT, Maurer MJ, Link BK, Habermann TM, Ansell SM, Micallef IN, et al. Vitamin D insufficiency and prognosis in non-Hodgkin's lymphoma. J Clin Oncol. 2010;28:4191-8.
62. Laviano A, Calder PC, Schols AM, Lonnqvist F, Bech M, Muscaritoli M. Safety and tolerability of targeted medical nutrition for cachexia in non-small-cell lung cancer: a randomized, double-blind, controlled pilot trial. Nutr Cancer. 2020;72(3):439-50.
63. Prado CM, Lieffers JR, McCargar LJ, Reiman T, Sawyer MB, Martin L, et al. Prevalence and clinical implications of sarcopenic obesity in patients with solid tumours of the respiratory and gastrointestinal tracts: a population-based study. Lancet Oncol. 2008;9:629-35.
64. Surov A, Pech M, Gessner D, Mikusko M, Fischer T, Alter M, et al. Low skeletal muscle mass is a predictor of treatment related toxicity in oncologic patients. A meta-analysis. Clin Nutr. 2021; 40:5298-310.
65. Ryan AM, Sullivan ES. Impact of musculo-skeletal degradation on cancer outcomes and strategies for management in clinical practice. Proc Nutr Soc. 2021;80:73-91.
66. Okazaki R, Ozono K, Fukumoto S, Inoue D, Yamauchi M, Minagawa M, et al. Assessment criteria for vitamin D deficiency/insufficiency in Japan: proposal by an expert panel supported by the Research Program of Intractable Diseases, Ministry of Health, Labour and Welfare, Japan, the Japanese Society for Bone and Mineral Research and the Japan Endocrine Society. J Bone Miner Metab. 2017;35:1-5.
67. Hardee JP, Counts BR, Carson JA. Understanding the role of exercise in cancer cachexia therapy. Am J Lifestyle Med. 2019;13(1):46-60.
68. Cole CL, Kleckner IR, Jatoi A, Schwarz EM, Dunne RF. The role of systemic inflammation in cancer-associated muscle wasting and rationale for exercise as a therapeutic intervention. JCSM Clin Rep. 2018;3:e00065.

69. Friedenreich CM, Ryder-Burbidge C, McNeil J. Physical activity, obesity and sedentary behavior in cancer etiology: epidemiologic evidence and biologic mechanisms. Mol Oncol. 2020;15(3):790-800.
70. Yang M, Liu L, Gan CE, Qiu LH, Jiang XJ, He XT, et al. Effects of home-based exercise on exercise capacity, symptoms, and quality of life in patients with lung cancer: a meta-analysis. Eur J Oncol Nurs. 2020;49:101836.
71. Thune I, Lund E. The influence of physical activity on lung-cancer risk: a prospective study of 81,516 men and women. Int J Cancer. 1997;70:57-62.
72. Tardon A, Lee WJ, Delgado-Rodriguez M, Dosemeci M, Albanes D, Hoover F, et al. Leisure-time physical activity andlung cancer: a meta-analysis. Cancer Causes Control. 2005;16:389-97.
73. Lowe SS, Watanabe SM, Courneya KS. Physical activity as a supportive care intervention in palliative cancer patients: a systematic review. J Support Oncol. 2009;7:27e34.
74. Oldervoll LM, Loge JH, Lydersen S, Paltiel H, Asp MB, Nygaard UV, et al. Physical exercise for cancer patients with advanced disease: a randomized controlled trial. Oncol. 2011;16:1649e57.
75. Padilha CS, Marinello PC, Galvao DA, Newton RU, Borges FH, Frajacomo F, et al. Evaluation of resistance training to improve muscular strength and body composition in cancer patients undergoing neoadjuvant and adjuvant therapy: a meta-analysis. J Cancer Surviv. 2017;11(3):339-49.
76. Ewertz M, Jensen MB, Gunnarsdóttir KÁ, Højris I, Jakobsen EH, Nielsen D, et al. Effect of obesity on prognosis after early-stage breast cancer. J Clin Oncol. 2011;29:25-31.
77. Bergom C, Kelly T, Bedi M, Saeed H, Prior P, Rein LE, et al. Association of locoregional control with high body mass index in women undergoing breast conservation therapy for early-stage breast cancer. Int J Radiat Oncol Biol Phys. 2016;96:65-71.
78. Pizot C, Boniol M, Mullie P, Koechlin A, Boniol M, Boyle P, et al. Physical activity, hormone replacement therapy and breast cancer risk: a meta-analysis of prospective studies. Eur J Cancer. 2016;52:138-54.
79. Campbell KL, Stone KW, Wiskemann J, May AM, Schwartz AL, Courneya KS, et al. Exercise guidelines for cancer survivors: consensus statement from international multidisciplinary roundtable. Med Sci Sports Exerc. 2019;51(11):2375-90.
80. Trejo-Avila Mario, Bozada-Gutiérrez K, Valenzuela-Salazar C, Herrera-Esquivel J, Moreno-Portillo M. Sarcopenia predicts worse postoperative outcomes and decreased survival rates in patients with colorectal cancer: a systematic review and meta-analysis. Int J Colorectal Dis. 2021;36:1077-96.
81. Bingmer K, Kondray V, Ofshteyn A, Bliggenstorfer JT, Dietz DW, Charles R, et al. Sarcopenia is associated with worse overall survival in patients with anal squamous cell cancer. J Surg Oncol. 2020: 121(7):1148-53.

Anexos

Anexo 1 Tabela de percentis para CB e CMB

Sexo masculino														
Idade (anos)	CB (cm)							CMB (cm)						
	5	10	25	50	75	90	95	5	10	25	50	75	90	95
1 a 1,9	14,2	14,6	15	15,9	17	17,6	18,3	11	11,3	11,9	12,7	13,5	14,4	14,7
2 a 2,9	14,1	14,5	15,3	16,2	17	17,8	18,5	11,1	11,4	12,2	13	14	14,6	15
3 a 3,9	15	15,3	16	16,7	17,5	18,4	19	11,7	12,3	13,1	13,7	14,3	14,8	15,3
4 a 4,9	14,9	15,4	16,2	17,1	18	18,6	19,2	12,3	12,6	13,3	14,1	14,8	15,6	15,9
5 a 5,9	15,3	16	16,7	17,5	18,5	19,5	20,4	12,8	13,3	14	14,7	15,4	16,2	16,9
6 a 6,9	15,5	15,9	16,7	17,9	18,8	20,9	22,8	13,1	13,5	14,2	15,1	16,1	17	17,7
7 a 7,9	16,2	16,7	17,7	18,7	20,1	22,3	23	13,7	13,9	15,1	16	16,8	17,7	19
8 a 8,9	16,2	17	17,7	19	20,2	22	24,5	14	14,5	15,4	16,2	17	18,2	18,7
9 a 9,9	17,5	17,8	18,7	20	21,7	24,9	25,7	15,1	15,4	16,1	17	18,3	19,6	20,2
10 a 10,9	18,1	18,4	19,6	21	23,1	26,2	27,4	15,6	16	16,6	18	19,1	20,9	22,1
11 a 11,9	18,6	19	20,2	22,3	24,4	26,1	28	15,9	16,5	17,3	18,3	19,5	20,5	23
12 a 12,9	19,3	20	21,4	23,2	25,4	28,2	30,3	16,7	17,1	18,2	19,5	21	22,3	24,1
13 a 13,9	19,4	21,1	22,8	24,7	26,3	28,6	30,1	17,2	17,9	19,6	21,1	22,6	23,8	24,5
14 a 14,9	22	22,6	23,7	25,3	28,3	30,3	32,2	18,9	19,9	21,2	22,3	24	26	26,4
15 a 15,9	22,2	22,9	24,4	26,4	28,4	31,1	32	19,9	20,4	21,8	23,7	25,4	26,6	27,2
16 a 16,9	24,4	24,8	26,2	27,8	30,3	32,4	34,3	21,3	22,5	23,4	24,9	26,9	28,7	29,6
17 a 17,9	24,6	25,3	26,7	28,5	30,8	33,6	34,7	22,4	23,1	24,5	25,8	27,3	29,4	31,2
18 a 18,9	24,5	26	27,6	29,7	32,1	35,3	37,9	22,6	23,7	25,2	26,4	28,3	29,8	32,4

Sexo feminino														
Idade (anos)	CB (cm)							CMB (cm)						
	5	10	25	50	75	90	95	5	10	25	50	75	90	95
1 a 1,9	13,8	14,2	14,8	15,6	16,4	17,2	17,7	10,5	11,1	11,7	12,4	13,2	13,9	14,3
2 a 2,9	14,2	14,5	15,2	16	16,7	17,6	18,4	11,1	11,4	11,9	12,6	13,3	14,2	14,7
3 a 3,9	14,3	15	15,8	16,7	17,5	18,3	18,9	11,3	11,9	12,4	13,2	14	14,6	15,2
4 a 4,9	14,9	15,4	16	16,9	17,7	18,4	19,1	11,5	12,1	12,8	13,6	14,4	15,2	15,7
5 a 5,9	15,3	15,7	16,5	17,5	18,5	20,3	21,1	12,5	12,8	13,4	14,2	15,1	15,9	16,5
6 a 6,9	15,6	16,2	17	17,6	18,7	20,4	21,1	13	13,3	13,8	14,5	15,4	16,6	17,1
7 a 7,9	16,4	16,7	17,4	18,3	19,9	21,6	23,1	12,9	13,5	14,2	15,1	16	17,1	17,6
8 a 8,9	16,8	17,2	18,3	19,5	21,4	24,7	26,1	13,8	14	15,1	16	17,1	18,3	19,4
9 a 9,9	17,8	18,2	19,4	21,1	22,4	25,1	26	14,7	15	15,8	16,7	18	19,4	19,8
10 a 10,9	17,4	18,2	19,3	21	22,8	25,1	26,5	14,8	15	15,9	17	18	19	19,7
11 a 11,9	18,5	19,4	20,8	22,4	24,8	27,6	30,3	15	15,8	17,1	18,1	19,6	21,7	22,3
12 a 12,9	19,4	20,3	21,6	23,7	25,6	28,2	29,4	16,2	16,6	18	19,1	20,1	21,4	22
13 a 13,9	20,2	21,1	22,3	24,3	27,1	30,1	33,8	16,9	17,5	18,3	19,8	21,1	22,6	24
14 a 14,9	21,4	22,3	23,7	25,2	27,2	30,4	32,2	17,4	17,9	19	20,1	21,6	23,2	24,7
15 a 15,9	20,8	22,1	23,9	25,4	27,9	30	32,2	17,5	17,8	18,9	20,2	21,5	22,8	24,4
16 a 16,9	21,8	22,4	24,1	25,8	28,3	31,8	33,4	17	18	19	20,2	21,6	23,4	24,9
17 a 17,9	22	22,7	24,1	26,4	29,5	32,4	35	17,5	18,3	19,4	20,5	22,1	23,9	25,7
18 a 18,9	22,2	22,7	24,1	25,8	28,1	31,2	32,5	17,4	17,9	19,1	20,2	21,5	23,7	24,5

CB: circunferência do braço; CMB: circunferência muscular do braço.

Fonte: adaptada de Frisancho, 1981.

Anexo 2 Tabela de percentis para as medidas da prega cutânea da região tricipital em mm

	Sexo masculino								
Idade (anos)	5	10	15	25	50	75	85	90	95
1	7	7	7,5	8	10	12	14	15	16,5
2	6	6,5	7	8	10	12	12,5	13	14,7
3	6,5	7	7	8	10	11	12,5	13,5	14,5
4	6	7	7	8	10	11	12	12,5	14
5	6	6,5	7	7,5	9	11	12,5	13,5	15
6	5,5	5,6	6	7	9	10	12	12,5	14
7	5	6	6	7	8	10,5	12	13,5	17
8	5	5,5	6	7	8,5	10,5	12	13	16
8 a 9	5	6		7	8	10		13	16
9 a 10	6	6		7	10	13		17	18
10 a 11	6	6		8	10	14		18	21
11 a 12	6	6		8	11	16		20	24
12 a 13	6	6		8	11	14		22	28
13 a 14	5	5		7	10	14		22	26
14 a 15	4	5		7	9	14		21	24
15 a 16	4	5		6	8	11		18	24
16 a 17	4	5		6	8	12		16	22
17 a 18	5	5		6	8	12		16	19
18 a 19	5	5,5	6	7	9	15	18	20	23

Fonte: adaptada de Frisancho, 1981.

Anexo 3 Fórmulas pediátricas

Fórmula para prematuros ou recém-nascidos de baixo peso													
Produto	Laboratório	Diluição padrão	Densidade calórica e Osm/L	kcal (100 mL)	Proteína Fonte (g/100 mL)	Lipídios Fonte (g/100 mL)	Carboidratos Fonte (g/100 mL)	Cálcio (mg/ 100 mL)	Fósforo (mg/ 100 mL)	Ferro (mg/ 100 mL)	Zinco (mg/ 100 mL)	Sódio (mg/ 100 mL)	kcal não prot/g N
Aptamil Pré (com LC Pufas)	Support®	16,5% 1 medida (5,5 g de pó) – 30 mL	0,80 e 320	80	2,5 caseína/ soro – 40:60	4,4 óleos vegetais 94% gordura láctea 6%	7,6 lactose 82% maltodextrina 18%	120	60	1,4	0,9	50	175:1
Pré-Nan (com LC Pufas)	Nestlé®	16% 1 medida (5,3 g de pó) – 30 mL	0,80 e 320	80	2,3 caseína/ soro – 30:70	4,2 óleos vegetais 97,3% gordura láctea 2,7%	8,6 lactose 65% maltodextrina 35%	99	54	1,2	1,0	29	196:1

Fórmula infantil de partida – 0 a 6 meses													
Produto	Laboratório	Diluição padrão	Densidade calórica e Osm/L	kcal 100 mL	Proteína Fonte (g/100 mL)	Lipídios Fonte (g/ 100 mL)	Carboidratos Fonte (g/100 mL)	Cálcio (mg/ 100 mL)	Fósforo (mg/ 100 mL)	Ferro (mg/ 100 mL)	Zinco (mg/ 100 mL)	Sódio (mg/ 100 mL)	kcal não prot/g N
Aptamil 1 (adicionado de prebióticos)	Support®	13,8% 1 medida (4,6 g de pó) – 30 mL	0,66 e 290	66	1,5 caseína/ soro 40:60	3,3 óleos vegetais 98% gordura láctea 2%	7,5 lactose 100%	56	28	0,8	0,5	18	253:1
Bebelac 1	Support®	13,2% 1 medida (4,6 g de pó) – 30 mL	0,67 e 259	67	1,4 caseína/ soro – 40:60	3,5 óleos vegetais 80% animal 20%	7,5 lactose 100%	53	33	0,79	0,51	25	
Nan 1 Pro	Nestlé®	13,3% 1 medida (4,3 g de pó) – 30 mL	0,67 e 251	67,1	1,23 caseína/ soro – 30:70	3,72 óleos vegetais 97% gordura láctea 3%	7,3 lactose 100%	42,56	21,28	0,68	0,70	15,96	327:1
Nestogeno 1	Nestlé®	13,3% 1 medida (4,43 g de pó) – 30 mL	0,67 e 244	67	1,7 caseína/ soro – 77:23	3,5 óleos vegetais 95% gordura láctea 0,5%	7,4 lactose 34% maltodextrina 66%	63	55	0,8	0,51	25	222:1
Nan Comfor 1 (adicionado de prebióticos)	Nestlé®	13,3%	0,67 e 279	67	1,2 caseína/ soro – 30:70	3,7 óleos vegetais 100%	7,2 lactose 100%	43	21	0,69	0,70	16	

Fórmula infantil de seguimento – 7 a 12 meses													
Produto	Laboratório	Diluição padrão	Densidade calórica e Osm/L	kcal 100 mL	Proteína Fonte (g/100 mL)	Lipídios Fonte (g/100 mL)	Carboidratos Fonte (g/100 mL)	Cálcio (mg/ 100 mL)	Fósforo (mg/ 100 mL)	Ferro (mg/ 100 mL)	Zinco (mg/ 100 mL)	Sódio (mg/ 100 mL)	kcal não prot/g N
Aptamil 2 (adicionado de prebióticos)	Support®	15,8% 1 medida (5,3 g de pó) – 30 mL	0,71 e 290	71	2,4 caseína/ soro – 80:20	3 óleo de milho 29% gordura láctea 71%	8,6 lactose 50% maltodextrina 50%	94	63	1,2	0,7	42	161:1
Bebelac 2	Support®	13,2% 1 medida (4,8 g de pó) – 30 mL	0,67 e 259	67	1,4 caseína/ soro – 50:50	3,5 óleos vegetais 62% gordura láctea 38%	7,5 lactose 84% maltodextrina 16%	53	33	0,79	0,51	25	
Nan 2 Pro	Nestlé®	13,9% 1 medida (4,6 g de pó) – 30 mL	0,67 e 275	67	2,1 caseína/ soro – 30:70	2,9 óleos vegetais 95% gordura láctea 0,5%	8,1 lactose 100%	81	46	1,1	0,70,5	15	327:1
Nestogeno 2	Nestlé®	14,1% 1 medida (4,7 g de pó) – 30 mL	0,67 e 264	67	2,8 caseína/ soro – 77:23	3 óleos vegetais 95% gordura láctea 0,5%	7,2 lactose 56% maltodextrina 44%	101	82	1,1	0,8	39	126:1
Nan Comfor 2 (adicionado de prebióticos)	Nestlé®	14,3%	0,67 e 290	67	2,1 caseína/ soro – 40:60	3,1 óleos vegetais 100%	7,7 lactose 80% maltodextrina 20%	85	53	1	0,82	27	

Fórmula infantil antirregurgitação													
Produto	Laboratório	Diluição padrão	Densidade calórica e Osm/L	kcal 100 mL	Proteína Fonte (g/100 mL)	Lipídios Fonte (g/100 mL)	Carboidratos Fonte (g/100 mL)	Cálcio (mg/ 100 mL)	Fósforo (mg/ 100 mL)	Ferro (mg/ 100 mL)	Zinco (mg/ 100 mL)	Sódio (mg/ 100 mL)	kcal não prot/g N
Aptamil AR	Support®	14,1% 1 medida (4,7 g de pó) – 30 mL	0,67 e 144	67	1,7 caseína/ soro 80:20	3,1 vegetal 100%	8,1 lactose 75% maltodextrina 25% espessante goma jataí 0,4 g/100 mL	78	44	0,8	0,8	26	222:1
Nan AR	Nestlé®	13,6% 1 medida (4,5 g de pó) – 30 mL	0,67 e 279	67	1,8 caseína/ soro 70:30	3,1 óleos vegetais 98,5% gordura láctea 1,5%	7,9 lactose 75% amido de milho pré-gelatinizado 24%	62	47	0,80	0,5	23	227:1

Fórmula infantil com proteína isolada de soja sem lactose e sem sacarose													
Produto	Laboratório	Diluição padrão	Densidade calórica e Osm/L	kcal 100 mL	Proteína Fonte (g/100 mL)	Lipídios Fonte (g/100 mL)	Carboidratos Fonte (g/100 mL)	Cálcio (mg/ 100 ml)	Fósforo (mg/ 100 mL)	Ferro (mg/ 100 mL)	Zinco (mg/ 100 mL)	Sódio (mg/ 100 mL)	kcal não prot/g N
Aptamil soja 1	Support®	14% 1 medida (4,25 g de pó) – 30 mL	0,66 e 144	66	1,8 proteína isolada de soja + metionina 100%	3,6 óleos vegetais 100%	6,7 maltodextrina 100%	54	27	0,8	0,6	18	202:1
Aptamil soja 2	Support®	16% 1 medida (4,8 g de pó) – 30 mL	0,72 e 179	72	2,2 proteína isolada de soja + metionina 100%	3,6 óleos vegetais 100%	7,6 maltodextrina 100%	93	63	1,2	0,8	34	178:1
Nan Soy	Nestlé®	13,9% 1 medida (4,4 g de pó) – 30 mL	0,67 e 275	67	1,8 proteína isolada de soja + metionina 100%	3,4 óleos vegetais 100%	7,4 maltodextrina 100%	69	42	0,67	0,74	24	213:1
Enfamil ProSobee	Mead Johnson®	14,3% 1 medida (4,3 g de pó) – 30 mL	0,7 e 170	70	2 proteína isolada de soja + metionina 100%	3,5 óleos vegetais 100%	7 polímeros de glicose 100%	64,2	50,7	1,2			193:1

Fórmula infantil com proteína isolada de soja sem lactose e com sacarose													
Produto	Laboratório	Diluição padrão	Densidade calórica e Osm/L	kcal 100 mL	Proteína Fonte (g/100 mL)	Lipídios Fonte (g/100 mL)	Carboidratos Fonte (g/100 mL)	Cálcio (mg/ 100 mL)	Fósforo (mg/ 100 mL)	Ferro (mg/ 100 mL)	Zinco (mg/ 100 mL)	Sódio (mg/ 100 mL)	kcal não prot/g N
Isomil	Abbott®	1 medida (9,6 g de pó) – 60 mL	0,7 e 225	70	1,8 proteína isolada de soja + metionina 100%	3,69 óleos vegetais 100%	6,9 xarope de milho 80% sacarose 20%	70	50	1		32	212:1
Nursoy	Wyeth®	1 medida (8,8 g de pó) – 60 mL	0,67 e 220	67	1,8 proteína isolada de soja + metionina, taurina e carnitina 100%	3,6 óleos vegetais 100%	6,9 xarope de milho 75% sacarose 25%	60	42	1,2			213:1

Fórmula infantil com proteína extensamente hidrolisada proteico													
Produto	Laboratório	Diluição padrão	Densidade calórica e Osm/L	kcal 100 mL	Proteína Fonte (g/100 mL)	Lipídios Fonte (g/100 mL)	Carboidratos Fonte (g/100 mL)	Cálcio (mg/ 100 mL)	Fósforo (mg/ 100 mL)	Ferro (mg/ 100 mL)	Zinco (mg/ 100 mL)	Sódio (mg/ 100 ml)	kcal não prot/g N
Alfaré	Nestlé®	14,2% 1 medida (4,73 g de pó) – 30 mL	0,7 e 194	70	2,1 peptídeos 80% aminoácidos livres 20%	3,6 TCM 40% óleos vegetais 59% óleo de peixe 1%	7,7 maltodextrina 88% amido de batata 12% teor residual lactose 0,1 g/100 mL	50	34	0,80	0,70	35	186:1
Pregomin Pepti	Support®	12,9% 1 medida (4,3 g de pó) – 30 mL	0,75 e 190	75	1,8 proteína extensamente hidrolisada de soro de leite de baixo peso moléculas 100% contém nucleotídeos	3,5 TCM 50% Contém Lcpufas AGCL	6,8 maltodextrina 100%	50	28	0,77	0,5	18	204:1

Fórmula infantil com 100% de aminoácidos livres													
Produto	Laboratório	Diluição padrão	Densidade calórica e Osm/L	kcal 100 mL	Proteína Fonte (g/100 mL)	Lipídios Fonte (g/100 mL)	Carboidratos Fonte (g/100 mL)	Cálcio (mg/ 100 mL)	Fósforo (mg/ 100 mL)	Ferro (mg/ 100 mL)	Zinco (mg/ 100 mL)	Sódio (mg/ 100 mL)	kcal não prot/g N
Neocate	Support®	15% 1 medida (5 g de pó) – 30 mL	0,71 e 325	71	2 aminoácidos livres 100%	3,5 óleos vegetais 100%	8,1 maltodextrina 88% amido 12%	49	35	1,05	0,75	18	184:1
Amino Med	ComidaMed®	15% 1 medida (5 g de pó) – 30 mL	0,73 ou 295	73	2,3 aminoácidos livres 100%	3,7 óleos vegetais 100%	7,9 maltodextrina 100%	74	40	0,87	0,79	18	177:1

Fórmula de nutrientes para recém-nascidos de alto risco – adicionada ao leite materno													
Produto	Laboratório	Diluição padrão	Densidade calórica e Osm/L	kcal 1 g	Proteína Fonte (g/g)	Lipídios Fonte (g/g)	Carboidratos Fonte (g/g)	Cálcio (mg/g)	Fósforo (mg/g)	Ferro (mg/g)	Zinco (mg/g)	Sódio (mg/g)	kcal não prot/g N
FM 85	Nestlé®	1 g em 20 mL de leite materno ou 5%		3,47	0,2 soro leite 100%	0,004	0,7 maltodextrina 100%	15	9	0,26	0,16	4	83:1

Fórmula infantil completa e balanceada, em pó, para crianças de 1 a 10 anos													
Produto	Laboratório	Diluição padrão	Densidade calórica kcal/mL	kcal 100 mL	Proteína Fonte (g/100 mL)	Lipídios Fonte (g/100 mL)	Carboidratos Fonte (g/100 mL)	Cálcio (mg/ 100 mL)	Fósforo (mg/ 100 mL)	Ferro (mg/ 100 mL)	Zinco (mg/ 100 mL)	Sódio (mg/ 100 mL)	kcal não prot/g N
Nutren Junior	Nestlé®		0,8 a 2	100	3 caseinato K 50% proteína soro 50%	3,9 TCM 20% óleos vegetais 88% gordura láctea 2%	13 maltodextrina 66% sacarose 34%	89	59	1	1	48	183:1
Nutricomp ADN Pediátrico	B Braun®	22%	0,8 a 2	107,4	2,9 caseinato de cálcio e sódio 100%	4,9 TCM óleos vegetais gordura láctea	12,8 maltodextrina 100%	96,6	75,1				
Pediasure	Abbott®	21%	1	105	3,15 caseinato Na 82% proteína soro 18%	5,25 TCM 20% óleos vegetais 80%	11,34 xarope de milho 70% sacarose 30%	102	83,37	1,45	1,26	48,3	183:1
Fortini	Support®	30,5% 1 medida= 6,1 g	1,5	149,4	3,4 caseinato 100%	6,9 óleos vegetais 80%	19 maltodextrina 84% sacarose 16%	69,2	74,4	1,49	1,52	67	258:1

Fórmula infantil completa e balanceada líquida para crianças de 1 a 12 anos													
Produto	Laboratório	Faixa etária	Densidade calórica kcal/mL	kcal 100 mL	Proteína Fonte (g/100 mL)	Lipídios Fonte (g/100 mL)	Carboidratos Fonte (g/100 mL)	Cálcio (mg/ 100 mL)	Fósforo (mg/ 100 mL)	Ferro (mg/ 100 mL)	Zinco (mg/ 100 mL)	Sódio (mg/ 100 mL)	kcal não prot/g N
Nutrini energy multi fiber	Support®	1 a 6 anos	1,5	150	4 caseinato de cálcio e sódio 100%	6,7 óleos vegetais 100%	18 maltodextrina 100% Fibra – 7,5 g/L fibras solúveis: 49% fibras insolúveis: 51%	90	75	1,5	1,5	90	206:1
Nutrini multi fiber	Support®	1 a 6 anos	1	100	2,7 caseinato de cálcio e sódio 100%	4,4 óleos vegetais 100%	12 maltodextrina 100% Fibra – 7,5 g/L fibras solúveis: 49% fibras insolúveis: 51%	60	50	1	1	60	206:1
Nutrini Standard	Support®	1 a 6 anos	1	100	2,7 caseinato de cálcio e sódio 100%	4,4 óleos vegetais 100%	12 maltodextrina 100%	60	50	1	1	60	206:1

(continua)

Produto	Laboratório	Faixa etária	Densidade calórica kcal/mL	kcal 100 mL	Proteína Fonte (g/100 mL)	Lipídios Fonte (g/100 mL)	Carboidratos Fonte (g/100 mL)	Cálcio (mg/ 100 mL)	Fósforo (mg/ 100 mL)	Ferro (mg/ 100 mL)	Zinco (mg/ 100 mL)	Sódio (mg/ 100 mL)	kcal não prot/g N
Tentrini multi fiber	Support®	7 a 12 anos	1	100	3,2 caseinato de cálcio e sódio 100%	4,2 óleos vegetais 100%	12 maltodextrina 100% Fibra – 11 g/L fibras solúveis: 49% fibras insolúveis: 51%	70	60	1,3	1,1	80	171:1
Nutren Junior	Nestlé®	1 a 10 anos	1	100	3 soro leite 37% prot. concentrada LV 63%	3,8 TCM 4,8% óleos vegetais 92,9% gordura láctea 2,3%	14 sacarose 33% maltodextrina 57% outras 9%	100	80	1,4	1,5	46	183:1

Fórmula infantil à base de peptídeos, em pó, para crianças de 1 a 10 anos													
Produto	Laboratório	Diluição padrão	Densidade calórica kcal/mL	kcal 100 mL	Proteína Fonte (g/100 mL)	Lipídios Fonte (g/100 mL)	Carboidratos Fonte (g/100 mL)	Cálcio (mg/ 100 mL)	Fósforo (mg/ 100 mL)	Ferro (mg/ 100 mL)	Zinco (mg/ 100 mL)	Sódio (mg/ 100 mL)	kcal não prot/g N
Peptamen Junior	Nestlé®	7 medidas = 55 g	0,8 a 2	100	3 proteína soro 100%	3,9 TCM 60% óleos vegetais 37% gordura láctea 3%	14 polissacarídeos 77% sacarose 23%	92	61	1	1	66	183:1

Anexo 4 Equações para calcular GED e TMB (cal/dia)

Faixa etária	Fonte	Sexo	Equação
0 a 3 anos	WHO	Masculino	GED = 60,9 × peso – 54
		Feminino	GED = 61 × peso – 51
	Schofield (PE)	Masculino	TMB = 0,167 × peso + 1517,4 × altura – 617,6
		Feminino	TMB = 16,25 × peso + 1023,2 × altura – 413,5
3 a 10 anos	WHO	Masculino	GED = 22,7 × peso + 495
		Feminino	GED = 22,4 × peso + 499
	Schofield (PE)	Masculino	TMB = 19,6 × peso + 130,3 × altura + 414,9
		Feminino	TMB = 16,97 × peso + 161,8 × altura + 371,2
10 a 18 anos	WHO	Masculino	GED = 12,2 × peso + 746
		Feminino	GED = 17,5 × peso + 651
	Schofield (PE)	Masculino	TMB = 16,25 × peso + 137,2 × altura + 515,5
		Feminino	TMB = 8,365 × peso + 465 × altura + 200

PE: índice peso/estatura; GED: gasto energético diário; TMB: taxa metabólica basal.
Fonte: ESPHGHAN, 2005.

Anexo 5 Necessidades energéticas durante o primeiro ano de vida – FAO/WHO/UNU

Idade (meses)	Peso (kg)	Ganho de peso (g/dia)	kcal/dia	kcal/kg/dia
Meninos				
0 a 1	4,58	35,2	518	113
1 a 2	5,50	30,4	570	104
2 a 3	6,28	23,2	596	95
3 a 4	6,94	19,1	569	82
4 a 5	7,48	16,1	608	81
5 a 6	7,93	12,8	639	81
6 a 7	8,30	11	653	79
7 a 8	8,62	10,4	680	79
8 a 9	8,89	9	702	79
9 a 10	9,13	7,9	731	80
10 a 11	9,37	7,7	752	80
11 a 12	9,62	8,2	775	81
Meninas				
0 a 1	4,35	28,3	464	107
1 a 2	5,14	25,5	517	101
2 a 3	5,82	21,2	550	94
3 a 4	6,41	18,4	537	84
4 a 5	6,92	15,5	571	83
5 a 6	7,35	12,8	599	82
6 a 7	7,71	11	604	78
7 a 8	8,03	9,2	629	78
8 a 9	8,31	8,4	652	78
9 a 10	8,55	7,7	676	79
10 a 11	8,78	6,6	694	79
11 a 12	9	6,3	712	79

REFERÊNCIAS BIBLIOGRÁFICAS

1. Agência Nacional de Vigilância Sanitária. Glossário de Definições Legais: Resolução – RDC n. 140/03. Disponível em: http://www.anvisa.gov.br/medicamentos/glossario/glossario_i.htm; acessado em: 5 nov. 2010.
2. Aspen. Enteral Nutrition Practice Recommendations. Journal of Parenteral and Enteral Nutrition 2009; 33(2):22-167.
3. Aspen. Board of Directors and the Clinical Guidelines Task Force. Enteral Nutrition Practice Recommendations. JPEN J Parenter Enteral Nutr 2009; 33(2): 122-67.
4. Axelrold D, Kazmerski K, Lyer K. Pediatric enteral nutrition. J Parenter Enteral Nutr 2006; 30(21):21-6.
5. Boullata J. Drug administration through an enteral feeding tube. American Journal of Nursing 2009; 109(10):34-42.
6. Brasil. Agência Nacional de Vigilância Sanitária (ANVISA) Resolução RCD n. 63 – Regulamento Técnico para a Terapia de Nutrição Enteral, 6 de julho de 2000. Disponível em: http://www.anvisa.gov.br/legis/resol/200/63_00rcd.htm.
7. Barness LA. American Academy of Pediatrics. Manual de nutrição pediátrica. 3.ed. São Paulo: Phamapress, 1992. p.193-9.
8. Espen. Guidelines on Enteral Nutrition. Surgery including Organ Transplantation Clinical Nutrition 2006; 25:224-44.
9. ESPHGHAN. Guideline of enteral nutrition. Journal of Pediatric Gastroenterology and Nutrition 2005; 1(1-85):5-11.
10. Ferreira LP. Pediatria: diagnóstico e tratamento. Porto Alegre: Artmed, 2005.
11. Frisancho AR. New norms of upper limb fat and muscle areas for assessment of nutritional status. Am J Clin Nutr 1981; 34: 2540.
12. Goodman LS, Gilman A. As bases farmacológicas da terapêutica. 9.ed. Rio de Janeiro: McGraw-Hill, 1996.
13. Guerra PP. Protocolos de suporte nutricional parenteral e enteral. 2.ed. Rio de Janeiro: Águia Dourada, 2002.
14. Human energy requirements – Report of a joint FAO/WHO/UNU Expert Consultation. Roma, 17-24 out. 2001. p.27 (table 4.3). Disponível em: http://www.fao.org/docrep/007/y5686e/y5686e00.htm.
15. Mahan LK, Escott-Stump S. Krause. Alimentos, nutrição e dietoterapia. 9.ed. São Paulo: Roca, 1998.
16. National advisory group on standards and practice guidelines for parenteral nutrition: Safe practices for parenteral nutrition formulations. JPEN 1998; 22:49.
17. World Health Organization. Physical status: the use and interpretation of anthropometry. Technical Report Wold Health Organization. Genebra, 1995. Report of a who consultation on obesity preventy andmanging the global epidemic. Genebra: WHO, 1998.
18. Solomon SM, Kirbs DF. The refeeding syndrome: a review. JPEN 1989; 14:90-7.
19. Stanga Z, Brunner A, Leuenberger M, et al. Nutrition in clinical practice – the refeeding syndrome: illustrative cases and guidelines for prevention and treatment. Eur J Clin Nutr 2008; 62:687-94.

20. Unamuno MRDL, Marchini JS. Sonda nasogástrica/nasoenterica: cuidados na instalação, na administração da dieta e prevenção de complicações. Medicina, Ribeirão Preto 2002; 35:95-101.
21. Waitzberg DB. Nutrição oral, enteral e parenteral na prática clínica. 4.ed. São Paulo: Atheneu, 2009.
22. Wilmore DW. Nutrition and metabolic support in the 21st century, J Parenter Enteral Nutr 2008; 24(1):1.

Índice remissivo

B

D

E

G

H

I

J

K

L

M

N

O

P

T